基层疾病预防控制工作手册

主　编　孔庆华

编　委　蒲瑞平　王晓琴　杜春花　薛　颖
　　　　尹　红　周　瑞　任孟新　崔俊霞

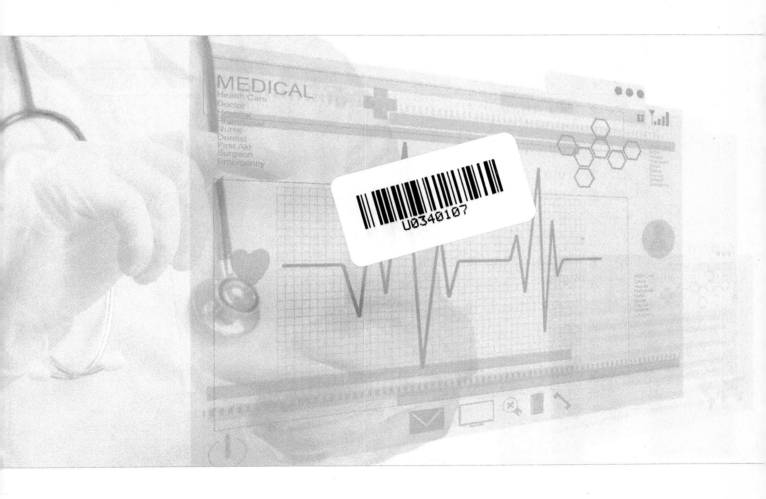

科学技术文献出版社
SCIENTIFIC AND TECHNICAL DOCUMENTATION PRESS

·北京·

图书在版编目（CIP）数据

基层疾病预防控制工作手册 / 孔庆华主编. —北京：科学技术文献出版社，2016.5
ISBN 978-7-5189-1300-8

Ⅰ.①基…　Ⅱ.①孔…　Ⅲ.①疾病—预防（卫生）—手册　Ⅳ.① R4-62

中国版本图书馆 CIP 数据核字（2016）第 093996 号

基层疾病预防控制工作手册

策划编辑：杨　茜　责任编辑：孙江莉　杨　茜　责任校对：赵　瑗　责任出版：张志平

出 版 者	科学技术文献出版社
地　　址	北京市复兴路15号　　邮编 100038
编 务 部	（010）58882938，58882087（传真）
发 行 部	（010）58882868，58882874（传真）
邮 购 部	（010）58882873
官 方 网 址	www.stdp.com.cn
发 行 者	科学技术文献出版社发行　全国各地新华书店经销
印 刷 者	虎彩印艺股份有限公司
版　　次	2016 年 5 月第 1 版　2016 年 5 月第 1 次印刷
开　　本	889×1194　1/16
字　　数	1325千
印　　张	37.5
书　　号	ISBN 978-7-5189-1300-8
定　　价	180.00元

前　言

　　疾病预防控制是一项保障公众健康、改善民生的重要卫生公益事业。新中国成立以来,中国政府坚持"预防为主、防治结合"的方针,不断加大疾病预防控制工作力度,取得了举世瞩目的成就,有力保障了人民群众健康,为促进经济社会发展做出了重要贡献。

　　20 世纪 60 年代初,中国通过接种牛痘消灭了天花;2000 年实现了无脊髓灰质炎目标;2008 年实现了消除丝虫病的目标;2012 年消除了新生儿破伤风。2004 年以来,我国传染病疫情形势总体平稳,甲乙类传染病年报告发病率、病死率分别控制在 272/10 万以下和 1.25/10 万以下。艾滋病疫情快速上升的势头得到有效遏制,提前实现联合国千年发展目标确定的结核病控制指标;血吸虫病疫情降至历史最低水平;5 岁以下儿童乙肝病毒表面抗原携带率由 10% 降至 1% 以下,提前实现了世界卫生组织西太平洋地区乙肝控制目标;碘缺乏病等重点地方病得到有效控制;实现了对高血压、糖尿病等主要慢性病的分级管理,癌症早诊早治、心脑血管疾病筛查干预和口腔疾病综合干预工作不断扩展。精神卫生工作走上法制化轨道,严重精神障碍防治网络不断完善。环境卫生、职业卫生、放射卫生、学校卫生工作不断拓展。爱国卫生运动深入开展,城乡环境卫生面貌明显改善,人民群众卫生文明意识明显提高。

　　2003 年非典以来,我国进一步加大对疾病预防控制体系建设的投入,其中中央投入 29.2 亿元,地方投入约 75.8 亿元,完成了 2448 个县级及以上疾病预防控制机构基础设施建设。住房和城乡建设部、国家发展和改革委员会批准发布《疾病预防控制中心建设标准》。中央编办、财政部和国家卫生计生委联合印发《疾病预防控制中心机构编制标准指导意见》。截至 2013 年底,全国共有国家、省、市、县四级疾病预防控制机构 4787 个,其中各级疾病预防控制中心 3516 个、专科疾病防治所(站、中心)1271 个,全国共有疾病预防控制人员 24.5 万人,各级疾病预防控制机构基础设施得到明显改善,逐步实行全额预算管理,服务能力得到显著提升。

　　近年来,随着国家对疾病预防工作的高度重视,我国基层的疾病预防控制工作有了长足的发展,无论是在机构建设以及硬件投入,都有了很大的提升。由于历史的原因,专业人员业务素质还有待于今后通过疾控专业知识培训进一步提高,疾病预防控制能力建设也需要更好地加强。

　　本书以《全国疾病预防控制工作规范》为依据,立足于基层工作的实际业务要求为根本,以提高基层疾病预防控制能力为宗旨,组织多位从事基层疾控工作的专业疾控工作人员,历时两年时间,从传染病预防控制、免疫预防、职业病预防与控制、卫生监测、消毒及病媒防控、健康体检、微生物检验、理化检验、突发公共卫生事件与应急处置、慢性非传染性疾病防治、卫生防病工作用法律、法规及规范等 11 个方面的专业理论及专业技能,结合工作实际进行了全面阐述。由于编写知识能力有限,编写时间也较为仓促。希望本专业的各位前辈、同仁多提宝贵意见。在此由衷感谢对我们编写过程提供知识帮助及借鉴的专家及学者,感谢对我们编写提供支持的各级领导及同事。

编者

目 录

传染病防控篇

免疫预防篇

职业病预防与控制篇

卫生监测篇

健康体检篇

微生物检验篇

理化检验篇

突发公共卫生事件与应急处置篇

慢性非传染性疾病防控篇

卫生防病工作用法律、法规及规范篇

传染病防控篇

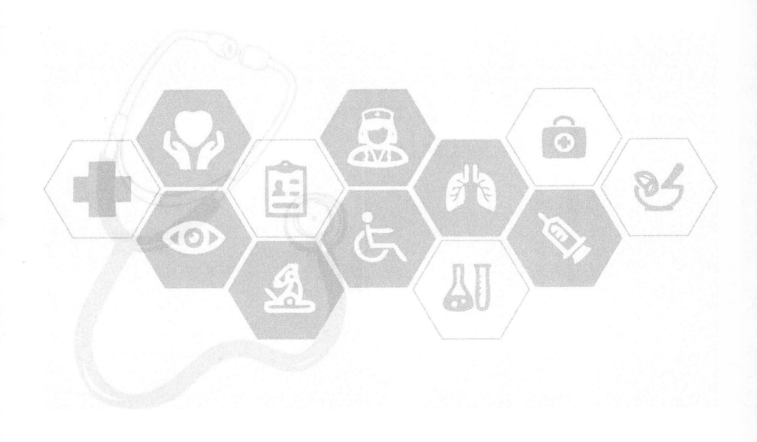

第一章 传染病预防与控制的综合管理

第一节 疫情报告

一、常规疫情报告

（一）目的

依据《中华人民共和国传染病防治法》规定,全面、及时、准确地收集、分析疫情资料,为制定传染病防治对策提供科学依据。

（二）内容与方法

1. 内容

（1）报告病种:包括《中华人民共和国传染病防治法》规定的 39 种甲、乙、丙类传染病及政府公布的应该报告的其他传染病。

（2）报告内容:传染病报告病例分为实验室确诊病例、临床诊断病例和疑似病例。对病毒性肝炎、梅毒、疟疾、肺结核做分型报告;艾滋病病毒感染者也需报告。未进行发病报告的因法定传染病死亡病例,在进行报告时,应同时报告发病日期(如发病日期不明,可报接诊日期)和死亡日期。

2. 方法

（1）责任报告单位及报告人:各级疾病预防控制机构、医疗机构、采供血机构及卫生检疫机构为责任报告单位,执行职务的疾病控制人员、医护人员及检验、检疫为责任报告人。

（2）报告程序

① 执行职务的责任报告人员发现《中华人民共和国传染病防治法》规定的传染病患者、疑似患者、病原携带者时,应当遵循疫情报告属地化管理原则,按照国务院规定的或者国务院卫生行政部门规定的内容、程序、方式和时限报告,必要时要做订正死亡报告。

② 各级疾病预防控制机构应当设立或者指定专门的部门、人员负责传染病疫情信息管理工作,主动收集、分析、调查、核实传染病疫情信息。并将疫情信息按要求及时上报上级疾病预防控制机构和当地同级卫生行政部门。

③ 各级疾病预防控制机构发现规定检疫的传染病和人畜共患的法定传染病患者时应当及时与当地卫生检疫机构和畜牧兽医部门互通疫情。

④ 港口、机场、疾病预防控制机构及国境卫生检疫机关发现甲类传染病患者、病原携带者、疑似传染病患者时,应当按照国家有关规定立即向国境口岸所在地的疾病预防控制机构或所在地县级以上地方人民政府卫生行政部门报告并互相通报。

（3）报告时限

① 各级各类责任报告单位和报告人发现甲类传染病和乙类传染病中的肺炭疽、传染性非典型肺炎、人感染高致病性禽流感、脊髓灰质炎的患者、病原携带者、疑似患者时,或发现其他传染病和不明原因疾病暴发时,应于 2 小时内将传染病报告卡通过网络报告,未实行网络直报的责任报告单位应于 2 小时内以最快的通讯方式向当地县级疾病预防控制机构报告,并于 2 小时内寄出传染病报告卡。

② 对其他乙类、丙类传染病患者、疑似患者和按规定报告的传染病病原携带者在诊断后,应于 24 小时内进行网络直报,未实行网络直报的责任报告单位应于 24 小时内寄出传染病报告卡。各级疾病预防控制机构收到无网络直报条件责任报告单位的传染病报告卡后,应于 2 小时内通过网络直报。

（4）报告要求

① 各级各类责任报告单位都应建立门诊日志和传染病登记簿,其内容包括:病名、患者姓名、性别、年龄、职业、居

住地点、发病时间、就诊时间、报告时间和就诊医师等。

② 传染病报告卡按原卫生部颁发的《关于执行新的〈全国卫生统计报告制度〉的通知》规定填报。

③ 各级各类责任报告单位应设有专门的传染病管理机构和人员,负责对传染病报告卡的错项、漏项、逻辑错误等进行检查、订正报告及网络直报工作。

④ 负有传染病疫情报告职责的人民政府有关部门、疾病预防控制机构、医疗机构、采供血机构及其工作人员,不得隐瞒、谎报、缓报传染病疫情。

(5)疫情报告审核、转卡、登记

① 审核:疾病预防控制机构接到疫情报告时,应及时进行核实。收到《传染病报告卡》时,应随时检查卡片是否有错项、漏项,诊断是否有误,如发现问题,及时向报出单位和人员进行核实、补充或订正。随时剔除各报告单位间重复报告的卡片和经订正报告或个案调查后否定的卡片。

② 转卡:对非现住址就诊的甲类、乙类传染病和实行全区域报告的丙类传染病的《传染病报告卡》必须向患者的现住址所在地县级疾病预防控制机构转卡;发现鼠疫、霍乱、肺炭疽和脊髓灰质炎及输入野病毒病例,发现地县级疾病预防控制机构在严格管理患者的同时,以最快的方式向可能感染地的疾病预防控制机构通报疫情。

③ 登记:将核实后的《传染病报告卡》按病种、乡(镇、街道)登记在《专用疫情登记册》上。已实行计算机管理《传染病报告卡》的单位,做好数据备份工作。

(6)统计、汇总和上报原则

① 按行政区划统计,国家报表统计至地级,省、地级统计至县级,县级统计至乡级。

② 甲类、乙类传染病按现住址汇总,汇总的疫情范围包括户口地人口的患者和外来居民(原则上居住3个月以上)的患者;按行政区划分本地居民和外来居民两层,统计传染病发病、死亡情况,必要时对外来居民再分"地区内"、"省内"、"省际"三类,汇总外来居民传染病发病、死亡情况;流动人口汇总统计的一般原则是:"地区内流动"汇入所在地级,"省内流动"汇入所在省级,"省际流动"由国家级汇总;境外流入人员的重要传染病要单独上报国家级疾病预防控制机构备案或处理。

③ 县级疾病预防控制机构对鼠疫、霍乱、艾滋病、肺炭疽、脊髓灰质炎和本地新发法定传染病的疑似患者、病原携带者需及时汇总逐级上报,其他传染病的疑似患者、病原携带者原则上只在本地登记或处理。

④ 常规疫情按旬、月、年时段统计报表,必要时增加周、季统计报表;旬、月报表按就诊日期统计,年报表按发病日期统计。

⑤ 鼠疫、霍乱、艾滋病、肺炭疽、脊髓灰质炎和新发生的法定传染病按月订正统计,其他传染病在年报中订正统计。

⑥ 地级疾病预防控制机构和已实现疫情计算机联网管理的县级疾病预防控制机构,用计算机方式报告,经确认后可不必邮递报表,但必须保留备份。

(7)统计指标与报表:各级疾病预防控制机构严格按原卫生部颁发的《关于执行新的〈全国卫生统计报告制度〉的通知》各类报表内容进行分类统计。

(8)疫情报表编制与上报

① 旬、月报:县级疾病预防控制机构按年份,分行政区、分月份、分职业编制"卫统8-1表"报表,于翌旬或翌月3日前报地级疾病预防控制机构;地级疾病预防控制机构编制相应统计报表,于翌旬或翌月5日前报省级疾病预防控制机构。

② 年报:县级疾病预防控制机构按年分行政区,分月份,分职业编制"卫统8-1表"报表,按年份、性别、年龄编制"卫统8-3表"报表,以及年末人口报表,于翌年元月5日前上报地级疾病预防控制机构;地级疾病预防控制机构于翌年元月10日前报省级疾病预防控制机构。

(三)结果与评价

1. 建立本地区疫情报告管理制度。

2. 传染病报告卡的订正报告情况。

3. 传染病报告卡填写合格率、报出及时率(或迟报率)。

4. 传染病报告卡录入计算机准确率。

5. 定期报表合格率、上报及时率。

二、暴发和重大疫情报告

（一）目的

依据《中华人民共和国传染病防治法》《中华人民共和国传染病防治法实施办法》《突发公共卫生事件应急条例》等相关法律、法规规定，及时、准确地掌握本辖区内传染病暴发和重大疫情，保障信息报告系统规范有效运行，为快速、有效地处置各类暴发和重大疫情提供依据。

（二）内容与方法

1. 内容

（1）辖区内发生鼠疫、霍乱疫情。

（2）辖区内发生肺炭疽、艾滋病、传染性非典型肺炎、人感染高致病性禽流感等个案疫情。

（3）辖区内乙类、丙类传染病暴发或多例死亡。

（4）辖区内发生罕见或已消灭的传染病。

（5）辖区内发生新发传染病的疑似病例。

（6）人民政府宣布传染病或不明原因疾病暴发流行。

（7）群体性原因不明疾病。

（8）可能造成严重影响公众健康和社会稳定的传染病疫情。

（9）上级卫生行政主管部门临时规定的疫情。

2. 方法

（1）责任报告单位及报告人：疾病预防控制机构、医疗机构、采供血机构及卫生检疫机构为责任报告单位，执行职务的疾病控制人员、医护人员及检验、检疫为责任报告人。

（2）报告程序

① 初次报告：责任报告人发现上述内容时，应在2小时内以最快方式报告所属疾病预防控制机构，由疾病预防控制机构初步核实后在2小时内按属地化管理原则同时报告上级疾病预防控制机构和所在地同级地方人民政府卫生行政部门。卫生行政部门接到报告后，应当立即报告当地政府。

接到报告的地方人民政府、卫生行政主管部门应当立即组织力量对报告事项调查核实、确证，采取必要的控制措施，同时依照相关法律、法规报告调查情况。地方政府卫生行政部门或疾病预防控制机构对暴发和重大疫情进行通报。

② 阶段报告（进程报告）：根据现场调查和采取措施的情况及时做出阶段报告（进程报告）。特别重大的疫情应按上级要求增加阶段报告（进程报告）频次。

③ 总结报告：疫情处理结束后10个工作日上报总结报告。

3. 疫情调查处理报告要求

初次报告要快，阶段报告要新，进程报告要及时，总结报告要全面。

（三）结果与评价

1. 建立本辖区暴发和重大疫情报告管理制度。

2. 暴发和重大疫情报告率。

3. 暴发和重大疫情报告及时率。

三、灾区疫情报告

（一）目的

在辖区内发生自然灾害期间和灾后较长时间内，通过对灾区（灾民或抗灾群体）及其有关地区与灾害相关传染病疫情的收集、专题汇总、分析与报告，供各级卫生行政部门在救灾防病决策时参考，也为评价灾区防治措施的效果提供科学依据。

（二）内容与方法

1. 内容

自然灾害及其造成的生产环境恶化，食品、饮水污染，媒介生物滋生或迁移，群众居住、生活、旅行条件恶化，心理应激，抵抗力下降等因素导致的疾病发生、流行和潜在危害及处置信息。

2. 方法

(1)责任报告单位及报告人:疾病预防控制机构、医疗机构、卫生检疫机构及发生灾情的单位为责任报告单位,执行职务的疾病控制人员、医护人员及检验、检疫人员和发生灾情的单位负责人为责任报告人。

(2)报告程序

① 初次报告:必须报告信息:灾害类型、受灾地点、范围、受灾人数、伤亡人数及灾害的地区分布;卫生服务能力受损情况;灾区卫生需求和资源需求情况。尽可能报告信息:灾害引起的疾病情况;现场救灾防病服务能力;食品供应、供水情况。

② 阶段报告:主要报告灾区新发生情况及灾情进展,并对初次报告的内容进行补充、修正。报告内容主要包括:受灾人员情况;相关疫情(疾病)发生情况及趋势;卫生服务能力消耗情况;现场人员应急食品、水、燃料供应及居住环境状况;采取的防病措施及效果;供水与卫生设施遭受破坏与污染情况;有毒有害物质生产及储存场所情况;病媒生物的变化情况。

③ 总结报告:报告内容主要包括:灾害的发生情况;受灾人员情况;相关疾病发生情况;救灾防病工作情况及评估;卫生系统损失及卫生服务能力消耗情况;相关卫生资源剩余、需要补充情况;经验及教训。

④ 监测报告病种和时限:灾害疫情监测的病种和时限依自然灾害种类而定,原则由省级及以上卫生主管部门决定。根据省级卫生主管部门的要求,在重点灾区或传染病多发地区设立疫情监测点,进行现场调查。水灾要求报告疾病包括:鼠疫、霍乱、痢疾、甲肝、伤寒、出血热、钩体病、乙脑、流脑、疟疾、血吸虫、红眼病、皮肤感染症、感染性腹泻、感冒、不明原因群体性疾病以及其他要求报告的疾病。

3. 疫情调查处理报告要求

(1)疫情处理结束后10个工作日上报总结报告。

(2)初次报告要快,阶段报告要新,进程报告要及时,总结报告要全面。

(三)结果与评价

1. 建立本辖区灾区疫情报告管理制度。

2. 灾区疫情报告率。

3. 灾区疫情各类报告及时率。

四、疫情报告资料管理、分析与应用

(一)目的

了解疫情资料管理水平,有效地利用疫情资料,为传染病预防控制工作的决策发挥更重要的作用。

(二)内容与方法

1. 收集基础资料

(1)包括辖区内服务人口情况和相关的自然和社会因素资料。

(2)采用单位呈报、疾病控制机构调查等横向收集与纵向收集相结合的方式,每年更新1次。

2. 疫情资料档案化管理

(1)按照有关技术档案管理规定要求,对疫情报表、汇编、分析图表、文字材料和电子文件等载体资料进行归类、编目、集中保管。

(2)《传染病报告卡》、传染病疫情登记簿、旬报表和传染病漏报调查的原始资料要归类整理,保存3年。

(3)法定传染病月报表及其电子报表,保存5年。

(4)《传染病报告卡》的电子文件,具有流行病学重要意义的原始调查资料,传染病年报表,月、年疫情动态分析,定期趋势分析,疫情管理文件(包括技术方案和传染病漏报调查结果通报等,及其电子文件),应永久保存。

(5)各级疾病预防控制机构对本辖区的疫情资料,每5年进行一次汇编,有条件的可每年进行,并永久保存。

3. 疫情分析与应用

(1)定期疫情分析:各级疾病预防控制机构在汇总辖区内的疫情数据后按月报表上报时限顺延3天作出动态分析简报。如遇有重大疫情时,随时做出专题报告,上报同级卫生行政部门和上一级疾病预防控制机构,并及时反馈到下一级卫生行政部门和疾病预防控制机构。

(2)年度疫情分析:各级疾病预防控制机构每年要对全年疫情进行分析,重点分析疾病的"三间"分布特征及流行趋势、防治对策和效果。分析应有文字材料和统计图、表。

（3）疫情预测预报：省级和有条件的地级疾病预防控制机构，在对常规疫情和专题监测资料进行分析的基础上，根据传染病的流行周期、发病季节等流行特征，以及掌握的可能引起流行的迹象和因素，对重点病种进行预测分析并在流行前期做出预报。

（4）疫情交换：相邻地区的各级疾病预防控制机构报各级卫生行政部门同意后可定期交换疫情信息，遇有重要疫情时，应随时通报。

（5）疫情查询：卫生系统外的有关部门查询疫情资料，应经卫生行政部门批准。系统内其他单位查询疫情资料，应经本单位领导批准。本单位有关科室查询和利用疫情资料，应经单位领导或疫情管理所在科室领导批准。疫情管理科室要建立疫情查询登记制度。

（6）公布：按《中华人民共和国传染病防治法》第23条执行。

（三）结果与评价

1. 查阅上2年的疫情档案，计算资料归档率。

2. 专用疫情登记簿、疫情定期报表、疫情动态分析资料、漏报调查的汇总资料齐全、整洁，编入目录，装订成册，集中保管。

五、疫情报告检查指导

（一）目的

通过对下级疾病预防控制机构疫情管理工作的检查、指导，保证疫情报告工作的质量和疫情资料的及时性、准确性、完整性。

（二）内容和方法

1. 检查指导下级疾病预防控制机构疫情管理内容

（1）严格执行疫情报告管理制度。

（2）对责任疫情报告单位和人员，逐级进行定期培训，对新上岗的责任报告人应随时培训。

（3）对不报、漏报疫情的单位或个人报卫生行政部门。

（4）责任报告单位（个人）填写和报出传染病报告卡的情况。

（5）定期报表上报的情况。

（6）特殊疫情报告的情况。

2. 方法

（1）以定期检查为主。具体检查方法：调查询问，查阅原始记录和资料，对照标准进行定性和定量的评估，提出改进意见。

（2）定期召开疫情会审会，分析疫情，总结经验。

（三）结果与评价

1. 疫情报告管理制度的健全程度。

2.《传染病报告卡》报出合格率、及时率。

3. 特殊疫情报告的及时、准确率。

4. 疫情定期报表工作的报出、及时、合格率。

5. 对下级机构的检查指导覆盖率。

第二节　传染病监测

一、重点传染病监测

（一）目的

通过定期、定点的系统监测，掌握辖区内重点传染病的发生、发展规律，以及与其相关的社会、自然因素，为制定防治对策，开展防治工作、评价效果提供科学依据。

（二）内容与方法

1. 内容

（1）基本资料的收集：包括人口及生命统计资料、相关的自然和社会因素资料等。

（2）疫情监测：包括发病率、病死率及其"三间分布"特征，疫情的变动趋势等。

（3）病原学监测：包括病原体的型别、耐药及其变迁等。

（4）人群免疫水平监测。

（5）动物宿主和病媒昆虫的监测：包括密度、季节消长、病原体携带率等。

（6）相关的危险因子监测。

（7）防治措施及其效果监测。

（8）专题流行病学调查。

2. 方法

（1）根据辖区实际确定监测的病种、监测项目和监测指标，制订监测方案。

（2）划定监测点：根据病种、地区、人口分布等实际情况，划定监测点。

（3）组织监测队伍，并进行技术培训。

（4）实施监测，并进行质量控制。

（5）收集、统计分析监测数据，撰写监测报告，并同级卫生行政部门。

（6）原始监测资料和汇总分析资料立卷归档。

（7）监测方法：网络查询、流行病学调查及实验室方法等。

（三）职责分工

1. 国家级疾病预防控制机构负责制订方案、建立全国的监测网络、专业师资培训和技术指导。

2. 省级疾病预防控制机构根据全国有关疾病的监测方案，建立本省的监测网络并制订监测实施方案和计划，负责本省专业人员培训、质量控制和考核。

3. 承担监测任务的地、县级疾病预防控制机构按照监测计划要求的时间、数量和质量如期开展监测，每年汇总分析监测资料，写出监测报告。

4. 各级疾病预防控制机构在完成上级监测任务的同时，可依据本地区的需要，适当增加监测点和监测项目。

5. 上级疾病预防控制机构应深入各监测点，进行现场检查指导，并对工作完成情况进行质量控制和考核验收。必要时上级应直接承担一部分监测任务，以便随时总结经验，发现问题，研究措施，指导监测工作。

6. 各级疾病预防控制机构都应及时完成监测资料的分析、总结，上报和反馈。

（四）结果与评价

1. 省级疾病预防控制机构在监测项目实施中，每年至少对各监测点检查考核 1 次。地级对县级的监测完成情况每半年考核 1 次。

2. 监测病种、监测项目、监测指标的完成情况。

3. 基本资料及各项监测数据、结果分析和总结的质量。

二、新发现传染病监测

（一）目的

随着国际交往频繁，一些新的传染病有可能传入。各级疾病预防控制机构尤其是省级以上疾病预防控制机构，必须迅速建立新的检测方法，开展监测，以便及时发现其传入，并采取措施加以控制。

（二）内容与方法

1. 实验室建设。有条件的省级疾病预防控制机构要加强新发现传染病检测实验室的建设，引进和建立检测方法，提高发现能力。

2. 业务培训。有计划地对各级预防和临床专业人员进行培训，使之能识别和处理新发现的传染病。

3. 制订应急预案，及时发现和正确处理疫情。

（三）职责分工

由国家级疾病预防控制机构和有条件的省级疾病预防控制机构承担。

第三节　传染病调查与控制

一、散发疫情的调查处理

（一）目的

查明传染源、传播途径、易感者三个环节，并采取相应的防治措施，防止续发病例发生。

（二）内容与方法

1. 处理时限。从接到疫情报告到抵达现场不超过 24 小时，甲类传染病不超过 12 小时。

2. 到达现场后，应立即进行下列工作：

（1）核实诊断，查明疫情。询问患者和查看临床诊治记录，根据流行病学史和临床症状、体征、诊治检查记录，予以确诊，并做好个案调查。

（2）确诊急性传染病后，应指导患者入院（或在家）隔离治疗。

（3）根据病种和患者发病前后可能接触的人群，查找疑似病例，确定密切接触者并进行医学观察，注意续发病例的出现；同时对易感人群采取保护措施，包括预防服药、应急接种、卫生防病知识宣传教育。

（4）根据病种，分别采集患者（包括恢复期血清）、接触者、环境等有关标本，尽快送检，进一步取得病原学和血清学诊断的依据。

（5）查明患者发病前后活动范围，追索传染源和可能引起疾病传播的因素；划定疫点疫区范围，采取针对性消毒、杀虫、灭鼠、饮食、饮水卫生措施。

（6）发生下列急性传染病后，疾病预防控制机构开展调查，对患者（或疑似病例）散发疫情的单位疫点的调查和卫生处理等：

① 鼠疫、霍乱以及流行性出血热、流行性乙型脑炎、狂犬病、脊髓灰质炎（包括急性弛缓性麻痹病例）以及当地新发或少见的急性传染病。

② 急性病毒性肝炎、伤寒、痢疾、麻疹、钩端螺旋体病、感染性腹泻有流行趋势的区域。

3. 连续观察疾病的一个最长潜伏期，如无续发病例和病原携带者出现，即可解除疫点、疫区，并及时写出调查处理报告。

4. 年末做出疫情调查处理工作的总结和分析，内容至少应包括工作的数量、质量及流行因素调查分析。

（三）结果与评价

1. 建立疫情处理登记簿、流行病学调查表、疫情处理记录、疫情处理总结报告和年度总结分析。

2. 散发疫情处理率、处理及时率、处理合格率、病例续发率等。

二、暴发和重大疫情的调查处理

（一）目的

迅速查明暴发的原因和传播特征，采取果断有效的措施，尽快扑灭疫情。

（二）内容与方法

1. 疫情处理的时限：接到甲类传染病、传染性非典型肺炎和乙类传染病中艾滋病、肺炭疽、脊髓灰质炎的疑似病人、病原携带者及其密切接触者等疫情报告的地方疾病预防控制机构，应立即派专业人员赶赴现场进行调查。接到其他乙类、丙类传染病暴发、流行疫情报告后，应在 12 小时内派专业人员赶赴现场进行调查。

2. 疫情的调查处理可分为四个阶段，各阶段工作应同时进行。

（1）初步调查提出假设

① 核实诊断：查看所有能找到的现患者，并逐个进行个案调查，根据流行病学史和病史、症状、体征和检验结果，找出共同特征。

② 确定疫情暴发和流行的存在。

③ 建立病例定义。

④ 核实病例并计算病例数。

⑤ 对尚未隔离的患者进行隔离治疗,对疑似病例严密观察。

⑥ 分析"三间分布"特征,查找可能引起疾病暴发的因素。

⑦ 在发生地周围进行社会调查,查看水源、食物、蚊、蝇、鼠密度等情况,结合前面的调查结果,初步判断可能引起暴发的因素或环节。

(2)采取防制措施,控制蔓延(下述工作同时进行)

① 对暴发原因较为明确者,报请同级卫生主管部门后立即采取针对性强制措施,如切断被污染的水源,禁售、禁食被污染的食物,强制大面积灭蚊、蝇、鼠等。

② 对患者可能污染的物品和环境进行消毒,对密切接触者进行医学观察,发现续发病例及时隔离诊治。

③ 采取有针对性的健康教育和特异性保护措施保护易感人群,防止续发病例。

④ 及时向地方卫生行政部门通报疫情及处理情况,配合政府、卫生行政部门共同处理。

(3)深入调查验证假设阶段

在初步调查并采取相应措施,基本控制疫情的同时,尚需进行下列工作:

① 核实全部病例的个案调查表。

② 调查暴发地区的自然状况、地理环境等。

③ 有关的实验室检测。

④ 病例对照调查及其他补充调查。

(4)总结阶段

① 疫情平息无续发病例发生和病原携带者出现,防制措施取得明显效果后,可以报请卫生行政部门解除疫区,限制措施,并通报疫区处理结果。

② 负责处理人员应及时写出突发疫情处理总结和流行病学调查报告。有关调查表格、数据、资料要分类整理,及时归档。

(三)结果与评价

1. 上级疾病预防控制机构对下级疾病预防控制机构的暴发疫情处理进行指导和质量抽查的结果。

2. 调查处理的原始资料和总结报告。

3. 暴发或重大疫情处理率、处理及时率、传染源或传播因素查明率、续发率及其他控制效果指标。

三、灾害疫情的调查与控制

(一)目的

自然灾害可导致传染病的发生、暴发甚至流行。各级疾病预防控制机构必须在当地政府领导下,认真做好灾区的疫情调查,及时落实预防和控制,确保大灾之后无大疫。

(二)内容和方法

1. 相关调查:应根据灾害种类和当地疫情,按有关技术规程开展疾病监测、水源和食品的污染情况监测、流动人口疫情检测和鼠类及病媒昆虫密度、寄生虫病宿主等相关的监测。

2. 认真落实辖区内水源保护和饮水消毒,环境清理和卫生处理,消灭蚊、蝇、鼠害,食品卫生管理和健康教育等预防措施。

3. 疫情控制与处理:灾区疫情的控制与处理原则上按本规范的散发疫情的调查与处理和暴发和重大疫情的调查与处理执行,但要求更严,落实更快。

4. 灾区所在地的疾病预防控制机构必须组织人员参加救灾防病的各项工作,并做出疫情和有关资料的上报。

(三)结果与评价

1. 由卫生行政部门和上级疾病预防控制机构共同组织,在灾情平息后进行。

2. 主要考核指标为相关传染病的发病率,与往年同期及对照区同期发病对比分析,综合评价。

第四节　传染病预防与控制的综合管理

一、目的

通过传染病预防与控制的综合管理,推进全社会的传染病预防与控制,提高预防控制工作水平。

二、内容与方法

(一)利用各种大众传媒,有针对性地开展传染病预防知识的卫生宣传教育。

(二)向政府和卫生行政部门提供预防控制传染病的对策和综合防制措施的建议。根据有关部门的要求,进行咨询服务。对需要政府或有关主管部门组织、协调的预防工作,要及时请示、报告。

(三)做好传染病防治预案和年度工作计划,并对下级机构的工作进行检查指导,年终做好总结。

(四)指导医疗保健机构、托幼机构和有关单位开展传染病预防工作。

三、结果与评价

(一)向政府和各主管部门提供的对策建议及向社会各单位提供的咨询和技术服务的书面材料。

(二)主要传染病防治预案和年度工作计划及执行情况的检查、总结等资料的质量。

第二章 急性传染病的预防与控制

第一节 呼吸道传染病

一、流行性感冒

（一）疾病理论

流行性感冒（Influenza）简称流感，是由流感病毒引起的急性呼吸道传染病。临床特点为急起高热，全身酸痛、乏力，或伴轻度呼吸道症状。该病潜伏期短，传染性强，传播迅速。流感病毒分甲、乙、丙三型，甲型流感威胁最大。由于流感病毒致病力强，易发生变异，若人群对变异株缺乏免疫力，易引起暴发流行，迄今世界已发生过五次大的流行和若干次小流行，造成数十亿人发病，数千万人死亡，严重影响了人们的社会生活和生产建设。

1. 病原学

流感病毒属正黏液病毒科，分甲、乙、丙三型呈球形或丝状，直径 80～120nm。三型病毒具有相似的生化和生物学特征。病毒由三层构成，内层为病毒核衣壳，含核蛋白（NP）、P 蛋白和 RNA。NP 是可溶性抗原（S 抗原），具有型特异性，抗原性稳定。P 蛋白（P1、P2、P3）可能是 RNA 转录和复制所需的多聚酶。中层为病毒囊膜，由一层类脂体和一层膜蛋白（MP）构成，MP 抗原性稳定，也具有型特异性。外层为两种不同糖蛋白构成的辐射状突起，即血凝素（Hemagglutinin，H）和神经氨酸酶（Neuraminidase，N）。H 能引起红细胞凝集，是病毒吸附于敏感细胞表面的工具，N 则能水解黏液蛋白，水解细胞表面受体特异性糖蛋白末端的 N－乙酰神经氨酸，是病毒复制完成后脱离细胞表面的工具。H 和 N 均有变异特性，故只有株特异的抗原性，其抗体具有保护作用。

根据 NP 抗原性，将流感病毒分为甲、乙、丙三型。按 H 和 N 抗原不同，同型病毒又分若干亚型。流感病毒的抗原性变异就是指 H 和 N 抗原结构的改变，主要是 H。在亚型内部经常发生小变异（量变），称为抗原漂移（Antiganic drift）。甲型流感病毒的抗原变异较快，2～3 年可发生一次，乙型流感病毒的抗原变异很慢。大的抗原变异出现的亚型（质变）即称抗原转变（Antiganic shift），其为 H 和（或）N 都发生了大的变异，由此而产生新的亚型，可引起世界性大流行。乙型流感染毒间同样有大变异与小变异，但未划分成亚型转变。丙型流感病毒尚未发现抗原变异。

分离病毒常用鸡胚培养。组织细胞培养常用人胚肾和猴组织。流感病毒不耐热、酸和乙醚，对甲醛、乙醇与紫外线等均敏感。

2. 发病机制与病理变化

流感病毒侵入呼吸道的纤毛柱状上皮细胞内，并在细胞内进行复制。新增殖的病毒颗粒从细胞膜上产生，借神经氨酸酶的作用而释放出来，再侵入其他上皮细胞。受病毒感染的上皮细胞发生变性、坏死与脱落，露出基底细胞层。突出表现为局部炎症，同时引起全身中毒反应，如发热、身痛和白细胞减少等，但一般不形成病毒血症。约于发病第 5 日基底细胞层开始再生，先为未分化的移行上皮，2 周后新的纤毛上皮形成而恢复。以上为单纯流感过程。其主要病变损害有呼吸道上部和中部气管。

病毒侵袭全部呼吸道，整个呼吸道发生病变，致流感病毒性肺炎。此病变老年人、婴幼儿，患有慢性心、肺、肾等疾患或接受免疫抑制剂治疗者易发生。其病理特征为全肺暗红色，气管与支气管内有血性液体，黏膜充血，纤毛上皮细胞脱落，并有上皮细胞再生现象。黏膜下有灶性出血、水肿和轻度白细胞浸润。肺泡内有纤维蛋白与水肿液，其中混有中性粒细胞。肺下叶肺泡出血，肺泡间质可增厚，肺泡与肺泡管中可有透明膜形成。如有继发感染，则病变更复杂。

人体感染流感后主要产生 3 种抗体：

（1）H 抗体：是主要的保护抗体，具有株特异性，能中和病毒，可防止再感染；但在抗原漂移时保护作用减弱，抗原转变时则失去保护作用。

（2）N 抗体：其主要是抑制病毒从细胞表面释放再感染其他细胞，减少病毒增殖，因此，在个体保护和限制传播方面有作用;N 抗体也具株的特异性,由于 N 变异较慢,故在一定时期内常有广泛交叉。

(3)NP 抗体:有型特异性,无保护作用,只有感染发病后才升高,疫苗接种后一般不升高;在流感免疫中,除呼吸道局部的 SIgA 抗体起主导作用外,血清中的中和抗体(IgG 和 IgM)也具有保护作用。

人体在流感病毒感染和疫苗接种后可产生特异性细胞免疫。机体对流感病毒的免疫,主要是细胞毒性 T 细胞(Tc 细胞)和 γ - 干扰素。Tc 细胞主要用于感染病毒的靶细胞,能减少病灶内的病毒量,对疾病恢复起主要作用。由 Tc 细胞产生 γ - 干扰素,协同 Tc 细胞的细胞毒效应使感染细胞溶解,并阻止病毒扩散。

3. 流行病学

(1)传染源:主要是患者和隐性感染者。患者自潜伏期末到发病后 5 日内均可有病毒从鼻涕、口涎、痰液等分泌物排出,传染期约 1 周,以病初 2 ~ 3 日传染性最强。

(2)传播途径:病毒随咳嗽、喷嚏、说话所致飞沫传播为主,通过病毒污染的茶具、餐具、毛巾等间接传播也有可能。传播速度和广度与人口密度有关。

(3)人群易感性:人群普遍易感,感染后对同一抗原型可获不同程度的免疫力,型与型之间无交叉免疫性。

(4)流行特征:突然发生,迅速蔓延,发病率高和流行过程短是流感的流行特征。流行无明显季节性,以冬春季节为多。大流行主要由甲型流感病毒引起,当甲型流感病毒出现新亚型时,人群普遍易感而发生大流行。一般每 10 ~ 15 年可发生一次世界性大流行,每 2 ~ 3 年可有一次小流行。乙型流感多呈局部流行或散发,亦可大流行。丙型一般只引起散发。

4. 临床表现

潜伏期 1 ~ 3 日,最短数小时,最长 4 日。各型流感病毒所致症状,虽有轻重不同,但基本表现一致。

(1)单纯型:流感急起高热,全身症状较重,呼吸道症状较轻。有明显的头痛、身痛、乏力、咽干及食欲减退等。部分患者有鼻阻、流涕、干咳等。查体可见急性热病容,面颊潮红,眼结膜及咽部充血。肺部可闻及干啰音。发热多于 1 ~ 2 内达高峰,3 ~ 4 日内退热,其他症状随之缓解,但上呼吸道症状常持续 1 ~ 2 周后才逐渐消失,体力恢复亦较慢。部分轻症者,类似其他病毒性上呼吸道感染,1 ~ 2 日即愈,易被忽视。

(2)流感病毒性肺炎(肺炎型流感):起病时与单纯流感相似,但于发病 1 ~ 2 日内病情迅速加重。高热、衰竭、烦躁、剧咳、血性痰、气急、发绀并有心衰。双肺听诊呼吸音低,满布湿鸣、哮鸣,但无肺实变体征。X 线胸片显示双肺弥漫性结节状阴影,近肺门处较多,周围较少。痰培养无致病菌生长,痰易分离出流感病毒。抗菌治疗无效。患者高热待续,病情日益加重,多于 5 ~ 10 日内死于呼吸与循环衰竭,临床称此为原发性流感病毒性肺炎,亦称重型流感肺炎。另有部分病例症状较轻,剧咳不伴血性痰,呼吸困难不明显,体征很少,仅在 X 线检查时发现,病程 1 ~ 2 周后进入恢复期,临床称为轻型流感病毒性肺炎,或轻型节段性流感病毒性肺炎,预后较好。

(3)其他类型:较少见。流感流行期间,患者除流感的各种症状、体征外,伴有呕吐、腹泻者称胃肠型;伴有惊厥、意识障碍、脑膜刺激征阳性者称脑炎型;原患心血管疾病又染流感者发生心律失常或循环衰竭,心电图显示为心肌炎,称心肌炎型;患者高热、循环功能障碍、血压下降、休克及 DIC 等,称为中毒型。此外,偶有报告流感病毒亦可致急性心肌炎、出血性膀胱炎、肾炎和腮腺炎等。

并发症:急性鼻旁窦炎或急性化脓性扁桃体炎等继发性细菌性上呼吸道感染;继发性细菌性气管炎和支气管炎;继发性细菌性肺炎等。

5. 诊断与鉴别诊断

(1)流行病学资料:冬春季节在同一地区,1 ~ 2 日内即有大量上呼吸道感染患者发生,或某地区有流行,均应作为诊断依据。

(2)临床表现:起病急骤,有发热、头痛、全身酸痛、乏力等全身中毒症状,而呼吸道表现较轻。结合查体及 X 线照片进行诊断。

(3)实验室检查:白细胞计数正常或减少,分类正常或相对淋巴细胞增多。如有显著的白细胞增多,常说明继发细菌性感染。

(4)鉴别诊断

① 其他病毒性呼吸道感染:可由鼻病毒、腺病毒、呼吸道合胞病毒、副流感病毒、冠状病毒等引起。可根据临床特点与流行病学资料进行初步鉴别。

② 肺炎支原体肺炎:起病较缓。咳少量黏痰或血丝痰,病情和缓,预后良好。冷凝集试验及 mG 型链球菌凝集试验效价升高。

③ 其他:钩端螺旋体病、急性细菌性扁桃体炎、链球菌性咽炎及某些疾病的初期,如肺炎球菌性肺炎、流脑、疟疾、伤寒与麻疹等。

6. 治疗

(1)一般治疗:按呼吸道隔离患者 1 周或至主要症状消失。卧床休息,多饮水,给予流食或半流质饮食,进食后以温盐水或温开水漱口,保持鼻咽口腔清洁卫生。

(2)对症治疗:有高热烦躁者可予解热镇静剂,酌情选用阿司匹林、安乃近、苯巴比妥等。高热显著、呕吐剧烈者应予适当补液。

(3)磺胺和抗生素的应用应积极防治继发性细菌感染。

(4)抗病毒治疗:利巴韦林(病毒唑)对各型流感均有疗效,用药治疗 24 小时有 73% 患者体温恢复正常,毒副作用小。金刚烷胺和甲基金刚烷胺只对甲型流感病毒有效。此外,中草药对流感的治疗方法较多,效果较好,值得深入研究。

(二)防控技能

1. 疫情监测

(1)系统地收集分析发病、死亡的分布特征及其变动趋势,监测病毒的抗原性变异状况,为制定防治对策提供科学依据。

(2)监测工作按《中国流感监测工作规范》实施,主要工作内容

① 流行病学监测:流感样病例的统计上报;流感病人个案调查;血清学调查(人群免疫水平监测);暴发疫情调查;超额死亡率的统计分析。

② 病毒学监测:病毒的分离鉴定;变异毒株基因序列分析。

(3)结果与评价:流行病学调查及疫情资料的收集和上报的及时性、完整性。

2. 疫情报告

严格按照《中华人民共和国传染病防治法》《传染病防治法实施办法》中丙类传染病及暴发或重大疫情报告时限和程序要求进行报告。

3. 疫区处理

(1)落实流感综合防制措施,降低流行强度,减少发病和死亡,减轻危害。

(2)推广流感疫苗的免疫接种,尤其是高危人群(65 岁以上老人和体弱多病者)的免疫接种,以减少发病,特别是减少并发症、降低病死率。

(3)根据监测资料,在可能出现流行的季节前利用各种媒体广泛开展流感防治知识的宣传教育,落实综合防制措施。

(4)加强疫情监测,及时发现和处理疫情,尤其暴发及重大疫情。

(5)结果与评价:流感患者发病情况和接种流感疫苗的人数及高危人群接种率;宣传教育的资料。

4. 预防措施

(1)管理传染源:患者应就地隔离治疗 1 周,或至退热后 2 天,不住院者外出应戴口罩,单位流行应进行集体检疫,并要健全和加强疫情报告制度。

(2)切断传播途径:流行期间暂停集会和集体文体活动。到公共场所应戴口罩。不到患者家串门,以减少传播机会。室内应保持空气新鲜,可用食醋或过氧乙酸熏蒸。患者用过的餐具、衣物、手帕、玩具等应煮沸消毒或阳光暴晒 2 小时。

(3)药物预防:已有流行趋势单位,对易感者可服用金刚烷胺或甲基金刚烷胺 0.1g,每日 1 次(儿童及肾功不全者减量),连服 10 ~ 14 日;或利巴韦林滴鼻,均有较好的预防效果。此外,亦可采用中草药预防。

(4)应用流感疫苗常用的减毒活疫苗和灭活疫苗,在疫苗株与病毒株抗原一致的情况下,均有肯定的预防效果。但因病毒易发生变异而难以对流行株作有效预防。减毒活疫苗采用鼻腔接种,使之引起轻度上呼吸道感染,从而产生免疫力。每人每次 0.5mL,在流行季节前 1 ~ 3 月喷施双侧鼻腔。老人、孕妇、婴幼儿,患有慢性心、肺、肾等疾患及过敏体质者,不予接种。灭活疫苗采用皮下注射,不良反应小,因大量制备较困难,仅用于减毒活疫苗禁忌证者;每次剂量:成人 1mL,学龄儿童 0.5mL,学龄前儿童 0.2mL。

二、甲型 H_1N_1 流感

（一）疾病理论

2009 年 3 月，墨西哥暴发"人感染猪流感"疫情，并迅速在全球范围内蔓延。世界卫生组织（WHO）初始将此型流感称为"人感染猪流感"，后将其更名为"甲型 H_1N_1 流感"。6 月 11 日，WHO 宣布将甲型 H_1N_1 流感大流行警告级别提升为 6 级，全球进入流感大流行阶段。此次流感为一种新型呼吸道传染病，其病原为新甲型 H_1N_1 流感病毒株，病毒基因中包含有猪流感、禽流感和人流感三种流感病毒的基因片段。由于这种甲型 H_1N_1 流感是一种新发疾病，其疾病规律仍待进一步观察和研究。

1. 病原学

甲型 H_1N_1 流感病毒属于正粘病毒科（Orthomyxoviridae），典型病毒颗粒呈球状，直径为 80～120nm，有囊膜。囊膜上有许多放射状排列的突起糖蛋白，分别是红细胞血凝素（HA）、神经氨酸酶（NA）和基质蛋白 M2。病毒颗粒内为核衣壳，呈螺旋状对称，直径为 10nm。为单股负链 RNA 病毒，由大小不等的 8 个独立片段组成。病毒对乙醇、碘伏、碘酊等常用消毒剂敏感；对热敏感，56℃条件下 30 分钟可灭活。

2. 病理变化

病理变化主要在呼吸器官，小支气管和细支气管内充满泡沫样渗出液；鼻、咽、喉、气管和支气管的黏膜充血、肿胀，表面覆有黏稠的液体；肺脏的病变常发生于尖叶、心叶、中间叶、膈叶的背部与基底部，与周围组织有明显的界限，颜色由红至紫，塌陷、坚实，韧度似皮革，脾脏大，颈部淋巴结、纵隔淋巴结、支气管淋巴结肿大。

3. 流行病学

（1）传染源：甲型 H_1N_1 流感患者为主要传染源，无症状感染者也具有传染性。目前尚无动物传染人类的证据。

（2）传播途径：主要通过飞沫经呼吸道传播，也可通过口腔、鼻腔、眼睛等处黏膜直接或间接接触传播。接触患者的呼吸道分泌物、体液和被病毒污染的物品亦可能引起感染。通过气溶胶经呼吸道传播有待进一步确证。

（3）易感人群：人群普遍易感。

（4）较易成为重症病例的高危人群：妊娠期妇女；伴有以下疾病或状况者：慢性呼吸系统疾病、心血管系统疾病（高血压除外）、肾病、肝病、血液系统疾病、神经系统及神经肌肉疾病、代谢及内分泌系统疾病、免疫功能抑制（包括应用免疫抑制剂或 HIV 感染等致免疫功能低下）、19 岁以下长期服用阿司匹林者；肥胖者（体重指数 ≥40 危险度高，体重指数在 30～39 可能是高危因素）；年龄 <5 岁的儿童（年龄 <2 岁更易发生严重并发症）；年龄 ≥65 岁的老年人。

4. 临床表现

潜伏期一般为 1～7 天，多为 1～3 天。通常表现为流感样症状，包括发热、咽痛、流涕、鼻塞、咳嗽、咳痰、头痛、全身酸痛、乏力。部分病例出现呕吐、腹泻。少数病例仅有轻微的上呼吸道症状，无发热。体征主要包括咽部充血和扁桃体肿大。可发生肺炎等并发症。少数病例病情进展迅速，出现呼吸衰竭、多脏器功能不全或衰竭。可诱发原有基础疾病的加重，呈现相应的临床表现。病情严重者可以导致死亡。

5. 诊断

诊断主要结合流行病学史、临床表现和病原学检查，早发现、早诊断是防控与有效治疗的关键。

（1）疑似病例：符合下列情况之一即可诊断为疑似病例

① 发病前 7 天内与传染期甲型 H_1N_1 流感确诊病例有密切接触，并出现流感样临床表现；密切接触是指在未采取有效防护的情况下，诊治、照看传染期甲型 H_1N_1 流感患者；与患者共同生活；接触过患者的呼吸道分泌物、体液等。

② 发病前 7 天内曾到过甲型 H_1N_1 流感流行（出现病毒的持续人间传播和基于社区水平的流行和暴发）的地区，出现流感样临床表现。

③ 出现流感样临床表现，甲型流感病毒检测阳性，尚未进一步检测病毒亚型。

对上述 3 种情况，在条件允许的情况下，可安排甲型 H_1N_1 流感病原学检查。

（2）临床诊断病例

① 仅限于以下情况做出临床诊断：同一起甲型 H_1N_1 流感暴发疫情中，未经实验室确诊的流感样症状病例，在排除其他致流感样症状疾病时，可诊断为临床诊断病例。

② 甲型 H_1N_1 流感暴发是指一个地区或单位短时间出现异常增多的流感样病例，经实验室检测确认为甲型 H_1N_1 流感疫情。

在条件允许的情况下，临床诊断病例可安排病原学检查。

（3）确诊病例：出现流感样临床表现，同时有以下一种或几种实验室检测结果：甲型 H_1N_1 流感病毒核酸检测阳性（可采用 real-time RT-PCR 和 RT-PCR 方法）；分离到甲型 H_1N_1 流感病毒；双份血清甲型 H_1N_1 流感病毒的特异性抗体水平呈 4 倍或 4 倍以上升高。

6. 治疗

（1）一般治疗：休息，多饮水，密切观察病情变化；对高热病例可给予退热治疗。

（2）抗病毒治疗：研究显示，此种甲型 H_1N_1 流感病毒目前对神经氨酸酶抑制剂奥司他韦（Oseltamivir）、扎那米韦（Zanamivir）敏感，对金刚烷胺和金刚乙胺耐药。其中：对于临床症状较轻且无并发症、病情趋于自限的甲型 H_1N_1 流感病例，无须积极应用神经氨酸酶抑制剂；对于发病时即病情严重、发病后病情呈动态恶化的病例，感染甲型 H_1N_1 流感的高危人群应及时给予神经氨酸酶抑制剂进行抗病毒治疗。开始给药时间应尽可能在发病 48 小时以内（36 小时内为最佳）。对于较易成为重症病例的高危人群，一旦出现流感样症状，不一定等待病毒核酸检测结果，即可开始抗病毒治疗。孕妇在出现流感样症状之后，宜尽早给予神经氨酸酶抑制剂治疗。

（3）中医辨证治疗。

（4）其他治疗：氧疗、抗休克等支持治疗。

（二）防控技能

1. 疫情监测

按照《甲型 H_1N_1 流感监测方案》（第二版）开展相关工作。

2. 疫情报告

国家卫生计生委网站 2013 年 11 月 4 日发布《关于调整部分法定传染病病种管理工作的通知》，《通知》中称，根据《中华人民共和国传染病防治法》相关规定，将甲型 H1N1 流感从乙类调整为丙类，并纳入现有流行性感冒进行管理。因此，严格按照《中华人民共和国传染病防治法》《传染病防治法实施办法》中丙类传染病及暴发或重大疫情报告时限和程序要求进行报告。

3. 疫区处理

按照《甲型 H_1N_1 流感流行病学调查和暴发疫情处理技术指南》开展相关工作。

4. 预防措施

（1）勤洗手，养成良好的个人卫生习惯。

（2）睡眠充足，多喝水，保持身体健康。

（3）应保持室内通风，少去人多、不通风的场所。

（4）做饭时生熟要分开，猪肉烹饪至 71℃ 以上，以完全杀死甲型 H_1N_1 流感病毒。

（5）避免接触生猪或前往有猪的场所。

（6）咳嗽或打喷嚏时用纸巾遮住口鼻。

（7）避免接触出现流感样症状的患者。

三、传染性非典型肺炎

（一）疾病理论

传染性非典型肺炎（也称严重急性呼吸综合征，SARS），也就是大家所说的非典，是由冠状病毒引起的一种具有明显传染性、可累及多个脏器系统的特殊肺炎，世界卫生组织将其命名为严重急性呼吸综合征（Severe Acute Respiratory Syndrome，SARS）。临床上以发热、乏力、头痛、肌肉关节酸痛等全身症状和干咳、胸闷、乏力、头痛、肌肉关节酸痛等全身症状和干咳、胸闷、呼吸困难等呼吸道症状为主要表现，部分病例可有腹泻等消化道症状；胸部 X 线检查可见肺部炎性浸润阴影、实验室检查外周血白细胞计数正常或降低、抗菌药物治疗无效是其重要特征。重症病例表现明显的呼吸困难，并可迅速发展成为急性呼吸窘迫综合征。传统医学上的非典型肺炎是相对典型肺炎而言的，典型肺炎通常是由肺炎球菌等常见细菌引起的大叶性肺炎或支气管肺炎。症状比较典型，如发烧、胸痛、咳嗽、咳痰等，实验室检查血液中白细胞增高，抗生素治疗有效。非典型肺炎本身不是新发现的疾病，它多由病毒、支原体、衣原体、立克次体等病原引起，症状、肺部体征、验血结果等都没有典型肺炎感染那么明显，一些病毒性肺炎对抗生素无效。

1. 病原学

世界卫生组织把从 SARS 患者分离出来的病原体命名为 SARS 冠状病毒，简称 SARS 病毒。SARS 病毒和其他人类及动物已知的冠状病毒相比较，基因序列分析数据显示 SARS 病毒并非为已知的冠状病毒之间新近发生的基因重组所产生,是一种全新的冠状病毒,与目前已知的三群冠状病毒均有区别,可被归为第四群。SARS 病毒在环境中较其他已知的人类冠状病毒稳定,室温 24℃ 下病毒在尿液里至少可存活 10 天,在痰液中和腹泻患者的粪便中能存活 5 天以上,在血液中可存活 15 天。但病毒暴露在常用的消毒剂和固定剂中即可失去感染性,56℃ 以上 90 分钟可以杀死病毒。

2. 发病机制与病理变化

发病机理不明,推测 SARS 病毒通过其表面蛋白与肺泡上皮等细胞上的相应受体结合,导致肺炎的发生。病理改变主要显示弥漫性肺泡损伤和炎症细胞浸润,早期的特征是肺水肿、纤维素渗出、透明膜形成、脱屑性肺炎及灶性肺出血等病变;机化期可见到肺泡内含细胞性的纤维黏液样渗出物及肺泡间隔的成纤维细胞增生,仅部分病例出现明显的纤维增生,导致肺纤维化甚至硬化。

3. 流行病学

(1)传染源:传染性非典型肺炎患者,此人群为本病的主要传染源。感染传染性非典型肺炎病原后,经过 2～12 天的潜伏期(通常为 4～5 天),出现发热、干咳、少痰等症状的人。病原携带者(隐性感染者):感染了本病但未出现明显症状且可传染其他易感者的。其他传染源:研究表明,本病存在其他传染源,可能为动物源性传染病。但动物传染源是何种动物,目前还不清楚。

(2)传播途径:近距离空气飞沫传播。通过接触呼吸道分泌物传播,可由被感染的手、衣物等经口鼻黏膜、眼结膜而传播。密切接触传播是指治疗或护理、探视患者,与患者共同生活,直接接触患者的呼吸道分泌物或体液。

(3)易感人群:人群对传染性非典型肺炎普遍易感。与传染性非典型肺炎患者密切接触的医护人员、患者家属等为本病的高危人群。

4. 临床表现

潜伏期 1～16 天,常见为 3～5 天。起病急,以发热为首发症状,可有畏寒,体温常超过 38℃,呈不规则热或弛张热,稽留热等,热程多为 1～2 周;伴有头痛、肌肉酸痛、全身乏力和腹泻。起病 3～7 天后出现干咳、少痰,偶有血丝痰,肺部体征不明显。病情于 10～14 天达到高峰,发热、乏力等感染中毒症状加重,并出现频繁咳嗽,气促和呼吸困难,略有活动则气喘、心悸,被迫卧床休息。这个时期易发生呼吸道的继发感染。病程进入 2～3 周后,发热渐退,其他症状与体征减轻乃至消失。肺部炎症改变的吸收和恢复则较为缓慢,体温正常后仍需 2 周左右才能完全吸收恢复正常。轻型患者临床症状轻。重症患者病情重,易出现呼吸窘迫综合征。儿童患者的病情似较成人轻。有少数患者不以发热为首发症状,尤其是有近期手术史或有基础疾病的患者。在临床上分为早期、进展期和恢复期三期。

(1)早期:一般为病初的 1～7 天。起病急,以发热为首发症状,体温一般高于 38℃,半数以上的患者伴头痛、关节肌肉酸痛、乏力等症状,部分患者可有干咳、胸痛、腹泻等症状,但少有上呼吸道其他症状,肺部体征多不明显,部分患者可闻及少许湿啰音。X 线胸片肺部阴影在发病第 2 天即可出现,平均在 4 天时出现,95% 以上的患者在病程 7 天内出现阳性改变。

(2)进展期:多发生在病程的 8～14 天,个别患者可更长。在此期,发热及感染中毒症状(头痛、关节肌肉酸痛、乏力等症状)持续存在,肺部病变进行性加重,表现为胸闷、气促(呼吸短促)、呼吸困难,尤其在活动后明显。X 线胸片检查肺部阴影发展迅速,且常为多叶病变。少数患者(10%～15%)出现急性呼吸窘迫综合征而危及生命。

(3)恢复期:进展期过后,体温逐渐下降,临床症状缓解,肺部病变开始吸收,多数患者经 2 周左右的恢复,可达到出院标准,肺部阴影的吸收则需要较长的时间。少数重症患者可能在相当长的时间内遗留限制性通气功能障碍(因气道受阻等使通气减少)和肺弥散功能(氧和二氧化碳通过肺泡及肺毛细血管壁在肺内进行气体交换)下降,但大多可在出院后 2～3 个月内逐渐恢复。

5. 诊断与鉴别诊断

(1)流行病学史

a. 与发病者有密切接触史,或属受传染的群体发病者之一,或有明确传染他人的证据。

b. 发病前 2 周内曾到过或居住于报告有传染性非典型肺炎患者并出现继发感染疫情的区域。

(2)症状与体征:起病急,以发热为首发症状,体温一般 >38℃,偶有畏寒;可伴有头痛、关节酸痛、肌肉酸痛、乏力、腹泻;常无上呼吸道卡他症状;可有咳嗽,多为干咳、少痰,偶有血丝痰;可有胸闷,严重者出现呼吸加速,气促,或明显呼吸窘迫。肺部体征不明显,部分患者可闻少许湿啰音,或有肺实变体征。注意:有少数患者不以发热为首发症状,尤其是有近期手术史或有基础疾病的患者。

(3)实验室检查:外周血白细胞计数一般不升高,或降低;常有淋巴细胞计数减少。

（4）胸部 X 线检查：肺部有不同程度的片状、斑片状浸润性阴影或呈网状改变，部分患者进展迅速，呈大片状阴影；常为多叶或双侧改变，阴影吸收消散较慢；肺部阴影与症状体征可不一致。若检查结果阴性，1～2 天后应予复查。

（5）抗菌药物治疗无明显效果。

（6）诊断标准

① 疑似诊断标准：符合上述（1）a ＋（2）＋（3）条或（1）b ＋（2）＋（4）条或（2）＋（3）＋（4）条。

② 临床诊断标准：符合上述（1）a ＋（2）＋（4）条及以上，或（1）b ＋（2）＋（4）＋（5）条，或（1）b ＋（2）＋（3）＋（4）条。

③ 医学观察诊断标准：符合上述（1）b ＋（2）＋（3）。

（7）鉴别诊断：临床上要注意排除上感、流感、细菌性或真菌性肺炎、艾滋病合并肺部感染、军团病、肺结核、流行性出血热、肺部肿瘤、非感染性间质性疾病、肺水肿、肺不张、肺栓塞、肺嗜酸性粒细胞浸润症、肺血管炎等临床表现类似的呼吸系统疾患。

6. 治疗

临床上以对症支持治疗为主。

（1）一般治疗：卧床休息；避免剧烈咳嗽，咳嗽剧烈者给予镇咳；咳痰者给予祛痰药；发热超过 38.5℃者，可使用解热镇痛药，儿童忌用阿司匹林，因可能引起瑞氏综合征（Reye，急性脑病合并内脏脂肪变性）；或给予冰敷、乙醇擦浴等物理降温；有心、肝、肾等器官功能损害，应该做相应的处理。

（2）氧疗：出现气促应给予持续鼻导管或面罩吸氧。

（3）糖皮质激素的应用：应用糖皮质激素的治疗应有以下指征之一。有严重中毒症状，高热持续 3 天不退；48 小时内肺部阴影面积扩大超过 50%；有急性肺损伤（ALI）或出现急性呼吸窘迫综合征（ARDS）。

（4）抗菌药物的应用：为了防治细菌感染，应使用抗生素覆盖社区获得性肺炎的常见病原体，临床上可选用大环内酯类（如阿奇霉素等）、氟喹诺酮类、β－内酰胺类、四环素类等，如果痰培养或临床上提示有耐甲氧西林金黄色葡萄球菌感染或耐青霉素肺炎链球菌感染，可选用（去甲）万古霉素等。

（5）抗病毒药物：至今尚无肯定有效抗病毒药物治疗，治疗时可选择试用抗病毒药物。

（6）重症病例的处理：加强对患者的动态监护；使用无创伤正压机械通气（NPPV）；NPPV 治疗后，若氧饱和度改善不满意，应及时进行有创正压机械通气治疗；对出现 ARDS 病例，宜直接应用有创正压机械通气治疗；出现休克或多器官功能障碍综合征（MODS），应予相应支持治疗。

（二）防控技能

1. 疫情监测

严格按照《传染性非典型肺炎疫情监测工作技术方案》开展相关工作。

2. 疫情报告

我国新《中华人民共和国传染病防治法》已将其列为乙类传染病，但其预防控制措施采取甲类传染病的方法执行，因此严格按照《中华人民共和国传染病防治法》《传染病防治法实施办法》中甲类传染病及暴发或重大疫情报告时限和程序要求进行报告。

3. 疫区处理

（1）严格按照《传染性非典型肺炎疫情控制预案》开展相关工作。

（2）采取《中华人民共和国传染病防治法》所称甲类传染病的预防、控制措施。

4. 预防措施

（1）控制传染源

① 隔离治疗患者：对临床诊断病例和疑似诊断病例应在指定的医院按呼吸道传染病分别进行隔离观察和治疗。

② 隔离观察密切接触者：对医学观察病例和密切接触者，如条件许可应在指定地点接受隔离观察，为期 14 天。在家中接受隔离观察时应注意通风，避免与家人密切接触，并由卫生防疫部门进行医学观察，每天测量体温。

（2）切断传播途径

① 社区综合性预防：减少大型群众性集会或活动，保持公共场所通风换气、空气流通；排除住宅建筑污水排放系统淤阻隐患。

② 保持良好的个人卫生习惯：不随地吐痰，避免在人前打喷嚏、咳嗽、清洁鼻腔，且事后应洗手；确保住所或活动场所通风；勤洗手；避免去人多或相对密闭的地方，应注意戴口罩。

（3）保护易感人群：保持乐观稳定的心态，均衡饮食，多喝汤，多饮水，注意保暖，避免疲劳，足够的睡眠以及在空旷场所作适量运动等，这些良好的生活习惯有助于提高人体对重症急性呼吸综合征的抵抗能力。

四、肺结核

（一）疾病理论

结核病是由结核分枝杆菌引起的慢性传染病，可侵及许多脏器，以肺部结核感染最为常见。排菌者为其重要的传染源。人体感染结核菌后不一定发病，当抵抗力降低或细胞介导的变态反应增高时，才可能引起临床发病。若能及时诊断，并予合理治疗，大多可获临床痊愈。结核病至今仍为重要的传染病。据 WHO 报道，每年约有 800 万新病例发生，至少有 300 万人死于该病。新中国成立前病死率达（200～300）人/10 万，居各种疾病死亡原因之首，新中国成立后人民生活水平提高，卫生状态改善，特别是开展了群防群治，儿童普遍接种卡介苗，结核病的发病率和病死率大为降低。但应注意，世界上有些地区因艾滋病、吸毒、免疫抑制剂的应用、酗酒和贫困等原因，发病率又有上升趋势。

1. 病原学

结核分枝杆菌（M. Tuberculosis），俗称结核杆菌，是引起结核病的病原菌。对人类致病的有人型结核杆菌和牛型结核杆菌，非结核性杆菌也可引起类似结核样病变，但少见。结核杆菌细长略弯曲，端极钝圆，大小约 $1～4×0.4\mu m$，呈单个或分枝状排列，无荚膜、无鞭毛、无芽孢。一般常用萋-纳氏（ziehl-neelsen）抗酸性染色法染色，结核杆菌染成红色，其他非抗酸性细菌及细胞质等呈蓝色。结核杆菌的抗酸性取决于胞壁内所含分枝菌酸残基和胞壁固有层的完整性有关。

结核杆菌为专性需氧菌。结核杆菌对某些理化因子的抵抗力较强。在干痰中存活 6～8 个月，若黏附于尘埃上，保持传染性 8～10 天。对湿热、紫外线、酒精的抵抗力弱。在液体中加热 62～63℃ 15 分钟，直射日光下 2～3 小时，75% 酒精内数分钟即死亡。对链霉素、利福平、异烟肼等抗结核药物较易产生耐药性。耐药菌菌株常伴随活力和毒力减弱，如异烟肼耐药菌株对豚鼠的毒力消失，但对人们仍有一定的致病性。

2. 发病机制及病理变化

（1）发病机制：结核菌不像许多细菌有内毒素，外毒素，不存在能防止吞噬作用的荚膜，以及与致病能力相关联的细胞外侵袭性酶类。其毒力基础不十分清楚，可能与其菌体的成分有关。其他类脂质如硫脂质也与结核菌的毒力有关，它不仅增加了索状因子的毒性，且抑制溶酶体-吞噬体的融合，促进结核菌在巨噬细胞内的生长繁殖。磷脂能够刺激机体内单核细胞的增殖、类上皮细胞化、朗汉斯巨细胞的形成。蜡质 D 是分枝菌酸阿糖圓乳聚糖和黏肽相结合的复合物，具有佐剂活性，刺激机体能产生免疫球蛋白，对结核性干酪病灶的液化、坏死、溶解和空洞的形成起重要作用。除了以上类脂质成分外，多糖类物质是结核菌细胞中的重要组成物质，多糖类物质在和其他物质共存的条件下才能发挥对机体的生物学活性效应。多糖是结核菌菌体完全抗原的重要组成成分，具有佐剂活性作用，能对机体引起嗜中性多核白细胞的化学性趋向反应。结核菌的菌体蛋白是以结合形式存在于菌细胞内，是完全抗原，参与机体对结核菌素的反应。

（2）病理变化：病理改变人体免疫力及变态反应性、结核菌入侵的数量及其毒力，与结核病变的性质、范围，从一种病理类型转变为另一类型的可能性与速度均有密切关系。

① 渗出性病变：表现为充血、水肿与白细胞浸润。早期渗出性病变中有中性粒细胞，以后逐渐被巨噬细胞和淋巴细胞所代替。在巨噬细胞内可见到被吞噬的结核菌。渗出性病变通常出现在结核炎症的早期或病灶恶化时，亦可见于浆膜结核。当病情好转时，渗出性病变可完全消散吸收。

② 增殖性病变：开始时可有一短暂的渗出阶段。当巨噬细胞吞噬并消化了结核菌后，菌的磷脂成分使巨噬细胞形态变大而扁平，类似上皮细胞，称为"类上皮细胞"。类上皮细胞具有吞噬作用，胞质内含有多量酯酶，能溶解和消化结核菌。类上皮细胞是增殖性改变的主要成份，在结核病诊断上具有一定的特异性。类上皮细胞聚集成团，中央可出现朗汉斯巨细胞。类上皮细胞、朗汉斯巨细胞和淋巴细胞浸润，形成了典型的类上皮样肉芽肿结节，为结核病的较具特征性的病变。这种结节形成的过程，就是巨噬细胞吞噬、杀死结核菌，使病变局限化，以防止细菌播散的过程。大多数结核菌在类上皮样肉芽肿结节形成过程中已被消灭，抗酸染色时，结节内一般查不到结核菌。增生为主的病变多发生在菌量较少、人体 CMI（由 T 细胞介导的细胞免疫）占优势的情况下。

③ 干酪样坏死：常发生在渗出或增生性病变的基础上。若机体抵抗力降低、菌量过多、变态反应强烈，渗出性病变中结核菌战胜巨噬细胞后不断繁殖，使细胞混浊肿胀后，发生脂肪变性，溶解碎裂，直至细胞坏死。炎症细胞死后释放蛋白溶解酶，使组织溶解坏死，形成凝固性坏死。因含多量脂质使病灶在肉眼观察下呈黄灰色，质松而脆，状似干酪，

故名干酪样坏死。镜检可见一片凝固的、染成伊红色的、无结构的坏死组织。在质硬无液化的干酪坏死物中,结核菌由于缺氧和菌体崩解后释放出脂酸,抑制结核菌的生长,故很难找到。干酪坏死物质在一定条件下亦可液化,其机制尚不完全清楚,可能与中性白细胞分解产生的蛋白分解酶有关,亦可能与机体变态反应有关。干酪液化后,坏死物质就沿支气管排出或播散到其他肺叶,造成支气管播散。原干酪灶则演变成空洞,并有大量结核菌生长繁殖,成为结核病的传染源。

上述三种病变可同时存在于一个肺部病灶中,但通常以其中一种为主。例如在渗出性及增殖性病变的中央,可出现少量干酪样坏死;而变质为主的病变,常同时伴有程度不同的渗出与类上皮样肉芽肿结节的形成。

3. 流行病学

(1)传染源:结核病的传染源主要是痰涂片或培养阳性的肺结核患者,其中尤以是涂阳肺结核的传染性为强。

(2)传播途径:结核菌主要通过呼吸道传染,活动性肺结核患者咳嗽、喷嚏或大声说话时,会形成以单个结核菌为核心的飞沫核悬浮于空气中,从而感染新的宿主。此外,患者咳嗽排出的结核菌干燥后附着在尘土上,形成带菌尘埃,亦可侵入人体形成感染。经消化道、泌尿生殖系统、皮肤的传播极少见。

(3)易感人群:糖尿病、矽肺、肿瘤、器官移植、长期使用免疫抑制药物或者皮质激素者易伴发结核病,生活贫困、居住条件差、以及营养不良是经济落后社会中人群结核病高发的原因。越来越多的证据表明,除病原体、环境和社会经济等因素外,宿主遗传因素在结核病的发生发展中扮演着重要角色,个体对结核病易感性或抗性的差异与宿主某些基因相关。所以,并非所有传染源接触者都可能被感染,被感染者也并不一定都发病。

4. 临床表现

有较密切的结核病接触史,起病可急可缓,多为低热(午后为著)、盗汗、乏力、纳差、消瘦、女性月经失调等;呼吸道症状有咳嗽、咳痰、咯血、胸痛、不同程度胸闷或呼吸困难。肺部体征依病情轻重、病变范围不同而有差异,早期、小范围的结核不易查到阳性体征,病变范围较广者叩诊呈浊音,语颤增强,肺泡呼吸音低和湿啰音。晚期结核形成纤维化,局部收缩使胸膜塌陷和纵隔移位。在结核性胸膜炎者早期有胸膜摩擦音,形成大量胸腔积液时,胸壁饱满,叩诊浊实,语颤和呼吸音减低或消失。

(1)肺结核分型

① 原发性肺结核(Ⅰ型):肺内渗出病变、淋巴管炎和肺门淋巴结肿大的哑铃状改变的原发综合征,儿童多见,或仅表现为肺门和纵隔淋巴结肿大。

② 血型播散型肺结核(Ⅱ型):包括急性粟粒性肺结核和慢性或亚急性血行播散型肺结核两型。急性粟粒型肺结核:两肺散在的粟粒大小的阴影,大小一致密度相等,分布均匀的粟粒状阴影,随病期进展,可互相融合;慢性或亚急性血行播散型肺结核:两肺出现大小不一、新旧病变不同,分布不均匀,边缘模糊或锐利的结节和索条阴影。

③ 继发型肺结核(Ⅲ型):本型中包括病变以增殖为主、浸润病变为主、干酪病变为主或空洞为主的多种改变。浸润型肺结核:X线常为云絮状或小片状浸润阴影,边缘模糊(渗出性)或结节、索条状(增殖性)病变,大片实变或球形病变(干酪性一可见空洞)或钙化;慢性纤维空洞型肺结核:多在两肺上部,亦为单侧,大量纤维增生,其中空洞形成,呈破棉絮状,肺组织收缩,肺门上提,肺门影呈"垂柳样"改变,胸膜肥厚,胸廓塌陷,局部代偿性肺气肿。

④ 结核性胸膜炎(Ⅳ型):病侧胸腔积液,小量为肋膈角变浅,中等量以上积液为致密阴影,上缘呈弧形。

(2)肺结核分期

① 进展期:新发现的活动性肺结核,随访中病灶增多增大,出现空洞或空洞扩大,痰菌检查转阳性,发热等临床症状加重。

② 好转期:随访中病灶吸收好转,空洞缩小或消失,痰菌转阴,临床症状改善。

③ 稳定期:空洞消失,病灶稳定,痰菌持续转阴性(1个月1次)达6个月以上;或空洞仍然存在,痰菌连续转阴1年以上。

5. 诊断

以细菌学检查为主,结合胸部影像学、流行病学和临床表现等进行综合分析,做出诊断。

(1)两次痰标本涂片镜检抗酸杆菌阳性或分离培养分支杆菌阳性。

(2)胸部X线摄片显示肺结核征象。

6. 治疗

(1)治疗原则

早期:对新发现确诊的初治细菌阳性患者,必须及时治疗,对排菌的复治患者,也应及早治疗。

联合:治疗结核病必须联用两种或两种以上抗结核药物以保证疗效和防止耐药性的产生。

适量:适当的治疗剂量可避免因剂量过大而产生不良反应以及剂量不足而产生耐药性的弊病,以确保疗效。

规律:在规定的疗程内有规律的按时用药是化疗成功的最重要关键,应严格遵照化疗方案所定的给药次数与间隔(如每日或隔日)用药,避免遗漏或中断。

全程:按规定疗程完成全疗程用药是确保疗效的前提,未满疗程中断治疗将导致治疗失败和增加复发率。

(2)治愈判断:按规定化疗方案,完成规定疗程,痰菌检查阴转(疗程最后二个月连续痰菌阴性)为治愈。

(二)防控技能

1. 患者的治疗与管理

(1)对发现的肺结核患者进行规范化治疗和督导管理。

(2)结核病定点医疗机构应当为肺结核患者制订合理的治疗方案,提供规范化的治疗服务。

(3)设区的市级以上结核病定点医疗机构严格按照实验室检测结果,为耐多药肺结核患者制订治疗方案,并规范提供治疗。

(4)各级各类医疗机构对危、急、重症肺结核患者负有救治的责任,应当及时对患者进行医学处置,不得以任何理由推诿,不得因就诊的患者是结核病患者拒绝对其其他疾病进行治疗。

(5)疾病预防控制机构应当及时掌握肺结核患者的相关信息,督促辖区内医疗卫生机构落实肺结核患者的治疗和管理工作。

(6)基层医疗卫生机构应当对居家治疗的肺结核患者进行定期访视、督导服药等管理。

(7)卫生行政部门指定的医疗机构应当按照有关工作规范对结核菌/艾滋病病毒双重感染患者进行抗结核和抗艾滋病病毒治疗、随访复查和管理。

(8)对流动人口肺结核患者实行属地化管理,提供与当地居民同等的服务。转出地和转入地结核病定点医疗机构应当及时交换流动人口肺结核患者的信息,确保落实患者的治疗和管理措施。

2. 疫情报告

严格按照《中华人民共和国传染病防治法》和《传染病防治法实施办法》中乙类传染病及暴发或重大疫情报告时限和程序要求进行报告。

3. 疫区处理

肺结核疫情构成突发公共卫生事件的,应当按照有关预案采取以下控制措施:

(1)依法做好疫情信息报告和风险评估。

(2)开展疫情流行病学调查和现场处置。

(3)将发现的肺结核患者纳入规范化治疗管理。

(4)对传染性肺结核患者的密切接触者进行医学观察,必要时在征得本人同意后对其实施预防性化疗。

(5)开展疫情风险沟通和健康教育工作,及时向社会公布疫情处置情况。

4. 预防措施

(1)开展结核病防治的宣传教育,对就诊的肺结核患者及家属进行健康教育,宣传结核病防治政策和知识。

(2)根据国家免疫规划对适龄儿童开展卡介苗预防接种工作。承担预防接种工作的医疗卫生机构应当按照《疫苗流通和预防接种管理条例》和预防接种工作规范的要求,规范提供预防接种服务。

(3)在组织开展健康体检和预防性健康检查时,应当重点做好以下人群的肺结核筛查工作:

① 从事结核病防治的医疗卫生人员。

② 食品、药品、化妆品从业人员。

③《公共场所卫生管理条例》中规定的从业人员。

④ 各级各类学校、托幼机构的教职员工及学校入学新生。

⑤ 接触粉尘或者有害气体的人员。

⑥ 乳牛饲养业从业人员。

⑦ 其他易使肺结核扩散的人员。

(4)制订结核病感染预防与控制计划,健全规章制度和工作规范,开展结核病感染预防与控制相关工作,落实各项结核病感染防控措施,防止医源性感染和传播。

结核病定点医疗机构应当重点采取以下感染预防与控制措施:

① 结核病门诊、病房设置应当符合国家有关规定。

② 严格执行环境卫生及消毒隔离制度,注意环境通风。

③ 对于被结核分枝杆菌污染的痰液等排泄物和污物、污水以及医疗废物,应当按照医疗废物管理的相关规定进行分类收集、暂存及处置。

④ 为肺结核可疑症状者或者肺结核患者采取必要的防护措施,避免交叉感染发生。

(5)医务人员在工作中严格遵守个人防护的基本原则,接触传染性肺结核患者或者疑似肺结核患者时,应当采取必要的防护措施。

(6)疾病预防控制机构、医疗机构、科研等单位的结核病实验室和实验活动,应当符合病原微生物生物安全管理各项规定。

第二节　肠道传染病

一、霍乱

(一)疾病理论

霍乱(Cholera)是由霍乱弧菌引起的急性肠道传染病。临床表现轻重不一,轻者仅有轻度腹泻;重者剧烈吐泻大量米泔水样排泄物,并引起严重脱水、酸碱失衡、周围循环衰竭及急性肾衰竭。霍乱自古以来即在印度恒河三角洲呈地方性流行,1817～1923 年发生过六次世界大流行。于 1883 年第五次大流行中,Koch 从埃及患者粪便中首次发现了霍乱弧菌。1905 年 Cotschlich 在埃及西奈半岛 EL－Tor 检疫站从麦加朝圣者尸体分离出类似霍乱弧菌菌株,命名为 EL－Tor 弧菌,后将 EL－Tor 弧菌所致疾病称为副霍乱。由于两种弧菌的形态和血清学特性基本一样,临床表现及防治也完全相同,故 1962 年 5 月第十五届世界卫生大会决定将两者所致的疾病统称为霍乱。1820 年该病传入我国,新中国成立前每次世界大流行均波及我国,曾引起上百次大小流行,新中国成立后几乎绝迹,但近年与国外交往频繁,极易从国外再度传入。

1. 病原学

霍乱弧菌属于弧菌科弧菌属,依其生物学性状可分为古典生物型和埃尔托生物型。霍乱弧菌具有耐热的菌体(O)抗原和不耐热的鞭毛(H)抗原。根据菌体 O 抗原的不同可分为至少 78 个血清群,古典型和埃尔托型均属 O－1 群霍乱弧菌,国际检疫的传染性病原,以检出 O－1 群为准。

古典型弧菌在外环境中存活力很有限,但埃尔托型抵抗力较强。一般在未经处理的河水、海水和井水中,埃尔托型可存活 1～3 周甚至更长时间。两者对热、干燥、直射日光和一般消毒剂都很敏感,加热至 100℃ 保持 1～2 分钟或日光下曝晒 1～2 小时即死亡,2% 含氯石灰、0.25% 过氧乙酸溶液和 1∶500000 高锰酸钾溶液数分钟便可将其杀灭。

2. 发病机制与病理变化

(1)发病机制:霍乱弧菌经口进入人体胃部,当胃酸缺乏或被稀释或入侵菌量较多时,弧菌即进入小肠,依其黏附因子(Adherence Factor)紧贴于小肠上皮细胞表面,在小肠的碱性环境中大量繁殖,并产生大量的肠毒素,细菌崩解还可释出内毒素。霍乱肠毒素为分子量 84kd 的蛋白质,由亚单位 A 和 B 组成,不耐酸,不耐热。肠毒素借助于亚单位 B 与细胞膜表面的单涎酸神经节苷脂(GM1,Ganglioside)结合,使活性亚单位 A 进入细胞膜,A 单位中具二磷酸腺苷(ADP)—核糖基转移酶活性,刺激 ADP—核糖,使其转移到具有控制腺苷环化酶(AC)活性的三磷酸鸟呤核苷(GTP)结合蛋白中,使 GTP 酶活性受到抑制,GTP 不能水解成 GDP,使 AC 活性相对增强,促使细胞内三磷酸腺苷转变为环磷酸腺苷(CAMP)。CAMP 浓度的急剧升高,抑制肠黏膜细胞对钠的正常吸收,并刺激隐窝细胞分泌氯化物和水,导致肠腔水分与电解质大量聚集,因而出现剧烈的水样腹泻和呕吐。

(2)病理变化:大量吐泻引起水和电解质严重丢失是本病的主要病理生理改变。重症患者每日大便排出量可达 18000mL,临床上呈现重度脱水、低血容量休克、低钾和代谢性酸中毒,并进而造成急性肾衰竭。本病病理改变不显著,仅见脱水、皮肤干燥、发绀。皮下组织和肌肉极度干瘪,内脏浆膜呈深红色、无光泽,死后尸体迅速僵硬,肠腔内充满"米泔水"样液体,偶见血水样内容物。胆囊充满黏稠胆汁。心、肝、脾等脏器多见缩小,肾小球及肾间质毛细血管扩张,肾小管细胞肿胀、变性及坏死。

3. 流行病学

（1）传染源：患者和带菌者是霍乱的传染源。重症患者吐泻物带菌较多，极易污染环境，是重要传染源。轻型患者和无症状感染者作为传染源的意义更大。

（2）传播途径：本病主要通过水、食物、生活密切接触和苍蝇媒介而传播，以经水传播最为重要。患者吐泻物和带菌者粪便污染水源后易引起局部暴发流行。通常先发生于边疆地区、沿海港口、江河沿岸及水网地区，然后再借水路、陆路、空中交通传播。

（3）人群易感性：人群普遍易感。新疫区成人发病多，而老疫区儿童发病率高。感染霍乱弧菌后是否发病取决于机体特异和非特异的免疫力，如胃酸的 pH 值、肠道的分泌型免疫球蛋白（SIgA）以及血清中特异性凝集抗体、杀菌抗体及抗毒素抗体等的杀菌作用。病后可获一定的免疫力。

（4）流行特征：自 1817 年古典型弧菌引起世界大流行以来，已先后波及一百多个国家和地区。特别是 1991 年初发生在南美洲的大流行，至今仍未熄灭，仅 1991 年全世界已累计发病 50 余万人，成为世人瞩目的生物公害。

① 地区分布：两型弧菌引起的霍乱均有地方性疫源地，印度素有"人类霍乱的故乡"之称，印度尼西亚的苏拉威西岛则是埃尔托型弧菌的疫源地，每次世界大流行都是从上述地区扩散而来。我国是外源性，历次世界大流行均受其害。

② 季节分布：我国发病季节一般在 5～11 月，而流行高峰多在 7～10 月。

③ 流行方式：有暴发及迁延散发两种形式，前者常为经水或食物传播引起暴发流行，多见于新疫区，而后者多发生在老疫区。

4. 临床表现

潜伏期约为 1～3 天，短者数小时，长者 5～6 天。典型患者多急骤起病，少数病例病前 1～2 天有头昏、倦怠、腹胀及轻度腹泻等前驱症状。病程通常分为三期。整个病程平均 3～7 天，也有长达 10 余天者。根据病情可分为轻、中、重三型。极少数病人尚未出现吐泻症状即发生循环衰竭而死亡，称为"暴发型"或"干性霍乱"。

（1）泻吐期：多数患者无前驱症状，突然发生剧烈腹泻，继之呕吐，少数先吐后泻，多无腹痛，亦无里急后重，少数有轻度腹痛，个别有阵发性腹部绞痛。腹泻每日数次至数十次，甚至大便从肛门直流而出，难以计数。大便初为黄色稀便，迅速变为"米泔水"样或无色透明水样，少数重症患者可有洗肉水样便。呕吐一般为喷射性、连续性，呕吐物初为胃内食物残渣，继之呈"米泔水"样或清水样。一般无发热，或低热，共持续数小时或 1～2 天进入脱水期。

（2）脱水期：由于剧烈吐泻，患者迅速呈现脱水和周围循环衰竭。轻度脱水仅有皮肤和口舌干燥，眼窝稍陷，神志无改变。重度脱水则出现"霍乱面容"，眼眶下陷，两颊深凹，口唇干燥，神志淡漠甚至不清。皮肤皱缩湿冷，弹性消失；手指干瘪似洗衣妇，腹凹陷如舟。当大量钠盐丢失体内碱储备下降时，可引起肌肉痛性痉挛，以腓肠肌、腹直肌最为突出。钾盐大量丧失时主要表现为肌张力减低，反射消失，腹胀，心律不齐等。脱水严重者有效循环血量不足，脉搏细速或不能触及，血压下降，心音低弱，呼吸浅促，尿量减少或无尿，血尿素氮升高，出现明显尿毒症和酸中毒。

（3）反应恢复期：患者脱水纠正后，大多数症状消失，逐渐恢复正常。约三分患者因循环改善残存于肠腔的毒素被吸收，又出现发热反应，体温约 38～39℃，持续 1～3 天自行消退。

5. 诊断及鉴别诊断

（1）流行病学资料：发病前 1 周内曾在疫区活动，并与本病患者及其排泄污染物接触。

（2）临床表现：具有剧烈的"米泔水"样腹泻、呕吐、严重脱水等表现者应想到本病；对于流行期间无其他原因可解释的泻吐患者应作为疑似病例处理；对离开疫区不足 5 天发生腹泻者也应按上述诊断。

（3）实验室检查：霍乱确诊有赖于实验室检查。

① 血液检查：红细胞总数和血球压积增高，白细胞数可达（15×10^9～60×10^9）/L，分类计数中性粒细胞和大单核细胞增多。血清钠、钾降低，输液后更明显，但多数氯化物正常，并发肾衰竭者血尿素氮升高。

② 细菌学检查：采集患者新鲜粪便或呕吐物悬滴直接镜检，可见呈穿梭状快速运动的细菌，涂片染色镜检见到排列呈鱼群状革兰阴性弧菌，暗视野下呈流星样运动，可用特异血清抑制。荧光抗体检查可于 1～2 小时出结果，准确率达 90%。细菌培养可将标本接种于碱性蛋白胨增菌，后用选择培养基分离，生化试验鉴定。

③ 血清学检查：抗凝抗体病后 5 天即可出现，两周达高峰，故病后 2 周血清抗体滴度 1:100 以上或双份血清抗体效价增长 4 倍以上有诊断意义。其他如酶联免疫吸附试验，杀弧菌试验也可酌情采用。

（4）鉴别诊断：霍乱属于毒素介导性腹泻，须与其他病原体所引起的肠毒素性、侵袭性及细胞毒性急性感染性腹泻病相鉴别，如急性菌痢、大肠杆菌性肠炎、空肠弯曲菌肠炎、细菌性食物中毒和病毒性胃肠炎等。

6. 治疗

本病的处理原则是严格隔离,迅速补充水及电解质,纠正酸中毒,辅以抗菌治疗及对症处理。

(1)一般处理:我国《传染病防治法》将本病列为甲类传染病,故对患者应严密隔离,至症状消失 6 天后,粪便培养致病菌连续 3 次阴性为止。对患者吐泻物及餐具等均须彻底消毒。可给予流质饮食,但剧烈呕吐者禁食,恢复期逐渐增加饮食,重症者应注意保暖、给氧、监测生命体征。

(2)补液疗法:合理的补液是治疗本病的关键,补液的原则是:早期、快速、足量;先盐后糖,先快后慢,纠酸补钙,见尿补钾。

(3)病原治疗:早期应用抗菌药物有助于缩短腹泻期,减少腹泻量,缩短排菌时间。可首选四环素,对于四环素耐药株感染患者可予多西环素 300mg/次顿服。其他如氟哌酸、红霉素、磺胺类及呋喃唑酮等也均有效。小檗碱不仅对弧菌有一定作用,且能延缓肠毒素的毒性,也可应用。

(4)对症治疗。

(5)出院标准:临床症状消失已 6 天,粪便隔日培养 1 次,连续 3 次阴性,可解除隔离出院。如无病原培养条件,须隔离患者至临床症状消失后 15 天方可出院。

(二)防控技能

1. 疫情监测

霍乱监测采用点面结合的方式进行,面上监测主要是抓好腹泻病门诊的登记、检索和报告,并根据流行病学需要进行适量外环境和食品监测。点上监测工作按以下要求进行

(1)监测点的选择:

在霍乱反复流行或发病危险性较高的地区,分别设立若干个城、乡长期监测点,按统一方案定时、定点、定量地开展监测。

(2)监测内容:

① 腹泻患者:腹泻病门诊按监测任务对腹泻病人登记上报和采便培养,对疑似患者要及时处理和上报。

② 重点人群:根据防治工作需要,可在一定的范围内采检患者的密切接触者及可能与流行有关的重点人群。

③ 外环境:根据调查传染来源和污染范围的需要,因地制宜地选定水体及其他外环境标本进行检测。

④ 食品:根据需要采检有可能受污染的食品,重点采检海(水)产品、熟肉食品、冷饮及凉拌食品。

(3)信息上报和反馈

① 监测结果每月逐级上报,上级疾病预防控制机构及时整理分析后发出通报,指导防治工作。

② 年度总结报告及时逐级上报,上级疾病预防控制机构及时整理分析后反馈。

③ 结果与评价:腹泻病人登记报告及其合格率、采样及送检率、报表及时率和正确率;外环境和食品标本的检测数量和结果;监测结果及时总结上报;年度总结质量和利用情况。

2. 疫情报告

严格按照《中华人民共和国传染病防治法》《传染病防治法实施办法》中甲类传染病及暴发或重大疫情报告时限和程序要求进行报告。

3. 疫区处理

(1)预防:疾病预防控制机构应协助卫生行政部门制定预案,提出对策和防控措施及流行前期预防措施的建议,并协助卫生行政部门落实各项措施。

(2)控制:

① 患者的管理:凡确诊的霍乱患者和有典型吐泻症状的疑似患者,必须及时送就近的医院或医疗点隔离治疗;按《霍乱防治方案》的要求做好隔离消毒和病人的治疗,符合出院标准后方可出院;霍乱患者尸体必须依照《中华人民共和国传染病防治法实施办法》的规定进行消毒、火化。

② 疫点处理:在流行病学个案调查的基础上,按照"早、小、严、实"的原则划定疫点并按《霍乱防治方案》的要求进行以下处理:隔离治疗传染源;污染物和外环境消毒;实施饮水消毒,改善环境卫生和食品卫生,快速灭蝇;密切接触者医学观察、预防性服药和采样检验。

③ 疫区处理:大力开展卫生宣传教育;开展饮水消毒,改善环境卫生和食品卫生,快速灭蝇;主动查治腹泻患者;暂停大型集会和因婚、丧而自办的宴席,管好集市贸易。

④ 暴发疫情的处理:当出现暴发时,应尽快查明原因和波及范围,采取除疫点和疫区的常规措施外的以下措施:切

断受污染的水源,加大饮用水消毒药用量;禁止出售和食用易受污染的可疑食品;密切接触者等易受感染的人群可进行预防性治疗;实施短期检疫甚至封锁。

4. 预防措施

本病为我国《传染病防治法》中所列甲类传染病,必须加强和健全各级防疫组织,建立群众性报告网;加强饮水和粪便卫生,早期发现病人及隐性感染者,就地处置。

(1)控制传染源:普遍建立肠道门诊,发现患者立即隔离治疗,对疑似患者行隔离检疫,接触者应检疫5天,对发现的带菌者,在隔离检疫期间可应用四环素预防感染发生。认真做好国境检疫及国内交通检疫工作,特别应重视国际航空检疫。

(2)切断传播途径:改善环境卫生,加强饮水和食品的消毒管理,对病人和带菌者的粪便,其他排泄物和用具衣被等,均应严格消毒。消灭苍蝇,不喝生水,做到饭前便后洗手。

(3)提高人群免疫力:提高人群免疫力,接种霍乱菌苗后易感人群保护率为50%～70%,保护时间3～6个月,仅对同血清型菌株有效,不能防止隐性感染及带菌者,易使人们产生一种虚幻的安全感,未广泛应用。目前正在研制抗原性强,效力高的菌苗,如佐剂菌苗、口服低毒活菌苗、类毒素菌苗及基因工程菌苗等。B亚单位毒素菌苗,近年证明可获80%的保护率,正在大范围试验。

二、肠出血性大肠杆菌 $O_{157}:H_7$ 感染性腹泻

(一)疾病理论

肠出血性大肠杆菌(EHEC) $O_{157}:H_7$ 感染性腹泻是由肠出血性大肠杆菌(EHEC) $O_{157}:H_7$ 引起的一种危害严重的肠道传染病。该病可引起腹泻、出血性肠炎(HC)、继发溶血性尿毒综合征(HUS)、血栓性血小板减少性紫癜(TTP)等。HUS 和 TTP 的病情凶险,病死率高。自1982年美国首次发现该病以来,在世界上许多国家相继发生了暴发和流行,其流行已成为全球性的公共卫生问题之一。近几年,我国已陆续有十多个省份在食品、家禽、家畜、昆虫、腹泻病患者中检出该致病菌,存在着疫情暴发、流行的潜在威胁。

1. 病原学

肠杆菌科是由多个菌属组成,生物学性状相似,均为革兰阴性杆菌,这些细菌常寄居在人和动物的消化道,并随粪便排出体外,广泛分布在水和土壤中,大多数肠道杆菌属于正常菌群。当机体免疫力降低或侵入肠道外组织时,成为条件致病菌而引起疾病。部分肠道杆菌是致病菌。例如:产肠毒素性大肠埃希菌、伤寒沙门菌、各种志贺菌可使人患肠道传染病。肠出血性大肠杆菌(EHEC)是能引起人的出血性腹泻和肠炎的一群大肠埃希菌。以 $O_{157}:H_7$ 血清型为代表菌株。

肠出血性大肠杆菌(EHEC) $O_{157}:H_7$ 属于肠杆菌科埃希菌属。革兰染色阴性,无芽孢,有鞭毛,动力试验呈阳性。其鞭毛抗原可丢失,动力试验阴性。具有较强的耐酸性,pH2.5～3.0,37℃可耐受5小时,耐低温,能在冰箱内长期生存,在自然界的水中可存活数周至数月,不耐热,75℃1分钟即被灭活,对氯敏感,被1mg/L的余氯浓度杀灭,最适生长温度为33～42℃,37℃繁殖迅速,44～45℃生长不良,45.5℃停止生长,除不发酵或迟缓发酵山梨醇外,其他常见的生化特征与大肠埃希氏菌基本相似。

2. 发病机制与病理变化

(1)发病机制:主要通过对上皮细胞的黏附和产生毒素两个过程来致病。细菌的内毒素 LPS 和鞭毛在黏附中不起作用,当(EHEC) $O_{157}:H_7$ 侵入机体肠腔后,借助菌毛粘附在盲肠和结肠上皮细胞的刷状缘上并损害微绒毛,同时紧密地结合在肠上皮细胞的顶端,将绒毛抹平,这种损害被称为黏附和消除(Attaching and Effacing,AE),与被称为 eaeA 的染色体基因有关。腹泻、HC、HUS 及 TTP 与志贺样毒素的作用有关。

(2)病理变化: $O_{157}:H_7$ 大肠埃希菌主要侵犯小肠远端和结肠、肾脏、肺脏、脾脏和大脑。可引起肠黏膜水肿、出血、液体蓄积、肠黏膜脱落、肠细胞水肿、坏死,以及肾脏、脾脏和大脑的病变。大约19%的 $O_{157}:H_7$ 大肠埃希菌患者的肺脏可出现病理改变,如支气管上皮细胞的脱落和栓塞。 $O_{157}:H_7$ 大肠埃希菌还可以在猪中引起水肿病样的脑损伤。肠腔接种 $O_{157}:H_7$ 大肠埃希菌后,可在试验小鼠、新西兰白兔中引起中枢神经系统症状,如共济失调、后肢麻痹等。在大脑、中脑、脑干可造成微动脉坏死和软化。软化可涉及白质和灰质。在大脑的各个层次均可见伴有血小板和毛细管样血栓的小出血。脑动脉血管面出现内皮肿胀、坏死、变性和中膜肌细胞坏死。

3. 流行病学

(1)传染源:大肠杆菌 $O_{157}:H_7$ 感染患者和无症状携带者可作为传染源。牛、羊、犬和鸡等动物是大肠杆菌 $O_{157}:H_7$

的天然宿主,有腹泻症状的动物带菌率比较高。相对来讲,动物作为传染源要比人类更为重要,它往往是动物来源食品污染的根源。牛肉制品、奶制品的污染很大部分来自带菌牛;带菌鸡所产鸡蛋、鸡肉制品也可造成传播。带菌动物在其活动范围可通过排泄粪便污染当地的食物、草场、水源或其他水体及其他场所,往往造成交叉污染和感染,危害较大。大肠杆菌 $O_{157}:H_7$ 患者平均排菌时间大约 7 天左右,7 天以后不容易检测到。但也有报道指出,出血性肠炎患者的平均排菌时间可达 13 天,长者可达 62 天;伴有溶血性尿毒综合征的患者排菌时间可达 21 天,最长可达 124 天。动物传染源排菌时间更长,往往长期排菌甚至终生排菌。

(2)传播途径

① 食源性传播:是大肠杆菌 $O_{157}:H_7$ 实现感染的首要传播途径,人类的首次感染暴发就是通过未经充分加工的牛肉引起的,以后的许多暴发都与牛肉制品有关。可以说动物来源的食物如牛肉、鸡肉、牛奶、奶制品等是经食物造成感染的主要原因。另外,其他食物如蔬菜、水果、冷饮等如被污染也可造成感染。食物引起传播可产生于生产、加工、包装、运输和储存等各个环节。

② 水源性传播:1989 年 12 月 ~1990 年 1 月在加拿大某城镇发生了一起严重的大肠杆菌 $O_{157}:H_7$ 感染暴发。在2000 多居民中,发病 243 人,罹患率达 11.6%。这是大肠杆菌 $O_{157}:H_7$ 首次发生并经证实的水源性暴发。暴发原因是气候寒冷,供水管道堵塞、破裂,导致市政供水系统受到污染。以后有多次因饮用水污染引起的暴发流行报道。除了饮用水受到污染可以造成感染外,其他被污染的水体如游泳池水、湖水及其他地表水等都可造成传播。

③ 接触传播:在人与人之间的传播过程中,二代患者的症状往往较轻,出现出血性肠炎的比例较低,常常只出现非血性腹泻。

④ 媒介昆虫传播:据近 10 年的文献检索发现国外有人相继报告在家畜饲养场捕捉的苍蝇标本中检测到 EHEC $O_{157}:H_7$,美国为 3.3%、日本 1.6%、加拿大 12.5%。而且,从苍蝇、蜣螂中检出的菌株与人粪便中分离到的菌株具有同源性。证明苍蝇、蜣螂可以携带 $O_{157}:H_7$ 大肠杆菌进行传播。

除了上述传播途径之外,许多病人的感染可能是通过多种途径引起的。医源性传播在本质上就是通过上述途径之一或上述途径的综合作用而引起。

(3)易感人群:人群普遍易感,男女均可发病,病后无持久免疫力。但儿童和老年人容易发病且症状往往较重,易发生严重的并发症如溶血性尿毒综合征或血栓形成性血小板减少性紫癜。暴发流行往往容易发生在幼儿园、学校和敬老院甚至医院等公共场所。1996 年 5~8 月发生在日本的 Sakai 市感染大流行,在 7~8 月就发生 6561 例,其中 6309例患者是儿童。可见,儿童是大肠杆菌 $O_{157}:H_7$ 的最易感人群。

(4)流行特征

① 地区分布:目前在世界范围内报道的 EHEC $O_{157}:H_7$ 感染主要集中在发达国家,如美国、加拿大、英国、意大利和日本等国。EHEC $O_{157}:H_7$ 的感染是一种肠道传染病,在发达国家的大量出现与其良好的卫生条件与卫生保障系统相矛盾。检测水平的提高和对 EHEC $O_{157}:H_7$ 感染的高度重视以及较完整的病例报告都不能充分解释该病在西方发达国家的大量出现。这一方面与 EHEC $O_{157}:H_7$ 的生存条件和环境因素密切相关关系,另一方面也与这些国家的饮食习惯、食品的加工供应等有关。

② 季节性:全年都可发生,但散发性病例大多出现在夏季,这与大部分细菌性肠道传染病的夏季发病高峰是一致的。暴发病例根据感染途径的不同,发病时间无严格界限。

③ 流行形式:疫情表现形式可为散发,也可呈现局部爆发,乃至大爆发。

4. 临床表现

$O_{157}:H_7$ 大肠埃希菌感染包括无症状感染、轻度腹泻、出血性肠炎、溶血性尿毒症综合征、血栓性血小板减少性紫癜。感染潜伏期为 2~7 天,往往急性起病,通常为突然发生的剧烈腹痛和非血性腹泻,数天后出现血性腹泻,无粪质,不发热或仅有轻度发热,血白细胞计数可增多,感染 1 周后,5%~10% 的患者可发生严重的溶血性尿毒综合征(HUS),对肾脏可造成不可逆性病变。出血性肠炎是 EHEC 感染最常见的症状。

(1)出血性结肠炎(HC):肠出血性大肠菌象痢疾那样,1 个~10 个菌落形成单位(CFU)即可感染人发病。典型出血性肠炎的临床表现为腹部剧烈疼痛、先期水样便、继而有类似下消化道出血的血性粪便、低热或不发热。低热或不发热是与其他炎症性结肠炎的区别。粪便中无炎性排出物,且钡餐检查有特征性的拇指印状或假肿瘤状缺损区。血性腹泻时病原菌的分离率可达 40% 左右。最典型的出血性肠炎的粪便几乎全是血、无粪便。

(2)溶血性尿毒综合征(HUS):前驱症状是血性腹泻或腹痛,每日腹泻。2~5 次,严重者可发热。无脓血便和里急后重症状。起病后 6 天~9 天,突然发作溶血、患儿面色苍白、肾衰竭伴血尿(呈酱油色)、少尿或无尿。可有轻度黄痘、皮肤和黏膜出血、神经系统等多系统症状。典型的临床表现有急性溶血性贫血、黄疸、急性肾衰竭、出血症状等;根据临床病情,将其分为轻型和重型。轻型患者除上述三联症状外,还可有高血压、抽搐、少尿三者之一。重型除上述三联症状外,还同时有高血压、抽搐、少尿。病程长短不一,平均15～27天。

(3)血栓形成性血小板减少性紫癜(TTP):TTP和HUS的临床病理特相似,大多数TTP病例无前驱性疾病。TTP的五个临床特征为:

① 发热。

② 血小板减少性紫癜。

③ 微血管病理溶血性贫血。

④ 时轻时重的神经系统表现(头痛、轻度瘫痪、昏迷、间歇性谵妄等)。

⑤ 肾功能失调(血尿、蛋白尿、急性肾衰竭)。多发生于20～30岁的青年人,病情发展迅速,90天内有70%的患者死亡。TTP的复发率可高达37%。TTP的病理特征是动脉透明血栓,与一般的TTP的区别是,此前有血性腹泻。

5. 诊断和鉴别诊断

(1)诊断依据:根据流行病学接触史、临床症状及实验室检查结果进行综合判断。

① 疑似病例:有鲜血便、低烧或不发烧、痉挛性腹痛的腹泻病例;腹泻若干天后继发少尿或无尿等表现的急性肾衰竭病例;腹泻患者粪便标本 O_{157} 抗原免疫胶体金方法检测阳性者。符合以上条件之一者,即为疑似病例。

② 确诊病例:疑似病例或其他腹泻病患者,具有以下条件之一者即为确诊病例:从粪便标本中检出产生志贺毒素的肠出血性大肠杆菌 $O_{157}:H_7$,或恢复期血清 O_{157} 脂多糖(LPS)IgG抗体呈4倍升高;或经蛋白印记试验证实血清标本有与 O_{157}LPS;或肠出血性大肠杆菌溶血素;或志贺毒素分子量一致的特异性抗体;在流行区内,经省级专家组确认,与确诊病例流行病学密切相关,并排除其他疾病的疑似病例,为临床符合病例;腹泻病例的粪便中分离出不产生志贺毒素1或志贺毒素2及其变种的肠出血性大肠杆菌 $O_{157}:H_7$,亦为确诊病例。

③ 爆发疫情:在1个县(区)或相毗邻的县(区)境内,2周内发现不少于10例的具有显著的流行病学联系,且无其他原因可解释的疑似病例;在1个县(区)或相毗邻的县(区)境内,2周内发现不少于3例的确诊病例。

(2)鉴别诊断:须与急性胃肠炎、急性细菌性痢疾、急性坏死性肠炎、大肠杆菌性肠炎等相鉴别。

6. 治疗

目前尚无有效手段用于肠出血性大肠杆菌 $O_{157}:H_7$ 出血性肠炎的治疗。临床治疗的目的是缩短病程、缓解病情、预防HUS和TTP的发生、防止把病原菌传播给密切接触者,特别是防止疾病的进一步传播。治疗原则是支持疗法和治疗并发症。原则上与治疗其他感染性腹泻相似,更强调纠正脱水和支持疗法的重要性。出血性肠炎可以自限病程,治疗的关键在于尽早明确诊断,防止、溶血性尿毒综合征(HUS)的发生。

(二)防控技能

1. 疫情监测

(1)流行因素监测

① 对患者进行个案调查,分析"三间分布"特征并做病例对照调查,以发现可能的流行因素。

② 根据流行病学调查发现的线索,采集可疑食品及有关外环境标本做病原学检测。

(2)结果与评价

① 监测方案或计划及其实施情况。

② 病例的发现和正确处理能力。

③ 监测结果和总结等资料的质量。

2. 疫情报告

(1)根据《卫生部全国肠出血性大肠杆菌 $O_{157}:H_7$ 感染性腹泻应急处理预案(试行)》,当地疾病预防控制机构在接到肠出血性大肠杆菌 $O_{157}:H_7$ 感染性腹泻暴发疫情,或既往无疫情地区发现首例确诊病例时,应以最快的通讯方式逐级报告上级卫生防疫机构,同时报告当地政府卫生行政部门。卫生行政部门接到报告后,立即报告当地人民政府。省级卫生防疫机构在向省级卫生行政部门报告的同时,报告中国预防医学科学院。省级卫生行政部门接到暴发疫情报告后于6小时内报告卫生部。

(2)为了及时掌握疫情发展趋势,在处理暴发疫情时,可建立临时的疫情报告制度,如实行疑似病例日报或零报告制度、腹泻病疫情动态报告等。

3. 疫区处理

(1)已经和可能出现流行的地区应在流行季节前落实以下措施

① 改善饮食、饮水和环境卫生状况。

② 圈养家禽家畜,做好圈舍的卫生管理,逐步推广禽畜粪便的无害化处理。

③ 健全腹泻病门诊,及时发现和报告疫情。

④ 开展健康教育,提高群众的防病意识,及早就诊。

(2)发现疫情后要立即落实以下控制措施

① 患者隔离治疗。

② 疫点消毒。

③ 密切接触者进行预防性治疗(慎用抗生素)。

④ 改善疫区内饮食、饮水和环境卫生状况,实施饮水消毒和禽畜粪便的无害化处理。

⑤ 主动从疫区的腹泻患者中查找该病的患者或可疑患者,及早予以治疗。

⑥ 出现暴发疫情的地区可参考霍乱暴发疫情的处理要求进行处理。

4. 预防措施

(1)隔离传染源:对肠出血性大肠杆菌 O_{157}:H_7 患者和疑似患者进行隔离治疗,对密切接触者可进行预防性服药。隔离治疗期间,要注意对患者的排泄物随时进行严格消毒和处理。对受污染的用具、物品和场所等要分别予以消毒处理。

(2)切断传播途径:开展"三管一灭"(管水、管粪、管饮食,消灭苍蝇),大力开展群众性的爱国卫生运动,通过清理粪便、垃圾、污水,改善环境卫生状况,消灭苍蝇滋生地,落实防蝇措施,整治治理环境。

(3)开展健康教育,提高群众的防病意识:利用各种健康教育形式,教育群众加强个人卫生和环境卫生,养成良好的卫生习惯,把住病从口入关。要让群众知道肠道传染病的传染来源和主要传播途径,特别是食品加热烧熟的重要性,不食生冷变质食品,不喝生水,剩饭菜要充分加热,不吃未烧熟或腐败变质的食物。教育群众一旦出现腹泻症状,应早报告,及早规范地治疗,在医生指导下使用抗生素。

三、手足口病

(一)疾病理论

手足口病(HFMD)是由肠道病毒引起的传染病,引发手足口病的肠道病毒有 20 多种(型),其中以柯萨奇病毒 A16 型(Cox A16)和肠道病毒 71 型(EV71)最为常见。多发生于 5 岁以下儿童,表现口痛、畏食、低热、手、足、口腔等部位出现小疱疹或小溃疡,多数患儿一周左右自愈,少数患儿可引起心肌炎、肺水肿、无菌性脑膜脑炎等并发症。个别重症患儿病情发展快,导致死亡。目前缺乏有效治疗药物主要对症治疗。

1. 病原学

引起 HFMD 的主要为小核糖核酸病毒科(Picornaviridae)肠道病毒属的柯萨奇病毒(Coxsackie Virus)A 组的 4、5、7、9、10、16 型,柯萨奇病毒 B 组的 2、5 型;部分埃可病毒(ECHO-viruses)和肠道病毒 71 型。最常见为柯萨奇病毒 A 组 l6 型(CA16)及肠道病毒 71 型(EV71)。

肠道病毒适合于在温暖、潮湿的环境中生存与传播。对外界有较强的抵抗力,对乙醚、去氯胆酸盐等不敏感,75% 乙醇、5% 来苏尔都不能将其杀灭。但对紫外线及干燥敏感,各种氧化剂(高锰酸钾、含氯石灰等)、甲醛、碘酒或 56℃30 分钟都能将其灭活。1mol 浓度二价阳离子环境可提高病毒对热灭活的抵抗力,病毒在 4℃可存活 1 年,在 -20℃可长期保存,在外环境中病毒可长期存活。有多种肠道病毒可引起手足口病。最常见的是柯萨奇病毒 A16 型及肠道病毒 71 型。其感染途径包括消化道,呼吸道及接触传播。

2. 发病机制及病理变化

人是肠道病毒唯一宿主,患者和隐性感染者均为本病的传染源。肠道病毒主要经粪-口或呼吸道飞沫传播,亦可经接触患者皮肤黏膜、疱疹液而感染,是否可经水或食物传播尚不明确。发病前数天,感染者咽部与粪便就可检出病毒,通常以发病后一周内传染性最强。患者粪便、疱疹液和呼吸道分泌物及其污染的手、毛巾、手绢、牙杯、玩具、食具、奶具、床上用品、内衣以及医疗器具等均可造成本病传播。

3. 流行病学

(1)传染源:人是本病的传染源,患者、隐性感染者和无症状带毒者为该病流行的主要传染源。流行期间,患者是主要传染源。在急性期,患者粪便排毒3~5周,咽部排毒1~2周。健康带毒者和轻型散发病例是流行间歇和流行期的主要传染源。

（2）传播途径:主要是通过人群间的密切接触进行传播的。患者咽喉分泌物及唾液中的病毒,可通过空气飞沫传播。唾液、疱疹液、粪便污染的手、毛巾、手绢、牙杯、玩具、食具、奶具以及床上用品、内衣等,通过日常接触传播,亦可经口传播。与患者同一室最易感染。接触被病毒污染的水源,也可经口感染,并常造成流行。门诊交叉感染和口腔器械消毒不严也可造成传播。

（3）易感人群:人对CoxAl6及EV71型肠道病毒普遍易感,受感后可获得免疫力,手足口病的患者主要为学龄前儿童,尤以≤3岁年龄组发病率最高,4岁以内占发病数的85%～95%。

（4）流行方式:本病常呈暴发流行后散在发生,该病流行期间,幼儿园和托儿所易发生集体感染。家庭也有此类发病集聚现象。医院门诊的交叉感染和口腔器械消毒不严格,也可造成传播。此病传染性强,传播途径复杂,流行强度大,传播快,在短时间内即可造成大流行。

4. 临床表现

（1）手足口病主要发生在5岁以下的儿童,潜伏期:多为2~10天,平均3~5天。

（2）普通病例表现:急性起病,发热、口痛、畏食、口腔黏膜出现散在疱疹或溃疡,位于舌、颊黏膜及硬额等处为多,也可波及软腭,牙龈、扁桃体和咽部。手、足、臀部、臂部、腿部出现斑丘疹,后转为疱疹,疱疹周围可有炎性红晕,疱内液体较少。手足部较多,掌背面均有。皮疹数少则几个多则几十个。消退后不留痕迹,无色素沉着。部分病例仅表现为皮疹或疱疹性咽峡炎。多在一周内痊愈,预后良好。部分病例皮疹表现不典型,如单一部位或仅表现为斑丘疹。

（3）重症病例表现:少数病例（尤其是小于3岁者）病情进展迅速,在发病1~5天左右出现脑膜炎、脑炎（以脑干脑炎最为凶险）、脑脊髓炎、肺水肿、循环障碍等,极少数病例病情危重,可致死亡,存活病例可留有后遗症。

5. 诊断及鉴别诊断

（1）诊断:根据临床症状及体征,在大规模流行时,尤其是口腔、手足部位的典型皮疹分布特点。诊断不困难。

（2）鉴别诊断

① 散在发生时,须与疱疹性咽峡炎、风疹等鉴别。

② 单纯疱疹性口炎:四季均可发病,由单纯疱疹病毒引起,以散发病例为主。口腔黏膜出现疱疹及溃疡。但没有手、足部疱疹。

③ 疱疹性咽峡炎:主要由柯萨奇病毒引起,患儿发热、咽痛,口腔黏膜出现散在灰白色疱疹,周围有红晕,疱疹破溃形成溃疡。病变在口腔后部;如扁桃体前部、软腭、悬雍垂,很少累及颊黏膜、舌、龈。不典型的患儿须做病原学及血清检查。

6. 治疗

本病如无并发症,预后一般良好,多在一周内痊愈。主要为对症治疗。

（1）一般治疗

① 首先隔离患儿,接触者应注意消毒隔离,避免交叉感染。

② 对症治疗 做好口腔护理。口腔内疱疹及溃疡严重者,用康复新液含漱或涂患处,也可将十六角蒙脱石调成糊状于饭后用棉签敷在溃疡面上。

③ 衣服、被褥要清洁,衣着要舒适、柔软,经常更换。

④ 剪短宝宝的指甲,必要时包裹宝宝双手,防止抓破皮疹

⑤ 手足部皮疹初期可涂炉甘石洗剂,待有疱疹形成或疱疹破溃时可涂0.5%碘伏。

⑥ 臀部有皮疹的宝宝,应随时清理其大小便,保持臀部清洁干燥。

⑦ 可服用抗病毒药物及清热解毒中草药,补充B族维生素、维生素C等。

（2）合并治疗

① 密切监测病情变化,尤其是脑、肺、心等重要脏器功能;危重病人特别注意监测血压、血气分析、血糖及胸片。

② 注意维持水、电解质、酸碱平衡及对重要脏器的保护。

③ 有颅内压增高者可给予甘露醇等脱水治疗,重症病例可酌情给予甲基泼尼松龙、静脉用丙种球蛋白等药物。

④ 出现低氧血症、呼吸困难等呼吸衰竭征象者,宜及早进行机械通气治疗。

⑤ 维持血压稳定,必要时适当给予血管活性药物。

⑥ 抗病毒药物,因为抗病毒药一般在发病24小时到48小时前使用才是最佳的。而往往我们确诊手足口病的时候,都已经过了最有效的治疗阶段,现在也不提倡用抗病毒的药物。

(二)防控技能

1. 疫情监测

及时收集疫情报告资料,做好疫情分析和上报工作。

2. 疫情报告

严格按照《中华人民共和国传染病防治法》《传染病防治法实施办法》中丙类传染病及暴发或重大疫情报告时限和程序要求进行报告。

3. 疫区处理

(1)加强监测,提高监测敏感性是控制本病流行的关键。及时采集合格标本,明确病原学诊断。

(2)做好疫情报告,及时发现病人,积极采取预防措施,防止疾病蔓延扩散。

(3)加强托幼机构晨间体检,发现疑似病人,及时隔离治疗。

(4)被污染的日用品及食具等应消毒,患儿粪便及排泄物用3%含氯石灰澄清液浸泡,衣物置阳光下暴晒,室内保持通风换气。

(5)流行时,做好环境、食品卫生和个人卫生,饭前便后要洗手,预防病从口入。

4. 预防措施

(1)个人防护措施

① 饭前便后、外出后要用肥皂或洗手液等给儿童洗手,不要让儿童喝生水、吃生冷食物,避免接触患病儿童。

② 看护人接触儿童前、替幼童更换尿布、处理粪便后均要洗手,并妥善处理污物。

③ 婴幼儿使用的奶瓶、奶嘴使用前后应充分清洗。

④ 本病流行期间不宜带儿童到人群聚集、空气流通差的公共场所,注意保持家庭环境卫生,居室要经常通风,勤晒衣被。

⑤ 儿童出现相关症状要及时到医疗机构就诊。患儿不要接触其他儿童,父母要及时对患儿的衣物进行晾晒或消毒,对患儿粪便及时进行消毒处理;轻症患儿不必住院,宜居家治疗、休息,以减少交叉感染。

⑥ 每日对玩具、个人卫生用具、餐具等物品进行清洗消毒。

(2)托幼机构等集体单位的防护措施

① 托幼单位每日进行晨检,发现可疑患儿时,采取及时送诊、居家休息的措施;对患儿所用的物品要立即进行消毒处理。

② 患儿增多时,要及时向卫生和教育部门报告。根据疫情控制需要当地教育和卫生部门可决定采取托幼机构或小学放假措施。

四、其他感染性腹泻病

(一)疾病理论

1. 流行病学资料

一年四季均可发病,一般夏秋季多发。有不洁饮食(水)和/或与腹泻病人、腹泻动物、带菌动物接触史,或有去不发达地区旅游史。如为食物源性感染则常有集体发病及共同进食可疑食物史。某些沙门菌(如鼠伤寒沙门菌等)、肠道致泻性大肠杆菌(EPEC)、A组轮状病毒和柯萨奇病毒等感染则可在婴儿室内引起爆发流行。

2. 临床表现

腹泻,大便每日≥3次,粪便的性状异常,可为稀便、水样便,亦可为黏液便、脓血便及血便,可伴有恶心、呕吐、食欲不振、发热、腹痛及全身不适等。病情严重者,因大量丢失水分引起脱水、电解质紊乱甚至休克。

3. 实验室检查

(1)粪便常规检查:粪便可为稀便、水样便、黏液便、血便或脓血便。

(2)镜检:可有多量红、白细胞,也可仅有少量或无细胞。

(3)病原学检查:粪便中可检出霍乱、痢疾、伤寒、副伤寒以外的致病微生物,如肠致泻性大肠杆菌、沙门菌、轮状病毒或蓝氏贾第鞭毛虫等。或检出特异性抗原、核酸或从血清检出特异性抗体。

4. 诊断

主要根据临床表现和实验室检查结果进行诊断,流行病学资料可作为参考。

(二)防控技能

1. 疫情监测

定期收集疫情资料,分析"三间"分布,作好疫情的预测、分析和上报工作。

2. 疫情报告

严格按照《中华人民共和国传染病防治法》《传染病防治法实施办法》中丙类传染病及暴发或重大疫情报告时限和程序要求进行报告。

3. 预防措施

(1)定期开展健康教育,注意个人饮食、饮水卫生。

(2)大力开展爱国卫生运动,搞好"三管一灭",切断传播途径。

(3)做好相应的预防接种工作,保护易感人群。

第三节　血源及性传播性疾病

一、艾滋病

(一)疾病理论

艾滋病(AIDS)是获得性免疫陷综合征(Acquirid Immune Deficiency Syndrome,AIDS)的简称,是由人类免疫缺陷病毒(Human Immunodeficiency Virus,HIV)引起的一种严重传染病。艾滋病通过性接触及输血或血制品等方式侵入人体,特异性地破坏辅助性 T 淋巴细胞,造成机体细胞免疫功能严重受损。临床上由无症状病毒携带者发展为持续性全身淋巴结肿大综合征和艾滋病相关综合征,最后并发严重机会性感染和恶性肿瘤。本病目前尚无有效防治方法,病死率极高,已成为当今世界最为关注的公共卫生问题。

1. 病原学

本病的病原体称为人类免疫缺陷病毒(HIV),为一种反转录病毒(Retrovirus)。最初曾分别命名为人 T - 细胞淋巴瘤病毒Ⅲ型(Human T Lymphotropic Virus Ⅲ,HTLV - Ⅲ)和淋巴结病相关病毒(Iymphadenopathy Associated Virus,LAV),后来的研究证实二者系同一种病毒,故 1986 年世界卫生组织统一命名为 HIV。近年从西非艾滋病患者分离出另一种类似病毒,称为 HIVⅡ型(HIV2),而将原病毒称为 HIVⅠ型(HIV1)。HIV2 与 HIV1 的结构蛋白有差异,尤其膜蛋白差异较大。HIV2 不同株别亦有差异。

HIV 属于慢病毒(Lentivirus)属,呈圆形或椭圆形,直径约 90~140nm,为单股 RNA 病毒,外有类脂包膜,核为中央位,圆柱状,含 Mg++ 依赖性反转录酶。病毒结构蛋白包括核心蛋白 P24 和 P15、外膜蛋白 GP120 和运转蛋白 GP41、反转录酶蛋白 P55 等。

HIV 可感染猩猩和恒河猴,亦可在体外淋巴细胞中培养增殖。病毒外膜蛋白 GP120 可与辅助性 T 细胞(TH)膜上的 CD4 抗原结合,进入细胞内。先以单股 RNA 为模板,反转录为双股 DNA,经环化后,在细胞分裂时整合于宿主细胞DNA,称为前病毒 DNA(Proviral DNA)。宿主细胞被刺激活化时,再转录为病毒 RNA,并合成病毒蛋白,以发芽方式由细胞释出。

HIV 对外界抵抗力较弱,加热 56℃30 分钟和一般消毒剂如 0.5% 次氯酸钠,5% 甲醛、70% 乙醇 2% 戊二醛等均可灭活,但对紫外线不敏感。

2. 发病机制和病理变化

HIV 侵入体后,通过其外膜糖蛋白 GP120 特异性地作用于细胞表面含有 CD4 糖蛋白分子的 T 淋巴细胞(主要为 T 辅助/诱导淋巴细胞及某些单核巨噬细胞),因此 CD4 + 的辅助性 T 细胞是 HIV 的主要靶细胞,CD4 分子是 HIV 作用的受体。病毒侵入细胞后,通过反转录酶的作用合成 DNA,并与宿主基因整合,进行复制增殖。病毒大量释放入血,引起病毒血症,可广泛侵犯淋巴系统及 T 细胞。受感染的 T 细胞表面可出现 GP120 表达,并与其他 T 细胞发生融合,细胞膜通透性增加,发生溶解坏死。由于 CD4 + T 细胞具有重要的免疫调节功能,CD4 + T 细胞破坏,导致免疫调节障碍,最终引起全面的免疫功能受损。单核巨噬细胞也可受到 HIV 的侵袭,成为病毒贮存所,并可携带病毒进入中枢神经系统,引起神经系统病变。HIV 感染除可直接导致细胞病变外,还可诱导抗淋巴细胞抗体的产生,也可引起针对宿主的主要组织相容性复合体(MHC)Ⅱ类抗原的免疫病理反应,从而导致免疫调节紊乱和功能的异常。由于患者免疫功能缺陷,因而易发生各种机会性感染以及多种恶性肿瘤如卡氏肉瘤(Kaposi's Sarcona)淋巴瘤等。

病理解剖可见各种机会性感染所造成的病变或卡氏肉瘤浸润。淋巴组织早期反应性增生,继之淋巴结内淋巴细胞稀少,生发中心破裂,脾脏小动脉周围 T 细胞减少,无生发中心,胸腺可有萎缩和退行性或炎性病变。

3. 流行病学

(1)传染源:艾滋病患者和无症状携带者。病毒存在于血液及各种体液(如精液、子宫阴道分泌物、唾液、泪水、乳汁和尿液)中,均具有传染性。

(2)传播途径

① 性接触:这是本病的主要传播途径。欧美地区以同性和双性恋为主,占 73% ~ 80%,异性恋仅占 2% 左右。非洲及加勒比海地区则以异性恋传播为主,占 20% ~ 70%。由于异性恋传播比同性恋传播涉及面要广泛得多,故对社会人群威胁更大。

② 通过血液传播:药瘾者感染发病的占艾滋病总数 17% 左右,系通过共享污染少量血液的针头及针筒而传播。输血和血液制品如第Ⅷ因子等亦为重要传播途径。

③ 母婴传播:也是本病重要传播途径。感染本病孕妇在妊娠期间(经胎盘)、分娩过程中及产后哺乳传染给婴儿。

④ 其他途径:医护人员护理艾滋病患者时,被含血针头刺伤或污染破损皮肤传染,但仅占 1%。应用病毒携带者的器官移植或人工授精亦可传染。密切的生活接触亦有传播可能。

(3)易感人群:人群普遍易感。同性恋和杂乱性交者、药瘾者、血友病患者以及 HIV 感染者的婴儿为本病的高危人群。此外遗传因素可能与发病亦有关系,艾滋病发病者以 HLADR5 型为多。

(4)流行特征:本病于 1981 年首先发现于美国,但回顾性研究发现在非洲中部 1959 年保存至今的血清中已有此病抗体。本病呈世界性分布,各大洲均有病例发生。其中以美国流行最严重,其次是非洲和欧洲。亚洲地区日本、东南亚和我国香港、台湾也有病例发生。近年来我国大陆已有数百人血清 HIV 抗体阳性,并有少数病例发病死亡。据世界卫生组织估计,目前世界上 HIV 感染者 500 万 ~ 1000 万人,在 142 个国家中艾滋病患者已达 13 万人以上,并以每 6 ~ 10 个月递增一倍的速度增加。艾滋病患者和无症状携带者之比约为 5∶100,发病年龄以 20 ~ 50 岁青壮年居多,男女之比在欧美约为 14∶1,在非洲男女患者大致相等。

4. 临床表现

本病潜伏期较长,感染病毒后需 2 ~ 10 年才发生以机会性感染及肿瘤为特征的艾滋病。

(1)急性感染:部分病人感染后 2 ~ 6 周,可出现一过性类似传染性单核细胞增多症的症状,持续 3 ~ 14 天后进入无症状期,少数患者可持续发展。起病多急骤,有发热、出汗、不适、畏食、恶心、头痛、咽痛及关节肌肉痛等症状,同时可有红斑样皮疹和淋巴结肿大,血小板可减少,CD4∶CD8 比值下降或倒置。

(2)无症状感染:持续 1 ~ 10 年,平均 5 年,无自觉症状,仅血清抗 HIV 抗体阳性。

(3)艾滋病相关综合征:主要表现为持续性淋巴结肿大。全身包括腹股沟有两处以上淋巴结肿大,持续三个月以上,且无其他原因可以解释。肿大的淋巴结多对称发生,直径 1cm 以上,质地韧,可移动,无压痛。部分病例 4 月至 5 年后,可发展为艾滋病。常伴有间歇性发热、乏力、盗汗、消瘦和腹泻,肝脾大,亦可出现原因不明的神经系统症状。

(4)典型艾滋病(真性艾滋病、艾滋病全盛期):主要表现为由于免疫功能缺陷所导致的继发性机会性感染或恶性肿瘤的症状。

5. 诊断及鉴别诊断

(1)流行病学:患者的生活方式尤其性生活史,有否接触传染源、输血或血制品的病史,药瘾者等。

(2)临床表现:有或无早期非特异症状,出现全身淋巴结肿大或反复的机会性感染(1 个月以上),或 60 岁以下患者经活检证明有卡氏肉瘤者。

(3)实验室检查

① 血常规:多有红细胞、血红蛋白降低,白细胞多下降至 4×10^9/L 以下,分类中性粒细胞增加,淋巴细胞明显减少,多低于 1×10^9/L。少数患者血小板可减少。

② 免疫学检查:迟发型皮肤超敏反应减弱或缺失;丝裂原诱导的淋巴细胞转化反应减弱,T 淋巴细胞减少,CD4 细胞明显下降,CD4∶CD8 < 1(正常 1.5 ~ 2);免疫球蛋白升高;血清 α - 干扰素、免疫复合物等增加。

③ 特异性诊断检查

a. 抗 HIV 抗体测定：方法有酶联免疫吸附试验（ELISA）、放射免疫试验（RIA）、免疫转印（Immunobltting,IB）及固相放射免疫沉淀试验（SRIP）等。常用 ELISA 或 RIA 作初筛，再用 IB 或 SRIP 确诊，如仍为阳性有诊断意义。说明被检查者已感染 HIV，并具有传染性。

b. 抗原检查：多用 ELISA 法。可于早期特异性诊断。

c. 病毒分离：从外周血淋巴细胞、精液、宫颈分泌物、脑脊液可分离到 HIV，但难以作为常规。核酸杂交：用聚合酶链反应检测 HIV RNA。

（4）鉴别诊断：本病需与原发性免疫缺陷综合征和多种原因如感染、恶性肿瘤、长期接受放疗或化疗等所引起的继发性免疫缺陷相鉴别。

6. 治疗

目前尚无特效疗法。可试用以下方法：

（1）抗病毒治疗：可试用叠氮脱氧胸苷（AZT）、苏拉明（Suramine）、膦甲酸钠、利巴韦林、锑钨酸铵（HPA－23）、α－干扰素、祥霉素（Ansamycin）等。目前国外唯一获准使用的为 AZT，本药为反转录酶抑制剂，可口服和静滴，有延长寿命效果，副作用较少。

（2）重建或增强免疫功能：可用骨髓移植、同系淋巴细胞输注、胸腺植入等免疫重建疗法。亦可用白细胞介素－2、胸腺素、异丙肌苷等提高免疫功能。

（3）并发症治疗：卡氏肺孢子虫肺炎可采用喷他脒或复方新诺明，或二药联合应用；隐孢子虫可用螺旋霉素；弓形体病可用乙胺嘧啶和磺胺类；鸟分枝杆菌病可用祥霉素与氯法齐明联合治疗；巨细胞病毒感染可用丙氧鸟苷（gancyclovir）；卡氏肉瘤可用阿霉素、长春新碱、博莱霉素等，亦可同时应用干扰素治疗。

（4）中医中药：中医中药辨证论治及针灸治疗，可使病情有所好转，值得进一步研究。

（二）防控技能

1. 疫情监测

（1）综合监测

Ⅰ级监测：适用于未发现本地（含在本地居住三个月以上的外地人员）的艾滋病病毒感染者或本地任何高危人群的艾滋病病毒感染均低于5%的地区，其主要工作内容是：基本资料的收集与分类开展高危人群的艾滋病、性病感染率的专题调查；高危人群的行为调查或监测。

Ⅱ级监测：适用于艾滋病流行聚集在某一类人群中，该类人群艾滋病病毒抗体阳性率达5%，疫情波及局限，整体人群艾滋病病毒感染率低于1%，人群中性病发病率和感染水平较高的地区。其监测重点是重点人群。主要监测内容是：开展重点人群或特定人群（含孕妇、流产妇）行为学调查或监测；开展性病求医行为的调查；干预措施效果调查与评价；开展有关的专题调查。

Ⅲ级监测：适用于人群性病发病和感染水平高，当地至少有一类高危人群的艾滋病病毒感染率持续高于5%，疫情波及地区较广泛，整体人群艾滋病病毒感染率达到或超过1%的地区。其监测重点是一般人群中的青少年；寻找新的或调整原有的干预措施；主要监测内容是：重点收集出生与死亡、寿命统计、结核病流行与死亡资料；开展一般人群艾滋病和性病综合哨点监测；加强成人和儿童艾滋病病例的监测与报告；高危人群的性病调查；开展青少年高危行为调查或监测；开展重点防治措施效果的评估调查；艾滋病患者的关怀状况调查。

（2）行为监测：收集各类人群与艾滋病、性传播疾病感染相关的行为变化和趋势资料，为制订干预对策及评价效果提供依据。主要内容：艾滋病、性传播疾病的防治知识及其来源；对艾滋病、性传播疾病的态度；感染艾滋病、性传播疾病的危险行为及其分布特征和有关活动的规律性；清洁针具、安全套使用的情况。可根据工作的需要选择不同的监测方法，在固定时间、地点、连续系统地收集资料。调查人数按调查的人群性质而定，并能反映每类人群的情况。

（3）专题调查：根据防治工作的需要，开展专题调查，为指导艾滋病、性传播疾病防治提供参考。内容为：艾滋病、性传播疾病暴发流行和突发事件的调查；血液、血浆、血制品艾滋病病毒污染事件的调查；艾滋病患者的临床治疗、随访与社会关怀状况调查；无症状性传播疾病感染者调查；性传播疾病相关并发症的调查；安全套使用与销售状况的社会调查；性传播疾病患者就医行为，性传播疾病诊疗服务需求和服务质量的调查；流动人口对艾滋病、性传播疾病流行影响的调查；艾滋病、性传播疾病预防与控制措施效果的调查；艾滋病、性传播疾病综合监测系统工作能力的评估；根据疾病预防工作的需要，开展其他相关的调查。

(4)基本资料的收集、整理与报告

① 内容:除疫情监测基本资料所列的人口、死因、社会因素、疫情和病原学、血清学资料等内容外,还应收集以下资料:高危人群、重点人群资料;疾病流行资料:艾滋病、性传播疾病流行历史资料,相关的血清学检测资料,艾滋病、性传播疾病干预措施及效果评估资料,病原体耐药监测和专题调查资料,乙型、丙型肝炎、结核病流行资料等;社会学方面资料:国家或地方政府历年公布的预防与控制艾滋病、性传播疾病的政策、法规、条例、办法、意见;全社会实施政府艾滋病、性传播疾病预防与控制计划的情况;艾滋病、性传播疾病预防与控制、防治管理以及其他有关资料。

② 方法:资料收集与整理每年一次,与当年疫情监测资料一并作综合或专题分析,撰写报告,提出政策建议,报同级卫生行政部门和上级疾病预防控制机构。

③ 结果与评价:基本资料收集的及时、准确、完整、规范的程度;年度收集的资料综合分析利用程度与报告的质量。

2. 疫情报告

严格按照《中华人民共和国传染病防治法》《传染病防治法实施办法》中的乙类传染病及暴发或重大疫情报告时限和程序要求以及《艾滋病疫情信息报告管理规范(试行)》的报告要求进行报告。

3. 预防措施

(1)健康教育与咨询服务

① 内容与方法

·健康教育资料的制作,依据卫生部疾病控制司颁发的《预防艾滋病宣传教育知识要点》和当地的需求确定内容和形式。

·制订艾滋病、性传播疾病健康教育计划,根据各类人群知识知晓率调查、重点目标人群信息的需求,以及可利用资源,确定活动主题、重点对象、目标、内容、应制作的健康教育资料、适宜的活动形式、参与的部门、经费预算、工作进度和评价方法等。

·做好艾滋病、性传播疾病健康教育活动的组织和指导。

·做好咨询服务。

·定期对不同人群预防知识掌握情况进行抽样调查,抽样调查的方案由卫生部艾滋病、性传播疾病预防控制机构统一制定。

② 结果与评价

·不同人群预防艾滋病十大知识要点的知晓率。

·不同人群预防知识掌握情况进行调查的结果。

·材料制作计划、热线电话记录、资料库以及资料的质量等;咨询记录信息的汇总分析和评价。

(2)危险因素的调查和干预

① 危险因素的调查对象:具有与艾滋病、性传播疾病传播相关高危行为的各种人群。

·危险行为包括:非婚性行为、多性伴、不安全的性行为及共用注射器吸毒等。

·调查内容:上述相关危险行为的方式、频次、数量、地区、场所分布等特征与规律,及其对社会的影响因素。

② 干预方案的制订:根据行为监测的结果,在需求评估的基础上制定。明确干预的目标人群、场所、活动内容和方式,参与的部门与人员、督导与评价及有关政策要求。具体内容包括:

·在重点人群中进行同伴教育。

·安全套的推广使用。

·指导有关部门和单位结合本职工作开展干预活动。

·有关服务行业从业人员的培训和健康管理。

③ 结果与评价

·制定干预方案的可行性、有效性。

·开展危险因素干预的项目及其开展情况的相关指标、数据。

(3)制订预防、控制计划和方案的咨询:

为卫生行政部门拟订辖区艾滋病、性传播疾病预防与控制规划和行动计划的实施方案提供资料。

① 预防与控制的背景和工作情况的资料,预防与控制对策方案的论证报告和决策咨询。

② 调查研究(或形势分析与对应分析)的资料。

③ 各部门、团体等可用于预防与控制的资源状况。

④ 艾滋病、性传播疾病的流行与监测情况。

⑤ 是否抓住了重点领域、过去工作的成效与主要障碍。

⑥ 上一计划期目标指标实现情况的总结分析和下一计划期要解决的问题。

⑦ 有关对策措施的论证报告和决策建议。

⑧ 预防与控制调查研究的结果。

⑨ 应卫生行政部门要求提供的其他资料和咨询内容。

二、其他性传播疾病

(一) 疾病理论

性传播疾病,亦称"性病",简称 STD。性传播疾病是指通过性交行为传染的疾病,主要病变发生在生殖器部位。包括梅毒、淋病、软下疳、性病性淋巴肉芽肿和腹股沟肉芽肿五种,曾被称为"花柳病"。目前在国外列入性传播疾病的病种多达 20 余种,其中包括传统的五种性病及非淋菌性尿道炎、尖锐湿疣、生殖器疱疹、艾滋病、细菌性阴道病、外阴阴道念珠菌病、阴道毛滴虫病、疥疮、阴虱和乙型肝炎等。我国目前要求重点防治的八种性传播疾病是梅毒、淋病、软下疳、性病性淋巴肉芽肿、生殖道沙眼衣原体感染、尖锐湿疣、生殖器疱疹、艾滋病。

1. 病原学

性传播疾病的病原体包括所有的医学微生物范围。其主要包括以下几个方面:

(1) 衣原体:沙眼衣原体 D－K 型,可引起非淋菌性尿道炎。沙眼衣原体通过性接触而传播,可引起临床的病症有:宫颈炎、输卵管炎、新生儿结膜炎、肺炎、不育症和反应性关节炎。

(2) 支原体:解脲支原体,也是非淋菌性尿道炎的主要病因。

(3) 细菌:多种细菌均可经性行为而传播,主要有以下 3 种:淋病双球菌、肠道杆菌、布氏杆菌。

(4) 真菌:其中白色念珠菌,可引起生殖器念珠菌病。

(5) 螺旋体:其中苍白螺旋体是梅毒的病原体。

(6) 原虫:其中阴道毛滴虫可致生殖器滴虫病。

(7) 寄生虫:其中疥虫可导致疥疮;阴虱可导致阴虱病。

2. 流行病学

性传播疾病的传播途径主要有下述 5 个方面:

(1) 性行为传播:所谓性行为主要包括接吻、触摸、拥抱、性交等。性交是传播性疾病的主要传染途径。

(2) 间接接触传播:人与人之间的非性关系的接触传播,相对来说还是比较少见的。但某些性传播疾病,如淋病、滴虫病和真菌感染等,可以通过毛巾,浴盆,衣服等用品传播,尤其在经济条件差和卫生水平低的地区,通过间接接触传播时有发生。

(3) 血源性传播:梅毒、艾滋病、淋病均可发生病原体血症,如受血者输了这样的血液,可以发生传递性感染。

(4) 母婴传播:通过胎盘传播胎儿。梅毒、艾滋病大多存在母婴传播的危险。性传播疾病的母婴传播有三种方式:原发感染、逆行性感染、获得性感染。

(5) 医源性传播:主要有防护不严格、消毒不严格等。

3. 临床表现

在我国,法定报告与监测的性病指:梅毒、淋病、生殖道沙眼衣原体感染、尖锐湿疣和生殖器疱疹。可有以下某方面症状,但也有患者无自觉症状,尤其是女性。因此,对有危险性行为者应定期到医院检查,切不可以为对自己的影响不是很大而忽视,否则会造成很严重的后果

(1) 有不同程度的尿频、尿急、尿痛和尿道分泌物,尿道分泌物常为脓性或黏液脓性,尿道内有瘙痒或烧灼感。

(2) 外生殖器、肛门等部位一处或几处有糜烂或浅在溃疡,有一定硬度、不痛不痒,或手心、脚心可见暗红色或淡褐色环状脱屑性斑疹等,梅毒疹可遍及躯干、面部、手心、脚底等部位。

(3) 生殖器、会阴或肛门周围,可见红色、灰白色或灰褐色丘疹或乳头状、鸡冠状或菜花状高起的赘生物。患者自觉有痒感、异物感、压迫感或疼痛,常因皮损脆性增加而出血也是性病的常见症状。

(4) 外生殖器或肛门周围有集簇或散在的小水疱,2～4 日后破溃形成糜烂或浅溃疡,局部有烧灼、针刺感、自觉疼痛或感觉异常,腹股沟淋巴结常肿大,有压痛等,可能出现发热、头痛、乏力等全身症状。

但也有患者无自觉症状,尤其是女性。因此,对有危险性行为者应定期到医院检查,切不可以为对自己的影响不

是很大而忽视,否则会造成很严重的后果

4. 诊断

一般根据病史、临床表现及实验室检查可做出诊断。

5. 治疗

性传播疾病有很多种,有的容易治愈,有的不容易治愈。可治愈或易治愈的性传播疾病通常是由细菌、衣原体、支原体、螺旋体等病原体引起的,如淋病、非淋菌性尿道炎、梅毒(早期梅毒)、软下疳等。这些性传播疾病使用合适的抗生素治疗,均可达到临床和病原学治愈。不可治愈或难以治愈的性传播疾病主要是由病毒感染引起,如生殖器疱疹、尖锐湿疣,艾滋病。但这里所说的"不可治愈"指的是在相当一段时期内不能达到病原学治愈,这些疾病通过治疗可以达到临床治愈。目前的抗病毒药物对引起这些性病的病毒一般只能起抑制作用,短期内尚无法彻底清除,因此感染了这些性传播疾病后,虽然可以达到临床治愈,但是病毒仍可能潜伏在人体中,这就是为什么部分患者生殖器疱疹或尖锐湿疣容易复发的缘故。不过人体对这些病毒可逐渐产生较强的免疫能力,对病毒起抑制作用而对人体不再具有危害。

(二)防控技能

1. 参照艾滋病防控技能执行

2. 社会预防

加强精神文明建设和法制建设,净化社会环境,铲除滋生性传播疾病、艾滋病的土壤。坚决取缔卖淫嫖娼、吸毒贩毒和淫秽书刊出版物,加强健康教育,使人们对性行为有正确的认识,提倡洁身自爱,抵制社会不良风气。

3. 个人预防

提高文化素养,洁身自好,防止不洁性行为;采取安全性行为;正确使用质量可靠的避孕套;平时注意个人卫生,不吸毒,不与他人共用注射器;尽量不输血,尽量不注射血制品,有生殖器可疑症状时及时到正规医院就医,做到早发现、早治疗;配偶得性传播疾病应及时到医院检查,治疗期间最好避免性生活,需要时使用避孕套;做好家庭内部的清洁卫生,防止对衣物等生活用品的污染,如勤晒勤洗被褥、患者内衣裤不要和小孩的混在一起洗,大人与小孩分床睡、分开使用浴盆、马桶圈每天擦洗等。

第四节　自然疫源性疾病

一、鼠疫

(一)疾病理论

鼠疫(Pestis)是由鼠疫杆菌引起的自然疫源性烈性传染病。临床主要表现为高热、淋巴结肿痛、出血倾向、肺部特殊炎症等。本病远在 2000 年前即有记载。世界上曾发生三次大流行,第一次发生在公元 6 世纪,从地中海地区传入欧洲,死亡近 1 亿人;第二次发生在 14 世纪,波及欧、亚、非三大陆;第三次发生在 18 世纪,传播 32 个国家。14 世纪大流行时曾波及我国。1793 年云南师道南所著《死鼠行》中的描述,充分说明那时鼠疫在我国流行十分猖獗。新中国成立后,我国人间鼠疫已基本消灭,但自然疫源地依然存在,霸权主义者把鼠疫杆菌列为生物战剂之一,故防治鼠疫对我军国防和建设事业仍有非常重要意义。

1. 病原学

鼠疫杆菌属耶尔森菌属。为革兰染色阴性短小杆菌,无鞭毛,不能活动,不形成芽孢。在动物体内和早期培养中有荚膜。可在普通培养基上生长。鼠疫杆菌产生二种毒素,一为鼠毒素或外毒素(毒性蛋白质),对小鼠和大鼠有很强毒性,另一为内毒素(脂多糖),较其他革兰氏阴性菌内毒素毒性强,能引起发热、DIC、组织器官内溶血、中毒休克、局部及全身施瓦茨曼(Shwartzman)反应。鼠疫杆菌在低温及有机体生存时间较长,在脓痰中存活 10~20 天,尸体内可活数周至数月,蚤粪中能存活 1 个月以上;对光、热、干燥及一般消毒剂均甚敏感。日光直射 4~5 小时即死,加热 55℃15 分钟或 100℃1 分钟、5% 石炭酸、5% 来苏、0.1 升汞、5%~10% 氯胺均可将病菌杀死。

2. 发病机制和病理变化

(1)发病机制:鼠疫杆菌侵入皮肤后,靠荚膜、V/W 抗原吞噬细胞吞噬,先有局部繁殖,随后又靠透明质酸及溶纤维素等作用,迅速经由淋巴管至局部淋巴结繁殖,引起原发性淋巴结炎(腺鼠疫)。淋巴结里大量繁殖的病菌及毒素入血,引起全身感染、败血症和严重中毒症状。脾、肝、肺、中枢神经系统等均可受累。病菌波及肺部,发生继发性肺鼠疫。病菌如直接经呼吸道吸入,则病菌先在局部淋巴组织繁殖。继而波及肺部,引起原发性肺鼠疫。在原发性肺鼠疫基础上,病菌侵入血流,又形成败血症,称继发性败血型鼠疫。少数感染极严重者,病菌迅速直接入血,并在其中繁殖,称原发性败血型鼠疫,病死率极高。

(2)病理变化:鼠疫基本病变是血管和淋巴管内皮细胞损害及急性出血性、坏死性病变。淋巴结肿常与周围组织融合,形成大小肿块,呈暗红或灰黄色;脾、骨髓有广泛出血;皮肤黏膜有出血点,浆膜腔发生血性积液;心、肝、肾可见出血性炎症。肺鼠疫呈支气管或大叶性肺炎,支气管及肺泡有出血性浆液性渗出以及散在细菌栓塞引起的坏死性结节。

3. 流行病学

(1)传染源:鼠疫为典型的自然疫源性疾病,在人间流行前,一般先在鼠间流行。鼠间鼠疫传染源(储存宿主)有野鼠、地鼠、狐、狼、猫、豹等,其中黄鼠属和旱獭属最重要。家鼠中的黄胸鼠、褐家鼠和黑家鼠是人间鼠疫重要传染源。各型患者均可成为传染源,以肺型鼠疫最为重要。败血性鼠疫早期的血有传染性。腺鼠疫仅在脓肿破溃后或被蚤吸血时才起传染源作用。

(2)传播途径:动物和人间鼠疫的传播主要以鼠蚤为媒介。当鼠蚤吸取含病菌的鼠血后,细菌在蚤胃内大量繁殖,形成菌栓堵塞前胃,当蚤再吸入血时,病菌随吸进之血反吐,注入动物或人体内。蚤粪也含有鼠疫杆菌,可因搔痒进入皮内。此种"鼠→蚤→人"的传播方式是鼠疫的主要传播方式。少数可因直接接触患者的痰液、脓液或病兽的皮、血、肉经破损皮肤或黏膜受染。肺鼠疫患者可借飞沫传播,造成人间肺鼠疫大流行。

(3)人群易感性:人群对鼠疫普遍易感,无性别年龄差别。病后可获持久免疫力。预防接种可获一定免疫力。

(4)流行特征:鼠疫自然疫源性,世界各地存在许多自然疫源地,野鼠鼠疫长期持续存在。人间鼠疫多由野鼠传至家鼠,由家鼠传染于人引起。偶因狩猎(捕捉旱獭)、考查、施工、军事活动进入疫区而被感染。流行性,本病多由疫区籍交通工具向外传播,形成外源性鼠疫,引起流行、大流行。季节性,与鼠类活动和鼠蚤繁殖情况有关。人间鼠疫多在6～9月。肺鼠疫多在10月以后流行。隐性感染,在疫区已发现有无症状的咽部携带者。

4. 临床表现

潜伏期一般为2～5日。腺鼠疫或败血型鼠疫的潜伏期为2～7天;原发性肺鼠疫的潜伏期1～3天,甚至短仅数小时;曾预防接种者的潜伏期可长至12天。临床上有腺型、肺型、败血型及轻型等四型,除轻型外,各型初期的全身中毒症状大致相同:

(1)腺鼠疫:占发病的85%～90%。除全身中毒症状外,以急性淋巴结炎为特征。因下肢被蚤咬机会较多,故腹股沟淋巴结炎最多见,约占70%;其次为腋下,颈及颌下。也可几个部位淋巴结同时受累。局部淋巴结起病即肿痛,病后第2～3天症状迅速加剧,红、肿、热、痛并与周围组织粘连成块,有剧烈触痛,患者处于强迫体位。4～5日后淋巴结化脓溃破,随之病情缓解。部分可发展成败血症、严重毒血症及心力衰竭或肺鼠疫而死;用抗生素治疗后,病死率可降至5%～10%。

(2)肺鼠疫:是最严重的一型,病死率极高。该型起病急骤,发展迅速,除严重中毒症状外,在起病24～36小时内出现剧烈胸痛、咳嗽、咯大量泡沫血痰或鲜红色痰;呼吸急促,并迅速呈现呼吸困难和紫绀;肺部可闻及少量散在湿啰音,可出现胸膜摩擦音;胸部X线呈支气管炎表现,与病情严重程度极不一致。如抢救不及时,多于2～3日内,因心力衰竭,出血而死亡。

(3)败血型鼠疫:又称暴发型鼠疫。可原发或继发。原发型鼠疫因免疫功能差,菌量多,毒力强,疾病症状发展极速。常突然高热或体温不升,神志不清,谵妄或昏迷。无淋巴结肿。皮肤黏膜出血、鼻衄、呕吐、便血或血尿、DIC和心力衰竭,多在发病后24小时内死亡,很少超过3天。病死率高达100%。因皮肤广泛出血、瘀斑、发绀、坏死,故死后尸体呈紫黑色,俗称"黑死病"。

(4)继发性败血型鼠疫:可由肺鼠疫、腺鼠疫发展而来,症状轻重不一。

(5)轻型鼠疫:称小鼠疫,发热轻,患者可照常工作,局部淋巴结肿大,轻度压痛,偶见化脓。血培养可阳性。多见于流行初期、末期或预防接种者。

(6)其他少见类型:皮肤鼠疫、脑膜脑炎型鼠疫、眼型鼠疫、肠炎型鼠疫、咽喉型鼠疫等。

5. 诊断及鉴别诊断

(1)流行病学资料:对第一例患者及时发现与确诊,对本病的控制与预防极为重要。当地曾有鼠间鼠疫流行或患者发病前10天到过鼠疫动物病流行区或接触过鼠疫疫区内的疫源动物、动物制品及鼠疫患者,进入过鼠疫实验室或接触过鼠疫实验用品。

(2)临床资料:根据各型临床特点。患者突然发病,高热,白细胞剧增,在未用抗菌药物(青霉素无效)情况下,病情在24小时内迅速恶化并具有下列症候群之一者:急性淋巴结炎,肿胀,剧烈疼痛并出现强迫体位;出现重度毒血症、休克症候群而无明显淋巴结肿胀;咳嗽、胸痛、咳痰带血或咯血;重症结膜炎并有严重的上下眼睑水肿皮肤出现剧痛性红色丘疹,其后逐渐隆起,形成血性水疱,周边呈灰黑色,基底坚硬。水疱破溃,创面也呈灰黑色;剧烈头痛、昏睡、颈部强直、谵语妄动、脑压高、脑脊液浑浊。

(3)实验室诊断:是确诊本病最重要依据。对一切可疑患者均需作细菌学检查,对疑似鼠疫尸体,应争取病解或穿刺取材进行细菌学检查。患者的淋巴结穿刺液、血液、痰液,咽部和眼分泌物以及尸体脏器或管状骨骨髓取材标本,分离到鼠疫菌和患者2次(间隔10天)采集血清,用PHA法检测F1抗体呈现4倍以上增长者均可作为诊断依据。

(4)鉴别诊断:腺鼠疫　应与急性淋巴结炎、丝虫病的淋巴结肿、兔热病相鉴别;败血型鼠疫需与其他原因所致败血症、钩端螺旋体病、流行性出血热、流行性脑脊髓膜炎相鉴别;肺鼠疫须与大叶性肺炎、支原体肺炎、肺型炭疽相鉴别;皮肤鼠疫应与皮肤炭疽相鉴别。

6. 治疗

凡确诊或疑似鼠疫患者,均应迅速组织严密的隔离,就地治疗,不宜转送。隔离到症状消失、血液、局部分泌物或痰培养(每3日1次)3次阴性,肺鼠疫6次阴性。

(1)一般治疗及护理:

① 严格的隔离消毒患者:应严格隔离于隔离病院或隔离病区,病区内必须做到无鼠无蚤。入院时对患者做好卫生处理(更衣、灭蚤及消毒)。病区、室内定期进行消毒,患者排泄物和分泌物应用漂白粉或来苏液彻底消毒。工作人员在护理和诊治病人时应穿连衣裤的"五紧"防护服,戴棉花沙布口罩,穿长筒胶鞋,戴乳胶手套及防护眼镜。

② 饮食与补液:急性期应给患者流质饮食,并供应充分的液体,或予葡萄糖,生理盐水静脉滴注,以利毒素排泄。

③ 护理:严格遵守隔离制度,做好护理工作,消除病人顾虑,达到安静休息目的。

(2)病原治疗:治疗原则是早期、联合、足量、应用敏感的抗菌药物。链霉素为治疗各型鼠疫特效药。链霉素可与磺胺类或四环素等联合应用,以提高疗效。疗程一般7~10天,甚者用至15天。

(二)防控技能

1. 疫情监测

(1)人间鼠疫疫情监测

① 建立健全鼠疫监测网:有鼠疫疫情地区的疫情报告网同时也是鼠疫监测网。疾病预防控制机构为本辖区内的监测单位。鼠疫疫源地区及其毗邻地区的各级疾病预防控制机构设鼠疫监测点。疫源地区内所有单位和个人均有承担一定监测任务的义务。

② 疾病预防控制机构从事监测工作的成员,均应宣传鼠疫防治知识,疫源地区内所有单位和个人坚持"三报、三不制度"。"三报制度"即在疫源地区鼠疫好发季节,发现病、死旱獭(鼠)以及其他野生动物;发现疑似鼠疫患者及不明原因高热急死患者;发现急性高热发热患者都要立即报告辖区内疾病预防控制机构。"三不制度"即在疫源地区鼠疫好发季节,不私自捕猎旱獭、鼠类;不剥、食鼠类及其他病死动物皮和肉;不私自携带疫源动物及产品出疫区。

③ 监测单位可视疫情情况,组织卫生人员对疫区人群进行巡回检诊,必要时可建立交通检疫站。

④ 发现鼠疫患者或疑似患者,按《鼠疫防治手册》上报并及时就地处理。

(2)动物间鼠疫监测

① 宿主监测。主要宿主和次要宿主密度监测。

② 媒介监测。体蚤、巢蚤、洞干蚤和室内游离蚤的监测。

③ 病原学监测。

(3)方法和标准:见《鼠疫防治手册》《动物鼠疫监测标准》《鼠疫诊断标准》。

(4)结果与评价

① 有年度工作计划和工作总结。

② 监测工作按计划完成情况。

③ 病原学及血清学检验数量和质量。

④ 疫情及监测材料上报情况等。

2. 疫情报告

严格按照《中华人民共和国传染病防治法》《传染病防治法实施办法》中甲类传染病及暴发或重大疫情报告时限和程序要求进行报告。

3. 疫情处理

（1）人间鼠疫疫区处理内容：发生人间或动物间鼠疫疫情时，疫情发生地辖区的卫生行政部门和疾病预防控制机构及其有关部门按照分级响应的原则，做出相应级别的应急反应。并根据鼠疫疫情发展趋势和防控工作的需要，及时调整反应级别，配合上级疾病预防控制机构采取果断有效的措施，控制鼠疫疫情，维护正常的生产、生活秩序。具体做好下列相关工作。

① 确定疫区。

② 建立临时指挥部。

③ 开展流行病学调查。

④ 隔离封锁。

⑤ 疫区消毒、灭蚤、灭鼠。

⑥ 检诊检疫。

⑦ 预防接种。

⑧ 尸体处理。

⑨ 疫区封锁的解除。

⑩ 总结报告。

（2）动物鼠疫疫区处理内容

① 确定处理的对象、范围和方法。

② 总结报告。

（3）人间鼠疫疫区隔离封锁

① 凡确定为疑似鼠疫患者（或尸体）者，在患者（或尸体）排除鼠疫诊断之前，均需按鼠疫患者处理。

② 诊断为鼠疫患者（或尸体）的疫区，必须划定小隔离圈隔离封锁。以鼠疫患者（或尸体）所在住处为中心，将被污染的场所和邻舍划定为小隔离圈。小隔离圈内人员实行健康隔离。

③ 肺鼠疫患者（或尸体）发生在人烟稀少、居住分散的山区或牧区时，只划定小隔离圈；发生在人口密集、居住较集中的地区时，必须划定大、小隔离圈。以鼠疫患者住处为中心，将所在村屯、街道等的一部分或全部划定为大隔离圈。

④ 在人口密集地区，人间鼠疫多点同时发生时，根据患者分布可将整个村寨或几个村寨划定为隔离封锁区域。

⑤ 鼠疫患者发生在旅途或医院时，先将患者所在车厢及车站或医院等被污染的场所迅速隔离封锁，立即与非污染场所人群分开。

⑥ 迅速查清鼠疫直接接触者，并就地隔离留验。

（4）人间鼠疫疫区处理原则

① 鼠疫患者、疑似鼠疫患者及其密切接触者，必须各自设立单独病房和隔离室并进行随时消毒。鼠疫患者中肺鼠疫、肠鼠疫患者各自设立单独病房。

② 肺鼠疫、肠鼠疫病人的小隔离圈内必须首先进行消毒；对咳痰、排泄污物等要随时消毒；大、小隔离圈或隔离区域内迅速灭鼠、灭蚤；所污染的场所、物品、炊具、食具等进行消毒或焚烧；各种物品禁止外运。

③ 腺型及其他型鼠疫隔离圈内灭蚤、灭鼠，病房及隔离室每天消毒 1 次。

④ 各型鼠疫隔离圈或隔离区域内的猫、狗实行管制和灭蚤。

⑤ 疫区隔离封锁的同时，必须迅速开展流行病学调查，追查传染源，查清密切接触者、污染物品和污染范围。

⑥ 传染源为动物时必须按《鼠疫防治手册》规定处理，人剥食染疫动物被感染时，其动物的皮、油、肉、骨骼、污染的各种物品及场所必须进行消毒或焚烧。

⑦ 鼠疫患者的尸体及其污染场所必须消毒，灭鼠、灭蚤，尸体消毒后就地焚烧或深埋，严禁举行葬礼。

⑧ 及时组织开展疫区内的消毒、灭蚤、灭鼠。

（5）疾病预防机构工作人员接到人间鼠疫疫情报告后立即向当地疾病预防控制机构和卫生行政部门报告。

（6）初步诊断人间鼠疫病例的疫区封锁必须由辖区内县级人民政府决定。

（7）人间鼠疫疫区处理，在当地县级或县级以上人民政府领导下，组成有政府领导、卫生、公安、专业防治机构等有关人员参加的临时指挥部，其主要任务是落实疫区处理以及各项鼠疫防治措施，维护封锁地区的生产、生活秩序和治安。

（8）参加鼠疫患者抢救治疗人员必须登记，并实行健康隔离和预防性治疗，去外地时，所到地区疾病预防控制机构必须协助追踪，并实行留验措施。

（9）人间鼠疫疫区小隔离圈内的人员及其健康隔离人员，在封锁隔离期间一律不得外出，严禁与其他人员接触，专业人员每日检诊2次。

（10）人间鼠疫大隔离圈，经疫区处理达到标准后，圈内的居民可有组织地进行生产活动；但需由专业人员对圈内的所有人员每日检诊2次，直至解除隔离封锁为止。

（11）结果与评价：消毒、隔离、灭鼠、灭蚤等标准见《人间鼠疫疫区处理标准及原则》。评价指标包括：疫区处理率、及时率、正确率；病例续发率和其他控制效果指标；流行病学调查开展情况。

4. 预防措施

（1）严格控制传染源

① 管理患者：发现疑似或确诊患者，应立即进行电话和网络报告疫情，城市不得超过2小时，农村不得超过6小时。同时将患者严密隔离，禁止探视及患者互相往来。患者排泄物应彻底消毒，患者死亡应火葬或深埋。对于肺鼠疫患者要进行严格的隔离以防空气传播。各型鼠疫患者应分别隔离，肺鼠疫患者应单独一室。不能与其他鼠疫患者同住一室。腺鼠疫隔离至淋巴结肿完全消散后再观察7天，肺鼠疫要隔离至痰培养6次阴性。鼠疫接触者应检疫9天，对曾接受预防接种者，检疫期应延至12天。

② 消灭动物传染源：对自然疫源地鼠间鼠疫进行疫情监测，控制鼠间鼠疫，广泛开展灭鼠爱国卫生运动。旱獭在某些地区是重要传染源，也应大力捕杀。

（2）切断传播途径

① 消灭跳蚤：患者的身上及衣物都要喷撒安全有效的杀虫剂杀灭跳蚤，灭蚤必须彻底，对猫、狗，家畜等也要喷药。

② 加强交通及国境检疫：对来自疫源地的外国船只、车辆、飞机等均应进行严格的国境卫生检疫，实施灭鼠、灭蚤消毒，对乘客进行隔离留检。

（3）保护易感者

① 保护接触者：在流行时应避免接触蚤，腺鼠疫患者的接触者应用适当的杀虫剂进行灭蚤，所有的接触者是否需要用抗生素进行预防服药都要进行评估，与疑似或确诊的肺鼠疫患者的接触者后要用四环素或氯霉素，分4次服用，从最后接触的时间起连服一周。也可口服磺胺嘧啶；另外，环丙沙星对鼠疫杆菌也是敏感的。

② 预防接种：自鼠间开始流行时，对疫区及其周围的居民、进入疫区的工作人员，均应进行预防接种。目前的疫苗仍不能对腺鼠疫和肺鼠疫产生长久的免疫保护，因此，一般每年接种一次，必要时6个月后再接种一次。

③ 医务人员保护：个人防护进入疫区的医务人员，必须接种菌苗，两周后方能进入疫区。工作时必须着防护服、戴口罩、帽子、手套、眼镜、穿胶鞋及隔离衣。接触患者后可服下列一种药物预防，四环素每日2g，分4次服；磺胺嘧啶每日2g，分4次服；或链霉素每日1g，分1～2次肌内注射，连续6天。

二、流行性出血热

（一）疾病理论

世界上人类病毒性出血热共有13种，根据该病肾脏有无损害，分为有肾损及无肾损两大类。在我国主要为肾综合征出血热（Hemorrhagic Fever with Renal Syndrome，HFRS）。本病是由流行性出血热病毒（EHFV）引起以鼠类为主要传染源的自然疫源性疾病。是以发热、出血倾向及肾脏损害为主要临床特征的急性病毒性传染病。本病主要分布于欧亚大陆，但HFRS病毒的传播几乎遍及世界各大洲。在我国已有半个世纪的流行史，全国除青海、台湾省外均有疫情发生。20世纪80年代中期以来，我国本病年发病数逾已10万例，已成为除病毒性肝炎外，危害最大的一种病毒性疾病。

1. 病原学

本病的病原为病毒，本病毒属布尼亚病毒科的一个属，称为汉坦病毒属。病毒对脂溶剂很敏感，易被紫外线及 γ 射线灭活，一般消毒剂（碘酒、乙醇、甲醛等）均可将病毒杀灭。自然情况下，本病毒仅对人引起疾病。在宿主动物中表现为隐性持续感染，无症状及明显病变。

2. 发病机制及病理变化

（1）发病机制：由于免疫学、免疫病理及病原学研究的进展，认为病毒感染是引起发病的始动环节。主要原由：

① 由于病毒本身的作用可直接损害毛细血管内皮细胞，造成广泛性的小血管损害，进而导致各脏器的病理损害

和功能障碍。

②　由于病毒在体内复制,病毒抗原刺激机体免疫系统,引起免疫损伤所致。

③　此外,由于多器官的病理损害和功能障碍,又可相互影响,相互促进,使本病的病理过程更加复杂化,因而目前尚不能用一种学说解释全部发病机理。

(2)病理改变:皮肤、黏膜和各系统和组织器官有广泛充血、出血和水肿,严重者伴坏死灶形成。其中以肾髓质、右心房内膜、腺垂体、肾上腺皮质最明显,表现为:

①　全身小血管和毛细血管广泛性损害:表现为内脏毛细血管高度扩张、充血、腔内可见血栓形成。血管内皮细胞肿胀、变性,重者血管壁变成网状或纤维蛋白样坏死,内皮细胞可与基底膜分离或坏死脱落。

②　多灶性出血:全身皮肤黏膜和器官组织广泛性出血,以肾皮质与髓质交界处,右心房内膜下,胃黏膜和腺垂体最明显,发热期即可见到,少尿期最明显。

③　严重的渗出和水肿:病程早期有球结膜和眼睑水肿,各器官、体腔都有不同程度的水肿和积液,以腹膜后、纵隔、肺及其他组织疏松部最严重,少尿期可并发肺水肿和脑水肿。

④　灶性坏死和炎性细胞浸润:多数器官组织和实质细胞有凝固性坏死灶,以肾髓质、腺垂体、肝小叶中间带和肾上腺皮质最常见。在病变处可见到单核细胞和浆细胞浸润。

3. 流行病学

(1)宿主动物和传染源:主要是小型啮齿动物、包括姬鼠属(主要为黑线姬鼠)、大鼠属(主要为褐家鼠、大白鼠)、鼠(棕背、红背)、田鼠属(主要为东方田鼠)、仓鼠属(主要为黑线仓鼠)和小鼠属(小家鼠,小白鼠)。我国已查出30种以上动物可自然携带本病毒,除啮齿动物外,一些家畜也携带EHFV,包括家猫、家兔、狗、猪等,证明有多宿主性。这些动物多属偶然性携带,只有少数几个鼠种从流行病学证明为本病的传染源,其中在我国黑线姬鼠为野鼠型出血热的主要宿主和传染源,褐家鼠为城市型(日本、朝鲜)和我国家鼠型出血热的主要传染源,大林姬鼠是我国林区出血热的主要传染源。至于其他携带本病毒的鼠类在流行病学上的作用,有待进一步观察研究。

(2)传播途径:主要传播为动物源性,病毒能通过宿主动物的血及唾液、尿、便排出,鼠向人的直接传播是人类感染的重要途径。目前认为其感染方式是多途径的,可有以下几种:

①　接触感染:由带毒动物咬伤或感染性的鼠排泄物直接接触皮肤伤口使病毒感染人。

②　呼吸道传播:以鼠排泄物尘埃形成的气溶胶吸入而受染。

③　消化道感染:经受染鼠排泄物直接污染,食入被污染的食物后受到感染。最近有报告在实验动物进行经口喂携带EHFV的食物后被感染成功的例据。

④　螨媒传播:我国已查见恙螨人工感染后一定时间内可在体内查到病毒,并可经卵传代,从恙螨也可分离到EHFV,因此螨类在本病毒对宿主动物传播中可能起一定作用。

⑤　垂直传播:有报告从孕妇EHF患者流行的死胎肺、肝、肾中查见EHFV抗原,并分离到病毒,及在胎儿上述器官组织查见符合EHF感染引起的病理改变,均表明EHFV可经人胎盘垂直传播。

(3)人群易感性:一般认为人群普遍易感,隐性感染率较低,在野鼠型多为3%～4%及以下;但家鼠型疫区隐性感染率较高,有报告为15%以上,一般青壮年发病率高,二次感染发病罕见。病后在发热期即可检出血清特异性抗体,1～2周可达很高水平,抗体持续时间长。

(4)流行特征

①　病型及地区分布:本病主要分布在亚洲的东部、北部和中部地区,包括日本(城市型及实验动物型均为大鼠型EHFV引起)、朝鲜(城市型、野鼠型、实验动物型)、苏联远东滨海区(野鼠型)及我国(野鼠型、家鼠型、实验动物型),正常人群血清中发现EHF血清型病毒抗体的地区遍及世界各大洲,许多国家和地区沿海港口城市的大鼠(多为褐家鼠)自然携带EHFV抗原及/或抗体,表明它们具有世界性分布,特别是在沿海城市大鼠中扩散传播,因此已成为全球公共卫生问题。在我国经病原学或血清学证实26个省市自治区,近年来伴随家鼠型的出现,疫区也迅速蔓延,并向在大、中城市、沿海港口扩散已成为一个严重而急待解决的问题。近年在东欧巴尔干半岛各国发生一种类似亚洲的野鼠型EHF重型HFRS,病死率高达19%～30%。重型HFRS先发现于保加利亚,近年在南联盟,阿尔巴尼亚和希腊相继经血清学证实有重型的发生或流行。在欧洲的比、荷、英、法还发生由大白鼠引起的实验动物型HFRS,其病原属家鼠型EHFV。HFRS流行病学分型与前述病原学分型密切相关。由于几种宿主携带的病毒抗原性不同,而将HFRS分为不同血清型,而不同宿主鼠种由于习惯不同又构成不同的流行型。区分为野鼠型、家鼠型及实验动物型。欧洲重型HFRS由黄颈姬鼠传播,也是野鼠型,病原为V型病毒。

② 季节性:全年散发,野鼠型发病高峰多在秋季,从 10 月到次年 1 月,少数地区春夏间有一发病小高峰。家鼠型主要发生在春季和夏初,从 3 月到 6 月。其季节性表现为与鼠类繁殖、活动及与人的活动接触有关。

4. 临床表现

潜伏期为 5~46 天,一般为 1~2 周。本病典型表现有发热、出血和肾脏损害三类主要症状,以及发热、低血压,少尿、多尿与恢复期等五期临床过程:

(1)发热期:主要表现为感染性病毒血症和全身毛细血管损害引起的症状。大多突然畏寒发热,体温在 1~2 日内可达 39~40℃,热型以弛张热及稽留热为多,一般持续 3~7 日。出现全身中毒症状,高度乏力,全身酸痛,头痛和剧烈腰痛、眼眶痛,称为"三痛"。头痛可能与脑血管扩张充血有关;腰痛与肾周围充血、水肿有关;眼眶痛可能为眼球周围组织水肿所致。胃肠道症状也较为突出,常有食欲缺乏、恶心、呕吐、腹痛及腹泻等。重者可有嗜睡、烦躁及谵语等。但热度下降后全身中毒症状并未减轻或反而加重,是不同于其他热性病的临床特点。颜面、颈部及上胸部呈弥漫性潮红,颜面和眼睑略浮肿,眼结膜充血,可有出血点或瘀斑和球结合膜水肿,似酒醉貌。在起病后 2~3 日软腭充血明显,有多数细小出血点。两腋下、上胸部、颈部、肩部等处皮肤有散在、簇状或搔抓状、索条样的瘀点或瘀斑。重者的瘀点、瘀斑可遍及全身,且可发生鼻衄、咯血或腔道出血,表示病情较重,多由 DIC 所致。

(2)低血压期:主要为失血浆性低血容量休克的表现。一般在发热 4~6 日,体温开始下降时或退热后不久,患者出现低血压,重者发生休克。可合并 DIC、心力衰竭、水电解质平衡失调,临床表现心率加快,肢端发凉,尿量减少,烦躁不安,意识不清,口唇及四肢末端发绀,呼吸短促,出血加重。本期一般持续 1~3 日,重症可达 6 日以上。且常因心肾衰竭造成死亡,此期也可不明显而迅速进入少尿或多尿期。

(3)少尿期:少尿期与低血压期常无明显界限,二者经常重叠或接踵而来,也有无低血压休克,由发热期直接进入少尿期者。24 小时尿少于 400mL 为少尿,少于 50mL 者为无尿。本期主要临床表现为氮质血症,水电解质平衡失调。也可因蓄积于组织间隙的液体大量回入血循环,以致发生高血容量综合征。本期多始于 6~8 病日,血压上升,尿量锐减甚至发生尿闭。重者尿内出现膜状物或血尿,此期常有不同程度的尿毒症、酸中毒及电解质紊乱(高钾、低钠及低钙血症等)的表现。伴有高血容量综合征者,脉搏充实有力,静脉怒张,有进行性高血压及血液稀释等。重者可伴发心衰、肺水肿及脑水肿。同时出血倾向加重,常见皮肤大片瘀斑及腔道出血等。本期一般持续 2~5 日,重者无尿长逾 1 周,本期轻重与少尿和氮质血症相平行。

(4)多尿期:肾脏组织损害逐渐修复,但由于肾小管回吸收功能尚未完全恢复,以致尿量显著增多,24 小时尿量达 3000mL 为多尿,多尿达 4000~10000mL 以上。多尿初期,氮质血症、高血压和高血容量仍可继续存在,甚至加重。至尿量大量增加后,症状逐渐消失,血压逐渐回降。若尿量多而未及时补充水和电解质,亦可发生电解平衡失调(低钾、低钠等)及第二次休克。本期易发生各种继发感染,大多持续 1~2 周,少数长达数月。

(5)恢复期:随着肾功能的逐渐恢复,尿量减至 3000mL 以下时,即进入恢复期。尿液稀释与浓缩功能逐渐恢复,精神及食欲逐渐好转,体力逐渐恢复。一般需经 1~3 月恢复正常。

多数病例临床表现并不典型,或某期表现突出,或某期不明显而呈"越期"现象,或前二期、三期重叠。

并发症:腔道大出血及颅内出血、心功能不全、成人呼吸窘迫综合征(ARDS)、继发感染。

5. 诊断及鉴别诊断

一般依据临床特点和实验室检查、结合流行病学资料,在排除其他疾病的基础上,进行综合性诊断,对典型病例诊断并不困难,但在非疫区,非流行季节,以及对不典型病例确诊较难,必须经特异性血清学诊断方法确诊。

(1)流行病学资料:发病季节于病前二月曾在疫区居住或逗留过,有与鼠、螨及其他可能带毒动物直接或间接接触史;或曾用被鼠类排泄物污染的食物或有接触带毒实验动物史。

(2)临床资料:起病急,有发热、头痛、眼眶痛、腰痛(三痛),多伴有消化道症状,如恶心、呕吐、腹痛、腹泻等,常依次出现低血压、少尿及多尿现象。毛细血管中毒症,面、颈、上胸部潮红(三红),重者呈酒醉貌;眼球结合膜、咽部及软腭充血;咽部、腋下、前胸等部位可见出血点(点状、条索状、簇状);重者可见大片瘀斑或腔道出血;渗出体征球结合膜及眼睑、面部因渗出而水肿,肾区有叩痛。

(3)实验室检查

① 尿常规:尿中出现蛋白,且逐渐增多,有红细胞、管型或膜状物。

② 血象:早期白细胞总数正常或偏低,随病程进展增高,重者可出现类白血病反应,并可出现异形淋巴细胞,重者达 15% 以上。血小板计数下降,以低血压及少尿期最低。红细胞及血红蛋白在发热后期和低血压期因血液浓缩而升高。

③ 血尿素氮(BUN)或肌酐值逐渐增高。

(4)特异性血清学诊断:用间接免疫荧光法,以 EHFV 抗原片,检测患者双份血清,恢复期血清 IgG 荧光抗体效价增高 4 倍以上者可确诊。如早期 IgM 荧光抗体阳性,或用直接免疫荧光法检测患者血、尿细胞内病毒抗原阳性者,可作为早期诊断的依据,有条件者可用酶联免疫吸附试验,免疫酶染色法、反向被动血凝法进行特异性诊断。

(5)早期诊断要点

① 在流行地区、流行季节如有原因不明的急性发热,应想到本病的可能。

② 发热伴有头痛、眼眶痛、腰痛、全身痛及消化道症状。

③ 查体时应特别注意充血、水肿、咽部及软腭充血、皮肤瘀点及液下出血点和肾区叩痛等。

④ 发热患者早期出现尿蛋白阳性而且迅速增加,应按疑似出血热对待。

⑤ 血常规检查发现血小板减少,出现异型淋巴细胞对本病诊断有帮助。

⑥ 检查血清特异性 IgM 或双份 IgG 抗体,或作血液白细胞病毒抗原检测,阳性可确诊。

(6)鉴别诊断

① 以发热为主症者,应与上感、流感、流脑、败血症、斑疹伤寒、钩端螺旋体病等鉴别。

② 以休克为主症者,应与休克型肺炎、暴发型流脑、败血症休克等鉴别。

③ 以出血为主症者,应与血小板减少性紫癜、伤寒肠出血、溃疡病出血等鉴别。

④ 以肾损害为主症者,应与肾小球性肾炎、急性肾盂肾炎及其他原因的肾功能不全相鉴别。

⑤ 以腹痛为主症者,应与外科急腹症,如急性阑尾炎、腹膜炎、肠梗阻及急性胆囊炎相鉴别。

⑥ 有类白血病样血常规者,应与急性粒细胞性白血病鉴别。

6. 治疗

目前尚无特效疗法,仍以合理的液体疗法为主的综合治疗法。预防低血容量休克、疏通微循环、保护肾脏、改善肾血流量,促进利尿,对于降低病死率具有重要意义。抓好"三早一就"(早发现、早休息、早治疗,就近治疗),把好三关(休克关、少尿关和出血关)对减轻病情、缩短病程和降低病死率具有重要意义。

(二)防控技能

1. 疫情监测

(1)人间疫情监测:包括及时掌握疫情,分析疫情动态和发展趋势,为及时采取预防措施提供依据,疫情登记要详细,必要时应进行个案调查和采血检查抗体,以核实疫情。

(2)鼠间疫情监测:逐渐查清疫区和非疫区宿主动物的种类、分布、密度和带毒率。并进行宿主动物带毒率的动态调查,监测地区:重要城市、港口和交通要道等。监测时间:在本病高峰前进行。监测对象和数量:家鼠、野鼠各 100 只以上,实验用大白鼠等也要定期检查。抗体检测:在取鼠肺标本的同时,取心血冻存送实验室检测汉坦病毒抗体。

(3)结果与评价:监测工作完成情况;报表及时率、正确率;检测标本的数量、质量。

2. 疫情报告

严格按照《中华人民共和国传染病防治法》《传染病防治法实施办法》中乙类传染病及暴发或重大疫情报告时限和程序要求进行报告。

3. 疫区处理

(1)协助卫生行政部门制定防治预案。

(2)协助有关部门开展疫区灭鼠,做好技术指导。

(3)开展宣传教育,推广出血热疫苗的免疫接种。

(4)协助有关部门开展大型野外工地的疫源地调查和预处理。

4. 预防措施

应在疫区反复深入开展以灭鼠为中心的爱国卫生运动,将鼠的密度控制在 1% ~2% 及以下。

(1)灭鼠、防鼠　是预防本病关键的措施

① 灭鼠:以药物毒杀为主,应在鼠类繁殖季节(3~5 月)与本病流行季节前进行。采用毒鼠、捕鼠、堵鼠洞等综合措施,组织几次大面积的灭鼠。

② 防鼠:挖防鼠沟,野营,工地应搭高铺,不宜睡上铺,保存好粮食及食物,整顿环境,以免鼠类窝藏。

(2)做好食品卫生和个人卫生:主要是防止鼠类排泄物污染食品,不用手接触鼠类及其排泄物,动物实验时要防止咬伤。

（3）灭螨、防螨：在秋季灭鼠可同时用杀虫剂进行灭螨,主要杀灭人员经常活动地区的游离螨与鼠洞内螨。防螨应注意：不坐卧于稻草堆上；保持室内清洁,曝晒与拍打铺草；清除室内外草堆、柴堆、经常铲除周围杂草,以减少螨类滋生所和叮咬机会。

（4）疫苗应用的展望：目前国内外正在研究并取得较大进展的疫苗可分为二类,一种是鼠脑纯化疫苗,另一种是细胞培养疫苗；另外还有减毒活疫苗和基因重组疫苗也在研究中。

三、人感染高致病性禽流感

（一）疾病理论

人禽流行性感冒(以下称人禽流感)是由禽甲型流感病毒某些亚型中的一些毒株引起的急性呼吸道传染病。早在1981年,美国即有禽流感病毒 H_7N_7 感染人类引起结膜炎的报道。1997年,我国香港特别行政区发生 H_5N_1 型人禽流感,导致6人死亡,在世界范围内引起了广泛关注。近年来,人们又先后获得了 H_9N_2、H_7N_2、H_7N_3 亚型禽流感病毒感染人类的证据,荷兰、越南、泰国、柬埔寨、印尼及我国相继出现了人禽流感病例。尽管目前人禽流感只是在局部地区出现,但是,考虑到人类对禽流感病毒普遍缺乏免疫力、人类感染 H_5N_1 型禽流感病毒后的高病死率以及可能出现的病毒变异等,世界卫生组织(WHO)认为该疾病可能是对人类存在潜在威胁最大的疾病之一。人感染高致病性禽流感是《传染病防治法》中规定的按甲类传染病采取预防、控制措施的乙类传染病。

高致病性禽流感是由正粘病毒科流感病毒属 A 型流感病毒引起的以禽类为主的烈性传染病。世界动物卫生组织(OIE)将其列为必须报告的动物传染病,我国将其列为一类动物疫病。

1. 病原学

禽流感病毒属正粘病毒科甲型流感病毒属。禽甲型流感病毒呈多形性,其中球形直径 $80 \sim 120nm$,有囊膜。基因组为分节段单股负链 RNA。依据其外膜血凝素(H)和神经氨酸酶(N)蛋白抗原性的不同,目前可分为16个 H 亚型($H_1 \sim H_{16}$)和9个 N 亚型($N_1 \sim N_9$)。禽甲型流感病毒除感染禽外,可感染人、猪、马、水貂和海洋哺乳动物。到目前为止,已证实感染人的禽流感病毒亚型为 H_5N_1、H_9N_2、H_7N_7、H_7N_2、H_7N_3 等,其中感染 H_5N_1 的患者病情重,病死率高。禽流感病毒对乙醚、氯仿、丙酮等有机溶剂均敏感。常用消毒剂容易将其灭活,如氧化剂、稀酸、卤素化合物(漂白粉和碘剂)等都能迅速破坏其活性。禽流感病毒对热比较敏感,但对低温抵抗力较强,65℃加热30分钟或煮沸(100℃)2分钟以上可灭活。病毒在较低温度粪便中可存活1周,在4℃水中可存活1个月,对酸性环境有一定抵抗力,在 pH4.0 的条件下也具有一定的存活能力。在有甘油存在的情况下可保持活力1年以上。裸露的病毒在直射阳光下 $40 \sim 48$ 小时即可灭活,如果用紫外线直接照射,可迅速破坏其活性。

2. 发病机制与病理变化

（1）发病机制：$A(H_5N_1)$ 病毒通过呼吸道感染患者后,引起以肺脏为主的多系统损伤,除表现为弥漫性肺损伤外,同时伴有心脏、肝脏、肾脏等器官组织损伤。$A(H_5N_1)$ 病毒序列和病毒蛋白存在于肺泡 II 型上皮细胞、巨噬细胞、单核细胞、气管上皮细胞、小肠的黏膜上皮细胞和大脑中枢神经元细胞中。此外,病毒还存在于胎盘的巨噬细胞和细胞滋养层细胞中,并可穿过胎盘屏障感染胎儿。人禽流感患者肺脏中被感染的靶细胞主要是 II 型肺泡上皮细胞,$A(H_5N_1)$ 病毒能够在这些细胞中复制,直接导致细胞的死亡。同时,病毒可能刺激机体大量产生各种细胞因子,造成所谓"细胞因子风暴",引起多种细胞损伤,造成肺脏广泛的病变及渗出,随着病程的延长,受累部位可出现广泛纤维化。病毒可以血液中的免疫细胞为载体,扩散到肺外的多个脏器。患者淋巴细胞和中性粒细胞的大量减少可能也与病毒的直接感染和细胞凋亡有关。病毒感染肠道上皮细胞后,可能引起腹泻等胃肠道症状。另外病毒在神经元中的复制增值,可能与患者的神经系统症状有关。体内以及体外实验证明,人高致病性禽流感患者急性呼吸道症状、多器官功能衰竭、低白细胞血症、噬血细胞现象以及肺组织中大面积损伤、细胞渗出等临床和病理表现可能与病毒感染导致的高细胞因子血症有关。

（2）病理改变：$A(H_5N_1)$ 发病后引起以呼吸系统为主的多系统损伤,除表现为弥漫性肺损伤外,同时伴有不同程度的心脏、肝脏和肾脏等多器官组织损伤。

① 呼吸系统：$A(H_5N_1)$ 患者肺脏肉眼上可有不同程度的充血和实变。光学显微镜下,最初病变主要为急性肺间质浆液、单个核细胞渗出和肺泡腔内的少量浆液渗出,很快病变呈现弥漫性肺泡损伤(Diffuse Alveolar Damage, DAD)改变。DAD 根据病程进展可分为急性渗出期、增生期和纤维化期。早期急性渗出期主要表现为大部分气管上皮、支气管上皮及肺泡上皮变性、坏死及脱落,肺泡腔内有多少不等的脱落上皮细胞及单核细胞,偶见红细胞,并可见大量粉染渗出液(浆液)及少许纤维素渗出。肺泡壁及小气道表面广泛透明膜形成,部分肺泡塌陷,少数肺泡腔代偿性扩张。肺

泡间隔内毛细血管扩张充盈(肺充血)。肺间质少量淋巴、单核细胞浸润。中晚期主要以增生性和纤维化性改变为主,表现为支气管、细支气管上皮和肺泡上皮增生及鳞状上皮化生。大部分肺泡腔含气减少,充以多种渗出成分,包括浆液、纤维素、红细胞及巨噬细胞,渗出物有不同程度的机化。肺泡间隔可有不同程度增宽伴间质纤维化。合并细菌感染者部分区域细支气管及其周围肺泡结构破坏,中性粒细胞浸润,严重者可有小脓肿形成。严重的病例可有广泛微血栓及小血管内血栓形成。

② 淋巴造血系统:重症 A(H_5N_1)患者全身淋巴组织萎缩伴活跃的嗜血现象,表现为脾脏白髓内淋巴细胞显著减少,伴灶状组织细胞增生,部分细胞质内见吞噬的红细胞。红髓有出血。淋巴结内淋巴滤泡萎缩,乃至消失,免疫组化标记提示 B 淋巴细胞和 T 淋巴细胞均明显减少。淋巴窦扩张,窦组织细胞增生,细胞质内可见吞噬的淋巴细胞、红细胞和细胞碎片。扁桃体、肠管等处淋巴组织明显减少。

③ 其他系统:重症 A(H_5N_1)患者可有心肌间质浆液性渗出及淋巴细胞浸润,心肌细胞坏死不明显,可有不同程度的心肌细胞变性,表现为间质性心肌炎改变。肝脏广泛肝细胞内小泡状脂肪变性,部分肝细胞质疏松化。肾脏可有急性肾小管坏死。中枢神经系统有脑水肿和脑充血改变。神经细胞以嗜酸性变为主,表现为胞质嗜酸性增强,结构不清,部分细胞轴突肿胀,以根部为著,并粗细不均,有扭曲。少数细胞胞浆呈嗜碱性变。妊娠患者胎盘绒毛滋养叶细胞见灶状变性坏死、间质炎细胞浸润。胎儿发育不全的肺组织内见非特异性炎细胞浸润。

3. 流行病学

(1)传染源:主要为患禽流感或携带禽流感病毒的鸡、鸭、鹅等禽类。野禽在禽流感的自然传播中扮演了重要角色。目前尚无人与人之间传播的确切证据。

(2)传播途径:经呼吸道传播,也可通过密切接触感染的家禽分泌物和排泄物、受病毒污染的物品和水等被感染,直接接触病毒毒株也可被感染。

(3)易感人群:一般认为,人类对禽流感病毒并不易感。尽管任何年龄均可被感染,但在已发现的 H_5N_1 感染病例中,13 岁以下儿童所占比例较高,病情较重。

(4)高危人群:从事家禽养殖业者及其同地居住的家属、在发病前 1 周内到过家禽饲养、销售及宰杀等场所者、接触禽流感病毒感染材料的实验室工作人员、与禽流感患者有密切接触的人员为高危人群。

4. 临床表现

(1)潜伏期:根据对 H_5N_1 亚型感染病例的调查结果,潜伏期一般为 1~7 天,通常为 2~4 天。

(2)临床症状:不同亚型的禽流感病毒感染人类后可引起不同的临床症状。感染 H_9N_2 亚型的患者通常仅有轻微的上呼吸道感染症状,部分患者甚至没有任何症状;感染 H_7N_7 亚型的患者主要表现为结膜炎;重症患者一般均为 H_5N_1 亚型病毒感染。患者呈急性起病,早期表现类似普通型流感。主要为发热,体温大多持续在 39℃ 以上,可伴有流涕、鼻塞、咳嗽、咽痛、头痛、肌肉酸痛和全身不适。部分患者可有恶心、腹痛、腹泻、稀水样便等消化道症状。重症患者可出现高热不退,病情发展迅速,几乎所有患者都有临床表现明显的肺炎,可出现急性肺损伤、急性呼吸窘迫综合征(ARDS)、肺出血、胸腔积液、全血细胞减少、多脏器功能衰竭、休克及瑞氏综合征(Reye,脑病合并脂肪变性)等多种并发症。可继发细菌感染,发生败血症。

(3)体征:重症患者可有肺部实变体征等。

(4)预后:人禽流感的预后与感染的病毒亚型有关。感染 H_9N_2、H_7N_7、H_7N_2、H_7N_3 者大多预后良好,而感染 H_5N_1 者预后较差,据目前医学资料报告,病死率超过 30%。影响预后的因素还与患者年龄、是否有基础性疾病、是否有并发症以及就医、救治的及时性等有关。

5. 诊断及鉴别诊断

(1)根据流行病学接触史、临床表现及实验室检查结果,可做出人禽流感的诊断。

流行病学接触史:发病前 1 周内曾到过疫点;有病死禽接触史;与被感染的禽或其分泌物、排泄物等有密切接触;与禽流感患者有密切接触;实验室从事有关禽流感病毒研究。

诊断标准:

① 医学观察病例有流行病学接触史,1 周内出现流感样临床表现者。

② 疑似病例有流行病学接触史和临床表现,呼吸道分泌物或相关组织标本甲型流感病毒 M_1 或 NP 抗原检测阳性或编码它们的核酸检测阳性者。

③ 临床诊断病例被诊断为疑似病例,但无法进一步取得临床检验标本或实验室检查证据,而与其有共同接触史的人被诊断为确诊病例,并能够排除其他诊断者。

④确诊病例有流行病学接触史和临床表现，从患者呼吸道分泌物标本或相关组织标本中分离出特定病毒，或采用其他方法，禽流感病毒亚型特异抗原或核酸检查阳性，或发病初期和恢复期双份血清禽流感病毒亚型毒株抗体滴度4倍或以上升高者。

⑤流行病学史不详的情况下，根据临床表现、辅助检查和实验室检查结果，特别是从患者呼吸道分泌物或相关组织标本中分离出特定病毒，或采用其他方法，禽流感病毒亚型特异抗原或核酸检查阳性，或发病初期和恢复期双份血清禽流感病毒亚型毒株抗体滴度4倍或以上升高，可以诊断确诊病例。

（2）鉴别诊断：临床上应注意与流感、普通感冒、细菌性肺炎、传染性非典型肺炎（SARS）、传染性单核细胞增多症、巨细胞病毒感染、衣原体肺炎、支原体肺炎、军团菌病、肺炎型流行性出血热等疾病进行鉴别诊断。鉴别诊断主要依靠病原学检查。

6. 治疗

（1）对疑似病例、临床诊断病例和确诊病例应进行隔离治疗。

（2）对症治疗：可应用解热药、缓解鼻黏膜充血药、止咳祛痰药等。儿童忌用阿司匹林或含阿司匹林以及其他水杨酸制剂的药物，避免引起儿童瑞氏综合征。

（3）抗病毒治疗：应在发病48小时内试用抗流感病毒药物。

（4）中医治疗。

（二）防控技能

1. 疫情监测

（1）监测范围及时限：发生禽流感疫情的地区，应急监测开始于农业部门发现疫情之日；止于农业部门解除封锁后7天。

（2）加测病例定义：监测范围内的发热（体温≥38℃）伴流感样症状病例及密切接触者。

（3）监测内容：发现和报告符合监测病例定义的病例，并对监测病例采样进行血清学和病原学监测。

2. 疫情报告

严格按照《中华人民共和国传染病防治法》《传染病防治法实施办法》及《人禽流感疫情报告管理方案》的报告时限和程序要求进行报告。

3. 疫区处理

（1）严格按照《人禽流感疫情预防控制技术指南》的要求，落实各项防控措施。

（2）国家卫生计生委网站2013年11月4日发布《关于调整部分法定传染病病种管理工作的通知》，《通知》中称，根据《中华人民共和国传染病防治法》相关规定，解除对人感染高致病性禽流感采取的传染病防治法规定的甲类传染病预防、控制措施。

4. 预防措施

（1）尽可能减少人特别是少年儿童与禽、鸟类的不必要的接触，尤其是与病禽、死禽类的接触。

（2）因职业关系必须接触者，工作期间应戴口罩、穿工作服。

（3）加强禽类疾病的监测。动物防疫部门一旦发现疑似禽流感疫情，应立即通报当地疾病预防控制机构，指导职业暴露人员做好防护工作。

（4）加强对密切接触禽类人员的监测。与家禽或人禽流感患者有密切接触史者，一旦出现流感样症状，应立即进行流行病学调查，采集病人标本并送至指定实验室检测，以进一步明确病原，同时应采取相应的防治措施。有条件者可在48小时以内口服神经氨酸酶抑制剂。

（5）严格规范收治人禽流感患者医疗单位的院内感染控制措施。接触人禽流感患者应戴口罩、戴手套、戴防护镜、穿隔离衣。接触后应洗手。具体的消毒隔离措施和专门病房的设置应参照执行卫生部《传染性非典型肺炎（SARS）诊疗方案》的相关规定。

（6）加强检测标本和实验室禽流感病毒毒株的管理，严格执行操作规范，防止实验室的感染及传播。

（7）注意饮食卫生，不喝生水，不吃未熟的肉类及蛋类等食品。

（8）勤洗手，养成良好的个人卫生习惯。

（9）可采用中医药方法辨证施防。应用中药预防本病的基本原则：益气解毒，宣肺化湿。适用于高危人群，应在医生指导下使用。

四、其他自然疫源性疾病

（一）疾病理论

熟练掌握鼠疫、流行性出血热等以外的各种自然疫源性疾病的理论知识。

（二）防控技能

1. 监测

按照本书所述的传染病监测的总体要求，针对各种自然疫源性疾病的特点，尤其是宿主动物和媒介的特点制定监测方案并认真实施。

2. 预防

（1）协助卫生行政部门制定预案。

（2）协助有关部门控制鼠、犬、蚊等宿主动物和媒介。

（3）协助有关部门开展大型工程的自然疫源地调查和处理。

3. 控制

加强疫情监测，及时发现和处理疫情，尤其是暴发疫情（详见各病的防治手册）。

第五节　其他主要传染病

一、病毒性肝炎

（一）疾病理论

病毒性肝炎（Viralhepatitis）是由多种不同肝炎病毒引起的一组以肝脏损害为主的传染病，包括甲型肝炎（Hepatitis A）、乙型肝炎（Hepatitis B）、丙型肝炎（Hepatitis C）、丁型肝炎（Hepatitis D）及戊型肝炎（Hepatitis E）。临床表现主要是食欲减退、疲乏无力，肝大及肝功能损害，部分病例出现发热及黄疸；但多数为无症状感染者。乙型、丙型肝炎易发展为慢性肝炎，少数患者可发展为肝硬化，极少数病例可成为重型肝炎。慢性乙肝炎病毒（HBV）感染及慢性丙型肝炎病毒（HVC）感染均与原发性肝细胞癌发生有密切关系。

1. 病原学

（1）甲型肝炎病毒（HAV）：HAV 是一种 RNA 病毒，属微小核糖核酸病毒科，是直径约 27nm 的球形颗粒，由 32 个壳微粒组成对称 20 面体核衣壳，内含线型单股 RNA。HAV 具有 4 个主要多肽，即 VP1、VP2、VP3、VP4，其中 VP1 与 VP3 为构成病毒壳蛋白的主要抗原多肽，诱生中和抗体。HAV 在体外抵抗力较强，在 -20℃ 条件下保存数年，其传染性不变，能耐受 56℃30 分钟的温度及 pH3 的酸度；加热煮沸（100℃）5 分钟或干热 160℃20 分钟，紫外线照射 1 小时，氯 1mg/L 30 分钟或甲醛（1:4000）37℃72 小时均可使之灭活。实验动物中猴与黑猩猩均易感，且可传代。体外细胞培养已成功，可在人及猴的某些细胞株中生长，增殖和传代。HAV 仅有一个血清型，各病毒株在基因结构上虽略有差别，但无显著不同，目前仅检测到一种抗原抗体系统。HAV 存在于患者的血液、粪便及肝胞质中。感染后血清中抗 - HAVIgM 抗体很快出现，在 2 周左右达高峰。然后逐渐下降，在 8 周之内消失，是 HAV 近期感染的血清学证据；抗 - HAVIgG 抗体产生较晚，在恢复期达高峰，可持久存在，具有保护性。

（2）乙型肝炎病毒（HBV）：HBV 是一种 DNA 病毒，属嗜肝 DNA 病毒科（Hepadnavividae），是直径 42nm 的球形颗粒，又名 Dane 颗粒，有外壳和核心两部分。HBV 在体外抵抗力很强，紫外线照射，加热 60℃4 小时及一般浓度的化学消毒剂（如苯酚，硫柳汞等）均不能使之灭活，在干燥或冰冻环境下能生存数月到数年，加热 60℃持续 10 小时，煮沸（100℃）20 分钟，高压蒸汽 122℃10 分钟或过氧乙酸（0.5%）7.5 分钟以上则可以灭活。黑猩猩及恒河猴是对 HBV 易感的实验动物。HBV 的组织培养尚未成功。HBV 的抗原复杂，其外壳中有表面抗原，核心成分中有核心抗原和 e 抗原，感染后可引起机体的免疫反应，产生相应的抗体。

① 乙型肝炎表面抗原（HBsAg）表面抗体（抗 - HBs）：HBsAg 存在于病毒颗粒的外壳以及小球形颗粒和管状颗粒。于感染后 2~12 周，丙氨酸转氨酶（ALT）升高前，即可由血内测到，一般持续 4~12 周，至恢复期消失，但感染持续者可长期存在。HBsAg 无感染性而有抗原性，能刺激机体产生抗 - HBs。在 HBsAg 自血中消失后不久或数星期或数月，可自血中测到抗 - HBs，抗 HBs 出现后其滴度逐渐上升，并可持续存在多年。抗 - HBs 对同型感染具有保护作用。近期

感染者所产生的抗－HBs 属 IgM，而长期存在血中的为抗－HBsIgG。

② 乙型肝炎核心抗原（HBcAg）和核心抗体（抗－HBc）：HBcAg 主要存在于受染的肝细胞核内，复制后被释至胞质中，由胞质中形成的 HBsAg 包裹，装配成完整的病毒颗粒后释放入血液。血液中一般不能查到游离的 HBcAg。血中的 Dane 颗粒经去垢剂处理后可以查到其核心部分的 HBcAg 和 DNA 聚合酶。抗－HBc，在 HBsAg 出现后 2~5 周，临床症状未出现时，即可由血内测到。早期出现者主要是抗－HBcIgM，以 19S 五聚体 IgM 抗－HBc 为主，其滴度迅速上升并保持高滴度，至 HBsAg 消失后，抗－HBcIgM 滴度即迅速降低。抗－HBcIgM 一般在血内维持 6~8 个月，是近期感染的重要标志；但在慢性活动型肝炎患者血中亦可测到，主要是 7－8S 单体 IgM 抗－HBc。抗－HBcIgG 出现较迟，但可长期存在。抗－HBc 对 HBV 感染无保护作用。血清中抗－HBcIgM 阳性表明体内有 HBV 复制，且有肝细胞损害；若抗－HBcIgG 阳性且滴度高，伴以抗－HBs 阳性，则为乙型肝炎恢复期；若抗－HBcIgG 呈低滴度，抗－HBcIgM 阴性，而抗－HBs 阳性，则是既往感染的标志。HBVDNA 聚合酶　存在于 Dane 颗粒核心内，是一种依赖于 DNA 的 DNA 聚合酶，其功能与修补及延伸双链 DNA 的短链有关。患者血清中 HBVDNA 聚合酶活性增高常伴有 HBV 增殖。在急性乙肝的潜伏期内，血清 ALT 升高之前，血清 DNA 聚合酶活性即已升高，因此，DNA 聚合酶活力测定具有早期诊断意义。急性肝炎患者在发病 1 个月后若 HBVDNA 聚合酶活力仍持续升高，是肝炎转为慢性的征兆。

③ 乙型肝炎 e 抗原（HBeAg）和 e 抗体（HBe）：HBeAg 是以隐蔽形式存在 HBV 核心中的一种可溶性蛋白，其编码基因相互重叠，是 HBcAg 的亚成分。在感染 HBV 后，HBeAg 可与 HBsAg 同时或稍后出现于血中，其消失则稍早于 HBsAg。HBsAg 仅存在于 HBsAg 阳性者的血液中，通常伴有肝内 HBVDNA 的复制，血中存在较多 Dane 颗粒和 HBVDNA 聚合酶活性增高，因此，HBeAg 阳性是病毒活动性复制的重要指标，传染性高。急性肝炎患者若 HBeAg 持续阳性 10 周以上，则易于转为持续感染。抗－Hbe 在 HBeAg 消失后很短时间内即在血中出现，其出现表示病毒复制已减少，传染降低。但抗－Hbe 阳性者的血清中仍可查到少数 Dane 颗粒，且在患者肝细胞核内可检出整合的 HBVDNA 片断。抗－Hbe 在临床恢复后尚可持续存在 1~2 年。

（3）丙型肝炎病毒（HCV）：HCV 是一种具有脂质外壳的 RNA 病毒，直径 50~60nm，其基因组为 10kb 单链 RNA 分子。HCV 的基因编码区可分为结构区与非结构区两部分，其非结构区易发生变异。HCV 与 HBV 及 HDV 无同源性，可能是黄病毒属中分化出来的一种新病毒。本病毒经加热 100℃10 分钟或 60℃10 小时或甲醛 1：1000 浓度 37℃96 小时可灭活。HCV 细胞培养尚未成功，但 HCV 克隆已获成功。HCV 感染者血中的 HCV 浓度极低，抗体反应弱而晚，血清抗－HCV 在感染后平均 18 周阳转，至肝功能恢复正常时消退，而慢性患者抗－HCV 可持续多年。

（4）丁型肝炎病毒（HDV）：HDV 是一种缺陷的嗜肝单链 RNA 病毒，需要 HBV 的辅助才能进行复制，因此 HDV 现 HBV 同时或重叠感染。HDV 是直径 35~37nm 的小圆球状颗粒，其外壳为 HBsAg，内部由 HDVAg 和一个 1.7kb 的 RNA 分子组成。HDVAg 具有较好的抗原特异性。感染 HDV 后，血液中可出现抗－HDV。急性患者中抗－HDIgM 一过性升高，以 19S 型占优势，仅持续 10~20 天，无继发性抗－HDVIgG 产生；而在慢性患者中抗－HDVIgM 升高多为持续性，以 7~8 型占优势，并有高滴度的抗－HDVIgG。急性患者若抗－HDVIgM 持续存在预示丁型肝炎的慢性化，且表明 HDVAg 仍在肝内合成。前已知 HDV 只有一个血清型。HDV 有高度的传染性，及很强的致病力。HDV 感染可直接造成肝细胞损害，实验动物中黑猩猩和美洲旱獭可受染，我国已建立东方旱獭 HDV 感染实验动物模型。

（5）戊型肝炎病毒（HEV）：HEV 为直径 27~34nm 的小 RNA 病毒。在氯化铯中不稳定，在蔗糖梯度中的沉降系数为 183S。HEV 对氯仿敏感，在 4℃或－20℃下易被破坏，在镁或锰离子存在下可保持其完整性，在碱性环境中较稳定。HEV 存在于潜伏期末期及发病初期的患者粪便中。实验动物中恒河猴易感，国产猕猴感染已获成功。

2. 发病机制及病理变化

（1）发病机制：病毒性肝炎的发病机制目前未能充分阐明。

① 甲型肝炎病毒在肝细胞内复制的过程中仅引起肝细胞轻微损害，在机体出现一系列免疫应答（包括细胞免疫及体液免疫）后，肝脏出现明显病变，表现为肝细胞坏死和炎症反应。HAV 通过被机体的免疫反应所清除，因此，一般不发展为慢性肝炎，肝硬化或病毒性携带状态。

② 乙型肝炎病毒感染肝细胞并在其中复制，一般认为并不直接引起肝细胞病变，但 HBV 基因整合于宿主的肝细胞染色体中，可能产生远期后果。乙型肝炎的肝细胞损伤主要是通过机体一系列免疫应答所造成，其中以细胞免疫为主。表达在肝细胞膜上的 HBV 核心抗原（HBcAg）和肝特异性脂蛋白是主要的靶抗原，致敏 T 淋巴细胞的细胞毒效应是肝细胞损伤的主要机制，而抗体依赖的细胞毒作用及淋巴因子，单核因子等的综合效应也十分重要，尤其在慢性活动型肝炎的病理损伤机制中，而特异性 T 辅助性细胞持续性损伤中起重要作用。特异性抗体与循环中的相应抗原及病毒颗粒结合成免疫复合物，并经吞噬细胞吞噬清除。循环中的某些免疫复合物可沉积于小血管基底膜，关节腔内以

及各脏器的小血管壁,而引起皮疹,关节炎肾小球肾炎、结节性多发性动脉炎等肝外病变。受染肝细胞被破坏以及HBV被保护性抗体(抗-HBs,尤其是抗-前S2)所清除可导致感染终止。机体免疫反应的强弱及免疫调节机能是否正常与乙型肝炎临床类型及转归有密切关系。在免疫应答和免疫调节机能正常的机体,受染肝细胞被效应细胞攻击而破坏,使感染终止,临床表现为经过顺利的急性肝炎,且由于病毒数量的多寡及毒力强弱所致肝细胞受损的程度不同而表现急性黄疸型或急性无黄疸型肝炎。若机体针对HBV的特异性体液免疫及细胞免疫功能严重缺损或呈免疫耐受或免疫麻痹,受染肝细胞未遭受免疫性损伤或仅轻微损伤,病毒未能清除,则表现为无症状慢性带毒者。若机体免疫功能(主要是清除功能)低下,病毒未得彻底清除,肝细胞不断受到轻度损害,则表现为慢性迁延型肝炎,慢性活动型肝炎。慢性活动型肝炎的发病机制较复杂,机体由于特异性免疫功能低下,不能充分清除循环中以及受染肝细胞内的病毒,病毒持续在肝细胞内复制,使肝细胞不断受到免疫损伤,且由于抑制性T细胞的数量或功能不足,以及肝细胞代谢失常所致肝内形成的免疫调节分子发生质与量改变,导致免疫调节功能紊乱,以致T-B细胞之间及T细胞各亚群之间的协调功能失常,自身抗体产生增多,通过抗体依赖细胞毒效应或抗体介导补体依赖的细胞溶解作用,造成自身免疫性肝损伤;或大量抗原-抗体复合物的形成,导致肝细胞和其他器官更严重持久的损害。重型肝炎的病理的损伤机制主要是由于机体的免疫功能严重失调,特异性免疫反应增强,自身免疫反应明显,通过肝内免疫复合物反应和抗体依赖细胞毒作用造成肝细胞大面积坏死。近年来认为内毒素血症所致肿瘤坏死因子-α(TNFα)大量释出,引起局部微循环障碍,可导致肝脏急性出血性坏死及大块坏死;且发现自由基变化对肝损伤及肝性脑病等的发生有关。

③对丙型及戊型肝炎的发病机制目前了解很少。一些研究提示,丙型和戊型肝炎的发病机制有免疫系统的参与,肝细胞损伤主要是由免疫介导的。对丁型肝炎的动物实验研究表明,HDV与HBV重叠感染导致HDV大量复制,明显多于HDV与HBV联合感染者。HDV对肝细胞具有直接致病性,乙型肝炎伴有HDV感染,尤其以二者重叠感染者,肝细胞损伤明显加重。

④各型病毒性肝炎之间无交叉免疫。HDV与HBV联合感染或重叠感染可加重病情,易发展为慢性肝炎及重型肝炎,尤以HDV重叠感染于慢性乙型肝炎者。HAV或HBV重叠感染也使病情加重,甚至可发展为重型肝炎。

(2)病理变化:各型肝炎的肝脏病理改变基本相似。各种临床类型的病理改变如下。

①急性肝炎:肝大,表面光滑。镜下可见:肝细胞变性和坏死,以气球样变最常见。电镜下可见内质网显著扩大,核糖体脱落,线粒体减少,嵴断裂,糖原减少消失。高度气球样变可发展为溶解性坏死,此外亦可见到肝细胞嗜酸性变和凝固性坏死,电镜下呈细胞器凝聚现象。肝细胞坏死可表现为单个或小面积肝细胞坏死,伴有局部以淋巴细胞为主的炎性细胞浸润。汇管区的改变多不明显,但有的病例出现较明显的炎性细胞浸润,主要是淋巴细胞,其次是单核细胞和浆细胞。肝窦内库普弗细胞增生肥大。肝细胞再生表现为肝细胞体积增大,有的有核丝分裂,双核现象,以致可出现肝细胞索排列紊乱现象。黄疸型肝炎的病理改变与无黄疸型者相似而较重,小叶内淤胆现象较明显,表现为一些肝细胞浆内有胆色素滞留,肿胀的肝细胞之间有毛细胆管淤胆。

②慢性肝炎:慢性迁延型肝炎肝脏大多较正常为大,质较软。镜下改变有以下3类:慢性小叶性肝炎、慢性间隔性肝炎和慢性门脉性肝炎;慢性活动型肝炎肝脏体积增大或不大,质中等硬度。镜下改变可分为中、重二型。

③重型肝炎:有急性重型肝炎、亚急性重型肝炎、慢性重型肝炎。

④淤胆型肝炎:有轻度急性肝炎的组织学改变,伴以明显的肝内淤胆现象。毛细胆管及小胆管内有胆栓形成,肝细胞浆内亦可见到胆色素淤滞。小胆管周围有明显的炎性细胞浸润。

3.流行病学

(1)传染源

①甲型肝炎的主要传染源是急性患者和隐性患者。病毒主要通过粪便排出体外,自发病前2周至发病后2~4周内的粪便具有传染性,而以发病前5天至发病后1周最强,潜伏后期及发病早期的血液中亦存在病毒。唾液,胆汁及十二指肠液亦均有传染性。

②乙型肝炎的传染源是急、慢性患者的病毒携带者。病毒存在于患者的血液及各种体液(汗、唾液、泪液、乳汁、羊水、阴道分泌物、精液等)中。急性患者自发病前2~3个月即开始具有传染性,并持续于整个急性期。HBsAg(+)的慢性患者和无症状携带者中凡伴有HBeAg(+),或抗-HbcIgM(+),或DNA聚合酶活性升高或血清中HBVDNA(+)者均具有传染性。

③丙型肝炎的传染源是急、慢性患者和无症状病毒携带者。病毒存在于患者的血液及体液中。

④丁型肝炎的传染源是急、慢性患者和病毒携带者。HBsAg携带者是HDV的宿主和主要传染源。

⑤戊型肝炎的传染源是急性及亚临床型患者。以潜伏末期和发病初期粪便的传染性最高。

（2）传播途径

① 甲型肝炎主要经粪、口途径传播。粪便中排出的病毒通过污染的手、水和食物等经口感染，以日常生活接触为主要方式，通常引起散发性发病，如水源被污染或生食污染的水产品（贝类动物），可导致局部地区暴发流行。通过注射或输血传播的机会很少。

② 乙型肝炎的传播途径包括：输血及血制品以及使用污染的注射器或针刺等、母婴垂直传播（主要通过分娩时吸入羊水，产道血液，哺乳及密切接触，通过胎盘感染者约5%）、生活上的密切接触、性接触传播。此外，尚有经吸血昆虫（蚊、臭虫、虱等）叮咬传播的可能性。

③ 丙型肝炎的传播途径与乙型肝炎相同而以输血及血制品传播为主，且母婴传播不如乙型肝炎多见。

④ 丁型肝炎的传播途径与乙型肝炎相同。

⑤ 戊型肝炎通过粪、口途径传播，水源或食物被污染可引起暴发流行；也可经日常生活接触传播。

（3）人群易感性：人类对各型肝炎普遍易感，各种年龄均可发病。

① 甲型肝炎感染后机体可产生较稳固的免疫力，在本病的高发地区，成年人血中普遍存在甲型肝炎抗体，发病者以儿童居多。

② 乙型肝炎在高发地区新感染者及急性发病者主要为儿童，成人患者则多为慢性迁延型及慢性活动型肝炎；在低发地区，由于易感者较多，可发生流行或暴发。

③ 丙型肝炎的发病以成人多见，常与输血与血制品，药瘾注射，血液透析等有关。

④ 丁型肝炎的易感者为 HBsAg 阳性的急、慢性肝炎。

⑤ 戊型肝炎各年龄普遍易感，感染后具有一定的免疫力。

各型肝炎之间无交叉免疫，可重叠感染先后感染。

（4）流行特征：病毒性肝炎的分布遍及全世界，但在不同地区各型肝炎的感染率有较大差别。我国属于甲型及乙型肝炎的高发地区，但各地区人群感染率差别较大。

① 甲型肝炎全年均可发病，而以秋冬季为发病高峰，通常为散发；发病年龄多在 14 岁以下，在托幼机构，小学学校及部队中发病率较高，且可发生大的流行；如水源被污染或生吃污染水中养殖的贝壳类动物食品，可在人群中引起暴发流行。

② 乙型肝炎见于世界各地，人群中 HBsAg 携带率以西欧，北美及大洋洲最低（0.5% 以下），而以亚洲与非洲最高（6% ~10%），东南亚地区达 10% ~20%；我国人群 HBsAg 携带率约 10%，其中北方各省较低，西南方各省较高，农村高于城市。乙型肝炎的发病无明显季节性，患者及 HBsAg 携带者男多于女，发病年龄在低发区主要为成人，在高发区主要为儿童而成人患者多为慢性肝炎，一般散发，但常见家庭集聚现象。

③ 丙型肝炎见于世界各国，主要为散发，多见于成人尤以输血与血制品者，药瘾者，血液透析者，肾移植者，同性恋者等人群为主，发病无明显季节性，易转为慢性。

④ 丁型肝炎在世界各地均有发现，但主要聚集于意大利南部，在我国各省市亦均存在。

⑤ 戊型肝炎的发病与饮水习惯及粪便管理有关。常以水为媒介的流行形式出现，多发生于雨季或洪水泛滥之后，由水源一次污染者流行期较短（约持续数周），如水源长期污染，或通过污染环境或直接接触传播则持续时间较长。发病者以青壮年为多，儿童多为亚临床型。

4. 临床表现

各型肝炎的潜伏期长短不一。甲型肝炎为 2~6 周（平均一个月）；乙型肝炎为 6 周~6 个月（一般约 3 个月）；丙型肝炎为 5~12 周（平均 7.8 周）。

（1）急性肝炎

急性黄疸型肝炎：病程可分为 3 个阶段。

① 黄疸前期：多以发热起病，伴以全身乏力，食欲缺乏，厌油，恶心，甚或呕吐常有上腹部不适、腹胀、便秘或腹泻；少数病例可出现上呼吸道症状，或皮疹，关节痛等症状。尿色逐渐加深，至本期末尿色呈红茶样。肝脏可轻度大，伴有触痛及叩击痛。化验：尿胆红素及尿胆原阳性，血清丙氨酸转氨酶（Alanine Aminotransferase, ALT）明显升高。本期一般持续 5（3~7）天。

② 黄疸期：尿色加深，巩膜及皮肤出现黄染，且逐日加深，多于数日至 2 周内达高峰，然后逐渐下降。在黄疸出现后发热很快消退，而胃肠道症状及全身乏力则见增重，但至黄疸即将减轻前即迅速改善。在黄疸明显时可出现皮肤瘙痒，大便颜色变浅，心动过缓等症状。儿童患者黄疸较轻，且持续时间较短。本期肝大达肋缘下 1~3cm，有明显触痛

及叩击痛,部分病例且有轻度脾大。肝功能改变明显。本期持续约2~6周。

③ 恢复期:黄疸消退,精神及食欲好转。肿大的肝脏逐渐回缩,触痛及叩击痛消失。肝功能恢复正常。本期约持续1~2个月。

④ 无黄疸型肝炎:起病大多徐缓,临床症状较轻,仅有乏力、食欲缺乏、恶心、肝区痛和腹胀,溏便等症状,多无发热,亦不出现黄疸。肝脏常大伴触痛及叩击痛;少数有脾大。肝功能改变主要是ALT升高。不少病例并无明显症状,仅在普查时被发现。多于3个月内逐渐恢复。部分乙型及丙型肝炎病例可发展为慢性肝炎。

(2)慢性肝炎

① 慢性迁延型肝炎:急性肝炎病程达半年以上,仍有轻度乏力、食欲缺乏、腹胀、肝区痛等症状,多无黄疸。肝大伴有轻度触痛及叩击痛。肝功检查主要是ALT单项增高。病情延迁不愈或反复波动可达1年至数年,但病情一般较轻。

② 慢性活动性肝炎:既往有肝炎史,目前有较明显的肝炎症状,如倦怠无力、食欲差、腹胀、溏便、肝区痛等面色常晦暗,一般健康情况较差,劳动力减退。肝脏肿大质地较硬,伴有触痛及叩击痛,脾脏多大。可出现黄疸、蜘蛛痣、肝掌及明显痤疮。肝功能长期明显异常,ALT持续升高或反复波动,白蛋白降低,球蛋白升高,丙种球蛋白及IgG增高,凝血酶原时间延长,自身抗体及类风湿因子可出现阳性反应,循环免疫复合物可增多而补体C3、C4可降低。部分病例出现肝外器官损害,如慢性多发性关节炎,慢性肾小球炎,慢性溃疡性结肠炎,结节性多动脉炎,桥本氏甲状腺炎等。

(3)重型肝炎

① 急性重型肝炎:亦称暴发型肝炎。特点是:起病急,病情发展迅猛,病程短(一般不超过10天)。患者常有高热,消化道症状严重(厌食、恶心、频繁呕吐,鼓肠等)、极度乏力。在起病数日内出现神经、精神症状(如性格改变,行为反常、嗜睡、烦躁不安等)。体检有扑翼样震颤,肝臭等,可急骤发展为肝昏迷。黄疸出现后,肤色迅速加深。出血倾向明显(鼻出血、瘀斑、呕血、便血等)。肝脏迅速缩小。亦出现浮肿。腹水及肾功不全。实验室检查:外周血白细胞计数及中性粒细胞增高,血小板减少,凝血酶原时间延长,凝血酶原活动度下降,纤维蛋白原减少,血糖下降,血氨升高,血清胆红素上升,ALT升高,但肝细胞广泛坏死后ALT可迅速下降,形成"酶胆分离"现象。尿常规可查见蛋白及管型,尿胆红素强阳性。

② 亚急性重型肝炎:起病初期类似一般急性黄疸型肝炎,但病情进行性加重,出现高度乏力、畏食、频繁呕吐、黄疸迅速加深,血清胆红素升达171.0μmol/L(10mg/dL)以上,常有顽固性腹胀及腹水(易并发腹膜炎),出血倾向明显,伴有神经、精神症状,晚期可出现肝肾综合征,死前多发生消化道出血,肝性昏迷等并发症。肝脏缩小或无明显缩小。病程可达数周至数月,经救治存活者大多发展为坏死后肝硬化。实验室检查:肝功能严重损害,血清胆红素迅速升高,ALT明显升高,或ALT下降与胆红素升高呈"酶肝分离";人血白蛋白降低,球蛋白升高,白、球蛋白比例倒置,丙种球蛋白增高;凝血酶原时间明显延长,凝血酶原活动度下降;胆固醇酯及胆碱脂明显降低。

③ 慢性重型肝炎:在慢性活动性肝炎或肝硬化的病程中病情恶化出现亚急性重型肝炎的临床表现。预后极差。

(4)淤胆型肝炎:亦称毛细胆管型肝炎或胆汁瘀积型肝炎。起病及临床表现类似急性黄疸型肝炎,但乏力及食欲减退等症状较轻而黄疸重且持久,有皮肤瘙痒等梗阻性黄疸的表现。肝大,大便色浅,转肽酶、碱性磷酸酶以及5-核苷酸酶等梗阻指标升高。ALT多为中度升高。尿中胆红素强阳性而尿胆原阴性。

甲型肝炎主要表现为急性肝炎。以往认为不转为慢性,但近有报道认为约8%~10%的甲型肝炎可迁延至12~15个月之久,亦可复发,或粪内长期携带HAV。乙型肝炎中急性无黄疸型肝炎远多于急性黄疸型而且易于演变为慢性肝炎。HBV无症状携带多属在婴幼儿期感染者。HBV慢性感染与原发性肝细胞性肝癌的发生密切相关。急性丙型肝炎的临床表现一般较乙型肝炎为轻,仅20%~30%病例出现黄疸,演变为慢性肝炎的比例亦高于乙型肝炎,尤以无黄疸型为甚。HCV携带者较普遍。慢性HCV感染亦与原发性肝细胞性肝癌密切相关。HDV与HBV同时感染称为联合感染,多表现为一般的急性肝炎,有时可见双峰型血清ALT升高,病情多呈良性自限性经过。在HBsAg无症状携带者重叠感染HDV,常使患者肝脏产生明显病变,且易于发展为慢性丁型肝炎;HDV重叠感染若发生于慢性乙型肝炎患者,则常使原有病情加重,可迅速发展为慢性活动型肝炎或肝硬化甚至可能发生重型肝炎。戊型肝炎多表现为急性黄疸型肝炎,很少发展为慢性肝炎。

(5)可能影响肝炎病情的因素

① 年龄:儿童病例的病情一般较轻,病程较短,恢复完全。但1岁以内乳幼罹患肝炎时病情较重,易于发生为重症肝炎或肝硬化;老年人罹患肝炎多为黄疸型,淤胆多见,且持续时间较长,重型肝炎发生率较高,病死率亦较高。

② 妊娠:妊娠妇女合并肝炎者常发生黄疸,病情一般较重;妊娠晚期合并病毒性肝炎易发生重型肝炎,病死率较高,且易引起早产、死胎、新生儿窒息,胎儿先天畸形等;产程中及产后易发生大量出血。

（6）并发症和后遗症

① 神经、精神系统：颅神经受累、脑膜脑炎、急性多发性神经根炎，一过性精神改变等。

② 心脏损害：心律失常、心肌炎、心包炎等。

③ 血液系统：全血细胞减少、再生障碍性贫血、急性溶血性贫血、肝炎后高胆红素血症等。

④ 消化系统：胆管炎、胆囊炎、肝炎后脂肪肝等。

⑤ 原发性肝细胞性肝癌：HBV 及（或）HCV 慢性感染是发生原发性肝细胞性肝癌的重要因素之一。

5. 诊断和鉴别诊断

（1）临床诊断

① 急性肝炎

a. 急性无黄疸型肝炎：症状及肝功损害均较轻，必须对流行病学资料、症状、体征及化验检查进行综合分析。其诊断依据如下：a）流行病学资料：半年内有否与确诊的病毒性肝炎患者密切接触史，尤其是家族中有无肝炎患者有重要参考价值。半年内有无接受输血或血制品史，或消毒不严格的注射史或针刺史。有无水源，食物污染史等。b）症状：近期内出现的持续数日以上的、无其他原因可解释的乏力、食欲减退、厌油、腹胀、溏便和肝区痛等。c）体征：近期内肝大且有触痛，叩击痛。可伴脾脏轻度大。d）化验：主要为 ALT 活力增高。病原学检查阳性（详见病原学诊断）。凡化验阳性，且其他 3 项中有 2 项阳性，或化验与症状或化验与体征明显阳性，且能排除其他疾病者，可诊断为急性无黄疸型肝炎。凡单项 ALT 增高，或仅有症状、体征或仅有流行病学资料及其他 3 项中之一项均为疑似患者。疑似患者若病原学诊断阳性且除外其他疾病，可以确诊。

b. 急性黄疸型肝炎：根据急性发病具有急性肝炎的症状，体征化验异常，且血清胆红素在 17μmol/L 以上，尿胆红素阳性，并排除其他原因引起的黄疸，可做出诊断。

② 慢性肝炎

a. 慢性迁延型肝炎：有确诊或可疑急性肝炎的病史，病程超过半年仍有轻度症状，伴有血清 ALT 升高或并有其他肝功能轻度损害。或肝活体组织检查符合迁延型肝炎之诊断。

b. 慢性活动性肝炎：既往有肝炎史，或急性肝炎病程迁延，超过半年，而目前有较明显的肝炎症状；肝大，质中等硬度以上可伴有蜘蛛痣，面色晦暗、肝掌及脾大；血清 ALT 活力持续增高或反复波动，血清胆红素长期或反复增高，伴有白蛋白减低，球蛋白升高，白、球蛋白比例异常，或丙种球蛋白增高；可出现自身抗体或肝外损害。或肝活体组织检查符合慢性肝炎的组织学改变。

③ 重型肝炎：凡急性、慢性肝炎或肝硬化患者出现高热、极度乏力、严重的消化道症状，黄疸进行加深，出血倾向、神经精神症状，肝脏进行性缩小，肝细胞明显损害，凝血酶原时间明显延长者，均应考虑为重型肝炎。

④ 淤胆型肝炎：起病急，有持续 3 周以上的肝内梗阻性黄疸的症状及体征，肝炎症状较轻，肝大较明显；肝功化验主要表现为梗阻性黄疸的化验结果；并可除外其他肝内、外梗阻性黄疸者，可诊断为急性淤胆型肝炎。在慢性肝炎基础上出现上述表现者，可诊断为慢性淤胆型肝炎。

（2）病原学诊断

① 甲型肝炎

·急性期血清抗 – HAVIgM 阳性。

·急性期及恢复期双份血清抗 – HAV 总抗体滴度呈 4 倍以上升高。

·急性早期的粪便免疫电镜查到 HAV 颗粒。

·急性早期粪便中查到 HAV – Ag。

具有以上任何一项阳性即可确诊为 HAV 近期感染。

② 乙型肝炎

现症 HBV 感染：具有以下任何一项即可作出诊断。

·血清 HBsAg 阳性。

·血清 HBV DNA 阳性或 HBV DNA 聚合酶阳性。

·血清抗 – HBcIgM 阳性。

·肝内 HBcAg 阳性及（或）HBsAg 阳性，或 HBV DNA 阳性。

急性乙型肝炎：具有以下动态指标中之一项者即可诊断。

·HBsAg 滴度由高到低，消失后抗 – HBs 阳转。

·急性期血清抗 - HBcIgM 呈高滴度,而抗 - HBcIgG 或低滴度。

慢性乙型肝炎:临床符合慢性肝炎,且有现症 HBV 感染的一种以上阳性指标。

慢性 HBsAg 携带者:无任何临床症状或体征,肝功能正常,血清 HBsAg 检查持续阳性达 6 个月以上者。

③ 丙型肝炎

排除诊断法:凡不符合甲型、乙型、戊型病毒性肝炎诊断标准,并除外 EB 病毒,巨细胞病毒急性感染(特异性 IgM 抗体阴性)及其他已知原因的肝炎,如药物性肝炎,酒精性肝炎等,流行病学提示为非经口感染者,可诊断为丙型肝炎。

特异性诊断:血清抗 - HCV 或 HCV RNA 阳性者。

④ 丁型肝炎:与 HBV 同时或重叠感染。

⑤ 戊型肝炎

排除诊断法:凡不符合甲型、乙型、丙型、丁型、巨细胞病毒、EB 病毒急性感染及其他已知原因的肝炎,流行病学证明经口感染者,可诊断为戊型肝炎。

特异性诊断:急性期血清抗 - HEVIgM 阳性,或急性期粪便免疫电镜找到 HEV 颗粒,或急性期抗 - HEV 阴性而恢复期阳转者。

(3)鉴别诊断

① 急性黄疸型肝炎:黄疸前期应与上呼吸道感染、传染性单核细胞增多症、风湿热及胃肠炎等相鉴别;黄疸期应与其他可引起黄疸的疾病相鉴别,如药物性肝炎、钩端螺旋体病、传染性单核细胞增多症、胆囊炎、胆石症等。

② 无黄疸型肝炎及慢性肝炎:应与可引起肝(脾)大及肝功损害的其他疾病相鉴别,如慢性血吸虫病、华支睾吸虫病、药物性或中毒性肝炎、脂肪肝等。

③ 慢性肝炎黄疸持续较久者:须与肝癌、胆管癌、胰头癌等相鉴别。

④ 重型肝炎:应与其他原因引起的严重肝损害,如药物中毒、暴发性脂肪肝等进行鉴别。此外,在急性重型肝炎临床黄疸尚不明显时,应注意与其他原因引起的消化道大出血、昏迷、神经精神症状相鉴别。

(4)预后

① 急性肝炎:预后大多良好。甲型及戊型肝炎患者大多数能在 3 个月内恢复健康,但戊型肝炎少数病例可发展为重型肝炎;孕妇病情重,病死率较甲型肝炎为高。乙型肝炎约 10% ~ 15% 发展为慢性肝炎。丙型肝炎发展为慢性肝炎的比例更高,约 40% ~ 50%。HDV 重叠感染于乙型肝炎者使病情加重,且易发展为慢性肝炎、肝硬化、肝细胞性肝癌。

② 慢性肝炎:慢性迁延型肝炎的预后较好,但其中少数可能发展为慢性活动型肝炎、肝硬化或肝癌。慢性活动型肝炎的预后较差,可发展为肝硬化或重型肝炎。

③ 重型肝炎:预后差,病死率高。存活者常发展为坏死后肝硬化。

④ 无症状 HBsAg 携带者:预后一般良好。但部分病例在长期后可能发展为肝硬化或肝癌。

6. 治疗

病毒性肝炎目前尚无可靠而满意的抗病毒药物治疗。一般采用综合疗法,以适当休息和合理营养为主,根据不同病情给予适当的药物辅助治疗,同时避免饮酒、使用肝毒性药物及其他对肝脏健康不利的因素。

(1)急性肝炎:为自限性疾病。若能在早期得到及时休息,合理营养及一般支持疗法,大多数病例能在 3~6 个月内临床治愈。

(2)慢性肝炎:应采用中西医结合治疗。

(3)重型肝炎:应及早采取合理的综合措施,加强护理,密切观察病情变化,及时纠正各种严重紊乱,防止病情进一步恶化。

(二)防控技能

1. 疾病监测

(1)疫情监测:除常规的疫情报告外,还应逐步推广抗 - HAVIgM 和抗 - HBCIgM 等特异性血清学诊断,尤其是监测点更要做好病例分型诊断报告。

(2)人群免疫水平监测:在监测区选择有代表性健康人群进行人群甲、乙等型病毒性肝炎的免疫水平监测,每2~3 年 1 次,每次每个监测点不少于 300 人。

(3)流行因素监测:在进行个案调查,掌握"三间分布"特征的基础上,有目的地进行病例对照调查,分析其主要流行因素并开展有针对性的监测,如海(水)产品的甲肝病毒污染状况的监测、乙肝"医源性传播"的监测、献血员的丙肝监测等。

（4）免疫预防效果的监测：系统地收集疫苗接种、宣传教育等防制措施的数据，对比分析和评价其效果。

（5）监测结果与评价：监测方案或实施计划及其完成情况；资料完整程度、总结报告的质量和利用情况。

2. 疫情报告

严格按照《中华人民共和国传染病防治法》和《传染病防治法实施办法》中乙类传染病及暴发或重大疫情报告时限和程序要求进行报告。

3. 疫情防控

（1）协助卫生行政部门制订病毒性肝炎尤其是甲、乙两型肝炎的防治预案，并负责技术指导。

（2）甲、乙肝疫苗的免疫接种应做好以下工作：制订免疫方案并协助卫生行政部门组织实施；开展宣传教育；按照有关法规管理疫苗，掌握免疫对象及其数量；对接种工作实施质量控制，提高接种率，确保安全接种；开展免疫监测，评价预防效果。

（3）协助有关部门落实综合防制措施：传染源管理，抓好患者的隔离治疗；切断传播途径，对甲型和戊型肝炎主要是切断"粪－口"途径；对乙型和其他型别的肝炎重点是切断母婴传播和"医源性"传播途径。

（4）散发和暴发疫情的调查处理：按本书散发或暴发疫情的处理的要求执行。

（5）结果与评价：防治预案、年度计划、检查指导及总结等资料；甲、乙肝疫苗的免疫接种资料及新生儿乙肝疫苗接种率、全程接种率；疫情调查和处理资料。

4. 预防措施

（1）管理传染源

① 报告和登记：对疑似，确诊，住院，出院，死亡的肝炎病例均应分别按病原学进行传染病报告，专册登记和统计。

② 隔离和消毒：急性甲型及戊型肝炎自发病日算起隔离3周；乙型与丙型肝炎隔离至病情稳定后可以出院。各型肝炎宜分室住院治疗。患者的分泌物、排泄物、血液以及污染的医疗器械及物品均应进行消毒处理。

③ 对儿童接触者管理：对急性甲型或戊型肝炎患者的儿童接触者应进行医学观察45天。

④ 献血员管理：献血员应在每次献血前进行体格检查，检测ALT及HBsAg（用RPHA法或ELISA法），肝功能异常及HBsAg阳性者不得献血。有条件时应开展抗－HCV测定，抗－HVC阳性者不得献血。

⑤ HBsAg携带者管理：HBsAg携带者不能献血，可照常工作和学习，但要加强随防，应注意个人卫生和经期卫生，以及行业卫生，以防其唾液、血液及其他分泌物污染周围环境，感染他人；个人食具，刮刀修面用具，漱洗用品等应与健康人分开。HBeAg阳性者不可从事饮食行业，饮用水卫生管理及托幼工作。HBsAg阳性的婴幼儿在托幼机构中应与HBsAg阴性者适当隔离，HBeAg阳性婴幼儿不应入托。

（2）切断传播途径

① 加强饮食卫生管理，水源保护、环境卫生管理以及粪便无害化处理，提高个人卫生水平。

② 加强各种医疗器械的消毒处理，注射实行一人一管，或使用一次性注射器，医疗器械实行一人用一消毒。加强对血液及血液制品的管理，做好相关制品的HBsAg检测工作，制品呈阳性不得出售和使用。非必要时不输血或血液制品。提倡个人漱洗用品及食具专用。接触患者后用肥皂和流动水洗手。保护婴儿切断母婴传播是乙型肝炎的预防重点，对HBsAg阳性尤以HBeAg亦呈阳性的产妇所产婴儿，出生后须迅即注射乙型肝炎特异免疫球蛋白及（或）乙型肝炎疫苗。

（3）保护易感从群

① 甲型肝炎：人血丙种球蛋白和人胎盘血丙种球蛋白对甲型肝炎接触者具有一定程度的保护作用，主要适用于接触甲型肝炎患者的易感儿童。注射时间愈早愈好，不得迟于接触后7～14天。甲肝活疫苗已用于甲肝预防。

② 乙型肝炎：乙型肝炎特异免疫球蛋白主要用于母婴传播的阻断，应与乙型肝炎疫苗联合使用，亦可用于意外事故的被动免疫。乙型肝炎血源疫苗或基因工程乙肝疫苗主要用于阻断母婴传播和新生儿预防，与乙型肝炎特异免疫球蛋白联合使用可提高保护率，亦可用于高危人群中易感者的预防。

二、埃博拉病毒病

（一）疾病理论

埃博拉病毒病也称埃博拉出血热，是一种危害严重的人类疾病，感染者如治疗和护理不当将会死亡。该病于1976年在非洲的刚果民主共和国杨布库和苏丹恩扎拉两国发生了大规模疫情暴发，并分离出同源的病毒，因刚果暴发疫情的村庄位于埃博拉河流域，该病毒命名为埃博拉病毒（EBOV），由此引发的疾病称埃博拉病毒病（EVD），也称埃博拉出血热(EHF)。在近四十年里,埃博拉病毒已在非洲国家引发了二十余次不同规模的散发和暴发疫情,病死率为55%~60%,且目前尚无特异性治疗药物或疫苗,因而被世界卫生组织(WHO)称为世界上最致命的病毒性传染性疾病。埃博拉病毒是引起人类和灵长类动物发生埃博拉出血热的烈性病毒,感染者症状与同为纤维病毒科的马尔堡病毒极为相似,包括恶心、呕吐、腹泻、肤色改变、全身酸痛、体内出血、体外出血、发烧等。

近期EHF疫情于2013年12月在几内亚暴发并蔓延,截至2014年10月31日,死亡人数4992人(后来发展人数可能已超过5000人),通报病例1.35万起,主要暴发于非洲中部和西部的几个热带国家,并有进一步扩散的趋势,已经对世界其他国家和地区的公共卫生安全构成了巨大的威胁。WHO于2014年8月8日召开新闻发布会,依据《国际卫生条例(2005)》,正式宣布非洲EHF疫情为"国际关注的突发公共卫生事件"。

1. 病原学

埃博拉病毒属丝状病毒科(Filiviridae),为不分节段的单股负链RNA病毒。病毒呈长丝状体,可呈杆状、丝状、"L"形等多种形态。毒粒长度平均1000nm,直径70~90nm。病毒有脂质包膜,包膜上有呈刷状排列的突起,主要由病毒糖蛋白组成。

埃博拉病毒可在人、猴、豚鼠等哺乳类动物细胞中增殖,其中Vero-98、Vero-E6、Hela-229细胞最敏感。病毒接种后,6~7小时出现细胞病变,表现为细胞圆化、皱缩,细胞质内可见纤维状或颗粒状结构的包含体。给猕猴接种埃博拉病毒后可产生与人类疾病相似的症状体征并引起死亡。在鸟类、爬行类、节肢动物和两栖类动物细胞内不能复制,在仓鼠与豚鼠中,需多次传代才能引起死亡。

埃博拉病毒包括四种亚型:埃博拉-扎伊尔、埃博拉-苏丹、埃博拉-科特迪瓦和埃博拉-莱斯顿。前三种亚型埃博拉病毒已证实能够致人类疾病。不同亚型毒力不同,埃博拉-扎伊尔毒力最强,人感染后病死率高,埃博拉-苏丹次之,埃博拉-科特迪瓦对黑猩猩有致死性,对人的毒力较弱。埃博拉-莱斯顿对非人灵长类动物有致死性,而人感染后不发病。不同亚型病毒糖蛋白的基因组核苷酸构成差异较大(同源性为34%~43%),但同一亚型的病毒基因组相对稳定,遗传特性很少发生变化。

埃博拉病毒在常温下较稳定,对热有中等度抵抗力,56℃不能完全灭活,60℃1小时大部分病毒被灭活,方能破坏其感染性;紫外线照射2min可使之完全灭活。对化学药品敏感,乙醚、去氧胆酸钠、β-丙内酯、甲醛、次氯酸钠等消毒剂可以完全灭活病毒感染性;钴60照射、γ射线也可使之灭活。EBOV在血液样本或病尸中可存活数周;4℃条件下存放5周其感染性保持不变,8周滴度降至一半。-70℃条件可长期保存。生物安全等级为4级(注:艾滋病为3级,SARS为3级,级数越大防护越严格)。病毒潜伏期可达2~21天,但通常只有5~10天。

2. 发病机制及病理变化

发病机制尚不明确。有免疫系统是埃博拉的帮凶的学说。文献报道有极少数人感染此病毒,临床上无症状。1976年在苏丹流行时,病死率为53.2%;在扎伊尔,高达88.8%。因此,世界卫生组织将其列为对人类危害最严重的病毒之一,即"第四级病毒"。有些患者在感染埃博拉病毒48小时后便不治身亡,而且他们都"死得很难看",病毒在体内迅速扩散、大量繁殖,袭击多个器官,使之发生变形、坏死,并慢慢被分解。患者先是内出血,继而七窍流血不止,并不断将体内器官的坏死组织从口中呕出,最后因广泛内出血、脑部受损等原因而死亡。照顾病人的医生护士或家庭成员,和患者密切接触后可被感染。有时感染率可以很高,如苏丹流行时,与患者同室接触和睡觉者的感染率为23%,护理患者为81%。医院内实验人员感染和发病也有好几起。

病理变化:主要病理改变是皮肤、黏膜、脏器的出血,在很多器官可以见到灶性坏死,但是以肝脏、淋巴组织最为严重。肝细胞点、灶样坏死是本病最显著的特点,可见小包含体和凋亡小体。

3. 流行病学

(1)传染源:传染源和宿主动物感染埃博拉病毒的人和非人灵长类均可为本病传染源。

埃博拉病毒的自然储存宿主及其在自然界的自然循环方式尚不清楚,首发病例的传染源也不清楚,但首发病例与续发病例均可作为传染源而引起流行。在非洲大陆,埃博拉病毒感染和雨林中死亡的黑猩猩、大猩猩、猴子等野生动物接触有关。有实验证实蝙蝠感染埃博拉病毒后不会死亡。蝙蝠可能在维持埃博拉病毒在热带森林的存在中充当重要角色。

(2)传播途径

① 接触传播:接触传播是本病最主要的传播途径。患者或动物的血液及其他体液、呕吐物、分泌物、排泄物(如尿、粪便)等均具有高度的传染性,可以通过接触患者和亚临床感染者(特别是血液、排泄物及其他污染物)而感染。

患者自急性期至死亡前血液中均可维持很高的病毒含量,医护人员在治疗、护理患者或处理患者尸体过程中容易受到感染,患者的转诊还可造成医院之间的传播。医院内传播是导致埃博拉出血热暴发流行的重要因素。

② 气溶胶传播:吸入感染性的分泌物、排泄物等也可造成感染。1995 年曾有学者报道用恒河猴、猕猴作为感染埃博拉病毒实验动物,含有感染动物分泌物、排泄物的飞沫通过空气传染了正常猴,证实了气溶胶在埃博拉病毒传播中的作用。

③ 注射途径:以往,使用未经消毒的注射器是该病的重要传播途径。1976 年扎伊尔一位疑诊为疟疾的患者,在接受注射治疗后一周内,数位在该院住院接受注射治疗的患者感染了埃博拉出血热而死亡。

④ 性传播:在一埃博拉出血热患者发病后第 39 天、第 61 天、甚至第 101 天的精液中均检测到病毒,故存在性传播的可能性。

(3)易感人群:人类对埃博拉病毒普遍易感。发病主要集中在成年人,主要是因为成年人与患者接触机会多有关。尚无资料表明不同性别间存在发病差异。

(4)地理分布:近几十年来,埃博拉出血热主要在非洲的乌干达、刚果、加蓬、苏丹、科特迪瓦、利比里亚、南非等国家流行。血清流行病学调查资料表明,肯尼亚、利比利亚、中非共和国、喀麦隆等国家也有埃博拉病毒感染病例。

1976 年,在刚果民主共和国和苏丹突然暴发大规模出血热流行。刚果埃博拉河岸的小城雅姆布库,共发现患者 318 例,死亡 280 例,主要在医院内传播,疾病因此得名埃博拉出血热。同时,在毗邻的苏丹南部共发生 284 例患者,死亡 151 例。

近年来最严重的一次流行出现于 1995 年,发生在刚果民主共和国基科维特市,为典型的院内感染造成的流行,共发现 315 例患者,其中医护人员 43 人,总病死率为 81%。

我国目前尚未发现埃博拉出血热患者,但随着国际交往日益增多,不排除该病通过引进动物或通过隐性感染者及患者输入的可能性。1989 年及 1990 年在美国、1992 年在意大利、1996 年在美国从来自菲律宾的猴子中检出埃博拉病毒。故应提高警惕,密切注视国外疫情变化。

4. 临床表现

(1)潜伏期:本病潜伏期为 2~21 天,一般为 5~12 天。感染埃博拉病毒后可不发病或呈轻型,非重病患者发病后 2 周逐渐恢复。潜伏期无传染性。

(2)临床症状:典型病例为急性起病,临床表现为高热、畏寒、头痛、肌痛、恶心、结膜充血及相对缓脉。发病 2~3 天后可有恶心、呕吐、腹痛、腹泻、黏液便或血便等表现,半数患者可有咽痛及咳嗽。病后 4~5 天进入极期,发热持续并出现神志的改变,如谵妄、嗜睡等。重症患者在发病数日可出现不同程度的出血倾向,有咯血,鼻、口腔、结膜、胃肠道、阴道及皮肤出血或血尿,病后第 10 日为出血高峰,50% 以上的患者出现严重的出血,并可因出血、肝肾衰竭及致死性并发症而死亡。患者最显著的表现为低血压、休克和面部水肿,还可出现 DIC、电解质和酸碱的平衡失调等。90% 的死亡患者在发病后 12 天内死亡(7~14 天)。

急性期并发症有心肌炎、细菌性肺炎等。由于病毒持续存在于精液中,也可引起睾丸炎、睾丸萎缩等迟发症。在病程第 5~7 日可出现麻疹样皮疹,以肩部、手心和脚掌多见,数天后消退并脱屑,部分患者可较长期地留有皮肤的改变。

5. 诊断和鉴别诊断

(1)诊断:EHF 早期诊断较困难,因为起病初期的的诸如发热、头痛、结膜出血、皮疹等症状体征都是非特异性临床表现,很难立刻作出判断,流行病学史的采集非常重要,确诊需要实验室检测,包括抗原抗体检测,PCR,病毒分离。

(2)鉴别诊断:EHF 应当与其他出血性疾病鉴别,需要鉴别的其他疾病包括伤寒、疟疾、病毒性肝炎、钩端螺旋体病、斑疹伤寒、单核细胞增多症等。

(3)早期识别:WHO 将识别标准分为 3 个等级

① 待调查病例:发热(体温 38.6℃以上)伴随 EHF 其他典型症状,且在发病前 21 天内有接触确诊病例、患者尸体、相关动物接触史或者在 EHF 疫区居住者或旅行者。

② 疑似病例:与 EHF 确诊病例有过任何高或低风险暴露者。

③ 确诊病例:经实验室确诊感染 EBOV。

(4)对于个人暴露风险的具体标准

① 高风险暴露:被患者污染的针刺或黏膜直接接触;在无恰当的个人防护条件下护理患者或直接接触患者体液;在无恰当的个人防护条件或标准生物安全措施下对患者体液进行实验室操作的人员;在无恰当的个人防护条件下在疫区参加葬礼。

② 低风险暴露:患者家属及一般接触者;在疫区的医疗机构中为患者提供医疗救助或一般接触者,但无高风险暴露因素存在。

③ 无已知暴露:在过去的 21 天内无上述高或低风险暴露。

6. 治疗

埃博拉出血热的标准治疗仍然仅限于支持治疗,包括维持血压和氧饱和度,维持水电解质平衡,治疗合并感染等。

（二）防控技能

建立协调一致的国际反应机制是制止和扭转目前疫情的基本要素,及时发现、隔离患者并及时治疗,同时密切追踪接触者并有效隔离,终止传播链是关键,培训医务人员严格执行感染控制和消毒隔离制度,加强宣传教育,帮助当地居民克服恐惧和对抗心理,改变丧葬习俗。这些都是之前多次 EHF 疫情得以控制的有效方法。

1. 病例和接触者管理

各级医疗机构一旦发现疑似埃博拉出血热病例后要及时报告,使卫生行政和疾控部门尽早掌握疫情并采取必要的防控措施。

一旦发现可疑病例及其接触者,应采取严格的隔离措施,以控制传染源,防止疫情扩散流行。

2. 做好医院内感染控制

（1）加强个人防护:由于接触污染物是主要的传播方式,因此与患者接触时要戴口罩、手套、眼镜、帽子与防护服,防止直接接触患者的污染物。若环境中患者的血液、体液、分泌物、排泄物较多时,还应戴腿罩与鞋罩。出病房时,应脱去所有隔离衣物。鞋若被污染则应清洗并消毒。在处理针头等其他锐器时防止皮肤损伤,若进行外科或产科处理时也应咨询防疫部门或感染科。

（2）对患者的排泄物及污染物品均严格消毒:对患者的分泌物、排泄物要严格消毒,可采用化学方法处理;具有传染性的医疗污物(污染的针头、注射器等)可用焚烧或高压蒸汽消毒处理。

人的皮肤、黏膜暴露于可疑埃博拉出血热患者的体液、分泌物或排泄物时,应立即用肥皂水清洗,也可用恰当的消毒剂冲洗;黏膜应用大量清水或洗眼液冲洗,对接触者应进行医学评价和追踪观察。搞好医院内消毒隔离,防止医院内感染是预防埃博拉出血热流行的重要环节,应坚持一人一针一管一消毒或使用一次性注射器。

患者死亡后,应尽量减少尸体的搬运和转运,尸体应消毒后用密封防漏物品包裹,及时焚烧或就近掩埋。必须转移处理时,也应在密封容器中进行。需作尸体解剖时,应严格实施消毒隔离措施。患者使用过的衣物应进行蒸气消毒或焚化。

3. 加强实验室生物安全

所有涉及埃博拉病毒的实验活动应严格按照我国有关规定进行。相关的实验室检查应减少至需要的最低限度。标本采集应注意个人防护,采集后将标本置于塑料袋中,再置于有清晰标志、坚固的防漏容器中直接送往实验室。注意不要污染容器的外表,并做好相应的消毒。进行检验的实验室应有相应的生物安全级别。病毒分离与培养只能在生物安全 4 级实验室(BSL - 4)进行。

4. 开展流行病学调查

疾控人员接到病例报告后要立即进行流行病学调查,包括调查病例在发病期间的活动史、搜索密切接触者和共同暴露者,寻找感染来源,及时隔离控制传染源,防止疫情扩散。

5. 加强宣传教育

（1）加强对特殊人群的宣传教育:对前往非洲疫区的旅游者和医疗卫生工作人员进行防病知识的宣传,使其避免接触丛林中的灵长类动物,在医院接触病人时要提高警惕意识,做好个人防护。

（2）加强对公众的埃博拉出血热防治知识宣传:使公众正确对待事件的发生,及时、有效地采取预防手段,避免疫情发生后引起不必要的社会恐慌。

三、登革热

（一）疾病理论

登革热(Dengue Fever)是登革热病毒引起、伊蚊传播的一种急性传染病。临床特征为起病急骤、高热、全身肌肉、骨髓及关节痛、极度疲乏,部分患可有皮疹、出血倾向和淋巴结肿大。本病于 1779 年在埃及开罗、印度尼西亚雅加达及美国费城发现,并根据症状命名为关节热和骨折热。1869 年由英国伦敦皇家内科学会命名为登革热。20 世纪,登革热在世界各地发生过多次大流行,病例数百万计。在东南亚一直呈地方性流行。我国于1978年在广东流行,并分离出Ⅳ型登革热病毒。此后,于1979年、1980年、1985年小流行中分离出Ⅰ、Ⅱ、Ⅲ型病毒。

1. 病原学

登革热病毒属B组虫媒病毒,现在归入披盖病毒科(Togaviridae)黄热病毒属(Flavivirus)。病毒颗粒呈哑铃状、棒状或球形。髓核为单股线状核糖核酸(RNA)。病毒颗粒与乙型脑炎病毒相似,最外层为两种糖蛋白组成的包膜,包膜含有型和群特异性抗原,用中和试验可鉴定其型别。登革病毒可分为4个血清型,与其他B组虫媒病毒如乙脑炎病毒可交叉免疫反应。登革病毒在1~3日龄新生小白鼠脑、猴肾细胞株、伊蚊胸肌及C6/36细胞株内生长良好,并产生恒定的细胞病变。但接种猴子、猩猩和其他实验动物,不产生症状。

登革病毒对寒冷的抵抗力强,在人血清中贮存于普通冰箱可保持传染性数周,-70℃可存活8年之久;但不耐热,50℃30分钟或100℃2分钟皆能使之灭活;不耐酸、不耐醚。用乙醚、紫外线或0.05%甲醛可以灭活。

2. 发病机制及病理变化

(1)发病机制:登革热病毒通过伊蚊叮咬进入人体,在网状内皮系统增殖至一定数量后,即进入血循环(第1次病毒血症),然后再定位于网状内皮系统和淋巴组织之中,在外周血液中的大单核细胞、组织中的巨噬细胞、组织细胞和肝脏的Kupffer氏细胞内再复制至一定程度,释出于血流中,引起第2次病毒血症。体液中的抗登革病毒抗体,可促进病毒在上述细胞内复制,并可与登革病毒形成免疫复合物,激活补体系统,导致血管通透性增加,同时抑制骨髓中的白细胞和血小板系统,导致白细胞、血小板减少和出血倾向。登革出血热的发病原理有三种假说:

① 病毒株的毒力不同:Ⅱ型病毒引起登革出血热,其他型病毒引起登革热。

② 病毒变异:认为病毒基因变异后导致毒力增强,但目前病毒变异的证据尚不充分。

③ 二次感染学说:认为第一次感染任何型登革病毒,只发生轻型或典型登革热,而当第二次感染后,不论哪一型病毒,即表现为登革出血热。有人报告55例登革出血热患者,其中51例均为二次感染。其机理是,当第二次感染时,机体出现回忆反应,产生高滴度的IgG,与抗原形成免疫复合物。和大单核细胞或巨噬细胞表面Fc受体结合,激活这些细胞释放可裂解补体C3的蛋白酶、凝血酶和血管通透因子。这些酶和因子再激活补体系统和凝血系统,导致血管通透性增加、血浆蛋白及血液有形成分渗出,引起血液浓缩、出血和休克等病理生理改变。

(2)病理变化:登革热有肝、肾、心和脑的退行性变;心内膜、心包、胸膜、胃肠黏膜、肌肉、皮肤及中枢神经系统不同程度的出血;皮疹内小血管内皮肿胀,血管周围水肿及单核细胞浸润。重症患者可有肝小叶中央坏死及淤胆,小叶性肺炎,肺小脓肿形成等。登革出血热病理变化为全身微血管损害,导致血浆蛋白渗出及出血。消化道、心内膜下、皮下、肝包膜下、肺及软组织均有渗出和出血,内脏小血管及微血管周围水肿、出血和淋巴细胞浸润。脑型患者尸检可见蛛网膜下隙及脑实质灶性出血,脑水肿及脑软化。

3. 流行病学

(1)传染源:患者和隐性感染者为主要传染源,未发现健康带病毒者。患者在发病前6~8小时至病程第6天,具有明显的病毒血症,可使叮咬伊蚊受染。流行期间,轻型患者数量为典型患者的10倍,隐性感染者为人群的1/3,可能是重要传染源。丛林山区的猴子和城市中某些家畜虽然有感染登革病毒的血清学证据,但作为传染源,尚未能确定。

(2)传播媒介:伊蚊,已知12种伊蚊可传播本病,但最主要的是埃及伊蚊和白伊蚊。广东、广西多为白纹伊蚊传播,而雷州半岛、广西沿海、海南省和东南亚地区以埃及伊蚊为主。伊蚊只要与有传染性的液体接触一次,即可获得感染,病毒在蚊体内复制8~14天后即具有传染性,传染期长者可达174日。具有传染性的伊蚊叮咬人体时,即将病毒传播给人。因在捕获伊蚊的卵巢中检出登革病毒颗粒,推测伊蚊可能是病毒的储存宿主。

(3)易感人群:在新疫区普遍易感。1980年在广东流行中,最小年龄3个月,最大86岁,但以青壮年发病率最高。在地方性流行区,20岁以上的成人,100%在血清中能检出抗登革病毒的中和抗体,因而发病者多为儿童。感染后对同型病毒有免疫力,并可维持多年,对异型病毒也有1年以上免疫力。同时感染登革病毒后,对其他B组虫媒病毒,也产生一定程度的交叉免疫,如登革热流行后,乙型脑炎发病率随之降低。

(4)流行特征

① 地方性:凡有伊蚊滋生的自然环境及人口密度高的地区,均可发生地方性流行,在城市中流行一段时间之后,可逐渐向周围的城镇及农村传播,在同一地区,城镇的发病率高于农村。

② 季节性:发病季节与伊蚊密度、雨量相关。在气温高而潮湿的热带地区,蚊媒常年繁殖,全年均可发病。我国广东、广西发病高峰为5~10月,海南省发病高峰3~10月。

③ 突然性:流行多突然发生,不少国家在本病消匿十余年之后突然发生流行,我国20世纪40年代在东南沿海曾

有散发流行,至 1978 年在广东佛山突然流行。

④ 传播迅速,发病率高,病死率低:疫情常由一地向四周蔓延。如 1978 年 5 月广东省佛山市石湾镇首先发生登革热,迅速波及几个市、县。1980 年 3 月南省开始流行,很快席卷全岛,波及广东几十个县、市。病死率 0.016% ~ 0.13%。本病可通过现代化交通工具远距离传播,故多发生在交通沿线及对外开放的城镇。

4. 临床表现

潜伏期 5 ~ 8 天。按世界卫生组织标准分为典型登革热、登革出血热和登革休克综合征 3 型。我国近年来所见的登革热可分为典型登革热、轻型登革热和重型登革热。

(1)典型登革热

① 发热:所有患者均发热。起病急,先寒战,随之体温迅速升高,24 小时内可达 40℃。一般持续 5 ~ 7 天,然后骤降至正常,热型多不规则,部分病例于第 3 ~ 5 日体温降至正常,1 日后又再升高,称为双峰热或鞍形热。儿童病例起病较缓,热度也较低。

② 全身毒血症状:发热时伴全身症状,如头痛、腰痛,尤其骨、关节疼痛剧烈,似骨折样或碎骨样,严重者影响活动,但外观无红肿。消化道症状可有食欲下降,恶心、呕吐、腹痛、腹泻。脉搏早期加快,后期变缓。严重者疲乏无力呈衰竭状态。

③ 皮疹:于病程 3 ~ 6 日出现,为斑丘疹或麻疹样皮疹,也有猩红热样皮疹,红色斑疹,重者变为出血性皮疹。皮疹分布于全身、四肢、躯干和头面部,多有痒感,皮疹持续 5 ~ 7 日。疹退后无脱屑及色素沉着。

④ 出血:25% ~ 50% 病例有不同程度出血,如牙龈出血、鼻出血、消化道出血、咯血、血尿等。

⑤ 其他:多有浅表淋巴结肿大。约 1/4 病例有肝大及 ALT 升高,个别病例可出现黄疸,束臂试验阳性。

(2)轻型登革热:表现类似流行性感冒,短期发热,全身疼痛较轻,皮疹稀少或无疹,常有表浅淋巴结肿大。因症状不典型,容易误诊或漏诊。

(3)重型登革热:早期具有典型登革热的所有表现,但于 3 ~ 5 病日突然加重,剧烈头痛、呕吐、谵妄、昏迷、抽搐、大汗、血压骤降、颈强直、瞳孔散大等脑膜脑炎表现。有些病例表现为消化道大出血和出血性休克。

5. 诊断及鉴别诊断

(1)流行病学资料:在登革热流行季节中,凡是疫区或有外地传入可能的港口和旅游地区,发生大量高热病例时,应考虑本病的发生。

(2)临床表现:凡遇发热、皮疹、骨及关节剧痛和淋巴结肿大者应考虑本病;有明显出血倾向,如出血点、紫斑、鼻衄、便血等,束臂试验阳性,血液浓缩,血小板减少者应考虑登革出血热;在本病过程中或退热后,病情加重,明显出血倾向,同时伴周围循环衰竭者应考虑登革休克综合征。但首例或首批患者确诊和新疫区的确定,必须结合实验室检查。

(3)实验室检查

① 血常规:病后白细胞即减少,第 4 ~ 5 天降至低点($2 \times 10^9/L$),退热后 1 周恢复正常,分类中性粒细胞减少,淋巴细胞相对增高。可见中毒颗粒及核左移。1/4 ~ 3/4 病例血小板减少,最低可达 $13 \times 10^9/L$。部分病例尿及脑脊液可轻度异常。

② 血清学检查:常用者有补体结合试验、红细胞凝集抑制试验和中和试验。单份血清补体结合试验效价超过 1:32,红细胞凝集抑制试验效价超过 1:1280 者有诊断意义。双份血清恢复期抗体效价比急性期高 4 倍以上者可以确诊。中和试验特异性高,但操作困难,中和指数超过 50 者为阳性。

③ 病毒分类 将急性期患者血清接种于新生(1 ~ 3 日龄)小白鼠脑内、猴肾细胞株或白纹伊蚊胸肌内分离病毒,第 1 病日阳性率可达 40%,以后逐渐减低,在病程第 12 天仍可分离出病毒。最近采用白纹伊蚊细胞株 C6/36 进行病毒分离,阳性率高达 70%。用 C6/36 细胞培养第 2 代分离材料作为病毒红细胞凝集素进行病毒分型的红细胞凝集抑制试验,或作为补体结合抗原作补体结合试验分型,可达到快速诊断的目的。

(4)鉴别诊断:登革热应与流行性感冒、麻疹、猩红热、药疹相鉴别;登革出血热的登革休克综合征应与黄疸出血型的钩端螺旋体病、流行性出血、败血症、流行性脑脊髓膜炎、黄热病等相鉴别。

6. 治疗

目前对本病尚无确切有效的病原治疗,主要采取支持及对症治疗措施。

(1)降低体温:对高热患者宜先用物理降温,如冰敷、乙醇试浴,慎用止痛退热药物。对高热不退及毒血症状严重者,可短期应用小剂量肾上腺皮质激素,如口服泼尼松。

（2）补液：对出汗多、腹泻者，先作口服补液，注意水、电解质与酸碱平衡。必要时应采用静脉补液，纠正脱水、低血钾和代谢性酸中毒，但应时刻警惕诱发脑水肿、颅内高压症、脑疝的可能性。

（3）降低颅内压：对剧烈头痛、出现颅内高压症的病例应及时应用20%甘露醇注射液快速静脉滴注。同时静脉滴注地塞米松，有助于减轻脑水肿、降低颅内压。对呼吸中枢受抑制的患者，应及时应用人工呼吸机治疗。

（二）防控技能

1. 疫情监测

按照《全国登革热监测方案》执行。

2. 疫情报告

严格按照《中华人民共和国传染病防治法》《传染病防治法实施办法》中乙类传染病及暴发或重大疫情报告时限和程序要求进行报告。

3. 疫区处理

（1）确定疫点及疫情：无论城市或乡村，证实登革热发生或流行时，应划定疫点、疫区，为采取处理措施的实施范围划定界线。

（2）传染源确认与管理

① 急性患者要求做到早诊断、早报告、早隔离、早就地治疗。隔离室应有防蚊措施，如纱窗、纱门、蚊帐，并在隔离室周围100米范围内定期杀灭伊蚊成蚊和清除伊蚊滋生地。在患者较多的疫区，应就地设置临时隔离治疗点，尽量避免远距离就医，减少传播机会。

② 密切接触者要进行15天防蚊医学观察。对疫点、疫区内不明原因发热者做好病家访视，必要时进行隔离治疗或医学观察。对在流行季节来自登革热疫区的人员予以医学观察和检疫。须特别强调，对所有被隔离人员均应配备防蚊设备。

（3）切断传播途径：对疫点、疫区进行室内外的紧急杀灭成蚊，要针对不同蚊种、当地滋生地特点采取相应措施，限期将疫区范围内纹幼布雷图指数降至5以下。埃及伊蚊主要滋生于水缸、水池和各种积水容器内；白纹伊蚊主要滋生于盆、罐、竹节、树洞、废轮胎、花瓶、壁瓶、建筑工地等清水型小积水。要特别做好流行区内医院、学校、机关、建筑工地等范围内的灭蚊工作。

（4）保护易感人群

① 健康教育：向群众宣传关于登革热的发生、传播、早期症状、危害及防治等基本知识，确保防蚊、灭蚊的知识和方法家喻户晓，提高群众对登革热的自我防治能力。

② 做好个人防护：进入疫区人员使用驱避剂、纱门、纱窗等防蚊用品，防止蚊媒白天叮咬传染。

③ 在流行区、流行季节尽量减少群众集会，减少人群流动。要特别注意从登革热非流行区进入流行区人群的防护。

4. 预防措施

（1）应做好疫情监测，以便及时采取措施控制扩散。患者发病最初5天应防止其受蚊类叮咬，以免传播。典型患者只占传染源的一小部分，所以单纯隔离患者不足以控制流行。

（2）预防措施的重点在于防蚊和灭蚊。应动员群众实行翻盆倒罐，填堵竹、树洞。对饮用水缸要加盖防蚊，勤换水，并在缸内放养食蚊鱼。室内成蚊可用敌敌畏喷洒消灭，室外成蚊可用50%马拉硫磷、杀螟松等做超低容量喷雾，或在重点区域进行广泛的药物喷洒。

（3）登革热的预防接种目前还处于研究阶段，不能用于疫区。

四、狂犬病

（一）疾病理论

狂犬病（Rabies）又称恐水症（Hydrophobia），是由狂犬病病毒引起的一种人畜共患的中枢神经系统急性传染病。多见于犬、狼、猫等食肉动物。人多因被病兽咬伤而感染。临床表现为特有的狂躁、恐惧不安、怕风恐水、流涎和咽肌痉挛，最终导致发生瘫痪而危及生命。

1. 病原学

狂犬病病毒属核糖核酸型弹状病毒。狂犬病毒具有两种主要抗原。一种为病毒外膜上的糖蛋白抗原，能与乙酰胆碱受体结合使病毒具有神经毒性，并使体内产生中和抗体及血凝抑制抗体。中和抗体具有保护作用。另一种为内层的核蛋白抗原,可使体内产生补体结合抗体和沉淀素,无保护作用。从患者和病兽体内所分离的病毒,称自然病毒或街毒(Stree Virus),其特点是毒力强,但经多次通过兔脑后成为固定毒(Fixed Virus),毒力降低,可制造疫苗。

狂犬病毒易被紫外线、甲醛、50%~70%乙醇、升汞和季胺类化合物(苯扎溴铵)等灭活。其悬液经56℃30~60分钟或100℃2分钟即失去活力,对酚有高度抵抗力。在冰冻干燥下可保存数年。

2. 发病机制及病理变化

(1)发病机制:狂犬病病毒对神经组织有很强的亲和力。发病原理分为三个阶段。

① 局部组织内小量繁殖期:病毒自咬伤部位入侵后,在伤口附近横纹细胞内缓慢繁殖,约4~6日内侵入周围神经,此时患者无任何自觉症状。

② 从周围神经侵入中枢神经期:病毒沿周围传入神经迅速上行到达背根神经节后,大量繁殖,然后侵入脊髓和中枢神经系统,主要侵犯脑干及小脑等处的神经元。但亦可在扩散过程中终止于某部位,形成特殊的临床表现。

③ 向各器官扩散期:病毒自中枢神经系统再沿传出神经侵入各组织与器官,如眼、舌、唾液腺、皮肤、心脏、肾上腺髓质等。由于迷走神经核、舌咽神经核和舌下神经核受损,可以发生呼吸肌、吞咽肌痉挛。临床上出现恐水、呼吸困难、吞咽困难等症状。交感神经受刺激,使唾液分泌和出汗增多。迷走神经节、交感神经节和心脏神经节受损时,可发生心血管系统功能紊乱或猝死。

(2)病理变化:主要为急性弥漫性脑脊髓炎,脑膜多正常。脑实质和脊髓充血、水肿及微小出血。脊髓病变以下段较明显,是因病毒沿受伤部位转入神经,经背根节、脊髓入脑,故咬伤部位相应的背根节、脊髓段病变常很严重。延髓、海马、脑桥、小脑等处受损也较显著。

多数病例在肿胀或变性的神经细胞浆中,可见到1至数个圆形或卵圆形、直径约3~10μm的嗜酸性包涵体,即内基小体(Negri body)。常见于海马及小脑浦顷野组织的神经细胞中,偶亦见于大脑皮层的锥体细胞层、脊髓神经细胞、后角神经节、交感神经节等。内基小体为病毒集落,是本病特异且具有诊断价值的病变,但约20%的患者为阴性。

此外,唾液腺腺泡细胞、胃黏膜壁细胞、胰腺腺泡和上皮、肾上管上皮、肾上腺髓质细胞等可呈急性变性。

3. 流行病学

狂犬病在世界很多国家均有发生。新中国成立后由于采取各种预防措施,我国发病率明显下降。近年因养犬逐渐增多,故发病率有上升的趋势。

(1)传染源:狂犬病主要传染源是病犬,人狂犬病由病犬传播者占80%~90%,其次为猫和狼,发达国家由于狗狂犬病被控制,野生动物如狐狸、食血蝙蝠、臭鼬和浣熊等逐渐成为重要传染源。患病动物唾液中含有多量的病毒,于发病前数日即具有传染性。隐性感染的犬、猫等兽类亦有传染性。

(2)传播途径:主要通过被患病动物咬伤、抓伤,病毒自皮肤损伤处进入人体。黏膜也是病毒的重要侵入门户,如眼结合膜被病兽唾液沾污,肛门黏膜被犬触舔等,均可引起发病。此外,亦有经呼吸道及消化道感染的报道。

(3)易感人群:人对狂犬病普遍易感,兽医、动物饲养者与猎手尤易遭感染。一般男性多于女性。冬季发病率低于其他季节。

4. 临床表现

潜伏期长短不一,短的10日,长的1年,多数1~3个月。儿童、头面部咬伤、伤口深扩创不彻底者潜伏期短。此外,与入侵病毒的数量、毒力及宿主的免疫力也有关。

典型病例临床表现分为三期:

(1)前驱期:大多数患者有发热、头痛、乏力、食欲缺乏、恶心、周身不适等症状。对痛、声、风、光等刺激开始敏感,并有咽喉紧缩感。50%~80%患者伤口部位及其附近有麻木、发痒、刺痛虫爬或蚁走感。这是由于病毒繁殖刺激周围神经元引起。本期持续1~4日。

(2)兴奋期或痉挛期:患者多神志清楚而处于兴奋状态,表现为极度恐惧,烦躁,对水声、风等刺激非常敏感,引起发作性咽肌痉挛、呼吸困难等。

恐水是本病的特殊症状,但不一定每例均有,亦不一定早期出现。典型表现在饮水、见水、流水声或谈及饮水时,可引起严重咽喉肌痉挛。故患者渴极畏饮,饮而不能下咽,常伴有声嘶和脱水。

怕风亦是本病常见的症状,微风、吹风、穿堂风等可引起咽肌痉挛。其他如音响、光亮、触动等,也可引起同样发作。

由于自主神经功能亢进,患者出现大汗、流涎、体温可达40℃以上、心率快、血压升高、瞳孔扩大,但患者神志大多清醒。随着兴奋状态加重,部分患者出现精神失常、定向力障碍、幻觉、谵妄等症状。病程进展很快,多在发作中死于呼吸或循环衰竭。本期持续 1～3 日。

（3）麻痹期：痉挛减少或停止，患者逐渐安静，出现弛缓性瘫痪，尤以肢体软瘫为多见。眼肌、颜面肌及咀嚼肌亦可受累。呼吸变慢及不整，心搏微弱，神志不清，最终因呼吸麻痹和循环衰竭而死亡。本期为 6～18 小时。

5. 诊断与鉴别诊断

（1）临床诊断：根据患者过去被患病动物或可疑患病动物咬伤、抓伤史及典型的临床症状，即可做出临床诊断。但在疾病早期，儿童及咬伤不明确者易误诊。确诊有赖于病原学检测或尸检发现脑组织内基小体。

（2）实验室检查

① 血常规：白细胞总数（$12 \times 10^9 \sim 30 \times 10^9$）/L 不等，中性粒细胞多在 80% 以上。

② 免疫学试验：

· 荧光抗体检查法：取患者唾液、咽部或气管分泌物、尿沉渣、角膜印片及有神经元纤维的皮肤切片，用荧光抗体染色检查狂犬病毒抗原。

· 酶联免疫技术检测狂犬病毒抗原：可供快速诊断及流行病学之用。如患者能存活 1 周以上则中和试验可见效价上升，曾经接种狂犬疫苗的患者，中和抗体须超过 1:5000 方可诊断为本病。

· 病毒分离：患者唾液、脑脊液或死后脑组织混悬液可接种动物，分离病毒，经中和试验鉴定可以确诊，但阳性率较低。

· 内基小体检查：从死者脑组织印压涂片或作病理切片，用染色镜检及直接免疫荧光法检查内基小体，阳性率约 70%～80%。

（3）鉴别诊断：本病应与病毒性脑炎、破伤风、格—巴综合征、脊髓灰质炎、假性恐水症、接种后脑脊髓炎、神经官能症等疾病相鉴别。

6. 治疗

（1）一般处理：单间隔离患者，避免不必要的刺激。医护人员最好是经过免疫接种者，并应戴口罩和手套、以防感染。患者的分泌物和排泄物须严格消毒。

（2）加强监护：患者常于出现症状后 3～10 日内死亡。致死原因主要为肺气体交换障碍、肺部继发感染；心肌损害及循环衰竭。因此，必须对呼吸、循环系统并发症加强监护。

（3）对症处理：补充热量，注意水、电解质及酸碱平衡；对烦躁、痉挛的患者予镇静剂，有脑水肿时给脱水剂。必要时作气管切开，间歇正压输氧。有心动过速、心律失常、血压升高时，可应用 β 受体阻滞剂或强心剂。

（4）高价免疫血清与狂犬病疫苗联合应用：高价免疫血清 10～20mL 肌内注射；也可半量肌内注射，另半量在伤口周围浸润注射，同时进行疫苗接种。

（5）干扰素：可试用。

（二）防控技能

1. 伤口的处理

主要为清创，立即用 20% 肥皂水和清水反复彻底清洗伤口和搔伤处，至少 20 分钟，再用 75% 乙醇或 2% 碘酒涂擦，也可用 1% 苯扎溴铵液冲洗，以清除和杀死病毒。如有高效价免疫血清，皮试后可在创伤处作浸润注射。伤口不缝合。亦可酌情应用抗生素及破伤风抗毒素。

2. 疫情报告

严格按照《中华人民共和国传染病防治法》中乙类传染病及暴发或重大疫情报告时限和程序要求进行报告。

3. 预防措施

（1）预防接种：对兽医、动物管理人员、猎手、野外工作者及可能接触狂犬病毒的医务人员应作预防接种。原则上于 1 日、7 日、28 日各肌内注射狂犬疫苗 1.0mL，而后每 1～3 年加强免疫 1 次。对被狼、狐、犬、猫等动物咬伤者，应作预防接种。其方法依伤情、疫苗种类、参照使用说明接种，与此同时加用免疫血清，效果更佳。

（2）加强动物管理，控制传染源

① 大力宣传养犬及其他野生动物的健康危害。

② 野犬应尽量捕杀。

③ 家犬应严格禁锢。并进行登记和疫苗接种。

④ 狂犬或患狂犬病的野兽应立即击毙焚毁或深埋，严禁剥皮吃肉。

第三章　传染病突发事件与应急措施

第一节　传染病突发事件的表现形式

一、构成传染病突发事件的生物学基础

传染病在人群中蔓延,必须具备三个基本条件:传染源、传播途径以及易感人群。这三个条件又称为传染病流行的三个环节,是构成传染病在人群中蔓延的生物学基础。

(一)传染源

病原体感染人体后,通过与机体的相互作用,在机体内生长繁殖引起疾病,并可排出体外感染别的机体,从而导致疾病在人群中的传播。某些特殊情况下,病原体感染不一定导致机体的疾病,但却能排出病原体。这种能排出病原体的人或其他动物均称之为传染源。特定传染源在传染病传播中的作用与其携带的病原体的种类、排出病原体的时间及数量等有关。

(二)传播途径

病原体只有从一个机体排出后感染别的机体才能导致疾病的蔓延,这种病原体更换宿主的过程称为传播。病原体只有通过特定的途径进入机体的特定部位生长繁殖才能导致疾病,这就是传染病的传播机制。如果病原体排出机体后,不能进入新的宿主,或者是进入宿主的方式或途径不恰当,病原体就不能在新宿主体内生长繁殖,当然也就不能导致传染病的传播。传染病病原体传播的机制受到外环境中的多种因素影响,这些因素称为传播因素,如水、空气、食物、土壤、媒介昆虫等。某些传染病的传播因素相对简单,而有些则较为复杂,甚至同一疾病在不同的条件下,其影响因素也不完全相同。

(三)易感人群

易感人群是指容易感染某病原体并引发疾病的人。人群作为一个整体对某传染病病原体的易感性程度称为人群易感性。在某一个特定的地区或单位,易感人群在总人口中所占比重的高低对传染病的流行具有重要意义。一般而言,在免疫水平低下或健康水平低下的人群中,就容易发生传染病的暴发或流行。

二、传染病突发事件的表现形式

(一)散发

散发是指传染病呈散在发生的现象,即保持历年来的流行强度。

散发通常见于以下情况:在一次流行后,易感人群减少;该传染病的大多数人呈隐性感染,患者之间的关系难以确定,表现为散发,如脊髓灰质炎等;某些传播机制不易实现的传染病,如蜱传回归热;感染后潜伏期很长的传染病,如麻风、狂犬病等。

(二)暴发和重大传染病疫情

暴发是疾病流行的一种表现,是指一个局限地区在较短时间内有大量同种疾病病例发生。倘若暴发、流行的范围较大,发病强度比平时高出 10 余倍乃至几十倍,严重影响人民健康、社会安定和经济建设,并且有进一步波及其他省市的可能,则称之为重大传染病疫情。例如 1988 年上海市 30 余万甲型肝炎暴发,2003 年 SARS 在我国的暴发就是重大传染病疫情。

在下列任何一种情况存在时,也应作为重大传染病疫情对待:

1. 某地区发生以前从未有过的新传染病,而且对该地区造成严重影响,如 1988 年新疆发生高达 12 万病例的肠道型戊型病毒性肝炎。

2. 某种已经被控制或基本消灭的传染病又突然出现大面积暴发流行,如 1987 年四川发生十余万例钩端螺旋体患者。

3. 某种新传染病从国外传入而且有可能扩散传播,如艾滋病的传入。

(三)流行与大流行

当某传染病的发病率比历年的发病率有明显上升时,可认为发生该传染病的流行。大流行(Pandemic)是指超出过境或洲界范围的流行,其流行的强度大大超过了以往水平。某些自然疫源性疾病,如鼠疫、森林脑炎等,由于某地区长期存在该传染病的动物传染源、传播媒介等使病原体能在动物之间传播。这类病原体不需要依靠人就能在自然界繁殖,当人类暴露于该环境时,病原体能传播至人引起疾传染病的发生,甚至暴发或流行。传染病的表现形式受社会因素、自然因素等综合影响,这些因素通过传染病的三个环节而产生影响。由于三环节的复杂性与社会因素、自然因素的综合影响,因而在具体情况下,判断是否发生传染病的流行需要通过流行病学调查等才能得出真实的结论。

第二节　传染病突发事件的应对措施

当发生传染病暴发或重大传染病疫情时,应立即向有关行政部门和疾病预防控制机构报告,迅速组织有关人员对疫区进行调查、抢救患者、采取紧急措施、控制疫情的蔓延发展。无论报告的是传染病的暴发或病因未明疾病的暴发,疾病预防控制机构在接到报告后,都应立即做出反应,并且应该对其信息的来源及其可靠性进行核实和判断,特别应当及时掌握疾病的"三间分布"的情况。这些对分析疫情形势及判断疾病性质很有帮助。在正式调查前,最好能依据已掌握的临床及流行病学资料,对可能的暴发原因和传播途径,进行初步估计和假设。在流行病学调查的同时,应采取紧急应对措施救治患者、控制传染病疫情的传播。这些紧急措施主要包括针对传染源的措施、针对传播途径的措施以及针对易感人群的措施。

一、针对传染源的措施

传染源的无害化措施,是综合防治措施中的重要一环,包括对患者、病原携带者及动物传染源的措施。

(一)对患者的措施

主要是"五早"措施,即早发现、早诊断、早报告、早隔离、早治疗。

1. 早发现

患者是许多传染病的主要传染源,早期发现不仅有利于患者本身的及时诊治和康复,而且可以防止其病原体继续传播。早期发现患者的主要措施包括:

(1)广泛开展健康教育,把传染病知识教给群众,提高群众识别传染病的能力,有利于及早就诊。

(2)提高诊断水平,尽可能减少误诊和漏诊。

(3)主动发现患者,尤其是症状较轻的患者。有计划、有针对性地进行健康检查和普查,尤其在疫源地内对接触者询问、检查,及早发现传染病患者;如幼儿园、学校的晨检。

(4)加强国境卫生检疫、疫区检疫和交通检疫也能早期发现患者。

2. 早诊断

及早诊断患者有利于治疗与隔离。应采取早期特异诊断方法,提高鉴别诊断水平。传染病的最后诊断应以流行病学、临床和实验室检查综合判定,提高确诊率。

3. 早报告

一旦诊断确定,应立即进行传染病报告。有关传染病报告时限、报告程序遵从《中华人民共和国传染病防治法》的规定。传染病的报告工作涉及各级卫生部门,涉及疫点疫区的广大群众,是一项经常性工作,必须加强领导、坚持制度、统一部署、统一检查。卫生疾控部门是传染病报告管理工作的专业机构,要对各种传染病的发生和流行情况按月、季、年度进行综合分析,对严重的疫情要随时做出分析,并及时做好报告工作。目前,我国已在绝大多数县级医疗单位实施传染病网络直报制度,大大提高了传染病报告的速度和水平。

4. 早隔离

隔离是将患者在传染期内置于不再传染健康人群的医疗监护环境,防止病原体向外扩散,便于管理和消毒,同时有利于患者的治疗、休息和康复,起到控制传染源的作用。隔离的方式应根据当时、当地的条件和传染病的传染力不同,可采取住院、家庭和临时病房等方式进行隔离。目前,需住院隔离治疗的有鼠疫、霍乱、SARS、白喉、病毒性肝炎、乙型脑炎、流行性出血热、狂犬病、炭疽等;可在家庭隔离治疗的有麻疹、百日咳、猩红热、流行性腮腺炎、痢疾等;临时病房隔离治疗的有流行时的伤寒、甲型肝炎、流行性感冒、登革热等;应不断创造条件,扩大住院隔离治疗的病种和比例。如果需要转送患者,应根据病情选择适当的路线和交通工具,转送路线应该最短,而且安全、平稳、对患者的危害最小。根据各种车辆是否可以给患者提供舒适躺下的地方、隔离程度以及对司机的防护及方便消毒的程度来选择合适的交通工具。转送后车辆应及时消毒。

5. 早治疗

按照各种传染病的治疗原则进行。

（二）对病原携带者的措施

1. 对病原携带者的发现

主要通过病后随访、病史追踪,进行病原学检查来发现病原携带者,且必须多次检查才能发现和确定。主要检查的人群有患者的密切接触者、来自传染病疫区的人群、餐饮行业人员、宾馆服务人员、水源、粪管人员、性乱人员等重点人群;也可以通过新生入学、新兵入伍、团体体检、婚前检查等发现病原携带者。

2. 对病原携带者的管理

（1）治疗:采取中西药物治疗,消除病原携带状态,常见的有伤寒、痢疾、乙型肝炎病原携带者和某些寄生虫感染者等。

（2）隔离和观察:要因病而异,以有关法律、条例、规定、方案为依据,并进行重点的定期随访检查,经 2～3 次病原检查阴性时才可解除管理。

（3）职业限制:调离可促使传染病扩散的职业,包括托幼机构、餐饮行业及其他容易使病原体扩散的公共场所服务行业等职业。

（4）随时消毒:必须教给携带者本人对排泄物、被污染物品及周围环境的消毒方法,防疫人员应对其效果进行检查。

（5）健康教育:使携带者了解其本身情况及与周围人和环境的关系,自觉地做好无害化工作,减少和避免造成对家庭及密切接触人群的危害。

（三）对动物传染源的措施

许多人畜或人禽共患病,携带病原的动物在该类传染病的流行环节具有重要意义。可以针对动物采取措施,防止传染病从动物向人类的传播,对于该类传染病的控制非常重要。

（1）消灭:对所传疾病危害性大、经济价值低的鼠类、某些野生动物及狂犬病犬、炭疽病牲畜等可杀灭,然后焚烧或深埋。

（2）隔离治疗:对有经济价值且所传疾病属非烈性传染病的动物,如感染血吸虫病的耕牛、布鲁菌病的牛、羊等,可进行隔离治疗,防止在畜群间传播。

（3）免疫预防:通过检查及早发现感染动物,做好家畜动物的预防接种及检疫。尤其对养犬施行狂犬病疫苗免疫,是预防人类狂犬病的关键措施。

（4）卫生管理措施:多种家禽、家畜带有感染性腹泻病原体,但因携带率高,动物数量大,目前只能在饲养、屠宰、加工、销售等过程中加强管理,减少危害。

二、针对传播途径的措施

切断传播途径主要是指对疫源地和污染环境采取的措施。传染病的传播途径不同,所采取的措施也不相同。如:肠道传染病主要由粪便、垃圾、污水等污染环境所造成,控制措施重点在污染物品、粪便、垃圾、污水的卫生处理以及饮水消毒和个人卫生防护等方面。呼吸道传染病主要由空气传播所引起,控制措施重点在空气通风、消毒以及个人防护等方面。虫媒传染病可根据媒介昆虫的生态习性特点采取不同的杀虫方法。

（一）消毒

消毒可分为预防性消毒和疫源地消毒。

1. 预防性消毒

指对怀疑有传染源存在的地区和可能被病原体污染的物品等进行消毒处理,如饮水消毒、餐具消毒、空气消毒和乳品消毒等。

2. 疫源地消毒

指对现有或曾有传染源场所进行的消毒处理,如对传染病病房或传染病患者家庭进行的消毒。根据其实施的时间不同,疫源地消毒又可分为随时消毒和终末消毒。

(1)随时消毒:指在现有传染源的疫源地(或医院内),对其排泄物、分泌物及所污染的物品及时进行的消毒,以迅速杀灭病原体,此种消毒应随时或每天进行,可训练患者家属进行。

(2)终末消毒:指传染病患者离开后(痊愈、死亡或转移等),对疫源地进行的最后一次彻底的消毒。《中华人民共和国传染病防治法》规定需要进行终末消毒的传染病有鼠疫、霍乱、伤寒、副伤寒、细菌性痢疾、病毒性肝炎、炭疽、脊髓灰质炎、肺结核等,不需要进行终末消毒的传染病有麻疹、水痘、百日咳、流行性感冒等。进行终末消毒前,需要专业人员在流行病学调查的基础上明确消毒的范围、物品及消毒方法。甲类传染病疫源地必须在卫生防疫人员的指导监督下进行严格的处理。被霍乱病原体污染的水源要进行有效的加氯消毒处理,污水经消毒后排放,污染的食物就地封存并经消毒处理后废弃;对污染的物品,如经济价值不大者一律焚烧,有价值或须保留使用的经严密消毒后再用;患者的粪便、呕吐物经有效氯消毒后废弃。鼠疫疫区内的空气、地面、墙壁、物品都要彻底消毒,彻底消灭疫区中的鼠类、蚤类,死鼠及解剖鼠尸一律焚烧,不能保证彻底消毒的啮齿动物的皮件必须在卫生防疫人员监督下焚烧。对一些肠道传染病、炭疽病等疫区进行消毒处理时,污水可加氯消毒后排放;污物一律焚烧(如需保留,应严密消毒后洗净再用);粪便经含氯石灰等含氯消毒剂处理,达到无害化要求;饮水如被污染,应封闭进行水源消毒,经病原学检查确证已达到饮用水卫生标准后方可恢复使用;死于炭疽的动物尸体就地焚烧,污染的场地需进行严密消毒,可铲除10cm厚的表层土,远离水源深埋。

(二)杀虫

杀虫是指采用各种手段,消灭蚊子、苍蝇、虱子、跳蚤等媒介昆虫,这对于虫媒病毒所致传染病的防治有重要作用。杀虫是切断虫媒传播传染病的传播途径不可缺少的一项工作,实际工作中可根据条件采用物理、化学以及生物学的杀灭方法。

(三)其他卫生措施

在肠道传染病的控制中,卫生措施有着特别巨大的意义。供给净化过的水能使城市中的伤寒、霍乱或其他肠道传染病的发病率迅速下降。另外,对食品的卫生监督、对居民区内垃圾袋清除、排泄物的处理、消灭蚊蝇滋生地、改变居民卫生习惯等均对预防和控制肠道传染病起着巨大的作用。通风换气的好坏对呼吸道传染病也有重要意义,因此卫生措施的作用是不可低估的。艾滋病、淋病、梅毒等性病患者在治愈前应严格约束个人性行为,个人生活用具、毛巾要分开,禁止去公共浴池、游泳池等公共场所。

三、针对接触者和易感人群的措施

保护接触者(或被伤害者)和易感人群,主要是提高人群的免疫力和抵抗力,降低感染病原体的概率。

(一)对接触者的措施

接触者是可能的传染源,首先应登记掌握其全部名单,并按不同的疾病分别采取下列措施。

1. 医学观察:观察中注意该病早期症状的出现和必要的医学检查,观察期限一般为该病的最长潜伏期。

2. 留验:也称隔离检疫,限制其与他人接触,并进行检诊、查验与治疗。留验期为该病的规定检疫期限。

3. 卫生处理:进行必要的消毒、杀虫等卫生措施。

4. 预防接种:对潜伏期长于1周的传染病接触者可进行自动或被动预防接种。

5. 药物预防:对某些有特效药物防治的传染病,必要时可用药物预防。药物预防主要用于密切接触者。

(二)对易感人群的措施

1. 自动免疫

对某些潜伏期较长且有相应疫苗的传染病,当发生流行或暴发时,对易感人群进行的紧急预防接种。例如,在麻疹、脊髓灰质炎等传染病发生流行时,对当地和邻近地区的易感人群进行疫苗应急接种,以控制疾病的流行;被犬等动物伤害后接种狂犬病疫苗等等。应急接种应该在短时间内快速突击完成,以尽快形成新的免疫屏障,阻止新病例发生或流行。

2. 人工被动免疫

人工被动免疫发挥作用快,但持续时间较短,应在接触后尽早采用。如对甲型肝炎的密切接触者注射丙种球蛋白,对狂犬咬伤者注射抗狂犬病血清等。

3. 药物预防

在某些传染病流行时,为了防止受到威胁的易感人群发病,可以给与药物预防,如使用青霉素或磺胺药物预防猩红热,喹奎预防疟疾等。但是药物预防作用时间短,效果不巩固,而且易产生耐药性,因此药物预防只能是有限度的对可能受到感染的密切接触者所采取的应急措施。

（三）个人防护

对易感人群和密切接触者，采取戴口罩、手套、腿套，使用蚊帐或驱避蚊虫药物，使用避孕套等方法都可以起到一定的个人防护作用。个人防护对于医疗卫生工作人员更具有重要意义。医疗卫生工作人员要增强自我防护意识，在传染病门诊、隔离病房、疫区现场、实验室等场所要严格执行隔离消毒操作规程，穿戴必要的防护用品，禁止用手直接接触可疑染疫的动物、昆虫、标本，工作后对双手、全身及用物均需彻底消毒再洗净。对可疑感染传染病的医疗卫生工作人员（尤其是实验室工作人员）应做好预防接种或药物预防，必要时需进行医学观察或留验。

（蒲瑞平）

免疫预防篇

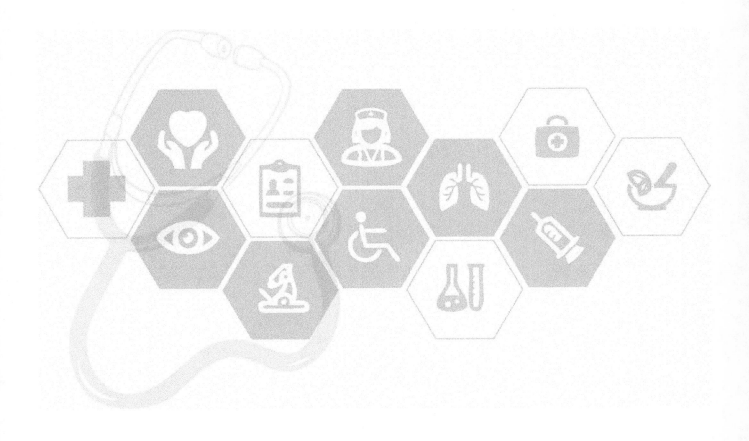

第一章　免疫预防基础知识

第一节　疫苗的管理

一、预防接种的概念与疫苗种类

（一）预防接种的概念

预防接种是泛指人工制备的疫苗类制剂（抗原）或免疫血清类制剂（抗体），通过适宜的途径接种到机体，使个体和群体产生对某种传染病的自动免疫或被动免疫，以预防相应疾病的发生和流行。广义而言，预防接种包括了所有疫苗的人群使用，如儿童计划免疫、成人常规接种、高危人群接种、群体性接种、应急接种，以及免疫血清类制品的治疗、预防和体内用诊断用品的使用方法等。

预防接种工作是贯彻预防为主方针，根据传染病疫情监测和人群免疫水平，有计划地进行预防接种，提高人群免疫力，从而达到控制和消灭某些传染病的目的。预防接种直接关系到人民的生命安全和身体健康。因此，在实施预防接种工作中，必须有高度政治责任心，严格的科学态度，周密的计划，确保接种工作的质量。

（二）疫苗的分类

1. 按疫苗性质可分为灭活疫苗和减毒活疫苗

这是最基本和最常用的分类方法。

（1）灭活疫苗：是用物理和化学的方法将具有感染性的完整的病原体杀死，使其失去致病力而保留抗原性，接种后刺激机体产生针对其抗原的免疫应答，从而达到预防该病原体感染目的的一类疫苗。

灭活疫苗引起的免疫反应通常是体液免疫，很少甚至不引起细胞免疫。由于灭活疫苗在体内不能繁殖，故接种剂量大，次数多，接种后可能出现发热、全身或局部反应，但较活疫苗安全。其免疫效果会随着时间而下降，因此灭活疫苗需要定期加强接种，以提高和增强抗体滴度如流行性乙型脑炎灭活疫苗、甲肝灭活疫苗等。

（2）减毒活疫苗：是指用人工的方法，将病原体的毒力降低到足以使机体产生模拟自然感染而发生的隐性感染，诱发理想的免疫应答而不产生临床症状的疫苗。

接种减毒活疫苗引起的免疫反应更接近于自然感染，疫苗进人体内后有一定的繁殖力，可激发机体对相应抗原微生物产生较强的免疫力，一般只需接种一次，免疫效果可靠持久。活疫苗的缺点是有效期短，热稳定性差，不易保存，对于免疫功能低下或缺陷者，减毒活疫苗可能仍有一定的致病性，甚至会诱发严重疾病。对孕妇也不提倡接种减毒活疫苗。减毒活疫苗与灭活疫苗的比较见表1。

2. 按疫苗剂型可分为冻干疫苗和液体疫苗

（1）冻干疫苗：是利用致病微生物经传代或基因改造的方式，在不破坏原有免疫原性的基础上使该致病微生物无致病性，将失去致病性的病原微生物经扩增后将培养液放入冻干机中，经低温，增加冻干机内真空度的方法，使培养液中的水分以升华的方式分离，制成保持原有微生物免疫原性的干粉。冻干疫苗在使用时，须用稀释液稀释至一定倍数后进行注射。

（2）液体疫苗：即剂型为液体的疫苗，如普通流感疫苗、乙型肝炎疫苗等。

3. 按疫苗是否含吸附剂成分可以分为吸附疫苗和非吸附疫苗

含有吸附剂的疫苗为吸附疫苗，不含吸附剂的疫苗即为非吸附疫苗。

常见的吸附疫苗为吸附百白破联合疫苗，该疫苗由百日咳疫苗原液、白喉类毒素原液以及破伤风类毒素原液按一定比例混合，经氢氧化铝佐剂吸附而成。佐剂是非特异性免疫增强剂，当与抗原一起注射或预先注入机体时，可延长抗原在机体内保留时间，增强机体对抗原的免疫应答。

表 1　减毒活疫苗与灭活疫苗的比较

	减毒活疫苗	灭活疫苗
优点	1. 类似自然感染过程,在机体内可以复制增殖,免疫作用时间长,1 次免疫产生持久免疫 2. 免疫效果较牢固,可形成局部或全身免疫 3. 除注射接种(通常为皮下注射)处,可采取自然感染的途径(如口服、喷雾等)进行免疫	1. 较稳定,易于保存和运输 2. 不受循环抗体影响 3. 安全性好,能杀灭任何可能污染的生物因子
缺点	1. 不稳定,不易于保存和运输,易受光和热影响。 2. 疫苗中有可能污染不利的因子 3. 受抗体/病毒等因素影响,所有干扰微生物在体内繁殖的因素,都可引起免疫失败 4. 在体内有毒力返祖的潜在危险性(如疫苗相关性麻痹型脊髓灰质炎,VAPP) 5. 免疫缺陷患者(如 HIV 感染)或正受免疫抑制治疗的患者可引起严重的反应	1. 在灭活过程中可能损害或改变有效的抗原决定簇,需多次注射,并要进行加强免疫 2. 产生免疫效果维持时间短,不产生局部抗体 3. 只能通过注射方式(通常为肌肉注射)接种

4. 按疫苗使用方法可分为注射疫苗、口服疫苗等

按使用方法可分为注射疫苗(如乙肝疫苗、麻疹疫苗等)、口服疫苗(如口服脊髓灰质炎疫苗、口服轮状病毒疫苗等)、划痕疫苗(如皮上划痕用鼠疫活疫苗、皮上划痕人用炭疽活疫苗等)和喷雾疫苗(如甲型 H_1N_1 流感鼻内喷雾疫苗)。后三种疫苗使用时能更好地起到模拟自然感染的作用,有效地避免了因注射接种而引起的局部反应或并发症。

5. 按疫苗品种可分为单价疫苗和联合疫苗

(1)单价疫苗:该种疫苗只能预防一种疾病,且该疾病的病原体多数只有一种血清型/基因型,如麻疹疫苗。

(2)联合疫苗:是将多种疫苗制备于同一针剂中,它包括多疾病联合疫苗和单疾病多型别联合疫苗。

① 多疾病联合疫苗:是联合多个不同疫苗,预防多种疾病,如麻腮风联合疫苗、百白破联合疫苗等。

② 单疾病多型别联合疫苗:一般包括同一种细菌或病毒的不同亚型或血清型,如 A、C、Y、W135 群脑膜炎球菌多糖疫苗。

随着新疫苗不断被研发,疫菌种类不断增多直接导致儿童接种针次数增加,同时疫苗管理也更加困难。联合疫苗的面世在减少疫苗接种次数的同时,达到预防多种疾病的目的。

6. 按疫苗生产工艺可分为全菌体疫苗、裂解疫苗、合成肽疫苗等五类

随着免疫学、分子生物学、生物化学、遗传学等学科的不断发展,疫苗研发已从传统的细胞水平发展到分子水平甚至基因水平。按其生产工艺,疫苗可分为全菌体(或病毒)疫苗、裂解疫苗、合成肽疫苗、基因工程疫苗和核酸疫苗5 类。

(1)全菌体(或病毒)疫苗:是细菌、病毒或立克次体等病原体的培养物。经化学或物理方法灭活后制成,已丧失致病能力,但仍保留免疫原性。如流行性乙型脑炎灭活疫苗、甲肝灭活疫苗等。通过实验室改进"野"病毒或细菌所得到的疫苗株微生物,保留了复制(生长)和引起免疫力的能力,但通常不致病,为减毒活疫苗,如甲肝减毒活疫苗、麻疹减毒活疫苗等。

(2)裂解疫苗:既可以是蛋白质疫苗,也可以是多糖疫苗。

① 蛋白质疫苗:包括类毒素和亚单位疫苗。类毒素是某些细菌外毒素用甲醛等处理脱毒后的制品,毒性虽消失,但免疫原性不变,故仍然具有刺激人体产生抗毒素,以起到机体从此对某疾病具有自动免疫的作用。

② 亚单位疫苗:不含病原体核酸,仅含能诱发机体产生中和抗体的微生物蛋白或表面抗原。由于已除去病原体中不能激发机体产生保护性免疫和对宿主有害的成分,其稳定性、可靠性更高,接种后引起的不良反应更小。

③ 结合多糖疫苗:是通过结合的方法,将非 T 细胞依赖型免疫反应转变为 T 细胞依赖型免疫反应,导致多糖疫苗在婴儿中的免疫原性提高和疫苗多次接种产生抗体增强反应。

(3)合成肽疫苗:是用化学合成抗原表位氨基酸序列法制备而成的具有保护性作用的类似天然抗原决定簇的多肽疫苗,这种疫苗不含核酸,是理想和安全的新型疫苗,也是目前研制预防和控制感染性疾病和恶性肿瘤的新型疫苗的主要方向之一。目前合成肽疫苗已在预防疟疾中进行临床试验。

(4)基因工程疫苗:是将病原的保护性抗原编码的基因片段克隆入表达载体,用以转染细胞或真核细胞微生物及

原核细胞微生物后得到的产物,或者将病原的毒力相关基因删除掉,使成为不带毒力相关基因的基因缺失苗。

基因工程疫苗又可细分为基因重组载体疫苗、基因缺失疫苗、抗独特型抗体疫苗和转基因植物疫苗等。

(5)核酸疫苗:是将编码某种抗原蛋白的外源基因(DNA 或 RNA)直接导入动物体细胞内,并通过宿主细胞的表达系统合成抗原蛋白,诱导宿主产生对该抗原蛋白的免疫应答,以达到预防和治疗疾病的目的。

核酸免疫与常规免疫的最大差异在于使用的抗原类型不同。核酸疫苗仅是病原体某种抗原的基因片段,可提供与天然构象非常接近的目的蛋白,提呈给宿主免疫系统,与自然感染过程相似。

7. 按疫苗用途可分为预防用疫苗、治疗用疫苗和避孕用疫苗

(1)预防用疫苗:目前我们接触到的绝大部分疫苗均为预防用疫苗,受种者为当前未患有疫苗针对疾病的人群。在接受免疫后,能刺激机体产生特异性抗体,起到预防特定疾病的作用。

(2)治疗用疫苗:旨在启动 Th1 极化和有效的细胞免疫,打破机体的免疫耐受,提高对病原体特异性应答水平。由于治疗用疫苗属于免疫治疗,因其可能伴有免疫损伤,机体使用后会有一定的不良反应。治疗用疫苗免疫对象是已感染某种病原微生物的患者或带菌者,其组分可根据需要进行组合调整,并不像一般的预防用疫苗那样单纯,如用微生物抗原基因与不同细胞因子基因组成并表达的嵌合性疫苗。

(3)避孕疫苗:是一种具有科学性、长期性及可逆性的避孕方法。其基本原理是通过提取一种抗原成分制成疫苗,给予受试对象产生相应的免疫反应,从而阻止受孕。此法只处于实验和研究阶段,尚未进入临床试验。

8. 按疫苗是否付费可分为第一类疫苗和第二类疫苗

根据《疫苗流通和预防接种管理条例》,疫苗可分为两类:

(1)第一类疫苗:是指政府免费向公民提供,公民应当依照政府的规定受种的疫苗,包括国家免疫规划确定的疫苗,以及县级以上人民政府或者其卫生行政部门组织的应急接种或者群体性接种所使用的疫苗。

(2)第二类疫苗:是指由公民自费并且自愿受种的其他疫苗。

二、疫苗的管理

(一)疫苗的供应

1. 第一类疫苗供应

《疫苗流通和预防接种管理条例》实施以后,我国针对日益扩大和增长的疫苗市场,将疫苗分为两大类,第一类还是依照原来的途径配送分发。要求各省级疾病预防控制机构应当做好分发第一类疫苗的组织工作,并按照使用计划将第一类疫苗组织分发到设区的市级疾病预防控制机构或者县级疾病预防控制机构。县级疾病预防控制机构应当按照使用计划将第一类疫苗分发到接种单位和乡级医疗卫生机构。乡级医疗卫生机构应当将第一类疫苗分发到承担预防接种工作的村级医疗卫生机构。医疗卫生机构不得向其他单位或者个人分发第一类疫苗;传染病暴发、流行时,县级以下地方人民政府或者其卫生主管部门需要采取应急接种措施,设区的市级以上疾病预防控制机构可以直接向接种单位分发第一类疫苗。

2. 第二类疫苗的供应

疫苗生产企业可以向疾病预防控制机构、接种单位、疫苗批发企业销售本企业生产的第二类疫苗。疫苗批发企业可以向疾病预防控制机构、接种单位、其他疫苗批发企业销售第二类疫苗。规定各级疾病预防控制机构和接种单位必须向具有生产或经营资质的疫苗生产企业或疫苗批发企业购进第二类疫苗。县级疾病预防控制机构可以向接种单位供应第二类疫苗;设区的市级以上疾病预防控制机构不得直接向接种单位供应第二类疫苗。接种单位应当根据预防接种工作的需要,制定第二类疫苗的购进计划,并向县级人民政府卫生主管部门和县级疾病预防控制机构报告。

(二)疫苗使用计划的制订

1. 制订计划的依据

(1)疫苗的免疫程序。

(2)本辖区疫苗针对疾病发病水平、人群免疫状况和开展强化免疫、应急接种等特殊免疫活动的计划。

(3)疫苗运输、储存形式与能力。

(4)本辖区总服务人口数、出生率、各年龄组人数、儿童数及适龄的流动儿童数。

(5)上一年年底疫苗库存量。

(6)疫苗损耗系数 由省级疾病预防控制机构根据接种服务形式、接种周期、疫苗规格大小等确定。

疫苗损耗系数 = 疫苗使用数 ÷ (基础免疫每剂次疫苗接种剂量 × 基础免疫人次数 + 加强免疫每剂次疫苗接种剂

量×加强免疫人数)

2. 制订计划的内容和方法

(1)疫苗品种、规格、数量、供应渠道和供应方式等。

(2)疫苗需求量按下述公式计算

① 疫苗年需求量 = (基础免疫使用苗 + 加强免疫使用量 + 特殊免疫使用量) - 上一年年底库存量

② 基础免疫疫苗年使用量 = (出生儿童数 + 流动儿童数 + 漏种儿童数) × 每剂次剂量 × 免疫次数 × 损耗系数

③ 加强免疫疫苗年使用量 = 由加强年龄组人口数之和 × 每剂次剂量 × 免疫次数 × 损耗系数

④ 特殊免疫使用量 = 特殊免疫人口数 × 每剂次剂量 × 免疫次数 × 损耗系数

制订疫苗使用计划时,除按上述公式计算外,还要适当增加一定数量的机动疫苗和突发疫情应急接种的疫苗。

3. 制订计划的程序

(1)制订第一类疫苗计划的程序:接种单位应当根据预防接种工作的需要,制订疫苗需求计划。接种单位或乡级预防保健单位向县级卫生行政部门和县级疾病预防控制机构报告疫苗使用年度计划;县级和市级疾病预防控制机构汇总、审核、平衡辖区疫苗使用计划,并经同级卫生行政部门审批后,分别向上一级疾病预防控制机构报疫苗使用年度计划;省级疾病预防控制机构汇总、审核、平衡,制定疫苗使用年度计划,并向负责采购第一类疫苗的部门报告,同时报省级卫生行政部门备案;制订第一类疫苗年度使用计划的具体要求由各省确定。

(2)制订第二类疫苗计划的程序:接种单位根据预防接种工作的需要,向供应部门制订第二类疫苗的购买计划。并向县级卫生行政部门和疾病预防控制机构报告。

(三)疫苗的订购、接收与分发

由疫苗生产企业生产的合格疫苗,必须妥善保存和运输,并进行规范化管理,才能确保疫苗效价和接种后机体产生良好的免疫效果。

1. 疫苗的订购

(1)第一类疫苗的订购:依照国家有关规定负责采购第一类疫苗的部门应当依法与疫苗生产企业或者疫苗批发企业签订政府采购合同,约定疫苗的品种、数量、价格等内容。

(2)第二类疫苗的订购:疾病预防控制机构、接种单位可以向上级疾病预防控制机构、疫苗生产企业或疫苗批发企业订购第二类疫苗。

2. 疫苗的接收

(1)疾病预防控制机构、接种单位在接收第一类疫苗或者购进第一类疫苗时,应当进行查验,审核疫苗生产企业、疫苗批发企业的资质,并索取由药品检验机构依法签发的生物制品每批检验合格或者审核批准证明复印件(要有企业印章);购进进口疫苗的机构还应当索取进口药品通关单复印件(要有企业印章)。索取的上述证明文件,保存至超过疫苗有效期2年备查。

(2)供应的纳入国家免疫规划疫苗的最小外包装的显著位置应有标明"免费"字样以及"免疫规划"专用标识。

(3)疾病预防控制机构、接种单位购进符合要求的疫苗生产企业、疫苗批发企业销售的疫苗以及接收上级疾病预防控制机构分发、供应的疫苗时,应当查验疫苗的冷藏条件。在规定的冷藏要求下运输的疫苗,方可接收。

(4)疾病预防控制机构、接种单位在接收疫苗时,应对疫苗品种、剂型、批准文号、数量、规格、批号、有效期、温度记录、供货单位、生产厂商、质量状况等内容进行核对,做好记录,保存至超过疫苗有效期2年备查。

3. 疫苗的分发

(1)第一类疫苗的分发:省级疾病预防控制机构按照使用计划将第一类疫苗分发到设区的市级疾病预防控制机构或者县级疾病预防控制机构。县级疾病预防控制机构应当按照使用计划将第一类疫苗分发到接种单位和乡级医疗卫生机构。乡级医疗卫生机构应当将第一类疫苗分发到承担预防接种工作的村级医疗卫生机构。医疗卫生机构不得向其他单位或者个人分发第一类疫苗。

传染病暴发、流行时,县级以上地方人民政府或者其卫生行政部门需要采取应急接种措施的,设区的市级以上疾病预防控制机构可以直接向接种单位分发第一类疫苗。

(2)第二类疫苗的分发:可以参照第一类疫苗的逐级分发,也可以是疫苗生产企业或疫苗批发企业直接向接种单位发送疫苗。

4. 疫苗的储存与运输

(1)疫苗的储存:省、市、县级疾病预防控制机构应根据当地的免疫策略、年度工作计划、接种服务形式、冷链储存条件以及应急接种需要等情况确定国家免疫规划疫苗储存数量。原则上各级疫苗储存量为：省级 6 个月，市级 3 个月，县级 2 个月，具备冷藏条件的乡级不得超过 1 个月。疫苗应按品种、批号分类码放。运输疫苗时应使用冷藏车，并在规定的温度下运输。未配冷藏车的单位在领发疫苗时要将疫苗放在冷藏箱中运输。

疫苗储存和运输的温度要求：

① 乙肝疫苗、卡介苗、百白破疫苗、白破疫苗、乙脑灭活疫苗、A 群流脑疫苗、A + C 群流脑疫苗在2～8℃条件下运输和避光储存。

② 脊灰疫苗、麻疹疫苗、乙脑减毒活疫苗、风疹疫苗在－20～8℃的条件下运输和避光储存。

③ 其他疫苗的储存和运输温度要求按照药典和疫苗使用说明书的规定执行。

(2)疫苗的分发领取：领取或分发疫苗时要遵循"先短效期、后长效期"，以及先产先出、先进先出、近有效期先出的原则，有计划地分发；疾病预防控制机构和接种单位，应当建立真实、完整的购进、分发、供应疫苗记录。记录应当注明疫苗的通用名称、生产企业、剂型、规格、批号、有效期、批准文号、(购销、分发)单位、数量、价格、(购销、分发)日期、产品包装以及外观质量、储存温度、运输条件、批签发合格证明编号或者合格证明、验收结论、验收人签名。记录应当保存至超过疫苗有效期 2 年备查；疾病预防控制机构和接种单位要经常核对疫苗进出情况，日清月结，每半年盘查 1 次，做到账苗相符。

三、冷链管理

(一)冷链系统

1. 冷链

是指为保证疫苗从疫苗生产企业到接种单位运转过程中的质量而装备的储存、运输冷藏设施、设备。冷链设备、设施包括冷藏车、疫苗运输工具、冷库、冰箱、疫苗冷藏箱、疫苗冷藏包、冰排及安置设备的房屋等。

2. 冷链系统

是在冷链设备的基础上加入管理因素，即人员、管理措施和保障的工作体系。

3. 各级基本的冷链装备

省级卫生行政部门根据卫生部对预防接种工作的要求、本地区的人口、交通、地形地貌、气象情况和预防接种服务形式、运转周期以及疫苗库存标准、疫苗包装规格等情况，进行冷链设备的装备。

(1)省级疾病预防控制机构低温冷库、普通冷库(备用发电机组或安装双路电路、备用制冷机组)冷藏车、疫苗运输车、温度记录器。冷库的容积应与使用规模相适应，应配有自动监测、调控、显示、记录温度状况以及报警的设备；冷藏车应能自动调控和显示温度状况。

(2)市级疾病预防控制机构低温冷库、普通冷库(包括备用发电机组)、低温冰箱、普通冰箱、冷藏车、温度记录器、疫苗运输车和疫苗冷藏箱、冰排。冷库和冷藏车的要求同上。

(3)县级疾病预防控制机构普通冷库(包括备用发电机组)、低温冰箱、普通冰箱、温度记录器、疫苗运输车和疫苗冷藏箱、冰排。

(4)乡(镇)级预防保健机构普通冰箱、低温冰箱、冷藏箱、冷藏包、冰排，必要时应配冷库。

(5)接种单位普通冰箱或(和)冷藏包、冰排。

(二)冷链设备的补充和更新

省级人民政府根据现有冷链设备状况和国家免疫规划发展情况，制订 5～10 年补充、更新计划，会同省级财政部门有计划地对各级冷链设备进行补充与更新。

实施扩大免疫规划后，第一类疫苗数量由 7 种增加到 14 种，多种疫苗的包装由多人份改为单人份，使新增疫苗的冷链需要扩容约 2.8 倍；现有冷链设备需要定期更新，冰箱使用寿命约为 10 年。

(三)冷链系统管理的基本原则

1. 冷链设备

冷链设备应按计划购置和下发，建立健全领发手续，做到专物专用，不得挪作他用或任意调换，不得存放尿、便等检品，严禁存放私人食品、热水和苯、醚、醇等有机溶剂；冷链设备要有专门房屋安置，正确使用．定期保养，保证设备的良好状态。

2. 冷链管理人员

各级要有专人负责管理与维护冷链设施和设备，管理、维护人员必须经过相关培训。

3. 冷链管理制度

各级要制定冷链工作管理制度,建立健全冷链设备档案(包括设备说明书、合格证或检验单、到货通知单及验收报告书等);对所使用冷链设备运转状态进行监测;要掌握本行政区域内冷链设备装备和运转状态等信息,设立档案。定期向上级疾病预防控制机构和同级卫生行政部门报告冷链设备运转情况和更新计划;对冷藏设备和冷藏运输工具运行状况进行温度记录;对冷藏设备和冷藏运输工具定期检查、维护,确保其符合规定要求;冷链设备的报废,严格按照国有资产管理的相关规定执行。

4. 冷链设备安装

冷链设备应安装(或存放)在保持通风的专用房间内,避免阳光直射,远离热源。每台设备安装专用插座,不可与其他设备或电器共用插座。冷藏车、普通冷库和低温冷库的安装与调试,必须由专业的制冷工程师承担。

(四)常用冷链设备使用与维护

1. 冷藏车

冷藏车是运送疫苗的专用车辆,应办理特种车辆证;冷藏车应保持机械和制冷系统的良好状态,要能自动调控和显示温度状况。每次运输时按规定对车厢内温度进行记录与监测,根据疫苗的储存要求调整车厢内温度;每次运输时随车携带外接电源线,如运输途中停车时间较长应锁好车厢门,并接好外接电源以确保车内制冷系统正常运行;疫苗装车时应按照下重上轻、左右平衡的原则,疫苗摆放应注意保留冷气循环通道。

2. 冷库

其容积应与使用规模相适应;制冷机组应双路供电或配备用发电机组,安装电压、电流指示仪表;并配有备用制冷机组;配有自动监测、调控、显示、记录温度状况以及报警的设备;采用动态温度记录仪对普通冷库、低温冷库进行温度记录,每天记录冷库内的温度及机器运转情况;冷库内的疫苗应按品名、失效期或批号分类分堆码放。

3. 冰箱

冰箱内储存的疫苗要摆放整齐,疫苗与箱壁、疫苗与疫苗之间应留有 1～2cm 的空隙,并按品名和有效期分类摆放;冰箱门因经常开启,温度变化较大,门内搁架不宜放置疫苗;每台冰箱应配有温度记录表,每天记录冰箱内温度及其运转情况;温度计应分别放置在低温冰箱、冰柜的中间位置,普通冰箱的冷藏室及冷冻室的中间位置,冰衬冰箱的底部及接近顶盖处;使用冰衬冰箱储存疫苗时,注意应将 BCG、脊髓灰质炎疫苗和麻疹疫苗存放在底部,并将百白破疫苗、白破疫苗和乙肝疫苗放在接近冰箱顶部,不可将冷藏保存的疫苗放在距冰箱底部 15cm 内的地方,以免冻结;经常保持冰箱的清洁,不可用酸、强碱、化学稀释剂、汽油或挥发油擦洗冰箱任何部位。每周检查冷冻室结霜情况,如霜厚>0.6cm,立即化霜,化霜时将温控器调至 0 挡或关掉;冰箱应安装在干燥通风的房间内,避免阳光直射,远离热源;冰箱的上方、后方要分别留有 30cm、10cm 以上的空间。一个房间内安装数台冰箱时,应有空调装置或排气风扇。

4. 冷藏箱和冷藏包

在使用前后,注意检查有无破损、开裂,箱(或包)盖是否密闭,使用时冰排、疫苗配备适当;运送和储存疫苗时,冷藏箱(包)内应按要求放置冻好的冰排,疫苗安瓿不能直接与冰排接触,防止冻结。应在冷藏箱(包)的底层垫上纱布或纸,以吸水和防止疫苗破碎;每次使用冷藏箱(包)后,应清洗擦干后保存。

5. 冰排

冻制冰排时,首先将冰排内注入清洁水,注水量为冰排容积的90%。注水后冰排直立放置在低温冰箱或普通冰箱的冷冻室,冻制时间应不少于 24 小时;在冻制冰排时,冰排与低温冰箱箱壁之间应留有 3～5cm 的间隙;冰排应在低温条件下冻结至结露("出汗")状态后,放入冷藏箱(包)内;每次冷链运转结束后,应将冷藏箱(包)内冰排的水倒掉清洗干净、晾干后与冷藏箱(包)分开存放。

(五)冷链系统监测记录内容

疫苗名称、生产企业、数量、批号及有效期、启运和到达时间、启运和到达时的疫苗储存温度和环境温度、运输过程中的温度变化、运输工具名称和接送疫苗人员签名。

(六)冷链系统监测注意事项

1. 温度记录表

冷链设备的管理人员每天应至少两次(上午和下午各 1 次)查看并填写温度记录表。每台冰箱/冰柜都必须设有温度记录表。冷藏设施设备温度超出疫苗储存要求时,应采取相应措施并记录。

2. 温度计

应分别放置在低温冰箱、冰柜的中间位置,普通冰箱冷藏室及冷冻室的中间位置,冰衬冰箱的底部及接近顶盖处。

3. 普通冷库或低温冷库

记录仪和酒精或水银温度计都要用。温度计的敏感器部分不要放在蒸发器的通风处。

4. 冰箱或冰柜的温控器

多数冰箱和冰柜都装有温控器。调节温控器,以使温度达到正常。某些温控器在控制旋钮上带有刻度或数字,这不是所显示的真正温度,而是制冷的等级,数字越大越冷。如果温度过低,必须通过逆时针调节旋钮减少制冷量。

第二节　预防接种服务的实施

一、预防接种机构

根据《疫苗流通和预防接种管理条例》和《预防接种工作规范》对接种单位条件要求、设置、接种组织形式、服务形式、接种流程等提出了明确规范要求。规范接种单位行为有利于避免接种差错,减少接种纠纷;有利于提高工作效率和工作质量,促进免疫规划工作持续健康发展。

各级卫生行政部门,根据上一级卫生行政部门的要求,组织领导所属疾病预防控制机构和医疗单位,作好本地区预防接种工作。预防接种是一项经常性的重要工作,各级疾病预防控制机构必须有相应组织和专人负责制订计划、生物制品发放、预防接种效果的考核以及对医疗单位进行预防接种工作的业务技术指导和督促、检查;各级医疗卫生单位,必须按疾病预防控制机构的要求承担预防接种工作。

(一)管理机构

1. 县级及以上卫生行政部门负责本行政区域内预防接种的监督管理。

2. 县级及以上卫生行政部门指定的各级疾病预防控制机构,承担本行政区域内预防接种工作的组织实施和技术指导。

3. 国家级预防控制中心设立免疫规划中心及其相应的技术支持单位,省、市、县(区)疾病预防控制机构设立专门的免疫规划管理工作的业务科(室、所)。卫生行政部门指定承担预防保健任务的镇(乡、街),设立预防保健所(站、科、组)或社康服务中心,或预防接种门诊,专人负责预防接种工作。

(二)预防接种单位和人员

1. 预防接种单位

从事预防接种工作的医疗卫生机构(以下简称接种单位),须由县级卫生行政部门指定,并明确其责任范围。接种单位应当具备下列条件:

(1)具有医疗机构执业许可证件。

(2)具有经过县级卫生行政部门组织的预防接种专业培训并考核合格的执业医师、执业助理医师、护士或者乡村医生。

(3)承担预防接种工作的城镇医疗卫生机构,应当专门设立预防接种门诊。

(4)具有符合疫苗储存、运输管理规范的冷藏设施,设备和冷藏保管制度。

接种单位按辖区管理,接受所在地县级疾病预防控制机构的技术指导,并按照《预防接种工作规范》和卫生行政部门的有关规定,承担责任区域内的指定的预防接种工作。

2. 预防接种人员

(1)各乡镇、社区防保组织根据其职责、任务,结合本行政区域的服务人口、服务面积和地理条件等因素,合理配置相应的专业技术人员。

(2)担预防接种人员应当具备执业医师、执业助理医师、护士或者乡村医生资格,并经过县级卫生行政部门组织的预防接种专业培训,考核合格后方可上岗。

(3)狂犬病暴露处置门诊预防接种人员必须符合预防接种从业人员的资质条件。狂犬病暴露处置门诊伤口处置工作人员符合外科医师资质条件,并通过狂犬病暴露处置技术培训考核,持证上岗。

(三)接种单位分类及职责

根据接种单位提供疫苗接种服务来分类,常见的有4类接种单位,分别是:免疫规划接种门诊,新生儿乙肝疫苗及卡介苗接种单位,第二类疫苗接种单位和狂犬病疫苗接种单位。

1. 免疫规划接种门诊

负责卫生行政部门指定责任区域内人群第一类疫苗和(或)第二种疫苗的接种工作,其主要职责是:

(1)为14岁以下儿童(包括流动儿童)建立预防接种信息库,并发放预防接种证;有条件的地区应建立全人群(包括流动人群)预防接种信息库,并为接种者发放预防接种证。

(2)提供第一类疫苗和第二类疫苗接种服务,并如实填写接种证、册(或信息库),负责预防接种一般反应的监测、报告和处理。

(3)制订第一类疫苗使用计划和第二类疫苗购买计划,做好疫苗出入库等管理,保证疫苗冷藏符合规范的要求。

(4)开展预防接种知识宣传和咨询活动。

(5)收集预防接种有关资料,上报预防接种有关报表。

(6)主动了解婴儿出生情况,及时建卡。

免疫规划接种门诊实行按日(周、旬、月)定时接种,根据工作需要,可在社区、集体单位设立临时接种点,为接种对象提供上门服务。临时接种点的场地、冷链、人员、异常反应处置等符合要求,主动接受疾病预防控制机构技术人员到现场督导。

2. 新生儿乙肝疫苗及卡介苗接种单位

根据"谁接生,谁接种"的原则,具有合法接生资质的医疗单位必须为本院出生的新生儿接种首针乙肝疫苗和卡介苗,其主要职责是:

(1)提供首针乙肝疫苗和卡介苗接种服务。

(2)制订使用计划,做好疫苗出入库等管理,保证疫苗冷藏合乎规范。

(3)开展预防接种知识宣传和咨询活动。

(4)上报预防接种有关报表。

3. 第二类疫苗接种单位

经卫生行政部门许可,合法医疗机构可对特定人群(主要以成人为主)开展第二类疫苗接种工作。其主要职责是:

(1)按"知情同意,自愿自费"的原则,提供卫生行政部门规定的第二类疫苗接种服务。

(2)制订疫苗使用计划,做好疫苗出入库管理,保证疫苗冷藏符合规范的要求。

(3)开展预防接种知识宣传和咨询活动。

(4)上报预防接种有关报表。

4. 狂犬病疫苗接种单位

经卫生行政部门许可,合法医疗机构可对犬伤者开展伤口处理、狂犬病疫苗接种及免疫球蛋白注射工作,其主要职责是:

(1)负责对犬伤者就诊登记伤口处理。

(2)提供狂犬病疫苗和狂犬病免疫球蛋白接种服务。

(3)制订疫苗购买计划,做好疫苗出入库管理,保证疫苗冷藏合乎规范。

(4)开展预防接种知识宣传和咨询活动。

(5)上报预防接种有关报表。

二、预防接种程序、方法及管理要求

(一)接种规范化管理要求

1. 在接种门诊实施接种时,工作人员必须严格遵守岗位职责,严格执行操作规程,穿工作服,戴口罩、帽子,持证佩藏标志牌上岗。

2. 实行接种前体检、询问病史及近期健康状况制度。

3. 接种疫苗必须做到"三核对(姓名、年龄、接种疫苗的名称)、三询问(既往病史、既往不良反应史、禁忌证)、三检查(疫苗名称、效期、性状)一告知(向儿童家长告知此次预防接种可能发生的不良反应以及注意事项)"。

4. 接种疫苗时严格按照《预防接种工作规范》的操作规程,实行安全注射。

5. 接种疫苗后应嘱咐家长让受种儿童休息观察15~30分钟后方可离开接种门诊,如发现不良反应按有关规定报告和处理。

6. 完成接种后,及时在接种证上做好记录并录入计算机。

（二）疫苗接种组织形式

1. 常规接种

常规接种是指接种单位按照国家免疫规划、传染病流行规律和当地预防接种工作计划，为预防与控制疫苗针对传染病，按照国家免疫规划或《中华人民共和国药典》（简称《中国药典》）（2010 年版三部）规定的各种疫苗免疫程序，疫苗使用说明书，定期为适龄人群提供的预防接种服务。

常规免疫可以分为基础免疫（或初种）和加强免疫（或复种），基础免疫（或初种）和加强免疫（或复种）都是常规接种的组成部分，缺一不可。

2. 群体性预防接种

群体性预防接种是指在特定范围和时间内，针对可能受某种传染病感染的特定人群，有组织地集中实施预防接种的活动。

县级或设区的市卫生行政部门根据传染病监测和预警信息，需要在本行政区域内部分地区进行群体性预防接种的，应当报经同级人民政府决定，并向省级卫生行政部门备案；做出批准决定的人民政府或卫生部应当组织有关部门做好人员培训、宣传教育、物资调用等工作；疾病预防控制机构制定群体性预防接种实施方案，采取适当的预防接种服务形式开展接种工作；任何单位或者个人不得擅自进行群体性预防接种。

3. 应急接种

应急接种是指在传染病流行开始或有流行趋势时，为控制疫情蔓延，对易感染人群开展的预防接种活动。

传染病暴发、流行时，县级以上地方人民政府或者其卫生行政部门需要采取应急接种措施的，依照《中华人民共和国传染病防治法》（下称传染病防治法）和《突发公共卫生事件应急条例》（下称应急条例）的规定执行；疾病预防控制机构制定应急接种实施方案，选择适当的接种服务形式尽快开展接种工作。

（三）疫苗接种方法

（1）皮内注射：是将少量疫苗注入人体表皮和真皮之间。接种时针头斜面向上，针头与皮肤呈 $10° \sim 15°$ 角（如在上臂外侧三角肌中部附着处注射时，针头与皮肤呈 $30°$ 角）刺入皮内，待针头斜面完全进入皮内后，放平注射器，进行注射，使注射部位隆起形成一个圆形的皮丘后，针管顺时针旋转 $45°$ 角后，拔出针头。

（2）皮下注射：是将少量疫苗注入皮下组织内的方法。接种时针头斜面向上，与皮肤呈 $30° \sim 40°$，快速刺入针头长度的 $1/3 \sim 2/3$，回抽无血，注入疫苗，快速拔出针头。

（3）肌内注射：是将少量疫苗注入肌肉组织内。接种时针头与皮肤呈 $90°$ 角，快速刺入针头长度的 $2/3$，回抽无血，注入疫苗后快速拔出针头。

（4）口服法：是将疫苗吞咽入体内的方法。

（5）其他接种方法

① 黏膜接种：是将疫苗稀释后直接喷入鼻内由黏膜吸收的方法。

② 划痕接种：是将活疫苗经皮肤划痕刺入吸收的方法。

（四）疫苗免疫接种程序内容

1. 免疫起始月龄

确定免疫起始月龄要考虑婴幼儿接种疫苗来自母传抗体的干扰、个体免疫系统发育情况、传染病暴露机会等因素。对免疫起始月龄的一般要求是，存在发病危险而又能对疫苗产生充分免疫应答能力的最小月（年）龄，两相权衡后确定免疫起始月龄。一般规定，接种疫苗不应早于免疫起始月龄。

2. 接种剂量

接种疫苗的最佳剂量一般是由疫苗的性质决定的。接种剂量过小，不足以刺激机体免疫系统的应答，不能产生有保护水平的特异性抗体，造成免疫失败。接种剂量过大，超过机体免疫反应能力时会产生免疫耐受，使机体在相当长时间内处于免疫抑制状态，不但影响免疫效果，且会加重免疫反应的临床过程，造成接种不良反应发生率增高。因此，只有适宜的剂量才能产生较高的特异性抗体，形成有效的免疫保护，达到防病的目的。

3. 接种剂次

为使机体形成有效的免疫保护，疫苗必须接种足够的剂次。灭活疫苗 1 剂免疫仅起到动员机体产生抗体的作用，但抗体水平较低，维持时间较短，常需要接种第 2 剂或第 3 剂才能使机体获得巩固的免疫保护。减毒活疫苗接种剂次数一般较灭活疫苗少，有的减毒活疫苗 1 剂次免疫就可以产生理想的免疫保护。但如果剂次过多，一方面造成疫苗浪费另一方面还会增加儿童的痛苦和增加接种不良反应的概率。

4. 接种间隔

增加各剂次疫苗的时间间隔不降低疫苗的效果,减少各剂次疫苗的时间间隔可干扰抗体反应和降低保护作用。2剂次之间的长间隔比短间隔产生免疫应答好,特别是含有吸附剂的疫苗,长于规定的接种时间并不降低最终的抗体水平。无须重新开始接种或增加接种的剂次,但间隔时间太长势必推迟产生保护性抗体的时间,增加暴露的危险。短于规定的最小间隔可减弱抗体应答。因此,对短于规定最小间隔时间接种的不作为 1 剂有效接种。

5. 接种途径

接种途径与效果有密切的关系,一般认为采取与自然感染相同的途径是最佳的接种途径,皮下注射和肌内注射是预防接种最常用的途径。

6. 加强免疫

疫苗在完成基础免疫后一定时期内进行一次加强免疫,可刺激机体产生回忆并维护较高的抗体水平。如百白破疫苗在完成 3 剂次基础免疫后 18 月龄进行一次加强免疫,可使相应的抗体水平维持较高的滴度和较长的时间。

7. 不同疫苗的同时接种

在不同疫苗同时接种时,主要考虑两方面因素:不同疫苗相互之间是否会干扰免疫应答,是否会增加接种不良反应发生率。根据免疫活性细胞的生理特性。一个 T 淋巴细胞有很多针对不同抗原的受体,可以同时处理多种不同的抗原,不存在抗原之间的互相干扰问题。因此,在理论上,两种灭活疫苗、一种灭活疫苗与一种减毒活疫苗、一种注射的减毒活疫苗与一种口服的减毒活疫苗在同时接种时,一般不会产生免疫干扰或增加不良反应发生率,可以同时或任何时间在不同部位进行接种。两种不同注射的减毒活疫苗可同时在不同部位接种,如未同时接种,则应间隔 4 周以上。但在实际工作中,有些地方为了便于预防接种异常反应的处理,规定第一类疫苗和第二类疫苗不能同时接种,两者接种间隔需两周以上。

免疫球蛋白一般不能和减毒活疫苗同时接种,使用免疫球蛋白后至少需间隔 4 周才能接种减毒活疫苗,接种减毒活疫苗两周后才能使用免疫球蛋白。

(五)国家免疫规划疫苗的免疫程序(见表 2)

表 2　国家免疫规划疫苗的免疫程序

疫苗	接种对象月(年)龄	接种剂次	接种部位	接种途径	每剂次接种剂量	备注
乙肝疫苗	0、1、6 月龄	3	上臂三角肌	肌内注射	酵母疫苗 5μg/0.5mL,CHO 苗 10μg/0.5mL,20μg/mL	出生后 24 小时内接种第 1 剂次,每 1、2 剂次间隔≥28 天
BCG	出生时	1	上臂三角肌中部略下处	皮内注射	0.1mL	
脊髓灰质炎疫苗	2、3、4 月龄,4 周岁	4		口服	1 粒	各剂次之间间隔≥28 天
百白破疫苗	3、4、5、月龄,18~24 月龄	4	上臂外侧三角肌	肌内注射	0.5mL	各剂次之间间隔≥28 天
白破疫苗	6 周岁	1	上臂三角肌	肌内注射	0.5mL	
麻疹风疹疫苗(麻疹疫苗)	8 月龄	1	上臂外侧三角肌下缘附着处	皮下注射	0.5mL	
麻腮风疫苗(麻腮疫苗、麻疹疫苗)	18~24 月龄	1	上臂外侧三角肌下缘附着处	皮下注射	0.5mL	
流行性乙型脑炎减毒活疫苗	8 月龄,2 周岁	2	上臂外侧三角肌下缘附着处	皮下注射	0.5mL	
A 群流行性脑脊髓膜炎疫苗	6~18 月龄	2	上臂外侧三角肌附着处	皮下注射	30μg/0.5mL	2 剂次间间隔 3 个月
A+C 群流行性脑脊髓膜炎疫苗	3 周岁,6 周岁	2	上臂外侧三角肌附着处	皮下注射	100μg0.5mL	2 剂次间隔≥3 年,第 1 剂次与 A 群流脑疫苗第 2 剂次间隔≥12 个月。

疫苗	接种对象月(年)龄	接种剂次	接种部位	接种途径	每剂次接种剂量	备注
甲肝减毒活疫苗	18月龄	1	上臂外侧三角肌附着处	皮下注射	1mL	
流行性出血疫苗（双价）	16～60周岁	3	上臂外侧三角肌	肌内注射	1mL	第1剂接种后14天接种第2剂次，之后6个月接种第3剂次
炭疽疫苗	炭疽疫情发生时，病例或病间接接触者及疫点周围高危人群	1	上臂外侧三角肌附着处	皮上划痕	0.05m(2滴)	病例或病畜的直接接触者不能接种
钩端螺旋体疫苗	流行地区可能接触疫水的7～60岁高危人群	2	上臂外侧三角肌附着处	皮下注射	成人第1剂0.5mL，第2剂1.0mL 7～13岁剂量减半，必要时7岁以下儿童依据年龄\体重酌量注射，不超过成人剂量的1/4	2剂次间间隔7～10天
流行性乙型脑炎灭活疫苗	8月龄(2剂次)，2周岁,6周岁	4	上臂外侧三角肌下缘附着处	皮下注射	0.5mL	2剂次间间隔7～10天
甲肝灭活疫苗	18月龄，24～30月龄	2	上臂外侧三角肌附着处	肌内注射	0.5mL	2剂次间间隔≥6个月

注：母婴阻断的新生儿使用CHO疫苗为20μg/mL。

（六）疫苗的接种部位、途径和剂量

参见国家药典的规定,对未收入药典的疫苗,参见疫苗使用说明书。目前常用疫苗的接种部位、途径和剂量见国家免疫规划疫苗免疫程序表。

（七）成人免疫

过去的几十年里通过实施扩大免疫规划,在提高儿童接种率及预防传染病方面取得了重大进展。随着EPI的成功,传统的传染病流行模式已发生了变化,发病年龄有后移的趋势。在儿童期未免疫、也未感染的成人则处于这些传染病的威胁中,麻疹、白喉、百日咳等传染病在成人中时有暴发的报道。对成人进行预防接种已引起社会和卫生部门的关注。

为进一步减少疫苗可预防传染病的发生,应对青年和成人进行常规的预防接种。处于某些年龄、职业、环境和生活方式的人群和具有特殊健康问题的人,以及对疫苗可预防的传染病如乙肝、狂犬病、流感和肺炎球菌病有较大的危险,应予接种。到某些国家去旅游者也有接触一些疫苗可预防疾病的较大危险,留学生、移民和难民也易患上述疾病。

是否接种疫苗取决于两个因素:免疫学和经济基础,即受种者对传染病的易感性;接触传染病的危险性,即发病的危险性和接种疫苗的效益,是否可与其他疫苗联合使用有发生并发症的危险性等。目前成人可以接种的疫苗有白破疫苗(TD)、吸附破伤风疫苗(TT)、甲肝疫苗、乙肝疫苗、麻疹疫苗、风疹疫苗、腮腺炎疫苗、流感疫苗、肺炎球菌多糖疫苗、狂犬病疫苗等十几种。

三、预防接种的实施

接种单位接种疫苗,应当遵守预防接种工作规范、免疫程序、疫苗使用指导原则和接种方案,并在其接种场所的显著位置公示第一类疫苗的品种和接种方法。

（一）接种前准备工作

1. 确定受种对象

根据国家免疫规划疫苗规定的免疫程序,确定受种对象。受种对象包括:本次应种者、上次漏种者和流动人口等特殊人群中的未受种者。

2. 准备注射器材

(1)一次性注射器使用前要检查包装是否完好,在有效期内使用。

(2)备好喂服口服脊髓灰质炎疫苗的清洁小口杯药匙。

3. 准备药品、器械

实施预防接种前需要准备好以下药品、器械:

(1)消毒器材:准备75%乙醇、镊子、无菌干棉签、治疗盘、洗手液等。

(2)体检器材:体温表、听诊器、压舌板、血压计。

(3)常用急救药品:1∶1000肾上腺素。

(4)安全注射器材:注射器回收用安全盒,毁型器、截针器,消毒液容器及污物桶等。

(二)接种时的工作

1. 准备好接种场所

(1)接种场所室外有醒目的标志,室内宽敞清洁、光线明亮,通风保暖,准备好接种工作台、坐凳,并提供儿童和家长等候接种的设施。

(2)接种场所应当按照登记、健康咨询、接种、记录、观察等服务功能进行合理分区,确保接种工作有序进行。

同时需接种几种疫苗时,在接种室/台分别设置醒目的疫苗接种标记,避免错种、重种、漏种。

(3)做好室内清洁,使用消毒液或紫外线消毒并做好消毒记录。

(4)接种工作人员穿戴工作衣、帽、口罩,双手要洗净。

(5)在接种场所显著位置公示相关信息和资料,包括:

① 预防接种工作流程。

② 第一类疫苗的品种、免疫程序、接种方法、作用、禁忌证、不良反应以及注意事项等。

③ 第二类疫苗(包括第一类疫苗的同品种自费疫苗)的品种、免疫程序、接种方法、作用、禁忌证、不良反应以及注意事项、接种服务价格等。

④ 接种服务咨询电话。

⑤ 相关的宣传资料。

2. 核实受种者

(1)接种工作人员应查验儿童预防接种证、卡,核对受种者姓名、性别、出生年、月、日及接种记录,确认是否为本次受种对象,应接种何种疫苗。

(2)接种工作人员发现原始记录中受种者姓名,出生年、月、日有误时,应及时更正。

(3)对于不属于本次受种的对象,向儿童家长或其监护人做好说服解释工作。

(4)对因有接种禁忌而不能接种的受种者,医疗卫生人员应当对受种者或其监护人提出医学建议,并在接种卡(薄)和接种证上记录。

3. 接种前的告知和健康状况的询问

预防接种在保护儿童健康的同时,也会有极少数人出现一些不良反应。根据《疫苗流通和预防接种管理条例》的规定,接种单位或接种工作人员在实施接种前进行告知的内容,主要有:

(1)告知受种者或其监护人所接种疫苗的品种、作用、禁忌证、不良反应以及注意事项,告知可采取口头或文字方式。

(2)询问受种者的健康状况以及是否有接种禁忌等情况,并如实记录告知和询问的情况。

(3)受种者或者其监护人要求自费选择接种一类疫苗同品种疫苗的,应当告知费用承担、异常反应、补偿方式以及其他有关内容。

(4)对于因有接种禁忌而不能接种的受种者,应当对受种者或者其监护人提出医学建议,接种单位接种前实行告知已在全国各地普遍实施,对保证预防接种安全、避免预防接种纠纷起到一定的作用。

4. 接种操作

(1)接种操作前要严格实行"三查七对"的制度:为了防止发生接种差错,预防接种前实施"三查七对"制度,"三查"是指检查受种者健康状况和接种禁忌证,查对预防接种卡(薄)与儿童预防接种证,检查疫苗,注射器外观与批号、有效期;"七对"是指该受种对象的姓名、年龄、疫苗品名、规格、剂量、接种部位。接种途径。接种工作人员经"三查七对"核实无误后,方可对符合条件的受种者实施接种。

(2)皮肤消毒

① 确定接种部位。接种部位要避开瘢痕、炎症、硬结和皮肤病变处。

② 用无菌棉签,蘸75%乙醇,由内向外螺旋式对接种部位皮肤进行消毒,涂擦直径≥5cm,待晾干后立即接种,禁用2%碘酊进行皮肤消毒。

③ 按照免疫程序和疫苗使用说明书规定的接种剂量、方法和部位接种疫苗。

(3)接种时严格执行安全注射

① 接种前方可打开后取出注射器具。

② 接种卡介苗的注射器、针头有专用。

③ 在注射过程中防止被针头误伤。如被污染的针头刺伤,应立即清洗刺伤部位,并采取其他处置措施。

④ 注射完毕后将注射器投入安全盒或防刺穿的容器内,统一回收销毁。

5. 接种记录、观察与预约

(1)接种记录:接种工作人员实施接种后,及时在预防接种证、卡(薄)上记录所接种疫苗的年、月、日及批号、疫苗名称、厂家、接种记录书写要求完整、工整,不得用其他符号代替。

(2)接种后观察:受种者在接种后留在接种现场观察15~30分钟,如出现不良反应,应及时处理和报告。

(3)预约下次接种:向家长或其监护人预约下次接种疫苗的种类、时间和地点。

(4)乙肝疫苗首针接种登记:负责新生儿接生的单位在接种第一针乙肝疫苗后,应当填写首针乙肝疫苗接种登记卡,同时告知家长,在一个月内到居住地的接种单位建证、建卡,并按免疫接种免疫程序完成第二、第三针乙肝疫苗接种。

(三)接种后的工作

预防接种后主要对接种器材进行处理

1. 使用后的自毁型注射器、一次性注射器处理严格按照《医疗废弃物管理条例》的规定执行,实行入户接种时,应将所有医疗废物带回集中处理。

2. 镊子、治疗盘等器械按要求灭菌和消毒后备用。

四、疫苗接种禁忌与特殊人群免疫

(一)WHO认为以下情况作为疫苗接种禁忌证

(1)免疫异常:先天性或获得性免疫缺陷,恶性肿瘤等,以及应用皮质固醇、烷化剂、抗代谢药物或放射治疗疾病而免疫功能受到抵制者,一般不能使用活疫苗;对上述儿童及其兄弟姐妹和接触者,可用IPV代替OPV,活疫苗也不要用于孕妇,即使对胎儿或孕妇不会引起异常反应的BCG和OPV也要慎用。

(2)急性传染病:如果受种者正患伴有发热或全身不适的急性传染病时,应推迟接种。因为发热时接种疫苗可加剧传染病的临床症状,且有可能把传染病的临床表现当做疫苗反应而阻碍了以后的免疫。

(3)既往接种疫苗后有严重不良反应,需要连续接种的疫苗(如百白破疫苗),如果前1次接种后出现严重反应(如超敏反应、虚脱或休克、脑炎/脑病或出现惊厥),则不应继续接种。

(4)神经系统疾病患儿:对进行性神经系统患病儿童,如未控制的癫痫、婴儿痉挛和进行性脑病,不应接种含有百日咳抗原的疫苗。

(二)免疫损害者的接种

凡患有白血病、淋巴瘤、全身恶性肿瘤或进行免疫抵制剂治疗的儿童或成人,接种疫苗的效果可能有限,但因发病的危险性大而疫苗的不良反应轻微,故有必要进行接种。接种灭活疫苗并无危险性,但免疫应答不如无免疫损害者,常需接种较大剂量或多次进行加强接种。免疫损害者一般不得接种活疫苗。白血病患者停止化疗3个月后可以接种活疫苗。

(三)接受Ig预防或治疗者和近期接受输血者

在接受Ig后至少4周才能接种活疫苗。接受大量输血的人,影响活疫苗的免疫效果时间则更长。但接种灭活疫苗,一般无大的影响。

(四)人类免疫缺陷病毒HIV感染者的接种

艾滋病患者除BCG外可接种其他疫苗,但一般情况下不应接种活疫苗。

有症状的成人和儿童HIV感染者通常对疫苗免疫应答不理想,HIV疾病进展时,对活或灭活抗原的应答均可能降低。

（五）妊娠妇女的接种

妊娠期间妇女的危险性主要是接触传染病的危险性增高，以及接种疫苗和感染传染病后对母亲和胎儿的特殊危险性。目前认为妊娠妇女接种灭活疫苗对孕妇和新生儿都是安全的，个别减毒活疫苗也可以给孕妇接种。

1. 破伤风疫苗

具体接种方法是在怀孕第 4 个月注射第 1 剂，剂量为 0.5mL（含 5 个单位），间隔 6 周或更长一点时间后注射第 2 剂，剂量相同。第 2 剂最迟应在预产期前 4 周注射。若注射时间过于接近分娩期，则不能保证分娩时母体产生足够抗体。若孕妇已感染破伤风，可使用人血破伤风免疫球蛋白。

2. 乙肝疫苗

乙肝疫苗对孕妇是安全的，对体内没有保护性抗体的孕妇应该接种。标准的接种方法是在孕期接种 3 剂疫苗，可分别于孕期第 2 月、3 月、9 月接种。

3. 风疹疫苗

母亲感染风疹病毒的最大受害者是胎儿，但孕妇接种风疹疫苗，在理论上有可能将风疹疫苗病毒传播给胎儿，所以孕妇不能接种风疹疫苗，并在接种风疹疫苗后 3 个月内不宜怀孕。

4. 流行性乙型脑炎疫苗

现在有流行性乙型脑炎灭活疫苗和流行性乙型脑炎减毒活疫苗两种，对于处在流行性乙型脑炎流行区的孕妇，可以接种灭活疫苗，但是不宜注射流行性乙型脑炎减毒活疫苗。

5. 甲肝疫苗

甲肝病毒不能通过胎盘传染给胎儿，但是孕妇患甲肝则常常发展成重型肝炎，还可能引起产后大出血。因此在甲肝流行区，对孕妇有必要接种甲肝疫苗。目前常用的甲肝疫苗包括国产甲肝减毒活疫苗和甲肝灭活疫苗。对孕妇而言，灭活甲肝疫苗更为安全。

6. 白喉疫苗

孕妇若处在白喉流行区，或与白喉患者有过密切接触，为防止感染白喉孕妇应紧急接种白喉疫苗。但接种后一般会引起发热而对胎儿有害，妊娠期最好避免注射。

7. 脊髓灰质炎

自口服 OPV 问世后，特别推荐给孕妇使用。它既不会增加婴儿的先天畸形也不会造成其他不良后果。妊娠晚期接种 OPV 的孕妇所生新生儿，其抗体明显高于未受种母亲所生的子女。

8. 抗 HIV 高效免疫球蛋白（HIVIG）

人类免疫缺陷病毒（HIV）可通过母婴传播，感染 HIV 的孕妇（妊娠第 20～30 周）使用高效价抗 HIV 静脉注射免疫球蛋白（HIVIG），临床反应轻，孕妇和婴儿都能很好地耐受。在目前尚无 HIV 疫苗问世的情况下，HIVIG 是一种降低 HIV 母婴传播危险性的有效途径。

五、安全接种

安全接种是指免疫接种实施过程中各方面的安全性，包括疫苗的质量、疫苗的储存与运输、疫苗的管理使用、注射后针头和针管等的处理、及时发现和有效处理免疫接种不良反应等。

（一）安全接种的含义如下

1. 使用合格的疫苗，接种剂量、接种方法、接种途径正确。
2. 使用合格的注射器，在有效期内使用，使用后放入安全盒等防刺容器中。
3. 实施预防接种的人员要经过培训，取得相关资格。
4. 预防接种技术操作要规范化。
5. 预防接种的环境要符合要求。
6. 使用过的注射器材及其废弃物品要安全地回收、销毁。
7. 建立灵敏的预防接种不良反应系统，及时发现和有效处理预防接种的不良反应。

（二）安全接种的措施

安全接种是保证良好的免疫接种质量的关键措施，是免疫规划工作的重要环节。安全接种中的关键问题之一就是安全注射。安全注射要求做到：受种者不受危害，接种者不暴露在危险中，正确处理注射后的物品器械，不污染环境,不使他人受到威胁。

实施安全接种的策略与措施包括:预防接种服务使用符合 WHO 标准的自毁型注射器;逐步应用安全和成立其他专门处理(如焚烧)部门,确保注射器材在使用后被安全地回收、销毁;对卫生行政及业务人员开展安全接种方面的培训;建立安全接种器材的供应、分发系统;加速国内自毁型注射器、安全盒、焚烧器及其他相关设备的研制;开展常规监督、指导活动,确保接种器材供应充足;建立技术监督和质量保证系统;保证足够的资金设备支持;加强社会宣传与健康教育,提高全社会人员对安全接种意义的认识;积极推广预防接种门诊建设。

1. 安全接种的一般性措施

(1)提高安全接种的意识:影响安全接种的因素是多方面的,但决定因素是医务人员的安全接种意识不强。因此,提高医务人员的责任心和安全接种意识,严格选择接种器具的执行操作规程,是实施安全接种的重要措施。提高全社会的安全接种意识须做到:

① 政府、卫生行政部门加强对预防接种安全接种管理。

② 提高卫生行政部门和业务人员安全接种的意识和知识水平。

③ 相关部门的协调与合作。

④ 对公众进行安全接种的健康教育。

(2)加强安全接种的法制化管理:医疗卫生机构要建立规范化管理制度,增加有关安全接种的内容,并由专人负责,定期检查、指导。同时对医疗卫生人员要定期体检,凡发现不适于担任接种工作的人员要及时调离。

(3)加强对医务人员尤其是基层卫生人员的培训:加强对预防接种工作人员的培训是当前必须引起足够重视的问题。培训内容包括安全接种理论、正确的操作及自毁型注射器(一次性注射器)使用后的正确销毁。培训对象要包括所有实施预防接种的人员,有条件时还应包括其他人员。

(4)选择符合安全接种要求的注射器材:预防接种必须使用合格的一次性注射器,推广使用自毁型注射器。

(5)对使用过注射器的安全处理:我国医疗废弃物的社会危险性已经引起政府的高度重视,根据实际情况逐步实现全程化管理、实施集中处理。预防接种的医疗废弃物的处理通过逐步引用安全盒和成立其他专门处理(如焚烧)机构,确保注射器材在使用后被安全地回收、销毁。

2. 开展安全接种健康促进活动

健康促进在促进安全接种行为方面的主要作用:一是可以通过政策倡导、社会动员促进建立政府领导、卫生部门管理、多部门配合、可持续发展的安全接种工作机制;二是提高接种工作人员安全接种意识,形成良好的安全接种行为,减少在接种操作中的损害;三是促进推广使用自毁型注射器,管理、回收、销毁使用过的注射器具。

3. 接种工作人员应防范、纠正不安全接种操作

在接种操作过程中,一次性注射器使用后不应将针头再盖上;使用过的注射器不应该放在接种工作台上,而放在防刺容器中;盛放医疗废弃物的容器不应该太满;不应该拿着使用后的注射器在接种室内走动。

当接种工作人员在操作时不慎皮肤被针刺伤或切割伤,要保持镇静;刺伤手立即从近心端向远心段挤压受伤部位,使部分血液排出相对而言减少受污染的程度;并立即用肥皂和大量流动水冲洗,尽可能挤出损伤处的血液,用70%乙醇或其他消毒剂消毒伤口。同时,报告和记录损伤者姓名、器械和环境;必要时注射免疫球蛋白等药物;最重要的是注射乙肝疫苗等相应的疫苗。

六、不安全接种的危害

不安全接种可有感染性和非感染性疾病的危害。

(一)感染性的危害

1. 传播血源性疾病,不安全接种常可造成疾病(如乙型肝炎、丙型肝炎、艾滋病、登革热、疟疾等)的医源性传播。

2. 造成化脓性或细菌性感染。

(二)非感染性的危害

非感染性疾病危害有误伤(如创伤性麻痹)和注射不当疫苗(中毒、过敏性休克);或接种途径,接种剂量不正确引起局部组织损害,如 BCG 要严格执行皮内注射,若注射过深,注入皮下或肌肉,或注射剂量过大,都可引起局部的严重反应或淋巴结炎等。

七、知情同意书签订

随着免疫规划的深入及一些新的疫苗的推广使用,各种疫苗的副反应和偶合反应逐渐增多,由此产生的纠纷逐年

上升,为减少或避免纠纷的发生,根据中华人民共和国国务院令第434号《疫苗流通和预防接种管理条例》第二十五条明确规定,医疗卫生人员在实施接种前,应当告知受种者或者其监护人所接种疫苗的品种、作用、禁忌、不良反应以及注意事项,询问受种者的健康状况以及是否有接种禁忌等情况,并如实记录告知和询问情况。以签同意书的形式实现告知,对受种者是有利的。让受种者在接种前知道接种的好处及如局部红肿等正常接种反应,以及接种后应注意的事项,可最大限度地保护疫苗接种双方的权益。

为科学规范做好预防接种工作,充分保障受种方的知情同意权,减少预防接种异常反应发生,受种方在预防接种前应知晓以下内容:

(一)预防接种有关的政策

免疫规划疫苗分为第一类疫苗和第二类疫苗。第一类疫苗由政府免费提供,第二类疫苗由公民自费并且自愿接种。国家实行有计划的预防接种制度,公民应当依照政府的规定受种第一类疫苗。

预防接种是个人接种史的有效证明,在入托、入院、入学以及出国时需要验证,请妥善保管。

(二)有以下情况者暂缓进行预防接种,情况缓解或痊愈后再行接种

1. 接种部位有严重皮炎、银屑病、湿疹及化脓性皮肤病者。

2. 发热高于37.5℃(发热可能是流感、麻疹等急性传染病的早期症状,此时接种可能会加重病情,并可能发生偶合事件)。

3. 每天排便次数超过4次者,暂缓服用脊灰疫苗(腹泻会使疫苗很快排泄,失去作用;腹泻还可能为病毒所致,可能发生偶合事件)。

(三)有以下情况者不宜进行预防接种

1. 有严重心、肝、肾疾病和结核病者(体质较差,患者器官不堪重负)。

2. 神经系统疾病者,如癫痫、脑发育不全。

3. 重度营养不良、严重佝偻病、先天性免疫缺陷者(制造免疫力的原料不够或形成免疫力的器官功能欠佳)。

4. 有哮喘、荨麻疹等过敏体质者(可能对疫苗的某些成分过敏)。

5. 罹患各种疫苗说明书中规定的禁忌证者。

(四)预防接种后的注意事项

1. 接种后应多休息,多饮用开水,并注意注射局部的清洁,以防局部感染。

2. 接种后如果有发热,局部红肿疼痛等反应,除对症处理外还应及时告知接种单位医生做好相关记录,极个别人可能出现高热(>38.5℃)或持续发热数日或出现其他更严重的情况,应及时去医院就诊,以防延误病情。

3. 到目前为止,任何疫苗的保护效果都不能达到100%,少数人接种后未产生保护力,或仍然发病,与疫苗本身特性和受种者个人体质有关。

第三节　预防接种异常反应的处置

一、常见的预防接种一般反应及处置原则

(一)预防接种的一般反应

预防接种的一般反应,是指在预防接种后发生的,由疫苗本身所固有的特性引起的,对机体只会造成一过性生理功能障碍的反应,主要有发热和局部红肿,同时可能伴有全身不适、倦怠、食欲缺乏、乏力等综合症状。

(二)全身反应

1. 临床表现

(1)发热:分为轻度(37.1~37.5℃)、中度(37.6~38.5℃)和重度(≥38.6℃)。部分受种者接种灭活疫苗后5~6小时或24小时左右体温升高,一般持续1~2天,很少超过3天;个别受种者发热可能提前,在接种疫苗后2~4小时即有体温升高,6~12小时达高峰,持续1~2天。注射减毒活疫苗后出现发热反应的时间稍晚,个别受种者在注射麻疹疫苗后6~10天内会出现中度发热,有类似轻型麻疹样症状。

(2)部分受种者除体温上升外,可能伴有头痛、眩晕、恶寒、乏力和周身不适等,一般持续1~2天。个别受种者可发生恶心、呕吐、腹泻等胃肠道症状,一般以接种当天多见,很少有持续2~3天者。

2. 治疗

(1)发生轻度全身反应时加强观察,一般不需任何处理,必要时适当休息,多喝开水,注意保暖,防止继发其他疾病。

(2)全身反应严重者可对症处理。

(3)高热不退或伴有其他并发症者,应密切观察病情,必要时送医院观察治疗。

(三)局部反应

1. 临床表现

(1)注射局部红肿浸润,根据纵横平均直径分为弱反应(≤2.5cm)、中反应(2.6~5.0cm)和强反应(>5.0cm)。凡发生局部淋巴管/淋巴结炎者均为局部重反应。

(2)大部分皮下接种的疫苗在注射后数小时至24小时或稍后,局部出现红肿浸润,并伴疼痛,红肿范围一般不大,仅有少数人其直径>5.0cm。有的伴有局部淋巴肿大或淋巴结炎、疼痛。这种反应一般在24~48小时逐步消退。

(3)皮内接种卡介苗者,绝大部分受种者于2周左右在局部出现红肿,以后化脓或形成溃疡,3~5周结痂,形成瘢痕(卡疤)。

(4)接种含吸附剂疫苗,部分受种者会出现注射局部不易吸收,刺激结缔组织增生,形成硬结。

2. 治疗

(1)轻度局部反应一般不需任何处理。

(2)较重的局部反应可用干净的毛巾热敷,每日数次,每次10~15分钟。

二、预防接种异常反应与事故的报告及处理

(一)预防接种异常反应的报告与处理

1. 疑似预防接种异常反应

疑似预防接种异常反应,是指在预防接种过程中或接种后发生的可能造成受种者机体组织器官、功能损害,且怀疑与预防接种有关的反应。

2. 报告

(1)报告内容:主要包括姓名、性别、年龄、儿童监护人姓名、住址、接种疫苗名称、剂次、接种时间、发生反应的时间和人数、主要临床特征、初步诊断和诊断单位、报告单位、报告人、报告时间等。

(2)报告程序及时限

① 各级各类医疗机构、疾病预防控制机构和接种单位及其执行职务的人员在发现预防接种异常反应、疑似预防接种异常反应或者接到相关报告,应当及时向所在地的县级卫生行政部门、药品监督管理部门报告,并填写疑似预防接种异常反应报告卡。

② 发现怀疑与预防接种有关的死亡、群体性反应或者引起公众高度关注的事件时,县级疾病预防控制机构和接种单位及其执行职务的人员应当在发现后2小时内,向所在地县级卫生行政部门和药品监督管理部门报告。

③ 接到报告的县级卫生行政部门、药品监督管理部门应当立即组织调查核实和处理,在接到与预防接种有关的死亡、群体性反应或者引起公众高度关注事件的报告时,应按规定的时限逐级向上一级卫生行政部门和药品监督管理部门报告。

④ 属于突发公共卫生事件的,按照应急条例的规定进行报告。

3. 调查

卫生部门调查组原则上由临床、流行病、免疫规划、实验室检验等有关专业人员组成。属于突发公共卫生事件的,按照应急条例的规定组织调查。调查步骤和内容:

(1)核实报告:根据报告内容,核实出现反应者的基本情况、主要临床表现、初步诊断、疫苗接种情况、发生反应的时间和人数等,完善相关资料,做好深入调查的准备工作。

(2)现场调查和收集相关资料

① 访视患者与临床检查:现场访视患者,并进行深入的调查和临床检查。主要了解患者的预防接种史、既往健康状况、家族史或变态反应史,调查初次发病时间与预防接种时间的关系,对患者进行临床检查,要掌握目前的主要症状和体征及有关的实验室检查结果、已采取的治疗措施和效果等相关资料。如病例已死亡,应当建议进行尸体解剖。

② 收集预防接种相关信息

a. 疫苗。疫苗进货渠道、供货单位的资质证明、疫苗购销记录;疫苗运输条件和过程,观察目前疫苗贮存条件和冰箱温度记录、冰箱是否存放其他物品、疫苗送达基层接种单位前的贮存情况;接种疫苗的种类、生产单位、批号、出厂日期、有效期、来源、领取日期,同批号疫苗的感观性状。

b. 接种服务组织形式、接种现场情况、接种时间和地点、接种单位和接种人员的资质。

c. 接种实施情况,接种部位、途径、剂次和剂量,打开的疫苗何时用完;安全注射情况、注射器材的来源、注射操作是否规范。

d. 接种同批次疫苗其他人员的反应情况,当地相关疾病的发病情况。

e. 调查内容填写疑似预防接种异常反应调查表。

(3)分析与讨论

① 分析资料。根据调查和收集的资料,分析出现的反应与预防接种在时间上的关联性、接种疫苗至出现反应平均间隔时间及趋势、报告发生率与可能的预期发生率的比较,判断反应是否与预防接种有关;如与预防接种无关,哪些是出现反应的可能原因。

② 专家讨论。调查组成员应根据自己专业的特点,在专家组讨论时应充分发表意见,互相交流,逐步达成共识。专家组成员未经允许,不得以个人名义以任何方式对外公布调查结论。

(4)初步结论和建议　根据调查结果由调查组得出初步结论,并提出相应的建议。

(5)撰写调查报告　对出现死亡、严重残疾或者组织器官损伤、群体性反应或者引起公众高度关注的事件时,在调查结束后由调查组撰写调查报告。调查报告应包括以下内容:

① 对疑似预防接种异常反应的描述。

② 对疑似预防接种异常反应病例的诊断、治疗及实验室检查。

③ 疑似预防接种异常反应发生后所采取的措施。

④ 疑似预防接种异常反应的原因分析。

⑤ 对疑似预防接种异常反应的初步判定及依据。

⑥ 撰写调查报告的人员、时间。

4. 预防接种异常反应判定

(1)预防接种异常反应　预防接种异常反应,是指合格的疫苗在实施规范接种过程中或者实施规范接种后造成受种者机体组织器官、功能损害,相关各方均无过错的药品不良反应。

(2)以下情形不属于预防接种异常反应

① 因疫苗本身特性引起的接种后一般反应。

② 因疫苗质量不合格给受种者造成的损害。

③ 因接种单位违反预防接种工作规范、免疫程序、疫苗使用指导原则、接种方案给受种者造成的损害。

④ 受种者在接种时正处于某种疾病的潜伏期或者前驱期,接种后偶合发病。

⑤ 受种者有疫苗说明书规定的接种禁忌,在接种前受种者或者其监护人未如实提供受种者的健康状况和接种禁忌等情况,接种后受种者原有疾病急性复发或者病情加重。

⑥ 因心理因素发生的个体或者群体的心因性反应。

(3)与预防接种异常反应相关的诊断,应由县级以上预防接种异常反应诊断小组做出。

(4)预防接种异常反应诊断存在争议时的处理

① 接种单位或者受种方可以请求接种单位所在地的县级卫生行政部门处理。

② 因预防接种导致受种者死亡、严重残疾或者群体性疑似预防接种异常反应,接种单位或者受种方请求县级卫生行政部门处理的,接到处理请求的卫生行政部门应当采取必要的应急处置措施,及时向本级人民政府报告,并移送上一级卫生行政部门处理。

(5)预防接种异常反应的鉴定按照国家卫生和计划生育委员会、国家食品药品监督管理总局制定的《预防接种异常反应鉴定办法》(另行制定)规定执行。

(6)任何医疗单位或个人均不得做出预防接种异常反应诊断。

5. 疑似预防接种异常反应的处置

(1)发现疑似预防接种异常反应,应积极诊治。

（2）预防接种异常反应的经济补偿

① 因预防接种异常反应造成受种者死亡、严重残疾或者器官组织损伤的，应当给予一次性补偿。

② 因接种第一类疫苗引起预防接种异常反应需要对受种者予以补偿的，补偿费用由省、自治区、直辖市人民政府财政部门在预防接种工作经费中安排。

③ 因接种第二类疫苗引起预防接种异常反应需要对受种者予以补偿的，补偿费用由相关的疫苗生产企业承担。

（3）发生群体性反应或者有死亡发生的，按照应急条例有关规定处理。

（二）其他与预防接种相关事件的报告和处理

1. 因疫苗质量不合格给受种者造成损害的，依照《中华人民共和国药品管理法》的有关规定处理。

2. 因接种单位违反预防接种工作规范、免疫程序、疫苗使用指导原则、接种方案给受种者造成损害的，依照《医疗事故处理条例》的有关规定处理。

三、常见疑似预防接种异常反应的诊治

（一）常见预防接种一般反应的诊治

发现疑似异常反应后应及时救治，必要时转入上级医院或专科医院救治，各级各类医疗机构需按照临床疾病诊治要求积极诊治。

1. 全身反应

（1）临床表现

① 接种灭活疫苗后少数受种者 24 小时内可能出现发热，一般持续 1~2 天，很少超过 3 天；个别受种者在接种疫苗后 2~4 小时即有发热，6~12 小时达高峰。

② 接种减毒活疫苗后，出现发热的时间比接种灭活疫苗稍晚，如注射麻疹疫苗后 6~10 天内可能会出现发热，个别受种者可伴有轻型麻疹样症状

③ 接种疫苗后，少数受种者除出现发热症状外，还可能出现头痛、头晕、乏力、全身不适等情况，一般持续 1~2 天。个别受种者可出现恶心、呕吐、腹泻等胃肠道症状，一般以接种当天多见，很少超过 2~3 天。

（2）处置原则

① 受种者发热在 37.5℃ 以下时，应加强观察、适当休息，多饮水，防止继发其他疾病。

② 受种者发热≥37.5℃，或 <37.5℃ 并伴有其他全身症状、异常哭闹等情况，应及时到医院诊治。

2. 局部反应

（1）临床表现

① 皮下接种的疫苗在注射后数小时至 24 小时或稍后，少数受种者出现局部红肿，伴疼痛，红肿范围一般不大，仅有少数人红肿直径大于 30mm，一般在 24~48 小时逐步消退。

② 皮内接种卡介苗者，绝大部分受种者于 2 周左右在局部出现红肿，以后化脓或形成溃疡，一般 8~12 周后结痂，形成瘢痕（卡疤）。

③ 接种含吸附剂的疫苗，部分受种者会出现因注射部位吸附剂不易吸收，刺激结缔组织增生，而形成硬结。

（2）处置原则

① 红肿直径和硬结 <15mm 的局部反应，一般不需任何处理。

② 红肿直径和硬结在 15~30mm 的局部反应，可用干净的毛巾热敷，每日数次，每次 10~15 分钟。

③ 红肿和硬结直径大于 30mm 的局部反应，应及时到医院就诊。

④ 接种卡介苗出现的局部红肿，不能热敷。

（二）常见预防接种异常反应的诊治

1. 无菌性脓肿

一般多在接种含有吸附剂的疫苗时，由于接种部位不正确、注射过浅、剂量过大，使用未充分摇匀疫苗等引起。

（1）临床表现

① 注射局部先有较大红晕，持续多天。2~3 天后接种部位出现大小不等的硬结，局部肿胀、疼痛。

② 炎症表现并不剧烈，可持续数周至数月。轻者可形成原注射针眼处流出略带粉红色的稀薄脓液；较重者形成溃疡，溃疡呈暗红色，周围皮肤呈紫红色。

③ 溃疡未破溃前，有波动感。轻者经数周至数月可自行吸收。严重者破溃排脓，创口和创面长期不能愈合，有时

表面虽然愈合,但深部仍在溃烂,形成脓腔,甚至经久不愈。

(2)治疗

① 干热敷以促进局部脓肿吸收,每日 2～3 次,每次 15 分钟左右。

② 脓肿未破溃前可用注射器抽取脓液,并可注入适量抗生素。不宜切开排脓,以防细菌感染或久不愈合。

③ 脓肿如已破溃或发生潜行性脓肿且已形成空腔需切开排脓,必要时还需要扩创,将坏死组织剔除。

④ 有继发感染时,先根据以往经验选用抗生素;换药时用 3% 硼酸溶液冲洗伤口,引流通畅。

2. 热性惊厥

(1)临床表现

① 热性惊厥是指先发热,后有惊厥,体温一般在 38℃ 以上,惊厥多发生在发热开始 12 小时以内、体温骤升之时。90% 以上儿童属于热性惊厥。

② 发作突然,时间短暂,肌肉阵发痉挛,四肢抽动,两眼上翻,口角牵动,牙关紧闭,口吐白沫,呼吸不规则或暂停,面部与口唇发绀,可伴有短暂的意识丧失,大小便失禁。

③ 预防接种引起的惊厥,多数只发生 1 次,发作持续数分钟,很少有超过 20 分钟者。有些儿童可表现为多次短暂惊厥。

④ 无中枢神经系统病变,预后良好,不留后遗症。

⑤ 惊厥应与脑炎,脑膜炎,破伤风等感染性疾病,以及脑水肿、癫痫、癔症发作等病症鉴别。

(2)治疗

① 静卧于软床之上,用纱布缠裹的压舌板使口张开,并放在上下牙齿之间以防咬伤舌头。保持呼吸道通畅,必要时给氧。

② 止痉,如苯巴比妥钠每次 5～8mg/kg 肌内注射,也可用 10% 水合氯醛,每次按体重 25mg/kg 灌肠,极量为每次 1g。紧急情况下也可针刺人中。

③ 可用物理降温和药物治疗退热。

3. 过敏反应

在预防接种异常反应中过敏反应最常见,它是受同一种抗原(致敏原)再次刺激后出现的一种免疫病理反应,可引起组织器官损伤或生理功能紊乱,临床表现多样化,轻则一过即愈,重则救治不及时或措施不当可危及生命。

(1)过敏性休克

① 临床表现:出现以周围循环衰竭为主要特征的症候群,发病呈急性临床表现,一般预防接种后数分钟到 1 小时内发病,出现胸闷、气急、面色潮红、皮肤发痒,全身出现皮疹,有时甚至由于喉头水肿、支气管痉挛而导致呼吸困难、缺氧、发绀,面色苍白,四肢冰冷,脉搏细而弱,血压下降,意识丧失,呈昏迷状。过敏性休克病例发现或抢救不及时有可能导致受种者死亡,因此在接种现场配备临床医疗人员、急救药械或救护车,接种后受种者在现场观察 15～30 分钟尤为重要。

② 治疗

a. 使患者平卧,头部放低、保持安静、注意保暖。

b. 立即皮下注射 1:1000 肾上腺素,小儿为每次 0.01mL/kg,最大量 0.33mL(1/3 支)。如体重不明,用量为:2 岁以下 0.0625mL(1/16 支);2～5 岁为 0.125mL(1/8 支);5～11 岁 0.25mL(1/4 支);11 岁以上 0.33mL(1/3～1/2 支)。如 5 分钟患者仍无好转,可重复使用(注意:如受种者有心脏病史,应请专科医生会诊处理)。

c. 用肾上腺素 15～30 分钟后,血压仍不回升者宜用地塞米松,成人 10mg,儿童 5mg 或每次 0.03mg/kg,或 654-2 每次 0.3～1mg/kg 稀释于 5～10mL 10% 葡萄糖水或生理盐水中静脉注射,必要时每隔 15～30 分钟后重复应用,至病情稳定。为阻止组胺释放,可给予氢化可的松成人每次 300～500mg,儿童每次 4～8mg/kg,稀释于 5%～10% 葡萄糖液静滴。如经上述处理仍不缓解时,成人可加用去甲肾上腺素 1.0mg 加于 5% 葡萄糖盐水 200～300mL 静脉滴注(要严格注意不能注入血管外,以免引起局部组织坏死)。根据病情调整药物浓度及滴入速度,使血压维持在收缩压 90～100mmHg。待血压稳定后可逐渐减量,于 10 小时左右停药。儿童用量酌减。

d. 发生呼吸衰竭,有条件时予以插管给氧,或肌内注射洛贝林(山梗菜碱)30mg 或尼可刹米 250mg,呼吸停止立即进行人工呼吸和胸外心脏按压,心脏停搏立即心室内注射异丙肾上腺素 1.0mg,儿童小于 1 岁 0.25mg,1～4 岁 0.5mg,5～8 岁 0.75mg,9 岁及以上同成人。喉头水肿阻碍呼吸,应吸氧,并做气管插管。

e. 烦躁不安者可肌注镇静剂,如苯巴比妥,小儿 5～8mg/kg,每次最大量不超过 0.1g。

f. 基层单位作上述处理后,待病情稍有好转立即转院以便进一步处理,或至少留观 12 小时,以防晚期过敏反应的出现。

（2）过敏性皮疹

① 临床表现

a. 荨麻疹:最为多见,一般在接种后数小时至数日发生。一般先有皮肤瘙痒,随后发生水肿性红斑、风疹团。皮疹大小不等,色淡红或深红,皮疹周围呈现苍白色,压之褪色,边缘不整齐。皮疹反复或成批出现,此起彼伏,速起速退,消退后不留痕迹。

b. 麻疹、猩红热样皮疹:常见于接种后 3 ~ 7 天。色鲜红或暗红。为隆起于皮肤表面的斑丘疹,可见于耳后、面部、四肢或躯干,多少不均,可散在发生或融合成片。

c. 大疱型多形红斑:接种疫苗后 6 ~ 8 小时或 24 小时内注射局部及附近皮肤发生一至数个丘疹,并伴发热,3 ~ 5 天后发疹处出现水疱,疱液淡黄清晰不浑浊是其特点。有些可伴同侧淋巴结肿大。经治疗均可痊愈,预后良好。

d. 其他症状。呼吸系统:呼吸困难、哮鸣、喉头痉挛或水肿、声音嘶哑、鼻眼症状如鼻塞、流涕、喷嚏、发痒和结膜充血、流泪、眼痒;消化系统:恶心、呕吐、腹泻、腹痛;神经系统:头晕、头痛、抽搐、意识丧失等。

② 治疗

a. 轻症仅口服抗组胺药如氯苯那敏(扑尔敏)、西替利嗪等即可。口服苯海拉明,成人每次 25 ~ 50mg,儿童每次 0.5 ~ 1mg/kg,每日 2 ~ 3 次。氯苯那敏,成人每次 4mg,儿童每次 0.1 ~ 0.2mg/kg,每日 2 ~ 3 次。异丙嗪,成人每次 12.5 ~ 25mg;儿童每次 1mg/kg,每日 2 ~ 3 次。也可用阿司咪唑(息斯敏)或氯雷分啶(开瑞坦)治疗。

b. 重症给予 1:1000 肾上腺素,剂量见"过敏性休克",静脉输液急救,吸氧。也可使用肾上腺皮质激素,如静脉滴注氢化可的松,成人每日 100 ~ 200mg,儿童每日按 5 ~ 10mg/kg 溶于 10% 葡萄糖液 500mL 中,7 ~ 10 天为 1 疗程;以后改为口服泼尼松,成人每次 10 ~ 20mg,儿童每天 1 ~ 2mg/kg;儿童也可使用 2.5 ~ 5mg 加在 10% 葡萄糖液 100 ~ 250mL 中静脉滴注,7 ~ 10 天后改为口服,同时使用大剂量维生素 C。

c. 必要时用 10% 葡萄糖酸钙 10mL,加入 25% 葡萄糖液 20mL 中缓慢静脉注射。

d. 出现以下情况应给予特殊处理:伴支气管痉挛应吸入或口服支气管扩张剂,喉头水肿者应喷入或雾化吸入 1:1000 肾上腺素,并可考虑皮质激素治疗,抽搐者尽快用适当药物镇静。

e. 病情稍有好转立即转院以便进一步处理,或至少留观 12 小时,以防晚期过敏反应的出现。

（3）过敏性紫癜

① 临床表现

a. 一般在接种某些疫苗 1 ~ 7 天在接种部位发生紫癜。

b. 皮肤紫癜多对称性分布于双下肢,双膝关节以下为多,也可见于双上肢、臀部。呈大小不等的红色斑疹、荨麻疹样斑丘疹,初起时可为淡红色,压之褪色,数小时即成为深紫色红斑中心点状出血或融成片状,稍凸出于皮肤,压之不褪色,少数病例可见出血性疱疹。紫癜分批出现,多于 1 ~ 4 周自然消退。部分病例于数日内,甚至数年内反复出现。有时可伴头面部、手足皮肤血管性水肿。部分患者还有发热表现。

c. 也可表现为腹部症状,关节及肾脏损害。腹部症状表现为腹痛、呕吐,甚至血便。腹痛也可出现于皮肤紫癜以前数日或数周。可有一过性关节肿痛,多见于膝、踝、肘、腕关节。肾脏损害可有血尿,甚至水肿、高血压。少数病例呈肾病综合征或慢性肾功能不全表现。

d. 血小板计数及出凝血时间均正常,嗜酸性粒细胞可增高。

② 治疗

a. 给予大剂量维生素 C、维生素 B$_3$ 等改善血管脆性。

b. 糖皮质激素一般选用泼尼松,剂量为每天 1mg/kg;也可用氢化可地松静滴,每天 4 ~ 8mg/kg。泼尼松用药一般 4 ~ 6 周,用药时间短易复发,病情稳定可逐步减量。

c. 免疫抑制剂等药物联合应用。可用环磷酰胺和泼尼松或硫唑嘌呤和泼尼松联合应用。每天用量:环磷酰胺 1.5mg/kg,泼尼松 1.5 ~ 2mg/kg,硫唑嘌呤 2 ~ 3mg/kg。

d. 甲泼尼龙:对于重症紫癜肾炎宜早期使用甲泼尼龙冲击治疗。可使肾小球损伤恢复。儿童剂量每天 5 ~ 30mg/kg(总量不超过 1g)。成人每天 0.5 ~ 1g/kg,每日 1 次或每周 3 次,间日静滴。3 次为一疗程,一般 2 个疗程,若效果不佳,过 1 周可再用 1 ~ 2 个疗程。治疗期间监测血压,冲击治疗前停用泼尼松,冲击治疗后 48 小时重新用泼尼松。

（4）血小板减少性紫癜

① 临床表现

a. 一般在疫苗接种后 15～35 天发生。

b. 主要表现为皮肤黏膜广泛出血，多为针尖大小的出血点。也可见皮肤瘀点，瘀斑或青肿。

c. 重者有消化道、泌尿道和颅内出血。出血严重者可有贫血和失血性休克。

d. 血小板减少多在 $50 \times 10^9/L$ 以下。

e. 排出其他原因（先天性、自身免疫性、毒素、药物及感染性等）引起的血小板减少性紫癜。

② 治疗

a. 适当限制活动，避免外伤。

b. 糖皮质激素一般选用泼尼松，剂量为每天 2mg/kg，也可用氢化可的松静脉滴注，每天 4～8mg/kg。泼尼松用药一般 4～6 周，用药时间短易复发，病情稳定可逐步减量。

c. 严重出血者可用丙种球蛋白，每天 400mg/kg，连用 5 天；或每天 2g/kg，静脉滴注 1 天。

d. 难治性血小板减少性紫癜可用免疫抑制剂，如硫唑嘌呤、环磷酰胺、长春新碱等。

e. 危及生命的严重出血可输注血小板。

（5）阿瑟反应

① 临床表现

a. 重复注射某种疫苗后在急性局部炎症消退后 7～10 天发生。

b. 在注射局部发生急性小血管炎症为特征，其表现为局部组织变硬，并有明显红肿，轻者直径5.0cm 以上，严重者扩展到整个上臂。一般持续时间可达月余，愈后不留痕迹。

c. 严重者在注射部位有轻度坏死，深部组织变硬。

d. 个别严重者局部组织、皮肤和肌肉发生坏死和溃烂。

② 治疗

a. 反应范围较小，仅有红肿和硬块，一般不需处理，可以逐渐消退。

b. 症状较重者可以予抗过敏治疗。可用氢化可的松每天 0.5～2mg/kg，分 3 次口服，局部用氢化可的松油膏。

c. 若坏死，局部保持清洁，防止感染，促使坏死组织更新。

（6）血管性水肿

① 临床表现

a. 注射疫苗后不久或最迟于 1～2 天内发生。

b. 注射局部的红肿范围逐渐扩大，皮肤光亮，不痛。仅有瘙痒、麻木、肿胀感。重者肿胀范围可以显著扩大至肘关节及整个上臂。

c. 水肿在全身各个部位均可发生，出现的部位可引起不同的症状和后果。发生在皮肤表现为荨麻疹或水肿，发生在眼睑和眼结膜，则严重妨碍视觉。发生在视神经周围可导致视力减退或暂时性失明；发生在尿道可引起尿闭，发生在咽喉或气管可引起窒息。发生在肠壁、肠系膜可引起腹痛等症状。

d. 如无其他症状，一般不会造成严重或持久的损害，消退后不留痕迹。

e. 必须与局部炎性反应和局部过敏反应鉴别。

② 治疗

a. 用干毛巾热敷。

b. 抗过敏治疗，口服苯海拉明。成人 25～50mg/次，每天 2～3 次；儿童每次 1mg/kg，每天 3～4 次。痊愈较快，预后良好。

4. 多发性神经炎

（1）临床表现

① 一般在接种疫苗后 1～2 周发病，通常开始为足部和小腿部肌肉无力或刺痛性感觉异常，在几天内逐渐累及躯干、臂部和头颈肌肉。表现为对称性的迅速上行性多发性神经炎，即四肢远端对称性分布的感觉、运动和营养功能障碍。起病最初表现为手指或足趾的疼痛，麻木、肢端皮肤可有痛觉过敏现象，轻触亦有疼痛，并伴有蚁走感和刺痛等异常感觉。常有自限倾向。

② 典型感觉障碍的分布呈对称性手套和袜子感，感觉一般不消失，但患处有明显的压痛及运动障碍，首先是肌力

减退,以手、足部为著。严重可影响四肢关节的肌力,有手足部肌肉萎缩,但很少有上下肢肌肉萎缩的,引起全身性弛缓性瘫痪的也不多见。

③ 常见并发症是肋间肌和膈肌麻痹,导致呼吸麻痹、吞咽困难和无力排除支气管中分泌物。脑脊液检查蛋白质增高。

④ 一般起病后 2~3 周病情稳定,并开始逐步恢复。预防接种后引起的本病预后较好,大部分患者完全或几乎完全恢复正常功能,少数可有复发。

(2)治疗

① 大部分患者应用激素治疗有效。严重病例应给予氢化可的松成人每天 100~300mg,儿童每天 4~8mg 加入 10% 葡萄糖液 250~500mL。每日静脉滴注。病情轻者可口服泼尼松,成人每天 20~100mg,儿童每次 1.0~2mg/kg,每日 3~4 次,一般均在数日内见效,疗程 2 周左右。病情好转,可减量服至 1 个月左右停药。

② 如有呼吸困难,关键在于维持呼吸,最理想的方法是用人工呼吸机、气管插管,保持呼吸道畅通,一般 2 周左右,大多可恢复正常。

③ 肢体疼痛对症治疗,应用止痛剂。

④ 应用葡萄糖、维生素 C 等静脉滴注支持疗法。

5. 臂丛神经炎

(1)临床表现

① 一般在接种后 2~28 天发生。

② 本病多见于成年人。急性或亚急性起病,病前及发病早期多伴有发热及全身症状。

③ 病初以肩和上肢的持续性疼痛为主,同侧或双侧。继而出现肌力减退和肌萎缩。

④ 臂丛神经炎临床需与臂丛损伤鉴别,后者可呈疼痛持续性或有阵发性加剧,夜间或肢体活动时疼痛更甚,病情多为臂丛邻近组织的病变压迫,如颈椎病、颈椎间盘脱出、颈椎结核和肿瘤等。

(2)治疗

① 对症止痛药物。如索米痛片(去痛片),布洛芬(芬必得)等。

② 理疗、针灸和中医中药治疗。

③ 病程超过数周,有学者主张用泼尼松治疗或其他免疫抑制剂,对缓解疼痛有较好效果。

6. 癫痫

(1)临床表现

① 一般在预防接种后 15 天内发生(麻疹/麻腮风疫苗 6~12 天,百白破疫苗 0~2 天)。

② 一次以上反复出现的发作。临床具有突然性、短暂性、复发性特点。

③ 发作表现可以各式各样,除了有意识改变和全身强直等阵挛性发作以外,还可以有感觉、精神、情感、行为及自主神经功能异常等。脑电图记录出现脑的异常放电,即典型的癫痫样波,故脑电图检查对癫痫诊断有重要意义。

(2)治疗

① 癫痫治疗以口服抗癫痫药物为主。需遵循抗癫痫药物治疗原则。即根据发作类型选用不同药物,提倡首选单一的药物治疗,规律服药,定期检查血、肝、肾功能等,定期做血药浓度监测,以保证尽快控制发作,减少毒副作用,提高生活质量,适应正常学习和生活。

② 对少数难治癫痫,可考虑手术治疗,术后仍需合理用药。

7. 脑病

(1)临床表现

① 一般在预防接种后 15 天内发生(麻疹/麻腮风疫苗 6~12 天,百白破疫苗 0~2 天)。

② 有意识障碍,抽搐等颅内高压的症状。病理只有脑水肿而无炎症,故脑脊液除压力增高外,常规及生化一般正常。

③ 有癫痫发作、持续 1 天及以上的意识水平严重改变、持续 1 天及以上的行为改变 3 种情况中任何两种方可确诊。

④ 本病应与赖氏综合征鉴别。后者是急性进行性脑病。病理特点是急性脑水肿和肝、肾、胰、心脏等器官的脂肪样变性。临床特点是在前期的病毒感染以后出现呕吐、意识障碍和惊厥等症状。肝功能异常和代谢紊乱(如血氨高,血糖低,凝血酶原时间延长等)。

（2）治疗

① 降低颅内压，控制脑水肿。应用20%甘露醇静注。每次1.0g/kg，开始每6小时1次，以后酌情递减。地塞米松可同时应用。

② 对症治疗及精心护理，惊厥者用止惊剂。保持气道畅通，记录每日出入量并维持热量。预防继发感染。

8. 脑炎和脑膜炎

（1）临床表现

① 一般在接种疫苗后5~15天内发生。

② 临床表现急性发病常伴有发热、头痛、呕吐、烦躁不安、惊厥、嗜睡、昏迷等。如有脑膜炎者，查体可有颈项强直，凯尔尼格征和布鲁津斯基征等脑膜刺激征象。本病重症者，可有中枢性脑神经麻痹、肢体瘫痪和巴宾斯基征。

③ 脑脊液（CSF）常规及生化可以正常，或CSF中细胞轻度至中度增多，且以淋巴细胞为主。糖及氯化物含量正常，蛋白质轻度增高。血清学和脑脊液可有特异性IgM抗体阳性，或抗体有4倍增高，在CSF中有时可分离到与疫苗相一致的病毒，是确诊的重要依据。

（2）治疗

① 抗病毒治疗。目前尚无有效的抗病毒药物，可用阿糖腺苷，剂量是15mg/kg，分3次静脉滴注，疗程为10天。应做CSF细菌培养与病毒分离。

② 对症治疗。应细致密切观察患者病情变化，控制高热和惊厥，保持呼吸道畅通等，维持体液和电解质平衡，并积极控制脑水肿等均为主要治疗措施。

9. 脊髓灰质炎疫苗相关病例

发生率极低，多见于免疫功能低下的儿童。

（1）临床表现

① 服疫苗者疫苗相关病例

a. 服用活疫苗：多见首剂服疫苗后4~35天内发热，6~40天出现急性弛缓性麻痹，无明显感觉丧失，临床诊断，符合脊髓灰质炎。

b. 麻痹后未再服用脊髓灰质炎活疫苗。粪便中只分离到脊髓灰质炎疫苗株病毒者。

c. 如果有血清学监测脊髓灰质炎IgM抗体阳性，或中和IgG抗体或抗体有4倍增高并与分离的疫苗病毒型别一致者，则诊断依据更充分。

② 服疫苗接触者疫苗相关病例

a. 与服脊髓灰质炎活疫苗者在服疫苗后35天内有密切接触史。接触后6~60天出现急性弛缓性麻痹，符合脊髓灰质炎的临床诊断。

b. 麻痹后，有血清学特异性IgM抗体阳性，或IgG抗体（或中和抗体）有4倍增高并与分离的疫苗病毒型别一致者，则诊断依据更充分。

③ 疫苗相关疾病（VAPP）疑似病例：符合上述第1项，但不具有相应的第2及第3项相关病毒分离及血清学结果，不能明确诊断或排除者。

（2）治疗

① 瘫痪期：瘫痪期是指从瘫痪症状出现至病情稳定。肌肉功能开始恢复的一段时间，一般为出现肌肉瘫痪之后1~2周。此期治疗主要包括：

a. 卧床休息合理营养和护理。

b. 对症治疗。对于可能发生的高热、惊厥、呼吸衰竭等严重症状，及时采取相应的退热、止惊、脱水等治疗。及时清理呼吸道分泌物，保证呼吸道通畅。重症病例出现呼吸肌麻痹时及时给予辅助通气。必要时选用适宜的抗生素，防止肺部继发感染。

c. 保持瘫痪肢体于功能位。

d. 加强瘫痪肢体关节被动运动，防止功能障碍及畸形。

e. 瘫痪肢体肌肉按摩及被动运动，防止肌肉萎缩。

f. 适当选用神经营养类中、西药物。

② 恢复期。肌肉出现瘫痪后1~2年为恢复期。此期治疗主要包括：

a. 注意保持瘫痪肢体于功能位。

b. 加强瘫痪肢体关节被动运动,防止功能障碍及畸形。

c. 瘫痪肢体肌肉按摩及被动运动,防止肌肉萎缩。

d. 进行必要的康复训练,包括物理疗法(PT)及职业疗法(OT)。促进肌力和功能恢复。

e. 酌情给予理疗,如电刺激,促进肌肉功能恢复。

f. 根据病情,继续应用神经营养类中、西医药物 2~3 个月。

③ 后遗症期。一般指发病 1~2 年后仍存在瘫痪症状者,此期治疗主要包括:

a. 继续进行必要的物理疗法(PT)及职业疗法(OT)等康复训练,以促进瘫痪肢体肌力和功能的恢复。如:主动、被动关节活动训练;增强肌力训练;增强肢体运动功能训练(如:站立、行走功能训练)。

b. 根据病情,继续给予理疗,如电刺激,促进肌肉功能恢复。

c. 有时对适应证者使用矫形器治疗畸形。

d. 不能通过矫形器矫治的畸形,可考虑手术治疗。

10. 接种卡介苗后的反应

(1)局部皮肤异常反应:主要表现在上臂接种部位,出现平均直径≥1~6cm 的皮下深部的慢性脓肿,并在 3 个月仍不愈合。

(2)淋巴结反应:接种 BCG 一般在 1 个月左右,同侧局部淋巴结肿大≥1cm 或发生脓肿破溃,可有 1 个或数个淋巴结肿大。可分为 3 种类型。

① 甘酪型:淋巴结单纯肿大≥10mm,不与周围皮肤粘连,早期可移动,稍有硬感。病理检查显示有大量浸润及坏死组织。治疗时,可局部热敷,每日 3~4 次,每次 10 分钟。早期热敷能使肿大的淋巴结自行消散。同时口服异烟肼。直至淋巴结缩小稳定为止。一般需服药 1~2 个月。也可用中药膏外贴,可逐渐消散。

② 脓肿型:肿大淋巴结内有脓液。轻压有波动感,淋巴结与周围皮肤粘连,皮肤可以呈紫红色。可用无菌注射器将脓液抽出,并用 5% 异烟肼溶液冲洗,同时注入链霉素 10~20mg,必要时隔 7~10 天重复抽脓冲洗。严禁热敷(因易致破溃)和切开引流(因不易收口)。如淋巴结已有破溃倾向时,应及时切开引流。因手术切口常较自然破溃的破口整齐,引流通畅,愈合较快。如淋巴结已破溃时,应做扩创,排除豆渣样坏死组织,并以凡士林纱布蘸链霉素粉和异烟肼粉或碘仿甘油引流,并用 5% 异烟肼软膏或 20% 对氨基水杨酸软膏外敷,每 2~3 天换药 1 次,直至创口愈合为止。

③ 窦道型淋巴结破溃成瘘管。个别长达 1 年以上方能愈合,同时有结缔组织增生。使用 20% 对氨基水杨酸软膏或 5% 异烟肼软膏局部涂敷,通常 1~3 个月可痊愈。

淋巴结肿大时常伴有卡介苗淋巴结炎,出现体温升高,大部分在 37.5~38.5℃,少数在 38.5℃ 以上,同时伴有乏力、烦躁不安、食欲减退等症状。个别儿童可有干性和湿性啰音,X 线检查可见肺纹理增加、肺门阴影增多或出现肺部异常阴影,但很少引起肺结核。分泌物涂片检查可发现抗酸杆菌,培养阳性,菌型鉴定为卡介苗株,淋巴结组织病理检查为肺结核病变。

在治疗局部溃疡和淋巴结脓肿时,肉芽组织增生会影响创面愈合。可用枯矾少许撒于创面上包好,创面即成清洁的较浅溃疡,再以 1% 金霉素软膏外敷,创面渐平,且肉芽组织不再增生而收口,也可用硝酸银棒腐蚀或剪除,在创面撒异烟肼粉。

(3)瘢痕疙瘩:是一种极其罕见的接种卡介苗的异常反应,多见于 10~15 岁复种卡介苗的女孩。初种者极少见,目前我国已取消卡介苗复种。

临床表现为病程缓慢,在接种后 1 个月至 1 年发生。也有在接种后 2~6 年发生的,因此不少患者在发现时已达 2~3 年时间。瘢痕疙瘩大小不一。高出表皮坚韧而有弹性的斑块,并逐渐扩大呈蟹足样延伸,表面光滑。瘢痕疙瘩可随年龄增长而增长,尤其是外围有一圈充血带者,但增长到一定程度可自行停止发展。目前尚无特效疗法。也不能用外科手术切除,手术后仍会复发,且较术前明显增大。

(4)卡介苗骨髓炎:是一种罕见的并发症,大多在初种卡间苗时发生。BCG 骨髓炎呈慢性良性经过,症状一般较轻微,可有轻度发热,病变部位肿胀,轻度疼痛与功能障碍,患儿全身健康状况良好。骨髓炎症状出现时间一般在接种后 8~24 个月。也有报告迟至 4 年以后开始出现症状。本病好发部位为四肢骨,尤以股骨、胫骨、骨骺及股骨径为多见,可单发也可多发,有的病例可形成脓肿。呈慢性良性过程,症状一般轻微,可有轻度发热、病变部位肿胀、轻度疼痛与功能障碍,患儿全身健康状况良好。

(5)卡介苗全身播散症:多见于免疫功能低下和免疫缺陷者,尤其是细胞免疫缺陷者。本病发病时间大多在接种卡介苗 17 周至 48 个月。个别病例发病时间较迟,绝大多数是婴幼儿,极少数为成人。临床上无特异性症状及体征,一般表现为发热、食欲缺乏、体重减轻、疲乏虚弱、易并发机会感染;体征为局部溃疡长期不愈,全身和局部淋巴结肿大、破溃不愈。肝脾大,肺、皮肤软组织、骨骼有结核病变。体液标本培养有抗酸杆菌生长,组织活检可查到抗酸杆菌可诊断。

可用抗结核药物,如利福平(RFP)、异烟肼(INH)、链霉素(SM),乙胺丁醇(FMS)治疗。1 岁以内患儿预后差,死亡者多有 Swiss 型低丙种球蛋白血症或 IgA 缺乏或细胞免疫异常。

(三)预防接种其他不良事件的诊治

1. 局部化脓性感染

常因接种时注射活疫苗污染,或接种后局部感染引起。

(1)临床表现

① 局部脓肿

a. 一般以浅部脓肿较为多见,在注射局部有红、肿、热、痛的表现。

b. 脓肿浸润边缘不清楚,有明显压痛。脓肿局限,轻压有波动感。

c. 深部脓肿极少见,可能发生在局部感染后因治疗不及时而延伸至深部,有局部疼痛和压痛,全身症状和患肢的运动障碍比较明显。

d. 有时局部可触及清楚的肿块,在肿块的表面可能出现水肿。

e. 患者有全身疲乏、食欲减退、头痛、体温升高,有时有寒战等症状。

② 淋巴管炎和淋巴结炎

a. 一般在局部感染后,化脓性细菌沿淋巴管移行引起淋巴管炎。

b. 淋巴管炎以注射侧肢体最为多见,病灶上部的皮肤出现红线条。轻触较硬而疼痛。同时伴有发冷、发热、头痛等症状。

c. 局部淋巴结炎有时单独发生,有时同时出现多处淋巴管炎,常伴有同侧淋巴结肿大。以注射侧腋下淋巴结和颈淋巴结最为多见。局部红、肿、痛、热,有显著压痛。严重者常化脓而穿破皮肤,形成溃疡。

③ 蜂窝织炎

a. 常由局部化脓病灶(A 组和 β 溶血性链球菌和金黄色葡萄球菌最常见)扩散而引起,多沿淋巴管和血管走行而播散。以充血、水肿而无细胞坏死和化脓为其特征。最常见的部位为皮肤和皮下组织。但亦可累及较深部位。

b. 注射侧的上肢或颈部蜂窝织炎,局部红、肿、痛、热常形似橘皮,但不像丹毒那样鲜明;边缘不甚明显,有时会发生组织坏死和溃烂。

c. 可伴有全身疲乏、食欲缺乏、头痛和发热等症状。

(2)治疗

① 炎症初起时,应禁止热敷,有条件者可配合理疗。

② 局部可外涂莫匹罗星、金霉素软膏或鱼石脂软膏,也可用中药或中药提取物(如欧莱凝胶),以减轻局部炎症的症状。

③ 脓肿形成后,可用注射器反复抽脓;一般不切开引流。脓液稠厚时则应切开引流。脓肿切开或自行破溃后,可按普通换药处理。

④ 脓液细菌培养,用抗生素经验治疗(开始时)与针对性治疗(根据药敏结果)。

⑤ 全身抗感染治疗,可使用抗生素,同时可内服具有清热解毒、化瘀消痈功能的中药,外敷化毒膏等。

2. 全身性化脓感染

(1)临床表现

① 毒血症:高热、头痛、头晕、乏力、食欲缺乏、脉细小而快,可有黄疸、皮疹和贫血等症状。由细菌毒素引起,血培养阴性。

② 败血症:寒战、高热,一般稽留热在 40℃ 左右,多汗、全身无力、皮疹或皮下瘀点、黄疸、肝脾大、呕吐、腹泻、出血、贫血等症状。尿常规检查有蛋白、管型、红细胞或白细胞。严重者可出现意识不清、谵妄甚至昏迷。血培养可发现病原菌。

③ 脓毒血症:和败血症大致相同,但寒战明显,体温呈弛张热,体内脏器和皮下组织可发生转移性脓肿。血培养可发现病原菌。

（2）治疗

① 应早期、足量先用敏感抗生素治疗，一般可先选用青霉素钠静滴，剂量应加倍。以后可根据情况更换抗生素。

② 早期彻底处理局部感染病灶，切开引流，保持通畅。

③ 对症处理：退热、镇静、补液，维持内环境及代谢稳定和各器官系统功能；严重贫血者可酌情输血及其他支持疗法。

④ 调整机体应激性，毒血症状严重者可在应用有效抗生素基础上，考虑少量激素治疗。

3. 心因性反应

（1）晕厥

① 临床表现

a. 多见于年轻体弱的女性和小学生，婴幼儿较少见。

b. 常在接种时或接种后不长时间内。甚至在准备接种时发生。其特点是发病突然、持续时间短，恢复完全。

c. 临床表现多样。轻者有心悸、虚弱感、胃部不适伴轻度恶心、手足麻木等，一般短时间内可恢复正常。稍重者面色苍白、恶心、呕吐、出冷汗、四肢厥冷。严重者面色更显苍白、瞳孔缩小、呼吸缓慢、收缩压降低、舒张压无变化或略低、脉搏缓慢、心动徐缓、肌肉松弛并失去知觉。数十秒至数分钟即可意识清楚，一般可在短时间内完全恢复或有 1～2 天头晕无力。

d. 晕厥易误诊为过敏性休克。过敏性休克虽表现有头晕、眼花、恶心、无力、出冷汗，但血压下降明显、脉搏细微而快速。并伴有胸闷、心悸、喉头阻塞感、呼吸困难等呼吸道阻塞症状。过敏性休克早期意识清楚或仅表现迟钝，但稍后有水肿和皮疹发生。

② 治疗

a. 保持安静和空气新鲜。平卧，头部低，下肢抬高，同时松解衣扣，注意保暖。

b. 轻者一般不需要特殊处理，可给予喝热开水或热糖水，短时间内即可恢复。

c. 经过上述处置后不见好转，可按过敏性休克处理，在 3～5 分钟仍不见好转者，应立即送附近医疗单位诊治。

（2）癔症

① 临床表现。

② 治疗

a. 一般不需要特殊治疗。如果患者丧失知觉可用棉球蘸少许氨水置于鼻前，促其苏醒。

b. 苏醒后可酌情给予镇静剂，如地西泮（安定）成人每次 2.5～5mg，儿童每次 0.1～0.2mg/kg。

c. 暗示治疗收效最佳。如注射生理盐水、葡萄糖酸钙和给予维生素的同时结合心理暗示；也可用物理治疗，如针刺人中、印堂、合谷等穴位或应用电针治疗。

d. 尽可能在门诊治疗，尽快予以治愈。

e. 对发作频繁而家属又不合作者，可考虑请精神神经科医生会诊处理。

（3）群发性癔症

① 临床表现　群发性癔症为预防接种后多人同时或先后发生的，多数表现相同或相似的以精神和心理因素为主的癔症综合征。临床类型呈多样化，发病者以自主神经功能紊乱为主。可以同时出现多个系统的症状。但体检无阳性体征。具有以下特点：

a. 急性群体发病。有明显的精神诱发，多数起病急骤，可有发作性和持续性两种临床经过。

b. 暗示性强。在他人的语言、动作和表情的启发下，或看到某种事物"触景生情"，并可相互影响，诱发症状。

c. 发作短暂。绝大多数患者症状持续时间较短。一般运动障碍 5～20 分钟，精神、感觉障碍 10～30 分钟。自主神经系统紊乱可达 1 小时或更长。

d. 反复发作。患者症状可反复发作，表现可以完全一样，发作 2～10 次不等。少数发作次数更多。

e. 主观症状与客观检查不符，无阳性体征。

f. 女性、年长儿童居多，发病者均属同一区域、同一环境、同一年龄组在同一时间发作，并受同一种精神刺激引起。

g. 预后良好。

② 防治对策及措施

a. 宣传教育，预防为主。平时要做好预防接种的宣传教育工作，特别应讲清接种后可能出现的不良反应及其处理原则，使受种者心理上有所准备，避免出现反应后思想紧张和恐惧。应尽量避免在温课应考，精神过于紧张时进行预防接种。注射时避免一过性刺痛而引起的晕针。避免在空气不通畅,疲劳或饥饿时进行接种。

b. 排除干扰,疏散患者。一旦发生群发性癔症,应及时疏散患者,不宜集中处理;进行隔离治疗,避免相互感应,造成连锁反应,尽量缩小反应面。

c. 避免医疗行为的刺激。如脑电图,头颅 CT 和磁共振等检查。无需补液者避免输液。

d. 疏导为主,暗示治疗。正面疏导,消除恐惧心理和顾虑,稳定情绪。辅以药物治疗,不可用兴奋剂,可应用小剂量镇静剂,采用暗示疗法往往会收到很好的效果。

e. 仔细观察,处理适度。群体反应人员复杂,个体差异也较大,应注意接种反应之外的偶合症,并及时报告监护人及学校,要求积极配合做好治疗工作。特别要防止少数人利用不明真相的群众聚众闹事。

4. 卡介苗接种差错的处理

接种卡介苗时将皮内接种误种皮下或肌内事故,以及超剂量接种引起的反应最为多见。

(1)临床表现

① 接种局部在 2~5 天内出现红肿,以后发生硬结,发展成中心软化、破溃而成脓肿。接种部位同侧腋窝、锁骨下可伴有淋巴结肿大。

② 可有体温升高,伴有乏力、烦躁、食欲减退,个别儿童肺部可闻及干性或湿性啰音。

③ X 线片检查可见肺纹理增加和肺异常阴影,但极少引起肺部结核。

(2)处理

① 全身治疗

a. 服异烟肼,儿童 8~10mg/kg,1 次顿服。每日总量不得超过 300mg,至局部反应消失。同时口服维生素 C、维生素 B_6,以减少异烟肼反应。如在服用异烟肼的同时加服利福平,则效果更好。

b. 反应严重者可肌内注射异烟肼,儿童每天 40~60mg/kg,分 1~2 次注射,疗程 1 个月。

② 局部治疗

a. 立即将异烟肼 50mg 加于 5% 普鲁卡因溶液中,作局部环形封闭,每日 1 次,连续 3 天后改为每 3 天 1 次,共计 8~10 次。

b. 已发生溃疡者,在用异烟肼液冲洗后,再用异烟肼粉撒于溃疡面。并可同时用利福平,有广谱抗菌作用。

第四节　免疫成功率及免疫水平监测

免疫成功率监测和人群免疫水平监测可统称为免疫监测,是免疫规划监测中最常用的方法。监测的结果既可以评价疫苗接种效果,也为制定免疫接种策略提供依据。

一、接种率调查

疾病预防控制机构应当定期或根据实际工作情况不定期对本行政区域内儿童完成国家免疫规划疫苗的接种率进行抽样调查。

(一)调查内容

1. 适龄儿童建卡率、建证率,乙肝疫苗、卡介苗、脊灰疫苗、百白破疫苗、麻疹疫苗的合格接种率和"五苗"全程覆盖率,乙肝疫苗首剂及时接种率,卡介苗瘢痕率等

2. 不合格接种原因

3. 未接种原因

(二)调查方法

1. 组群抽样法。

2. 批质量保证抽样法。

(三)接种率评价

1. 国家免疫规划疫苗常规报告接种率的评价

(1)评价内容及方法:常规报告接种率的及时性、完整性和正确性评价。

① 及时率。在规定时限内报告单位数占应报告单位数的比例。

② 完整率。在规定时限内实际报告以及无漏项单位数占应报告单位数的比例。

③ 正确率。报表中无逻辑性、技术性错误的单位数占应报告单位数的比例。

（2）常规报告接种率的可靠性评价

① 图表法、差值（D）评价法、比值（R）评价法等。

② 比较法。将常规报告接种率与调查接种率进行比较，是否一致，分析不一致的原因；根据疫苗使用情况和出生儿童数估算实际接种率。

2. 调查接种率的评价

（1）2 次调查接种率的比较。

（2）调查接种率是否达到国家规定要求。

（3）近年来本地区国家免疫规划疫苗针对传染病的发生情况。

二、免疫成功率监测

免疫成功率是指接种某种疫苗后获得保护性抗体水平的人数占接种该疫苗总人数的比例。进行免疫成功率监测的主要目的，一是考核和评价疫苗的质量和效果，二是考核和评价接种的质量和效果，并作为制定和调整免疫规划的依据之一。

（一）监测对象与人数

根据接种疫苗的目的不同，可分为基础免疫成功率监测和加强免疫成功率监测两种。基础免疫成功率监测的对象是免疫前及完成基础免疫（乙肝疫苗、脊灰疫苗、百白破疫苗、麻疹疫苗）后 1 个月的受种者，但 BCG 为免疫后 12 周的儿童，甲肝减毒活疫苗为免疫后 3~6 个月受种者。加强免疫成功率监测的对象是加强免疫前及完成加强免疫后 1~2 个月的受种者。每种疫苗监测 30~50 人。

（二）检验方法、判定标准及免疫成功率指标

检验方法、判定标准及免疫成功率指标见表 3，具体检验方法参见有关传染病诊断国家标准和其他参考资料。

表 3　疫苗免疫成功率检验方法、判定标准及免疫成功率指标

疫苗	检验方法	阳性判定标准	免疫成功率指标
乙肝疫苗	ELISA 双抗原夹心法／放射免疫法（RIA）	抗－HBs≥10mIU/mL	≥85%
卡介苗	PPD 试验	72 小时判定结果，局部反应直径≥5mm	≥80%
脊灰疫苗	细胞中和试验（微孔塑料板法）	中和抗体≥1∶4 或有 4 倍及以上增长	≥85%
百日咳疫苗	试管凝集试验（半量法）	凝集抗体≥1∶20 为阳性，≥1∶320 计算保护水平	≥1∶320 以上者占 75%
白喉类毒素	间接血凝试验	抗毒素≥0.01IU/mL	≥80%
	锡克试验	96 小时判定，局部反应直径≤10mm 为阴性	阴转率≥80%
破伤风类毒素	间接血球凝集试验	抗毒素≥0.01IU/mL	≥85%
麻疹疫苗	微量血球凝集抑制试验	血凝抑制抗体≥1∶2 或有 4 倍及以上增长	≥85%
	ELISA 法	IgG≥1∶200 或有 4 倍及以上增长	≥85%

（三）结果与评价

监测工作结束后，应对开展免疫成功率监测疫苗的品种、免疫成功率指标、影响免疫成功率的因素进行分析，提出改进工作的措施，并向上级部门报告和反馈到下级部门。

三、人群免疫水平监测

人群免疫水平监测是免疫规划工作的一项重要内容，它对制定免疫策略、免疫程序、相应疾病控制策略，以及对免疫预防工作评价都具有重要意义。

（一）监测内容

常规监测包括乙型肝炎、脊髓灰质炎、麻疹、白喉、百日咳、破伤风、流行性乙型炎、甲肝、风疹、腮腺炎及流行性脑脊髓膜炎等人群免疫水平监测，根据工作需要可开展其他疫苗所针对的传染病的人群抗体水平监测。

（二）监测对象和人数

监测对象：<1岁、1~2岁、3~4岁、5~6岁、7~14岁、15~19岁、≥20岁年龄组健康人群。发病主要为成人的疾病，可适当调整监测对象的年龄范围。每个年龄组、每种疫苗针对传染病的监测样本数为30~50人。

（三）监测方法

1.横断面监测。

2.重复横断面监测。

3.队列监测。

（四）结果与评价

监测工作结束后，应对监测结果进行分析，提出改进工作的措施，并向上级部门报告和反馈到下级部门。

四、免疫监测的统计学指标

（一）血清抗体阳转率

接种某种疫苗后血清抗体阳转或≥4倍增长人数占接种该种疫苗总人数的百分比。

某种疫苗血清抗体阳转率＝接种某种疫苗后抗体阳转或抗体≥4倍增长人数/接种某种疫苗的总人数×100%

（二）血清抗体保护率

调查某人群具有某种疾病保护抗体水平的人数占调查人数的百分比。

某病血清抗体保护率＝具有某病保护抗体水平的人数/调查人数×100%

（三）血清抗体几何平均滴度（GMT）

血清抗体一般都以血清滴度作为监测指标。检测滴度的结果往往以倍比增长，大多属于对数正态分布资料，因此计算平均数时，要使用几何平均数的计算方法。计算几何均数的方法，就是 N 个观察值乘积开 N 次方所得的根。

第二章 常用成人免疫防病的疫苗

第一节 人用狂犬疫苗

一、用途

1. 凡被狂犬或其他疯动物咬伤、抓伤时,不分年龄,性别均应立即处理局部伤口(用清水或者肥皂水反复冲洗后再用碘酊或乙醇消毒数次),并及时按暴露后免疫程序注射本疫苗。

2. 凡有接触狂犬病病毒危险的人员(如兽医、动物饲养员、林业从业人员、屠宰专场工人、狂犬病实验人员等),按暴露前免疫程序预防接种。

二、疫苗种类

目前,国内使用的有国产和进口狂犬病疫苗,主要有以下几种:

1. 人用狂犬病(Vero 细胞)

使用狂犬病病毒固定毒(CTN~Ⅳ株、aGV 株或其他经 Vero 细胞适应的狂犬病病毒固定毒)接种 Vero 细胞,经培养、收获病毒液、灭活病毒、浓缩、纯化后,加入适宜的稳定剂制成,或加入氢氧化铝佐剂。

2. 冻干人用狂犬病疫苗(Vero 细胞)

使用狂犬病病毒固定毒(CTN~1V 株、aGV 株或其他经 Vero 细胞适应的狂犬病病毒固定毒)接种 Vero 细胞,经培养、收获病毒液、灭活病毒、浓缩、纯化后,加入适宜的稳定剂冻干制成。

3. 人用狂犬病疫苗(地鼠肾细胞)

使用狂犬病病毒固定毒(aG 株或其他经地鼠肾细胞适应的狂犬病病毒固定毒)接种原代地鼠肾细胞,经培养、收获病毒液、灭活病毒、浓缩、纯化后,加入适宜的稳定剂制成,可加入氢氧化铝佐剂。

三、用法

1. 使用前将液体疫苗振荡摇成均匀悬液,冻干按标示量加入灭菌注射用水,完全复溶后摇匀、注射。

2. 成人于上臂三角肌肌内注射,2 岁以下婴幼儿可在大腿前外侧肌内注射,禁止臀部注射。

四、接种程序

(一)暴露前免疫程序

于 0 天、7 天、21 天(或 28 天)各接种 1 剂量狂犬病疫苗。持续暴露于狂犬病风险者,全程完成暴露前基础免疫后,在没有动物致伤的情况下,1 年后加强 1 针次,以后每隔 3~5 年加强 1 针次。

(二)暴露后免疫程序

狂犬病暴露是指被狂犬、疑似狂犬或者不能确定健康的狂犬病宿主动物咬伤、抓伤、舔舐黏膜或者破损皮肤处,或者开放性伤口、黏膜接触可能感染狂犬病病毒的动物唾液或者组织。

1. 狂犬病暴露分级

按照接触方式和暴露程度,卫生部颁布于 2009 年 12 月 11 日实施的《狂犬病暴露预防处置工作规范》将狂犬病暴露分为三级,并规定了处置办法。

(1)Ⅰ级暴露:触摸动物,被动物舔及无破损皮肤。一般不需处理,不必注射狂犬病疫苗。

(2)Ⅱ级暴露:裸露的皮肤被轻咬,或者无出血的轻微抓伤、擦伤。应当立即处理伤口并按照暴露后免疫程序全程接种狂犬病疫苗。确认为Ⅱ级暴露者且免疫功能低下的(包括 HIV/AIDS 患者),或者Ⅱ级暴露位于头面部且致伤动物不能确定健康时,按照Ⅲ级暴露处理。

(3)Ⅲ级暴露:单处或者多处贯穿性皮肤咬伤或者抓伤,或者破损皮肤被舔,或者开放性伤口、黏膜被污染(确认为Ⅱ级暴露且免疫功能低下的,或者Ⅱ级暴露位于头面部且致伤动物不能确定健康时,按照Ⅲ级暴露处理)。应当立即处理伤口并注射狂犬病被动免疫制剂(如狂犬病免疫球蛋白),随后全程接种狂犬病疫苗。

2. 免疫程序

对于一般咬伤者,于 0 天(注射当天)、3 天、7 天、14 天、28 天各注射狂犬病疫苗 1 个剂量。狂犬病疫苗不分体重和年龄,每针次均接种 1 个剂量。对有下列情形之一的建议首剂狂犬病疫苗剂量加倍给予:

(1)注射疫苗前 1 个月内注射过狂犬病免疫球蛋白(RIG)或抗血清者。

(2)先天性或获得性缺陷患者。

(3)接受免疫抵制剂(包括抗疟疾药物)治疗的患者。

(4)老年人及患慢性病者。

(5)于暴露后 48 小时或更长时间后才注射狂犬病疫苗的人员。

3. 对有接种史的免疫程序

一般情况下,全程接种狂犬病疫苗后体内抗体水平可维持至少 1 年。对曾经接种过狂犬病疫苗的一般患者需再接种疫苗的建议如下:

(1)再次暴露发生在免疫接种过程中,则继续按照原有程序完成全程接种,不需加大剂量。

(2)全程免疫后半年内再次暴露者,一般不需要再次免疫。

(3)全程免疫后半年到 1 年内再次暴露者,应当于 0 天和 3 天各接种 1 剂疫苗。

(4)在 1~3 年内再次暴露者,应于 0 天、3 天、7 天各接种 1 剂疫苗。

(5)超过 3 年暴露者应当全程接种疫苗。

五、接种反应和禁忌证

(一)一般反应

注射后有轻微、自限性局部反应,如接种部位疼痛、红肿等;部分受种者会有轻微全身反应,如发热、头痛、头晕和胃肠道症状等,一般不需特殊处理,可自行缓解。

(二)异常反应

接种疫苗后,极个别人会出现全身性超敏反应,如荨麻疹、过敏性紫癜等,在接种多次后易发生,可对症治疗。

(三)禁忌证

1. 由于狂犬病是致死性疾病,暴露后接种疫苗无任何禁忌证。

2. 暴露前接种疫苗时遇发热、急性疾病、严重慢性疾病、神经系统疾病、过敏性疾病或对抗生素、生物制品有过敏史者禁止接种。

3. 哺乳期和妊娠期妇女建议推迟接种本疫苗。

六、使用注意事项

1. 疫苗有异物或疫苗包装瓶有裂纹、标签不清楚者,均不得使用。

2. 忌饮酒、浓茶等刺激性食物和剧烈运动。

3. 禁止臀部注射。

4. 液体狂犬病疫苗严禁冻结。

5. 冻干狂犬病疫苗稀释液应当严格按照说明书要求使用。疫苗在由厂家提供的无菌稀释液稀释后,应立即使用或稀释后放置于 2~8℃,在 6 小时内使用。

6. 如未能在接种狂犬病疫苗的当天使用被动免疫制剂,接种首针狂犬病疫苗 7 天内(含 7 天)仍可注射被免疫制剂。

7. 不得把被动免疫制剂和狂犬病疫苗注射在同一部位。

8. 禁止用同一注射器注射狂犬病疫苗和被动免疫制剂。

9. Ⅱ级暴露的免疫功能低下者(包括 HIV/AIDS 患者),综合性伤口处理、全程肌内注射细胞培养狂犬病疫苗的同时,还应在伤口局部浸润注射狂犬病免疫球蛋白。

10. 正在服用氯喹治疗或预防疟疾者,经皮内注射狂犬病疫苗后抗体反应可能降低,应采用肌内注射的方法。

11. 首次暴露后的狂犬病疫苗接种应当越早越好,如不能确定暴露的狂犬病宿主动物的健康状况,对已暴露数月而一直未接种狂犬病疫苗者也应当按照接种程序接种疫苗。

12. 正在进行计划免疫接种的儿童可按照正常免疫程序接种狂犬病疫苗。接种狂犬病疫苗期间也可按照正常免疫程序接种其他疫苗,但优先接种狂犬病疫苗。

13. 狂犬病病死率达100%,暴露后狂犬病疫苗接种无禁忌证。接种后少数人可能出现局部红肿、硬结等,一般不需做特殊处理。极个别人的反应可能较重,应当及时就诊。发现接种者对正在使用的狂犬病疫苗有严重不良反应时,可更换另一种狂犬病疫苗继续原有程序。

14. 接种狂犬病疫苗应当按照全程免疫程序正确接种,对机体产生的抗狂犬病的免疫力非常关键,当某一针次出现延迟1天或者数天注射,其后续针次接种时间按延迟后原免疫程序间隔时间相应顺延。

15. 应当尽量使用同一品牌狂犬病疫苗完成接种。若无法实现,使用不同品牌的合格狂犬病疫苗应当继续按原程序完成全程接种,原则上就诊者不得携带狂犬病疫苗至异地注射。

16. 任何一次暴露后均应当及时、彻底地进行伤口处理。

17. 按暴露前(后)程序完成全程接种狂犬病疫苗者,不再需要使用被动免疫制剂。

18. 使用合格的、正规途径获得的疫苗全程免疫后,一般情况下,无须对免疫效果进行检测。

如需检测抗体水平,应当采取中和抗体试验进行检测,包括快速荧光灶抑制试验(RFFIT)、小鼠脑内中和试验2种方法。

19. 对妊娠期妇女、患急性发热性疾病、过敏性体质、使用类固醇和免疫抵制剂者可酌情推迟暴露前免疫。免疫缺陷患者不建议暴露前免疫,如处在高暴露风险中,亦可进行暴露前免疫,但完成免疫接种程序后需进行中和抗体检测。对一种疫苗过敏者,可更换另一种疫苗继续原有程序。

20. 应用人用狂犬病疫苗和(或)抗狂犬病球蛋白时应向患者说明情况,并签署知情同意书。

七、暴露者的伤口处理

伤口处理包括彻底冲洗和消毒处理。局部伤口处理越早越好,就诊时如伤口已结痂或者愈合则不主张进行伤口处理。清洗或者消毒时如果疼痛剧烈,可给予局部麻醉。

(一)伤口冲洗

用20%的肥皂水(或者其他弱碱性清洁剂)和一定压力的流动清水交替彻底清洗、冲洗所有咬伤和抓伤处至少15分钟。然后用生理盐水(也可用清水代替)将伤口洗净,最后用无菌脱脂棉将伤口处残留液吸尽,避免在伤口处理残留肥皂水或者清洁剂。较深伤口冲洗时,用注射器或者高压脉冲器械介入伤口深部进行灌注清洗,做到全面彻底。

(二)消毒处理

彻底冲洗后用2%~3%碘酒(碘伏)或者75%乙醇涂擦伤口。如伤口碎烂组织较多,应当首先予以清除。

(三)伤口缝合

如伤口情况允许,应当尽量避免缝合。伤口的缝合和抗生素的预防性使用应当在考虑暴露动物类型、伤口大小和位置以及暴露后时间间隔的基础上区别对待。

伤口轻微时,可不缝合,也可不包扎,可用透气性下敷料覆盖创面。

伤口较大或者面部重伤影响面容或者功能时,确需缝合的,在完成清创消毒后,应当先用抗狂犬病血清或者狂犬病人用免疫球蛋白做伤口周围的浸润注射,使抗体浸润到组织中,以中和病毒。数小时后(不少于2小时)再行缝合和包扎;伤口深而大者应当放置引流条,以利于伤口污染物及分泌物的排出。

伤口较深、污染严重者酌情进行抗破伤风处理和使用抗生素等,以控制狂犬病病毒以外的其他感染。

(四)特殊部位的伤口处理

(1)眼部:波及眼内的伤口处理时,要用无菌生理盐水冲洗,一般不用任何消毒剂。

(2)口腔:口腔的伤口处理最好在口腔专业医师协助下完成,冲洗时注意保持头低位,以免冲洗液流入咽喉部而造成窒息。

(3)外生殖器或肛门部黏膜:伤口处理、冲洗方法同皮肤,注意冲洗方向应当向外,避免污染深部黏膜。

以上特殊部位伤口较大时建议采用一期缝合(在手术后或者创伤后的允许时间内立即缝合创口),以便功能恢复。

第二节　乙肝疫苗

一、用途

本疫苗适用于乙肝疫苗感染者,尤其是下列人员:

1. 新生儿,特别是母亲为 HbsAg、HBeAg 阳性者。

2. 未感染过的 HBV 人群,特别是医护人员及接触血液的实验人员。

3. 已感染者的配偶、子女和密切接触者。

4. 血液透析者和静脉注射毒品者等高危人群。

二、种类

重组 HepB 是把 HBsAg 基因插入载体(酵母、CHO)细胞,以 DNA 重组技术表达 HBsAg。通过发酵收获载体细胞,经纯化提取抗原,再经半成品鉴定合格。加氢氧化铝佐剂和硫柳汞防腐剂分装成疫苗。疫苗为乳白色混悬液体,可因沉淀而分层,易摇散。

我国目前使用的均为基因重组 HepB,国产的有啤酒酵母、CHO 和汉逊酵母细胞 3 种重组乙肝疫苗。进口的有 GSK 生产的安在时(啤酒酵母)和瑞士博尔尼纳公司生产的益可欣(汉逊酵母)重组 HepB。

三、规格、剂量和用法

(一)规格

在我国注册的乙肝疫苗有国产和进口产品。

国产疫苗有啤酒酵母重组乙肝疫苗、中国仓鼠卵巢细胞重组(CHO)乙肝疫苗、汉逊酵母乙肝疫苗 3 种。啤酒酵母重组乙肝疫苗有每支 1.0mL 和 0.5mL 两种规格,分别含 HBsAg10μg 和 5μg;CHO 细胞乙肝疫苗每支 1mL,分别含 HBsAg10μg 或 20μg;汉逊酵母乙肝疫苗每支 0.5mL,含 HBsAg10μg。

进口乙肝疫苗在有安在时和益可欣,均由每支 0.5mL 和 1.0mL 两种规格,分别含 HBsAg10μg 和 20μg。

(二)剂量和用法

接种部位为上臂三角肌肌内注射。

1. 啤酒酵母 HepB

新生儿和 < 19 岁青少年,每次注射剂量为 0.5mL(含 HBsAg10μg);≥19 岁人群每次注射剂量 1.0mL(含 HBsAg10μg)。均需注射 3 次。

2. CHO HepB

不满 15 岁儿童,每次注射剂量 1mL(含 HBsAg10μg);>15 岁青少年与成人,每次注射剂量 1mL(含 HbsAg20μg),均需注射 3 次。

3. 汉逊酵母 HepB

婴儿和成人每次注射剂量均为 0.5mL(含 HBsAg10μg),需注射 3 次。

4. 进口 HepB

一般 ≤15 岁儿童每次注射剂量为 0.5mL(含 HBsAg10μg), >15 岁青少年和成人每次注射剂量为 1.0mL(含 HbsAg20μg)。均需注射 3 次。不同国家生产的疫苗对注射对象的年龄要求不同,需在使用时细心阅读说明书。

四、接种程序与禁忌证

(一)免疫程序

接种 3 剂,第 0 月(当月)、1 月、6 个月各接种 1 剂;血液透析者建议接种 4 剂,第 0 月(当月)、1 月、2 月、6 个月各接种 1 剂。

(二)对青少年(16 岁以上)和成人接种乙肝疫苗的建议

1. 对未接种或接种史不详者,明确已感染过 HBV 者无须接种 HepB;已进行检测出现 HBV 标志物任何一项阳性者,可不接种,反之则须按 0 月(当月)、1 月、6 个月的免疫程序接种 3 剂。

2. 对有 HepB 接种史者,最好进行乙肝标志物定量检测。抗 – HBs≤10mIU/mL,应行全程基础免疫,抗 – HBsD 在 10～100mIU/mL 者,可加强 1 剂 20μgHepB,抗 – HBs≥100mIU/mL 者可不接种。

(三)应常规接受暴露前乙肝免疫的高危人群

1. 被诊断为近期患有其他性传播疾病者,已经在过去 6 个月内与一个以上性伴侣有性生活史者。

2. 男性同性恋者。

3. HbsAg 阳性者的家庭接触者和性伴侣。

4. 少管所、监狱和拘留所的收容人员。

5. 在执行任务涉及接触血液和血液污染的卫生保健工作者和公共安全工作人员。

6. 为保育残疾者而设机构中的工作人员和受照顾者。

7. 血液透析的患者。

8. 接受血液制品的凝血功能障碍患者。

9. 计划在慢性乙肝病毒感染率为中等到高度(≥2%)的地区停留 6 个月以上的国际旅行者,以及将与当地人群有密切接触者。

(四)禁忌证

1. 患急性和慢性严重疾病者。

2. 对疫苗内含已知的任何成分过敏者。

3. 发热者暂缓接种。

五、接种反应

(一)一般反应

乙肝疫苗是目前最安全的疫苗之一,接种后局部反应与一过性疼痛多见,疼痛发生率成人约为 20% ,儿童约为 10% 。偶尔有红肿和硬结等。全身反应以低热为主,伴有疲乏者、上呼吸道症状胃肠道症状(如恶心、呕吐、腹痛、腹泻等)等。

(二)异常反应

乙肝疫苗中可能残留酵母菌成分和含有硫柳汞等添加物品,接种后可发生过敏性皮疹、过敏性紫癜、局部过敏反应、过敏性休克、末梢神经炎等,但发生率极低。

接种乙肝疫苗最常见的偶合症是晚发性维生素 K 缺乏症。应了解新生儿体内维生素 K 的情况,避免出现偶合晚发性维生素 K 缺乏症。

六、注意事项

1. 由于乙肝的潜伏期长,在接种时可能存在未被发现的感染,这时疫苗有可能不能预防乙型肝炎感染。

2. HepB 不能预防甲型、丙型和戊型肝炎病毒以及其他已知侵犯肝脏的病原所致的感染。

3. HepB 不应皮下和皮内注射,因为这样会导致免疫应答降低。亦不提倡臀部肌肉注射,主要为臀部脂肪肥厚,肌内注射操作中有部分注射不到肌肉,影响免疫效果。也绝对不能静脉注射。

4. 慢性肝炎患者、HIV 感染或者丙型肝炎携带者不是 HepB 接种禁忌证。由于这些患者发生 HBV 感染时可能病情严重,因此建议接种 HepB。医生应当根据每例患者的具体情况决定是否接种疫苗。HIV 感染以及血液透析和免疫缺陷的患者。初种后获得抗 – HBs 滴度可能不高,因此需要追加接种。

第三节　甲肝疫苗

一、用途

1. 对不小于 18 月龄的儿童常规接种。

2. 有可能感染 HAV 危险的高危人群,包括:到有地方性流行或暴发地区的旅行者;曾有多次甲肝暴发社区所居住的居民;有甲肝职业危险或面临病毒传染危险性较大的人员(如幼儿园和医疗机构中的保育员、医务人员,尤其是胃肠科和儿科医务人员);战士、食品工作人员和污水处理人员;静脉吸毒者、血友病患者和其他接受血液制品的治疗者;甲肝患者的密切接触者;慢性肝炎患者或有可能发展为慢性肝病的人(如乙肝和丙肝患者,饮酒过度者)等。

二、疫苗种类

(一)甲肝减毒活疫苗

有液体和冻干2种剂型。液体疫苗由于稳定性差、批间效价差异大、冷藏要求高,已不生产,目前主要使用冻干疫苗。

(二)灭活疫苗

国产疫苗系用 TZ84(孩尔来福)或吕8株(维赛瑞安)甲肝病毒接种2BS人胚肺二倍体细胞,经培养增殖、收获纯化、甲醛灭活和氢氧化铝吸附制成。疫苗应为乳白色混悬液。

进口疫苗有 GSK 生产的贺福立(HAVRIX)、默沙东公司的维康特(VAQTA)、巴斯德研究所的巴维信(AVAXIM)和瑞士血清疫苗研究所的爱巴苏(Epaxal)甲肝灭活疫苗,它们是将 HAV 在人成纤维细胞或二倍体细胞中增殖、提纯、用甲醛溶液灭活,加氢氧化铝吸附制成。

三、用法

(一)冻干甲肝减毒活疫苗

每瓶1.0mL,每1次人用剂量为1.0mL,含甲型肝炎活病毒不低于$6.50lgCCID_{50}/mL$。于上臂三角肌附着处皮下注射。

(二)甲肝灭活疫苗

甲型肝炎灭活疫苗没有统一的规格、剂量和用法,具体须参照产品说明书。

孩尔来福灭活疫苗每1次成人(≥16岁)用剂量为1.0mL/支(瓶),含甲肝病毒抗原500U;每1次儿童(<15岁)用剂量为0.5mL/支(瓶),含甲肝病毒抗原250U。维赛瑞安每西林瓶1人份,成人剂型每人1.0mL,含甲型肝炎灭活疫苗640EL.U;儿童剂型每人0.5mL,含甲型肝炎灭活疫苗320EL.U。均于上臂三角肌肌内注射。

四、接种程序与禁忌证

(一)免疫程序

国家卫生和计划生育委员会规定,冻干甲肝减毒活疫苗用于≥18月龄儿童,接种1剂;甲肝灭活疫苗接种2剂,≥18月龄儿童接种第1剂,24~30月龄加强免疫1剂,2剂次间隔≥6个月。

其他人群也可采用以上程序接种,为保证免疫效果,建议间隔6~12个月接种2剂甲肝减毒活疫苗。

(二)禁忌证

1. 身体不适,腋温超过37.5℃者。
2. 急性传染病或者其他严重疾病者。
3. 免疫缺陷或接受免疫抑制药者,不得使用减毒活疫苗。
4. 过敏体质者。
5. 妊娠期及哺乳期妇女慎用。

五、接种反应

多年来广泛应用甲肝疫苗的实践表明,接种甲肝疫苗非常安全,通常为轻度的接种部位疼痛、皮肤发红等局部不良反应,或以低热为主,伴有疲乏、腹泻全身不良反应,一般不需要特殊处理。儿童发生的症状和体征与成人相似,而发生频率更低。

六、使用注意事项

1. 减毒活疫苗在开启疫苗包装瓶和注射时,切勿使消毒剂接触疫苗。
2. 疫苗包装瓶有裂纹、标签不清楚或制品复溶后溶液浑浊,有异物的均不得使用。
3. 疫苗包装瓶开封后,减毒活疫苗应在30分钟内、灭活疫苗应在1小时内用完。
4. 注射丙种球蛋白者,应间隔1个月以上再接种减毒活疫苗。

第四节　甲型乙型肝炎联合疫苗

一、用途

甲乙肝联合疫苗成人剂型适用于免疫史的和有感染甲型肝炎和乙型肝炎危险的成人和 16 岁以上青少年。

二、种类

甲、乙型肝炎联合疫苗由纯化和灭活的甲肝(HA)病毒和乙肝表面抗原(HBsAg)的混合液制成。甲肝病毒和乙肝表面抗原分别用氢氧化铝和磷酸铝吸附。甲肝病毒在人二倍体细胞(MRC5)繁殖获得。HbsAg 由基因工程化酵母细胞培养基获得。

三、用法

国产的甲乙肝联合疫苗为北京科兴生物制品有限公司生产,商品名为倍尔来福。为白色混悬液体,每盒 1 支。儿童剂量为 0.5mL/支,成人剂量为 1.0mL/支,1~15 岁人群用儿童剂量,16 岁以上人群用成人剂量。于上臂三角肌肌内注射。在任何情况下不能静脉注射。

进口甲乙肝联合疫苗生产商为 GSK 公司,商品名为双福立适,每支 1mL。成人和 16 岁以上青少年推荐使用 1.0mL 剂量。

疫苗为 1mL 的混悬液。贮藏状态下,可见白色细微沉淀和无色澄明上清液。用注射器抽取注射液后,于上臂外侧三角肌肌内注射。注意不可静脉注射。使用前,应将本品振摇至微白色混悬液,并肉眼观察疫苗是否有异物和(或)物理性状改变。如有异物,应丢弃疫苗。

四、接种程序与禁忌证

(一)免疫程序

1. 基础初次免疫

甲乙肝联合疫苗成人剂型标准初次免疫程序为 3 剂,首剂于选定日期接种,首剂 1 个月后接种第 2 针,首剂 6 个月后接种第 3 针。推荐的程序不能中断,接种开始后,整个初次免疫接种需使用同一种疫苗。

2. 加强免疫

已有成人接种甲乙肝联合疫苗后 60 个月的抗体长期持续性数据。联合疫苗初次免疫后所观察到的抗 - HBs 和抗 - HAV 抗体满意度与接种单价甲肝和乙肝疫苗后所观察到滴度范围相似。抗体衰减的动力学亦相似。单价疫苗接种经验可作为联合疫苗加强接种的基本原则。

当需要对甲肝和乙肝加强接种时,可用甲乙肝联合疫苗成人剂量。当初次免疫用甲乙肝联合疫苗时,可用任意一种单价疫苗加强相应型别的免疫。

(二)禁忌证

已知对本疫苗任何成分过敏者,以往对甲乙肝联合疫苗成人剂型或单价甲肝疫苗、单价乙肝疫苗过敏者不能接种甲乙肝联合疫苗。

同其他疫苗一样,患急性严重发热疾病的个体应该推迟接种甲乙肝联合疫苗。

五、接种反应

在甲乙肝联合疫苗的临床对照研究中,报告的最常见不良反应为注射部位反应,包括疼痛、发红和肿胀,个别人可出现低热、疲劳、头痛、全身不适,多为一过性,不经治疗可自愈。异常反应与接种甲肝疫苗或乙肝疫苗类似,偶有过敏反应发生。

六、使用注意事项

1. 正处于甲肝或乙肝潜伏期的受种者,尚不知接种甲乙肝疫苗是否可以预防甲肝和乙肝发病。

2. 本疫苗不能预防丙型、戊型肝炎病毒及其他已知病原体导致的肝脏感染。

3. 甲乙肝联合疫苗不推荐用于暴露后的免疫预防(如针刺损伤)。

4. 尚未对免疫功能受损者进行疫苗试验。血液透析患者或免疫系统受损者,初次免疫后可能达不到足够的抗HAV 和抗 – HBs 抗体水平,因此这些患者需要接受额外剂量免疫。

5. 由于皮内注射和臀部肌内注射不能达到最佳免疫效果,应避免使用这些注射途径。但是例外情况下,因为肌内注射可使血小板减少症和出血性疾病患者发生出血,所以这些患者可皮下注射接种。

6. 甲、乙型肝炎联合疫苗在任何情况下都不能静脉注射。

7. 本品在制造中使用了硫柳汞,硫柳汞在目前的终产品中有残留,因此可能发生对硫柳汞的过敏反应。

第五节 流行性感冒疫苗

一、用途

根据 WHO 专家委员会的建议,结合我国 2005 年发布的《中国流行性感冒疫苗预防接种指导意见》,流感疫苗主要用于以下人群免疫:

(一)优先接种人群

借鉴其他国家多年的研究证据和应用经验,结合我国国情,建议优先接种人群如下:

(1)患流感后发生并发症风险较高的人群:包括≤5 岁儿童,尤其是≤2 岁婴儿;≥60 岁老年人;除高血压以外的心血管疾病、慢性呼吸系统疾病、肝肾功能不全、血液病、神经系统疾病、神经肌肉功能障碍、代谢病等慢性病患者;患有免疫抑制疾病的成人和儿童(包括药物或 HIV 感染引起的免疫抑制);<18 岁青少年中长期接受阿司匹林治疗者;长期居住在养老院和其他慢性病康复机构的人员;准备在流感季节怀孕的妇女。

(2)有较大机会将流感病毒传染给高危人群的人员:包括养老院和其他慢性病康复机构的工作人员;≤5 岁儿童、≥60 岁老年人、其他流感高危人员的家庭成员及照看、护理他们的人员特别是照看 6 月龄以下婴儿的人员。

(二)其他人群

所有愿意接种流感疫苗的人。

二、疫苗种类

(一)流感灭活疫苗

通常使用的季节性流感疫苗为三价灭活疫苗。所谓"三价"是指疫苗中含有 3 种流感病毒亚型组分,是 WHO 根据全球流感监测网络的运行结果,每年定期对南半球和北半球的当年流行毒株进行确定和发布,以便所生产的季节性流感疫苗与流行的病毒毒株适配。WHO 确定的季节性流感疫苗毒株一般含有 2 种甲型流感病毒亚型(H_3N_2 和 H_1N_1)和 1 种乙型流感病毒亚型,故简称为"三价"疫苗,由于每年例行推荐用于当年流感的预防,又称为"季节性流感疫苗"。流感灭活疫苗常用的种类如下:

1. 流感全病毒灭活疫苗。

2. 流感裂解灭活疫苗。

3. 流感亚单位灭活疫苗。

4. 其他

(1)加佐剂的灭活流感疫苗。

(2)流感基因工程亚单位疫苗。

(3)流感核酸疫苗。

(4)流感通用疫苗。

(二)流感减毒活疫苗

包括流感全病毒活疫苗和基因工程活疫苗等。

我国批准上市的季节性流感疫苗均为灭活疫苗,包括裂解疫苗和亚单位疫苗,可用于≥6 月龄的人群接种。

三、规格、剂量和用法

流感灭活疫苗为乳白色液体,成人剂量 0.5mL/支,儿童剂量 0.25mL/支,每成人剂量(0.5mL)中,含有至少 45μg 血凝素抗原,即甲 1、甲 3 和乙型 3 株流感病毒的血凝素抗原均为 15.45μg/人份;每儿童剂量(0.25mL)中含三种血凝素抗原均为 7.545μg/人份。

成人及 36 月龄以上的儿童只需要接种 1 剂次,每剂次 0.5mL;6~35 月龄儿童需要接种 2 剂次,每剂次 0.25mL,第 1 剂和第 2 剂次之间需要间隔至少 4 周。

用前应将该疫苗充分摇匀,肌内或深度皮下注射。受接种者年龄大于 1 岁时,注射部位为三角肌;对年龄在 6~12 月龄的受种者,推荐大腿前外侧注射。

四、免疫程序与禁忌证

(一)接种时间

成年人接种流感疫苗 2 周后,即可产生具有保护水平的抗体,因此,应在流感活动高峰到来之前,完成接种对象的免疫预防。

(二)接种方法

从未接种过流感疫苗,或前一年仅接种了 1 剂次流感疫苗的 6 月龄~3 岁儿童,建议接种第 2 剂,间隔在 4 周以上;以后每年接种 1 剂次即可。其他人群每年仅需接种 1 剂次。

(三)禁忌证

1. 发热、患急性疾病及感冒患者。

2. 有古兰-巴雷综合征病史者。

3. 对鸡蛋过敏或对疫苗中其他成分过敏者。

4. 妊娠期妇女。

五、接种反应

(一)流感减毒活疫苗

流感活疫苗接种后,疫苗病毒会在上呼吸道繁殖,出现轻微的流感症状。少数人尤其是儿童和首次接种者,在接种后 6~12 小时有发热、全身不适、肌肉痛、流涕和关节酸痛等全身中毒症状,但持续 1~2 天可自行消失。

与灭活流感疫苗相比,流感减毒活疫苗接种后反应较大。

(二)流感全病毒灭活疫苗

接种后 12~24 小时,个别人会出现注射局部红肿、触痛和痒感等,一般很快消失,不影响正常活动。极个别接种者可出现低热、肌肉痛、关节痛、头痛和不适等表现。

(三)流感裂解疫苗

与全病毒疫苗制剂相比较,裂解病毒疫苗和亚单位疫苗引起的儿童和成人的全身反应较轻。接种后的局部反应一般轻微,极少持续 24 小时以上。

(四)流感亚单位疫苗

作为第三代流感疫苗,我国已有注册引进和上市。国内外较多观察发现,流感亚单位疫苗局部反应如发红、肿胀、疼痛和硬结均少见,全身反应如发热、不适、寒战等也极少发生。

六、使用注意事项

1. 接种时,要严格掌握疫苗剂型和适用人群的年龄范围,不能将成人剂型(0.5mL)分为 2 剂次(每剂次 0.25mL),给 2 名婴幼儿接种,或在不同时间给同一婴幼儿使用。

2. 医疗卫生人员在实施接种前,应当告知受种者或者其监护人所接种疫苗的品种、作用、禁忌证、不良反应以及使用注意事项,询问受种者的健康状况以及是否有接种禁忌证等情况,并如实记录告知和询问情况。

3. 使用前应检查包装容器、标签、外观、有效期是否符合要求,疫苗包装容器有裂纹者不得使用,若有出现颜色变化或异常颗粒时,严禁使用。

4. 流感疫苗可与其他疫苗同时接种,但应接种在不同部位,杜绝将 2 种及 2 种以上疫苗混在一个针筒内注射。

5. 建议接种途径为肌内注射或深度皮下注射,严禁通过血管途径给药。

6. 通常认为,对孕妇进行流感疫苗接种是安全的,而且建议在流感流行季节对所有孕妇接种流感疫苗。该建议不仅是为了避免在孕期可能发生的严重流感,也是为了保护婴儿在其生命最初几个月的最脆弱的时期内免遭流感侵袭。

第六节　甲型 H_1N_1 流感疫苗

一、用途

WHO 确定的流感大流行疫苗接种对象是:首先在卫生保健人员中使用;在疫苗供应不充足的开始阶段,应该考虑分步骤和方法向特殊人群接种疫苗;优先接种次序是:孕妇、年龄在 6 月龄以上且患有严重慢性病者、年龄在 15~49 岁的健康人、健康儿童、年龄在 50~64 岁的健康成人、65 岁以上的健康人。

二、种类

我国有 9 家企业获准生产甲型 H_1N_1 流感疫苗,均为无佐剂的流感病毒裂解疫苗 2 种。国外上市的甲型 H_1N_1 流感疫苗,除与我国类似的无佐剂裂解疫苗外,带有含佐剂流感病毒裂解疫苗、甲型 H_1N_1 流感全病毒灭活疫苗,以及经鼻腔喷雾的甲型 H_1N_1 流感病毒减毒活疫苗。

三、用法

甲型 H_1N_1 流感疫苗分单人份剂量和 2 人份剂量,前者每支 0.5mL,后者每支 1.0mL。用于不小于 3 岁易感人群的接种时,接种 1 剂 0.5mL,含甲型 H_1N_1 流感病毒血凝素 $15\mu g$。于上臂外侧三角肌肌内注射。

四、接种禁忌

1. 对鸡蛋或疫苗中任何其他成分(包括辅料、甲醛、裂解液等),特别是卵清蛋白过敏者。
2. 患急性疾病、严重慢性病症、慢性疾病的急性发病期、感冒和发热者。
3. 古兰 - 巴雷综合征患者。
4. 未控制的癫痫和患其他进行性神经系统疾病者。
5. 严重过敏体质者,对庆大霉素过敏者。
6. 年龄小于 3 岁者。
7. 医生认为不适合接种的其他人员。

五、接种反应

我国研制的甲型 H_1N_1 流感疫苗安全性良好。

常见的不良反应有发热、注射部位疼痛、头痛和疲劳乏力;偶见咳嗽、腹泻、肌肉痛、局部瘙痒、恶心呕吐,局部红、肿、硬结、荨麻疹、斑丘疹和丘疹(注射部位);少见头晕、咽痛、腹痛和关节痛。接种甲型 H_1N_1 流感疫苗还可能发生极罕见的不良反应,如休克、血管炎样一过性肾功能受损,神经系统疾病,例如脑脊髓炎、神经炎、神经痛、感觉异常、惊厥、一过性血小板减少、古兰 - 巴雷综合征等。

六、使用注意事项

1. 甲型 H_1N_1 流感疫苗接种方案要求,接种工作应由已经取得资格的预防接种单位和接种人员承担,并按照《疫苗流通和预防接种管理条例》《预防接种工作规范》的要求加强疫苗管理,坚持"知情同意、自愿免费接种"的原则进行接种。

2. 注射免疫球蛋白应至少间隔 1 个月以上接种本疫苗,以免影响免疫效果;注射后出现任何神经系统反应者,禁止再次使用。

3. 根据 WHO 建议并参考了国外现有孕产妇人群接种甲型 H_1N_1 流感疫苗安全性资料的基础上,已将孕妇纳入甲型 H1N1 流感疫苗接种重点人群。

4. 根据 WHO 意见,灭活甲型 H_1N_1 流感疫苗可以与灭活季节性流感疫苗同时接种,灭活疫苗和减毒活疫苗也可以在同一天的不同部位同时接种。

5. 使用免疫抑制剂型、化疗药、抗代谢药物、熔化剂、细胞毒素类药物、皮质类固醇类等药物者,接种疫苗可能会降低机体对本品的免疫应答。

第七节 肺炎菌苗

一、用途

1. 两岁以上的儿童,有条件地区可作为儿童常规免疫接种疫苗。

2. 高危人群

主要有以下几种:

(1)65 岁以上的老人。

(2)免疫功能正常,但患有慢性疾病(如心血管病、肺病、糖尿病、乙醇中毒、肝硬化)者。

(3)免疫功能减弱者,包括脾切除或脾功能不全、镰状细胞病、霍奇金病、淋巴瘤、多发性骨髓瘤、慢性肾衰、肾病综合征和器官移植者。

(4)无症状和症状性艾滋病病毒感染者。

(5)脑脊液漏患者。

(6)在感染肺炎球菌或出现其并发症的高危环境中的群居者或工作人员(如长期住院的老年人、福利机构人员等)。

(7)长期吸烟、饮酒致机体抵抗力降低的人群。近期研究显示,烟酒的使用可加速或恶化肺炎球菌和感染。

二、种类

23 价肺炎球菌多糖疫苗采用 23 种最广泛流行、最具侵袭性的血清型肺炎球菌,包括血清型 1、2、3、4、5、6B、7F、8、9N、9V、10A、11A、12F、14、15B、17C、18C、19A、19F、20、22F、23F 和 33F,经培养,提纯制成的多糖疫苗。

目前世界上只有 3 个国家生产 23 价肺炎球菌多糖疫苗,即美国、法国和中国。我国市场销售的肺炎球菌多糖疫苗有纽莫23,美国默沙东公司研制生产;优博23,法国赛诺菲巴斯德生产;惠益康,中国成都生物制品研究所生产。

三、用法

(一)规格

成品为无色、透明的液体注射剂,每瓶 0.5mL,含纯化的 23 种血清型肺炎球菌荚膜多糖各 25μg,含 0.25% 苯酚作防腐剂。

(二)剂量

每 1 次人用剂量为 0.5mL。

(三)用法

皮下或肌内注射。

四、接种程序与禁忌证

(一)免疫程序

1. 健康儿童和成人一般接种 1 剂,可维持 5 年。

2. 霍奇金病患者如需接种疫苗可在治疗开始前 10 天给予;如果进行放疗或化疗至少应在开始前 14 天给予,以产生最有效的抗体免疫应答;治疗开始前不足 10 天及治疗期间不主张接种。

3. 免疫缺陷患者,应于术前 2 周接种。

4. 脾切除者或先天无脾者,每 5 年接种 1 次。

5. 脾切除或患病儿童,5 年后再接种 1 次。

6. HIV 感染者、白血病、淋巴瘤、镰状细胞贫血症、霍奇金病、淋巴瘤、多发性骨髓瘤、慢性支气管炎、慢性阻塞性肺疾病、长期大量吸烟及酗酒者,应于 5 年后加强接种 1 次。如果接种后 3~5 年内是高度再感染危险者,如脾切除、镰状细胞病和肾病综合征的儿童可加强接种 1 次。

7. 所有 5 年内未接种疫苗的 65 岁以上的老年人,应再次接种疫苗。

(二)禁忌证

1. 对疫苗中某种成分过敏者。

2. 发热、急性感染、慢性病急性发作,最好推迟接种。

3. 除非有特殊原因,在 3 年内已接种过本疫苗者。

4. 已证实或怀疑曾感染过肺炎球菌者,应视其所处危险状态决定是否接种。

5. 妊娠不足 3 个月的孕妇,妊娠 3 个月以上的孕妇和哺乳期妇女,应在医生指导下使用。

五、接种反应

(一)一般反应

接种后,少数人会出现接种部位疼痛、红肿、硬结等轻微反应;<1% 的受种者会出现低热,一般不超过 38.6℃,在 2~3 天内就能自行恢复。个别人会出现 >38.6℃ 的发热,可对症处理。

(二)异常反应

偶有过敏反应,出现皮疹、荨麻疹等。国外有报道发生淋巴管炎或淋巴结炎,以及血清病、关节痛、肌肉痛、心脏虚弱等。一般可在 2~3 天恢复。有报道已稳定的特发性血小板减少性紫癜患者在接种疫苗 14 天内复发,可持续 14 天,但极其罕见,其因果关系尚不能定论。

六、使用注意事项

(一)严禁皮内注射和血管内注射。

(二)<2 岁的婴幼儿对多糖疫苗免疫应答很弱,不主张使用。

(三)使用抗生素治疗肺炎球菌感染的患者,不应因接种疫苗而中断。

(四)周期性上呼吸道感染,尤其是中耳炎和鼻窦炎不是本疫苗的适应证。

(五)药瓶有裂纹或有摇不散的颗粒、异物不得使用。

(六)本品可与其他疫苗,尤其是流感疫苗或儿童期的疫苗在不同部位进行同时接种。

第八节　风疹减毒活疫苗

一、用途

用于 8 月龄以上的风疹易感者。

二、种类

目前我国使用的有单价风疹疫苗、麻疹 – 风疹联合疫苗、麻疹 – 腮腺炎 – 风疹联合疫苗 3 种制品。

三、用法

目前我国使用的单价风疹疫苗有复溶后每瓶 0.5mL。每 1 次人用剂量为 0.5mL,含风疹活病毒应不低于 3.2logCCID$_{50}$/mL。使用时每瓶加 0.5mL 灭菌注射用水,待完全溶解摇匀后,于上臂外侧三角肌附着处皮下注射 0.5mL。

四、接种程序和禁忌证

风疹疫苗接种分为普遍免疫和选择性免疫 2 种。普遍免疫以控制风疹病毒在人群中传播为目的,可对满 8 月龄以上人群实施免疫接种,7 岁或 12 岁加强 1 次;选择性免疫以控制新生儿先天性风疹综合征为目的。可对青春期少女及育龄期妇女实施免疫,对风疹病例密切接触者进行应急接种。

五、接种反应

（一）一般反应

儿童接种后 6～11 天少数人可有低热、皮疹、淋巴结炎，皮疹多为不明显的斑疹，可迅速消退，淋巴结炎症状轻，甚少察觉；成人接种疫苗后 2～4 周少数人可发生一过性关节炎，尤以青春期后女性发生率较高，持续 1 天～3 周，可对症处理，无后遗症。

（二）异常反应

主要是过敏反应，接种后发生过敏性皮疹、过敏性紫癜、过敏性休克等均有报告，但发生率极低。

六、使用注意事项

1. 安瓿有裂纹、标签不清楚、疏松体变为红色或溶解不好者均不要使用。

2. 启开安瓿和注射时，切勿使消毒剂接触疫苗。

3. 由于风疹疫苗是活疫苗，溶解后应于 30 分钟内用完，并且避日光直射，否则会影响疫苗效果。

4. 对接受输血或注射过免疫球蛋白者，应推迟 4 周以上再接种风疹疫苗。

5. 使用类固醇进行免疫抑制治疗者必须停药 1 个月以上方可进行免疫接种。

6. 如果怀孕妇女不慎接种风疹疫苗或者在接种疫苗后 4 周内怀孕，她应被告知有关对胎儿的可能影响。但通常不应该是考虑终止妊娠的原因。由于疫苗对胎儿的风险特别低，通常不推荐终止妊娠。

第九节　麻疹风疹联合减毒活疫苗

一、用途

用于 8 个月以上的麻疹和风疹易感者，接种 1 针次，全年均适宜接种。

二、种类

目前使用的麻疹风疹疫苗均为国产疫苗。

三、用法

为冻干制剂，每瓶 0.5mL。每 1 次人用剂量为 0.5mL，使用时按标示量将灭菌注射用水加入疫苗中，轻轻摇动，使之完全溶解后，于上臂外侧三角肌附着处皮肤用 75% 乙醇消毒，待干后皮下注射 0.5mL。

四、接种程序与禁忌证

（一）接种程序
接种 1 针次，全年均适宜接种。

（二）禁忌证

1. 严重的急性、慢性感染疾病（发热者、活动性结核、血液病和恶性肿瘤等）者。

2. 对新霉素、鸡蛋等有过敏史者。

3. 免疫缺陷患者或接受免疫抑制剂治疗者。

4. 孕妇禁用，如对育龄妇女进行接种，接种后 3 个月内应避免妊娠。

五、接种反应

注射后一般无局部反应，在 6～11 天内，少数儿童可能出现一过性发热反应或轻微皮疹，一般不超过 2 天，可自行缓解；成年妇女偶见轻微关节痛，一般不需要特殊处理，必要时可对症治疗。

六、使用注意事项

1. 启开安瓿时，切勿使消毒剂与疫苗接触。

2. 安瓿有裂纹、标签不清楚、疫苗溶解不好或有摇不散的絮状物均不可使用。

3. 安瓿启开后,应在 30 分钟内用完,否则应予废弃。

4. 注射过免疫球蛋白者,应间隔 1 个月以后方可接种本疫苗。

第十节　麻疹风疹腮腺炎联合减毒活疫苗(MMR)

一、用途

国产疫苗适用于≥8 月龄的儿童和成人;进口疫苗用于≥12 月龄的儿童和成人。

二、种类

目前在我国市场销售的有 4 种 MMR,其中国产和进口的各 2 种。国产的为北京和上海生物制品研究所生产。进口的有 GSK 生产的普祥立适,默少东公司生产的默尔康(MMR Ⅱ)。

三、用法

4 种制品均为注射剂。瓶装疫苗为白色至淡粉色小丸,预充注射器装疫苗为清澈无色液体,每瓶 0.5mL。

冻干疫苗用无菌稀释液复溶。由于 pH 的微小变化,复溶后的疫苗颜色会有所变化,由浅橙色到浅红色,疫苗的效力没有降低。每 1 次人用剂量为 0.5mL,于上臂三角肌肌内注射。

四、接种程序

目前 MMR 暂时对 18 月龄婴儿接种,代替第 2 剂麻疹疫苗复种。待 MMR 疫苗保证供应后将接种 2 剂 MMR,即于新生儿出生后 8 月龄和 18 月龄各接种 1 剂。

五、接种反应

麻风腮三联疫苗接种后的不良反应与各个相同毒株的单价疫苗的不良反应相似。

(一)一般反应

常见的反应有注射局部发红、疼痛和肿胀,少数人在接种疫苗 5～7 天出现低热(不超过 38℃),皮疹、腮腺轻度肿大,持续 2～3 天,可自行消退;个别人可出现高热(≥39.0℃)、惊厥,应对症处理。

(二)异常反应

已有报告发生与接种 MMR 的时间相关的关节痛、关节炎、荨麻疹,血小板减少性紫癜、暂时的睾丸胀痛等。

六、使用注意事项

1. 患急性严重发热性疾病的个体应该推迟接种疫苗,但轻微感染不影响接种。

2. 育龄期妇女接种疫苗,应在接种后 3 个月内避免妊娠。

3. 接触于自然麻疹病毒 72 小时内接种疫苗可以获得一定的抗麻疹感染保护力。

4. 接种疫苗时,应使酒精及其他消毒剂从皮肤上完全挥发,因为它们可灭活减毒疫苗。

5. MMR 不能与其他疫苗混于同一注射器中注射,也绝不能静脉注射。

(杜春花)

职业病预防与控制篇

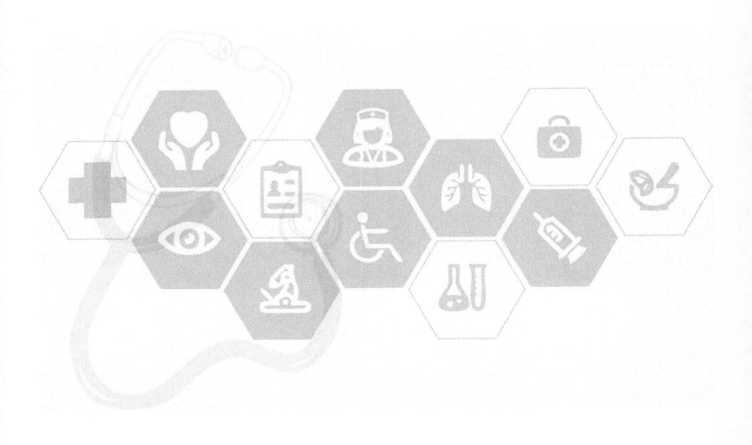

第一章　职业病危害因素的分类与评价

第一节　职业病危害因素分类

职业病危害因素是指在职业活动中产生或存在的、可能对职业人群健康、安全和作业能力造成不良影响的因素或条件,包括化学、物理、生物等因素。职业病危害因素随分类标准不同有不同的分类方法。

一、职业病危害的分类方法

(一)按其来源分类

职业病危害因素按其来源可分为以下三大类:

1. 生产工艺过程中产生的主要有害因素

(1)化学因素

① 有毒物质,如铅、汞、苯、氯、一氧化碳、有机磷农药等。

② 生产性粉尘,如矽尘、石棉尘、煤尘、有机粉尘等。

(2)物理因素

① 噪声、振动。

② 非电离辐射,如紫外线、红外线、射频辐射、激光等。

③ 异常气象条件,如高温、高湿、低温。

④ 异常气压,如高气压、低气压。

⑤ 电离辐射,包括放射性同位素(如$^{137}C_s$、^{131}I、^{235}u、$^{60}C_o$等)、放射线(如 X 射线、γ 射线等)。

(3)生物因素:如附着于皮毛上的炭疽杆菌、甘蔗渣上的真菌、医务工作者可能接触到的生物传染性病原体等。

2. 劳动过程中的主要有害因素

(1)劳动组织和制度不合理,劳动作息制度不合理等。

(2)职业性精神(心理)紧张。

(3)劳动强度过大或生产定额不当,如安排的作业与劳动者生理状况不相适应等。

(4)个别器官或系统过度紧张,如视力紧张等。

(5)长时间不良体位或使用不合理的工具等。

3. 生产环境中的主要有害因素

(1)自然环境中的因素,如炎热季节的太阳辐射。

(2)厂房建筑或布局不合理,如采光照明不足,通风不良,有毒与无毒、高毒与低毒作业安排在同一车间内等。

(3)作业环境空气污染,如氯碱厂泄漏氯气,处于下风侧的无毒生产岗位的工人,吸入了氯气。

在实际生产过程中,往往同时存在多种有害因素对劳动者的健康产生联合作用。

(二)按所致职业病的种类分类

2002 年 3 月 11 日,卫生部颁布的《职业病危害因素分类目录》,将职业病危害因素按所致职业病的种类分为十大类:

1. 粉尘类

(1)矽尘(游离二氧化硅含量超过 10% 的无机性粉尘);(2)煤尘;(3)石墨尘;(4)炭黑尘;(5)石棉尘;(6)滑石尘;(7)水泥尘;(8)云母尘;(9)陶瓷尘;(10)铝尘(铝、铝合金、氧化铝粉尘);(11)电焊烟尘;(12)铸造粉尘;(13)其他粉尘。

2. 放射性物质类(电离辐射)

3. 化学物质类

(1)铅及其化合物(铅尘、铅烟、铅化合物,不包括四乙基铅);(2)汞及其化合物(汞、氯化高汞、汞化合物);(3)锰及其化合物(锰烟、锰尘、锰化合物);(4)镉及其化合物;(5)铍及其化合物;(6)铊及其化合物;(7)钡及其化合物;(8)钒及其化合物;(9)磷及其化合物(不包括磷化氢、磷化锌、磷化铝);(10)砷及其化合物(不包括砷化氢);(11)铀;(12)砷化氢;(13)氯气;(14)二氧化硫;(15)光气;(16)氨;(17)偏二甲基肼;(18)氮氧化物;(19)一氧化碳;(20)二硫化碳;(21)硫化氢;(22)磷化氢、磷化锌、磷化铝;(23)氟及其化合物;(24)氰及腈类化合物;(25)四乙基铅;(26)有机锡;(27)羰基镍;(28)苯;(29)甲苯;(30)二甲苯;(31)正己烷;(32)汽油;(33)一甲胺;(34)有机氟聚合物单体及其热裂解物;(35)二氯乙烷;(36)四氯化碳;(37)氯乙烯;(38)三氯乙烯;(39)氯丙烯;(40)氯丁二烯;(41)苯胺、甲苯胺、二甲苯胺、M. N－二甲基苯胺、二苯胺、硝基苯、硝基甲苯、对硝基苯胺、二硝基苯、二硝基甲苯;(42)三硝基甲苯;(43)甲醇;(44)酚;(45)五氯酚;(46)甲醛;(47)硫酸二甲酯;(48)丙烯酰胺;(49)二甲基甲酰胺;(50)有机磷农药;(51)氨基甲酸酯类农药;(52)杀虫脒;(53)溴甲烷;(54)拟除虫菊酯类;(55)导致职业性中毒性肝病的化学类物质:二氯乙烷、四氯化碳、氯乙烯、三氯乙烯、氯丙烯、氯丁二烯、苯的氨基及硝基化合物、三硝基甲苯、五氯酚、硫酸二甲酯;(56)根据《职业性急性中毒诊断标准及处理原则总则》可以诊断的其他职业性急性中毒的危害因素:① 刺激性气体:氯气、二氧化硫、氮氧化物、氨、光气、硫酸二甲酯、甲醛、氢氟酸;② 窒息性气体:一氧化碳、硫化氢、氰及腈类化合物(氰化氢);③ 有机溶剂:苯、甲苯、二甲苯、汽油、二硫化碳、四氯化碳、正己烷、氯乙烯、三氯乙烯、氯丙烯、氯丁二烯;④ 苯的氨基及硝基化合物:苯胺、甲苯胺、二甲苯胺、M. N－二甲基苯胺、二苯胺、硝基苯、硝基甲苯、对硝基苯胺、二硝基苯、二硝基甲苯、三硝基甲苯;⑤ 溶血性毒物:酚、砷化氢、磷化氢;⑥ 高分子化合物单体(热裂解气):有机氟聚合物单体及其热裂解物、氯乙烯;⑦ 氰及腈类化合物(丙烯腈);⑧ 农药:有机磷农药、氨基甲酸酯类农药、杀虫脒、溴甲烷、拟除虫菊酯类农药;⑨ 金属类金属化合物:铅及其化合物、汞及其化合物、锰及其化合物、镉及其化合物、铊及其化合物、砷及其化合物。

4. 物理因素:(1)高温;(2)高气压;(3)低气压;(4)局部振动。

5. 生物因素:(1)炭疽杆菌;(2)森林脑炎病毒;(3)布氏杆菌。

6. 导致职业性皮肤病的危害因素:(1)导致接触性皮炎的危害因素;(2)导致光敏性皮炎的危害因素;(3)导致电光性皮炎的危害因素:紫外线;(4)导致黑变病的危害因素;(5)导致痤疮的危害因素;(6)导致溃疡的危害因素;(7)导致化学性皮肤灼伤的危害因素:硫酸、硝酸、盐酸、氢氧化钠;(8)导致其他职业性皮肤病的危害因素。

7. 导致职业性眼病的危害因素:(1)导致化学性眼部灼伤的危害因素;(2)导致电光性眼炎的危害因素:紫外线。

8. 导致职业性耳鼻喉口腔疾病的危害因素:(1)导致噪声聋的危害因素:噪声;(2)导致铬鼻病的危害因素:铬及其化合物、铬酸盐;(3)导致牙酸蚀病的危害因素:氟化氢、硫酸酸雾、硝酸酸雾、盐酸酸雾。

9. 职业性肿瘤的职业病危害因素:(1)石棉所致肺癌、间皮瘤的危害因素:石棉;(2)联苯胺所致膀胱癌的危害因素:联苯胺;(3)苯所致白血病的危害因素:苯;(4)氯甲醚所致肺癌的危害因素:氯甲醚;(5)砷所致肺癌、皮肤癌的危害因素:砷;(6)氯乙烯所致肝血管肉瘤的危害因素:氯乙烯;(7)焦炉工人肺癌的危害因素:焦炉烟气;(8)铬酸盐制造业工人肺癌的危害因素:铬酸盐。

10. 其他职业病危害因素:(1)氧化锌;(2)二异氰酸甲苯酯;(3)嗜热性放线菌;(4)棉尘;(5)不良作业条件(压迫及摩擦)。

二、常见职业病危害因素行业分布

1. 生产性粉尘类

生产性粉尘是指在生产过程中形成并能长时间飘浮在空气中的固体颗粒。它是污染工作环境、损害劳动者健康的重要职业性有害因素。

生产性粉尘分类方法很多。按粉尘的性质可分为无机粉尘和有机粉尘两大类。按导致法定职业病的病因可分为矽尘、煤尘、石墨尘、炭黑尘、石棉尘、陶瓷尘、滑石尘、水泥尘、云母尘、铝尘、电焊工尘、铸工尘、其他尘。

(1)矽尘:科学研究表明,粉尘对人体的危害性主要取决于粉尘自身游离二氧化硅的含量。通常把游离二氧化硅含量超过10%的无机性粉尘称为矽尘。长期吸入矽尘所引起的职业病叫矽肺病。容易导致矽肺的行业与工种为煤炭开采业的岩巷掘进,金属矿山开采与选矿,耐火材料、建筑材料及其他非金属矿开采破碎与研磨,工艺美术品制造业的石质工艺品雕刻,化学肥料制造业的电炉制磷,砖瓦和轻质建材制造业的砂石筛选与板材切割,玻璃及玻璃制品业的玻璃备料与喷砂,陶瓷制品业的粉碎,耐火材料制品业的材料破碎与筛分,机械工业的铸造型砂与石英砂打磨,交通水利基本建设业的隧道掘进与碎石装运等。

(2)煤尘:含煤炭为主的粉尘称为煤尘。长期吸入煤尘所引起的职业病叫煤工尘肺。其行业与工种主要集中在煤矿和用煤单位。如煤炭采选业的采煤、装载、运输、筛煤,热电厂的上煤、磨煤、司炉、炼焦、煤气及煤制品业的原煤输送、备煤、洗煤、选煤、配煤、煤块破碎,水泥制造业的煤粉制备与输送。石墨及碳素制品业的碳素粉碎、筛分、配料,炼铁业的煤粉操作等。

(3)石墨尘:石墨是一种由碳元素为主组成的矿物质。工业上使用的有天然石墨和人工合成石墨两大类,其中天然石墨含游离二氧化硅较高,对工人的职业病危害较大。

含石墨为主的粉尘称为石墨尘。长期吸入石墨所引起的职业病叫石墨尘肺。其行业与工种主要集中在石墨的开采和材料制造业。如石墨矿采选,催化剂及各种化学助剂制造业的石墨催化剂干燥,石墨及碳素制品业的碳素制品制造等。

(4)炭黑尘:炭黑在橡胶、文化用品制造业有广泛的用途。含炭黑为主的粉尘称为炭黑尘。长期吸入炭黑所引起的职业病叫炭黑尘肺。其行业与工种分布主要集中在炭黑的制造和应用行业。如化学原料制造业的炭黑制备;碳素制品业的碳素粉碎、配料;橡胶制品业的橡胶配料、混炼;稀土金属冶炼业的碳化钨制备等。

(5)石棉尘:石棉是一种天然硅酸盐类矿物质,在建筑、汽车与保温隔热材料制造业等方面有广泛用途。含石棉纤维为主的粉尘叫石棉尘。长期吸入石棉纤维粉尘可导致石棉肺。石棉可分为温石棉和角闪石石棉两大类。其中温石棉对人体危害相对较小,角闪石棉已被确认为有致癌作用,较常见的是导致肺癌和胸膜间皮瘤。其行业与工种分布主要集中在石棉的开采和应用行业。如石棉矿开采业的采运,石棉制品业的石棉梳棉、拼线、编织,建筑材料制造业的配料、成型、打磨、电力、蒸气、热水生产和供应业的管道保温、锅炉检修,以及汽车刹车片制造、铁路车辆制动件制造等。

(6)滑石尘:滑石是造纸、医药、橡胶等行业常用的原料。含滑石为主的粉尘叫滑石尘。长期吸入滑石粉尘可导致滑石尘肺。其行业与工种分布主要集中在滑石的开采和应用行业。如建筑材料及其他非金属矿采行业的滑石采矿、装载、运输、破碎、筛选、研磨、重选,滑石粉加工等。

(7)水泥尘:含水泥为主的粉尘叫水泥尘。长期吸入水泥粉尘可导致水泥尘肺。其行业与工种分布主要集中在水泥的烧制和应用行业。如水泥制造业的熟料冷却、熟料粉磨、水泥包装、水泥均化、水泥输送,矿石开采业的喷浆砌碹、巷道加固,水泥制品和石棉水泥制品业的称量配料、混合搅拌、紧实成型、制浆均和,建筑业的水泥运输、投料、拌和、浇捣等。

(8)云母尘:云母在电器设备制造方面有广泛的用途。含云母为主的粉尘叫云母尘。长期吸入云母粉尘可能导致云母尘肺。其行业与工种分布主要集中在云母的开采和应用行业。如云母采矿、装载、运输、破碎、筛选、研磨、重选,云母制品业的云母制粉、煅烧等。

(9)陶瓷尘:陶瓷制造是一个古老的行业,它记载了中华民族几千年的文明历史。其职业病危害也延续了几千年。含陶瓷尘为主的粉尘叫陶瓷尘。长期吸入陶瓷粉尘可能导致陶工尘肺。其行业与工种分布主要集中在陶瓷制造业。如陶土开采、粉碎、研磨、筛分、包装和运输,陶瓷制品业的原料粉碎、筛分、配料、搅拌、炼泥、成型、干燥、上釉、烧成、出窑等。

(10)铝尘:铝制品因良好导热性、易加工性和装饰性使其得到了广泛应用。含铝、铝合金、氧化铝为主的粉尘叫铝尘。长期吸入铝尘可能导致铝尘肺。其行业与工种分布主要集中在电解铝、氧化铝开采、耐火材料制造、铝制品制造业。如氧化铝烧结、电解铝、铝合金熔铸、铝合金氧化,铝制品业的粉末冶金压制、铸造、打磨等。

(11)电焊烟尘:含电焊烟尘为主的粉尘叫电焊烟尘。长期吸入电焊烟尘可能导致电焊工尘肺。其行业与工种分布主要集中在焊接加工业。如手工电弧焊、气体保护焊、氩弧焊、碳弧气刨、气焊等。

(12)铸造粉尘:含铸造型砂为主的粉尘叫铸造粉尘。长期吸入铸造粉尘可能导致铸工尘肺。其行业与工种主要集中在铸造加工业。如机械工业的铸造浇铸、型砂制备、造型、铸件清理等。

(13)其他粉尘:上述12类粉尘以外的粉尘可归纳为"其他粉尘",如棉麻等有机尘、锑等金属无机尘等。长期吸入其他粉尘可能导致的尘肺叫其他尘肺。

2. 放射性同位素与放射线类

(1)放射性同位素:所谓同位素就是指原子核内具有相同数目的质子(即原子序数相同)但中子数不同的一类原子。它们的化学性质相同,在元素周期表中占有同一位置,故称同位素。例如自然界中的氢就存在三种同位素。

同位素又可分为稳定同位素与不稳定同位素两类。稳定同位素原子核内质子数、中子数以及核结构都是不变的,自然界中多数原子核属于此类。原子核不稳定,能自发地放出射线而变成另一种核素的同位素或者发生能量状态改变的不稳定同位素称为放射性同位素。放射性同位素包括天然的和人工的两类。自然界天然存在的放射性同位素称为天然放射性同位素,人工制造的放射性同位素称为人工放射性同位素。目前,工业、农业、科研、医学等领域使用的放射源大都是人工制造出来的。

(2)放射线:广义来说,辐射包括两大类:一类为非电离辐射,另一类为电离辐射(放射线)。所谓非电离辐射即不能使物质发生电离的辐射(如无线电波、微波、红外线、可见光、紫外线、超声波等),而电离辐射是能够引起物质电离的带电粒子(如 α 粒子,正、负电子,质子或其他重粒子)或不带电粒子(如 X 射线、γ 射线、中子)构成的辐射。非电离辐射与 X 射线、γ 射线辐射同属于电磁波,电离辐射的能量一般要远高于非电离辐射。

放射线的来源分两种:天然辐射和人工辐射。天然辐射是由宇宙射线和地表辐射组成的。宇宙射线主要来自银河系和太阳系。地表辐射来自地球形成时就存在的镭、钍、铀系放射性核素。

放射线都有一定的穿透性。α 射线的粒子质量最大,每个粒子带两个单位正电荷,所以穿透能力差,在空气中一般仅能辐射几厘米的距离,甚至一张纸便可将其挡住。正因为 α 粒子质量大,穿透能力弱,故能在短距离内引起物质较多电离,即能量容易传递给物质,对人体的内照射危害是相当严重的,故要特别注意防止 α 发射体进入体内。

β 射线实际上就是高速运动的电子流。每个 β 粒子带一个单位负电荷,静止时其质量与普通电子相同。β 粒子的运动速度通常比 α 粒子大,最大可接近光速。由于它的质量小,所带电荷量少,故 β 射线穿透能力比 α 射线要强,而电离本领却远不如 α 射线,用不太厚的塑料、铝片或有机玻璃等材料便可将其挡住。

γ 射线是能量很高的电磁波,其性质与医院用的"X 射线"类似,通常称它们为"光子"。但两者来源完全不同:γ 射线来自原子核内,而 X 射线产生于原子核外的物理过程。X 射线、γ 射线穿透能力比 α 射线、β 射线要强得多,但电离能力却比 α 射线、β 射线要弱得多。由于 X 射线、γ 射线具有穿墙破壁的本领,故一般采用密度大的材料如铁、铅,混凝土等来进行屏蔽。

此外,还有中子射线,它同 X 射线、γ 射线一样,也不带电,其穿透本领也很强。中子主要来源于反应堆、加速器和放射性同位素中子源。通常用含氢多的物质如水与石蜡等来屏蔽中子。

3. 有毒物质类

有毒物质通常可根据其化学性质分为金属与类金属、刺激性气体、窒息性气体、有机化合物、农药等几类。

(1)金属与类金属:炼铅、铅盐制取、蓄电池制造、油漆配料、树脂制备、铅铬黄制取、铅铬绿制取、搪瓷色素备料、搪瓷色素煅烧、玻璃色素熔制等可能接触到铅尘、铅烟和铅化合物,有可能发生急慢性铅中毒。

炼汞、汞洗涤、汞电解、汞蒸馏、氯化汞合成、压汞试验、盐水汞电解、汞制剂制取、温度计制造、血压计制造与修理等可能接触到汞,有可能发生急慢性汞中毒。

硒焙烧、硒氧化、铋制取等可能接触到无机砷及其化合物,有可能发生急慢性砷中毒。

锰铁烧结、锰铁高炉冶炼、焊条烘焙、锰矿筛分、高锰酸钾制取、硫酸锰制取、锰电解、电弧焊、气体保护焊等工种可能接触到锰烟、锰尘、锰化合物,有可能发生急慢性锰中毒。

锌镉熔炼、镉烟冷凝、镉造渣、镉铸型、镉化物制取、荧光粉制取、镉红煅烧、镉红制取、玻璃上色、镍镉电池装配、镀镉等工种可能接触到镉及其化合物,有可能发生急慢性镉及其化合物中毒。

金属铍冶炼、氧化铍冶炼、铍真空熔铸、氧化铍烧结、铍粉制取等工种可能接触到铍及其化合物,有可能发生职业性铍病。

铊冶炼、玻璃纸制取等接触铊的工种有可能发生铊及其化合物中毒。

锌钡白制造、涂料配制、射线检查的造影剂制造、镀件纯化、钢材淬火等接触钡及其化合物的工种可能发生钡及其化合物中毒。

钒及其化合物制取、钒铁冶炼与催化剂制备等接触钒及其化合物的工种可能发生钒及其化合物中毒。

有机砷杀菌剂合成、稀有金属冶炼等接触砷及其化合物的工种有可能发生砷及其化合物中毒、皮肤癌和肺癌等。

电镀、钢铁、制革、染料、油漆、照相材料、火柴制造等接触铬酸盐及其化合物的工种有可能发生急性铬酸盐中毒、接触性皮炎、过敏性皮炎、肺癌等。

锌钡白制取、有色金属冶炼、氯化物制取、锌盐制取等接触砷化氢气体的工种有可能发生急性砷化氢中毒。

铀矿开采、铀矿加水冶、铀浓缩和转化、核电厂、核武器生产等接触铀的工种有可能发生铀中毒。

(2)刺激性气体:刺激性气体是指对人体呼吸道、皮肤、黏膜产生强烈刺激作用的有毒气体,常见的有氯气、氨气、光气、氮氧化物、二氧化硫等。

卤水净化、自来水消毒、纸浆漂白、盐水电解、液氯灌装等接触氯气的工种有可能发生氯气中毒。

酸性气燃烧、硫磺捕集转化、脱硫、脱硫醇、硫化物焙烧、二氧化硫净化、二氧化硫转化、橡胶硫化等接触二氧化硫的工种有可能发生急性二氧化硫中毒。

氨基类杀虫剂合成、多菌灵合成、聚碳酸酯合成、甲基异氰酸酯合成、一氧化碳氯化、光气纯化、合成药酰化等接触光气的工种有可能发生急性光气中毒。

合成氨、制冷、发酵、氨基酸制取、炼焦等接触氨的工种有可能发生急性氨气中毒。

浓硝酸合成、氨氧化、氮氧化、硝酸吸收、岩巷爆破、金银提纯等工种可能接触氮氧化合物,有可能发生急性氮氧化合物中毒。

(3)窒息性气体:吸入体内能导致机体窒息的气体叫窒息性气体,常见的有一氧化碳、硫化氢、氰化物等。

岩巷爆破、井下通风、炼焦、煤气制造、石灰砖瓦炉窑、高炉吹炼、气体保护焊等接触高浓度一氧化碳气体的工种有可能发生急性一氧化碳中毒。

皮革鞣制、化学制浆、黑液蒸发、硫化氢燃烧、硫氢化钠制取、石油炼制、焦化工业、二硫化碳电炉制取、腌槽坑清理等接触硫化氢气体的工种有可能发生急性硫化氢中毒。

氰化钠制取、氰化亚铜制取、炼焦、煤气制造、氢氰酸盐制取、氰化镀锌、氰化镀镉、氰化镀银、氰化镀铜等接触氰化氢气体的工种有可能发生急性氰化氢中毒。

(4)有机化合物:随着人类石油化工业和高分子化合业的兴起,人们制造和使用有机化合物的种类和机会越来越多,由此带来的职业危害问题也越来越复杂和多见。

芳烃抽提、苯(甲苯)分离、苯烃化、环己烷合成、刷胶、油漆等接触苯的工种有可能发生急慢性苯中毒,严重者可导致再生障碍性贫血、白血病。

偶氮染料、显色剂制造、化学分析检验等接触联苯胺的工种有可能发生急性联苯胺中毒,严重者可导致膀胱癌。

使用氯甲基化原料的化工行业可能接触氯甲甲醚,有可能发生急性氯甲甲醚中毒,严重者可导致肺癌。

二硫化碳电炉制取、二硫化碳甲烷制取、二硫化碳液化、精馏、有色矿浮选、选矿药剂制取、黏纤磺化等接触二硫化碳的工种有可能发生急慢性二硫化碳中毒。

丙烯腈精制、己二胺制备、分散染料合成、脂肪胺合成、丙烯酰胺合成、丁腈橡胶聚合、丁腈橡胶回收等接触丙烯腈的工种有可能发生丙烯腈中毒。

四乙基铅合成、燃料油调和、航空汽油使用等接触四乙基铅的工种有可能发生四乙基铅中毒。

热稳定剂合成、塑料备料、塑料筛分研磨、塑料捏合、塑化等接触有的工种有可能发生有机锡中毒。

二甲苯精制、油漆调配、油漆稀料、油漆熬床、树脂溶解、油漆包装、树脂制备、油墨调配、农药制造、甲苯硝化、刷胶等接触甲苯或二甲苯的工种有可能发生甲苯或二甲苯中毒。

胶黏剂制造、使用与食品粗油浸出等接触正己烷的工种有可能发生正己烷中毒。

石油加工业的汽油精制、分离、汽提,机械行业的金属表面处理、热处理、溶剂除油、外部清洗、机车零件清洗等工种可能接触到汽油,有可能发生汽油中毒。

乐果胺化、久效磷合成、叶蝉散合成、橡胶硫化促进剂合成等接触一甲胺的工种有可能发生一甲胺中毒。

氯乙烯精制、氯乙烯合成、氯乙烯聚合、氯乙烯汽提、聚氯乙烯发泡、壁纸发泡、合成革发泡、电缆电线挤塑等接触氯乙烯的工种有可能发生氯乙烯中毒,严重者可能发生肝血管肉瘤。

环氧氯丙烷合成、丙烯氯化、卤代烃合成、杀虫剂合成等接触氯丙烯的工种有可能发生氯丙烯中毒。

有机氯杀菌剂合成、硝基苯氢化、苯胺精制、染料制造、有机染料合成、胺类中间体合成、硝基中间体合成、酚类中间体合成、酮类中间体合成等工种可能接触到苯胺、甲苯胺、二甲苯胺、二苯胺、硝基苯、硝基甲苯、对硝基苯胺、二硝基苯、二硝基甲苯等苯的氨基和硝基化合物,可能导致的职业病为苯的氨基及硝基化合物中毒。

硝铵炸药备料、TNT制取、硝铵炸药装药、炮弹装配等接触三硝基甲苯的工种有可能发生三硝基甲苯中毒。

固体酒精制取、玻璃纸制取、脂肪烃合成、甲醇加氢氯化、一氯甲烷氯化、溴甲烷合成、卤代烃合成、甲醇气相氨化、脂肪胺合成、甲醇合成、甲醇分离、酯类合成、丙烯酸甲酯制取、甲醇羰基化、甲醇醚化、醚类合成、甲醇氧化、醛类合成等接触甲醇的工种有可能发生甲醇中毒。

(5)农药:农药是指用于消灭、控制危害农作物的害虫、病菌、鼠类、杂草及其他有害动物、植物和调节植物生长的各种药物,常见的农药有有机磷农药、氨基甲酸酯类农药、拟除虫菊酯类杀虫剂等。

有机磷农药合成、包装、喷洒等接触有机磷农药的工种有可能发生有机磷农药中毒。

速灭威合成、西维因合成、氨基类杀虫剂合成与包装、喷洒农药等接触氨基甲酸酯类农药的工种有可能发生氨基甲酸酯类农药中毒。

拟除虫菊酯类农药合成、包装、喷洒等接触拟除虫菊酯类农药的工种有可能发生拟除虫菊酯类农药中毒。

4. 物理因素类

在生产环境中通常存在一些与劳动者健康密切相关的物理因素,如气温、气湿、气流、气压、噪声、振动、可见光、紫外线、红外线、激光、微波和工频电场等。多数物理因素是生产环境中必需的条件,但其强度超出一定的范围后就会对人体产生职业危害。如气温过高、过低都会对劳动者产生不适、中暑或冻伤等。常见的物理因素所致职业病及主要行业与工种分布如下。

(1)高温:石油和天然气开采、金属与非金属矿干燥、司炉、汽机发电、炼焦干馏、熄焦、陶瓷成型、干燥、烧成、装出窑、冶炼等接触高温的工种有可能发生职业性中暑。

(2)异常气压:海底救助、打捞、潜水与沉箱作业等工种可能出现大气压力减压过快等不良影响,有可能导致职业性减压病。

高原作业、航空、航天作业等工种可能因低气压环境的不良影响导致高原病或航空病。

(3)振动:凿岩、岩巷装载、岩巷掘进、钻井、运输、破碎、筛选等手部接触到局部振动的工种有可能发生手臂振动病。

5. 生物因素类

职业性生物危害因素是指劳动者在生产过程中容易导致接触感染的生物病菌类因素。如牲畜检疫、拣毛、毛皮及其制品加工、饲养员、兽医等接触牲畜的工种有可能直接接触被炭疽杆菌感染的动物而发生职业性炭疽;护林、栲胶备料、松脂采割、松明采集、野生果品采摘、原木采伐、原木运输等出入森林作业人员有可能发生森林脑炎;牲畜检疫、拣毛、毛皮及其制品加工、饲养员、兽医等接触牲畜的工种有可能直接接触被布氏杆菌感染的动物而发生布氏杆菌病等。

6. 导致职业性皮肤病的危害因素

在生产过程中劳动者直接接触某些化学物质,或者操作不当、个人防护措施不好导致化学物质污染皮肤与黏膜,均有可能导致职业性皮肤病。

常见的职业性皮肤病和主要行业与工种分布如下。

电镀铬、锌铬黄制取、铅铬绿制取、火柴制浆、器皿清洗等接触六价铬离子的工种有可能导致接触性皮炎和皮肤铬疮形成。

硫酸、硝酸、盐酸、氢氧化钠等强酸、强碱物质可能导致化学性皮肤灼伤。

甲烷氯化、一氯甲烷氧化与有机试剂配料、提纯、溶解、精制等接触三氯甲烷的工种有可能导致职业性接触性皮炎。

炼焦、煤气净化、煤焦油制取、氧化沥青、丙烷脱沥青、筑路等工种可能发生光敏性皮炎。

手工电弧焊、气体保护焊、氩弧焊、电渣焊、碳弧气刨、气割、等离子喷涂、电喷涂等接触紫外线的工种有可能发生电光性皮炎。

炼焦、煤气净化、煤焦油制取、氧化沥青、丙烷脱沥青、油漆熬炼、树脂溶解、碳素配料、碳素成型、碳素焙烧、碳素浸沥青、筑路等工种可能发生皮肤黑变病或痤疮。

演员化妆可能导致油彩皮炎或痤疮。

煮茧、腌咸菜、家禽宰杀、农业生产等高温作业工种有可能导致职业性浸渍、糜烂。

棉、毛、麻原料仓储运输,纺织,饲料及粮食加工,生皮、原毛及羽毛仓储运输等工种有可能导致职业性痒疹。

枸橼酸制取、坯皮浸酸、皮革鞣制、金属家具清洗等接触有机溶剂的工种有可能发生职业性角化过度、皲裂。

7. 导致职业性眼病的危害因素

在生产环境中很多化学物理因素过度作用于眼部后可导致职业性眼病。如硫酸、硝酸、盐酸、氢氧化钠等强酸、强碱以及多种刺激性化合物可能导致化学性眼部灼伤;手工电弧焊、气体保护焊、氩弧焊、电渣焊、碳弧气刨、气割、等离子喷涂、电喷涂等接触紫外线的工种有可能发生电光性眼炎;长期接触放射性物质、三硝基甲苯、高温、激光等可能导致职业性白内障等。

8. 导致职业性耳鼻喉口腔疾病的危害因素

导致职业性耳鼻喉口腔疾病的危害因素主要是噪声和腐蚀性气体。如凿岩、爆破、装载、研磨、破碎,机械加工的锯切、铣面、热轧、冷轧、挤压、穿孔、矫直、焊管、卷取、剪切等接触高强度噪声的工种,可能发生职业性听力损伤或职业性噪声聋;电镀铬、铬酸盐制造、皮革鞣制、制革配料、皮革铲磨、皮毛熟制、皮毛硝染等接触铬酸盐的工种可能发生铬鼻病;氟硼酸合成、氢氟酸合成、磷酸合成、磷矿粉制备、磷矿酸解、过磷酸钙合成、钙镁磷肥合成、磷酸二钙合成、磷肥脱氟、玻璃酸处理、玻璃酸抛光、玻璃腐蚀、有色冶炼等接触各类酸雾的工种有可能发生职业性牙酸蚀病等。

9. 职业性肿瘤的职业病危害因素

我国目前职业病名单上规定的法定职业性肿瘤为 8 种,其主要工种分布如下:

(1)接触角闪石石棉的工种可能发生职业性肺癌、间皮瘤。

(2)酸性染料合成、硫化染料合成、胺类中间体合成等可能接触联苯胺的工种有可能发生职业性膀胱癌。

(3)使用氯甲基化原料的化工行业中可能接触氯甲甲醚的工种有可能发生肺癌。

(4)造漆、喷漆、胶黏剂生产与使用等接触苯的工种可能发生职业性白血病。

(5)砷矿的开采、砷化合物的制造与应用等接触砷化物的工种可能发生职业性肺癌和职业性皮肤癌。

(6)氯乙烯生产、聚氯乙烯合成等接触氯乙烯的工种可能导致肝血管肉瘤。

(7)焦炉炼焦、熄焦、煤气净化等接触焦炉烟气的工种可能发生焦炉工人肺癌。

(8)铬酸盐制造、铅铬黄化合、锌铬黄制取、铅铬绿制取等工种可能发生肺癌。

10. 其他职业病危害因素

(1)氧化锌可能导致金属烟雾热。

(2)二异氰酸甲苯酯可能导致过敏性哮喘。

(3)棉尘可能导致棉尘病。

(4)不良作业条件可能导致腰背痛、消化性溃疡等

第二节　职业病危害因素识别

职业病危害因素识别是按照划分的评价单元,在工程分析和职业卫生调查的基础上,识别建设项目生产工艺过程、生产环境、劳动过程中以及建设施工过程可能存在的主要职业病危害因素及其来源、分布与影响的人员。

一、目的与意义

建设项目职业病危害因素识别是评价建设项目职业病危害程度以及其他评价内容的重要基础,只有对建设项目工作场所中职业病危害因素的存在及其特征进行充分、准确的识别,才能对职业病危害因素的危害程度和接触水平进行准确评估,才能对建设项目职业病防治的可行性与有效性做出科学的评价。

1. 通过职业病危害因素的识别,为分析和确定建设项目存在的职业病危害作业工种(岗位)及其接触地点、接触方式、接触时间与频度等,以及分析和确定建设项目存在的职业病危害因素及其可能引起的职业病及其他健康影响提供基础依据。

2. 通过职业病危害因素的识别,可以确定职业病危害因素的发生(扩散)源、发生(扩散)方式以及发生(扩散)量等,从而为分析和评价建设项目职业病防护设施设置的适宜性、符合性或有效性等提供基础依据。

3. 通过职业病危害因素的识别,可以确定建设项目所存在职业病危害因素的发生方式(泄漏、逸出或聚集等)与发生地点等,从而为分析和评价建设项目应急救援设施设置的适宜性、符合性或有效性等提供基础依据。

4. 通过职业病危害因素识别,为分析和评价建设项目总体布局、工艺设备布局以及建筑卫生学等的符合性提供基础依据。

二、职业病危害因素识别的内容与方法

1. 职业病危害因素识别的内容

为了确保建设项目职业病危害评价能够对其职业病危害程度以及职业病防治的可行性或效果进行科学、客观的评价,对每一职业病危害因素的识别应包括以下内容:

(1)职业病危害因素的来源:通过职业卫生现场调查(类比调查)、工程分析等方法,识别每一职业病危害因素产生的具体生产工艺过程、劳动过程或生产环境,以及每一具体生产工艺过程、劳动过程或生产环境产生职业病危害因素的发生方式等。

（2）职业病危害因素的分布：通过职业卫生现场调查（类比调查）、工程分析等方法，识别每一具体生产工艺过程、劳动过程或生产环境所产生的职业病危害因素主要影响到哪些具体工作地点。

（3）职业病危害因素的影响人员：通过职业卫生现场调查（类比调查）、工程分析等方法，识别分布于不同工作地点的职业病危害因素会对哪些作业人员产生有害影响。

2. 职业病危害因素识别的方法

职业病危害因素识别常用的方法有类比法、资料复用法、经验法、工程分析法检测检验法等。不同的方法有不同的优缺点，不同的项目有各自的特点，应根据实际情况综合运用、扬长避短，方可取得较好的效果。

（1）类比法：类比法是利用与拟建项目相似的现有项目的职业病危害因素资料进行类推的识别方法。类比法是建设项目职业病危害预评价工作中最常用的职业病危害因素识别方法。在实际工作中，完全相同的类比对象是十分难找的。因此类比法进行定量分析时，应根据生产规模、工程与卫生防护特征、生产管理以及其他因素等实际情况进行必要的修正。

（2）资料复用法：资料复用法是利用已完成的同类建设项目或从文献中检索到的同类建设项目的职业病危害资料进行类比分析、定量和定性识别的方法。该法属于文献资料类比的范畴，具有简便易行等优点，但可靠性和准确性难以控制。

（3）经验法：经验法是评价人员依据其掌握的相关专业知识和实际工作经验，对照职业卫生有关法律、法规、标准等，借助自身经验和判断能力对工作场所可能存在的职业病危害因素进行识别的方法。本法主要适用于一些传统行业中采用传统工艺的工作场所的识别。优点是简便易行。缺点是识别准确性受评价人员知识面、经验和资料的限制，易出现遗漏和偏差。

（4）工程分析法：工程分析法是对识别对象的生产工艺流程、生产设备布局、化学反应原理、所选原辅材料及其所含有毒杂质的名称、含量等进行分析，推测可能存在的职业病危害因素。在应用新技术、新工艺的建设项目，在找不到类比对象与类比资料时，利用工程分析法来识别职业病危害因素最有说服力。

工程分析法进行职业病危害因素识别与分析，必须从系统工程分析的角度全面剖析建设项目产生或可能产生的职业病危害因素，无论是收集资料，还是现场调研必须认真、仔细、全面、到位，否则会因为某些粗心或疏漏影响职业病危害因素识别与分析的准确性。

（5）职业卫生调查法：通过对建设项目进行现场调查，确定建设项目使用的原辅材料的种类及用量、产品种类及产量，生产工艺设备及工艺特征，识别建设项目中存在的职业病危害因素。

（6）检测检验法：检测检验法是采用仪器对工作场所可能存在的职业病危害因素进行现场采样分析的方法。可用于对职业病危害因素的定量评价；也可用于对职业病危害因素的定性识别；可用于建设项目职业病危害控制效果评价和工作场所职业病危害因素检测与评价；同样也可用于建设项目职业病危害预评价。

在建设项目职业病危害控制效果评价、工作场所职业病危害因素检测与评价以及建设项目职业病危害预评价类比调查等工作中，通常对已知职业病危害因素进行采样测定，属定量评价范畴。而用先进仪器设备对工作场所可能存在的职业病危害因素进行定性分析，则属于定性识别范畴。如用气相色谱——质谱分析仪对工作场所空气中有害物质进行定性与定量分析，可以识别出来一些工程分析法、经验法等难以发现的有害因素。

检测检验法所得结果客观真实，往往是建设项目职业病危害评价结论和职业卫生监督结论的重要依据。其优点是应用现代检测、检验技术能够真实、准确地反应类比现场及验收现场职业病危害因素的种类、浓度或强度，为职业病危害定性、定量评价提供科学的技术依据。缺点是投入的人力、物力大，时间长，测定项目不全或检测结果出现偏差时易导致识别结论的错误或遗漏。同时，应当注意的是应用检测、检验法进行职业病危害因素的识别与分析时，要求检测、检验实验室必须具有完善的质量保证体系，并通过计量认证，以确保实验室的检测检验数据真实、可靠、准确、公正。

三、特殊环境职业病危害因素的识别

前文所述的职业病危害因素识别方法主要涉及在正常生产状态下的识别。事实上有些职业病发病原因并非正常工作状况所致，特别是许多急性职业中毒事故都发生在非正常生产情况下。据调查资料揭示，我国近年来硫化氢和一氧化碳急性职业中毒事故频发，究其原因，50%以上事故发生在密闭空间作业。此外，还有很多急性职业中毒事故发生在生产线（装置）异常开车、停车和设备维修等情况下。因此，特殊情况下、特殊环境中职业病危害因素识别是十分重要的，务必引起高度重视。

（一）密闭空间职业病危害因素识别

密闭空间是指与外界相对隔离，进出口受限，自然通风不良，足够容纳 1 人进入并从事非常规、非连续作业的有限空间（如炉、塔、釜、槽车以及管道、烟道、隧道、下水道、沟、坑、井、池、涵洞、船舱、地下仓库、储藏室、地窖、谷仓等）。

1. 密闭空间分类

（1）无须准入密闭空间：经持续机械通风和定时监测，能保证在密闭空间安全作业，并不需要办理准入证的密闭空间，称为无须准入密闭空间。

（2）需要准入密闭空间：具有包含可能产生职业病危害因素，或包含可能对进入者产生吞没，或因其内部结构易引起进入者落入产生窒息或迷失，或包含其他严重职业病危害因素等特征的密闭空间称为需要准入密闭空间（简称准入密闭空间）。

2. 密闭空间可能存在的职业病危害问题

密闭空间存在的职业病危害主要表现在缺氧窒息和急性职业中毒两方面。

（1）缺氧窒息。密闭空间在通风不良状况下，下列原因可能导致空气中氧气浓度下降：

① 可能残留的化学物质或容器壁本身的氧化反应导致空气中氧的消耗。

② 微生物的作用导致空间内氧浓度降低。

③ 氮气吹扫置换后残留比例过大。

④ 劳动者在密闭空间中从事电焊、动火等耗氧作业。

⑤ 工作人员滞留时间过长，自身耗氧导致空间内氧浓度降低。

（2）急性职业中毒。密闭空间中有毒物质可由下列原因产生：

① 盛装有毒物质的罐槽等容器未能彻底清洗、残留液体蒸发或残留气体未被吹扫置换。

② 密闭空间内残留物质发生化学反应，产生化学毒物的聚集。

③ 密闭空间内残留化学物质吸潮后产生有毒物质。

④ 密闭空间内有机质被微生物分解，产生如硫化氢、氨气等有毒物质。

⑤ 密闭空间内进行电焊等维修作业产生高浓度的氮氧化物。

⑥ 密闭空间内进行油漆作业产生大量的有机溶剂气体。

⑦ 周围相对密度较大的有毒气体向密闭空间内聚集。

3. 职业病危害因素识别要点

（1）重点关注密闭空间通风换气问题：应对密闭空间有效容量大小、形状、进出口大小、有无机械通风情况进行深入细致地调查分析，以判断该空间通风换气的能力。通风换气充分的密闭空间，有害物被稀释，职业病危害得以控制。

（2）全面分析有毒气体可能产生的原因：应从密闭空间建造材料、可能残留物、外来物化学性质、化学反应及微生物作用等多方面考虑，分析有毒化学物质产生和聚集的机理。如通风不良的化粪池、下水道集水井易导致硫化氢气体聚集。含砷矿渣遇水后产生砷化氢气体；容器内从事电焊维修导致氮氧化物聚集等。

（3）注意密闭空间所处周围环境：如果密闭空间所处的周围环境有产生有害气体的条件，应考虑有害体向密闭空间聚集的可能，特别是相对密度较大的硫化氢气体较易向低洼的密闭空间沉集。

（二）异常运转情况下职业病危害因素识别

1. 试生产阶段

在生产线（装置）试生产或调试期间，往往存在特殊的职业病危害问题，许多急性职业中毒事故就发生在此阶段。

试生产或调试期间职业病危害识别应充分考虑装置泄露、仪表失灵、连锁装置异常、卫生防护设施运转不正常等异常情况可能导致的职业病危害因素问题。应做好应急救援预案和个人防护。

2. 异常开车与停车

在生产线（装置）异常开车、停车或紧急停车情况下，往往会导致生产工艺参数的波动，从而导致一些非正常生产情况下的职业病危害问题。对于这类问题应根据建设项目生产装置、工艺流程等情况具体分析。特别是连续生产的化工企业，必须配备必要的泄险容器和设备。

对异常开车、停车或紧急停车情况下的职业病危害因素识别，应充分考虑装置在紧急情况下安全处置能力和防护设施的承受能力问题，根据各种假设的异常情况逐项排查，全面识别。

3. 设备事故

某些设备事故往往伴随有毒物质的异常泄漏与扩散，成为导致急性职业中毒的主要原因之一，应重点予以辨识。

通过查阅建设项目的安全评价报告,找出设备事故的类型及可能导致的毒物泄漏与扩散情况,并用事故后果模拟分析法(如有毒气体半球扩散数学模型)等评估事故导致有毒物质泄漏影响的范围与现场浓度(即定量识别),为制定事故应急救援预案提供依据。

(三)维修时职业病危害因素识别

随着生产装置技术进步,自动化、密闭化程度的增高,很多生产装置在正常生产工况下职业病危害能基本得到控制,但是在设备装置维修时却存在一些难以控制的职业病危害问题。如目前现代化的燃煤火力发电厂自动化程度高,生产过程中存在的有毒物质和粉尘职业病危害基本得到了控制。但在设备维修过程中,还存在锅炉维修时矽尘、氢氟酸、亚硝酸、放射线和高温等多种较为严重的职业病危害因素。因此在建设项目职业病危害因素识别时应予重视。

(四)工程项目建设期职业病危害因素识别

目前法规规定的建设项目职业病危害评价范围没有包括假设项目建设期间的职业病危害问题。事实上任何项目在建设期间都存在较为严重的职业病危害问题,甚至某些项目职业病危害主要集中在建设期。如水电站的建设,在勘探、建设期间存在较为严重的矽尘、水泥尘、电焊尘等职业病危害,而进入运行期后职业病危害因素则大为减少。

可见,建设项目建设期间职业病危害因素识别与防护仍然是职业卫生工作不容忽视的问题。

四、注意事项

1. 工程分析应全面深入

工程分析是建设项目职业病危害识别的重要程序和方法。由于评价人员自身的专业知识、工程学知识以及工作经验不足等诸多因素的影响,对建设项目的了解和分析不够详细和深入,导致工程分析不全面,未能找出所有产生职业病危害因素的工艺环节和接触岗位,造成职业病危害因素的识别遗漏。

评价过程中,评价人员应当认真研读有关技术资料,通过查阅文献料、现场调查等手段,弄清每个工艺的过程和特征,弄清每个工艺过程中使用的原辅材料和产生的中间产品、产品的种类和名称,弄清每个工序的操作方式和工作状态,防止职业病危害因素识别的错、漏、差、缺。

2. 类比工程应选择适当

类比法是职业病危害因素识别的一种重要方法。类比工程与评价对象之间的相似度越高、相关性越强,可比性就越强,评价的准确度就越高。因此,正确选择类比对象对职业病危害因素的识别与评价是非常重要的。但在实际应用中,找到完全一致的工程项目几乎是不可能的。当评价对象与类比工程之间在原辅材料、生产设备、生产工艺、生产规模等方面存在不同时,可能出现职业病危害因素的种类及职业病危害程度不同的情况,此时运用类比法会给评价工作带来偏差,导致职业病危害因素识别不清,需要通过工程分析、现场调查等手段进行补充和修正。

3. 不能忽略劳动过程和生产环境中的职业性有害因素

在实际工作当中,生产工艺过程中的职业性有害因素常常被当作重点考虑和评价,从而忽视了劳动过程和工作环境中的有害因素。如不合理的劳动组织制度和作息制度、长时间处于不良体位、通风不良、采光照明不足等,这些有害因素同样可以导致职业性损害。由于在识别过程中的忽略,致使评价工作不完整。

4. 职业病危害因素识别应主次分明

全面识别职业病危害因素的目的是为了避免遗漏,而筛选主要职业病危害因素则是为了去粗取精,抓住重点环节和主要危害因素。实际工作中出现了由于职业病危害因素识别过多、过细等情况,以至于识别出来后很难评价,即使评价了也无法下结论的尴尬局面,导致"识别多、评价少"的现象经常发生。

5. 不能忽视特殊环境下的职业病危害因素识别

特殊环境情况包括密闭空间、异常运行、维修等。据调查资料揭示,我国近年来硫化氢和一氧化碳急性职业中毒事故频发,究其原因,50%以上发生在密闭空间作业,异常运行、维修作业也有中毒事故发生。在实际工作中,往往仅识别正常生产状态下的职业病危害因素,而忽略了特殊工作环境中职业病危害因素的识别问题。另外,高原地区的职业病危害识别要注意不同因素的协同作用,如低气压环境中的缺氧除可导致高原病外,还可加重噪声的致耳聋作用,一氧化碳和硫化氢等的窒息作用;高寒环境除可导致冻伤外,可加重振动的职业危害;强烈的紫外线除可导致皮肤和眼部病变外,还可诱发化学物质的致敏作用等。

第三节　职业病危害因素分析

职业病危害因素分析是按照划分的评价单元,在工程分析、职业卫生调查和职业病危害因素识别的基础上,分析该建设项目存在接触职业病危害因素作业的工种(岗位),以及该工种(岗位)涉及接触职业病危害因素作业的工作地点、作业方法(接触方式)、接触时间与频度等,并分析接触该职业病危害因素可能引起的职业病及其他健康影响等。职业病危害因素分析主要包括职业病危害因素的有害性分析和接触分析。

一、职业病危害因素分析的内容

(一)职业病危害因素有害性分析

职业病危害因素有害性是指职业病危害因素造成从事其职业病危害作业的劳动者导致职业病或其他健康影响的能力。

有害性分析就是对职业病危害因素的可能产生的健康影响进行定性分析。

工作场所的化学因素、生物因素及物理因素可能产生的健康影响应根据流行病学、毒理学、临床观察和环境调查的结果进行评价。

1. 生产性粉尘对健康的影响

所有粉尘对身体都是有害的,根据生产性粉尘的不同特性,可能引起机体的不同损害。如可溶性有毒粉尘进入呼吸道后,能很快被吸收入血流,引起中毒;放射性粉尘,则可造成放射性损伤;某些硬质粉尘可损伤角膜及结膜,引起角膜混浊和结膜炎等;粉尘堵塞皮脂腺和机械性刺激皮肤时,可引起粉刺、毛囊炎、脓皮病及皮肤皲裂等;粉尘进入外耳道混在皮脂中,可形成耳垢等。

(1)对呼吸系统的影响:粉尘对机体影响最大的是呼吸系统损害,包括尘肺、粉尘沉着症、上呼吸道炎症、游离二氧化硅肺炎、肺肉芽肿和肺癌等肺部疾病。

尘肺是由于在生产环境中长期吸入生产性粉尘而引起的以肺组织纤维化为主的疾病。它是职业性疾病中影响面最广、危害最严重的一类疾病。据统计,尘肺病例约占我国职业病总人数的2/3以上。根据粉尘性质不同,尘肺的病理学特点不一。

有些生产性粉尘如锡、铁、锑等粉尘,主要沉积于肺组织中,呈现异物反应,以网状纤维增生的间质纤维化为主,在X射线胸片上可以看到满肺野结节状阴影,主要是这些金属的沉着,这类病变又称粉尘沉着症,不损伤肺泡结构,因此肺功能一般不受影响,脱离粉尘作业,病变可以不再继续发展,甚至肺部阴影逐渐消退。

有机性粉尘也引起肺部改变,如棉尘病、职业性变态反应肺泡炎、职业性哮喘等。

某些粉尘如石棉、放射性粉尘,含镍、铬、砷等的粉尘能引起呼吸系统肿瘤。

粉尘接触还常引起粉尘性支气管炎、肺炎、哮喘、支气管哮喘等疾病。

(2)局部作用:粉尘作用于呼吸道黏膜,早期引起其功能亢进、黏膜下毛细血管扩张、充血,黏液腺分泌增加,以阻留更多的粉尘,长期则形成黏膜肥大性病变,然后由于黏膜上皮细胞营养不足,造成萎缩性病变,呼吸道抵御功能下降。皮肤长期接触粉尘可导致阻塞性皮脂炎、粉刺、毛囊炎、脓皮病。金属粉尘还可引起角膜损伤、浑浊。沥青粉尘可引起光感性皮炎。

(3)中毒作用:含有可溶性有毒物质的粉尘如含铅、砷等,可在呼吸道黏膜很快溶解吸收,导致中毒,呈现出相应毒物的急性中毒症状。

2. 生产性毒物对健康的影响

劳动者在生产劳动过程中过量接触生产性毒物可引起职业中毒。

(1)生产性毒物的来源与存在形态:生产性毒物主要来源于原料、辅助原料、中间产品(中间体)、成品、副产品、夹杂物或废弃物;有时也可来自热分解产物及反应产物,例如聚氯乙烯塑料加热至160~170℃时可分解产生氯化氢、磷化铝遇湿分解生成磷化氢等。

毒物可以以固态、液态、气态或气溶胶的形式存在于生产环境。

气态毒物指常温、常压下呈气态的物质,如氯气、氮氧化物、一氧化碳、硫化氢等刺激性和窒息性气体;固体升华、液体蒸发或挥发可形成蒸气,如碘等可经升华,苯可经蒸发而呈气态。凡沸点低、蒸气压大的液体都易产生蒸气,对液体加温、搅拌、通气、超声处理、喷雾或增大其体表面积均可促进蒸发或挥发。

悬浮于空气中的液体微粒，称为雾。蒸气冷凝或液体喷洒可形成雾，如镀铬作业时可产生铬酸雾，喷漆作业时可产生漆雾等。悬浮于空气中直径小于 $0.1\mu m$ 的固体微粒，称为烟。金属熔融时产生的蒸气在空气中迅速冷凝、氧化可形成烟，如熔炼铅、铜时可产生铅烟、铜烟和锌烟；有机物加热或燃烧时，也可形成烟。能较长时间悬浮在空气中，其粒子直径为 $0.1 \sim 10\mu m$ 的固体微粒则称为粉尘。固体物质的机械加工、粉碎，粉状物质在混合、筛分、包装时均可引起粉尘飞扬。飘浮在空气中的粉尘、烟和雾，统称为气溶胶。

了解生产性毒物的来源及其存在形态，对于了解毒物进入人体的途径、评价毒物的毒作用；选择空气样品的采集、分析方法以及制定相应的防护策略等均具有重要意义。

（2）生产性毒物的接触机会：在生产劳动过程中主要有以下操作或生产环节有机会接触到毒物，例如原料的开采与提炼，加料和出料；成品的处理、包装；材料的加工、搬运、储藏；化学反应控制不当或加料失误而引起冒锅和冲料，储存气态化学物钢瓶的泄漏，作业人员进入反应釜出料和清釜，物料输送管道或出料口发生堵塞，废料的处理和回收，化学物的采样和分析，设备的保养、检修等。

此外，有些作业虽未应用有毒物质，但在一定条件下亦有机会接触到毒物，甚至引起中毒。例如，在有机物堆积且通风不良的场所（地窖、矿井下的废巷、化粪池、腌菜池等）作业接触硫化氢，含砷矿渣的酸化或加水处理时接触砷化氢等。

（3）生产性毒物进入人体的途径：生产性毒物主要经呼吸道吸收进入人体；亦可经皮肤和消化道进入。

① 呼吸道。因肺泡呼吸膜极薄，扩散面积大（$50 \sim 100\text{ m}^2$），供血丰富，呈气体、蒸气和气溶胶状态的毒物均可经呼吸道迅速进入人体，大部分生产性毒物均由此途径进入人体。经呼吸道吸收的毒物未经肝脏的生物转化解毒过程即直接进入大循环并分布全身，故其毒性作用发生较快。气态毒物经过呼吸道吸收受许多因素的影响，其中主要是毒物在空气中的浓度或肺泡气与血浆中的分压差。浓度高时，毒物在呼吸膜内外的分压差大，进入机体的速度较快。其次，与毒物的分子量及其血/气分配系数有关。分配系数大的毒物，易吸收。例如，二硫化碳的血/气分配系数为5、苯为6.85、甲醇为1700，故甲醇较二硫化碳和苯易被吸收入血液。气态毒物进入呼吸道的深度取决于其水溶性，水溶性较大的毒物如氨气，易在上呼吸道吸收，除非浓度较高，一般不易到达肺泡；水溶性较小的毒物如光气、氮氧化物等，因其水溶性较小，对上呼吸道的刺激较小，故易进入呼吸道深部。此外，劳动强度、肺的通气量与肺血流量以及生产环境的气象条件等因素也可影响毒物在呼吸道中的吸收。

气溶胶状态的毒物在呼吸道的吸收情况颇为复杂，受气道的结构特点、粒子的形状、分散度、溶解度以及呼吸系统的清除功能等多种因素的影响。

② 皮肤。皮肤对外来化合物具有屏障作用，但确有不少外来化合物可经皮肤吸收，如苯胺、三硝基甲苯等氨基和硝基化合物、有机磷酸酯类化合物、氨基甲酸酯类化合物、金属有机化合物（四乙基铅）等可通过完整皮肤吸收入血而引起中毒。毒物主要通过表皮细胞，也可通过皮肤的附属器，如毛囊、皮脂腺或汗腺进入真皮而被吸收入血。经皮吸收的毒物也不经肝脏的生物转化解毒过程即直接进入大循环。

③ 消化道。毒物可经消化道吸收，但在生产过程中，毒物经消化道摄入所致的职业中毒甚为少见。由于个人卫生不良或食物受毒物污染时，毒物可经消化道进入人体内。有的毒物如氰化物可被口腔黏膜吸收。

（4）影响毒物对人体作用的因素：生产性毒物作用于机体，并非均引起职业中毒。毒物对机体的毒作用受多种因素的影响。

① 毒物的特性：毒物以粉尘、烟尘、雾、蒸气或气体的形态散布于工作场所空气中，主要经呼吸道和皮肤进入人体内。其危害程度与毒物的挥发性、溶解性和固态物的颗粒大小等因素有关。毒物污染皮肤后，按其理化特性，有的起腐蚀或刺激作用，有的引起过敏性反应；有些脂溶性毒物对局部皮肤虽无明显损害，但可经皮肤吸收，引起全身中毒。毒物的理化特性和作用部位与发生职业中毒密切相关，例如汽油和二硫化碳有显著的脂溶性，对神经组织就有密切的亲和作用，因此首先损伤神经系统。

② 毒物作用条件

a. 剂量、浓度和接触时间。不论毒物的毒性大小如何，都必须在体内达到一定量才会引起中毒。空气中毒物浓度高，接触时间长，若防护措施不力，则进入体内的量大，容易发生中毒。因此，降低空气中毒物的浓度，缩短接触时间，减少毒物进入体内的量是预防职业中毒的重要环节。

b. 毒物的联合作用。在生产环境中常有几种毒物同时存在，并作用于人体。其表现可为独立、相加、协同和拮抗作用。而相加和协同作用是进行职业病危害评价时应主要考虑的作用。

c. 生产环境和劳动强度。环境中的温度、湿度可影响毒物对机体的毒作用。在高温环境下毒物的毒性作用一般较常温高。高温环境还使毒物的挥发增加,机体呼吸、循环加快,出汗增多等,均有利于毒物的吸收;体力劳动强度大时,毒物吸收多,机体耗氧量也增多,对毒物的毒作用更为敏感。

③ 机体因素:人体对有害因素的防御能力是多方面的。人体对进入的毒物,通过解毒和排毒过程,以消除其毒作用。有些毒物可被体内的酶转化,经过水解、氧化、还原和结合等方式,大多成为低毒或无毒物而排泄。也有些先经过转化使其毒性增加,然后再继续解毒而排出。如果接触工人先天性缺乏某些代谢酶或者由于代谢酶多态性的差异,就会形成对某些毒物的易感性。如果肝脏功能有损害,这种解毒过程就要受到阻碍;肾功能不全者,影响毒物排泄,使患有某些疾病的工人,不但原有疾病加剧,还可能发生职业中毒。

④ 个体易感性:人体对毒物毒性作用的敏感性存在着较大的个体差异,即使在同一接触条件下,不同个体所出现的反应可相差很大。造成这种差异的个体因素很多,如年龄、性别、健康状况、生理状况、营养、内分泌功能、免疫状态及个体遗传特征等。

3. 噪声对健康的影响

长期接触一定强度的噪声,可以对人体产生不良影响。

噪声对人体的影响分特异性作用和非特异性作用两种。特异性作用就是指噪声对听觉器官的影响。引起听力损伤经历听觉适应、听觉疲劳、听力障碍等阶段。长时间接触较强的噪声先会感觉耳鸣、听力下降,但在离开噪声环境数分钟可完全恢复;之后会出现听力下降明显,需要十几小时甚至二十几小时才能得到恢复;如果继续接触噪声,形成不能完全恢复或不能恢复的听力障碍就是噪声性耳聋。非特异性作用是指长期接触较强的噪声,很多人会出现头痛、头晕、心悸、疲倦、乏力、心情烦躁、睡眠障碍等神经衰弱症状;引起胃肠功能紊乱,表现为食欲缺乏、消瘦、消化不良等;噪声会使大脑神经调节功能紊乱,造成呼吸加快、血压升高、血管痉挛、引发高血压等心脑血管病;长时间的噪声使免疫系统功能紊乱,使人容易受病原微生物感染,还可引发皮肤病或其他疾病,甚至癌症。

4. 振动对人体的危害

从物理学和生物学的观点看,人体是一个极复杂的系统,振动作用不仅可以引起机械效应,更重要的是可以引起生理和心理的效应。

人体接受振动后,振动波在组织内的传播,由于各组织的结构不同,传导的程度也不同,其大小顺序依次为骨、结缔组织、软骨、肌肉、腺组织和脑组织,40Hz 以上的振动波易为组织吸收,不易向远处传播;而低频振动波在人体内传播得较远。全身振动和局部振动对人体的危害及其临床表现是明显不同的。

(1)全身振动对人体的不良影响:振动所产生的能量,能通过支撑面作用于坐位或立位操作的人身上,引起一系列病变。由于人体是一个弹性体,各器官都有自身的固有频率,当外来振动的频率与人体某器官的固有频率一致时,会引起共振,因而对该器官的影响也最大。全身受振的共振频率为 3~14Hz,在此条件下全身受振作用最强。接触强烈的全身振动可能导致内脏器官的损伤或位移,周围神经和血管功能的改变,可造成各种类型组织的、生物化学的改变,导致组织营养不良,如足部疼痛、下肢疲劳、足背脉搏减弱、皮肤温度降低;女工可发生子宫下垂、自然流产及异常分娩率增加。振动加速度还可使人出现前庭功能障碍,导致内耳调节平衡功能失调,出现脸色苍白、恶心、呕吐、出冷汗、头疼头晕、呼吸浅表、心率和血压降低等症状。晕车晕船即属全身振动性疾病。全身振动还可引起腰椎损伤等。

(2)局部振动对人体的不良影响:局部接触强烈振动是以手接触振动工具的方式为主的,由于工作状态的不同,振动可传给一侧或双侧手臂,有时可传到肩部。长期持续使用振动工具能引起末梢循环、末梢神经和骨关节肌肉运动系统的障碍,严重时可患局部振动病。

(3)振动病:我国已将振动病列为法定职业病。振动病一般是对局部振动病而言,也称职业性雷诺现象、振动性血管神经病、气锤病和振动性白指病等。

振动病主要是由于局部肢体(主要是手)长期接触强烈振动而引起的。长期受低频、大振幅的振动时,由于振动加速度的作用,可使自主神经功能紊乱,引起皮肤分析器与外周血管循环机能改变,久而久之,可出现一系列病理改变。早期可出现肢端感觉异常、振动感觉减退。主诉手部症状为手麻、手疼、手胀、手凉、手掌多汗,多在夜间发生;其次为手僵、手颤、手无力(多在工作后发生),手指遇冷即出现缺血发白,严重时血管痉挛明显。X 射线片可见骨及关节改变。如果下肢接触振动,以上症状出现在下肢。

振动的频率、振幅和加速度是振动作用于人体的主要因素,气温、噪声、接触时间、体位和姿势、个体差异、被加工部件的硬度、冲击力及紧张等因素也很重要。

5. 高温作业对人体的影响

高温作业时,人体可出现一系列生理功能改变。当生理功能的改变超过一定的限度,则可产生不良的影响,主要为以下几点:

(1)体温调节障碍:在高温环境中,体表血管反射性扩张,皮肤血流量增加,皮肤温度增高,通过辐射和对流使皮肤的散热增加;汗腺增加汗液分泌,通过汗液蒸发使人体散热增加。人体出汗量不仅受环境温度的影响,而且受劳动强度、环境湿度、环境风速因素的影响。高温环境中人体只能通过汗蒸发来散热,如果此时伴有高湿度,则散热困难,人体产生闷热;要是伴有高气流(有风)则利于散热。高温加上强烈的太阳辐射则很容易发生中暑,主要表现有头晕、头痛、眼花、耳鸣、心悸、恶心、四肢无力、注意力不集中,重者可出现皮肤干燥无汗、体温升高、痉挛等。

(2)水盐代谢紊乱:在常温下,正常人每天进出的水量为 2 ~ 2.5L。在炎热季节,正常人每天出汗量为1L,而在高温下从事体力劳动,排汗量会大大增加,每天平均出汗量达 3 ~ 8L。由于汗的主要成分为水,同时含有一定量的无机盐和维生素,所以大量出汗对人体的水盐代谢产生显著的影响,同时对微量元素和维生素代谢也产生一定的影响;当水分丧失达到体重的 5% ~ 8% 而未能及时得到补充时,就可能出现无力、口渴、尿少、脉搏增快、体温升高、水盐平衡失调等症状,使工作效率降低。

(3)循环系统负荷增加:在高温条件下,由于大量出汗,血液浓缩,同时高温使血管扩张,末梢血液循环增加,加上劳动的需要,肌肉的血流量也增加,这些因素都可使心跳过速,而每搏心排出量减少,加重心脏负担,血压也有所改变。

(4)消化系统疾病增多:在高温条件下劳动时,体内血液重新分配,皮肤血管扩张,腹腔内脏血管收缩,这样就会引起消化道贫血,可能出现消化液(唾液、胃液、胰液、胆液、肠液等)分泌减少,使胃肠消化过程所必需的游离盐酸、蛋白酶、脂酶、淀粉酶、胆汁酸的分泌量减少,胃肠消化机能相应地减退。同时大量排汗以及氯化物的损失,使血液中形成胃酸所必需的氯离子储备减少,也会导致胃液酸度降低,这样就会出现食欲减退、消化不良以及其他胃肠疾病。由于高温环境中胃的排空加速,使胃中的食物在其化学消化过程尚未充分进行的情况下就被过早地送进十二指肠,从而使食物不能得到充分的消化。

(5)神经系统兴奋性降低:在高温和热辐射作用下,大脑皮质调节中枢的兴奋性增加,由于负诱导,使中枢神经系统运动功能受抑制,因而,肌肉工作能力、动作的准确性、协调性、反应速度及注意力均降低,易发生工伤事故。

(6)肾脏负担加重:高温可加重肾脏负担,还可降低机体对化学物质毒性作用的耐受度,使毒物对机体的毒作用更加明显。高温也可以使机体的免疫力降低,抗体形成受到抑制,抗病能力下降。

6. 低温环境对人体的影响

(1)体温调节:寒冷刺激皮肤引起皮肤血管收缩,使身体散热减少,同时内脏血流量增加,代谢加强,肌肉产生剧烈收缩使产热增加,以保持正常体温。如果在低温环境时间过长,超过了人体的适应和耐受能力,体温调节发生障碍,当直肠温度降为30℃时,即出现昏迷。一般认为体温降至 26℃ 以下极易引起死亡。

(2)中枢神经系统:在低温条件下脑内高能磷酸化合物的代谢降低。此时可出现神经兴奋与传导能力减弱,出现痛觉迟钝和嗜睡状态。

(3)心血管系统:低温作用初期,心排出量增加,后期则心率减慢,心排出量减少,长时间在低温下,可导致循环血量、白细胞和血小板减少,而引起凝血时间延长并出现血糖降低。寒冷和潮湿能引起血管长时间痉挛,致使血管营养和代谢发生障碍,加之血管内血流缓慢,易形成血栓。

(4)其他部位:如果较长时间处于低温环境中,由于神经系统兴奋性降低,神经传导减慢,可造成感觉迟钝、肢体麻木、反应速度和灵活性减低,活动能力减弱。在低温下人体其他部位也发生相应变化,如呼吸减慢,血液黏稠度逐渐增加,胃肠蠕动减慢等,由于过冷,致使全身免疫力和抵抗力降低,易患感冒、肺炎、肾炎等疾病,同时还引发肌痛、神经痛、腰痛、关节炎等。

7. 非电离辐射对人体的健康影响

(1)射频辐射:高频电磁场对人体健康的影响,主要表现为轻重不一的类神经症。通常在强场源附近工作的人员有全身无力、易疲劳、头晕、头痛、胸闷、心悸、睡眠不佳、多梦、记忆力减退、多汗、脱发和肢体酸痛等症状。女工常有月经周期紊乱,以年轻者为主;少数男工性功能减退。

微波对人体健康的影响,要比高频电磁场为重。除表现为类神经症等功能性变化以外,严重时还可有局部器官的不可逆性损伤,如微波辐射可引起眼晶状体混浊,以至少数接触大功率微波辐射者,可能发展为白内障。

(2)紫外线辐射:紫外线辐射对机体影响主要是皮肤和眼。太阳辐射中适量紫外线对人健康有积极作用,但过强的紫外线辐射则对机体有害。

受强烈的紫外线辐照可引起皮炎,表现为红斑,有时伴有水疱和水肿。接触300nm波段,可引起皮肤灼伤;波长为297nm的紫外线对皮肤的作用最强,可引起皮肤红斑并残留色素沉着。长期暴露,由于结缔组织损害和弹性丧失而致皮肤皱缩、老化;更严重的是诱发皮肤癌。

波长为250~320nm的紫外线,可被角膜和结膜上皮大量吸收,引起急性角膜结膜炎,称为"电光性眼炎",多见于电焊辅助工。

（二）职业病危害因素接触分析

职业病危害因素接触分析就是按照划分的评价单元,通过开展现场调查和工作日写实,调查分析职业病危害作业的工种（岗位）及其接触职业病危害因素作业的工作地点、作业方法、接触时间与频度。

1. 在职业病危害因素识别等基础上,分析并确定接触职业病危害因素作业的工种（岗位）及其所接触的具体职业病危害因素、工作范围和工作地点,按照其行进路线,确定其在每一个工作地点工作的时间和频度,及作业方式（如加料、巡检、仪表控制等）。

2. 在职业病危害因素识别及工作日写实等基础上,分析并确定每一个工种（岗位）涉及接触职业病危害因素作业的工作地点及其作业方式（接触方式）、接触时间等。

3. 调查分析劳动定员以及职业病危害作业的其他相关情况。

在评价中,建议以表格的形式,将职业病危害因素接触分析结果进行描述。

二、职业病危害因素分析的方法

1. 资料查阅

资料查阅是实施职业病危害因素有害性分析的主要方法。通过查阅教科书、文献资料、MSDS（化学品安全说明书）、CHS（全球化学品统一分类和标签制度）等资料,可以获得职业病危害因素的有关理化特性、对人体健康影响等数据信息。

2. 工作日写实

工作日写实是实施职业病危害因素分析的主要方法,是指在生产劳动现场,对从事职业病危害作业人员的整个工作日内的各种活动及其时间消耗,按时间先后的顺序连续观察、如实记录,并进行整理和分析。

工作日写实的目的就是侧重于调查整个工作日的工时利用情况,为职业病危害因素的评价提供必要的基础数据。

（1）工作日写实的内容:岗位劳动评价工作日写实的具体内容有以下5方面。

① 写实对象及其所在岗位的基本情况。

② 工作日内从事的各种活动的名称、内容和动作时间。

③ 各种活动的位置。

④ 各种有害因素状况和接触时间。

⑤ 写实对象或所在岗位写实时间内完成的工作量。

（2）写实对象和人数的确定原则:选择各主要生产岗位有代表性的1~2人作为写实对象;对多条生产状况相同生产线上的同类岗位,选择有代表性的1~2条生产线;对工作随意性大的岗位,全员写实。

（3）写实天数:对生产连续、稳定的作业岗位,或每个工作日生产状况相同的岗位,连续写实3个工作日;对周期性生产作业的岗位,按生产周期写实;对生产随意性大,每个工作日工作量和工作内容很不稳定的岗位,对该岗位在长时间内写实;在生产正常情况下写实;对生产状况不同的岗位,分别写实。

（4）写实动作分类原则:劳动强度相同或相似的动作分为同类;同名工作尽可能分在同一类;动作内容相近,作业环境明显不同的动作分类统计;动作时间少,或偶尔出现的动作,可归类到与其相近的动作。

（5）工作日写实调查表（略）。

第四节　职业病危害因素评价

建设项目职业病危害预评价是对可能产生职业病危害的建设项目,在可行性论证阶段,对建设项目可能产生的职业病危害因素、危害程度、对劳动者健康影响、防护措施等进行预测性卫生学分析与评价,确定建设项目在职业病防治方面的可行性,为职业病危害分类管理提供科学依据。

职业病危害控制效果评价是建设项目在竣工验收前,对工作场所职业病危害因素、职业病危害程度、职业病防护措施及效果、健康影响等做出综合评价。

一、基本概念

(1)建设项目:新建、扩建、改建建设项目和技术改造、技术引进项目。

(2)职业病危害:指对从事职业活动的劳动者可能导致职业病的各种危害。

(3)职业危害因素:职业活动中影响劳动者健康的各种危害因素的统称。可分为3类:生产工艺过程中的有害因素,包括化学、物理、生物因素;劳动过程中的有害因素;生产环境中的有害因素。

(4)职业病危害防护设施:是以消除或者降低工作场所的职业危害因素浓度或强度,减少职业病危害因素对劳动者健康的损害或影响,达到保护劳动者健康目的的装置。

(5)工程分析:是通过对建设项目的工程特征和卫生特征进行系统、全面的分析,了解项目所具有的工艺特点、工艺流程和卫生防护水平,为剖析项目可能存在的职业病危害因素的种类、性质、时空分布及其对劳动者健康的影响,筛选主要评价因子,确定评价单元提供依据。

(6)评价单元:根据建设项目的特点和评价要求将生产工艺、设备布置或工作场所分成若干相对独立的部分或区域。

(7)职业病危害暴露:指从事职业活动的劳动者接触某种或多种职业危害因素的过程。

(8)接触水平:指从事职业活动的劳动者接触某种或多种职业病危害因素的浓度(强度)和接触时间。

(9)职业卫生调查:职业卫生调查主要包括职业卫生基本情况调查和生产过程、劳动过程及工作环境的卫生学调查。

(10)职业病危害风险评估:指对由于职业病危害因素导致职业病危害发生的可能性和危害程度的评估。

(11)职业接触限值:是职业性有害因素的接触限制剂量,指劳动者在职业活动过程中长期反复接触对机体不引起急性或慢性有害健康影响的容许接触水平。

(12)辅助用室:指工作场所办公室、生产卫生室(浴室、存衣室、洗衣房)、生活室(休息室、食堂、厕所)、妇女卫生室、医务室等。

(13)应急救援设施:指在工作场所设置的报警装置,现场急救用品,洗眼器、喷淋装置等冲洗设备和强制通风设备,以及应急救援使用的通讯、运输设备等。

二、评价方法

职业病危害预评价、控制效果评价应当符合《中华人民共和国职业病防治法》,由依法取得资质认证的职业卫生技术服务机构承担;评价的方法、要求、报告的编著、质量控制等规范应当符合《建设项目职业病危害预评价技术导则》和《建设项目职业病危害控制效果评价技术导则》的规定。

1. 职业病危害预评价

(1)进行职业病危害预评价时,建设单位应当向承担评价任务的机构(以下简称评价机构)提供以下资料:建设项目的审批文件;建设项目可行性研究报告或项目申请报告资料(含职业卫生专篇);其他有关资料。

(2)评价机构按照职业病危害预评价程序准备、评价、报告编制3个阶段进行职业病危害预评价。

(3)准备阶段完成以下工作

① 对建设单位的总平面布置、工艺流程、设备布局、卫生防护措施、组织管理等,进行初步工程分析。

② 筛选重点评价因子,确定评价单元。

③ 编制预评价方案。预评价方案包括建设项目、目的、依据、类别、标准等;建设项目工程及职业病危害因素分析内容和方法;预评价工作的组织、经费、计划安排。

(4)评价阶段完成以下工作

① 工程分析。工程分析主要包括建设项目、地点、性质、规模、总投资、设计能力、劳动定员等;总平面布置、生产工艺、技术路线等;生产过程拟使用的原料、辅料、中间产品、产品名称、用量或产量;主要生产工艺流程;主要生产设备;可能产生的职业病危害因素种类、部位、存在形态;生产设备机械化或自动化程度、密闭化程度;拟采取的职业病防护设备及应急救援设施;拟配置的个人使用的职业病防护用品;拟设置的卫生设施;拟采取的职业病防治管理措施。

② 职业卫生调查。当建设项目可行性研究等技术资料不能满足评价需求时,应当进一步收集有关资料,进行类比调查。收集资料:对扩建、改建和技术改造建设项目应收集扩建、改建和技术改造前运行期间的职业病危害监测、健康监护、职业病危害评价等资料。类比调查:对新建建设项目,应选择同类生产企业进行类比调查,内容主要为选址、总平面布置、职业病危害现状、职业病防护设备、同类建设单位劳动者职业健康监护和职业病发生的情况、急性职业中毒事故的案例(包括原因、过程、抢救、整改措施)、组织管理、专项经费等。

③ 分析和评价。检查表法:依据评价标准、规范,编制检查表,逐项检查建设项目职业卫生有关内容与国家标准、规范符合情况。类比法:利用同类和相似工作场所监测、统计数据,类推拟评价的建设项目工作场所职业病危害因素浓度(强度)、职业危害后果和应采取的职业病防护措施。定量分级法:对建设项目工作场所职业病危害因素浓度(强度)、职业病危害因素的固有危害性、劳动者接触时间进行综合考虑,计算危害指数,确定劳动者作业危害程度等级。

依据有关标准,新建建设项目根据建设项目工程分析和同类企业类比调查,扩建、改建和技术改造建设项目根据已有测定资料,分别取得劳动者接触粉尘、化学毒物、噪声等职业病危害因素时间以及工作场所职业病危害因素浓度(强度)等数据,计算劳动者作业危害等级指数。计算方法按国家职业卫生标准执行。

对目前尚无分级标准或无类比调查数据的职业病危害因素,可依据国家、行业、地方等职业卫生标准、规范等,结合职业卫生防护设施配置方案,预测作业场所职业病危害因素浓度(强度)是否符合有关卫生标准。

④ 评价内容和指标。职业病危害因素识别与评价:根据工程分析和类比调查资料,确定建设项目各评价单元存在的职业病危害因素,描述其理化特性、毒性、对人体危害、工作场所最高容许浓度、接触人数、接触方式,评价劳动者作业危害等级。根据《工业企业设计卫生标准》(GBZ1 – 2002)及相关特殊标准对以下方面内容进行评价:选址、总平面布置;生产工艺及设备布局;建筑物卫生学要求;应急救援设施;个人使用的职业病防护用品;卫生设施;职业卫生管理;职业卫生经费概算。

(5)预评价报告编制阶段完成以下工作:汇总、分析各类资料、数据;做出评价结论,完成预评价报告。

(6)建设项目职业危害预评价报告按规定格式编写,其主要内容包括:

① 职业病危害预评价目的、依据、范围、内容和方法。

② 建设项目概况包括建设地点、性质、规模、总投资、设计能力、劳动定员等。

③ 对建设项目选址和可能产生的职业病危害因素及其对作业场所、劳动者健康的影响进行分析和评价,主要包括职业病危害因素名称、主要产生环节、对人体的主要职业危害、可能产生的浓度(强度)及其职业危害程度预测、类比企业的职业病危害情况等。

④ 对拟采取职业病危害防护措施进行技术分析及评价,主要包括总平面布置、生产工艺及设备布局、建筑物卫生学要求、职业病防护设备、应急救援设施、个人使用的职业病防护用品、卫生设施、职业卫生管理等方面进行分析和评价。

⑤ 对存在的职业卫生问题提出有效的防护对策。

⑥ 评价结论。对评价内容进行归纳,指出存在的问题以及改进措施的建议,确定职业病危害类别,建设项目是否可行等。

2. 建设项目职业病危害控制效果评价

(1)建设单位在建设项目竣工验收前委托评价机构进行建设项目职业病危害控制效果评价。

(2)评价方案编制:评价单位依据建设项目可行性论证预评价报告内容和工程建设及试运行情况编制竣工验收前职业病危害控制效果评价方案。

评价方案主要包括以下内容:评价目的、依据和范围;工程建设概况,各项职业病防护设施建设及其试运行情况;现场调查与监测的内容与方法,质量保证措施;组织实施计划与进度、经费安排。

(3)现场调查:评价单位在接受评价委托后进行职业卫生学调查。

职业卫生学调查主要包括以下方面:

① 生产过程的卫生学调查。了解生产工艺的全过程和确定生产中存在的职业病危害因素。化学因素(有毒物质、生产性粉尘):原料、半成品、中间产物、产品和废弃物的名称、生产和使用数量、理化特性、劳动者接触方式和接触时间;物理因素:噪声、高温、低温、振动、电离和非电离辐射等;生物因素:生产过程中存在的致病病原体。

② 作业环境卫生学调查。总平面布置、生产工艺及设备布局、建筑学卫生要求、职业病防护设备、应急救援设施、个人使用的职业病防护用品、卫生设施等方面的卫生防护措施的落实情况。

③ 调查建设项目是否严格按现行《工业企业设计卫生标准》规定进行施工,是否落实各阶段设计审查时提出的职业卫生审查意见。

④ 职业卫生管理调查。职业卫生管理机构设置情况;职业卫生规章制度、操作规程的完善情况;职业健康教育、职业病危害因素测定、健康监护情况;职业卫生资料归档情况。

(4)现场监测:测定工作场所职业病危害因素浓度(强度)。

① 测试方法按照国家有关职业卫生标准执行。

② 测试条件按设计满负荷生产状况。

③ 测试频次根据生产工艺、职业危害因素的种类、性质、变化情况以及危害程度分类,一般连续采样测定3天,每天上午、下午各1次。每次同一点不同时间内测定,采取样品不得少于3个,测试结果取其均值(放射、噪声等物理因素测试结果除外)。特殊情况按相应国家职业卫生标准执行。

④ 建设项目职业病危害控制效果评价测试点,设置按有关标准规定执行。

(5)职业性健康检查:对可能接触职业病危害的劳动者,应当进行职业健康检查,根据职业危害因素确定职业性健康检查项目,依据职业健康检查的结果评价职业危害控制效果。

(6)评价结果

① 评价选址、总平面布置是否符合国家规定要求。

② 工程防护设施及其效果。

③ 计算职业病危害因素每个测试点浓度(或强度)的均值,其中粉尘浓度的测试数据计算几何平均数,毒物浓度计算算术平均数或几何平均数(其测试数据如为正态分布计算算术平均数,如为偏态分布则计算几何平均数),噪声测试数据不计算均值;每个测试点职业病危害因素浓度(或强度)未超过标准的为合格,超过标准的为不合格。

④ 依据上述计算结果,评价各项职业卫生工程防护设施的控制效果;评价因生产工艺或设备技术水平限制,对一些职业病危害因素超标的岗位所采取职业卫生防护补救措施效果。

⑤ 评价个人卫生防护用品、应急救援设施、警示标识配置情况。

⑥ 评价建设项目职业卫生管理机构、人员、规章制度执行落实情况。

(7)控制效果评价报告,建设项目控制效果评价报告应当包括以下主要内容。

① 评价目的、依据、范围和内容。

② 建设项目及其试运行概况。

③ 建设项目生产过程中存在的职业病危害因素种类、分布及其浓度或强度,职业病危害程度。

④ 职业病防护措施的实施情况,包括总平面布置、生产工艺及设备布局、建筑物卫生学要求、卫生工程防护设施、应急、救援措施、个人防护设施、辅助卫生设施、职业卫生管理措施的落实情况。

⑤ 职业病危害防护设施效果评价。

⑥ 评价结论及建议。

(8)建设项目职业病危害控制效果评价报告按规定格式编写。

第二章 职业病危害控制技术

第一节 概 述

　　控制职业病危害,应优先考虑的是从源头上防止劳动者接触各类职业病危害因素,改善可能引起健康损害的作业环境(工作场所),其中工程控制是从源头防治职业病的重要手段之一,针对粉尘、化学毒物、噪声与振动、高温等职业病危害,从工程控制上采取相应的防护措施,主要包括通风除尘、通风排毒、防噪声与振动、防暑降温等卫生工程防护措施。

　　为控制职业病危害,《中华人民共和国职业病防治法》专门设置前期预防一章,规定了用人单位工作场所应符合职业卫生要求;工作场所存在职业病目录所列职业病的危害因素的,应当及时、如实向所在地安全生产监督管理部门申报危害项目,接受监督;可能产生职业病危害的建设项目,建设单位在可行性论证阶段应当向安全生产监督管理部门提交职业病危害预评价报告。职业病危害严重的建设项目的防护设施设计,应当经安全生产监督管理部门审查,符合国家职业卫生标准和卫生要求的,方可施工。建设项目竣工验收时,其职业病防护设施经安全生产监督管理部门验收合格后,方可投入正式生产和使用。

　　为了建设项目的卫生工程防护措施得到落实并有效运行,国家安全生产监督管理总局2012年4月颁布实施了第51号令《建设项目职业卫生"三同时"监督管理暂行办法》,在该办法中规定:国家根据建设项目可能产生职业病危害的风险程度,分为职业病危害一般的建设项目、职业病危害较重的建设项目和职业病危害严重的建设项目三类实行监督管理,职业病危害一般的建设项目,其职业病防护设施由建设单位自行组织竣工验收,并将验收情况报安全生产监督管理部门备案;职业病危害较重的建设项目,职业病防护设施竣工后,由安全生产监督管理部门组织验收;职业病危害严重的建设项目,职业病防护设施设计应当报安全生产监督管理部门审查,职业病防护设施竣工后,由安全生产监督管理部门组织验收。上述提出的职业病防护设施中,卫生工程控制措施的设计是最重要的内容之一。

第二节 通风除尘

　　粉尘是我国最重要的职业病危害因素,每年从事接尘作业的劳动者中因接触粉尘而出现上万例尘肺患者,而控制粉尘危害最重要的措施是采取通风除尘设施,以降低工作场所空气中粉尘的浓度。为此,设计并安装有效的通风除尘系统是控制粉尘危害最重要的手段。

一、通风除尘系统的组成

1. 局部排尘系统

局部排尘系统主要由吸尘罩、风道、除尘器和风机组成。完善的局部排尘系统既能满足劳动保护的要求,也能满足环境保护的要求。

（1）吸尘罩:通过抽风,控制并隔离尘源,使粉尘不外逸。

（2）风道:输送含尘气体根据粉尘的理化特性并考虑技术、经济等因素,对各类风道有不同的要求。

（3）除尘器:除尘器是从含尘气流中把粉尘分离出来并加以收集的设备。经除尘器处理之后,符合排放标准的尾气排入大气。

（4）风机:使含尘空气从吸尘罩流经风道、除尘器并排入大气所需要的机械,风机由电动机拖动。

局部排尘系统各个组成部分虽功用不同,但都互相联系,必须正确设计每个组成部分,才能使局部排尘系统发挥应有作用。

2. 除尘机组

工矿企业中水泥、石棉、石英粉、陶瓷、玻璃等材料或制品的生产加工过程以及铸造工艺都有单个或几个分散的尘源点,控制这类产尘源的粉尘可用除尘机组。除尘机组是特殊形式的局部排尘系统,通常是把除尘器和风机组装在箱体内,并设有软管接口,以便与吸尘罩相连,处理后的尾气直接排入车间。在某些场合,除尘机组较局部排尘系统更能经济有效地解决防尘问题。

除尘机组的原则要求:

(1)有足够的额定风量,在额定的连续工作时间内,风量波动小。

(2)在吸尘管道接口处保持足够的自用压力,以便克服由吸尘罩口至机组入口的阻力。

(3)当初始尘浓度在常见范围内($1\sim2g/m^3$)能维持较长的连续工作时间。

(4)除尘效率高,当初始粉尘浓度在常见范围内,出风口处尾气含尘量应符合车间内工作场所空气中粉尘浓度的接触限值。

(5)清灰机构简单、耐用,清灰效果好。

(6)噪声小。

二、吸尘罩

1. 对局部吸尘罩的原则要求

吸尘罩是局部排风系统的关键部件,要使局部吸尘罩发挥最大的效果,应满足以下几点要求。

(1)形式适宜:吸尘罩的形式要与生产操作过程以及有害性质相适应,既不能妨碍操作,又要有显著的控制粉尘和有害气体的作用。这就要区别操作是冷过程还是热过程,操作过程的特点、规律性,产尘设备能不能密闭,工人经常接触与否等。

(2)位置正确:吸尘罩安设的位置要正确,可针对各操作过程或设备的特点,采用最适宜安装的位置。这还与粉尘产生的方向有关,一般讲在不妨碍操作情况下,越靠近有害物质散发源越好,通常都使吸尘罩的罩口迎着粉尘的方向,各种罩的安装位置要与车间建筑高度相适应,不妨碍吊车和其他起重运输工具运行,不妨碍工人正常操作,尽可能不影响采光、照明。

(3)风量适中:对机械通风而言,无论是哪种吸尘罩,都是通过抽出一定风量,在罩子的工作口(罩面)造成足够的控制风速,或是在需要控制粉尘的"零点"造成一定的控制风速。抽风量的大小对吸尘罩效果的好坏起决定作用,这要依据粉尘的危害性、产生粉尘设备机件运动的快慢、粉尘散发的初始速度(落差大小)、含量以及外界干扰气流的大小来确定。抽风量过小,开口一定时造成的控制风速小,不足以控制粉尘飞扬和有害气体的外逸,不足以抵抗外界干扰气流的破坏作用。但是,抽风量也不能过大。抽风量过大造成风机、管道、除尘净化设备庞大,还会抽走本来不应抽走的原料,加大除尘器负担,可能改变材料的配比,影响产品质量。在冬季,抽风量过大会导致车间过冷,要补充大量热量。

(4)强度足够:制作吸尘罩的材料,要根据它的用途来选择。机械设备振动小,在发热量不大的场合,安装的吸尘罩比较小,可用镀锌薄板制作。机械振动大,物料冲击力大,或在高温炉前发热量很大的场合,必须用较厚的($1.5\sim5mm$)钢板制作;在酸、碱或其他腐蚀性的场合需要用塑料板制作。不论哪种材料制成的罩子都应有足够的强度,避免在经常的检修拆卸情况下或在振动、高温作用下变形。

(5)检修方便:安装了吸尘罩以后,应使生产设备检修方便(如更换刀具、砂轮、布轮,拆装设备零件,设备大修等),这就要求在较大吸尘罩上安装检修门,或把罩盖做成可以掀起的。有时为了检修方便,采用回转式吸尘罩。罩体与管道最好用法兰连接而不用焊接,以便拆卸。

2. 局部吸尘罩类型

(1)密闭吸尘罩(密闭罩):密闭罩是把产尘设备局部或全部地密闭起来再抽风,依靠在罩内造成一定的负压,保证在一些操作孔、观察孔或缝隙处自外向里进气而粉尘不向外逸。

密闭罩随工艺设备及其配置的不同,其形式也是多种多样的,按其特点基本可归纳为以下三类。

① 局部密闭罩。将设备产尘处用罩子密闭起来,这种罩子的特点是仅密闭产尘的局部地点,容积较小,观察和操作比较方便。它适用于产尘点固定,气流速度不大的连续产尘地点。

② 整体密闭罩。将产尘地点的全部和产尘设备的大部分用罩子密闭起来,而把设备需要经常观察维护的部位

(如设备传动部分)留在罩外。它的特点是罩子容积大,可以通过观察窗和检查门监视设备运行情况,中、小修可在罩内进行,不必拆罩。它适用于产生气流较分散或局部气流速度较大的产尘设备。

③ 大容积密闭罩(密闭小室)。将产尘设备或地点用罩子全部密闭起来。它的特点是容积大,可以在罩内对设备进行维修,在罩外通过门窗监视设备运动情况。它适用于分散产尘点、脉冲或阵发式产尘点、产生较大热压和冲击气流的产尘设备。它可利用罩子的容积造成循环气流,消除或减少正压以减少抽风量,但检修不方便,不停车检修时,工人必需进入罩内工作。

(2)旁侧吸尘罩:当生产条件不适宜用密闭吸尘罩时,可采用旁侧吸尘罩。旁侧吸尘罩是通过罩口抽气,在罩口以外某处有害物飞扬、扩散点上造成适当的气流速度,从而把有害物吸入罩内,为了有效地控制有害物,抽气速度必须大于粉尘的飞扬速度。因此,不仅要考虑罩口吸气速度大小,还要看离罩口一定距离处,粉尘扩散处所形成的吸气速度的大小,如果该处吸气速度比粉尘飞扬速度小,则旁侧吸尘罩将不能有效地控制有害物。

(3)接受吸尘罩(接受罩):接受罩的罩口应迎着粉尘的散发方向,并尽量靠近产尘源,同时要防止车间内横向气流的干扰,必要时安装挡板。根据工艺设备和操作的要求可用活动、可调、移位(连接软管)等措施。常见的有以下几种:

① 砂轮机吸尘罩。砂轮机是最常见的一种产尘源,砂轮机在加工工件时会产生较多的细小粉尘。为了有效地控制粉尘的飞扬,要在砂轮机上安装吸尘罩,吸尘罩的形式要刚好把沿砂轮切线方向飞溅出来的粉尘抽走,不让它扩散开去。

通常,砂轮机局部吸尘罩是将砂轮的主体密闭起来,留出砂轮的工作部分。吸气罩的下部做成斜口的形式,并延伸出砂轮边缘 0.25 倍轮径的距离,以便接纳由砂轮切向飞溅出来的粉尘,将它排走。对于转速很高的砂轮,吸尘罩下部斜口成平口形式。吸尘罩的两侧,罩的顶部与砂轮之间都应有一定空隙,砂轮两侧空隙留 25~35mm,砂轮至罩顶一般留 25mm。

② 布轮抛光机吸尘罩。为了除掉金属表面的污垢和加亮镀件,需要抛光。通常细磨采用布轮或毛毡轮。抛光操作时,沿轮子切线方向飞扬出粉尘、金属粉末和纤维。布轮抛光机需采取密闭吸尘罩,其形式与砂轮机相近,因抛光作业要经常更换布轮,密闭吸尘罩应做成可调式,即密闭罩外壳及下部舌板可以拉出,以调节开口面积,适应不同尺寸的布轮。

③ 磨床磨轮吸尘罩。磨床上的磨具为硬质砂轮,主要是用钢及金属砂磨料成型的,其中游离二氧化硅含量为 7.6%~10.0%。研磨作业时,操作地点空气中粉尘浓度虽不甚高,为 11~32mg/m³,但产生的粉尘分散度较高,粒径小于 5μm 的可吸入细尘占 77.3%。因此,在磨床上装设局部防尘罩是预防磨工发生尘肺的一项重要措施。

(4)下部吸尘罩:下部吸尘罩,简称下吸罩。在某些场合下,采用下部吸尘罩具有一些优点,如不占据空间、不妨碍操作、工人体位舒适等;但其缺点是需要敷设地下风道,并且为避免因粉尘沉降堵塞风道,必须在合适的位置设清灰孔,有时在设计上存在一定困难。

三、通风除尘系统风道的设计

在通风除尘系统中,风道是用来输送含尘空气的。风道设计的是否合理,直接影响着整个除尘系统的效果。比如,除尘风道布置不合理,或者风道内风速设计不恰当,会使风道内产生积灰现象;风道断面选择得过大或过小,会浪费材料或消耗过多的电能。在吸尘点较多的除尘系统中,调节任一支风道的插板,会引起其他支风道的风量、风压的变化等。这些问题,都应在设计过程中加以注意。

1. 有效截面,风速及风量

风道(或风道的连接部件)中与空气流动方向垂直的截面,称为有效截面,简称风道截面。

风速是指空气在风道中流动的速度。在风道截面上,各点的风速并不相等。一般情况下,匀直风道截面中心处风速最大,越靠近风道壁,风速越小。风道截面上各点风速的算术平均值称为平均速度。

风量是指在单位时间内流经某一风道截面的空气量。

2. 空气沿风道流动时的压力

空气在风道中流动时具有能量,包括两部分,一部分能量体现在压强的大小上,统称为静压;另一部分体现在流速的大小上,通称为动压。

静压为作用于风道壁的单位面积上的压力。这一压力表明风道的内部压力与大气压力之差。内部压力比大气压力大,静压为正值;内部压力比大气压小,静压为负值。

在密闭容器内的静止空气中同样可以看出静压的正负。将空气压入容器即获得正(静)压,将空气从容器中抽出,则获得负(静)压。

动压是只有空气流动时才具有的压力,它与风道中空气流速(风速)的平方成正比。

3. 流动阻力

空气在风道内流动时的阻力有两种,一种是沿风道长度上空气与风道内壁间的摩擦力及空气本身的黏滞性所产生的阻力,称为摩擦阻力;另一种是当空气流经系统中某些异形部件(如三通、弯头、变径管和调节阀)时,由于流向和流速的变化而产生涡流、损失能量所造成的阻力,称为局部阻力。

(1)摩擦阻力:根据流体力学原理,空气在截面形状不变的直风道内流动时,所产生的摩擦阻力与风道尺寸、风道壁的粗糙度、空气的容量和黏度以及气流速度等因素有关。

(2)局部阻力:局部阻力是由于空气通过风道的异形部件(如弯头、渐扩管、渐缩管、三通、闸阀等)及通风系统中的设备(如除尘器、净化器、空气加热器等)时,其流向和流速发生变化而在气流中产生了涡流所造成的。局部阻力是发生在局部地点的能量损失,它在通风系统的总阻力中所占比例很大。

4. 通风管道设计的注意事项

(1)设计原则:在风道设计中,首要问题是防爆、防火,其次是涉及技术经济效益的防堵、防磨、防腐问题。风道设计应符合《工业企业设计卫生标准》中的有关规定。

① 划分风道系统时,应熟知排送气体的物化特性,凡物质混合时能引起爆炸、燃烧或形成有害混合物、化合物的排气,不得联成一个系统。

② 容易凝结的蒸汽的排气不得与积聚粉尘的排气联成一个系统。通常,以防毒或防尘为目的的排气应分别设置单独的排气系统。

③ 风道的布置要与建筑和生产工艺相配合,尽量缩短管线,少占净空,不妨碍生产操作,便于安装和检修。

(2)防爆措施:通风系统中含有可燃气体或可燃粉尘时,在一定条件下有发生爆炸的危险。在设计这类通风系统时,必须采取妥善措施,防止发生爆炸。

① 核算通风量。可燃物的爆炸是可燃分子和空气中的氧分子进行剧烈氧化反应的结果。当可燃物的含量达到爆炸极限并当可燃物温度达到发火点时,就有发生爆炸的可能。因此,为了防止通风系统发生爆炸,应设法使系统中可燃物含量不在爆炸范围之内,并使系统与火源隔绝,防止系统本身产生火花。为此,对于有爆炸危险的通风系统,其风量除了满足通常要求外,还应核算其中可燃物的含量,如可燃物含量在爆炸浓度的范围内,应加大通风量,以稀释可燃物。

② 应选用防爆风机,并采用直联或联轴节传动方式。如果采用三角皮带传动,可用接地电刷把静电接地,避免系统产生火花。

③ 对有爆炸危险的通风系统,应设防爆门,当系统内压力升高时,防爆门自动开启减压。

④ 对有爆炸危险的通风系统,加设鹅卵石隔火段,一旦发生燃烧,隔火段能切断火源。

(3)防堵措施

① 除尘系统宜采用圆形截面风道。因方形、矩形截面风道四角有涡流,易积粉尘,尽量不采用。

② 除尘系统的风道最好垂直或倾斜装设,倾斜角应大于粉尘的自燃安息角(一般大于50°),使风道底部的积尘能自然滑下。同时,应在风道的下部连接处设置清灰斗,便于清理积灰。当受建筑物高度等条件所限,只能用较小坡度或水平敷设风道时,风道中除必须有足够的空气流速外,水平风道不应过长,而在水平风道的一端要设置清扫孔,以便清扫积尘。

③ 除尘系统风道最小直径一般不小于100mm,以防止风道堵塞。调节风量的闸阀应采用斜插板阀。管段之间以法兰连接为宜,便于拆卸清理。

(4)防腐措施

① 在风道内外表面刷防腐、防锈油漆或涂料。过氧乙烯防酸漆、章丹油或环氧树脂等涂在薄钢板制风道的内表面,将章丹油做底漆,灰铅油做面漆刷在风道外表面,能取得较好的防腐、防锈效果,但必须要求多次涂抹。

② 选择适当的抗腐蚀材料制作风道。抗腐蚀性较好的材料有聚氯乙烯塑料板及混凝土和砖砌体等,均可用以制作风道。塑料板表面光滑,便于加工成型,目前已比较普遍地用于有腐蚀作用的通风系统中。但塑料板温度适应性差,一般只能承受 -10~60℃的温度范围,且造价较高。

用混凝土浇制或砖砌风道,有较强的抗酸防腐能力,往往在需要与建筑配合的情况下采用。这类风道能节省钢材,但阻力较大,占地较多。

③ 如果所排除的气体或蒸气有可能在风道内发生冷凝现象,为了避免积水腐蚀风道,必须沿空气流动方向将风道做成不小于千分之五的坡度,并在风道的低点装一带水封的泄水管,以便及时排除风道内积水。

(5)其他措施

① 通风系统的吸尘(气)点不宜过多,一般不超过 5~6 个,以利各支风道间阻力平衡。

② 对风道部件的规格应有明确要求,在可能的条件下,应采取减少阻力的措施。如弯头宜采取较大的曲率半径,避免直角连接。变径管避免采用突然扩大或突然缩小的部件,尽量采用渐扩管或渐缩管,并适当加长部件长度,减小角度。三通管的分支不能用 T 形连接,因 T 形连接三通的局部阻力比合理的连接方式大 4~5 倍。风机出口如使用弯头,应避免反向连接。

四、除尘器

除尘器的形式很多,基本上可以分成干式与湿式两大类。对含尘气体中尘粒不作润湿处理的除尘设备称为干式除尘器,如重力沉降室、旋风除尘器、袋式除尘器、静电除尘器等。用水或其他液体使含尘气体中的尘粒润湿而捕集的除尘设备,称为湿式除尘器,如水浴除尘器、水膜旋风除尘器、自激式水力除尘器、文氏管除尘器等。一般情况下,干式除尘器捕集下来的粉尘便于清理,也容易回收综合利用,故管理方便。湿式除尘器捕集下来的粉尘是污泥和污水状物,处理比较复杂,如果维护管理不善,可能造成排水管堵塞,除尘器效率下降等问题。

无论是干式除尘器或是湿式除尘器,不外乎利用重力、惯性力、离心力、热力、扩散黏附力和电力等作用把尘除下来。除尘器按作用力可分为如下几种:

(1)重力除尘器,如沉降室。

(2)惯性力除尘器,如惰性除尘器。

(3)离心力除尘器,如各种旋风除尘器。

(4)洗涤除尘器,如冲击式水浴除尘器。

(5)过滤除尘器,如各种袋式除尘器。

(6)电除尘器,如静电除尘器。

除尘器的种类很多,作用原理各不相同,适用范围也不同。工矿企业在实际选用时,要根据生产工艺具体情况、含尘空气特性、尘粒特性、所要求的空气净化程度等方面的因素全面考虑。

1. 重力及离心除尘器

(1)重力沉降室:重力沉降室的构造简单,可用砖砌,造价不高,施工容易,管理方便。

重力沉降室的性能特点为含尘气流水平速度越小,越能捕集微细尘粒;沉降室高度越小,长度越大,除尘效率越高。在实际工程中,这个特点的发挥受到限制,由球形尘粒的重力沉降速度可知,像 10μm 这样细小的尘粒,其自然沉降速度仅为 0.6cm/s,即 0.006m/s,而在沉降室内,气流的水平速度一般为 0.25~0.5m/s,这个速度远比微细尘粒的自然沉降速度大。所以,如果要使很微细的尘粒也在沉降室中靠重力作用沉降下来,那么就要把气流的水平速度取得很低,也就是要把沉降室的截面加得很大。另一方面,为提高除尘效率,又要把沉降室加长。结果是占地面积太大,不经济。实际上,重力除尘设备通常只用来捕集 100μm 以上的粗尘粒。重力沉降室阻力大致为 98.1~196.2Pa。

(2)旋风除尘器:旋风除尘器是迫使含尘空气做旋转运动,借助离心力,把尘粒从气体中分离出来。

2. 过滤除尘器

(1)简易袋式除尘器:简易袋式除尘器是使含尘气体通过纤维滤料,将尘粒分离捕集下来。含尘气体通过滤料时,黏附在其表面的尘粒层逐渐形成一个过滤层,它使滤料变得更密致,提高了捕集微细尘粒的能力。当尘粒的黏附达到一定量时,必须进行清灰,否则阻力过大,抽不过空气。

简易袋式除尘器就是在除尘小室内悬吊许多滤袋,含尘空气进入滤袋之内,滤袋内表面将尘粒分离捕集,净化后空气透过滤袋由排气筒排出。滤布材料、清灰周期、过滤速度等都影响除尘性能。简易袋式除尘器的滤料一般用玻璃纤维布和工业涤纶,采取人工振打或腰部晃动振打以及反吹风清灰方式。单位面积滤袋在单位时间内所能处理的含尘空气量为 30~60m³,亦即过滤速度为 0.5~1.0m³/min。

(2)脉冲袋式除尘器:脉冲袋式除尘器是一种带有脉冲吹气清灰装置的袋式除尘器。它依靠周期性地向滤袋急骤喷压缩空气以清除滤袋上的积灰。含尘气体由进口进入中部箱体,其中装有若干排滤袋。含尘气体由外往里通过滤袋,把尘粒阻留在滤袋外边,气体得到过滤(这一点同其他袋式除尘器不同)。过滤后的空气经过喇叭形的文氏管进入上箱体,最后从排气口排走。滤袋是用钢丝框架固定在文氏管上。

3. 洗涤除尘器

（1）冲击式水浴除尘器：冲击式水浴除尘器是用液滴、液膜、气泡等洗涤含尘气体，使尘粒黏附和相互凝聚，从而将尘粒进行分离。其除尘原理主要靠尘粒撞击到水滴而黏附其上，微细的尘粒有扩散作用，易与水滴接触，含尘气体增湿，尘粒相互凝聚；另外，尘粒接触液膜和气泡也会黏附在上面。因此，在冲击式水浴除尘器中，形成大量的液滴、液膜和气泡，与含尘气体充分接触，就能提高气液分离效能，从而获得较高的除尘效率。

（2）水膜旋风除尘器：包括立式水膜旋风除尘器和卧式水膜旋风除尘器。

① 立式水膜旋风除尘器。含尘气体由筒体下部沿切线方向引入，逐渐旋转上升，尘粒受离心力作用而被甩到筒体内壁上。在筒体内壁一定高度上沿圆周装设有数个喷嘴，水由喷嘴切向喷至筒体内壁，在内壁上形成一层自上而下流动的水膜。甩到内壁上的尘粒被水膜层带至底部锥体，经出口排至水封池中，净化后的空气经顶部排气管排出。

② 卧式水膜旋风除尘器。由横卧的倒卵形的内筒和外筒组成，内外筒之间设有螺旋形导流片，使除尘器形成螺旋形气流通道。含尘气体由一端沿切线方向导入，顺着螺旋形通道做旋转运动，在离心力作用下尘粒被甩向外筒。每当含尘气流沿着导流片经过水面，就把水推向外筒内壁上，形成螺旋形水膜，这层水膜将甩到其上的尘粒捕集下来。在气流螺旋形前进过程中，得到多次净化，其中微细尘粒被气流冲击水面激起的雾滴、浪花所捕获。最后，净化后的空气经除雾器除雾后由除尘器另一端出口排出，泥浆经集尘箱下排灰口卸出。

4. 静电除尘器

电除尘器是利用高电压下的气体电离和电场作用力，使尘粒荷电后从含尘气体中分离出来的。要使含尘气体中的尘粒充分荷电，电除尘器必须建立不均匀电场。在不均匀电场力作用下，正负极间空气中的自由离子向极性相反的电极移动，形成了电流。电压越高，电场强度越大，离子的运动速度越快。起初，空气中的自由离子少，电流较弱。电压升高到一定数值后，电晕极表面附近的空间的电场强度首先达到电离的临界值。在这个小范围的空间里，空气最先电离，大量正、负离子获得了较高的能量和速度并向两极运动，电流迅速增加。此时，极间空气成为导体，在电晕极周围发出淡蓝色的辉光和轻微的气体爆裂声，这就是电晕放电。电晕的范围通常局限于电晕线周围2~3mm内，其余的空间称为电晕外区。

第三节　通风排毒

排除有害、有毒气体和蒸气可采用全面通风及局部排风方式进行。全面通风是在工作场所内全面进行通风换气，以维持整个工作场所范围以内空气环境的卫生条件。全面通风用于有害物质的扩散不能控制在工作场所内一定范围的场合，或是有害物质发源地的位置不能固定的场合。这种通风方式的实质就是用新鲜空气来冲淡工作场所内的污浊空气，以使工作场所空气中有害物质的浓度不超过职业卫生标准所规定的短时间接触允许浓度或最高允许浓度。全面通风可以利用自然通风实现，也可以借助于机械通风来实现。

自然通风是以风压和热压作用使空气流动所形成的一种通风方式。即依靠室外风力造成的风压与室内外空气的温差而形成的热压。这种通风完全依靠自然形成的动力来实现生产车间内外空气的交换，特别是当工作场所有害气体浓度相对较低或者温、湿度较高时，可以进行有效的通风。它通常用于有余热的房间，要求进风空气中有害物质浓度不超过工作场所空气中有害物质短时间接触容许浓度或最高容许浓度的30%。已经广泛应用于冶金、轧钢、铸造、锻压、机械制造、金属热处理等生产车间。

机械通风是利用通风机产生的压力，克服沿程的流体阻力，使气流沿风道的主、支网管流动，从而使新鲜空气进入工作场所，污染的空气从工作场所中排出。

局部排风是将工业生产中产生的有害、有毒气体或蒸气在其发生源处控制、收集起来，不使其扩散到工作场所，并把有害气体经净化处理后排至工作场所以外。这是工矿企业中常用的一种排毒方式，主要用于有害物质毒性较大且浓度较高的工作场所，或污染源分布范围较小的场合，或有害物质进入空气速度快且无一定规律的场合，或作业人员呼吸带距离污染源较近的场合。

一、全面通风

采用全面通风时，应不断向工作场所供应新鲜空气或符合一定要求的空气，同时从工作场所内排除污浊空气，以维持工作场所内良好的工作环境。要使全面通风发挥其应有作用,首先要根据工作场所用途,生产工艺布置、有害物散发源、位置及特点、人员操作岗位和其他有关因素合理的组织气流,然后根据计算和实际调查资料取得有害气体散发量数据,确定合适的全面通风换气量。

1. 气流组织方式

(1)气流组织原则:为保证送入工作场所的空气少受污染,尽快到达工作地点,使操作人员能呼吸到较为新鲜的空气,提高全面通风效果,要求供给工作场所的空气直接送到工作地点,然后再与生产过程散发的有害物质混合排出。

对只产生粉尘而不散发有害气体或虽散发有害气体但设局部排气装置的工作地点,则要求从工作地点的上部送入空气,这样可避免因送风而引起粉尘二次飞扬和破坏局部排气装置正常工作,加强通风效果,缩小污染范围,起到降低工作场所有害物质的含量的作用。

此外,要充分利用新鲜空气吹过操作人员的工作地点,避免未经过工作地点而经工作场所门窗开口或局部排气罩口短路逸出。在工作场所内布置送风口时,还应从送风参数、送风口位置、形式等来控制,冬季不要给人以吹风感,而在夏季又应保证合适的风速,以排除工人机体产生的热量。

(2)送、排风口位置对通风效果的影响:全面通风效果的好坏,在很大程度上取决于工作场所内气流组织是否合理。工作场所内的气流组织。靠设置在一定位置上的送风口和排风口来实现。按全面通风的原则,工作场所内送风口应设在有害物含量较小的区域,排风口则应尽量布置在有害物产生源附近或有害物含量最高区,以便最大限度地把有害物从工作场所内排出。在布置进风口时,应尽量使气流在整个工作场所内均匀分布,减少滞流区,避免有害物在死角处不断积聚。

送风口和排风口的相互位置,一般有下送上排、上送下排及上送上排三种形式,每种形式中,送、排风口又可布置在工作场所同侧或对侧。

① 下送上排。从工作场所下部的送风口送人新鲜空气,直接在操作地区散开,然后流向工作场所上部,经排风口排出。这种气流组织方式多用于散发有害气体或余热的工作场所,新鲜空气可依最短路线迅速到达工作地点,途中受污染的机会较少,大部分在工作场所下部工作地点作业的工人直接接触到新鲜空气。下送上排的气流与工作场所内对流气流的流动趋势相符合,也与热致诱导的有害气体自下而上的趋势相一致,因此,涡流区很少。

② 上送下排。新鲜空气从工作场所上部的送风口送人,通过工作地点,从工作场所下部的排风口排出,气流路线较为通畅且以纵向运动为主,涡流区较少。这种气流组织方式可用于无热源存在的工作场所。

③ 上送上排。送风口布置在工作场所上部,自上而下送风,气流通过工作地点后再返至上部,经排风口排出。采用这种方式时,由于送出的新鲜空气先经过工作场所上部然后才到达工作地点,它可能在途中受到污染,且因气流的路线不很通顺,往往有较多的涡流区。鉴于上述缺点,这种气流组织方式用得较少,只有在工作场所下部不便布置排风口时才采用。

2. 换气量及换气次数

(1)换气量的确定:当已知工作场所内某种有害气体产生量为 $Z(mg/h)$,一定量空气 $L(m^3/h)$ 以全面通风方式通过工作场所,由于稀释工作场所内的有害物,空气中有害气体浓度由 y_0 提高到 $y_x(mg/m^3)$,但不能超过国家卫生标准规定的职业接触限值。此时,以上各量之关系式为

$$Z = L(y_x - y_0)$$

所需通风量为

$$L = Z/(y_x - y_0)(mg/m^3)$$

根据国家职业卫生标准的规定,当数种溶剂(苯及其同系物、醇类、醋酸酯类)的蒸气,或数种刺激性气体(三氧化硫及二氧化硫、氟化氢及其盐类等)同时放散在工作场所空气中时,全面通风换气量应按各种气体分别稀释至最高容许含量所需要的空气量的总和计算。除上述有害物质的气体及蒸气外,其他有害物质同时放散于工作场所空气中时,通风量仅按需要空气量最大的有害物质计算。

(2)换气次数:当缺乏确切资料而无法计算工作场所内放散的有害物量时,全面通风所需换气量,可按同类工作场所的换气次数,用经验方法确定。

二、局部排风

（一）局部排毒系统的组成

用于排毒的局部排风系统，与通风除尘系统相似，由排风罩（吸气罩）、风道、净化器、风机和排气筒组成。从有害有毒气体的净化回收来说，只有局部排风系统才能实现，而全面通风换气，则因有害、有毒气体被稀释扩散，无法集中，也就无法予以净化回收。同时，采用局部排风系统，也应在达到排毒要求的前提下，尽可能减少排风量，这样有利于净化回收，节省净化回收设备的初投资及运行费。

（二）吸气罩

1. 对吸气罩的原则要求

吸气罩与吸尘罩的原理并无本质上的区别，目的是把作业地点产生的有害、有毒气体吸至罩内。对吸气罩的原则要求与吸尘罩相类似，仍是形式适宜、位置正确、风量适中、强度足够、检修方便。

2. 吸气罩类型

常用的吸气罩有排毒柜、伞形排气罩及槽边吸气罩等，它的形状与工艺过程有密切的关系，有时与操作台联成一整体。在不妨碍操作的前提下，吸气罩口应尽量接近有害、有毒气体发生源，以保证取得良好的吸气效果。

（1）排毒柜：排毒柜是用于控制有害气体的一种局部排气装置。它属于密闭罩，把有害气体发生源完全隔于柜内，柜上设有开闭自如的操作孔和观察孔。为防止在操作过程中从柜内逸出有害气体，需自柜内抽风，造成负压。这类排毒柜由于密闭程度好，一般用较小的抽风量即可控制有害气体不从柜内逸出。在化学实验室、电子仪表生产厂、医用仪表厂、温度计厂的某些工序以及小件喷漆作业等常使用这种柜形吸气罩。传统的排毒柜采用单纯吸气的方式，造成负压，而气帘式排毒柜，即采用上吹下吸或下吹上吸的方式，在排毒柜开口处形成气帘，阻止有害物质的扩散。

（2）伞形排气罩：伞形排气罩也是应用十分广泛的一种局部排气罩，通常安装在有害物发生源的上方，罩面与发生源之间的距离视有害物的特性和工艺操作条件而定。当发生源只产生有害物而发热量不大时（一般指有害气体温度不高于周围空气的温度），为冷过程，此时伞形排气罩在发生源最不利的有害物散发点处，造成一定的上升风速，将有害气体吸入罩内；当发生源散发有害物且散热量较大时，为热过程，此时伞形排气罩将热致诱导气流量"接受"并全部排走。因此，有冷过程伞形排气罩与热过程伞形排气罩之分。

① 冷过程伞形排气罩。自由吸气的伞形排气罩罩口气流运动规律与自由吸气的旁侧吸气罩相同。罩口风速的分布与罩体的扩张角有关，扩张角越小，罩口风速分布越均匀。扩张角小于 60° 时，罩口中心风速 V_c 与罩口平均风速 V_0 接近；当扩张角大于 60° 时，V_c 与 V_0 之比随扩张角的增大而显著增大，罩口中心部分风速比罩口边缘处大。但扩张角过小，为使罩面适应有害物发生源形状并具有足够面积，伞形罩罩体会过高，既耗费钢材，又为车间建筑高度所不允许。因此，在一般情况下，伞形排气罩扩张角应小于 60°、大于 45° 为宜，以保证其排气效果和实用性。

此外，伞形排气罩的效果还与罩口离发生源的距离、侧面围挡的程度有很大关系。罩口离发生源越近，侧面围挡的程度越高，排气效果就越好。所以在不影响生产操作的前提下，应尽量使罩口接近有害物发生源，并尽可能在排气罩侧面增设围挡，这样既能节省风量，又提高了排气效果。

② 热过程伞形排气罩。在工业工作场所内，热源上部有两种形式的热气流，一种是设备本身在操作过程中产生的热气流，如炼铁冲天炉和炼钢电炉顶的高温烟气，沥青熔化锅上部的热沥青烟气等；另一种是热设备表面对流散热时形成的对流气流，任何垂直、水平热表面对流散热时，其附近的空气被加热后形成上升的对流气流。在热气流上升过程中，由于热诱导作用，沿途不断有周围空气掺混进去，使热气流体积不断增大，气流截面也随之扩大。

热过程不同于冷过程的主要之点在于有热诱导上升气流的存在，热过程伞形排气罩的作用，是把上升过程中体积逐渐增大的污浊空气迅速排走。因此，对热过程伞形排气罩正确设计的关键，归结为如何计算诱导上升的气流流量及上升气流在不同高度上的横截面大小。

（3）槽边吸气罩：槽边吸气罩是专门用于各类工业池、槽上（如酸洗槽、电镀槽、盐浴炉池、油垢清洗池等）的一种局部排风装置。它是利用安装在工业池、槽边缘一侧、两侧或整个周边的条缝吸气口，在槽面上造成一定的横向气流，将槽内散发的有害气体或蒸气吸走。

槽边吸气罩罩口结构有多种形式，如条缝式、平口式、斜口式、倒置式及吹吸式等。槽边吸气罩应不妨碍工艺操作，能有效地排除有害气体，保证有害气体不流经工人呼吸带。为使抽风量不致过大，罩口至槽内液面的距离应尽量减小，一般以不超过 150mm 为适宜。

（三）风道的设计

局部排毒系统的风道设计原理与除尘系统相同，唯其常采用矩形断面风道，在风道计算中应使用当量直径，用钢板以外的其他材料制作风道时，计算阻力还应进行粗糙度的修正。另外，在排毒系统的风道中空气流速与通风除尘风道有所不同。

在实际工程中，除了圆形风道外，还时常采用方形、矩形风道。为了利用圆形风道的线解图计算方形、矩形风道的摩擦阻力，引入"当量直径"的概念。所谓"当量直径"，就是与方形、矩形风道有相等比摩阻的圆形风道的直径。通风工程中分为以流速为准的当量直径和以流量为准的当量直径。

如果某一圆形风道中的空气流速和比摩阻与矩形风道相等，这一圆形风道的直径就称为矩形风道的以流速为准的当量直径。如某一圆形风道中的空气流量和比摩阻与矩形风道相等时，则该圆形风道的直径称为矩形风道的以流量为准的当量直径。

（四）净化设备

为了防止大气污染、保护环境，用通风排气的方法从工作场所内排出的各种有害气体需采取适当的净化处理措施。对于一些经济价值较大的物质，应尽量回收，综合利用。经过净化处理后排到大气中去的有害气体应符合废气排放标准的要求。

有害气体的净化方法有燃烧法、冷凝法、吸收法和吸附法。

通风排气中有害气体的净化，多采用吸收法和吸附法。

1. 吸收法

吸收法的基本原理是利用气体混合物中各组分在某种液体吸收剂中的溶解度不同，将其中溶解度最大的组分分离出来。对于通风排气而言，就是将有害气体或蒸气和空气的混合物与适当的液体接触，使有害气体或蒸气溶解于液体中，达到废气净化的目的。

吸收法的特点是在过程中气、液两相间有物质传递现象发生，因此也称吸收操作为传质操作。

吸收过程分为物理吸收和化学吸收两种。物理吸收一般不伴有明显的化学反应，可以当作单纯的物理溶解过程，例如用水吸收气体混合物中的氨或吸收二氧化碳等。化学吸收过程则伴有明显的化学反应，例如用石灰水吸收二氧化硫、用碱液吸收二氧化碳等。化学吸收远比物理吸收复杂。

在吸收操作中，把所有的液体称为吸收剂，被吸收的气体称为吸收质、可溶气体或组分，其余不被吸收的气体称为惰性气体。

2. 吸附法

吸附法是用多孔性的固体物质处理气体混合物，使其中所含的有害气体或蒸气被吸附于固体表面上，以达到净化的目的。能吸附有害气体或蒸气的固体物质称为吸附剂，被吸附的物质称为吸附质。处在相互作用中的吸附剂或吸附质总称为吸附体系。

吸附作用主要是由于固体的表面力，吸附质可以不同的方式附着在吸附剂表面上。吸附有两种方式，一种称为物理吸附，另一种为化学吸附。物理吸附时，气体与吸附剂不起化学反应，被吸附的液体很容易从固体表面逐出，而不改变其原来的性质；化学吸附时，气体与吸附剂起化学反应，被吸附的气体需要在很高的温度下才能逐出，由于化学反应而改变了其原来的性质。

（五）风机

根据所需的风量、风压及其他工艺操作条件，按照风机产品样本来选择最佳工况的风机，以便用最小的动力消耗获得最大效果。

第四节　噪声控制

一、噪声控制的三个环节

噪声已成为公害之一。但人们知道，只有当声源、声音传播的途径和接收者三因素同时存在时，才对听者形成干扰。因此，控制噪声必须从这三环节考虑。控制噪声的根本途径是治理噪声源，但由于某种技术和经济上的原因，从声源上控制噪声有可能难以实现，这时需从传播途径上加以考虑。在声源和途径上无法采取措施或采取了声学技术措施仍不能达到预期的效果时,就需要对工人进行个体防护。

二、噪声控制的基本方法

1. 声源控制

声源就是振动的物体,从广义说它可能是振动的固体,也可能是流体(喷注、湍流、紊流)。通过选择和研制低噪声设备,改进生产工艺,提高机械设备的加工精度和安装技术,使发声体变为不发声体,或者大大降低发声体的声功率,这是控制噪声的有效途径。例如,用无声的液压代替高噪声的机械撞击;再如,提高机器制造的精度,尽量减少机器部件的撞击和摩擦,正确校准中心,使动态平衡等,这都是降低机械噪声源强度的方法。

2. 传播途径上控制

传播途径一般是指通过空气或固体传播声音,在传播途径上控制噪声主要是阻断和屏蔽声波的传播或使声波传播的能量随距离衰减,常用以下几种方法。

(1)厂区合理布置:将高噪声工作场所、站、房与一般噪声较低的工作场所生活区分开设置,以免互相干扰;对于特别强烈的声源,可设置在比较边远的偏僻地区,使噪声最大限度地衰减。另外,把各工作场所同类型的噪声源(如空压机或风机等)集中在一个机房内,防止声源过于分散,减少污染面,便于采取声学技术措施集中控制。

(2)利用屏障阻止噪声传播:可利用天然地形,如山冈、土坡、树木草丛和已有建筑屏障等有利条件阻断或屏蔽一部分噪声向接收者的传播。例如,在噪声严重的工厂、施工现场或在交通道路的两旁设置有足够高度的围墙或屏障,使与其相邻地方所接收的噪声强度降低。另外,可以建立绿化带,使噪声衰减。

(3)利用声源的指向:目前电厂、化工厂的高压锅炉、受压容器的排气放气,发出强大的噪声。如果把它的出口朝向上空或野外,就比朝向生活区减小噪声。有些工作场所内的小口径高速排气管道,如果把出口引出室外,向上排空,一般可改善室内的噪声环境。

从声源或传播途径上控制噪声仍不能达到要求时,可进一步采取包括消声、隔声、吸声隔振等局部声学技术措施解决。

3. 个体防护

在上述措施均未达到预期效果时,应对工人进行个体防护。如采用降声棉耳塞、防声耳塞或佩戴耳罩、头盔等防噪声用品。有时也可在噪声强烈的工作场所内建立一个局部安静环境——隔声间,让工人们休息,或在隔声间控制仪表。另外,还可采取轮换作业,限制工人进入高噪声环境的工作时间的方法。

配戴耳塞、耳罩因可引起耳道不适之感,故配戴者甚少。为克服这一缺点,国内研制了两种新耳塞:液态滴入、按耳道形状固化的硅橡胶耳塞;捏小后不马上恢复形状的 JT 型泡沫塑料耳塞。

国外已研制成有源减噪系统,并根据有源噪声控制技术制成有源护耳器。有源噪声控制技术,是用一个新声源产生一个与原声源相位相反,振幅相等的声音,以抵消原声源。这一声抵消技术在噪声控制领域正在广泛应用,其不足之处是费用较高。

三、吸声措施

同一个声源,如置于未做任何声学处理的工作场所内,这时操作人员感觉到的噪声级比这个声源放在露天户外听起来要强。因为,一般工厂工作场所的内表面多是一些对声音反射强的坚硬材料,如混凝土、砖墙、玻璃等,室内声源发出的声波将从墙面、天花板、地面以及其他物体表面多次反射,反射声与声源本身发出的直达声混合作用,使人感觉声音加强了,一般反射声可使噪声提高十几个分贝。

为消除反射声,要在工作场所内表面上装饰一些吸声材料,即用吸声技术降低工作场所噪声。

1. 吸声原理

吸声就是利用具有一定吸收声音性能的材料或结构减少反射声的量,降低工作场所噪声的一种声学技术措施。其原理是:当声源发出的声波入射到吸声材料或吸声结构表面上时,声波进入到材料或结构的孔隙内,引起孔隙中的空气和材料的细小纤维的振动,由于摩擦和黏滞阻力,使相当一部分声能转变为热能被吸收掉。

2. 吸声材料和吸声结构

(1)吸声材料:吸声材料就是能够把入射在其上的声能吸收掉的材料。大多数吸声材料是松软或多孔的,表面富有细孔,孔和孔间互相连通,并深入到材料内层,以使声波顺利透入。

一般材料的吸声系数为 0.01 ~ 1.00。吸声系数越大,表面材料的吸声效果越佳。多孔吸声材料的吸声性能,一般来说,对高频声吸声效果好,对低频声吸声性能差。

吸声材料的吸声性能与材料的密度、厚度及使用时的结构、形式(如材料与壁面的间距、护面层材料的类型)有关。

① 密度。指吸声材料的单位体积质量,常用 kg/m³表示。对某一多孔吸声材料,其密度存在一个最佳值,一般地说增加吸声材料的密度,能使材料对低频噪声吸声效果增加,但对高频噪声吸收效果相对下降。

② 材料的厚度。对于一定厚度的材料在低频范围内的吸声系数较低时,其吸声系数一般随着频率的增加而增加,到高频范围起伏变化不明显。随材料厚度加大,吸声特性在低频段有改善。实际应用中材料厚度一般取 30～50mm就足够了,如果需要提高低频吸声性能,厚度可取 50～100mm。但通过增加厚度改善低频吸声效果,在实际应用中不经济。

③ 背后空腔。如果把多孔材料布置在离开刚性壁面一段距离处,即在多孔材料背面留有一定深度的空腔,其作用相当于加大了材料的有效厚度,可以改善低频吸声效果,这比单靠增加厚度来提高对低频声的吸收,在经济上是合算的,当然在材料背后留空腔的做法会给施工带来一定困难。一般空腔深度为 50～100mm,天花板上的空腔厚度可视建筑结构的条件而定。

由于大多数多孔吸声材料疏松多孔,整体强度差,直接应用易散落和结灰,故在实际使用时往往在材料表面覆盖一层或几层护面材料,常用的有穿孔板、织物和网纱。

(2)吸声结构:吸声材料对低频噪声的吸收效果差,而利用增加利料厚度来提高对低频吸收效果又太不经济,因此可用吸声结构吸收低频噪声。目前普遍采用的是根据共振原理做成的共振吸声结构,如穿孔板共振吸声结构,薄板共振吸声结构,微孔板共振吸声结构等。

① 穿孔板共振吸声结构。在石棉水泥板、石膏板、硬质板、胶合板及铝板、钢板等板上钻小孔,并在其后设置空腔,这就组成了穿孔板共振吸声结构,其吸声原理是声波入射到孔板上,小孔径中的气体在声波压力作用下运用并抗拒了声波的作用,同时,进入孔径的声波由于受到径壁的摩擦和阻尼作用,一部分声能转变为热能而消耗掉。当进入声波频率接近系统固有共振频率时,系统内室腔振动很强烈,由于阻尼作用声吸收强烈。

穿孔板共振吸声结构缺陷是吸声频带窄,为改善这一缺点,可把孔径设计得小些,提高孔内阻尼;在孔板后面蒙一层薄布、玻璃布等,在孔板后面空腔中填放一层多孔吸声材料。

② 薄板共振吸声结构。在板材(胶合板、草纸板、硬质纤维板、聚氯乙烯薄板、木纤维板)的后面设置具有一定厚度的空气层,这就组成板材空气层共振吸声系统。当声波入射到薄板上时,将激起板的振动,使板发生弯曲变形,由于板和固定支点之间的摩擦,以及板本身的内耗损,使声波转化为热能。

此种结构吸声频带较窄,为改善吸声特性,在薄板结构的边缘上(即板与龙骨交换处)放置一些增加结构阻尼的软材料,如海绵条、毛毡等,并在空腔中适当挂些吸声材料。

③ 微孔板共振吸声结构。吸声材料对中高频噪声吸收效果好,但在高温、高湿和腐蚀性强的空间的吸声问题会因侵蚀很快失效。如果用穿孔板或薄板共振吸声结构,因其对中高频噪声吸收差,不能满足吸声要求,这时可采用微孔板吸声结构。它是在 1mm 厚板上钻 1mm 以下的孔,由穿孔率为 1%～3%的薄金属板和板后空腔组成的复合吸声结构。由于板薄、孔细,阻尼增加,吸声频带宽度和效果得到改善。

四、隔声措施

在声学处理中,常利用墙板、门窗、罩体等把各种噪声源与接收者分隔开,使接收者一边的噪声能够降低,这种使噪声在传播到接收者的途径中,受到人为设置的构件的阻碍而得到降低的过程,称为隔声。噪声传播途径可分为空气传声和固体传声(简称空气声和固体声)。空气声是指声源直接传入人耳,其隔绝一般采用隔声门、窗、墙和罩的方法。下面仅就空气声的隔绝做一般介绍。

1. 隔声原理

声源发出的声波,在传播的过程中遇到诸如墙一类障碍后,一部分声波反射回去,一部分被墙面所吸收,另一部分透过墙体传到另一面。

2. 构件的隔声性能

(1)简单构件的隔声性能:有别于吸声材料,隔声材料要求密实而厚重。一个均匀的实心墙(如砖、混凝土、钢材或木板做的隔墙),其隔声能力大小取决于这些墙体的单位面积质量,即面密度。声波入射到墙体上引起其振动,间接地把声能传过去,单位面积质量越大,越不易振动,隔声效果越好。此外,墙体隔声效果还与入射声波的频率有关,高频声效果较好,低频声隔绝效果较差。

对于轻质隔声结构（如机罩、金属壁、玻璃窗等）容易发生共振，隔声效果会大大下降。如果在轻质隔声构件上涂一层阻尼材料，如沥青、橡胶、塑料等，就可改善上述不足。

随着板块建筑构件的迅速发展，新的建筑隔声材料已不断研制成功。其中之一是夹心饼干式的，两面是较薄的金属板（铝板或钢板），中间一层是用纤维材料组合而成的筋网结构，具有良好的隔声性能和很高的机械强度，远比单层厚板的性能优越。可按照机械设备的各部分外形尺寸，裁剪成片，用胶直接粘到机壳上即可。

（2）双层密实结构的隔声性能：若用单层墙实现高度隔声，需要非常笨重的结构，而且又不经济。为提高构件的隔声能力，可采用由普通砖、混凝土、空心砖、轻质混凝土制品等做成的带有空气层的双层隔墙，其隔声能力比同样重的单层构件的隔声能力增加很多（5～10dB）。

双层构件的隔声能力不仅取决于组成构件的质量和空气层的厚度，而且也视围护结构的刚度、固有振动频率、周围的联络状况（刚性或弹性的联结）和空气层中是否存在"声桥"而定。

① 空气层最佳厚度的选择。通常采用的空气层厚度至少为50mm，其最佳厚度为80～120mm（对中频而言）。空气层的厚度不能太薄也不宜太厚，否则占地面积太大。

② 消除共振影响。对于轻质双层构件（墙或顶棚），易产生共振。因此设计夹层结构时，应在其上涂阻尼材料，另外可以在空气层中悬挂或敷设一层吸声材料。最好不要填入松散的吸声材料，以防其日久下沉影响隔声效果。

③ 避免出现声桥。采用有空气层的双层结构，在施工中不要把砖头瓦块丢进夹层中间，以免在两层墙之间形成声桥或刚性连接，使隔声效果大大降低。在实际施工中，一般在先砌筑的第一面墙表面覆盖上纸板（或厚板），防止在砌筑第二面墙时，从砌缝中掉下的砂浆或遗留的碎砖落入夹层中。双层构件间的连接要有充分的弹性，特别是在墙体很重、很硬的情况下，绝不可有诸如墙体间的砖块联结或在两片钢板壁间用扁铁作为刚性的拉杆或撑杆类的刚性联结。另外可用30mm厚的浸过沥青的毛毡作为构件同楼板或其他构件衔接处的衬垫。

3. 隔声设计

（1）隔声间的设计：在吵闹的环境中，常常用隔声构件组成一个可供安静休息、监视仪表的小环境，即隔声间。隔声间的实际隔声量不仅与组成构件隔声量有关，而且还与隔声间内表面的吸声好坏和内表面积有关。另外必须着重考虑门窗的隔声，墙体中的孔洞或缝隙对总隔声量的影响。

① 隔声门的设计。门的隔声取决于门的质（重）量与门的构造以及与碰头缝的密封程度。

隔声门可设计成轻型和重型两种。轻型门框架用型材做成，门扇的内腔填充有密度为100～150kg/m³、厚度为50mm的矿棉板，内腔厚度可取200mm，门框为角铁，嵌入墙内的角钢门框的内表面应粘贴软橡胶皮，以便密封良好。重型门的门扇用2～5mm厚的钢板制成，门扇内腔填充有密度为100～150kg/m³的矿棉板，为进一步改善门的隔声性能，可在型材制成的门骨架上包覆4～5mm厚的钢或粘贴10mm厚的石棉薄板，其间可填充用玻璃布包起来的玻璃纤维吸声层，厚度为80～100mm。

门缝密闭的好坏对门的隔声效果影响极大，一般把门框做成斜的或阶梯形状的，在接缝处嵌上软橡皮、毛毡或泡沫乳胶橡皮管等弹性材料，门的碰头缝处的缝隙应不超过1mm，门与地板间缝隙不应超过2～3mm。在门框和墙间的接缝处用沥青麻刀等软材料填充起来。另外为使门关闭严密，最好在门上设置锁闸。门锁和拉手的尺寸以小为宜。

② 隔声窗的设计。窗子的隔声能力与玻璃的厚度、窗子的结构、窗框间、窗框与墙之间的密封程度有关。据实测，厚3mm玻璃隔声量为28dB，6mm玻璃的隔声量为31dB。隔声窗可采用两层或三层玻璃中间夹空气层的办法。空气层厚度一般取70～120mm。双层或多层玻璃窗应采用不同厚度的玻璃，且两层玻璃不要平行，朝向声源的一面玻璃做成倾角。窗子四周采用压紧的弹性垫密封。用20～40mm厚有机玻璃做成双层窗，隔声能力较好，其中空气层厚度在100mm以上。厚有机玻璃可由较薄有机玻璃黏合，但胶料应满涂整个板面。

（2）隔声罩的设计：隔声罩是将发生噪声的整个机器或机组的某一部分予以封闭，以便使工作场所的噪声下降。其优点是措施简单、用料少、费用低。工厂工作场所中诸如发电机、风机、球磨机、空压机等设备一般都采取此种方法。

隔声罩的材料为：金属板、木板、纤维板等轻质材料。

设计隔声罩时应注意解决以下几个问题。

① 为减少噪声辐射面积，去掉不必要的金属板面或在金属板上加筋。

② 为克服共振可在薄金属板上粘贴或喷涂一层黏弹黏性材料，常见的是软橡胶、软木、沥青或其他涂料。

③ 将声源与隔声的金属板或地基的刚性连接断开或垫以软的弹性材料，以减弱振动的传递。例如风机与风管的连接可用帆布或波形腔管连接，管道与隔声罩壳间用橡皮等软材料卡紧。另外可在罩壳与地面之间用气胎或软材料连接起来。

④ 在设计隔声罩时应慎重决定壁体的形状和尺寸,并正确选择其壁体的单位面积质量和刚度。

⑤ 隔声罩应拆卸维修方便。应妥善处理罩上观察窗、管道或机器轴孔,检修门应卡紧,缝隙处要严密。

⑥ 对于电动机、通风机或其他在运动中散发热量的设备,还应留有通风换气孔,换气孔也应考虑降噪措施。

⑦ 隔声罩内表面应设置吸声材料,且吸声系数应不低于 0.5,使用纤维状材料应在吸声材料外罩以玻璃布或麻袋布,再用铁丝网或穿孔率为大于 20% 的穿孔钢板加以覆盖,最后用金属压条或铅丝固定在罩壁上。

(3)送风管道的隔声措施:通风机、鼓风机等管道送风设备的噪声主要来自气流对管道的冲击、摩擦及机壳振动,一般采用管道外包扎法,即在管壁外表面敷涂一层防振阻尼浆(沥青、毛毡、橡胶等阻尼材料,然后紧附一层吸声材料如玻璃棉、矿渣棉、珍珠岩等),最后再用一层钢丝网水泥保护层做隔层。

(4)隔声屏:隔声屏就是利用障板等构件放在声源与操作者之间阻挡声音传播到操作工人处。这种措施简单、经济。若在隔声屏朝向声波处饰以吸声材料,效果更佳。

隔声屏适用于屋顶高、声源距墙远、较大的工作场所,在墙壁上吸声处理不适宜,受天车往复移动限制,无法建立隔声间或隔声罩等情况。这时设置隔声屏(或吸声屏)可收到一定减噪效果。应注意的是隔声屏的隔声效果与噪声频率和屏尺寸有关,而且对高频声隔声效果好,低频声隔声效果差。

五、消声措施

消声器是一种能允许气流通过而同时使噪声减弱的装置,用以装设在空气动力设备的气流通道上控制和降低空气动力性噪声。消声器在通风机、鼓风机、压缩机的进、排气管上,高压锅炉和各种高压容器排放管道上广泛应用。

1. 消声器的分类选型

(1)消声器的分类:根据消声原理,消声器主要分为两种基本类型:阻性消声器和抗性消声器。前者主要吸收中高频噪声,后者主要吸收低中频噪声。实际应用中多是两者结合的阻抗复合式消声器。另外,近年又研制出了新型消声器,如微穿孔消声器、多级扩容减压式消声器、小孔喷注消声器、陶瓷消声器、L 形螺旋消声器、油浴式消声器、盘式消声器等。

(2)合理选用消声器:对于风机一类噪声可采用阻性的或以阻性为主的复合消声器;对于空压机可采用抗性的或以抗性为主的消声器;对于高温、高速条件下的噪声可用微穿孔板、小孔消声、多级扩容减压消声器等。

2. 消声器的消声原理及设计要求

(1)消声原理:阻性消声器消声是借助于装置在管道上的吸声材料的吸声作用,使噪声沿管道传播的距离而衰减。抗性消声器消声是借助于管道截面的突然扩张或设置扩张室或旁接共振腔,使沿管道传播的噪声被吸收和反射而衰减。

(2)设计要求:一个性能优良的消声器应当消声量大,对气流阻力小,结构简单,坚固耐用,便于安装,加工成本低。消声器中气流通过的速度应合理选择,否则流速过大会增加阻力损失,还会引起二次噪声。空调系统流速宜取 6～10m/s,对于工业鼓风机或其他气动设备配用的消声器可取 10～20m/s,对于高压排气放空消声器可取大于 20m/s。

(3)消声器设计步骤

① 调查噪声源。实测噪声源的总声压级(A、C 声级),通常测中心频率为 63Hz、125Hz、250Hz、500Hz、1000Hz、2000Hz、4000Hz 和 8000Hz 等八个频程声压级或借助于设备附有的噪声资料作为参考。

② 根据噪声源声级的大小和频谱特性、气流流量、流速、管道截面等参数和降噪要求,选择适当的消声器形式和尺寸。

第五节　防暑降温措施

为了保证正常生产和保护工人的身体健康,夏季高温车间的防暑降温问题是十分重要的。防暑降温应采取包括卫生技术措施,劳动组织措施和卫生保健措施在内的综合措施。在卫生技术措施方面,第一是要求从改进工艺过程和合理安排热源着手,并尽量使生产过程机械化和自动化;第二是加强隔热措施;第三是采用通风降温的措施;第四是使用个人防护用品。

一、隔热措施

隔热是防暑降温的一项重要措施。隔热的作用在于隔断热源的辐射热作用,同时还能相应减少对流散热,将热源的热作用限制在某一范围内。因为热辐射线就像普通光线一样是沿着直线前进的,只要在中间挡上一层薄物片就能切断它的去路,把一部分辐射线折回去,起到隔热的作用。被折回的辐射热量的大小,取决于遮挡材料的性质。隔热的好处,不仅是因为它所挡走的热量比较大,而且是因为它所挡走的是辐射形式的热,这对减轻人体的热负担具有很大的意义。因为人体对辐射吸热的热感觉是很敏感的。由此可见,隔热在防暑降温中有着特殊和重要的作用,尤其在工矿企业中更为实用。

1. 建筑物隔热

炎热地区的工业厂房或辅助建筑可采取建筑物隔热措施,以减少太阳辐射传入车间的热量。一般是从建筑物外围护结构、屋顶淋水,外窗遮阳等方面采取隔热措施。外窗和屋顶接受太阳辐射的时间长、强度大,在围护结构接受的总辐射热量中占主要地位。

(1)外窗遮阳:阳光透过外窗照射到车间内,是造成车间内温度过高的主要原因之一。外窗遮阳是利用不透明材料遮挡太阳光线,使阳光不能直接射入车间内。遮阳的方法很多,在窗扇上刷云青粉、挂竹帘均为简易措施。如安装遮阳板,则由建筑设计兼顾隔热、挡风、防雨、采光和通风等方面功能,综合考虑。

(2)屋顶隔热:在炎热地区,太阳辐射强烈,通过屋顶传入车间内的热量很大,屋顶采取必要的隔热措施后,能较大幅度地减少太阳辐射强度,并能降低屋顶内表面温度,从而减少屋顶对人体的热辐射。目前常采用的屋顶隔热方法有以下几种:

① 通风屋顶。通风屋顶是在普通平屋顶上设置空气间层,其隔热原理是利用通过间层内流动的空气把部分太阳辐射热带走。因此,从建筑设计上考虑应充分利用屋顶内的热压和风压,以加大屋顶内的换气量,提高隔热效果。

实践表明,当通风空气间层高度为 200~300mm 时,通风屋顶的内表面温度要比普通平屋顶低 4~6℃,并可使车间内气温降低 1.6~2.5℃。

② 通风屋顶下加保温层。测定结果表明此方案可大幅度的降低屋顶的总体传热系数,减少传入的辐射热量,用于空调高温车间是可行的。但用于一般热车间的降温,由于成本较高,受到限制。

(3)屋顶淋水:在炎热地区,对轻型结构有坡层面的建筑,可采用屋顶淋水隔热降温措施。它通过屋脊上的多孔水管向屋顶淋水,在屋顶面上形成流水层。水在蒸发时要吸收大量的蒸发潜热,而这部分热量是从屋顶所吸收的太阳辐射热中取得的,从而可降低屋顶的太阳辐射强度。同时,也使屋顶内表面温度有所降低。屋顶淋水的隔热效果与淋水量及外界风速有关。通常,淋水强度取 30~50kg/(㎡·h)。据实测,对于传热系数为 2.9W/(m·K) 的轻型红瓦人字屋面,屋顶淋水可使屋顶内表面平均温度下降 4~6℃。采用屋顶淋水隔热时,应在太阳辐射达到高峰前开始淋水,高峰过后停止。

2. 设备隔热

高温车间对热设备采取隔热措施,可以减少散入车间工作地点的热量,防止热辐射对人体的危害。隔热后热设备外表面温度一般不应超过 60℃,操作人员所受辐射强度应小于 0.7kW/㎡。

高温车间所采用的设备隔热方法很多,一般可分为热绝缘和热屏蔽两类。

(1)热绝缘

① 作用原理。在发热体外直接包覆一层导热性能差的材料后,由于热阻的增加,发热体向外散发的热量就会减少。材料的导热性越差,厚度越大,则发热体向外散热量的减少就越多。这就是热绝缘的基本作用原理。

② 构造方法。选择热绝缘材料,一般宜按下述项目进行比较选择:导热率、密度、安全使用温度范围、抗压或抗折强度、不燃或阻燃性能、化学性能是否符合要求、单位体积材料价格、安全性、施工性能等。一般来说,有机绝热材料适用于较低的温度,而无机绝热材料的耐温能力一般都极强。

(2)热屏蔽:热屏蔽在高温作业的工作中,应用十分广泛。按照其主要用途可将它们分为透明、半透明和不透明三类。

透明热屏蔽主要用来把工作地点和需要经常清楚观察的发热体两者隔离开来,例如玻璃板、玻璃板淌水、瀑布或水幕等。不透明热屏蔽则用来屏蔽无须观察的发热体,例如各种遮热板(石棉板、铁板等)、铁板淌水、麻布水幕、流动水箱、砖墙等。半透明热屏蔽的用途介于两者之间,例如铁纱屏、铁纱水幕等。

二、通风降温措施

如前所述,为了降低车间内的空气温度,必须在采取各种隔热措施的同时,对整个车间进行全面换气,即设法把车间内被加热的空气排出去,而把车间外的冷空气换进来。实现全面换气的方法一般有自然通风和机械通风两种。自然通风是依靠自然的热压或风压的作用,机械通风则是依靠风机等机械设备的作用。对热车间来说,由于车间内散热量很大,车间余热加热了空气构成自然通风的动力,自然通风就显得特别经济有效。

（一）自然通风

1. 自然通风的基本作用原理

如果建筑物外墙上的窗孔内外两侧存在压力差,则会有空气流过该窗孔,而且可以认为压力差全部消耗在空气流过窗孔的阻力上。

在自然通风的条件下,压力差的形成是由于冷热两部分空气自身的重力作用的结果,也可能是外界风的作用结果。前一种情况的自然通风称为热压作用的自然通风,后一种情况的自然通风称为风压作用的自然通风。实际中多为热压和风压同时作用的自然通风。

（1）热压自然通风:由于高温车间的气温较室外空气温度高,车间内热空气的密度小于室外空气的密度,造成室内外空气的压力差。在压差的作用下,热空气上升,自厂房上部的天窗口排出,而车间外的冷空气从厂房外墙的窗孔进入车间,这就形成了全面换气的热压自然通风。

热压的大小与室内外温差及进风口和排风口之间的垂直距离成正比。热压越大,每小时换气次数越多,自然通风的效果就越好。

（2）风压自然通风:处在水平气流中的建筑物,对气流起了阻碍作用,致使其四周外界气流的压力分布不同,作用于建筑物的迎风面上的风压高于大气压,为正压;作用于背风面上的风压低于大气压力,为负压。作用于建筑物侧面的风压,在绝大多数情况下也是负压。如果在位于正压区内的建筑物外墙上开设窗孔,则室外空气将通过这些窗孔进入车间内。如果在位于负压区的建筑物外墙上开设窗孔,空气将通过窗孔自车间内排出。

（3）热压和风压同时作用的自然通风:在热压和风压同时作用下,迎风面外墙下部开口处,热压和风压的作用方向是一致的,所以迎风面下部开口处的进风量要比热压单独作用时大。而此时,在迎风面外墙上部开口处热压和风压作用方向相反,因此自上部开口处的排风量要比热压单独作用时小。如果上部开口处的风压大于热压,就不能再自上部开口排气,相反将变为进气,形成风倒灌现象。

对背风面外墙来说,当热压和风压同时作用时,在上部开口处两者的作用方向是一致的,而在下部开口处两者的作用方向是相反的,因此,上部开口的排风量比热压单独作用时大,而下部开口的进风量将减少,有时甚至反而从下部开口排气。

实践指出,当迎风面外墙上的开口面积占该外墙总面积的25%以上时,如果室内阻力小,在较大的风速作用下,车间内会产生"穿堂风",即车间外的空气以较大的流速自迎风面开口进入、横贯车间,自背风面开口排出。在"穿堂风"的作用下,车间的换气量将显著增大。

由于室外风的风速和风向是经常变化的,不是一个可靠的稳定因素,为了保证自然通风的设计效果,根据现行的《工业企业采暖、通风和空气调节设计规范》的规定,在实际计算时仅考虑热压的作用,风压一般不予考虑。但是必须定性地考虑风压对自然通风的影响。

2. 自然通风的主要类型

（1）普通天窗:利用普通天窗进行自然通风时,以侧窗为进风口,天窗为排风口。天窗应与车间的长轴平行。由于排风口受风向的影响,需要适当调节天窗,才能发挥应有的作用。如有风时,应关闭迎风面的天窗,只开背风面的天窗,否则,天窗之间造成穿堂风或形成冷风倒灌的现象。

（2）挡风天窗:为了不受风向变化的影响,不发生倒灌现象,可在天窗外安装挡风板,使天窗具有良好的排风性能。挡风板的高低、大小及其与天窗的距离随建筑物的形式不同而有所不同。

（3）开敞式厂房:开敞式厂房主要特点是进、出风口面积大、阻力小,通风量大,这是以利用穿堂风为主的自然通风。换气次数可达50～150次/小时,南方炎热地区的高温车间适宜采用。排气口可安装挡风板或井式天窗作为排风口,进风口应设置可装卸的窗扇,为防止冬季冷空气流入车间,冬季可关闭,夏季敞开。

开敞式厂房可分为全开敞、上开敞,下开敞和侧窗四种形式。开敞厂房与相邻的厂房间距要大。当厂房跨度为9～12m时,"穿堂风"效果良好,当间距大于20m时,则效果不够好。

（二）局部机械送风

高温车间的自然通风虽然是一种经济有效的全面通风的降温措施，但是它在车间内所造成的风速一般很小，气流方向也较难控制。因此，在热辐射较强和温度较高的工作地点，还必须采用局部机械送风措施，提高局部工作地点的风速或将冷空气直接送到工作地点，改善局部工作地点的气象条件。

常用的局部送风降温设备有送风风扇、喷雾风扇、空气淋浴和冷风机等。

1. 送风风扇

运用送风风扇在工作地点造成较大的气流流动速度以促进人体的汗液蒸发，使人感到凉快。在高温车间里人体散热主要依靠汗液蒸发这一途径，汗液的蒸发量越多，散热量越大。而汗液的蒸发快慢与周围空气流动的速度大小成正比关系，即风速大，汗液蒸发就快，而风扇就能制造快速流动的空气，从而促进汗液的蒸发。其风速大小应视劳动强度和热辐射强度而定。通常应将送风风扇的风速控制在 4~6m/s。送风风扇多采用风量大、风压低、效率高的轴流式风机，可根据工作地点不同，安装在各种适宜的位置上。也可制成吊扇、摇头风扇等。另外用于某些工作地点专门设计的拉风扇，更有其特殊的效果。

有粉尘作业的车间不宜采用普通送风风扇，以免吹起粉尘，污染车间的空气环境。

2. 喷雾风扇

喷雾风扇是在风扇上安装喷雾器的一种局部通风设备，送出的气流混有雾状小水滴，它能起到蒸发降温的作用。因为雾滴蒸发能吸热使送风气流的温度有所降低，同时雾滴落在人体表面上后，逐渐蒸发吸收人体一部分热量。此时雾滴的作用还有：使热的地面和机器设备表面温度降低，可减少人体受二次辐射热源的热辐射；悬浮在空气中的雾滴，能吸收一些辐射热，从而减少人体受到的辐射热作用；雾滴落在工人的衣服表面上后，蒸发时吸收热量降低工作服的温度，有利于人体散热；在高温低湿车间里，能润湿车间的空气，预防工人的上呼吸道黏膜的干燥、破损和感染；而且雾滴还能起到降尘的作用。

喷雾送风应力求雾滴细小，雾滴越小与空气的接触面积越大，雾滴越易蒸发。雾滴的蒸发量大，气温就降得低，人体对细小雾滴的感觉也较舒适。一般要求喷雾送风时的雾滴直径不大于 100μm。

3. 空气淋浴

在空气温度和辐射强度较高的工作地点，生产工艺不允许有雾滴或因车间内产生有害气体或粉尘不允许采用再循环空气以及要求保持一定温度和湿度的车间等，需要采用空气淋浴设备。空气淋浴系统由风机、空气处理室、通风管道和送风口等部分组成。室外空气经风机送至空气处理室，先经粗过滤器除尘后，进行喷雾冷却及加湿或减湿，再经除雾器除雾后送至风道。冷源可用天然深井水或人工冷源（冷冻机），冷却后的空气经管道分别送至不同工作地点的送风口——喷头，吹向人体。应用较普遍的是旋转式"巴图林"型喷头。它是一个 45°斜切矩形出风口，出口处装有多片导流叶片，拉动叶片一边的连杆可以改变叶片的开启角度，改变气流出口方向。喷头上部为圆形可转动的接口，与通风系统的垂直送风管相连。

每个喷头的送风量和送风温度与所要求的送到人体处空气的温度和风速、工作地点的气温、辐射热强度以及喷头和人的距离等有关。一般送到人体处的风速为 2~3m/s，送风量为 2000~4000m³/h。

空气淋浴系统的成本较高，在选用时应特别注意和其他方案综合比较。设置空气淋浴系统时应特别注意送风管道的隔热保温问题，因为在高温车间到处布满热源。送风管道保温不好或经强辐射热源时布置不当会使经空气处理室送来的冷却空气在输送过程中大幅度地升温，以致送到工人人体处的空气气温比周围环境的气温也低不了几度。在这种情况下，由于空气淋浴送到操作工人处的风量及风速远低于送干风的轴流风扇。

4. 冷风机

冷风机是局部空调机组的一种，它由风机、制冷和热交换器、压缩机、散热器、控制器等部分组成，是较先进的通风降温设备。多用于各种隔离操作室的通风降温。有条件的工厂，在热车间的工人休息室也可以装设。可根据室内温、湿度的要求和机组的制冷量来选用。如将空调机组与节能换气机结合使用，是更为理想的方案。后者由送、排风机和热交换器组成，换气过程的冷（或热）能回收效率达 70%。这样可大幅度地降低换气时吸入室外空气将其降温所消耗的电力。换气机的初投资不高，电力消耗也不大。

第三章　职业卫生管理

第一节　资料的收集与管理

为了达到有效预防和控制职业危害因素的目标,需要完成一系列的职业卫生基本资料的收集与管理工作,每一项工作均有其明确而特定的目标和相应的质量标准和考核指标。在工作过程中,要遵循三级预防的理念和思路,各项任务有着明显的逻辑顺序:一项工作的完成就是给下一步工作提供良好的基础和前提,下一项工作的顺利进展也是以上一步顺利完成为条件,即防治工作整体要呈现出逐步递进、规范合理、操作严格,为了达成这一目标,各环节各步骤,各项工作也必须配置相应的人财物等资源。

一、资料收集目的

1. 职业卫生基本资料的收集目的　掌握本辖区职业卫生的基本情况及其动态变化,为制定职业危害控制和相关疾病防治策略、评价职业卫生工作提供基础资料。

2. 职业卫生档案管理目的　掌握有职业危害的用人单位的职业危害情况、防治工作基本情况和动态变化,为职业卫生的防治工作提供依据。

二、资料收集的内容方法

1. 职业卫生基本资料的收集

(1)资料收集的内容:本辖区企业总数、企业职工总数;有害作业单位数、从事有害作业人员数;本地区有害作业行业、工种分布和有毒有害原材料的生产使用情况;从事有害作业的种类、有害因素名称及接触人数;各类有害作业场所有害因素监测定点及浓(强)度;各类有害作业场所有害因素检测覆盖率、合格率;作业场所中检测不合格的有害因素的名称、存在浓(强)度超标率及超标的幅度、超标点(场所)分布情况;接触职业危害人群职业健康检查的受检率、年检覆盖率、职业病或疑似职业病的检出率、诊断数、患病率等;职业病患者的个案调查资料等;急性职业中毒、职业病事故发生情况统计分析;工伤及意外伤害事故的调查资料等;职业卫生技术服务档案;其他有关的职业卫生资料。

(2)资料收集的方法:通过有关部门调查了解;收集汇总资料逐年积累;资料档案化,建立目录、统一分类、统一编码、专册登记,便于实现计算机管理。

(3)结果与评价:基础资料齐全、准确、完整,基础资料的利用情况。

2. 职业卫生档案管理

(1)指导用人单位建立本单位的职业卫生档案。

(2)建立目录、统一分类、统一编码、专册登记,及时更新并实现计算机管理。

(3)档案的主要内容。单位名称、主要产品、工艺流程简介,有害因素种类、名称、产生环节、职工的操作方式、接触时间、接触人数等;工作场所有害因素监测结果登记;职业健康体检结果登记;职业病危害预评价、职业病危害控制效果评价、卫生学评价。

(4)档案格式由国家疾病预防控制机构统一制定。每年检查核对档案的内容,记录变动的情况。

第二节　职业病危害因素监测

职业病危害因素监测是对工作场所潜在的健康危害进行预测、观察、测量、评价和控制接触的过程。通过监测作业现场空气、环境中职业病危害因素和其他可能有严重职业病危害的因素程度,提供作业人群可能面临的职业病危害因素状况,并确定潜在危害和污染源的来源。为职业病危害评价和治理、职业病的诊断提供依据。

一、采样方式及原则

作业场所空气中的化学物质,大多来源于工业生产过程中逸出的废气和烟尘,一般以气体、蒸汽和雾、烟、尘等不同形态存在,有时则以多种形态同时存在于空气中。化学物质在空气中以不同形态存在,它们在空气中的飘浮、扩散的规律各不相同,需要选用不同的采样方法和采样仪器。

1. 采样方式

(1)个体采样:是将样品采集头置于作业者呼吸带内,可以用采样动力或不用采样动力(被动扩散)。采样系统与作业者一起移动,能较好地反映作业者实际接触水平,但对采样动力要求较高,需要能长时间工作且流量要非常稳定的个体采样仪。同一车间若有许多工种,每一工种的操作工都要监测。为了能代表一个班组的作业者的接触水平,同一工种若有许多作业者,应随机地选择部分作业者作为采样对象。

(2)定点区域采样:常用于评价作业环境质量。国家已经制订定点区域采样的规范,应遵照执行。通常监测点应设在有代表性的作业者接触有害物地点,尽可能靠近作业者,又不影响作业者的正常操作,在监测点上设置的采集头应在作业者工作时的呼吸带,一般情况下距地面1.5m。

(3)事故应急采样:为及时了解发生急性职业中毒的原因,为急性职业中毒的诊断提供依据,要进行现场监测工作,对中毒现场的空气及可能造成中毒的水或物质进行必要的现场快速监测,不能进行现场快速测定的项目,现场采样后,应及时送有关监测检验中心进行化验分析。对中毒现场已被破坏或已遭改变的,必要时须进行模拟测试,必须首先了解事件发生过程和发生地的情况后再进行样品采集,采集时应注意要采集具有代表性的样品,选择合适的采样容器和采样工具,防止污染,采集的样品量应足够满足多次重复检测。我们目前日常用的采样方式有个体采样和定点区域采样2种。

2. 采样原则

可根据产品的工艺过程、不同操作岗位和工序,凡有待测物质逸散的作业点,分别设点。一个车间内有1~3台同类生产设备,设一个监测点,4~10台设2个监测点,10台以上至少设3个监测点。仪表控制室和作业者休息室内一般设1个监测点。定点区域一次采样时间一般为15~60分钟。最短采样时间不应<5分钟。采样必须在作业场所生产正常的情况下进行。

二、现场采样

作业人员在采样前必须要了解作业现场存在的危害因素,了解所要检测的危害因素名称、国家卫生标准、采样方法、采样时间、检测岗位(检测点、包括作业点的作业方式)等。

1. 检测的基本要求

(1)人员

① 采样人员,熟练掌握采样技术和质量保证规范,并取得采样技术上岗证,负责监测点和监测对象的选择、采样仪器的检查校正、样品的采集和运输等与采样有关的工作,严格按照规范要求和标准方法进行采样,做好采样记录。

② 仪器保管员,熟悉现场采样仪器的性能、维护、保养知识和检定规程,负责做好仪器的设备标志化管理和计量仪器的自检和送检工作。建立分类记账和档案,保证仪器设备的性能完好,有权停用不合格的仪器设备。

③ 质量监督员,由熟悉本专业业务的工作人员担任,负责制订、组织实施和监督执行质量保证的程序和措施,审核现场采样记录,检测结果和报告,做好人员培训和考核工作。

(2)仪器设备

① 具有从事检测项目的全部仪器设备,其量程、灵敏度和准确度等性能满足检测要求。

② 每台仪器设备设立专人负责保管,分别建立仪器档案,制订操作规程和检定规程,建立使用、检定、维修记录等。

③ 计量仪器依法进行定期检定,标有"合格标志",严禁使用不合格的仪器。

④ 仪器设备必须处于正常的工作状态,使用前必须由仪器保管人负责检查和校正。使用后也必须进行自检,确认其功能并记录。

(3)耗材

① 进行合格供应商的评定,从正规厂家购置各种规格的耗材。

② 耗材有专人保管,注明购买日期,保护好标签,防止污染和变质。

2. 采样前的准备

(1)检定合格的大气采样器或尘毒采样器、粉尘采样器等,采样器必须充足电、检查其流量是否符合要求。配备必要的辅助设备如温度计、气压计、秒表、采集器支架、胶管、采样滤膜等。

(2)按实际情况,由化验室按各类物品的检验标准,根据计划数量准备各类吸收管、吸收液或者处理过的滤膜、采样吸收管(有溶剂解析及热解析碳管或硅胶管视采样物质及检测方法而定)。

3. 采样点的选择

按《工作场所空气中有害物质监测的采样规范》《全国疾病预防控制机构工作规范》(2001 版)等选择采样点,选点后填写《职业卫生现场采样布点示意图》。

采样点指劳动者从事职业活动或进行生产管理过程中经常操作或定时观察易接触有害因素的作业点。规范、正确地选择工作场所有害因素采样点,能在正确、客观地评价工作场所有害因素危害程度起到重要的作用。

(1)采样点选择的依据(主要依据)

①《工作场所空气中有害物质监测的采样规范》(GBZ 159 - 2004)

②《工作场所空气中粉尘测定　第 1 部分:总粉尘浓度》(GBZ/T 192.1 - 2007)

③《工作场所空气中粉尘测定　第 4 部分:游离二氧化硅含量》(GBZ/T 192.4 - 2007)

④《工作场所空气有毒物质测定》(GBZ/T160 - 2004/2007)

⑤《工作场所物理因素测量　噪声》(GBZ/T 189.8 - 2007)

⑥《工作场所物理因素测量　高温》(GBZ/T189.7 - 2007)

⑦《全国疾病预防控制机构工作规范》(2001 版)

(2)采样选点过程:在布点前应深入现场了解生产过程中的有害因素的种类、污染情况、卫生防护措施等,并仔细观察操作过程,在调查的基础上,拟定针对性的布点方法和测定方案。

(3)采样点选择的基本原则

① 同一车间、同一工种、同类设备或相同操作,至少设一个采样点。

② 同一车间、不同工种、不同设备、不同工序,须分别设采样点。

③ 同一车间、不同有害因素,须分别布点。

④ 布点应设在有代表性的工人作业点,布点必须包括有害因素浓度(强度)最高(大),工人接触时间最长的工作点。

⑤ 在采样点上设置的收集器高度应在工人工作时的呼吸带,并尽可能放置在作业岗位的下风向。

4. 现场采样

(1)先在清洁场地将采样器在支架上支立起来,视实际情况,装上配制好吸收液的吸收管或碳管(硅胶管)、滤膜等,用胶管等与采样器连接。

(2)打开采样器开关,将流量调至所需要的流量,然后关闭采样器。

(3)将调试好的采样器放到确定的采样点上,设置采样时间,然后启动采样器,观察流量是否恒定,采集所需的气体量后关闭采样器,记录采样时间,取下吸收管,立即封闭进出气管口或将采的滤膜从采样器上取下后到清洁场所立即进行包装,编上采样号,将样品放回吸收管架中或包装袋中,在采样的同时测定气温、相对湿度、气压等环境气象条件,并同采样地点、样品名称、样品编号等内容记录在《工作场所空气中有害物质定点采样记录》表上,并在采样者栏签名。样品需垂直放在采样箱内平稳地携带回实验室;采样时每测定点必须同时采集空白样品。

(4)工作场所空气中粉尘的检测采样:生产环境空气中粉尘的测定包括总粉尘浓度测定、粉尘分散度测定、粉尘中游离二氧化硅含量测定等。总粉尘浓度测定用粉尘采样器抽取一定体积的含尘空气,将粉尘阻留在已知质量的滤膜上,由采样后滤膜的增量,求出单位体积空气中粉尘的质量(mg/m^3)。操作步骤如下。

① 滤膜准备,用镊子取下滤膜两面的夹衬纸,将滤膜放在分析天平上称量。编号和质量记录在衬纸上。打开滤膜夹,将直径 40mm 的滤膜毛面向上平铺于锥形环上,旋紧固定环,务使滤膜无褶皱或裂隙,放入样品盒。直径 75mm 的滤膜折叠成漏斗状,装入滤膜夹。

② 采样器架设于接尘作业人员经常活动的范围内,粉尘分布较均匀的呼吸带。有风流影响时,一般应选择在作业地点下风侧或回风侧,在移动的扬尘点,应位于作业人员活动中有代表性的地点,或架设于移动设备上。将装有滤膜的滤膜夹装入采样头中旋紧,开动采样器调节至所需流量,使滤膜受尘面迎向含尘气流。当含尘气流无法避免飞溅的

泥浆、砂粒对样品污染时,受尘面可侧向。

根据采样点的粉尘浓度估计值及滤膜上所需粉尘增量(直径 40mm 平面滤膜,不得 < 1mg,但不得 > 10mg。直径 75m 的漏斗状滤膜粉尘增量不受此限)确定采样持续时间,但一般不得 < 10 分钟(当粉尘浓度高于 10mg/m³ 时,采气量不得 < 0.2m³。低于 2mg/m³ 时,采气量应为 0.5 ~ 1m³)。记录滤膜编号、采样时间、气体流量和采样点生产工作情况等。

采样结束后,用镊子将滤膜从滤膜夹上取下,受尘面向内折叠几次,用衬纸包好,贮于样品盒中或装入自备的样品夹中,带回实验室。

采样后的滤膜一般情况下不需要干燥处理,可直接放在天平上称量,并记录其质量。如果采样现场的相对湿度在 90% 以上时,应将滤膜放在干燥器内干燥 2 小时后称量并记录结果。然后放入干燥器中 30 分钟,再次称量,当相邻 2 次的质量差不超过 0.1mg 时取其最小值。

③ 结果计算 $$C = (m_2 - m_1)/Qt \times 1000$$

式中 C:粉尘浓度,mg/m³;m_1:采样前滤膜质量,mg;m_2:采样后滤膜质量,mg;t:采样时间,分钟;Q:采气流量,升/分钟。

(5)呼吸性粉尘采样:用呼吸性粉尘采样器采集一定体积的含尘空气,使之通过分级预选器后,将呼吸性粉尘阻留在已知质量的滤膜上(用过氯乙烯纤维滤膜),由采尘后滤膜的增量,求出单位体积空气中呼吸性粉尘的质量(mg/m³)。

① 滤膜准备,用镊子取下滤膜两面的衬纸,将滤膜放在分析天平上称量。然后将滤膜装入滤膜夹中,确定滤膜无褶皱或裂隙后,放入带编号的样品盒中备用。如用冲击式呼吸性粉尘采样器(T. R 粉尘洒拉器)时,需将硅油或黏着剂涂在冲击片上,涂片时应把黏着剂涂均匀,量不宜过多,以 5 ~ 8mg 为宜。涂后在天平上称量,记录初始质量,然后将冲击片编号,放在存储盒内备用。

② 采样器架设于接尘作业人员经常活动的范围内,粉尘分布较均匀的呼吸带。有风流影响时,一般应选择在作业地点下风侧或回风侧,在移动的扬尘点,应位于作业人员活动中有代表性的地点,或架设于移动设备上。将装有滤膜的滤膜夹装入采样头中旋紧,开动采样器调节至所需流量(20 升/分钟),如用 T. R 采样头时将冲击片装入采样头拧紧,开动采样器调至 20 升/分钟。使采样头入口迎向含尘气流。当含尘气流无法避免飞溅的泥浆、砂粒对样品污染时,采样头入口可侧向含尘气流。

采样开始时间:连续性产尘作业点,应在作业开始 30 分钟后采样,非连续性产尘作业点,应在工人工作时开始采样。采样的持续时间应根据测尘点粉尘浓度的估计值及滤膜上所需粉尘增量而定(不应 < 0.5mg,不得 > 10mg),但采样时间不应少于 10 分钟。采样结束后,将采集有呼吸性粉尘的滤膜或冲击片取出,滤膜受尘面向内折叠几次,用衬纸包好放入样品盒内,冲击片直接放入样品盒中,带回实验室。采样结束同时记录滤膜编号、采样时间和采样点生产工作情况。

采样后的滤膜一般情况下不需干燥处理,可直接放在天平上称量,并记录其质量。如果采样现场的相对湿度在 90% 以上时,应将滤膜放在干燥器内干燥 2 小时后称量,并记录结果,然后再放入干燥 30 分钟,再次称量,如滤膜上有雾滴存在时,应先放在干燥器内干燥 12 小时后称量,记录结果,再放在干燥器内 2 小时,再次称量。当相邻两次的质量差不超过 0.1mg 时取其最小值。

$$R = (m_2 - m_1)/Qt \times 1000$$

式中 R:粉尘浓度,mg/m³;m_1:采样前滤膜质量,mg;m_2:采样后滤膜质量,mg;t:采样时间,分钟;Q:采气流量,升/分钟。

(6)粉尘中游离二氧化硅含量测定的现场采样:游离二氧化硅是指未与金属氧化物结合的二氧化硅,常以结晶形态存在。其化学式为 SiO_2。根据 GBZ/T192.4 - 2007《工作场所空气中粉尘测定 第 4 部分:游离二氧化硅含量》中规定了工作场所粉尘中游离二氧化硅含量的测定方法有三种,即焦磷酸法、红外分光光度法及 X 线衍射法。

现场样品采集:焦磷酸法可参照工作场所总尘监测采样方法进行现场采样,采集粉尘样品量一般应大于 0.1g,可用直径 75mm 滤膜大流量采集空气中的粉尘,也可在采样点采集带高度的新鲜沉降尘,并记录采样方法和样品来源。

红外分光光度法、X 线衍射法采样参照总尘的采样方法和呼吸性粉尘的采样方法进行现场采样。要求滤膜上采集的粉尘量 > 0.1mg。

(7)工作场所空气中毒物检测的现场采样

① 采样准备

a. 采样点和采样对象的选定,按照采样点的选择及遵循 GBZ 2004 - 159 及"标准",认真选择采样点和采样对象,根据检测的目的和工作场所的实际情况,确定定点采样的点数,做到采集的样品既有代表性,又能反映工作场所空气中待测物质的真实浓度。

b. 采样方法的选定。严格按照车间空气中有毒物质的标准检测方法进行。

c. 采样前,采样器材的检查及校正。

d. 采样前必须检查采样用的收集器,目前常用的收集器有:滤膜;药用炭管;硅胶管;冲击式吸收管;大型气泡吸收管;小型气泡吸收管;多空玻板吸收管;100mL 注射器;采气袋等。根据不同毒物选择不同收集器,收集器等必须符合采样要求,不能使用不合格的采样器材。

e. 用皂膜流量计或玻璃转子流量计校正空气采样器的流量,确保其性能状态良好。

f. 必须检查采样装置的连接是否漏气,是否能在需要的采样时间内正常运转,保持流量稳定。

② 采样

a. 收集器的进气口前应避免连接任何与采样无关的装置,以防止待测物的损失或带入污染。

b. 采样的准备应在无污染区内进行,在采样过程中控制采样流量和采样量。

c. 在定点采样时,样品收集器应尽量靠近工人的呼吸带位置。

d. 采样同时,每次要带空白样品到采样点,除不采集空气样品外,其余操作与样品相同。

e. 根据检测的目的,遵循相关规范进行。选样的采样点,必须包括空气中待测物浓度最大和作业人员接触时间最长的地点。

f. 在采样同时,要做好采样记录、样品编号必须具有唯一性。

③ 样品的运输和保存

a. 样品的运输和保存,要防止样品的污染、变质和损失,不能在高温和日光下运输和保存,需在低温下运输和保存的样品,应及时放入冷藏设备中。

b. 滤膜样品取出时,将滤膜的接尘面朝里对折两次,放入清洁纸袋中,然后装入滤膜盒内。

c. 采样的吸收管密封进气口后,直立放在采样架上。

d. 回实验室后,立即填写送检单与样品一起送检验科。

(8)工作场所有害因素高温(WBGT 指数)测量:以湿球黑球温度(WBGT)指数仪 07 型的操作为例。测量前应校正 WBGT 指数仪。仪器用蒸馏水,不能用自来水。打开水罐盖沿着测头上的吸水纱布加满蒸馏水,然后盖上罐盖,打开仪器,需要 10 分钟的稳定时间。

① 测点位置。测点应包括温度最高和通风最差的工作地点。劳动者工作是流动的,在流动范围内,相对固定工作地点分别进行测量,计算时间加权 WBGT 指数。测量高度:立姿作业为 1.5m;坐姿为 1.1m。作业人员实际受热不均匀时,应分别测量头、腹和踝部,立姿为 1.7m、1.1m、0.1m。WBGT 计算公式见 GBZ/T 189.7。

② 测量时间。常年从事高温作业,在夏季最热月份测量;不定期接触高温作业,在工期内最热月份测量;从事室外作业,在最热月份晴天有太阳辐射时测量。作业环境热源稳定时,每天测 3 次,工作开始后及结束前 0.5 小时分别测 1 次,工作中测 1 次,取平均值。如在规定时间内停产,测量时间可以提前或推后。作业环境热源不稳定,生产工艺周期变化较大时,分别测量并计算时间加权平均 WBGT 指数。测量持续时间取决于测量仪器的反应时间。时间加权 WBGT 见 GBZ/T 189.7。

③ 记录表格。工作场所高温测量记录表。

④ 测量条件。测量应在正常生产下进行。测量期间避免人为气流影响。WBGT 指数仪应固定在三脚架上,同时应避免物体阻挡辐射热或人为气流,测量时不要站立在靠近设备的地方。当环境温度高于 60℃时,可遥测。

(9)工作场所有害因素噪声检测:以 HS5618 型积分声级计的操作为例。仪器设备:HS5618 型积分声级计。附传声器:1/2 英寸 Hs14423B 型驻极体测试传感器;频率范围 20～12500Hz、灵敏度约 25mV/Pa。操作步骤如下。

① 取出 HS5618 型积分声级计,装上电池,拉开底盖,按相应极性装入六节 1.5V 高能碱性电池(LR6),并装上 HS14423B 型驻极体传声器。

② 校准,利用 HS6020 型声校准器进行校准。校准器的频率为 1000Hz,声级为 94dB,将 HS6020 型声校准器套入 HS5618 型积分声级计的传声器,并开启电源约 5 秒预热后,显示器上应显示 93.8dB;如不是 93.8dB 则用小起子调节 HS5618 型积分声级计右侧 CAL 孔内的电位器。每次使用前后均需校准。

③ 瞬时 A 声级的测量。将积分声级计频率计权开关〔A/C〕拨至"A",时间计权开关〔F/S〕置"F",电源开关〔ON/OFF〕拨至"ON",此时显示屏上显示即为瞬时 A 声级的分贝数。如声级读数变化较大或因测量规范要求,可将时间计权开关〔F/S〕拨至"S"位置。

④ 等效连续 A 声级的测量。积分声级计频率计权开关〔A/C〕拨至"A",时间计权开关〔F/S〕置"S",电源开关〔ON/OFF〕拨至"ON",先按复位开关〔RESET〕,再按一下测量方式开关〔MOFDE〕,显示屏显示"＋ x x、x"时即为等效连续 A 声级测量方式,按动〔MEAS TIME〕开关选择所需时间,然后按〔RUN/PAUSE〕按钮,显示屏左端"＋"符号开始闪动,表示正在测量,测量时间到达预定测量时间时"＋"符号停止闪动,表示测量已自动结束,这时的显示值即为该设定的时间的等效连续 A 声级值。

⑤ 采样结束后关上电源开关,取下传声器进行专门保管。

(10)作业场所噪声监测点的选择

① 现场噪声测定应在生产正常的情况下进行。

② 测点应选在工人生产操作经常停留的地点,测点位置高度以人耳高为准。测点数目根据目的要求和噪声源分布情况确定。如声源较分散,则应将现场划分若干个小区,每一小区内各处声级的差别不应 ＞3 分贝。测点附近避免有物体遮挡,以免影响噪声测量结果。

③ 一个生产日内如果噪声呈周期性变化,则应根据变化规律安排测定时间,否则测定时间视目的和要求而定。

④ 如果需要了解背景噪声情况,在条件允许的情况下,测定时应将声源关闭。

⑤ 测量时应同时对现场有关情况进行详细记录。

⑥ 如果被测噪声为波动声则所测的 A 声级也即等效连续 A 声级。如果有条件,也可使用个体噪声计量仪测量 8 小时工作中噪声的累计暴露量或等效连续 A 声级。

⑦ 现场测量时应注意减少和避免其他环境因素的干扰,如强气流(要避开气流或在传声器上加装防风罩)、电磁场、高温、高湿。

⑧ 脉冲噪声的测量,应选用脉冲声级计。测量的项目主要包括峰值声压级(dB),有效声级(rms,dB),脉冲持续时间(ms)。

(11)作业场所气象条件的测定:作业场所气象条件主要包括空气温度、空气湿度、大气压。根据生产过程、热源的布置和生产建筑物的特征,主要选择工人工作地点进行气象条件的测定。测定一般应在距离地面约 1.5m 处进行。根据生产特点、劳动情况和调查目的选定测定时间。一般可在夏、冬季进行测定。每天测定的时间和次数可按生产特点而定。在生产过程较均衡、气象条件较稳定的车间,可在一个班工作开始时测一次、班中间测一次及下班前测一次。而生产活动、气象条件变化较大的车间,则应按生产活动多次测定。测定气温空气湿度、风速、热辐射强度等应在同一时间、同一地点进行。评定各工种工人工作时间的气象条件必须进行工时测定,记录他们在一个班中各项生产操作时间,以便计算加权平均值。每一次测定后,应将各项测定结果填入气象条件测定记录表内,注明当时的生产情况,周围环境的变动以及隔热、通风措施的使用情况,以便在分析、评价时有所依据。

① 气温测定,一般用普通干湿球计或通风温湿计,干球温度计所示温度即为气温。通风温湿度计适用于有热辐射的车间。

② 空气湿度测定,常用的仪器有普通干湿球温度计和通风温湿度计,有时也可用自记湿度计。按规定时间测量后,先后记下湿球和干球温度数,查专用表得所测的湿度。当干、湿球温度计的读数超出专用表的数值时,可用计算方法得出相对湿度。

③ 大气压测定,常见气压计有水银气压计和盒式气压计。我们一般在监测现场直接用盒式气压计直接读取数据即可。

第三节　放射防护监测

放射防护监测是监测电离辐射对人体健康影响以及防护方法的科学,内容包括个人、群体及后代的防护对策。其目的在于根据利益－代价分析,允许他们进行必要的照射活动,尽可能降低射线对人类的危害,以保障工作人员和公众的健康与安全。

一、工业探伤 X 线探伤室防护的测定

1. 仪器的准备:FJ－347AX、γ剂量仪或 451P/BX、γ巡测仪。

2. 监测前仪器的准备。

① 转换量程开关至"电池",电表指针指示必须在红色标度区内,然后再转换至"10"位置,调好零点,预热5分钟(FJ-347AX、γ剂量仪)。

② 把功能转换开关转至合适的量程,若不知剂量率的大小,可以从大剂量率量程开始,逐次转换(FJ-347AX、γ剂量仪)。

③ 打开电源开关ON/OFF键的ON键,仪器进入自检过程,显示程序版本号,自检通过进入正常操作模式。仪器开机后预热4分钟(451P/BX、γ巡测仪)。

3. 定点监测(一般监测以下各点)。

① 通过巡测,发现的辐射水平异常高的位置。

② 探伤室门外5cm离地面高度为1m处,测门的左、中、右侧3个点。

③ 探伤室墙外或邻室墙外5cm离地面高度为1m处,每个墙面至少测2个点。

④ 人员经常活动的位置。

4. 测试条件:根据探伤X线机的功率大小,管电压150~250kV,管电流5~15mA。

5. 监测结束后填表:将测试条件管电压、管电流、监测环境条件及监测结果一起填入《射线装置防护监测原始记录》表上,并填写《职业卫生样品采集记录表》并经被测单位陪同人确认无误签字后,交对方一份。

6. 注意事项:射线监测仪定期鉴定,长期不用须拆去电池,以免腐蚀仪器。

二、医用诊断 X 线防护的测定

1. 仪器的准备:FJ-347AX、γ剂量仪或451P/BX、γ巡测仪。

2. 监测前仪器的准备。

① 转换量程开关至"电池",电表指针指示必须在红色标度区内,然后再转换至"10"位置,调好零点,预热5分钟(FJ-347AX、γ剂量仪)。

② 把功能转换开关转至合适的量程,若不知剂量率的大小,可以从大剂量率量程开始,逐次转换(FJ-347AX、γ剂量仪)。

③ 打开电源开关ON/OFF键的ON键,仪器进入自检过程,显示程序版本号,自检通过进入正常操作模式。仪器开机后预热4分钟(451P/BX、Y巡测仪)。

④ 防护区空气照射量率的测定:用FJ-347AX、Y剂量仪或451P/BX、γ巡测仪按立体透视、立卧位摄片,周围环境在各测试平面上进行监测。

3. 测试条件:管电压65kV(峰值),管电流3mA。

4. 摄片:根据不同的摄片位置,选择相应的管电压、管电流。

5. 注意事项:射线监测仪定期鉴定,长期不用须拆去电池,以免腐蚀仪器。

三、监测记录

1. 在开始进行个人剂量监测时,应对放射工作人员过去接受的剂量情况进行小结,并将此小结附在该人员的个人剂量档案之中,这种小结应该包括工作单位、起止日期、工作性质、受辐照的情况、个人累计受照的剂量(粗略估算)等。

2. 当外照射个人剂量监测结果可疑时,应该对受照射的情况进行调查,调查结果应附在相应的个人剂量监测记录中,调查项目如下:监测的时期及监测期间的异常情况(如人员受到意外照射等);工作人员操作的异常情况;辐射场的监测结果;调查的结论;调查人员签名。

3. 在应用工作场所模拟测量结果估算个人剂量时,应记录以下内容:受照射的时期;此时期的工作量;单位工作量(一次操作)工作人员接受的剂量值;影响剂量的各种因素的修正资料;模拟实验条件;估算结果;调查者签名。

4. 未接受个人剂量监测的工作人员剂量档案中,应有工作场所定期监测结果的记录。

5. 用吸入气载放射性物质的量和照射时间来估算内污染时,记录应有以下内容,并将这些记录附在个人剂量档案中。估算体内污染量的方法:气载放射性物质的浓度,受照时间及呼吸量;确定影响测量和估算结果的各因素的修正值;估算结果;监测估算人员签名。

6. 事故受照记录应包括以下内容,事故发生的时间和地点;事故经过(包括源与人的相对位置、受照时间等);事故原因和处理措施;剂量估算方法及结果,当需要模拟测量时,应详细记录模拟的条件和方法:在剂量估算中所使用的各修正因素的记录:建立辐射事故档案。

四、监测仪器

1. 应根据监测的目的、对象和监测人群的大小选用适当的个人剂量计。

2. 各种个人剂量计应有适当的读数下限和探测阀。

3. 在所应用的能量范围，个人剂量计的能量响应应在 -20% ~ $+40\%$ 。个人剂量计的方向响应应在 $\pm30\%$ 以内。

4. 在 95% 的置信限水平，个人剂量计在实验条件下的测不准量应不大于测量均值的 0.3 倍，监测结果的测不准量应不大于监测均值的 0.5 倍。

5. γ（或 X）射线工作场所监测仪器应具有适当的灵敏度，应还有电离室灵敏体积中心的标志，并应具有适当的刻度单位（例如：每小时 mR），仪器固有误差应小于 $\pm20\%$ 。

6. 个人剂量计使用前必须用参考辐射源进行刻度，参考源的准确度应在 $\pm5\%$ 以内。

7. 个人剂量监测方法应定期由卫生部指定的技术负责单位组织比对，场所监测仪器每年至少由次级基准实验室校准一次，长期存放或维修后的监测仪器，使用前也应重新进行核准。

第四章　职业健康监护

第一节　概　述

健康监护是系统、规范、连续地监视和保护目标人群和促进健康的一系列活动。健康监护以预防为目的,通过收集、整理、分析和评价有关医学检查和健康资料,及时掌握健康状况、了解疾病的分布和发展趋势,以便早期发现健康损害的征象,及早采取预防控措施,达到保护目标人群和促进健康的目的。健康监护还可以为评价劳动条件及职业危害因素对健康的影响提供资料,并且有助于发现新的职业危害因素。

职业健康监护是对职业人群的健康状况进行检查,它是以预防为目的,根据劳动者的职业接触史,通过定期或不定期的医学健康检查和健康相关资料的收集,连续性地监测劳动者的健康状况,分析劳动者健康变化与所接触的职业病危害因素的关系,并及时地将健康检查和资料分析结果报告给用人单位和劳动者本人,以便及时采取干预措施,保护劳动者健康。职业健康监护主要包括职业健康检查和职业健康监护档案管理等内容。

一、职业健康监护的目的及意义

职业健康监护制度是《中华人民共和国职业病防治法》通过法律的方式确定的保障劳动者职业健康权益的重要制度。落实职业健康监护制度,是实施职业病诊断鉴定制度和工伤社会保障制度的基础,它有利于保障劳动者的职业健康权益,减少健康损害和经济损失,减少国家和社会负担。

职业健康监护的目的在于通过对职业人群的健康状况和职业性有害因素的连续监察,检索和发现职业危害易感人群;及早发现职业性健康损害、评价其发生发展规律和危害程度;及时发现和诊断职业病,以利及时治疗和安置职业患者;为评价职业危害,及时采取有效干预措施,预防和控制劳动者的健康损害提供依据和证据。其重要性主要有以下几个方面。

1. 及时发现职业禁忌证,保护易感人群。
2. 早期发现职业性健康损害,保护劳动者健康。
3. 跟踪观察职业病及职业健康损害的发生发展规律及分布情况。
4. 科学评价职业健康损害与职业病危害因素的关系及危害程度。
5. 识别新的职业危害、危害因素和高危人群。
6. 正确进行目标干预和健康促进。
7. 评价预防和干预措施的效果,提高管理水平。
8. 为制定或修订卫生政策和职业病防治对策服务。

二、健康监护工作的程序

用人单位应根据以下程序,开展职业健康监护工作。

1. 用人单位应根据《中华人民共和国职业病防治法》、《职业健康监护管理办法》和《职业健康监护技术规范》的有关规定,制订本单位的职业健康监护工作计划。

2. 用人单位在本省范围内选择省级卫生行政部门批准的具有职业健康检查资质的机构,并委托其对本单位接触职业病危害因素的劳动者进行职业健康检查。

为了系统地开展职业健康监护,用人单位可选择相对固定的职业健康检查机构负责本单位的职业健康监护工作。

3. 用人单位根据《职业健康监护技术规范》的要求,制订接触职业病危害因素劳动者的职业健康检查年度计划,于每年年底前向职业健康检查机构提出下年度职业健康检查申请,签订委托协议书,内容包括接触职业病危害因素种类、接触人数、健康检查的人数、检查项目和检查时间、地点等。

4. 用人单位在委托职业健康检查机构对本单位接触职业病危害的劳动者进行职业健康检查的同时,应提供以下材料:用人单位的基本情况;工作场所职业病危害因素种类和接触人数、职业病危害因素监测的浓度或强度资料;产生职业病危害因素的生产技术、工艺和材料;职业病危害防护设施,应急救援设施及其他有关资料。

5. 职业健康检查机构对职业健康检查结果进行汇总,并按照委托协议要求,在规定的时间内向用人单位提交健康检查结果报告。内容包括:所有受检者的检查结果;检出的患有疑似职业病的劳动者、有职业禁忌及出现异常情况人员的名单和处理建议;根据需要,结合作业环境监测资料,分析发生健康损害的原因,提出相应的干预措施、建议和需要向用人单位说明的其他问题等。对发现有健康损害的劳动者,还应给劳动者个人出具检查报告,并明确载明检查结果和建议。

三、开展职业健康监护的界定原则

1. 接触职业病危害因素应进行职业健康监护的种类

(1)已列入国家颁布的职业病危害因素分类目录的危害因素

GBZ188-2007《职业健康监护技术规范》中将职业健康检查分为强制性和推荐性两种。已列入国家颁布的职业病危害因素分类目录的危害因素,符合以下条件者应对劳动者实行强制性职业健康检查:

① 该危害因素有确定的慢性毒性作用,并能引起慢性职业病或慢性健康损害;或有确定的致癌性,在暴露人群中所引起的职业性癌症有一定的发病率。

② 对人的慢性毒性作用和健康损害或致癌作用尚不能肯定,但有动物实验或流行病学调查的证据,有可靠的技术方法,通过系统地健康监护可以提供进一步明确的证据,执行强制性职业健康监护。

③ 有一定数量的暴露人群。

已列入国家颁布的职业病危害因素分类目录,对人健康损害只有急性毒性作用,但有明确的职业禁忌证的危害因素,劳动者上岗前执行强制性健康监护,在岗期间执行推荐性健康监护。

(2)职业病危害因素分类目录以外的危害因素

对职业病危害因素分类目录以外的危害因素开展健康监护,需通过专家评估后确定,评估标准是:

① 这种物质在国内正在使用或准备使用,且有一定量的暴露人群。

② 要查阅相关文献,主要是毒理学研究资料,确定其是否符合国家规定的有害化学物质的分类标准及其对健康损害的特点和类型。

③ 查阅流行病学资料及临床资料,有证据表明其存在损害劳动者健康的可能性或有理由怀疑在预期的使用情况下会损害劳动者健康。

④ 对这种物质可能引起的健康损害,是否有开展健康监护的正确、有效、可信的方法,需要确定其敏感性、特异性和阳性预计值。

⑤ 健康监护能够对个体或群体的健康产生有利的结果。对个体可早期发现健康损害并采取有效的预防或治疗措施;对群体健康状况的评价可以预测危害程度和发展趋势,采取有效的干预措施。

⑥ 健康监护的方法是劳动者可以接受的,检查结果有明确的解释。

⑦ 符合医学伦理道德规范。

2. 职业健康监护人群的界定原则

(1)有特殊健康要求的特殊作业人群应实行强制性健康监护。

(2)接触需要开展强制性健康监护的职业病危害因素的人群,都应接受职业健康监护。

(3)接触需要开展推荐性健康监护的职业病危害因素的人群,原则上应根据用人单位的安排接受健康监护。

(4)虽不是直接从事接触需要开展职业健康监护的职业病危害因素作业,但在工作中受到与直接接触人员同样的或几乎同样的接触,应视同职业性接触,需和直接接触人员一样接受健康监护。

(5)根据不同职业病危害因素暴露和发病的特点及剂量——效应关系,应确定暴露人群或个体需要接受健康监护的最低暴露水平,其主要根据是工作场所有害因素的浓度或强度以及个体累计暴露的时间。

(6)离岗后健康监护的随访时间,主要根据个体累积暴露量和职业病危害因素所致健康损害的流行病学和临床的特点决定。

四、职业健康监护的目标疾病

为有效地开展职业健康监护,每个健康监护项目应明确规定监护的目标疾病。职业健康监护目标疾病分为职业病和职业禁忌证。在确定职业禁忌证时,应注意为劳动者提供充分就业机会的原则。从这个意义上讲,应强调有职业禁忌的人员在从事接触特定职业病危害因素作业会更易导致健康损害的必然性。

确定健康监护目标疾病应根据以下原则:

1. 目标疾病如果是职业禁忌证,应确定监护的职业病危害因素和所规定的职业禁忌证的关系及相关程度。

2. 目标疾病如果是职业病,应是国家职业病目录中规定的疾病,应和监护的职业病危害因素有明确的因果关系,并要有一定的发病率。

3. 有确定的监护手段和医学检查方法,能够做到早期发现目标疾病。

4. 早期发现后采取干预措施能对目标疾病的转归产生有利的影响。

五、用人单位的义务

职业健康监护是落实用人单位义务、实现劳动者权利的重要保障,是落实职业病诊断鉴定制度的前提,是社会保障制度的基础,它有利于保护劳动者的健康权益,减少经济损失和社会负担。为落实用人单位组织开展职业健康监护的义务,《中华人民共和国职业病防治法》、《尘肺病防治条例》、《使用有毒物品作业场所管理条例》等法律、条例对其做出了明确要求。

为了规范用人单位的职业健康监护工作,加强职业健康监护的监督管理,保护劳动者健康,根据《中华人民共和国职业病防治法(修正案)》等法律、行政法规,国家安全生产监督管理总局于 2012 年组织制定并发布了《用人单位职业健康监督管理办法》。

第二节　职业健康监护的种类及周期

为更好地贯彻落实《中华人民共和国职业病防治法》和相关条例,规范职业健康监护工作,2002 年 3 月卫生部发布了《职业健康监护管理办法》(卫生部第 23 号令),明确了职业健康监护的主要内容,规定职业健康检查应由省级卫生行政部门批准从事职业健康检查的医疗卫生机构承担。

职业健康监护分为上岗前检查、在岗期间定期检查、离岗时检查、离岗后医学随访和应急健康检查五类。

一、上岗前职业健康检查

是指用人单位对准备从事某种接触职业病危害作业的劳动者在上岗前进行的健康检查。其主要目的是发现有无职业禁忌证,建立接触职业病危害因素人员的基础健康档案;其内容是分析工种或岗位存在的职业病危害因素及其对人体健康的影响,评价作业人员是否适合从事该工种或岗位作业,有职业禁忌证的人员接触特定职业病危害比一般人更易受害或发病,或接触可导致原有疾病加重,或在作业过程中诱发可能导致对他人健康构成危险的特殊生理或病理状态。

上岗前健康检查均为强制性职业健康检查,应在开始从事有害作业前完成。应进行上岗前职业健康检查的人员包括以下 2 种:

1. 拟从事接触职业病危害因素作业的新录用人员,包括转岗到该种作业岗位的人员。

2. 拟从事有特殊健康要求作业的人员,如高处作业、电工作业、职业机动车驾驶作业等。

二、在岗期间定期健康检查

是指用人单位按照职业健康监护技术指南规定的体检周期对长期从事接触规定的需要开展健康监护的职业病危害因素作业的劳动者进行的健康检查。定期健康检查的目的主要是早期发现职业病病人或疑似职业病病人或劳动者的其他健康异常改变;及时发现有职业禁忌的劳动者;通过动态观察劳动者群体健康变化,评价工作场所职业病危害因素的控制效果。定期健康检查的周期根据不同职业病危害因素的性质、工作场所有害因素的浓度或强度、目标疾病的潜伏期和防护措施等因素确定。例如接触铅及其化合物的作业人员的体检周期为 1 年,接触噪声作业人的体检周期也是 1 年,而接触四乙基铅或接触磷化氢的作业人员的体检周期为 2 年;接触同一职业病危害因素,根据不同的接触浓度,其体检周期也不相同,例如劳动者接触二氧化硅粉尘浓度符合国家卫生标准的体检周期为 2 年 1 次,而接触二氧化硅粉尘浓度超过国家卫生标准的为 1 年 1 次。

三、离岗时职业健康检查

离岗时职业健康检查是指劳动者在准备调离或脱离所从事的职业病危害的作业或岗位前所进行的健康检查;主要目的是确定其在停止接触职业病危害因素时的健康状况。健康检查的内容主要根据劳动者任职期间所在工作岗位接触的职业病危害因素及其对健康影响的规律,对靶器官、靶组织的危害性和生物敏感指标等,确定特定的健康检查项目,根据检查结果,评价劳动者的健康状况、健康变化等是否与其在岗期间接触的职业病危害因素有关。例如某劳动者工作期间主要接触粉尘,在离岗时重点询问咳嗽、咳痰、胸痛、呼吸困难,也可有喘息、咯血等症状,并重点进行呼吸系统和心血管系统的体格检查,同时进行后前位 X 线高千伏胸片、心电图、肺功能等实验室的检查。

如最后一次在岗期间的健康检查是在离岗前的 90 日内,可视为离岗时检查。

四、应急健康检查

在出现以下两种情况时,需对相应的人员开展应急健康检查。

1. 当发生急性职业病危害事故时,对遭受或者可能遭受急性职业病危害的劳动者,应及时组织健康检查。依据检查结果和现场劳动卫生学调查,确定危害因素,为急救和治疗提供依据,控制职业病危害继续蔓延和发展。应急健康检查应在事故发生后立即开始。如某厂氯气罐泄漏,导致部分工人吸入氯气,用人单位应立即安排当时在现场进行作业的劳动者和参与应急处理的劳动者进行应急检查,重点询问短期内吸入较大量氯气的作业史及胸闷、气短、气急、咳嗽、咳痰、胸痛、哮喘等呼吸系统症状,重点检查呼吸系统和心血管系统,并开展血常规、肝功能、胸部 X 射线检查、心电图等实验室检查,以检查劳动者是否因氯气泄漏而发生氯气中毒或氯气所致的化学性眼灼伤。针对高温作业可能引起的中暑,用人单位如在事故或意外情况下安排劳动者进行高温作业,之后应开展现场事故调查,进行环境气象条件调查和测试,调查导致异常高温的原因并界定接触和需要进行应急健康检查的人群,一般需对出现中暑先兆和已经发生中暑的劳动者进行应急健康检查,检查时询问高温作业情况及中暑的相应症状,如头晕、胸闷、心悸、多汗、高热、少尿或无尿,观察意识状况等,开展内科常规检查和神经系统常规检查,重点检查皮肤体温、血压、脉搏,发现可疑或中暑患者应立即进行现场急救,重症者应及时送医院治疗,必要的实验室检查可根据当时病情随时检查。

2. 从事可能产生职业性传染病作业的劳动者,在疫情流行期或近期密切接触传染源者,应及时开展应急健康检查,随时监测疫情动态。

五、离岗后医学随访检查

对以下两种情况,需开展离岗后医学随访检查。

1. 如接触的职业病危害因素具有慢性健康影响,或发病有较长的潜伏期,在脱离接触后仍有可能发生职业病,需进行医学随访检查。如对在岗期间接受定期健康检查的锰及其无机化合物作业人员,为了监护这些劳动者离岗后职业性慢性锰中毒的发生情况,需对其安排进行离岗后医学随访检查。

2. 尘肺病患者在离岗后需进行医学随访检查。

随访时间的长短应根据有害因素致病的流行病学及临床特点、劳动者从事该作业的时间长短、工作场所有害因素的浓度等因素综合考虑确定。有些需根据劳动者接触该物质的时间确定随访时间,如针对接触锰及其无机化合物的劳动者,接触锰及其无机化合物工龄在 10 年(含 1 年)以下者,随访 10 年;接触锰及其无机化合物工龄超过 10 年者,随访 15 年。随访周期为每 5 年 1 次。若接触锰工龄 <5 年,且劳动者接触锰浓度符合国家卫生标准,可以不随访。接触有些物质的随访时间是固定的,如针对接触铍及其无机化合物的劳动者,不管接触该物质的作业时间的长短,随访时间均为 10 年,随访周期为每 1~2 年 1 次。接触有些物质的随访时间随劳动者体内负荷指标的变化而变化,如针对接触镉及其无机化合物作业的劳动者,劳动者离岗时健康检查尿镉 >5μmol/mol 肌酐者,需要进行医学随访。不同的尿镉水平,随访时间不同:尿镉 >10μmol/mol 肌酐者,随访 6 年;尿镉 >5μmol/mol 肌酐者,随访 3 年,随访周期为每年 1 次。若随访对象尿镉降至 5μmol/mol 肌酐以下,且未出现肾小管功能异常,随访可终止。

针对接触各类粉尘作业的劳动者,有两种人群需要进行医学随访:一种是接触粉尘作业的劳动者,其离岗时尚未患尘肺病;另一种是离岗时已患相应的尘肺病。针对尚未患尘肺病的粉尘作业人员,其随访时间根据接尘工龄确定。

如接触硅尘工龄在 10 年(含 10 年)以下者,随访 15 年,接触硅尘工龄超过 10 年者,随访 21 年,随访周期均为每 3 年 1 次。若接触硅尘工龄在 3 年(含 3 年)以下者,且接尘浓度达到国家卫生标准可以不随访。接触不同类型的粉尘,其随访时间也不相同。如接触煤尘的劳动者与接触硅尘随访时间不同,接触煤尘工龄在 20 年(含 20 年)以下者,随访 15 年,接触煤尘工龄超过 20 年者,随访 20 年,随访周期均为每 5 年 1 次;若接尘工龄在 5 年(含 5 年)以下者,且接尘浓度达到国家卫生标准可以不随访。

针对尘肺病患者,不同种类的尘肺病,其随访时间也有所不同,硅肺患者在离岗(包括退职)或退休后应每年进行 1 次医学检查;煤工尘肺患者在离岗(包括退职)或退休后每 1~2 年进行 1 次医学检查。

第三节　职业健康检查内容

职业健康检查包括常规医学检查项目和特殊医学检查项目。常规医学检查项目是指作为基本健康检查和大多数职业病有危害因素的健康检查都需要进行的检查项目。某些特定的职业病危害因素需要进行未包括在常规项目中的其他医学检查。

一、常规医学检查

常规医学检查内容包括以下内容。

1. 劳动者个人基本信息资料

(1)个人资料:包括姓名、性别、出生年月、出生地、身份证号码、婚姻状况、教育程度、家庭住址、现工作单位、联系电话等信息。

(2)职业史:包括起止时间、工作单位、车间(部门)、班组、工种、接触职业病危害(危害因素的名称,接触两种以上应具体逐一填写)、接触时间、防护措施等。

(3)个人生活史:包括吸烟史、饮酒史、女工月经与生育史。

(4)既往史:包括既往预防接种及传染病史、药物及其他过敏史、过去的健康状况及患病史、是否做过手术及输血史、患职业病及外伤史等。

(5)家族史:主要包括父母、兄弟、姐妹及子女的健康状况,是否患结核、肝炎等传染病;是否患遗传性疾病,如糖尿病、血友病等,死亡者的死因。

2. 一般医学生理指标的检测

包括血压、心率、呼吸频率、身高、体重测量和营养状况观测。

3. 症状询问

下面列出各系统的主要临床症状,在职业健康检查时应针对不同职业病危害因素及其可能危害的靶器官,有重点地询问。

(1)神经系统:头晕、头痛、眩晕、失眠、嗜睡、多梦、记忆力减退、易激动、疲乏无力、四肢麻木、活动动作不灵活、肌肉抽搐等。

(2)呼吸系统:胸痛、胸闷、咳嗽、咳痰、咯血、气促、气短等。

(3)心血管系统:心悸、心前区不适、心前区疼痛等。

(4)消化系统:食欲缺乏、恶心、呕吐、腹胀、腹痛、肝区疼痛、便秘、便血等。

(5)泌尿生殖系统:尿频、尿急、尿痛、血尿、水肿、性欲减退等。

(6)眼、耳、鼻、咽喉及口腔:视物模糊、视力下降、眼痛、畏光、流泪、嗅觉减退、鼻干燥、鼻塞、流鼻血、流涕、耳鸣、耳聋、流涎、牙痛、牙齿松动、刷牙出血、口腔异味、口腔溃疡、咽部疼痛、声嘶等。

(7)肌肉及四肢关节:全身酸痛、肌肉疼痛、肌无力及关节疼痛等。

(8)造血系统、内分泌系统:皮下出血、月经异常、低热、盗汗、多汗、口渴、消瘦、脱发、皮疹、皮肤瘙痒等。

4. 内科常规检查

(1)皮肤黏膜、浅表淋巴结、甲状腺常规检查,包括:皮肤、口腔黏膜的颜色、有无金属沉着线、糜烂等,眼结膜有无充血;头颈部和腋窝淋巴结是否有肿大、压痛及其活动度;大小及有无结节和包块,如有肿大还应检查有无血管杂音。

(2)呼吸系统检查:胸廓外形、胸部叩诊和听诊、记录异常呼吸音的性质和部位。

(3)心血管系统检查:心脏的大小、心尖冲动、心率、心律、各瓣膜区心音及杂音、心包摩擦音。

(4)消化系统检查:腹部外形、肠蠕动、肝脾大小和硬度。

5. 神经系统常规检查

意识、精神状况、跟腱反射、浅感觉、深感觉和病理反射。

6. 其他专科的常规检查

(1)眼科常规检查:视力和外眼检查。

(2)口腔科常规检查:口腔气味、黏膜、牙龈及牙齿状态。

(3)耳科常规检查:外耳、鼓膜及一般听力检查。

(4)鼻及咽部常规检查:鼻的外形、鼻黏膜、鼻中隔及鼻窦部,咽部及扁桃体等。

(5)皮肤科常规检查:有无色素脱失或沉着,有无增厚、脱屑或皲裂,有无皮疹及其部位、形态、分布,有无出血点(斑),有无赘生物,有无水疱或大疱等。

7. 实验室常规检查

(1)血常规:血红蛋白、红细胞计数、白细胞计数和分类、血小板计数(如使用血细胞分析仪,则包括同时检测的其他指标)。

(2)尿常规:颜色、酸碱度、比重、尿蛋白、尿糖和常规镜检(如使用尿液自动分析仪,则包括可同时检测的其他指标)。

(3)肝功能:血清丙氨酸氨基转移酶(血清 ALT)、血清总胆红素、总蛋白和白球蛋白。

(4)胸部 X 射线检查:胸部透视或胸部 X 射线摄片。

(5)心电图:用普通心电图仪进行肢体导联和胸前导联的心电图描记。

(6)肺功能:指肺通气功能测定,测定指标包括:用力肺活量(FVC)、第一秒用力肺活量(FEV_1)和用力肺活量一秒率(FEV_1/FVC,%)。

(7)病毒性肝炎血清标志物:指乙肝血清标志物(乙肝五项)和其他病毒性肝炎血清标志物。

二、特殊检查内容

劳动者接触有些职业病危害因素一段时间后,体内相应的生物接触指标或效应指标出现异常,在职业健康检查时,除进行上述常规检查外,需对相应的生物指标进行检测,如对从事接触铅及其无机化合物作业的劳动者,需要进行血铅的检测,对从事接触有机磷农药的劳动者,需进行血中胆碱酯酶的检测。

第四节 职业病诊断及保障

一、概述

工作场所中存在各种职业性有害因素,这些因素在一定条件下可对劳动者产生不良影响,严重者可导致各种职业性病损,甚至导致伤残,危及劳动者生命。

职业性病损包括职业病和工伤。工伤是指职业人群在生产劳动过程中由于事故而引起的肌体组织突然性意外损伤。安全生产一贯为我国的基本国策之一,20 世纪 50 年代以来,国家为保障职工安全、健康,在生产劳动中采取了一系列改善劳动条件的措施。2001 年国家经济贸易委员会正式发布并实施《职业安全健康管理体系指导意见》和《职业安全健康管理体系审核规范》,对提高企业安全生产管理水平,预防事故和控制职业危害将起到重要作用。但由于我国仍存在着工业基础薄弱、科学技术欠先进、工艺装备不良、企业管理不善、法制不够健全以及部分职工素质不高、安全生产意识不强等诸多因素,目前我国的职业病和工伤事故仍较严重。据全国职业病报告材料,新中国成立后截至2010 年底,全国累计报告职业病近 75 万例(职业中毒等从 1991 年计算),其中尘肺病 67.65 万例,职业中毒 4.7 万例。历年工伤事故与死亡人数统计数据分析显示出了我国工伤死亡绝对人数变化的基本特点:死亡人数多、变化幅度大,但近些年来的变化幅度已经减小。1994 年全年工伤死亡人数达到 20135 人,以后开始逐年下降,1999 年我国共发生工伤事故 22000 起,死亡 17469 人,重伤 9012 人。据不完全统计,职工伤亡事故造成的直接经济损失达 6.2 亿元。2000年已降至 11681 人,平均每年减少死亡约 1500 人,年平均降幅 7% 左右;但 2001 年下降趋势停止,当年增至 12554 人,年增幅也是7%左右。

应加强职业卫生，积极发展安全生产，认真贯彻执行预防为主的方针，避免工伤与职业病发生，以保护劳动者的安全与健康。此外，必须实行职工工伤保险制度，用相应的法规来保障职工一旦在劳动过程中发生工伤和职业病时，获得医疗救治、经济补偿和职业康复的合法权益。

职业病和工伤患者的劳动能力状况如何、是否致残以及怎样评价等涉及对患者功能能力大小的认识。功能能力是指完成有目的、有意义、有用的、有始有终、有可测量结果的任务的能力。如果职业病和工伤患者的损伤严重就会导致功能受限，功能受限由职业病医师、职业卫生医师、内科医师、职业评价人员、心理学家和运动生理学家通过功能能力评价来测定。如果功能限制很严重并且与伤者的任务有关，就会导致与该伤者功能有关的失能。

评价是指评价者通过对病人完成任务能力的观察、测量和解释说明，从而对病人的能力进行监测和报告的一种系统方法。功能评价时以专家观察或病人自述而划分的等级为基础，用已建立的行为评价量表对观察结果和自我感觉进行评价。而能力评价是通过使用拟定的测定仪器和模拟行为来测量对病人进行的评价。它是衡量一个人能否安全、有效地完成某项工作任务的能力的系统方法。同时可确定其是否能重返从前的工作岗位，并有助于选择适合该工人的工作。

在我国，医疗卫生机构承担职业病诊断，职工工伤与职业病致残程度鉴定则由有关授权机构对劳动者在职业活动中因工负伤或患职业病后，在国家社会保险法规定的医疗期满时通过医学检查对伤残失能程度做出判定。

职工工伤保险是社会保险制度的重要组成部分，具体实施时必须以对职业性伤残患者进行科学的劳动能力鉴定为基础，做出适当的工作安排，妥善的安置管理，或合理的经济补偿。因此，对职业性伤残患者的劳动能力鉴定是一项严肃、重要的任务。鉴定结果是企业实施职工工伤与职业病致残保险的医学依据，其目的是保障劳动者在工作中遭受事故伤害和患职业病后获得医疗救治、经济补偿和康复的权利。

二、职业病诊断与鉴定

《中华人民共和国职业病防治法》规定，医疗卫生机构承担职业病诊断。承担职业病诊断的医疗卫生机构应当经省、自治区、直辖市人民政府卫生行政部门批准。

1. 医疗卫生机构申请开展职业病诊断时，应当向省级卫生行政部门提交以下资料

（1）职业病诊断机构申请表。

（2）《医疗机构执业许可证》及副本的复印件。

（3）与申请开展的职业病诊断项目相关的诊疗科目及相关资料。

（4）与申请项目相适应的职业病诊断医师等相关医疗卫生技术人员情况。

（5）与申请项目相适应的场所和仪器、设备清单。

（6）职业病诊断质量管理制度有关资料。

（7）所在地省级卫生行政部门规定提交的其他资料。

2. 经省级卫生行政部门对申报材料的审核和现场评审，给予具备以下条件的医疗卫生机构发放相应职业病的诊断资质

（1）持有《医疗机构执业许可证》。

（2）具有与开展职业病诊断相适应的医疗卫生技术人员。

（3）具有与开展职业病诊断相适应的仪器、设备。

（4）具有健全的职业病诊断质量管理制度。

3. 劳动者或用人单位申请职业病诊断时，需要向职业病诊断机构提供以下资料

（1）劳动者职业史和职业病危害接触史（包括在岗时间、工种、岗位、接触的职业病危害因素名称等）。

（2）劳动者职业健康检查结果。

（3）工作场所职业病危害因素检测结果。

（4）职业性放射性疾病诊断还需要个人剂量监测档案等资料。

（5）与诊断有关的其他资料。

上述资料主要由用人单位和劳动者提供，也可由有关机构和职业卫生监管部门提供。劳动者进行职业病诊断时，当事人对劳动关系、工种、工作岗位或者在岗时间等职业史、职业病危害接触史有争议的，可向用人单位所在地劳动人事争议仲裁委员会申请仲裁。其他资料，如劳动者不掌握，由职业病诊断机构书面通知用人单位提供。用人单位未在

规定时间内提供的,职业病诊断机构可以依法提请安全生产监督管理部门督促用人单位提供;安全生产监督管理部门督促,用人单位仍不提供工作场所职业病危害因素检测结果、职业健康监护档案等资料或者提供资料不全的,职业病诊断机构应当结合劳动者的临床表现、辅助检查结果和劳动者的职业史、职业病危害接触史,并参考劳动者自述、安全生产监督管理部门提供的日常监督检查信息等,做出职业病诊断结论。仍不能做出职业病诊断的,应当提出相关医学意见或者建议。劳动者对用人单位提供的工作场所职业病危害因素检测结果等资料有异议,或者因劳动者的用人单位解散、破产,无用人单位提供上述资料的,职业病诊断机构应当依法提请用人单位所在地安全生产监督管理部门进行调查。

职业病诊断机构在进行职业病诊断时,应当组织 3 名以上单数职业病诊断医师进行集体诊断。当参加诊断的医师对诊断结论有意见分歧的,应当根据半数以上诊断医师的一致意见形成诊断结论,对不同意见应当如实记录。参加诊断的职业病诊断医师不得弃权。

4. 职业病诊断机构做出职业病诊断结论后,应当出具职业病诊断证明书。职业病诊断证明书应当包括以下内容

(1)劳动者、用人单位基本信息。

(2)诊断结论。确诊为职业病的,应当载明职业病的名称、程度(期别)、处理意见。

(3)诊断时间。职业病诊断证明书应当由参加诊断的医师共同签署,并经职业病诊断机构审核盖章。

当事人对职业病诊断机构做出的职业病诊断结论有异议的,可以在接到职业病诊断证明书之日起 30 日内,向职业病诊断机构所在地设区的市级卫生行政部门申请鉴定。如果当事人对设区的市级职业病鉴定结论不服的,可以在接到鉴定书之日起 15 日内,向原鉴定组织所在地省级卫生行政部门申请再鉴定。省级职业病鉴定结论为最终鉴定。

5. 当事人申请职业病鉴定时,应当提供以下资料

(1)职业病鉴定申请书。

(2)职业病诊断证明书,申请省级鉴定的还应当提交市级职业病鉴定书。

(3)卫生行政部门要求提供的其他有关资料。

三、功能能力评价的类型

根据评价的目的的不同,按其复杂程度、所需时间等,国外将功能能力评价分为 5 种。

(1)损伤康复评价:如果患者的损伤很严重而需要治疗时,为了设立康复目标,有必要对损伤有关的功能状态进行测定。这种评价测定损伤对功能的一般影响。例如,对肌肉骨骼损伤的病例需要测定活动范围、肌力和工作能力。这种评价还可以为能力评价提供客观指标以便对治疗过程进行评价。

(2)伤残等级评价:如果损伤对功能的影响严重到足以引起伤残病人工作能力受限,此时对工作所涉及的主要功能的能力丧失进行测定可用于伤残的评价。患者损伤的有关信息可通过医学检查获得,而有关重要功能能力的信息则是通过功能能力评价获得。

(3)工作适应性评价:将工人的能力与工作中所必需的功能相匹配是较复杂的一类功能能力评价。与某特定工作体力需求有关的信息可通过工作分析获得,而与工人损伤有关的信息则是通过医学检查而获得。通过将这两套信息相比较就可了解工人的体力能力。这种功能能力评价不同于伤残等级的功能评价,因为每一个被评价对象和工作的组合决定了评价内容的唯一性。

(4)职业适应性评价:将病人的功能能力与某一职业需求相适应是独立的一类功能能力评价。与某职业的体力需求有关的信息可通过查阅职业手册而获得。通常用一些概括性的术语来描述职业的体力需求水平。与工人损伤有关的信息可通过医学检查来获得。

(5)工作能力评价:将病人的功能能力与竞争性的职业的需求相适应是最具综合性的一种功能能力评价。如已获得了与被评价者的工作以及与工作或职业需求有关的详细信息,并且通过它所达到的能力需求目标了解被评价者的状态,就可选择一种适合于该评价者的评价方法。

1996 年以前我国无统一的鉴定标准。对尘肺患者应进行劳动能力鉴定从 20 世纪 60 年代开始就已提出,1963 年 7 月卫生部修订公布了《矽尘作业工人医疗预防措施实施办法》,简称《实施办法》,其中就如何进行劳动能力鉴定的问题提出了基本原则和要求,但限于当时的条件,未能提出采用哪些具体肺功能指标和标准。1981 年 8 月卫生部再次发出"关于患 I 期矽肺病代偿机能属于乙、丙两类职工的待遇问题的通知",进一步提出了尘肺患者代偿机能分级的要求。1982 年 12 月根据卫生部(82)卫鉴标 18 号文和(83)卫防劳字 210 号文件关于修订"尘肺患者劳动能力鉴定和安置"的精神,由中国预防医学科学院劳动卫生与职业病研究所牵头成立了修订协作组,根据"鉴定和安置"中存在的问

题,做了大量仔细的研究,取得了宝贵资料,为修订提供了科学依据。至于工伤,我国也只有地区性的伤残医务鉴定标准。虽然如此,实施劳动能力鉴定的目标基本一致,即鉴定分为:

(1)工作适应性评价即根据健康状况鉴定的结果,对被鉴定者劳动安排提出建议,使其获得符合其健康情况的工作安置。因此,医生需要根据最近期对被鉴定者的医学检查结果,就其是否能恢复作原工作的劳动能力做出评估;若有从事原工作的能力,则应对其未来健康损失的危险性做出预计;若存在一定的危险性,应考虑是否改换工作;若改换工作,还应预测工人的健康状况能否适应更换的工作;最后医生对其是否调离原工作和有无职业禁忌证提出建议。

(2)因工致残程度评价时根据医学检查的结果,被鉴定者的劳动能力的损失或致残程度做出鉴定,使其获得合理的残废赔偿待遇。

四、职业病与工伤致残程度的鉴定

许多国家为实施对雇佣者的工伤与职业病的保险与赔偿法规,制定了符合本国社会保险政策的致残程度鉴定标准。美国社会安全法规中的致残医务鉴定标准包括了肌肉、骨骼、特殊器官、呼吸、心血管、消化、泌尿生殖等11个系统的病、伤和肿瘤致残的分类,但未具体将残废的程度细化;日本将工伤致残后劳动能力丧失程度分为14个伤残等级,然而该分级标准主要针对外伤后果的评定,未包括职业病;英国社会保障法规中的残废程度百分比列出55种伤残。世界卫生组织专家组对疾病后果提出的国际分类法,则是根据疾病、事故导致损伤,进而失能,最后发生残疾的规律,对损伤(器官功能紊乱)、失能(整体功能紊乱)和残疾(失去适应周围环境的能力)范围与程度分别加以分类编码,条款有1476项。

我国过去只有一些根据生物、社会、心理综合变量最后按劳动能力和生活自理能力的损失程度制定的地区性伤残医务鉴定标准,这些标准将伤残分级为劳动能力"完全丧失"、"大部分丧失"和"部分丧失"。但由于企业职工的工种繁多、差异很大,伤残的种类错综复杂,脱离具体对象难以准确地进行劳动能力的损失评定,同时存在有不易定性及定量的困难。

1996年我国首次颁布了全国统一的《职工工伤与职业病致残程度鉴定标准》(GB/T16180 – 1996)。2006年对该标准进行了修改,改为《工伤伤残鉴定标准》(GB/T16180 – 2006)。规定鉴定的依据为有关授权机构对劳动者在职业活动中因工负伤或患职业病后,在国家社会保险法规所规定的医疗期满时通过医学检查对伤残失能程度做出的判定结论。伤残标准以器官缺损、功能障碍、对医疗与护理的依赖程度为主要依据,适当考虑一些特殊伤残造成的心理障碍和生活质量的损失,进行综合评定。由于工伤和职业病可累及各个系统和器官,因此根据器官损伤、功能障碍、医疗依赖及护理依赖4个方面将工伤、职业病伤残程度分解为5个门类十级3等共470个条目。5个门类即:

(1)神经内科、神经外科、精神科门类。

(2)骨科、整形外科、烧伤科门类。

(3)眼科、耳鼻喉科、口腔科门类。

(4)普外科、胸外科、泌尿生殖科门类。

(5)职业病内科门类。将十级分为3等即:完全丧失劳动能力(含一、二、三、四级),大部分丧失劳动能力(含五、六级)和部分丧失劳动能力(含七、八、九、十级)。

对于职业病患者的评残,应注意与职业病的分级诊断取得一致性。职业病内科包括各种职业病导致的肺脏、心脏、肝脏、血液或肾脏损害于医疗期满时须评定致残程度者。职业性肺疾病主要包括尘肺、铍肺、职业性哮喘等,在评定残情分级时,除尘肺在分级表中明确标注外,其他肺部疾病可分别参照相应的国家诊断标准,以呼吸功能损害程度定级。

1. 鉴定步骤

首先由被鉴定人所在单位出具工伤和(或)职业病的证明,由于工伤和职业病所致伤残的种类繁多错综复杂,必须依靠专科医生进行具体的医疗检查和残情评定。若被鉴定人同时具有多项伤残(如骨折、烧伤或患有尘肺)时,可由专科医生完成单项伤残等级的鉴定,然后交当地劳动能力鉴定委员会进行综合评定。

2. 晋级原则

对于同一器官或系统多处损伤,或一个以上器官同时受到损伤者,应先进行单项伤残程度鉴定。如几项伤残等级不同,以重者定级;两项以上等级相同,最多晋级一级。

第五章 职业中毒的调查处理

第一节 职业中毒调查的原则、组织及检测

急性职业中毒是指在生产过程中,从事职业活动的人员一次或短时间大量接触外源性化学物,造成机体功能性或器质性损伤,甚至危及生命的病变。

一、工作原则

1. 有效预防原则:参加急性职业中毒应急救援的医疗卫生救援人员应及时、主动了解应急救援的真实情况和工作要求,以减轻职业中毒的危害。

2. 紧急救援原则:参加职业中毒应急救援的医疗卫生人员和队伍应分工明确,迅速、有序、高效地开展救援工作,达到迅速控制危害源、抢救中毒人员,及时指导群众做好防护的目的。

二、分级原则

根据国家卫生部令第25号《职业病危害事故调查处理办法》急性职业中毒事件分级。按一次职业病危害事故所造成的危害严重程度,职业病危害事故分为3类:

1. 一般事故:发生急性职业病10人及以下。
2. 重大事故:发生急性职业病10人以上50人以下或者死亡5人以下的,或者发生职业性炭疽5人以下。
3. 特大事故:发生急性职业病50人以上或者死亡5人以上,或者发生职业性炭疽5人以上。

放射事故的分类及调查处理按照卫生部制订的《放射事故管理规定》执行。

三、组织体系及职责

1. 应急处理指挥机构:急性职业中毒应急处理工作领导小组;急性职业中毒现场医疗卫生救援指挥部。

2. 急性职业中毒应急处理专业技术机构。

3. 急性职业中毒专家组:各级卫生行政部门应组建由公共卫生管理、职业病、临床医学、毒理学、卫生监督、检验检测等专业的专家组成急性职业中毒专家组。工作职责是:负责对职业中毒事件应急准备和处理工作,向本级卫生行政部门提出咨询和建议;参与制订、修订职业中毒事件应急预案和技术方案;对职业中毒事件应急处理进行技术指导;承担职业中毒事件应急指挥机构交办的其他工作。

四、急性职业中毒事件的监测

根据职业中毒事件危害因素的类别制订监测计划,建立职业中毒事件的监测系统,科学分析、综合评价监测数据。职业卫生技术服务机构定期对工作场所的职业危害因素进行检测、评价,在对检测结果全面分析的基础上,对工作场所危害因素的种类、危害程度、防护措施及其效果进行评价,确定危害类别,为工作场所分类管理和危害因素治理提供依据。

第二节 职业中毒事件的报告

任何单位和个人有权向各级人民政府及卫生行政部门报告职业中毒事件及其隐患,有权向上级政府部门举报不履行或者不按照规定履行职业中毒事件应急处理职责的部门、单位及个人。任何单位和个人不得隐瞒、缓报、谎报或

者授意他人隐瞒、缓报、谎报职业中毒事件。

一、责任报告单位和责任报告人

1. 责任报告单位。突发公共卫生事件监测机构、医疗卫生机构、发生急性职业中毒事件的单位。
2. 责任报告人。执行职务的各级各类医疗卫生机构的医疗卫生人员和发生急性职业中毒事件单位的工作人员。

二、报告内容

急性职业中毒事件的报告内容包括报告时间、报告人、报告单位(联系电话、联络人姓名)、中毒事件发生单位的名称及地址、中毒事件发生的地点及时间、可能引起中毒的毒物及其数量、中毒人员就诊医院、主要临床表现、中毒人数及死亡人数、事件发生时的气象情况以及中毒事件处理情况。

三、接报和上报

接报后应立即对报告事项进行核实,确认中毒事件的规模,为中毒人员的救治措施提供适当的建议。在对中毒事件核实确认后,应立即向卫生行政部门报告,并按规定进行网络直报,同时随时报告中毒事件的事态进展。对可能造成重大社会影响的突发急性职业中毒事件,可通过卫生行政部门越级上报。

四、报告时限及程序

责任报告人在发现急性职业中毒事件后应及时报告所在地卫生行政部门指定的接报单位。发现急性职业中毒事件,应在 2 小时内向所在地卫生行政部门报告。

接到报告的卫生行政部门应在 2 小时内向本级人民政府报告,并逐级向上级卫生行政部门报告。

五、紧急报告范围和方式

出现死亡患者或同时出现 3 例及以上中毒患者的急性职业中毒事件,或其他需要实施紧急报告的急性职业中毒事件,均应进行应急报告。

1. 电话报告。接报单位在对急性职业中毒事件核实无误后,应立即以电话或传真的形式报告同级卫生行政部门,同时电话告知当地负责职业卫生监督的机构。

2. 网络直报。接报职业中毒事件经核实无误后,除电话报告同级卫生行政部门外,尚需进行网络直报。初次报告:在对中毒事件核实无误后 2 小时内,按卫生部网络直报项目,制作并填写《突发公共卫生事件初次报告记录单》,经主管领导核准后,进行网络直报。进程报告:从初次报告后当天起,每 24 小时将事件的发展和调查处理工作进程进行一次报告,按卫生部网络直报项目,制作并填写《突发公共卫生事件进程报告记录单》,经主管领导核准后,进行网络直报。结案报告:在对事件调查处理结束(结案)后 2 小时内,应对本起事件的发生、发展、处置、后果等,进行全面的汇总和评估,按卫生部网络直报项目,制作并填写《突发公共卫生事件结案报告记录单》,经主管领导批准后,进行网络直报。

3. 书面报告。初步书面报告:在完成急性职业中毒事件现场初步调查和处理后 24 小时内,将事件的基本调查和处理情况以书面形式向同级卫生行政部门和上级疾病预防控制部门进行初步报告。主要内容应包括:事件简要情况(接报时间、发生单位及地址、事件发生经过);中毒患者情况(发病时间、接触人数、中毒人数及死亡人数、中毒主要表现及严重程度、患者就诊地点及救治情况);可疑毒物情况(毒物名称、种类、数量、存在方式);事件发生时,发生地地理环境及气象情况以及周围居民居住地情况;样品采集情况(包括患者的血液和尿液、空气、水源等样品);已采取的控制措施及效果(隔离区、防护区、人员疏散、中毒人员救治、毒物);中毒事件初步结论。

最终书面报告:在对中毒事件调查处理结束(结案)后 24 小时内,应对本起事件的发生、发展、处置、后果等,进行全面的汇总和评价,以书面形式向同级卫生行政部门和上级疾病预防控制部门进行最终报告。内容包括中毒事件概况、接报过程、中毒事件发生的时间、地点、中毒人数、主要中毒表现、大致经过以及报告等情况;调查人员的组成、调查对象的确定与选择、调查的样本数、调查的内容、方法及数据处理等;中毒事件发生单位的基本情况、事件发生时中毒现场的各个生产活动状况;中毒患者的临床表现、包括症状、体征及潜伏期;现场和实验室的检测方法和检测结果;中毒事件的结论,包括中毒事件发生单位、中毒人数、毒物种类、名称等。

4. 其他报告:接到影响范围跨越辖区的急性职业中毒事件报告后,应立即通知有关辖区的卫生行政部门;中毒事件发生死亡病例或者可能涉及刑事犯罪的,应立即报告中毒事件发生地的公安部门;接到急性职业中毒事件报告的卫生行政部门,应及时向中毒事件相关的其他政府部门通报。

第三节　职业中毒现场应急处理

职业中毒事件发生后,应立即组织专业人员对中毒事件进行调查核实,确认及综合评估,组织应急卫生救治人员和调查人员赶赴现场采取调查及开展医疗救治等应急措施,根据现场情况提出应急处理工作建议。

一、现场调查

1. 现场调查的目的。确定造成中毒危害的物质;对中毒原因和危害程度进行评价;向现场救援者提供救援建议;对伤者进行现场急救并向临床工作者提出处理建议;对公众、媒体和决策者提供建议;防止类似事件的发生。

2. 现场调查的有关准备。信息资料收集,结合接到的报告内容收集有关职业中毒的文献;检查应急调查包是否配备完好(快速检测仪器、采样装备、现场调查表、现场记录表、照相机、录音机等);个体防护装备和通信工具;制订调查计划,确定调查组成员及负责人,安排现场调查工作中的组织分工。

3. 现场调查的内容。急性职业中毒的现场调查主要开展以下几项工作,并填写《急性职业中毒患者现场劳动卫生学调查表》。

(1)到达中毒现场后,应与事件处理现场负责人联系,获得配合。若现场尚未得到控制,应根据获悉的资料和调查到的资料,立即就事件现场控制措施、中毒患者人数统计、检伤以及急救处理、救援人员的个体防护、现场隔离带设置、人员疏散等提出建议,并在确保安全的情况下开展调查。调查人员要在正确的个体防护下开展工作。若中毒事件已经得到控制,应先了解中毒事件概况(时间、地点、中毒人数、救治情况),再进行现场勘察。

(2)现场勘察包括了解现场环境状况、生产工艺流程及相关资料,在现场对可疑毒物进行浓度检测并采集样品留实验室分析(现场空气或其他样品的毒物浓度即便已被稀释也应测定,有时也可事后模拟现场进行检测作为参考)。

(3)调查现场中毒者及其他相关人员,了解中毒事件发生经过,中毒人员接触毒物时间、地点、方式,中毒人员姓名、性别、工种,中毒的主要症状、体征、实验室检查及抢救经过。同时向临床救治单位进一步了解相关资料(事件发生过程、抢救经过、实验室检查结果等),并采取患者的生物样品留待检测。

(4)现场调查时应注意现场安全和自我保护;仔细观察倾听各方面意见,做好记录;进行现场拍照和录音。

4. 样品采集。必须首先了解事件发生过程和发生地的情况后再进行样品采集,采集时应注意要采集具有代表性的样品,选择合适的采样容器和采样工具,防止污染,采集的样品量应足够满足多次重复检测。

(1)环境样品:作业场所的有毒物质包括气体、挥发性液体以及可能扬起雾滴或粉尘的有毒液体和固体。当毒物以气态和蒸气态形式存在时,使用吸收管、固体吸附剂管、注射器或采气袋等进行采集。采集方法以集气法为主,亦可使用导向采样法。当它们以气溶胶形式存在时,使用滤料(微孔滤膜、过滤乙烯滤膜)、采样夹和冲击式吸收管;当它们以蒸气态和气态形式共同存在时,使用浸渍滤料或滤料加固体吸附剂采集。当存在形式不明时,使用注射器或采气袋采集。

(2)生物制品:出现职业中毒病人或疑似患者时,可采集中毒患者的血液、尿液为主要的生物样品。血液样品采集量为10mL,尿液样品为50～100mL。

5. 现场快速检测。为及时了解发生急性职业中毒的原因,为急性职业中毒的诊断提供依据,要进行现场监测工作,对中毒现场的空气及可能造成中毒的水或物质进行必要的现场快速监测,不能进行现场快速测定的项目,现场采样后,应及时送有关监测检验中心进行化验分析。对中毒现场已被破坏或已遭改变的,必要时须进行模拟测试。

6. 现场个体防护。所有中毒现场工作的人员都应穿着适当的个体防护装备。在进入有害物质泄漏现场时,应使用过滤式呼吸防护器;如有害物质环境浓度达到立即威胁生命和健康的浓度(IDLH)或环境浓度无法明确,或者同时存在缺氧(氧浓度<18%)时,应使用供气式呼吸防护器;同时根据毒物性质穿着相应的其他个体防护装备(防护服、防护手套、防护眼镜、防护靴、防护帽等)。

二、现场救援工作遵循的原则

1. 迅速脱离现场。迅速将患者移离中毒现场至上风向的空气新鲜场所,安静休息,避免活动,注意保暖,必要时给予吸氧。密切观察 24 ~ 72 小时。根据患者病情迅速将病员检伤分类,做出相应的标志,以保证医务人员抢救。在发生多人急性中毒时,根据患者病情紧急将患者分类,分别妥善处理危重患者、一般患者和接触者(对接触者心理恐慌者给予心理疏导)。

2. 防止毒物继续吸收。脱去被毒物污染的衣物,用流动的清水及时反复清洗皮肤毛发 15 分钟以上,对于可能经皮肤吸收中毒或引起化学性烧伤的毒物更要充分冲洗,并可考虑选择适当中和剂中和处理,眼睛溅入毒物要优先彻底冲洗。

3. 对症支持治疗。保持呼吸道通畅,密切观察患者意识状态、生命体征变化,发现异常立即处理。保护各脏器功能,维持电解质、酸碱平衡等对症支持治疗。

4. 应用特效解毒剂。在现场应抓紧时机,立即早期给予相应的特效解毒剂。

5. 救治要点。尽快查清毒物种类,明确诊断,以采取针对性治疗措施。病因不明时,应先进行抢救,同时查清毒物。治疗的重点在维持心脑肺等脏器功能,密切观察生命体征变化。

三、事件评估

负责中毒事件现场调查的单位在接到报告后应立即派遣调查组赴现场进行调查处理,并将调查报告及时上报。急性职业中毒事件发生地卫生行政部门应在当地人民政府领导下,立即组织各方面专家,根据现场调查报告、相关资料及应急处理工作情况,对中毒事件进行评估。

1. 初期评估

(1)评估内容。毒物的种类、数量、暴露方式、途径以及范围;毒物可能威胁暴露范围内的人员数量及分布;人员伤亡情况;卫生救援资源状况;已经采取的应急措施等。

(2)评估结果。中毒事件的严重程度和影响波及面、中毒事件可能的发展趋势、目前已采取的应急措施和控制效果、继续需要采取的应急措施等。评估结果除了向当地政府及其卫生行政部门报告外,还应及时向上级相关部门报告。

(3)处理过程中的评估。在中毒事件处理过程中,还应根据各类情况的不断变化,随时组织专家对中毒事件进行评估,并将评估结果向有关部门报告。

2. 事后评估

在中毒事件处理完毕后,应对事件进行科学、客观地评估。评估内容包括中毒事件涉及的毒物种类和中毒事件的性质,采取的应急处理措施各个环节的经验和教训,中毒事件对社会、经济及公众心理的影响等。

四、应急响应的终止

1. 终止条件:事件源已经消除,中毒现场环境中有害物质浓度应低于职业接触限值。未出现新的中毒患者且原有患者病情稳定 24 小时以上。

2. 终止程序:配合卫生行政主管部门组织专家对中毒事件进行评估,提出终止应急反应的建议,报请同级人民政府批准后宣布,并向上一级主管部门报告。

五、急性职业中毒应急处置的保障

1. 应急队伍:各级卫生行政部门组建由医疗卫生专业人员组成的急性职业中毒应急救援队伍,并配备必要的仪器设备,提高应急救治能力。定期开展急性职业中毒应急救援的培训和演练,制订周密的演习计划,加强各部门间的密切协作。

2. 应急处置必须配备的基本设备、药品:以保证必备特效解毒药品的储存与更新和医疗设备的配备。

第六章　职业卫生档案

第一节　概　述

职业卫生档案:是指职业卫生监督执法、职业卫生技术服务、职业卫生管理以及职业卫生科学研究活动中形成的,应当归档保存的图纸、图表、报表、文字材料、计算材料、照片、影片、录像、录音带、计算机数据等文件材料。职业卫生档案是职业病防治工程的真实记录和反映,也是职业卫生行政执法的重要参考依据。职业卫生行政及监督机构、用人单位、职业卫生技术服务机构等都应当建立职业卫生档案,并指定专(兼)职人员负责管理。

一、职业卫生档案的法律地位

《中华人民共和国职业病防治法》(2012 年修订)第二十一条规定:"用人单位应当建立、健全职业卫生档案和劳动者健康监护档案"。第二十七条规定:"用人单位应当按照国务院安全生产监督管理部门的规定,定期对工作场所进行职业病危害因素检测、评价,检测、评价结果存入用人单位职业卫生档案,定期向所在地安全生产监督管理部门报告并向劳动者公布。"第三十七条规定:"用人单位应当为劳动者建立职业健康监护档案,并按照规定的期限妥善保存。劳动者离开用人单位时,有权索取本人职业健康监护档案复印件,用人单位应当如实、无偿提供,并在所提供的复印件上签章。"第四十八条规定:"用人单位应当如实提供职业病诊断、鉴定所需的劳动者职业史和职业病危害接触史、工作场所职业病危害因素检测结果等资料。"第四十九条规定:"用人单位不提供工作场所职业病危害因素检测结果等资料的,诊断、鉴定机构应当结合劳动者的临床表现、辅助检查结果和劳动者的职业史、职业病危害接触史,并参考劳动者的自述、安全生产监督管理部门提供的日常监督检查信息等,做出职业病诊断、鉴定结论。"第六十四条规定:"安全生产监督管理部门履行监督检查职责时,有权采取下列措施:进入被检查单位和职业病危害现场,了解情况,调查取证;查阅或者复制与违反职业病防治法律、法规的行为有关的资料和采集样品;责令违反职业病防治法律、法规的单位和个人停止违法行为。"第七十二条规定:"用人单位违反本法规定,有下列行为之一的,由安全生产监督管理部门责令限期改正,给予警告,可以并处五万元以上十万元以下的罚款:……(四)未按照规定组织职业健康检查、建立职业健康监护档案或者未将检查结果书面告知劳动者的;(五)未依照本法规定在劳动者离开用人单位时提供职业健康监护档案复印件的。"

二、建立和完善职业卫生档案的意义

1. 职业卫生档案和劳动者职业健康监护档案是职业病危害预防、评价、控制、治理,研究和开发职业病防治技术以及职业病诊断鉴定的重要依据。

2. 有利于档案建立单位系统记录所开展的职业卫生工作,积累相应资料,为提高自身职业病防治水平提供基本数据。

3. 有利于区分健康损害责任,解决用人单位和劳动者可能发生的纠纷(劳资关系、职业病诊断与保障等方面),是可能发生的法律纠纷预防措施。

4. 有利于加强自身职业卫生管理,是提高职业病防治水平的见证。

5. 职业卫生档案是用人单位接受行政部门监督的基础资料,受到法律保护。

6. 职业卫生档案是用人单位节约生产成本重要途径之一。

7. 职业卫生档案是用人单位迎接国际产品壁垒挑战的基石。

三、文件材料的形成和归档

1. 职业卫生档案建立单位应当建立、健全职业卫生文件材料的形成、积累、整理、归档制度,做到每一项活动,都有完整、准确、系统的文件材料归档保存。

2. 档案建立单位应当把职业卫生文件材料的形成、积累、整理和归档纳入单位工作程序和科研、生产、基建等计划中,列入有关部门和有关人员的职责范围。

3. 档案建立单位在一个项目或工作完成或告一段落以后,必须将所形成的文件材料加以系统整理,组成保管单位,填写保管期限,注明密级,由相关人员审查后,及时归档。

4. 凡是需要归档的文件材料,都应该做到书写材料优良、字迹工整、图样清晰,有利于长久保存。

5. 档案管理部门有责任检查和协助相关人员做好科技文件材料的形成、积累、整理和归档的工作。

四、职业卫生档案管理的基本要求

1. 档案管理部门对接收来的职业卫生档案,应当进行分类、编目、登记、统计和必要的加工整理。档案案卷归档前要做好以下事项:案卷标题简明扼要,包括文件制发机关、内容、文种三个部分,标题明确;职业卫生档案保管期限明确;填写卷内目录、备考表及案卷皮、编号,装订成卷;归档的案卷要填写移交目录,双方签字。

2. 档案室对各部门移交来的职业卫生档案,要认真进行质量检查,及时编号登记,入库保管。

3. 档案工作人员对档案的收进、移出、销毁、管理、借阅、利用等情况要进行登记,档案工作人员调离时,必须办好交接手续。

4. 档案库房要坚固、安全,做好防盗、防火、防虫、防鼠、防高温、防潮、通风等项工作,并有应急措施。

5. 职业卫生档案要设专人管理,定期检查清点,如发现档案破损、变质时要及时修补复制。

6. 档案建立单位应当建立和健全文件更改、补充的制度。更改、补充文件,必须履行审批手续。

7. 对保管的职业卫生档案要积极提供利用,严格执行借阅制度。

8. 利用职业卫生档案的人员应当爱护档案,职业卫生档案室严禁吸烟,严禁对职业卫生档案拆卷、涂改、污损、转借和擅自翻印。

9. 对于涉及劳动者个人健康资料的,档案建立单位应当履行保密义务。

10. 档案建立单位应当按相关规定制定本单位的职业卫生档案保管期限表。档案的保管期限,分为永久、长期、定期三种。

11. 要销毁的职业卫生档案,必须造具清册,经单位领导审定,报送上级主管机关备案。销毁职业卫生档案,要指定监销人,防止失密。

12. 管理部门对重要的档案应当复制副本,分别保存,以保证在非常情况下档案的安全和提供利用。

13. 凡单位撤销或变动,其档案要妥善整理,并经相关人员批准后向接受单位办理交接手续。

第二节 职业卫生档案内容

职业卫生技术服务机构包括为建设项目提供职业病危害预评价、职业病危害控制效果评价,为用人单位提供职业病危害因素检测与评价、职业病危害现状评价、职业病防护设备设施与防护用品评价,为用人单位和劳动者提供职业健康监护和职业健康检查等技术服务的机构。本节主要介绍为建设项目提供职业病危害预评价、职业病危害控制效果评价,为用人单位提供职业病危害因素检测与评价、职业病危害现状评价的技术服务机构的职业卫生档案管理内容。

一、综合档案

主要包括以下内容。

1. 国家有关职业病防治工作的法律、法规、规范、标准清单及有关文本。

2. 职业卫生技术服务机构监管部门的相关文件清单及有关文本。

3. 各部门职能、人员分工及其职责、人员任命文件。

4. 职业卫生技术服务工作计划和总结。

5. 监管部门监督管理(年检、监督检查、续展)相关资料。

6. 技术服务机构相关管理制度、规定等。

7. 监管部门规定的其他应归档资料。

二、质量管理档案

主要包括以下几方面。

(1)质量体系文件:① 质量手册;② 程序性文件;③ 标准操作规程或作业指导书;④ 格式文件。

(2)内部审查相关资料:① 内部审查计划、方案、通知等资料;② 内部审查实施记录;③ 内部审查发现问题整改记录;④ 内部审查总结。

(3)质量监督相关资料:① 质量监督实施记录;② 质量监督发现问题整改记录。

(4)管理评审相关资料:① 管理评审计划、通知等资料;② 管理评审会议签到记录;③ 管理评审汇总资料(各部门汇报资料、主要输入内容等);④ 管理评审会议纪要;⑤ 管理评审工作总结资料。

(5)质量管理部门日常工作记录。

三、人员技术管理档案

主要包括以下几方面。

1. 技术人员一览表。

2. 技术人员培训计划及总结。

3. 技术人员个人档案:① 技术人员基本情况登记表;② 学历、学位、职称、职务等证明资料;③ 技术人员上岗合格证明材料,包括资质证明、培训合格证明等;④ 技术人员工作业绩证明资料;⑤ 发表论文、出版著作、发明专利等资料;⑥ 技术人员年度考核资料。

4. 其他应归档的相关资料。

四、仪器设备管理档案

主要包括以下几方面。

1. 仪器设备清单。

2. 仪器设备检定、校准计划和总结。

3. 仪器设备检定、校准证明。

4. 每台仪器设备档案:① 仪器设备采购计划、申请单等;② 仪器设备验收记录;③ 仪器设备使用说明书等资料;④ 仪器设备操作规程;⑤ 仪器设备检定、校准记录;⑥ 使用、维修、维护记录。

5. 其他应归档的相关资料。

五、建设项目职业病危害预评价档案

主要包括以下几方面。

1. 委托书、合同等。

2. 合同评审资料。

3. 职业病危害预评价方案。

4. 方案审核表。

5. 职业病危害预评价报告书(各个阶段版本)。

6. 职业病危害预评价报告书审查记录。

7. 职业病危害预评价报告书修改记录。

8. 建设项目可行性研究资料。

9. 建设项目相关文件。

10. 建设项目职业卫生现场调查资料。

11. 类比资料:① 类比调查资料;② 类比检测资料;③ 职业健康监护资料。

12. 保密承诺(建设项目为保密项目时)。

13. 其他应归档的相关资料。

六、建设项目职业病危害控制效果评价档案

主要包括以下几方面。

1. 委托书、合同等。

2. 合同评审资料。

3. 职业病危害控制效果评价方案。

4. 方案审核表。

5. 职业病危害控制效果评价报告书(各个阶段版本)。

6. 职业病危害控制效果评价报告书审查记录。

7. 职业病危害控制效果评价报告书修改记录。

8. 建设项目设计说明书及职业病防护设施设计专篇等资料。

9. 建设项目相关文件。

10. 建设项目职业卫生现场调查资料。

11. 工作日写实资料。

12. 职业病危害因素检测资料,包括报告、采样原始记录、实验室原始记录等资料。

13. 职业健康监护资料。

14. 职业病危害预评价报告书。

15. 行政监督管理部门预评价、设计审查等阶段的批复意见。

16. 保密承诺(建设项目为保密项目时)。

17. 其他应归档的相关资料。

七、职业病危害因素检测与评价档案

主要包括以下几方面。

1. 委托书、合同等。

2. 合同评审资料。

3. 检测与评价方案。

4. 方案审核表。

5. 检测与评价报告。

6. 检测与评价报告审核记录。

7. 检测原始记录,包括现场调查记录、采样原始记录、实验室原始记录等资料。

8. 其他应归档的相关资料。

(王晓琴)

卫生监测篇

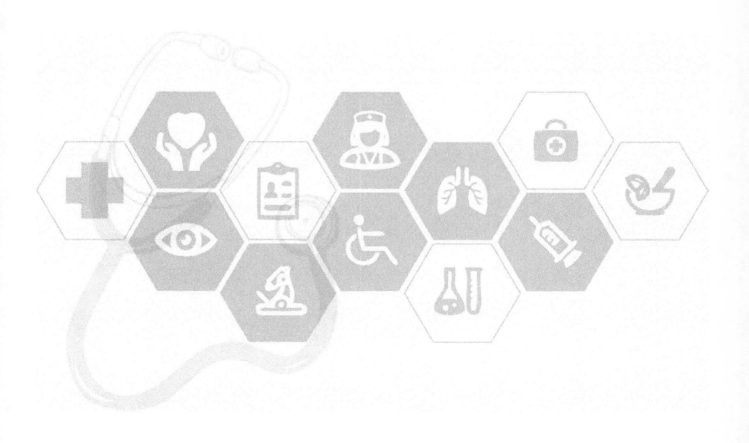

第一章　食源性疾病的监测

第一节　食品安全风险监测

食品安全是指食品无毒、无害,符合应有的营养要求,对人体健康不造成任何急性、亚急性或者慢性危害。2009 年 6 月 1 日生效的《中华人民共和国食品安全法》第二章第十一条和《中华人民共和国家食品安全法实施条例》第二章规定:国家建立食品安全风险监测制度,对食源性疾病、食品污染及食品中的有害因素进行监测。国务院卫生行政部门会同国务院有关部门制订、实施国家食品安全风险监测计划。省、自治区、直辖市人民政府卫生行政部门根据国家食品安全风险监测计划,结合本行政区域的具体情况,组织制订、实施本行政区域的食品安全风险监测方案。我国的食品中化学污染物及有害因素监测开始于 2000 年的全国食品污染物监测,当时只有国家疾控和九家省级疾控中心参加。监测项目也仅限于农药残留、重金属污染和几种食品的致病菌污染。经过十多年的努力,特别是《食品安全法》实施后的近三年,食品安全风险监测有了跨越式的发展。参加单位包括全部省级疾控、绝大部分市(州)疾控、部分县(区)疾控和部分相关部门的食品检测实验室;监测范围覆盖了所有的食品生产原材料、半成品食品、食品及食品包装材料;监测项目增加到包括农药残留、兽药残留、有毒有害元素污染物、致病菌、真菌毒素、超量食品添加剂、非法食品添加剂等上百个指标,已经获得了上百万个监测数据。为科学评估我国的食品安全现状、掌握影响食品安全质量的关键食品和指标,以及各监管环节科学开展食品安全管理提供了技术依据;为科学合理制定国家食品安全标准奠定了技术基础。食品安全风险监测网是食品中各种有毒有害指标含量水平的重要信息来源,也是国家实施食品安全控制强有力的技术支撑。

一、食品安全风险监测与评估的定义

食品安全风险监测是通过系统和持续的收集食源性疾病、食品污染以及食品中有害因素的监测数据及相关信息,对食品安全状况进行综合分析和及时通报的活动。

二、食品安全风险监测的目的

1. 是通过风险监测,了解我国食品安全的整体状况,科学评价食品污染和食源性疾病对健康带来的危害及造成的经济负担,为有效制定食品安全管理政策提供技术依据。

2. 是通过风险监测,了解掌握国家或地区特定食品或特定污染物的水平,掌握污染物变化趋势,开展风险评估并适时制订修订食品安全标准,指导食品生产经营企业做好食品安全管理。

3. 是通过风险监测从一个侧面反映一个地区食品安全监管工作的水平,指导确定监督抽检重点领域,评价干预实施效果,为政府食品安全监管提供科学信息。

4. 是通过风险监测指导科学发布食品安全信息,客观评价并发布食品安全客观情况,科学宣传食品安全知识,维护人民群众的知情权,增强我国消费者的信心,促进国际食品贸易发展。

三、食品安全风险监测计划的制定

1. 国家食品安全风险监测计划应根据食品安全风险评估、食品安全标准制定与修订和食品安全监督管理等工作的需要制定。国务院有关部门根据食品安全监督管理等工作的需要,提出列入国家食品安全风险监测计划的建议。建议的内容应包括食源性疾病、食品污染和食品中有害因素的名称、相关食品类别及检测方法、经费预算等。

2. 国家食品安全风险评估专家委员会负责根据食品安全风险评估工作的需要,提出制定国家食品安全风险监测计划的建议,于每年 6 月底前报送卫生部。卫生部会同国务院有关部门于每年 9 月底以前制订并印发下年度国家食

品安全风险监测计划。在制订国家食品安全风险监测计划时,应征求行业协会、国家食品安全标准评审委员会以及农产品质量安全评估专家委员会的意见。

3. 国家食品安全风险监测应遵循优先选择原则,兼顾常规监测范围和年度重点,将以下情况作为优先监测的内容。

(1)健康危害较大、风险程度较高以及污染水平呈上升趋势的。

(2)易于对婴幼儿、孕产妇、老年人、患者造成健康影响的。

(3)流通范围广、消费量大的。

(4)以往在国内导致食品安全事故或者受到消费者关注的。

(5)已在国外导致健康危害并有证据表明可能在国内存在的。食品安全风险监测应包括食品、食品添加剂和食品相关产品。

(6)制订国家食品安全风险监测计划的同时应制定国家食品安全风险监测计划实施指南,供相关技术机构参照执行。

(7)国家食品安全风险监测计划应规定监测的内容、任务分工、工作要求、组织保障措施和考核等内容。

国家食品安全风险监测计划应规定统一的检测方法。食品安全风险监测采用的评判依据应经卫生部会同国务院有关部门确认。

(8)卫生部根据医疗机构报告的有关疾病信息和国务院有关部门通报的食品安全风险信息,会同国务院有关部门对国家食品安全风险监测计划进行调整。

四、监测计划的实施

1. 承担食品安全风险监测工作的技术机构应具备食品检验机构资质认定条件和按照规范进行检验的能力,原则上应当按照国家有关认证认可的规定取得资质认定(非常规的风险监测项目除外)。

2. 食品安全风险监测工作的技术机构应根据有关法律法规的规定和国家食品安全风险监测计划实施指南的要求,完成监测计划规定的监测任务,按时向卫生部等下达监测任务的部门报送监测数据和分析结果,保证监测数据真实、准确、客观。

第二节 食源性疾病的监测

一、食源性疾病的定义

食源性疾病是指通过摄食而进入人体的有毒有害物质(包括生物性病原体)等致病因子所造成的疾病。一般可分为感染性和中毒性,包括常见的食物中毒、肠道传染病、人畜共患传染病、寄生虫病以及化学性有毒有害物质所引起的疾病。食源性疾患的发病率居各类疾病总发病率的前列,是当前世界上最突出的卫生问题。

世界卫生组织认为,凡是通过摄食进入人体的各种致病因子引起的,通常具有感染性的或中毒性食源性疾病的一类疾病,都称之为食源性疾患。即指通过食物传播的方式和途径致使病原物质进入人体并引发的中毒或感染性疾病。从这个概念出发不包括一些与饮食有关的慢性病、代谢病,如糖尿病、高血压等,然而国际上有人把这类疾病也归为食源性疾患的范畴。顾名思义,凡与摄食有关的一切疾病(包括传染性和非传染性疾病)均属食源性疾患。

二、食源性疾病的病因

食源性疾患可以有病原,也可有不同的病理和临床表现。但是,这类疾患有一个共同的特征,就是通过进食行为而发病,这就为预防这类疾病提供了一个有效的途径:加强食品卫生监督管理,倡导合理营养,控制食品污染,提高食品卫生质量,可有效地预防食源性疾患的发生。

三、食源性疾病的基本特征

1. 暴发性

一起食源性疾病暴发少则几人,多则成百上千人。在发病形式上,微生物性食物中毒多为集体暴发,潜伏期较长

（6～39 小时）；非微生物性食物中毒为散发或暴发，潜伏期较短（数分钟至数小时）。

2. 散发型

化学性食物中毒和某些有毒动植物食物中毒多以散发病例出现，各病例间在发病时间和地点上无明显联系，如毒蕈中毒、河豚鱼中毒、有机磷中毒等。

3. 地区性

指某些食源性疾病常发生于某一地区或某一人群。例如，肉毒杆菌中毒在中国以新疆地区多见；副溶血性弧菌食物中毒主要发生在沿海地区；霉变甘蔗中毒多发生在北方地区；牛带绦虫病主要发生于有生食或半生食牛肉习俗的地区。

4. 季节性

某些疾病在一定季节内发病率升高。例如，细菌性食物中毒一年四季均可发生，但以夏秋季发病率最高；有毒蘑菇、鲜黄花菜中毒易发生在春夏生长季节，霉变甘蔗中毒主要发生在 2～5 月份。

四、食源性疾病的分类

1. 按照疾病类型分类

（1）食物中毒：指食用了被有毒有害物质污染或含有有毒有害物质的食品后出现的急性、亚急性疾病；

（2）与食物有关的变态反应性疾病；

（3）经食品感染的肠道传染病（如痢疾）、人畜共患病（口蹄疫）、寄生虫病（旋毛虫病）等；

（4）因二次大量或长期少量摄入某些有毒有害物质而引起的以慢性毒害为主要特征的疾病。

2. 按致病因子

（1）细菌性食源性疾病。

（2）食源性病毒感染。

（3）食源性寄生虫感染。

（4）食源性化学性中毒。

（5）食源性真菌毒素中毒。

（6）动物性毒素中毒。

（7）植物性毒素中毒。

五、食源性疾病的监测

1. 定义

食源性疾病监测：指通过医疗机构、疾病控制机构对食源性疾病及其致病因素的报告、调查和检测等收集的人群食源性疾病发病信息。

2. 食源性疾病的主动监测

（1）哨点医院监测：哨点医院是指选择有代表性的镇级以上的医疗机构作为哨点医院，全年对符合监测病例定义的门诊和住院病例进行监测，监测内容包括收集门诊和住院腹泻患者的症状与体征记录、临检结果、粪便或肛拭标本，样本应尽快送往当地疾病预防控制中心公共卫生科登记，由公共卫生科送实验室进行病原监测。同时，哨点医院每天将《食源性疾病病例信息表》送至当地疾病预防控制中心，当地疾病预防控制中心应尽快通过食源性疾病主动监测报告系统填报并及时上报信息。

（2）实验室监测：实验室监测是指，通过对病原体进行深入的分析，从病原学上提供病因相关性的实际证据，结合流行病学调查，分析污染食品的来源、证实污染食品在暴发流行中的作用。建立食源性致病菌分子分型溯源数据库，提高早期发现食源性疾病暴发的能力；同时，对食源性致病菌分离株开展药敏试验，为食源性疾病治疗、预防和控制措施提供指导。实验室完成检验后，填报《食源性疾病监测病例样本检测结果表》和《食源性疾病监测病例样本致病菌分离株登记表》，通过食源性疾病主动监测报告系统及时填报和上报信息。

（3）社区人群监测：选择调查的地区为农村或医院哨点辐射范围内的社区。根据经验保守估计人群中的腹泻病的年发病率 P 为 20% 左右，取容许误差 0.2P。根据现况调查样本量估算公式，调查样本量为 400 人左右。调查采取横断面现况调查方法进行。根据电话普及率高低采取不同的调查方法，对于电话普及率较高的地区（如城镇和经济发达的农村）采用电话调查方式进行调查；对于电话普及率较低的地区（如经济欠发达农村）采用入户问卷方式进行调查。

六、食源性疾病的预警系统

1. 食源性疾病预警系统的级别和指标:预警系统可以分为三级。三级预警系统设立在市级卫生行政部门或疾病预防控制中心;二级预警系统设置在省级卫生行政部门或疾病预防控制中心;以及预警系统设在国家级别卫生行政部门或疾病预防控制中心。

预警系统下设 5 个主动监测网:各级医疗机构腹泻门诊监测网、社区人群监测网、药房腹泻销售监测网、学校学生缺课率监测网、食品污染物监测网。

2. 食源性疾病预警系统的组织机构:各级预警系统的行政负责人为卫生行政部门的负责人,指挥、协调预警系统正常开展预警系统。技术负责人为各级疾病预防控制机构的负责人,负责预警系统的技术指导及对预警系统人员的业务培训。

3. 食源性疾病预警系统的启动和响应:三级预警系统的启动,由市级卫生行政部门、市疾控中心、市卫生监督所、所辖地区有关市、县、乡级医院共同启动,做出响应。三级预警系统启动后,市级卫生行政部门应当做进一步领导,统一指挥、协调、组织有关人员对事件进行处理,并保证启动所需经费、医疗救治、药品及预防等物资的供应,保证启动工作的有序进行及各种措施的落实工作。市级疾控系统应组织相关技术人员到达现场,开展流行病学调查,根据《食源性疾病个案调查表》的内容,详细询问患者和相关进食人员,了解食源性疾病的发病人数、同时进食人数、共同进食人数、共同进餐后发病者的临床症状及共同特点,初步确定可疑食物、分析中毒原因;并采取可疑食物和患者血液、呕吐物、排泄物、用具容器等标本进行实验室检验结果,对食源性疾病做出初步判断。

第三节　食品污染的监测

一、食品污染的定义

食品本身不应含有有毒有害的物质。但是,食品在种植或饲养、生长、收割或宰杀、加工、贮存、运输、销售到食用前的各个环节中,由于环境或人为因素的作用,可能使食品受到有毒有害物质的侵袭而造成污染,使食品的营养价值和卫生质量降低。这个过程就是食品污染。

二、造成食品污染物的原因

食品是构成人类生命和健康的三大要素之一。食品一旦受污染,就要危害人类的健康。食品污染是指人们吃的各种食品,如粮食,水果等在生产、运输、包装、贮存、销售、烹调过程中,混进了有害有毒物质或者病菌.食物污染可分为生物污染和化学性污染两大类。生物性污染是指有害的病毒、细菌、真菌以及寄生虫污染食品。化学性污染是由有害有毒的化学物质污染食品引起的。各种农药是造成食品化学性污染的主要食品污染食品污染原因。食品污染分为生物性、化学性及物理性污染三类。

1. 生物性

生物性污染是指有害的病毒、细菌、真菌以及寄生虫污染食品。属于微生物的细菌、真菌是人的肉眼看不见的。鸡蛋变臭,蔬菜烂掉,主要是细菌、真菌在起作用。细菌有许多种类,有些细菌如变形杆菌、黄色杆菌、肠杆菌可以直接污染动物性食品,也能通过工具、容器、洗涤水等途径污染动物性食品,使食品腐败变质。真菌的种类很多,有 5 万多种。最早为人类服务的霉菌,就是真菌的一种。但其中百余种菌株会产生毒素,毒性最强的是黄曲霉毒素。食品被这种毒素污染以后,会引起动物原发性肝癌。据调查,食物中黄曲霉素较高的地区,肝癌发病率比其他地区高几十倍。英国科学家认为,乳腺癌可能与黄曲霉毒素有关。我国华东、中南地区气候温湿,黄曲霉毒素的污染比较普遍,主要污染在花生、玉米上,其次是大米等食品。污染食品的寄生虫主要有蛔虫、绦虫、旋毛虫等,这些寄生虫一般都是通过病人、病畜的粪便污染水源、土壤,然后再使鱼类、水果、蔬菜受到污染,人吃了以后会引起寄生虫病。

霉菌及其产生的毒素对食品的污染多见于南方多雨地区,毒素的毒性也不同。与食品的关系较为密切的霉菌毒素有黄曲霉毒素、赭曲毒素、杂色曲毒素、岛青霉素、黄天精、桔青霉素、层青霉素、单端孢霉素类、丁烯酸内酯等。霉菌和霉菌毒素污染食品后,引起的危害主要有两个方面;即霉菌引起的食品变质和霉菌产生的毒素引起人类的中毒。霉菌污染食品可使食品的食用价值降低,甚至完全不能食用,造成巨大的经济损失。据统计全世界每年平均有 2% 的谷物由于霉变不能食用。霉菌毒素引起的中毒大多通过被霉菌污染的粮食、油料作物以及发酵食品等引起,而且霉菌中毒往往表现为明显的地方性和季节性。

影响霉菌生长繁殖及产毒的因素是很多的,与食品关系密切的有水分、温度、基质、通风等条件,为此,控制这些条件,可以减少霉菌和毒素对食品造成的危害。

2. 化学性

(1)化学性污染是由有害有毒的化学物质污染食品引起的。各种农药是造成食品化学性污染的一大来源,还有含铅、镉、铬、汞、硝基化合物等有害物质的工业废水、废气及废渣;食用色素、防腐剂、发色剂、甜味剂、固化剂、抗氧化剂食品添加剂;作食品包装用的塑料、纸张、金属容器等。如用废报纸、旧杂志包装食品,这些纸张中含有的多氯联苯就会通过食物进入人体,从而引起病症。多氯联苯是200多种氯代芳香烃的总称,当今世界生产和使用这种东西的数量相当大。有资料证明,在河水、海水、水生物、土壤、大气、野生动植物以及人乳、脂肪,甚至南极的企鹅、北冰洋的鲸体内,都发现了多氯联苯的踪迹。食品在加工过程中,加入一些食用色素可保持鲜艳色泽。但是有些人工合成色素具有毒性。

(2)化学性污染是指有害化学物质的污染。在农田、果园中大量使用化学农药,是造成粮食、蔬菜、果品化学性污染的主要原因。这些污染物还可以随着雨水进入水体,然后进入鱼虾体内。我国某地湖泊受到农药污染后,不少鱼的身体变形,烹调后药味浓重,被称为"药水鱼"。这些"药水鱼"曾造成数百人中毒。有些农民在马路上晾晒粮食,容易使粮食沾染沥青中的挥发物,从而对人体健康产生不利影响。

随着社会城市化的发展,人们已经摆脱那种自给自足的田园式生活。许多粮食、蔬菜、果品和肉类,都要经过长途运输或储存,或者经过多次加工,才送到人们面前。在这些食品的运输、储存和加工过程中,人们常常往食品中投放各种添加剂,如防腐剂、杀菌剂、漂白剂、抗氧化剂、甜味剂、调味剂、着色剂等,其中不少添加剂具有一定的毒性。例如,过量服用防腐剂水杨酸,会使人呕吐、下痢、中枢神经麻痹,甚至有死亡的危险。

3. 物理性

主要来源于复杂的多种非化学性的杂物,虽然有的污染物可能并不威胁消费者的健康,但是严重影响了食品应有的感官性状和/或营养价值,食品质量得不到保证,主要有:

(1)来自食品产、储、运、销的污染物,如粮食收割时混入的草籽、液体食品容器池中的杂物、食品运销过程中的灰尘及苍蝇等。

(2)食品的掺假使假,如粮食中掺入的沙石、肉中注入的水、奶粉中掺入大量的糖等。

(3)食品的放射性污染,主要来自放射性物质的开采、冶炼、生产、应用及意外事故造成的污染。

食品的放射性污染通常指食品生产加工过程中的杂质超过规定的含量,或食品吸附、吸收外来的放射性核素所引起的食品质量安全问题。

如小麦粉生产过程中,混入磁性金属物,就属于物理性污染。其另一类表现形式为放射性污染,如天然放射性物质在自然界中分布很广,它存在于矿石、土壤、天然水、大气及动植物的所有组织中,特别是鱼类贝类等水产品对某些放射性核素有很强的富集作用,使用食品中放射核素的含量可能显著地超过周围环境中存在的该核素放射性。放射性物质的污染主要是通过水及土壤污染农作物、水产品、饲料等,经过生物圈进入食品,并且可通过食物链转移。放射性核素对食品的污染有三种途径:一是核试验的降沉物的污染;二是核电站和核工业废物的排放的污染;三是意外事故泄漏造成局部性污染。

三、食品中有害因素

随着新的食品资源的不断开发,食品品种的不断增加,生产、加工、贮藏、运输等环节的增多,环境污染的影响,使食品产生许多不安全因素。食物中的有害因素包括:

1. 食品中存在的天然毒素。

2. 化学元素对食品安全的影响。

3. 细菌及毒素对食品的危害。

4. 霉菌毒素对食品的危害。

5. 病毒对食品的危害。

6. 寄生虫对食品的危害。

7. 环境污染物对食品的污染与危害。

8. 食品添加剂对食品安全的影响。

9. 食品贮藏与加工过程中形成的有害物质。

10. 农药残留对食品的污染与危害。

11. 兽药残留对食品的污染与危害。

12. 包装材料和容器对食品安全的影响。

13. 掺伪食品的危害性。

14. 转基因食品的安全性。

四、食品污染物的监测和预警

为掌握和了解我国食品污染物的污染状况和水平,保护我国居民的身体健康,我国于 2000 年正式开启食品污染物监测网工作。2009 年根据《中华人民共和国食品安全法》的规定,在原有食品化学污染物监测网的基础上做出了相应的调整,发展成为全国食品安全风险监测 – 化学污染物和有害因素监测网。该检测系统为建立和完善全国食品污染物监测系统,促进食品污染物监测的标准化、规范化;调查食品污染物的本底情况,对可能发生的污染事件进行预测、预报;采取有效的控制措施,提高食品卫生质量,制定国家食品污染物的限量标准及控制规范,保障人身体健康做出贡献。

监测内容分为食源性疾病致病菌和化学污染物。食品中化学污染物的种类:食品中的化学污染物品种,成分复杂。主要包括:化肥(氮肥、磷肥、钾肥等);农药(有机氯类、有机磷类、氨基甲酸酯类、沙蚕毒素类、有机砷类、有机氟类、有机汞类等);各种有害金属和非金属(汞、砷、铅、镉、镍、锑、硒、钴、氟等);各种有机物、无机物(苯并芘、亚硝胺、酸、碱、苯胺等)。食源性致病菌的监测主要为肉制品、牛奶、生食蔬菜中的沙门菌、弯曲菌、肠出血性大肠杆菌、单核细胞增生性李斯特菌、海产品中的副溶血性弧菌等,并对食物中毒暴发进行微生物的定量评估。

第四节　食源性致病菌的监测

一、食源性致病菌的监测分类及定义

食源性致病菌的监测分为常规监测和专项监测。

常规监测是针对本辖区的调查,确定其在国家整体水平上的污染基线值,掌握我国主要食源性致病菌的流行情况。

专项监测包括三个部分,一是过程监测,对特定食品的养殖和加工环节进行监测,确定从生产加工环节中食源性致病菌的分布,确定主要污染源或污染环节。由指定的检验机构进行监测。二是耐药监测,掌握我国主要食源性致病菌的耐药情况和耐药趋势。三是溯源监测,确定食品中病原菌的主要污染源,为细菌性食源性疾病的追踪溯源提供有力的科学依据。

二、常规监测的内容及方法

(一)检测内容

参考我国既往食品安全监测情况、细菌性食物中毒的原因食品及国内外食品安全风险信息,按照国家食品安全风险监测应遵循的优先选择原则,兼顾覆盖范围和年度重点,确定常规监测样品的种类和微生物检验项目。其中优先考虑以下品种:直接入口的即食食品;婴幼儿食品;容易反映食品安全状况的食品;消费者关注的食品安全风险和热点问题;使用范围广、消费量大的食品。

(二)监测方法

1. 采样点选择

采样点应是当地居民的主要购买场所和餐饮服务场所。购买场所主要包括超市、农贸市场、商店、专卖店等;餐饮服务场所主要包括各类餐饮单位和集体食堂。应当选择当地居民的主要购买点,其中,必须包括适量的设置在农村的采样点。每类监测食品根据下述原则在相应的采样点抽取样品。

(1)在同一监测点的购买场所采样的食品,如果最大的一类零售点(如超市)供应了市场上至少 80% 的同类食品,

那么只需从这一类零售点中采样。如果不是,就要加入第二大类零售点,直到覆盖市场至少80%的同类食品。

(2)计划从每类零售点抽取的同类食品的样本量应当与这一类零售点销售份额成比例。

(3)在同一监测点的餐饮服务场所采样的食品,应根据餐饮单位分级、卫生状况、既往食物中毒发生情况及监督抽检结果等因素,在各类餐饮单位和集体食堂中分配样品量。

以某监测点某类食品(总样本量=40份)的简单抽样来模拟。第一种抽样设计根据80%抽样设计,占份额最大的市场首先被选择,然后是第二位的市场类型,以此类推直到80%的市场被覆盖,所有样本量在已选择的市场中根据销售份额按比例分配。第二种则考虑该监测点供应某类食品的所有市场类型,采样量根据其在各类零售点的销售份额按比例分配。

2. 各类食品的抽样

根据零售点销售份额的估计值在同一类食品中进行抽样。这种抽样可根据当地零售管理部门提供的营业额具体数据抽取市场上有代表性的样品,或粗略的根据市场供应量多少进行。

抽样过程中应遵循以下原则:

(1)随机从零售的食品中抽样,应尽量采集不同生产厂家的样品,样品要具有代表性。

(2)每一批次的同类食品只采一个样。

3. 抽样时间

食品中食源性致病菌的污染水平会随季节的变化而变化。因此,将一年划分为4个季度,每季度监测1次,每个季度的样本量应当占总样本量的1/4。

4. 食源性致病菌监测的要求

(1)基本要求:在样品的采集、传送、贮存、送检、出具报告的过程中严格规范程序,坚持适时采样、快速传送、及时检测、实时报告的基本原则。

(2)样品的采集和运输

① 一般要求:保证所采集的样品对该类食品具有代表性;在样品采集、运输、贮存等过程中,应采取必要的措施防止交叉污染和环境污染和食品中固有微生物的数量和生长能力发生变化。

样品应在接近原有贮藏温度的条件下传送,需要冷冻、冷藏保存的样品,应使用能达到规定温度的保温箱进行传送。样品送到实验室越快越好。如果路途遥远,可将不需冷冻样品保持在2~5℃环境中。

避免抽样、传送过程中的交叉污染和环境污染。每份样品均应独立包装,包装用容器应清洁、防漏。

定型包装的产品应采集待销、在保质期内且包装完好的产品,而且要有完整的标识信息。如果标签不清楚或被损坏,则不能采集来做样本。标签上的信息应包括生产厂家、批号、保质期、储存温度等。

② 采样人员要求

a. 采样人员应经过相应的采样和微生物技术培训,具有独立工作的能力。

b. 采样人员至少2名,其中必须包括检验人员陪同,认真填写采样单,要求2人签字确认。

c. 采样人员以消费者的身份购买商品,以保证样品的实际状况。

d. 采样人员应有无菌操作的概念,防止样品污染。

③ 采样设备和容器要求

a. 在采样、运输和贮存的所有环节采取适当的预防措施,以保证所用的设备不被待检菌污染及样品间的交叉污染。

b. 直接接触样品的容器应无菌、防水、防油、防漏。

c. 容器应满足取样量和样品形状的要求。

d. 使用玻璃器皿要防止破损。

④ 采样的规定

a. 原则上采样量应尽可能客观反映样品的污染状况并满足检测的需要,同时在实际监测工作中具有可操作性。一般情况下,每份样品的采样量至少应满足下列规定。

b. 散装样品:根据不同食品的种类和状态及相应检验方法中规定的检验单位,用无菌采样器现场采集5倍或以上检验单位的样品,放入无菌采样容器内,采样总量应满足微生物指标检验的要求。

c. 定型包装样品:同一批号(或生产日期)的食品为1份抽检样品,每份样品的取样量应不少于500g(mL)。

在保证抽样和监测质量的前提下,各监测点可根据实际情况对采样量进行调整。

⑤ 各类食品的采样方法:采样应遵循无菌操作程序。采样工具和容器应无菌、干燥、防漏,形状及大小适宜。每取完一份样品,应更换新的取样用具,或将用过的取样用具迅速消毒后,再取另一份样品,以免交叉污染。

样品应具有充分的代表性。对散装成堆样品可分上、中、下抽取,每层从中间及四周五点随机抽样;包装样品根据生产日期或批号进行随机抽样。

根据《2011 年国家食品安全风险监测计划》的要求,进行食源性致病菌常规监测的样品均为即食食品,其中,各类食品的采样方法如下:

a. 熟肉制品:包括酱卤肉、烧烤肉、肴肉、熏煮(烟熏)火腿、肉松、肉干,以餐饮服务业(包括餐饮店或集体食堂)和零售点散装产品为主。各省、自治区、直辖市在监测中应当根据区域特点、饮食习惯和消费量对各类熟肉制品的种类和监测数量进行分配。用无菌采样工具现场取样,放入无菌采样容器内。将所取样品在接近原有贮藏温度的条件下(或迅速冷却至 2~5℃),尽快送到实验室进行检验。

无标签或标签不完整的散装食品,取样人员应询问并记录其产地、生产厂家、保质期、储存温度等信息。

定型包装食品:取相同批次的最小零售原包装,检验前要保持包装的完整性,避免污染。将所取样品在接近原有贮藏温度的条件下(或迅速冷却至 2~5℃),尽快送到实验室进行检验。

b. 蛋制品:包括皮蛋、咸蛋、糟蛋。

散装食品:可直接使用对检测项目无干扰的容器盛放带壳蛋制品。将所取样品在接近原有贮藏温度的条件下(或迅速冷却至 2~5℃),尽快送到实验室进行检验。

无标签或标签不完整的散装食品:取样人员应询问并记录其产地、生产厂家、保质期、储存温度等信息。

定型包装食品:取相同批次的最小零售原包装,检验前要保持包装的完整性,避免污染。将所取样品在接近原有贮藏温度的条件下(或迅速冷却至 2~5℃),尽快送到实验室进行检验。

c. 速冻熟制米面制品:包括荤馅、糖馅、素馅、无馅等速冻熟制米面制品。

散装食品:用无菌采样工具现场取样,放入无菌采样容器内。在接近原有贮藏温度的条件下尽快送到实验室进行检验。冷冻产品可以冷冻运输或者在允许解冻的情况下冷藏运输,但样品温度不得超过 8℃,一旦解冻不得再次冷冻,保持冷却即可。

无标签或标签不完整的散装食品:取样人员应询问并记录其产地、生产厂家、保质期、储存温度等信息。

定性包装食品:取相同批次的最小零售原包装,检验前要保持包装的完整性,避免污染。在接近原有贮藏温度的条件下尽快送到实验室进行检验。

冷冻产品可以冷冻运输或者在允许解冻的情况下冷藏运输,但样品温度不得超过 8℃,一旦解冻不得再次冷冻,保持冷却即可。

d. 非发酵性豆制品:包括豆腐、豆腐干及其他风味类可即食的非发酵豆制品。

散装食品或现场制作食品:用无菌采样工具现场取样,放入无菌采样容器内。将所取样品在接近原有贮藏温度的条件下(或迅速冷却至 2~5℃),尽快送到实验室进行检验。

无标签或标签不完整的散装食品:取样人员应询问并记录其产地、生产厂家、保质期、储存温度等信息。

定型包装食品:取相同批次的最小零售原包装,检验前要保持包装的完整性,避免污染。将所取样品在接近原有贮藏温度的条件下(或迅速冷却至 2~5℃),尽快送到实验室进行检验。

e. 饼干及糕点:包括夹心面包、夹心及装饰类饼干、蛋卷。

散装食品或现场制作食品:用无菌采样工具现场取样,放入无菌采样容器内。注意不要使样品过度潮湿,以防食品中固有的细菌增殖。在接近原有贮藏温度的条件下尽快送到实验室进行检验。

无标签或标签不完整的散装食品:取样人员应询问并记录其产地、生产厂家、保质期、储存温度等信息。

定型包装食品:取相同批次的最小零售原包装,检验前要保持包装的完整性,避免污染。在接近原有贮藏温度的条件下尽快送到实验室进行检验。

f. 凉拌菜:包括荤、素凉拌菜。从餐饮服务业(包括餐饮店或集体食堂)采集。

散装食品或现场制作食品:用无菌采样工具现场取样,放入无菌采样容器内。将所取样品在接近原有贮藏温度的条件下(或迅速冷却至 2~5℃),尽快送到实验室进行检验。

无标签或标签不完整的散装食品:取样人员应询问并记录其产地、生产厂家、保质期、储存温度等信息。

g. 米粉、凉皮、米线、盒饭:应当从餐饮服务业(包括餐饮店或集体食堂)采集。各省、自治区、直辖市可根据地方饮食习惯,自行确定辖区内监测的样品种类(如陕西凉皮)。用无菌采样工具现场取样,放入无菌采样容器内。将所取样品迅速冷却至 2 ~ 5℃,尽快送到实验室进行检验。调制好的米粉/凉皮/米线作为 1 份完整样品进行检测,未调制好的只检测米粉/凉皮/米线,检测结果上报时在备注栏注明。

饭菜混在一起的盒饭作为一份完整样品进行检验;饭菜分开的盒饭分别对饭和菜进行检测,检测结果上报时作为 1 份完整样品上报。在"样品备注"中注明"饭菜混合"或"饭菜分开"。如果是"饭菜分开",还需要同时在"致病菌/卫生指标菌备注"和"菌株备注"中注明进行该项检测的样品种类(如饭、菜)。

⑥ 采集样品的储存和运输:采集的样品应放在无菌或对检测项目无干扰的容器中,如聚乙烯无菌袋。每个样品应包装密封,避免样品的交叉污染和环境污染,并使用合适尺寸的容器运输样品。

运输时应保持样品的完整性,防止外部污染;所有样品尽快送达实验室。特殊情况下(必须长途运输),可适当延长时间,但样品检测时不能超过其保质期;运送冷冻和易腐食品应在包装容器内加适量的冷却剂或冷冻剂。保证途中样品不升温或不融化。必要时可于途中补加冷却剂或冷冻剂;冷藏和冷冻样品要分开运输;如不能由专人携带送样时,也可托运。托运前必须将样品包装好,应能防破损、防冻结或防易腐和防冷冻样品升温或融化。在包装上应注明"防碎"、"易腐"、"冷藏"等字样;作好样品运送记录,写明运送条件、日期、到达地点及其他需要说明的情况,并由运送人签字。

第五节　食物中毒事件的调查与处理

一、食物中毒调查与处理的目的

1. 查明食物中毒事件的发生经过。
(1)确定食物中毒病例。
(2)查明中毒食品。
(3)确定食物中毒致病因素(病原)。
(4)查明造成食物中毒的原因(致病因素来源及其污染、残存或增殖原因)。
2. 提出并采取控制食物中毒的措施。
3. 对中毒患者进行抢救和治疗。
4. 收集对违法者实施处罚的证据。
5. 提出预防类似事件再次发生的措施和建议。
6. 积累食物中毒资料,为改善食品卫生管理提供依据。

二、赴现场前的准备

1. 人员的准备

要指派与工作量相适应的食品卫生监督专业人员赴现场调查,必要时还应配备流行病学、中毒控制、毒理学、检验或其他部门有关人员协作前往。

2. 采样用品准备

常备以下物品,并定期检查,及时补充。
(1)采样用的刀、剪、勺、镊子、夹子、吸管等。
(2)盛装食物的灭菌广口瓶、塑料袋、75% 乙醇、酒精灯、记号笔等。
(3)供涂抹用的生理盐水试管(5ml)至少 20 支,棉拭子若干包,有条件的应配备选择性培养基。
(4)供采粪便的采便管、运送培养基各 20 支以上。
(5)供采呕吐物的无菌平皿、采样棉球各 20 个以上。
(6)供采血用的一次性注射器、灭菌试管各 10 支以上。
(7)保藏样品的冷藏设施等。
(8)防污染的工作衣或隔离衣、帽、消毒口罩、手套、靴子等。
3. 调查用表和记录单准备:食物中毒个案调查登记表、调查结果汇总表、现场卫生检查笔录、询问笔录、采样单、卫生监督意见书、卫生行政控制决定书等卫生监督文书。

4. 取证工具准备：照相机、录音机、摄像机等。

5. 现场快速检测设备：食物中毒快速检测箱、毒物快速分析设备、深部温度计等。

6. 参考资料准备：食品卫生相关法律法规、食物中毒诊断标准及处理原则、其他有关专业技术参考资料等。

7. 其他准备：有条件可备一些化学性、动物性食物中毒的特效解毒药，以及现场检测处理装备等物资。

三、对患者采取的紧急救治处理

中毒发生后，应立即采取下列措施救治患者并保全中毒线索：

1. 停止食用可疑中毒食品。

2. 在用药前采集患者血液、尿液、吐泻物标本，以备送检。

3. 积极救治患者。

（1）加速体内毒物清除：可采取催吐、洗胃、导泻、灌肠、利尿、服活性炭等方法加速肠道内毒物的排除。在医院外，可用手指或汤匙刺激咽后壁诱发呕吐。但对昏迷、抽搐未控制、强烈呕吐、腹泻、消化道损伤的患者要注意清除毒物的适应证。

（2）对症治疗：控制惊厥、抢救呼吸衰竭、抗休克、纠正水、电解质紊乱及保护重要器官功能、预防和治疗继发感染等。

（3）特殊治疗：包括血液净化疗法、拮抗剂和特效解毒剂使用等。

四、现场调查

（一）调查场所

1. 食物中毒调查现场包括食物中毒发生地和肇事者所在地。其中食物中毒发生地包括：

（1）中毒患者所在地。

（2）中毒患者治疗单位所在地。

（3）中毒食品流入地。

（4）其他与食物中毒事件发生有关的地点。

2. 肇事者所在地与事件发生地跨辖区的，应及时将中毒情况通报有关辖区卫生行政部门，请求当地食品卫生监督部门参与或配合调查。一般按下列原则分工。

（1）事件的调查由肇事者所在地食品卫生监督部门主要负责。

（2）患者治疗单位所在地食品卫生监督部门协助进行个案调查。

（3）中毒食品流入地和其他与事件发生有关地区的食品卫生监督部门协助进行卫生学调查。

（4）对调查分工有争议的，由两地共同的上级食品卫生监督部门决定解决方案，或由其直接进行调查。

（二）现场流行病学和卫生学调查

1. 现场调查内容，包括：

（1）对事件发生单位基本情况的调查。

（2）对患者、共同进食者和其他相关人员的个案调查。

（3）对可疑食品加工现场的卫生学调查。

（4）对可疑食品进行现场快速检验和实验室检验。

（5）根据调查资料提出初步的中毒原因分析结果。

（6）提出防止中毒扩散的方法和措施等。

2. 调查步骤与方法：到达现场后，首先应对接报的情况进行核实，进一步了解中毒发生的经过和简要情况，包括进食时间、进食物质、进食人数、中毒人数、中毒的主要症状、中毒事件的进展情况、已经采取的紧急措施等。掌握基本情况后，根据要调查的内容进行必要的人员分组和分工，各方面调查应尽可能同时进行。必要时组成现场领导小组，分别就患者抢救、现场调查、后勤保障等方面进行协调指挥。

3. 事件发生单位基本情况调查

（1）人员和病人分布情况。

（2）饮用水情况。

（3）食品供应情况。

（4）其他情况。

4. 个案调查

（1）调查对象应包括有共同饮食史的中毒患者和非患者；食用和未食用过可疑食品，与中毒发生有流行病学关系的其他人员，如厨师、原料处理人员和食品采购人员等。应尽可能调查到上述的所有对象，如发病人数较多，可先随机选择部分人员进行调查。

（2）调查人员应向患者详细了解有关发病经过，重点观察与询问患者的自觉症状、精神状态、临床表现以及呕吐、排泄物的性状、发病时间、可疑餐次的进餐时间、可疑中毒食品及食用量等，记录在《食物中毒事故个案调查登记表》上。对首发病例要进行更详细的调查，了解他所知道的有关食物的来源、加工方法、加工过程（包括使用的原料和配料、调料、食品容器）、存放条件和食用方法、进食人员及食用量等情况。

（3）应由两名以上食品卫生监督员进行个案调查，须符合下列要求：① 每一项调查内容均须根据被调查对象的回答如实进行填写，字迹清楚，不要缺项，因故不能填写的项目应注明原因。② 对调查表中的项目，需要具体描述的，应以文字表达；需要选择的，在其后的横线上或备选"□"上打"√"，空余项应打"×"，不要留空白。③ 对发病者一般调查发病前 72 小时内摄入食物的情况，对未发病者调查相应时段内的进食情况；特殊情况下，根据中毒食品的种类和特点，可调查更长时间内的进食情况。④ 发病前的食谱调查应尽可能具体到食物品种，确因回忆不清而不能详细调查的，应予以注明。⑤ 临床及实验室检验结果和可疑致病因素两项目内容，可在收到实验室检验报告后，由调查人员进行补填。⑥ 患者的中毒表现、临床检查、救治措施及其效果，应向治疗单位调查，须同时收集中毒患者的就诊记录材料。⑦ 采集患者的呕吐物、排泄物、肛拭子、血液、尿液等，在调查人员到达前治疗单位应采集、保留上述样本。治疗单位没有采集的，应进行现场采集。⑧ 调查结束时应让被调查人签字确认；被调查人不能签名的，应由知情成年人代签，并应注明原因；被调查人为未成年人的，应由知情监护人同时签名。⑨ 据个案调查情况初步判断可疑中毒餐次、食品、来源及其中毒病因。

5. 卫生学调查：根据事件发生的特点和对患者调查的资料初步判断中毒病因，围绕可疑中毒食品进行以下环节的卫生学调查。

（1）食品原料的来源和卫生状况。

（2）可疑中毒食品的工艺配方。

（3）食品生产至食用前的整个加工过程和现场环境，尤其应注意分装、储存的条件、时间及使用的工具和用具。

（4）接触可疑中毒食品从业人员的健康状况（有无健康证、近来病史等）、培训情况及卫生习惯。

第二章 生活饮用水危害因素监测

生活饮用水是人类生存和社会发展的必要条件,是其他任何物质都无法替代的宝贵资源,如果没有生活饮用水的安全,就没有人类的健康、社会的稳定和经济的可持续发展。

第一节 基本概念

一、饮用水、水源污染的定义

1. 饮用水

可为直接供给人们生活及饮用的水,一般指出厂水、管网水、末梢水、二次供水、自备供水等。生活饮用水受到污染,将直接影响人们的正常生活和健康。根据世界卫生组织的调查报告,人类疾病80%与水有关,水质不良可以引起介水传染病、生物地球化学性疾病、化学性污染引起的急慢性中毒等多种疾病。

2. 水源污染

饮用水源的主要污染类型概括起来有:物理污染、有机物污染、细菌和微生物污染、富营养化污染、酸碱和无机盐污染、毒性物质污染、油污染、放射性污染、内分泌干扰物和管网二次污染等。加拿大水环境研究所将饮用水源水质和水生态系统健康的威胁归纳成13类,分别是水传病原菌,藻类毒素,农药,由大气传播的长程污染物,市政废水排放,工业废水排放,城市径流,固体废弃物渗液,由于气候变化,筑坝分流和极端事件引起的水量变化,氮磷营养物质,酸化污染,内分泌干扰和遗传变异生物。这些威胁从污染源、污染物和水量效应三个层面上对饮用水源产生综合影响。因此,受污染的饮用水源及其成分相当复杂,一般同时存在胶体颗粒、无机离子、藻类个体、溶解性有机物、不溶性有机物等等。这些污染物质相互作用,相互影响,构成了对水源水质的复合污染。

因此,通过对生活饮用水的经常性卫生监测,掌握本地集中式供水系统水质情况,如发现可能影响人群健康的因素,能积极采取相应的措施,及时、有效地控制水源性疾病的发生,确保和提高饮用水安全和卫生。

二、集中式给水的定义、水源选择的原则及水质处理

1. 集中式给水

集中式给水是指由水源集中取水,经统一净化处理和消毒后,通过输水管道送到用户的供水方式。其供水方式有两种,即城建部门建设的各级自来水厂和由各单位自建的集中式供水方式。它的优点是:有利于水源的选择和防护;易于采取水质的措施,保证水质良好;供水方便,便于卫生监督和管理;但是,水质一旦被污染,其危害面亦广。

2. 水源选择的原则

《生活饮用水集中式供水单位卫生规范》第5条规定供水单位应选择水质良好、水量充沛、便于防护的水源。取水点应设在城市和工矿企业的上游。要选择地势较高、不易受洪水或污水和其他废弃物侵害的地段。有较好的废水排放条件、有良好的工程地质条件。周围环境没有粉尘、有害气体、放射性物质和其他扩散性污染源。便于设立防护地带。施工、运行、管理方便的地方。具体需遵循以下原则。

(1)水量充足:选择水源时,水源的水量应能满足城镇或居民点的总用水量,并考虑到近期和远期的发展。《生活饮用水集中式供水单位卫生规范》第6条规定了水源的选择原则,水源选择必须根据城市近期、远期经济和社会发展规划、历年来的水质、水文、水文地质、环境影响评价资料、取水点及附近地区的地方病等因素,从卫生、环保、水资源、技术等多方面进行综合评价,并经卫生行政部门水源水质监测报告(全年度)和卫生学评价或环评合格后方可作为供水水源。

水源地的用地应根据给水规模和水源特性、取水方法、调节设施大小等因素确定。并同时提供水源卫生防护要求

和措施。

(2)《生活饮用水集中式供水单位卫生规范》第 7 条规定了水源水质的要求;选用地下水作为供水源时,应符合《地下水质标准》(GB/T14848—1993)的要求。当水质不符合国家饮用水水源水质规定时,不宜作为饮用水水源。若限于条件需加以利用时,应采用相应的净化工艺进行处理,处理后的水质应符合规定,并取得当地卫生行政部门的批准。

(3)便于保护:水源地应设在水量、水质有保证和易于实施水源保护的地段,地表水为水源时,水源地应位于水体功能区规定的取水河段或水质符合相应标准的河段,位于城镇和工业区的上游,取水位置不得有污染物贴岸排放以及受污染扩散不均匀性的影响。选择地下水水源时,水源地应设在不易受污染的富水地段。大、中城市尽量采用多水源给水系统。并设置应急备用水源和安全水池(库)等。

(4)技术经济合理:选择水源时,在分析比较各个水源的水量、水质后,可进一步集合水源水质和取水、净化、输水等具体条件,考虑基本建设投资费用最小的方案。

3. 水质处理

(1)水质处理的定义:生活饮用水的水源水,都不同程度地含有各种杂质,水质需要净化和消毒处理才能达到生活饮用水卫生标准的要求。一般通过物理、化学和物理化学的方法改善水源水的感官性状和细菌学指标,使之达到生活饮用水卫生标准的要求。生活饮用水的净化处理有常规净化、深度净化、特殊净化三种。常规净化工程包括:混凝沉淀(或澄清)—过滤—消毒。目的是除去原水中的悬浮物质、胶状物质和细菌等。若地下水水质好,可直接进行消毒。若原水中含有铁、锰、氟等,则需要特殊处理。一些地区和城市,为了发展优质饮水,对常规水厂的水质进行深度净化处理。

(2)沉淀混凝:水中悬浮杂质大都可以通过自然沉淀的方法去除,而胶体及微小悬浮物,沉速缓慢,须经混凝沉淀方可去除。主要用于生活饮用水处理、工业废水处理、城市污水三级处理、污泥处理等。

混凝沉淀原理:在混凝剂的作用下,使废水中的胶体和细微悬浮物凝聚成絮凝体,然后予以分离除去的水处理法。

混凝法的基本原理是在废水中投入混凝剂,因混凝剂为电解质,在废水里形成胶团,与废水中的胶体物质发生电中和,形成绒粒沉降。混凝沉淀不但可以去除废水中的粒径为 $10^{-3} \sim 10^{-6}$ mm 的细小悬浮颗粒,而且还能够去除色度、油分、微生物、氮和磷等富营养物质、重金属以及有机物等。

废水在未加混凝剂之前,水中的胶体和细小悬浮颗粒的本身质量很轻,受水的分子热运动的碰撞而作无规则的布朗运动。颗粒都带有同性电荷,它们之间的静电斥力阻止微粒间彼此接近而聚合成较大的颗粒;其次,带电荷的胶粒和反离子都能与周围的水分子发生水化作用,形成一层水化壳,有阻碍各胶体的聚合。一种胶体的胶粒带电越多,其电位就越大;扩散层中反离子越多,水化作用也越大,水化层也越厚,因此扩散层也越厚,稳定性越强。

废水中投入混凝剂后,胶体因电位降低或消除,破坏了颗粒的稳定状态(脱稳)。脱稳的颗粒相互聚集为较大颗粒的过程称为凝聚。未经脱稳的胶体也可形成大的颗粒,这种现象称为絮凝。不同的化学药剂能使胶体以不同的方式脱稳、凝聚或絮凝。按机理,混凝可分为压缩双电层、吸附电中和、吸附架桥、沉淀物网铺四种。

在废水的混凝沉淀处理过程中,影响混凝效果的因素比较多。其中有水样的影响:对不同水样,由子废水中的成分不同,同一种混凝剂的处理效果可能会相差很大。还有水温的影响,其影响主要表现在:① 影响药剂在水中碱度起化学反应的速度,对金属盐类混凝影响很大,因其水解是吸热反应;② 影响矾花的形成和质量。水温较低时,絮凝体型成缓慢,结构松散,颗粒细小;③ 水温低时水的黏度大,布朗运动强度减弱,不利于脱稳胶粒相互凝聚,水流剪应力也增大,影响絮凝体的成长。该因素主要影响金属盐类的混凝,对高分子混凝剂影响较小。

(3)过滤:过滤是指浑水通过石英砂等滤料层以节流水中悬浮杂质和微生物等的净化水工程。

在常规水处理过程中,过滤一般是指以石英砂等粒状滤料层截留水中悬浮杂质,从而使水获得澄清的工艺过程。滤池通常置于沉淀池或澄清池之后。进水浊度一般在 10 度以下。滤出水浊度必须达到饮用水标准。当原水浊度较低(一般在 100 度以下),且水质较好时,也可采用原水直接过滤。过滤的功效,不仅在于进一步降低水的浊度,而且水中有机物、细菌乃至病毒等将随水的浊度降低而被部分去除。至于残留于滤后水中的细菌、病毒等在失去浑浊物的保护或依附时,在滤后消毒过程中也将容易被杀灭,这就为滤后消毒创造了良好条件。在饮用水的净化工艺中,有时沉淀池或澄清池可省略,但过滤是不可缺少的,它是保证饮用水卫生安全的重要措施。

滤池有多种形式。以石英砂作为滤料的普通快滤池使用历史最久。在此基础上,人们从不同的工艺角度发展了其他形式快滤池。为充分发挥滤料层截留杂质能力,出现双层、多层及均质滤料滤池,上向流和双向流滤池等。为了减少滤池阀门,出现了虹吸滤池、无阀滤池、移动冲洗罩滤池以及其他水力自动冲洗滤池等。在冲洗方式上,有单纯水冲洗和气水反冲洗两种。各种形式滤池,过滤原理基本一样,基本工作过程也相同,即过滤和冲洗交错进行。

过滤机理首先以单层砂滤池为例,其滤料粒径通常为 0.5～1.2mm,滤层厚度一般为70cm。经反冲洗水力分选后,滤料粒径自上而下大致按由细到粗依次排列,称滤料的水力分级,滤层中孔隙尺寸也因此由上而下逐渐增大。设表层细砂粒径为0.5mm,以球体计,滤料颗粒之间的孔隙尺寸约80μm。但是,进入滤池的悬浮物颗粒尺寸大部分小于30μm,仍然能被滤层截留下来,而且在滤层深处(孔隙大于80μm)也会被截留,说明过滤显然不是机械筛滤作用的结果。经过众多研究者的研究,认为过滤主要是悬浮颗粒与滤料颗粒之间粘附作用的结果。

水流中的悬浮颗粒能够黏附于滤料颗粒表面上,涉及两个问题。首先,被水流挟带的颗粒如何与滤料颗粒表面接近或接触,这就涉及颗粒脱离水流流线而向滤料颗粒表面靠近的迁移机制;其次,当颗粒与滤粒表面接触或接近时,依靠哪些力的作用使得他们粘附于滤粒表面上。

(4)消毒:消毒是指杀灭外环境中病原微生物的方法。目的是切断传染病的传播途径,预防传染病的发生和流行。据研究,可污染饮用水的致病微生物有上百种,为杜绝介水传染病的发生和流行,保证人体健康,生活饮用水必须经过消毒处理方可饮用。

目前我国用于饮用水消毒的方法主要有氯化消毒、二氧化氯消毒、臭氧消毒和紫外消毒。

① 氯化消毒。水的氯化消毒是饮用水消毒中使用最为广泛、技术最成熟的方法。用氯气对水消毒的方法早在一百多年前就开始使用,美国是在1896年,英国是在1897年,而我国从19世纪20年代在上海开始使用,至今也有80多年的历史了。尽管已经发现氯消毒方法本身对人体健康有可能构成威胁,但是在现阶段,普遍认为这种潜在的威胁与水中病原体的危险性相比是相当小的,不应当考虑消毒副产物的影响而降低消毒水平,在相当长的一段时间内,氯仍然可能是欠发达地区使用的最普遍的消毒剂之一。

氯消毒的原理:氯具有较强的杀菌能力,主要是依靠水解产生的次氯酸根,化学分解式为 $Cl_2 + H_2O \rightarrow HOCl + H + Cl^-$

对于杀菌的原理,有一种解释是次氯酸根很不稳定。极易分解出新生态氧:$HOCl \rightarrow HCl + [O]$ 新生态氧是很强的氧化剂,可以杀死水中的细菌。

a. 目前认为上述的机制不起主要作用。b. 原生质的直接氧化,会损伤细胞膜、破坏膜的渗透压。c. 氯渗透到细胞内部,与细胞的蛋白质、氨基酸反应生成稳定的氮－氯键结构,改变和破坏原生质。例如,氯与类酯－蛋白质结合形成有毒的化合物,氯与RNA结合,次氯酸与菌体蛋白和酶蛋白中的氨基、硫氢基等反应而达到杀菌作用。以及氯抑制细胞体内的呼吸氧化酶,使酶系统失活。d. 物理化学消毒作用。但是不能解释细菌、孢子、芽孢、病毒等呈现的不同抵抗力和突变现象。e. 对于病毒的灭活作用,有观点认为是高浓度的氯作用于病毒核酸的结果。这种观点认为化学药剂杀菌的过程理论上分为两步:穿透细胞壁与细胞中的酶反应。

② 二氧化氯消毒。二氧化氯相对密度为3.09g/L,熔点－59.5℃。液态二氧化氯为红褐色,相对密度约为1.6,分子式为ClO_2,分子量为67.46,具强氧化性,属易燃易爆品。二氧化氯在空气中8小时工作安全浓度<0.1mg/L,爆炸浓度为10%。

二氧化氯的水溶液极易挥发,不稳定,通常会产生歧化反应,生成次氯酸盐和氯酸盐:$2ClO_2 + 2OH^- \rightarrow ClO_2^- + ClO_3^- + H_2O$

热、光照、羟基离子和催化剂均能促使二氧化氯溶液的分解,当pH大于6.5时二氧化氯溶液的分解十分迅速。二氧化氯的反应选择性要比氯高,因此剩余二氧化氯在水中化学反应的消减速度要比氯慢一些,不过由于水中二氧化氯要比剩余氯更容易挥发,

ClO_2是极为有效的饮水消毒剂,对细菌、病毒及真菌孢子的杀灭能力均很强。对微生物的灭杀原理是:ClO_2对细胞壁有较好的吸附性和渗透性,可有效的氧化细胞内含巯基的酶;并能改变病毒衣壳,导致病毒死亡。

ClO_2在水中的消毒优点:可减少水中三氯甲烷(THMS)等氧化副产物的形成;当水含氨时不与氨反应,其氧化和消毒作用不受影响;能杀灭水中的病原微生物;消毒作用不受水质酸碱度的影响;消毒后水中余氯稳定持久,防止再污染能力强;可去除水中的色和味,不与酚形成氯酚臭。但是,ClO_2具有爆炸性,必须现场配制,立即使用;ClO_2成本较其他消毒方法高;ClO_2的歧化物对动物可引起溶血性贫血和血红蛋白等中毒反应。

③ 臭氧(O_3)消毒

O_3在常温下为带蓝色的爆炸性气体,味特臭,为已知最强的氧化剂,O_3极不稳定,需要临用时制备,并立即通入水中。

O_3消毒的优点是:臭氧消毒作用是极强的;灭菌速度快,是氯的600～3000倍,在相同的灭菌作用时(灭大肠杆菌率为99.9%)其浓度是氯的0.000048倍;臭氧消毒过程中产生的氧化物是无毒、无味能生物降解的物质。臭氧能很快分解为氧,不会产生二次污染;臭氧气体游离状态,消毒中不会产生死角;臭氧在消毒过程中通过其氧化絮凝作用对水

质起到一定的净化作用;臭氧消毒技术可用于养殖用水饮用水海水、污水处理也可,用于环境物体等消毒应用范围广,被称之为"万能消毒剂";臭氧在应用中,只能就地产生,所以简便、完全、可靠、经济。

O_3 缺点是:投资大,费用较氯化消毒高;水中 O_3 不稳定,控制和检测 O_3 需一定的技术;消毒后对管道有腐蚀作用,故出厂时无 O_3 剩余,因此需要二次消毒。

④ 紫外线消毒

水的紫外线消毒,是通过紫外线对水的照射进行的。紫外线按波长范围分为 A、B、C 三个波段和真空紫外线,A 波段 320～400nm,B 波段 275～320nm,C 波段 200～275nm,真空紫外线 100～200nm。水消毒用的是 C 波段紫外线。光量子理论认为,光是物质运行的一种特殊形式,是一粒粒不连接的粒子流。每一粒波长 253.7nm 的紫外线光子具有 4.9eV 的能量。当紫外线照射到微生物时,便发生能量的传递和积累,积累结果造成微生物的灭活,从而达到消毒的目的。

紫外消毒的优点是接触时间短、杀菌效率高;缺点是消毒后无持续杀菌作用,价格高。

三、二次供水

1. 二次供水的定义

二次供水是指接受集中式供水的用户或者单位,因水压不够而建立的低位或者高位蓄水设施,与配水管网连接,通过水泵加压或水处理后,再供给高层建筑或配水管网末梢地区的供水方式。二次供水设施是指为保障二次供水水质、水压而设置的水箱、消毒设备、气压罐、阀门、水泵机组及电控柜等。但储存、加压、处理、输送等输送水环节,延长了水在管网及蓄水设施的停留时间,因而也增加了水污染的机会。

2. 二次供水箱(贮水容器、蓄水池)设计卫生要求。

(1)容积。高位水箱的容积可按最高口供水量的 15%～20% 计算,低位水池可按 20%～25% 计算。总容积应包括消防用水。水池宜分成二格,便于清洗水池时可不停止供水。水箱的容积设计不得超过用户 48 小时的用水量。

(2)二次供水的水箱应是专用水箱,不得渗漏。特殊情况下与消防用水合用时,合用水箱或蓄水池的设计应保证其中水体不产生死水层。

(3)水箱应有相应的透气管和罩,入孔的位置和大小要满足水箱内部清洗消毒工作的需要。入孔应高于水箱表面 5cm,并有盖(或门),上锁;水箱应设有爬梯,便于水箱清洗、消毒和检查。

(4)水箱必须安装在有排水设施的底盘上,泄水管应设在水箱的底部。泄水管与溢水管均不得直接与下水道连通。

(5)水箱的材质、内壁涂料和内衬应无毒无害,以防止水质污染和影响水质的感官性状,二次供水使用的水箱,净化、软化、消毒等设备和药剂,输配水设备与防护涂料等必须有省级以上(含省级)卫生行政部门颁发的卫生许可批件或卫生安全证明。

(6)室外蓄水池(水箱)周围 10m 以内不得有渗水坑、化粪池、垃圾堆和有毒有害物品等污染源;周围 2m 内不得有污水管道;出口应高于地面 20～50cm,并设有防护设施。不宜毗邻电房和居住用房或其下方,高位水池宜设置在水箱间内,防止热污染。

第二节　水质监测

饮用水主要考虑对人体健康的影响,其水质标准除有物理指标、化学指标外,还有微生物指标;对工业用水则考虑是否影响产品质量或易于损害容器及管道。主要来自下面 3 个方面:病菌、有毒重金属元素和有毒有机污染物。病菌通过高温或其他消毒措施可以杀死;有毒重金属元素如果在水中含量过高,就可能引起人体各种病变。因此,饮用水卫生质量的好坏,直接影响着人类生活环境质量的提高和人体的健康发育。因此,饮用水的水质监测非常重要。

一、采样点的选择、监测频率、监测项目

1. 采样点的选择

生活饮用水的水质采样点应在水源、出厂水和居民经常用水点采样。末梢点的采样点一般按供水人口每 2 万人设一个点计算,供水人口在 20 万以下、100 万以上时,可酌情增减。在全部采样点中应有一定的点数,选在水质易受污染的地点和管网系统陈旧部分等处。

2. 监测频率

每一采样点，每月采样检验应不少于两次，细菌学指标、浑浊度和肉眼可见物为必检项目。其他指标可根据当地水质情况和需要选定。对水源水、出厂水和部分有代表性的管网末梢水至少每半年进行一次常规检验项目的全分析。对于非常规检验项目，可根据当地水质情况和存在问题，在必要时具体确定检验项目和频率。

3. 监测项目

根据《生活饮用水卫生标准》GB5749—2012 中的数值检测项目要求，并结合本地实际情况，选择相关项目进行监测。

二、水质采样

1. 水质采样的原则

水样必须具有足够的代表性；水样必须不受任何意外的污染。

2. 水质采样的计划

采样前应根据水质检验目的和任务制定采样计划，内容包括：采样目的、检验指标、采样时间、采样地点、采样方法、采样频率、采样数量、采样容器与清洗、采样体积、样品保存方法、样品标签、现场测定项目、采样质量控制、运输工具和条件等。

3. 采样容器

(1)应根据待测组分的特性选择合适的采样容器。分析常规水质项目，需要 3～5L 水样。如水样需分别进行微生物与化学检验，由于水样采集、处理、溶剂等的不同，不能采用同一瓶水样。

(2)容器的材质应化学稳定性强，且不应与水样中组分发生反应，容器壁不应吸收或吸附待测组分。

(3)采样容器应可适应环境温度的变化，抗震性能强。

(4)采样容器的大小、形状和重量应适宜，能严密封口，并容易打开，且易清洗。

(5)应尽量选用细口容器，容器的盖和塞的材料应与容器材料统一。在特殊情况下需用软木塞或橡胶塞时应用稳定的金属箔或聚乙烯薄膜包裹，最好有蜡封。有机物和某些微生物检测用的样品容器不能用橡胶塞，碱性的液体样品不能用玻璃塞。

(6)对无机物、金属和放射性元素测定水样应使用有机材质的采样容器，如聚乙烯塑料容器等。

(7)对有机物和微生物学指标测定水样应使用玻璃材质的采样容器。

(8)特殊项目测定的水样可选用其他化学惰性材料材质的容器。如热敏物质应选用热吸收玻璃容器；温度高、压力大的样品或含有机物的样品应选用不锈钢容器；生物(含藻类)样品应选用不透明的非活性玻璃容器，并存放阴暗处；光敏性物质应选用棕色或深色的容器。

4. 采样要求

理化指标采样前应先用水样荡洗采样器、容器和塞子 2～3 次(油类除外)。微生物学指标同一水源、同一时间采集几类检测指标的水样时，应先采集供微生物学指标检测的水样。采样时应直接采集，不得用水样涮洗已灭菌的采样瓶，并避免手指和其他物品对瓶口的沾污。

注意事项：① 采样时不可搅动水底的沉积物。② 采集测定油类的水样时，应在水面至水面下 300mm 采集柱状水样，全部用于测定。不能用采集的水样冲洗采样器(瓶)。③ 采集测定溶解氧、生化需氧量和有机污染物的水样时应注满容器，上部不留空间，并采用水封。④ 含有可沉降性固体(如泥沙等)的水样，应分离除去沉积物。分离方法为：将所采水样摇匀后倒入筒形玻璃容器(如量筒)，静置 30min，将已不含沉降性固体但含有悬浮性固体的水样移入采样容器并加入保存剂。测定总悬浮物油类的水样除外。需要分别测定悬浮物和水中所含组分时，应在现场将水样经 0.45μm 膜过滤后，分别加入固定剂保存。⑤ 测定油类、BOD$_5$、硫化物、微生物学、放射性等项目要单独采样。⑥ 完成现场测定的水样，不能带回实验室供其他指标测定使用。

5. 水源水的采集

水源水是指集中式供水水源地的原水。

水源水采样点通常应选择汲水处。

(1)表层水。在河流、湖泊可以直接汲水的场合，可用适当的容器如水桶采样。从桥上等地方采样时，可将系着绳子的桶或带有坠子的采样瓶投入水中汲水。注意不能混入漂浮于水面上的物质。

(2)一定深度的水。在湖泊、水库等地采集具有一定深度的水时，可用直立式采水器。这类装置是在下沉过程中水从采样器中流过,当达到预定深度使容器能自动闭合而汲水取水样。在河水流动缓慢的情况下使用上述方法时最好在采样器下系上适宜质量的坠子,当水深流急时要系上相应质量的铅鱼,并配备绞车。

(3)泉水和井水。对于自喷的泉水可在涌口处直接采样。采集不自喷泉水时,应将停滞在抽水管中的水汲出,新水更替后再进行采样。从井水采集水样,应在充分抽汲后进行,以保证水样的代表性。

6. 自来水采集

(1)出厂水采集:出厂水是指集中式供水单位处理工艺过程完成的水。出厂水的采集点应设在出厂进入输送管道以前处。

(2)末梢水的采集:末梢水是指出厂水经输水管网输送至终端(用户水龙头)处的水。末梢水的采集:应注意采样时间。夜间可能析出可沉渍于管道的附着物,取样时应打开龙头放水数分钟,排出沉积物。采集用于微生物学指标检验的样品前应对水龙头进行消毒。

7. 二次供水的采集

二次供水是指集中式供水在入户之前经再度储存、加压和消毒或深度处理,通过管道或容器输送给用户的供水方式。二次供水的采集:应包括水箱(或蓄水池)进水、出水以及末梢水。

8. 分散式供水的采集

分散式供水是指用户直接从水源取水,未经任何设施或仅有简易的供水方式。分散式供水的采集应根据实际使用情况确定。

9. 样品的管理与运输

(1)样品管理

① 除用于现场测定的样品外,大部分水样都需要运回实验室进行分析。在水样的运输和实验室管理过程中应保证其性质稳定、完整、不受沾污、损坏和丢失。

② 现场测试样品:应严格记录现场检测结果并妥善保管。

③ 实验室测试样品:应认真填写采样记录或标签,并粘贴在采样容器上,注明水样编号、采样者、日期、时间及地点等相关信息。在采样时还应记录所有野外调查及采样情况,包括采样目的、采样地点、样品种类、编号、数量、样品保存方法及采样时的气候条件等。

(2)样品运输

① 水样采集后应立即送回实验室,根据采样点的地理位置和各项目的最长可保存时间选用适当的运输方式,在现场采样工作开始之前就应安排好运输工作,以防延误。

② 样品装运前应逐一与样品登记表、样品标签和采样记录进行核对,核对无误后分类装箱。

③ 塑料容器要塞紧内塞,拧紧外盖,贴好密封带,玻璃瓶要塞紧磨口塞,并用细绳将瓶塞与瓶颈拴紧,或用封口胶、石蜡封口。待测油类的水样不能用石蜡封口。

④ 需要冷藏的样品,应配备专门的隔热容器,并放入制冷剂。

⑤ 冬季应采取保温措施,以防样品瓶冻裂。

⑥ 为防止样品在运输过程中因震荡、碰撞而导致损失或沾污,最好将样品装箱运输。装运用的箱和盖都需要用泡沫塑料或瓦楞纸板作衬里或隔板,并使箱盖适度压住样品瓶。

⑦ 样品箱应有"切勿倒置"和"易碎物品"的明显标识。

10. 水样采集的质量控制

(1)质量控制的目的 水样采集的质量控制的目的是检验采样过程质量,是防止样品采集过程中水样受到污染或发生变质的措施。

(2)现场空白

① 现场空白是指在采样现场以纯水作样品,按照测定项目的采样方法和要求,与样品相同条件下装瓶、保存、运输、直至送交实验室分析。

② 通过将现场空白与实验室内空白测定结果相对照,掌握采样过程中操作步骤和环境条件对样品质量的影响状况。现场空白所用的纯水要用洁净的专用容器,由采样人员带到采样现场,运输过程中应注意防止污染。

(3)运输空白

① 运输空白是以纯水作样品,从实验室到采样现场又返回实验室。运输空白可用来测定样品运输、现场处理和贮存期间或由容器带来的可能沾污。

② 每批样品至少有一个运输空白。

（4）现场平行样

① 现场平行样是指在同等采样条件下,采集平行双样密码送实验室分析,测定结果可反映采样与实验室测定的精密度。当实验室精密度受控时,主要反映采样过程的精密度变化状况。

② 现场平行样要注意控制采样操作规程和条件的一致。对水质中非均相物质或分布不均匀的污染物,在样品灌装时摇动采样器,使样品保持均匀。

③ 现场平行样占样品总量的 10% 以上,一般每批样品至少采集两组平行样。

（5）现场加标样或质控样

① 现场加标样是取一组现场平行样,将实验室配置的一定浓度的被测物质的标准溶液,等量加入到其中一份已知体积的水样中,另一份不加标样,然后按样品要求进行处理,送实验室分析。将测定结果与实验室加标样对比,掌握测定对象在采样、运输过程中的准确度变

化情况。现场加标除加标在采样现场进行外,其他要求应与实验室加标样相一致。现场使用的标准溶液与实验室使用的为同一标准溶液。

② 现场质控样是指将标准样与样品基体组分接近的标准控制样带到采样现场,按样品要求处理后与样品一起送实验室分析。

③ 现场加标样或质控样的数量,一般控制在样品总量的 10% 左右,每批样品不少于 2 个。

第三节　饮用水污染突发事件的调查与处理

在突发事件中生活饮用水最易受到污染。饮用水污染主要是化学污染和生物污染两类。资料显示,引起饮用水水源污染的原因主要是人为的和自然的两种情况。人为的主要是工业废物、生活污水的排放,自然的主要是地震、海啸、洪灾等,任何饮用水的污染,都给人们的生产生活带来了严重的影响。

一、饮用水污染事件的现场调查和处置

1. 接报和应急准备

（1）报告时限和程序:责任报告单位、责任报告人,以及有关单位及个人发现饮用水污染事件,应当在 2 小时内向所在地县级卫生行政部门报告。接到报告的县级卫生行政部门应当在 2 小时内向本级人民政府报告,同时向市级卫生行政部门报告,并应立即组织进行现场调查确认,及时采取措施,随时报告情况,并指定机构进行网络直报;市级卫生行政部门接到报告后,要在 2 小时内向同级人民政府和省级卫生行政部门报告,并及时掌握事态进展情况。

（2）接到报告的卫生行政部门应详细记录和核实事件发生的时间、地点、原因、过程和事件的影响情况(用户的反映、生活饮用水水质情况、饮用者的健康状况);罹患者的主要症状和表现;发病人数和死亡人数;患者救治情况(在家人数、住院人数);报告者姓名、地址、单位、联系方式等。详细记录核实后,按规定的程序和时限进行报告。

（3）接到饮用水污染事件报告的卫生行政部门应按照规定,立即安排医疗卫生机构派出相关专业人员,携带应急采样检测器材、卫生行政执法文书、调查取证器材、医疗救治设备等赶赴事件现场。同时做好样品检测准备工作,如怀疑涉及食品或传染病突发事件的,应通知相关专业人员参加。

2. 现场调查

（1）相关专业人员到达现场后,应迅速调查了解现场的基本情况、事件发生的过程、产生的后果以及已采取的措施,根据事件的发生发展情况,开展现场调查采取控制措施。

（2）现场调查内容:

① 事件发生的地点、时间、原因、过程以及当事人。

② 污染物的来源、品名、种类、性状、数量、污染途径、范围及程度,以及污染的扩散趋势。

③ 根据污染物的特性和污染范围,调查污染暴露人群数量和分布。

④ 对事件地区影响人群进行流行病学调查,包括个案调查、采集水样、人体排泄物及生物材料、粪便、血液等,以确定中毒原因和对人体健康产生的危害程度。

（3）对可疑污染的生活饮用水源水、出厂水、末梢水和二次供水进行水质检测,结合现场调查的相关情况,以确定

主要污染源和污染物。

(4)做好现场监督检查记录,规范制作各类执法文书,收集相关证据材料。

3. 现场处置

(1)经现场调查和监测,初步分析确定主要污染源和污染物时,应建议当地政府并协助有关部门采取一切可能的措施减少、控制、消除污染物污染的范围、程度,如停止排放、关闭闸门、打捞污染物、引水冲洗等,必要时通知下游水厂和居民停止取用水。同时,制定水质应急监测方案,及时掌握出厂水、管网末梢水和二次供水的水质污染趋势和动态变化。

(2)当确定饮用水水源和水质污染时,应通知供水单位迅速采取措施,及时调整水处理工艺,强化水处理工艺的净化效果。如水源污染以现有净化工艺不能控制时,及时上报建议停止供水,启动临时供水措施,并通过各种媒体通告居民在事故未解除前,不得饮用污染的水。

(3)当生活饮用水污染危及人群健康时,应迅速开展医疗救治工作。如污染造成环境恶化,危及居民健康时应建议组织疏散人群。对可疑供水污染区域内的高危人群,进行预防性服药,必要时进行医学观察。

(4)在启用应急储备水源或采取临时送供生活饮用水时,对送供的生活饮用水水质进行检测,做好输送水管道、送水车、储水容器的清洗消毒,以及送供水人员的健康管理。对送供水过程进行全程监控,防止水质污染。

(5)根据生活饮用水污染情况,增加对水源水、出厂水、管网末梢水、二次供水或分散式供水的监测样本和监测频次,加大监测力度,及时掌握水质变化趋势,向卫生行政部门提供有力的决策依据。

(6)为防止可能出现的继发性介水传染病,尤其是肠道传染病暴发疫情的发生,加强肠道传染病的监测和预警工作,做好生活饮用水污染事件中可能发生的传染病疫情或其他突发公共卫生事件的应急处置工作。

(7)在生活饮用水污染得到有效控制,供水单位恢复供水时,应指导供水单位对取水、输水、净水、蓄水和配水等设备、设施进行清洗消毒,经对出厂水、末梢水检测合格后方可正式供水。

二、饮用水污染事件的善后处置

1. 评估总结在饮用水污染事件处置完毕后,负责调查处置的卫生行政部门应及时组织有关人员对生活饮用水污染事件的调查处置情况进行科学、客观地评估总结,评估内容包括生活饮用水污染事件种类和性质、事件对社会、经济和公众心理及健康的影响、应急响应过程、调查步骤和方法、对患者所采取的救治措施、调查结论、有关经验和教训的总结等。评估总结应报本级人民政府和上一级卫生行政部门。

2. 资料收集整理参与调查处置的卫生监督机构、疾病预防控制机构应分别将饮用水污染事件的有关卫生学调查、取证、控制、查处等资料和流行病学调查、实验室检测等资料进行整理分析,建立生活饮用水污染事件卫生应急处置档案。

3. 责任追究

(1)对造成饮用水污染事件的单位和个人,县级以上卫生行政部门应当依据《中华人民共和国传染病防治法》、《突发公共卫生事件应急条例》、《生活饮用水卫生监督管理办法》等有关规定予以行政处罚。

(2)对在饮用水污染事件的报告、调查、控制和处置过程中,有玩忽职守、失职、渎职等行为的,依据《突发公共卫生事件应急条例》及有关法律法规追究当事人的责任。

4. 个人处理饮用水污染事件,应采取以下方式应对:

(1)当饮用水被污染时,应立即停止使用,及时向卫生监督部门或疾病预防控制中心报告情况,并告知居委会、物业部门和周围邻居停止使用。

(2)用干净容器留取3~5升水作为样本,提供给卫生防疫部门。

(3)不慎饮用了被污染的水,应密切关注其身体有无不适,如出现异常,应立即到医院就诊。

(4)接到政府管理部门有关水污染问题被解决的正式通知后,才能恢复使用饮用水。

第三章　公共场所危害因素的监测

第一节　公共场所定义和卫生学特征

一、基本概念

公共场所从定义上说可以理解为公众从事各种社会活动的场所,即人群经常聚集、供公众使用或服务于大众的活动场所,该类场所大都为人工建成,可大致分为封闭型(如电影院、宾馆等)与开放型(如公园)两种,从卫生学角度出发关注的重点是封闭型场所。公共场所危害因素监测的目的是掌握辖区内公共场所危害因素情况,寻找危害因素可能的作用方式,以对危险因子进行评估,并采用相应的干预措施以提高公共场所活动的安全性。

二、卫生学特征

1. 人员集中,流动性大

公共场所是短时间内人员高度集中的环境,在一定空间内同时接纳众多人群。进入公共场所的人群成分复杂,男女老幼,体质强弱和处在不同生理状态下的人员互相接触,彼此交往,容易传播疾病。由于人员高度集中,空气污浊,应加强通风换气。

2. 设备和物品容易污染

绝大多数公共场所都有很多设备、器械和供多人使用的物品。这些物品和设备反复为多人所使用和触摸,因此,容易交叉污染,危害人群身体健康。当某种传染病流行时,应少去公共场所。公共场所的设备和物品有很多,不可能逐个列举,像浴室拖鞋,理发用具,毛巾等。

3. 公共场所容易传播疾病

公共场所人员众多,接触密切,是传播各种传染病的场所,就是说,在公共场所影响健康的致病因素传播较快。

首先容易传播呼吸道疾病。呼吸道传染病能否传染,在一定意义上决定于人口的密度和接触机会。人口密度越大,接触机会越多,越容易传播。像影剧院、俱乐部等处是呼吸道传染病最容易传播的场所。

其次,容易传播肠道传染病。公共场所设有公用餐具、茶具、毛巾、脸盆和卧具,多人反复交叉接触,容易被肠道致病菌污染,传播肠道传染病。另外也容易传播某些接触性疾病如癣、皮肤病、性病等。

4. 公共场所建筑布局和管理别具特点

随着城市的不断发展和人口的增多,公共建筑、公共场所发展很快,满足了居民群众日常活动的需要。但是,有一些公共场所是在旧城市基础上见缝插针建立起来的,选址与布局不尽合理,设计也不完全符合卫生要求,这给卫生监督和管理带来更大的任务。

公共场所种类很多,根据国务院1987年4月1日发布的《公共场所卫生管理条例》规定,目前我国应依法进行卫生监督监测的公共场所共计7类28种,包括:宾馆、饭馆、旅店、招待所、车马店、咖啡馆、酒吧、茶座;公共浴室、理发店、美容店;影剧院、录像厅(室)、游艺厅(室)、舞厅、音乐厅;体育场(馆)、游泳场(馆)、公园;展览馆、博物馆、美术馆、图书馆;商场(店)、书店;候诊室、候车(机、船)室、公共交通工具。

第二节　公共场所的卫生学要求

公共场所卫生涉及许多领域,可包括空气卫生、饮水卫生、室内卫生、照明、噪声等物理条件及公共用品消毒质量等方面的卫生问题,下面所列的7大公共场所类型具有以下卫生学特点及相应要求。

1. 住宿与交际场所

卫生部《旅店业卫生标准》(GB9336—1996)按照《旅馆业建筑设计规范》将旅店分为3类;3~5星际宾馆、馆店;普通旅店、招待所。并按不同的等级分别制订了温度、相对湿度、风速、一氧化碳、二氧化碳、可吸入颗粒物、空调器安装、二次供水的水质等提出了具体的要求。《饭馆(餐厅)卫生标准》(GB16153—1996)规定了饭馆(餐厅)的微小气候、空气质量、通风等卫生标准,要求供水符合饮用水标准;餐(饮)具应执行《食(饮)具消毒卫生标准》(GB14934—1994)。

2. 洗浴与美容场所

卫生部《公共浴池卫生标准》(GB9665—1996)对公共浴池的微小气候、空气质量、池水温度、浊度等提出了卫生要求,并规定公共浴室要以淋浴为主,禁止患有性病和各种传染性皮肤病的顾客洗浴,并对浴室中的更衣室、桑拿室也作出规定。《理发店、美容店卫生标准》(GB9666—1996)规定,提供给客人使用的各类用具应符合相应的卫生标准;营业厅的空气质量要符合该标准要求。

3. 文化娱乐场所

卫生部《文化娱乐场所卫生标准》(GB9664—1996)规定了文化娱乐的微小气候、空气质量、照度、噪声、通风等卫生标准,并提出有关建筑设计的卫生要求。并对各类具体场所提出卫生要求,如影剧院放映场次的间隔时间不应<30分钟,其中空场时间不<10分钟,文化娱乐场所在呼吸道传染病流行期间,应对室内空气和地面进行消毒。

4. 体育与游泳场所

卫生部《体育馆空气卫生标准》(GB9668—1996)和《游泳场所卫生标准》(GB9667—1996)对2种类型场所作了具体规定,除空气质量外,人工游泳池水质作了具体规定,具体项目有pH值、浑浊度、尿素、游离性余氯、细菌总数、大肠菌群等,还规定了泳客进入泳池的卫生要求。

5. 文化交流场所

卫生部《图书馆、博物馆、美术馆、展览馆卫生标准》(GB9669—1996),对这些场所的微小气候、空气质量、噪声、照度等标准值作了具体规定,提出的卫生要求是馆内禁止吸烟,采用湿式清扫,照明应光线均匀等。

6. 购物场所

卫生部《商场(店)、书店卫生标准》(GB9670—1996)规定了城市营业面积300m²以上和县、乡、镇营业面积20m²以上的商场(店)、书店适用的卫生标准,对微小气候、空气质量、噪声、照度等都规定了具体要求。

7. 就诊与交通场所

卫生部《医院候诊室卫生标准》(GB9671—1996)适用于区、县级及其以上医院的候诊室(包括挂号、取药等候室),要求室内空气新鲜,并保持安静、舒适、光线柔和,应采用湿式清扫,易污染部位(扶手、门把手、水栓等)应每日至少消毒1次。《公共交通等候室卫生标准》(GB9762—1996)规定了交通等候室的微小气候、空气质量、噪声、照度等卫生标准。《标准》适用于一、二等站的火车候车室的二等以上的航运港口、民航机场和长途公共汽车的等候室。《标准》还对卫生管理制度、如防治病媒昆虫、粪便垃圾处理、供水设备、卫生清扫等事项作了具体规定。

第三节　公共场所卫生学监测

一、空气质量卫生监测

公共场所是公众集聚的场所,其室内空气卫生质量与人体健康有着重要的关系,开展公共场所空气质量卫生监测是保障人们身体健康的一个重要手段,具有重大意义

1. 采样布点的要素

(1)采样布点的原则。代表性,选择采样点要有代表性,这是选择采样点前提,以期在使用较少人力物力的情况下,使所采样品真实地反映公共场所污染物浓度与变化情况;可比性,在同一家公共场所常需要布几个采样点,为便于监测检验数据比较,采样点的各种条件应尽可能相同,以满足监测检验和采样操作的需要;可行性,要考虑采样时不影响公共场所的正常经营活动,且选择的采样点要便于监测采样。

(2)布点的常用方法。单点布点法:仅设1个采样点,一般布于被测场所中央,又称中央布点法,常用于面积小的场所如单间客房、理发店、美容店等;对角线布点法:又称斜线布点,在对角连线上均匀布2~3个点;梅花布点法:在矩形四角及对角线交点布5个点;"井"字布点法:即在交点处布4个点,常适用于四周为服务场所的公共场所;棋盘布点

法:在平行线上布点,点数视公共场所规模而定,数目在 4 个以上。布点方法的应用根据具体的公共场所及其面积而定,详见《公共场所卫生监测技术规范》(GB/T17220—1998)。

(3)采样高度。与该类场所中人群呼吸带高度一致,具体可见《公共场所卫生监测技术规范》(GB/T17220—1998)。

(4)注意事项。采样点的选择应避开人流通道与通风口及门窗;布点时应注意采样点距离墙壁 1m;采样布点时除考虑现场的平面布局外,还应考虑立体布局;在分析监测数据时要注意分辨是否在异常值,并舍去异常值。

2. 监测主要项目方法

主要监测项目为一氧化碳、二氧化碳、可吸入颗粒物、甲醛、空气细菌数、可吸入颗粒物。除空气细菌数外,其他项目均使用仪器现场采样计数,所使用的仪器及仪器的使用方法详见附录,所用的原理详见《公共场所卫生标准检验方法》(GB/T18204.1~30—2000)与《公共场所空气中可吸入颗粒物(PM$_{10}$)测定方法 – 光散射法》(WS/T206—2001)。空气细菌数采用自然沉降法。

二、公共场所微小气候、噪声、采光照明的监测

1. 微小气候

在公共场所标准中微小气候由温度、相对湿度、风速 3 项指标组成。不同的公共场所对微小气候指标有不同的要求,3 项指标均使用现场仪器测定,依据仪器使用方法进行,所用原理详见《公共场所卫生标准检验方法》(GB/T18204.1~30 – 2000),微小气候的测定不仅是对不同公共场所的要求,同时也是其他项目测定的一个记录要素。

2. 噪声

是公共场所卫生指标的一个重要项目,特别在文化娱乐、旅店、商场、书店等类型的场所。公共场所在噪声测定声级计每年应校验一至二次。在测量前,要对使用的传声器进行校准,并检查声级计的电池电压是否足够。测量后要求复校一次,测量前后传声器的灵敏度相差应不大于 2dB,否则测量数据无效。测量时声级计或传声器可以手持,也可以固定在三脚架上,使传声器指向被测声源,为了尽可能减少反射影响,要求传声器离地面高 1.2m,与操作者距离 0.5m 左右,距墙面和其他主要反射面不小于 1m。稳态与似稳态噪声用快档读取指示值或平均值;周期性变化噪声用慢档读取最大值并同时记录其时间变化特性;脉冲噪声读取峰值和脉冲保持值;无规则变化噪声用慢档。每隔 5s 读一个瞬时 A 声级,每个测量点要连续读取 100 个数据代表该测点的噪声分布。

3. 采光照明

公共场所合理使用采光照明,不仅可以保护眼睛,也可以节约能源。室内光来源方式主要有 2 种:一是自然光照,二是人工照明,不同的公共场所对采光照明的卫生要求各异,在公共场所标准中称照度或台面照度。

三、公共用具的采样

公共场所的很多设备、器械、卧具、餐具、茶具、洗涤设施、毛巾、拖鞋、理发美容工具等,供多人反复交叉使用,极易被病菌、病毒、真菌污染导致传染性疾病的传播。所以公共用品(具)消毒质量监测是卫生监测的重要方面之一。

1. 公共用品(具)的分类

(1)布草类。指与皮肤接触的各种纺织用品及其他用品,在实际监测中常采样的是旅店业中的床上卧具(床单、枕巾),公共浴室中的毛巾、浴衣等,理发美容店中的毛巾等。采样方法使用涂抹法,常规检测项目为细菌总数和大肠菌群,可以判定其被污染的程度。

(2)杯具类。即使用的茶杯、酒杯等,也可包括提供简餐时使用的小型餐具,在旅店业、文化娱乐业、公共浴室等多种行业中可见,常采用纸片法检测大肠菌群。

(3)洁具等。指提供给顾客使用的各种清洁用具,如坐便器、浴盆、桑拿室内坐椅等,常规检测项目包括细菌总数和大肠菌群,采样方法也使用涂抹法。

(4)鞋类。常见于公共浴室中提供给客人使用的公用鞋具,但不包括旅店业中常供给客人使用的一次性鞋类。检测项目为真菌,采样方法也使用涂抹法。

(5)美肤美甲用具。特定于理发美容业中,如剪发用剪刀、美容用的粉刺针和其他美容工具,监测项目为大肠菌群和金黄色葡萄球菌,采样方法使用涂抹法。

2. 注意事项

(1)公共卫生用品的采样应选择在人群使用该物品时接触频率较高的部位。

(2)对公共卫生用品进行检测时,采样数量以超过各类物品投入使用总数的 5% 计算。对各类卫生用品、用具投

入使用总数不超过 10 件的单位,各类物品的采样数量应在 1 件以上。

(3)公共卫生用品监测项目均为微生物项目,采样时应注意无菌操作,并注意样品器具的密封完整,在 4 小时内及时送检。

第四节　公共场所危害事故的应急处置

一、定义

公共场所危害健康事故,指公共场所内发生的传染病疫情或者因空气质量、水质不符合卫生标准、用品用具或者设施受到污染导致的危害公众健康事故。一般包括微小气候或空气质量不符合卫生标准所致虚脱或休克;生活饮用水遭受污染所致的介水传染病和中毒;公共用具、用水和卫生设施被污染所致传染性疾病、皮肤病;意外事故所致一氧化碳、氨气、氯气、消毒杀虫剂等中毒等。

二、公共场所危害健康事件的分级

根据事件的性质、危害程度和涉及范围,划分为特别重大(Ⅰ级)、重大(Ⅱ级)、较大(Ⅲ级)和一般(Ⅳ级)四个级别。上级对分级标准和级别有补充和调整规定的,则相应调整:

1. 一般中毒事件(Ⅳ级)

因公共场所卫生事件或生活饮用水卫生事件所致急性病例 3 例及以上。

2. 较大中毒事件(Ⅲ级)

因公共场所卫生事件或生活饮用水卫生事件所致急性病例 3 例及以上并出现 3 人以下死亡。

3. 重大中毒事件(Ⅱ级)

因公共场所卫生事件或生活饮用水卫生事件所致急性病例 10 例及以上、或者死亡 3 人及以上。

4. 特别重大中毒事件(Ⅰ级)

因公共场所卫生事件或生活饮用水事件所致急性病例 30 例及以上、或者出现死亡 10 人及以上。跨省有特别严重的人员中毒、伤亡的突发公共场所卫生事件、饮用水卫生事件。

三、现场卫生学调查

1. 调查目的

确定引起突发事件的污染源,对其原因和危害程度进行分析评价,向现场救援者提供救援建议;向公众、媒体、管理机构提出建议,防止类似事件的发生。

2. 调查准备

信息资料收集,根据突发事件的报告内容收集有关文献资料;检查现场检测、调查所需物质储备;防护设备如防护服、防护面罩(带呼吸器的防护面具)、防护口罩(带滤膜的防护口罩)、防护靴、防护手套等;空气、饮用水和集中空调、公用物品监测、检测仪器和急救设备等;现场调查表、现场记录表、照相机和集中空调、公用物品监测、检测仪器和急救设备等;拟订调查计划,确定调查组成员及负责人、安排现场工作中的组织分工。

3. 调查内容

到达突发事件(故)现场后,应与处理事件的现场指挥部取得联系,获得配合。若现场未得到控制,应根据获悉的资料和调查到的资料,立即就事件现场控制措施、受害人数统计以及急救处理、救援人员的个体防护、现场隔离带设置、人员疏散等提出建议,并在确保安全的情况下开展调查。调查人员要在正确的个体防护下开展工作。若事件已经得到控制,应先了解事件概况(时间、地点、受害人数、救治情况,对受受害人员进行个案调查,有关人员询问笔录,现场录像、录音等)再进行现场勘察。现场勘察包括了解现场环境状况、污染来源及相关资料,在现场对可疑污染物进行浓度检测并采集样品送实验室分析。调查现场受害者及其他相关人员,了解事件发生经过,受害人员接触时间、地点、方式,以及受害人员姓名、性别、主要症状、体征、实验室检验及抢救经过,同时向临床救治单位进一步了解相关资料(事件发生过程、抢救经过、实验室检验结果等),并采集患者的生物样品待检。

4. 现场快速检测

为及时了解发生突发事件(故)的原因,为受害人员的诊断提供依据,要进行现场快速检测工作,对事件现场的空气及可能造成污染的水或物质进行必要的现场快速检测,不能进行现场快速测定的项目,现场采样后,应及时送有关机构进行检验分析,对事件现场已被破坏或已遭改变的,必要时须进行模拟测试。

5. 现场个人防护

所有进入事件现场参加应急处理的工作人员都应采取个体防护。根据有害物质的类别和空气中的浓度分别选用相应的个体防护装备。

6. 现场救治

尽快使受害者脱离事故现场,防止其继续遭受有害因素危害。参与现场处置的工作人员迅速将受害者移离事件现场至上风向的空气新鲜场所"安静休息"避免活动,注意保暖,在事故现场进行初步医学处理。对严重受害人员迅速进行现场急救,必要时给予吸氧,及时将受害者送往医疗机构救治,对危害较轻、暂时无临床表现者,应适当安置,密切观察 24~72 小时,认真观察临床症状。转移、撤离或者疏散可能受到危害的人群,并进行妥善安置。并认真做好受害人员登记工作,受害人的基本情况、临床症状、是否送医院治疗、安置地点等。防止污染物被继续吸收,立即脱去被污染者的衣物,针对污染物的种类,采取有效的、相对应的措施防止继续吸收。对不明原因污染物引起的中毒,要慎重处置。

7. 及时查找污染源,消除事故因素

根据事件现场特征和受害人的临床表现,迅速做出事件缘由的初步诊断,采取有效的措施,防止有害因素继续危害人群健康。如开窗换气、暂停空调、临时关闭游泳池或浴室等。

8. 现场调查时应注意

现场安全和自我保护,仔细观察倾听各方面意见,做好记录;进行现场拍照和录音。

第四章 室内环境的监测

第一节 室内环境的定义

室内环境包括居室、写字楼、办公室、交通工具、文化娱乐体育场所、医院病房、学校幼儿园教室活动室、饭店旅馆宾馆等场所。人类对周围环境的需求包括热(空气温度、空气湿度、风速、周围表面辐射温度)、声、光、电磁辐射以及空气中污染物的含量(室内空气品质)等因素,这些因素构成了人类对室内环境的需求以及室内环境质量的内容。

目前建筑室内的环境污染越来越受到人们的重视,我们有七成以上的时间留在家中、办公室或处身其他室内环境。室内环境的污染可导致身体不适(例如头痛、眼睛痒、呼吸困难、皮肤过敏、疲劳或呕吐等),而在工作中,更会引致高缺勤率及低生产效率。孕妇、儿童、工作压力大的白领、老人、患有呼吸系统或心脏毛病的人更会较易受到不良室内环境质量的影响。

第二节 室内环境的内容

一、热环境

室内热环境直接影响人体的冷热感,与人体热舒适紧密相关。热环境主要指室内热湿条件状况,如室内温度、湿度、风速等。从生理观点来看,热舒适是在没有排汗调节的情况下,人体和环境的热交换达到的热平衡状态。如果我们感觉日常工作环境不令人满意,我们的工作效率将不可避免的受到影响,因此提供一个舒适和健康的热环境是很重要的。具体来说,建筑营造者需要为人们提供一个冷热得当、湿度合理、风速适宜的物理环境,让绝大多数人在此热环境中感觉舒适。热的热舒适感主要建立在人和周围环境正常热交换的基础上,即人体新陈代谢的产热量和人体周围环境的散热率之间的平衡关系。人体为了维持正常的体温,必须是产热和散热保持平衡。人体热舒适主要受到六个因素的影响,其中四个与环境有关,分别是空气温度、相对湿度、气流运动和平均辐射温度。另外两个因素分别是活动强度(新陈代谢率)和幅状热阻,它们与人体的本身的生理活动、适应能力以及其后相关。各个影响因素对人体的影响是复杂的,二个因素之间又是互相影响的。研究人体热舒适对建筑节能和可持续发展具有重要的意义。建筑室内环境的基本目标是满足人们的热舒适感。一个闷热或者寒冷的室内环境,即使看上去很漂亮,也很难给人好的热舒适感。适当而正确的改善室内环境热舒适状况,可以是人免受炎热、寒冷之苦,有利于身体健康和提高工作效率。但目前室内热环境舒适度的改善往往是以大幅度增加建筑能耗进而造成对环境的污染为代价。因此,研究不同地区居民的热舒适状况,寻找改善室内环境热舒适的科学途径与方法,对改善人民居住质量,提高居民热舒适水平,降低建筑能耗以及促进人居住环境的可持续发展,都具有十分重要而深远的意义。

二、室内空气环境

室内空气环境是人们接触最频繁、关系最紧密的室内环境之一,根据美国环保署(EPA)1993—1994 年对近万人进行的跟踪调查所得的数据显示,人们在各类室内环境中度过的时间高达 87.2%,另外 7.2% 的时间花在交通工具中,只有 5.6% 的时间在室外度过,人们在室内度过的时间远远超过室外。因此,室内空气品质的好坏直接影响着人们的健康和工作效率。同时,随着科学技术的进步和人们生活水平的提高,越来越多的人开始注重居室的美观和舒适,建筑内部装修也越来越豪华,许多能够发挥出有害物质的各种新型建筑材料、建筑材料和日用品进入了室内。为了节约能源,使用空调的房间尽量减少新风量的进入以节省耗电量,为了防止室内过冷或者过热空气影响室内的舒适温度,现代建筑物都被设计和建造得非常紧密,隔绝了室内外之间的联系,严重影响了室内通风换气,这就造成了室内的污染物不能及时排除室外,在室内大量积累,导致了室内空气品质的进一步恶化,诸如病态建筑综合症和建筑物并发症,在现代化建筑使用中屡见不鲜。室内空气污染是指由于室内引入能释放有害物质的污染源或室内环境通风不佳而导致室内空气中有害物质从数量上和种类上的不断增加。与室外空气污染相比,室内空气污染长期低浓度的危害人体健康,不易察觉,所以被称为隐形杀手,具有积累性、长期性、低浓度、多样性的特点。室内空气污染对人体产生危害的主要污染物有挥发性有机物(VOCs)、氡及其衰变体、颗粒物等。甲醛对人的眼睛、鼻子、呼吸道有刺激性;苯及其同系物对人体的危害主要分为急性中毒和慢性中毒,对于浓度较低的室内环境对人体的危害主要是慢性中毒;氡是世界卫生组织确认的主要环境致癌物质之一;悬浮颗粒物作为我国重要空气污染物之一,严重影响着室内空气品质并威胁着居住者的健康,有越来越多的证据表明空气中的颗粒物污染与人体呼吸道疾病、心血管疾病和癌症等健康问题密切相关。空气污染由于其种类多、浓度低、暴露时间长、影响范围广等原因,已经引起了社会广泛关注,室内空气污染包括物理、化学、生物和放射性污染,来源于室内和室外两部分。室内污染源主要有建筑和装饰材料、通风系统和人自身的活动,室外污染源主要来源于被污染的室外空气。为了达到有效控制室内污染物的目的,人们可通过多种方法控制这些污染源和消除这些污染物,其中包括污染源控制、通风、空气净化污染物控制等。只有综合使用这些方法,才能有效解决室内空气污染问题。

三、光环境

人眼只有在良好的光照条件下,才能有效地进行视觉工作。现在大多数工作都是在室内进行,故必须在室内创造良好的光照环境,工程师总是期待人工照明尽量与天然采光接近,这是因为天然光是人们习惯的光源,太阳光中的可见光部分正视人眼感觉最灵敏范围,因此,高品质的建筑室内光环境应同时包含天然采光和人工照明。从视觉功能实验来看,人眼在天然光下比在人工光下具有更高的视觉功效,并感到舒适和有益于身心健康,这表明人类在长期的进化过程中,眼睛已习惯于天然光。太阳光是一种巨大的安全的清洁光源,室内充分的利用天然光,就可以起到节约资源和保护环境的作用。充分利用天然采光,节约照明用电,对我国实现可持续发展战略具有重要意义,同时具有巨大的生态效益、环境效益和社会效益。尽管自然光比人造光舒适性更好,但是一天中以及一年中可以利用日光的时间是有限的。尽管日光的光照强度是不均匀的——窗户旁的光照强度较高,而屋子背面的光照强度较差。在设计照明系统是时,应注意到照明方式对照明质量、能耗以及建筑风格都有很大的影响,

一个合适的照明系统不仅要满足房间的使用功能,而且要和建筑的结构相协调。一个良好的照明系统的照明方式包含一般照明、分区一般照明、局部照明、混合照明几个方面。

四、声环境

室内声环境主要包含两个方面的内容。第一个是使想要听到的声音好听,清晰,这就是室内音质设计的内容。第二个是不想听到的声音则尽量使其听不到,这就是噪声控制的内容。噪声不仅使人心情烦躁,影响工作或休息,甚至对人的心理及身体健康有着不良的影响。噪声是指妨碍人们正常生产、工作、学习和生活的声音,通俗点说凡是人们不愿意听到的声音都是噪声。因此无论是语言或是音乐声,当不愿意听到时,都可以认为是噪声。声音转变为令人感到不舒服的影响因素很多,主要包括响度、频率构成、发生的时间和地域。其主要来源于交通噪声、机械噪声、城市建设噪声、社会生活噪声和电气设备噪声,其危害包括干扰睡眠、影响人的心理健康、影响居民行为,造成居民烦恼、影响人的心脏血管和生理反应以及影响人的正常工作。我们可以通过控制噪声源、控制传声途径中的噪声、控制在接受点的噪声来减少噪声对我们日常生活的危害。

第三节　室内空气污染对健康的影响及其卫生学要求

中国标准化协会和中国儿童卫生保健疾病防治指导中心的调查结果显示,全国每年因装修污染引发呼吸道感染而死亡的儿童高达210万。《美国流行病学杂志》指出,装修污染让孕妇生出患有心脏疾病孩子的可能增加了3倍。这与新装修的房子中甲醛、苯、氡、氨等强致癌物以及影响人体造血功能的挥发性有机化合物超标有很大关系。

近四十年,室内空气质量一直是国内外学者极为关注的环境卫生问题之一,主要有三个原因:① 室内环境是人们接触最密切的环境之一,室内空气质量的优劣直接关系到每个人的健康;② 室内污染物的来源和种类越来越多,随着

经济、生活和生产水平的不断提升,室内的化学品和新型建筑材料等的种类和数量比以往明显增加;③ 建筑物密闭程度增加,使室内污染物不易排出,增加了室内人群与污染物的接触机会。

一、室内空气污染的来源和特点

1. 室内空气污染的来源

(1)室外来源

这类污染物主要存在于室外或者其他室内环境中,但可以通过门、窗孔隙或者其他管道的裂隙等途径进入室内,具体来源有:

室外空气:由于室内引入能释放有害物质的污染源或室内环境通风不佳而导致室内空气中有害物质无论是从数量上还是种类上不断增加,并引起人的一系列不适症状,称为室内空气受到了污染。

我国的空气污染治理始于 20 世纪 70 年代,主要围绕着工业污染源进行治理,随着国家对环保投入的加大,国民环保意识的提高,特别是全国主要城市空气污染日报及预报的发布使各界、各阶层人士对环境的重视,尤其是自身生活范围环境的重视达到从前未有的程度。实际上,室内环境污染往往比室外污染的危害更为严重,空气中的微粒、细菌、病毒和其他有害物质日积月累地损害着人们的身体健康,特别是长期处于封闭室内环境的人尤其如此。20 世纪 80 年代以前,室内污染主要是燃煤所产生的二氧化碳、一氧化碳、二氧化硫、氮氧化物,90 年代初期,由于室内吸烟、燃煤、烹调以及人体呼出的二氧化碳等 149 种有害物质对室内的污染。另外,还有植物花粉、孢子、动物毛屑等变应原物质。

住宅建筑材料:部分建筑物自身含有某些可逸出和可挥发的有害物质,一种是建筑材料在施工过程中加入了化学物质,如北方冬季施工加入的防冻剂,渗出有毒气体氨;另一种是地基的地层和建筑物石材、地砖、瓷砖中的放射性物质氡及其子体。

人为带入室内:如人们每天进入居室,容易将室外或者工作环境中的污染物带入室内。这里污染物主要为大气颗粒物和工作环境中的苯、铅、石棉等。

相邻住宅污染:受到从邻居家排烟管道进入室内的有害物质或熏蒸杀虫剂等。这类污染物主要是一氧化碳、硫化氢等。

生活用水污染:受到致病菌或化学污染的生活用水,通过淋浴器、空气加湿器、空调机等,以水雾的形式喷入到室内空气中。比如军团菌、苯和机油等。

(2)室内来源

室内燃烧或加热:一般是指各种燃料的燃烧,以及烹饪时食用油和食物加热后的产物。这些燃烧和烹饪时产生的污染物都是经过高温反应引起的,不同的燃烧物或相同种类但品种或产地不同时,其燃烧产物的成分和数量会有很大的差别。燃烧条件不同时,燃烧产物的成分也有差别。这一类的污染物主要有二氧化硫、氮氧化物、一氧化碳、二氧化碳、烃类(包括苯并(a)芘等致癌多环芳香烃)以及悬浮颗粒物等。

室内人的活动:人体排出大量代谢废弃物以及谈话时喷出的飞沫等都是室内空气污染物的来源。在炎热季节出汗散发出多种气味,在拥挤的室内引起的污染物尤为严重。吸烟更是一项重要有害物的来源,吸烟的烟草烟气中至少含有 3800 种成分,其中致癌物不少于 44 种。这一类的污染物主要有呼出的二氧化碳、水蒸气、氨类化合物等内源性气态物,以及外来物或外来物在体内代谢后的产物,可能含有一氧化碳、甲醇、乙醇、苯、甲苯、苯胺、二硫化碳、二甲胺乙酸、氯仿、硫化氢、砷化氢、甲醛。呼吸道传染病患者和带菌(毒)者都可将流感病毒、SARS 病毒、结核杆菌、链球菌等病原体随飞沫喷出污染室内空气。

室内建筑装饰材料:建筑装饰材料是目前造成室内空气污染的主要来源,如油漆、涂料、胶合板、刨花板、泡沫填料、塑料贴面等材料中均含有甲醛、苯、甲苯、乙醇、氯仿等挥发性有机物;建筑材料砖块、石板等本身成分中含有镭、钍等氡的母元素较高时,室内氡的浓度会明显增高。这些污染物的致癌性越来越为人们所关注。

室内生物性污染:由于居室密闭性好,室内小气候稳定,温度适宜,湿度大,通风差,为真菌和尘螨等生物性变态反应原提供了良好的滋生环境。蛾是家庭室内传播疾病的重要媒介之一,常隐藏在床铺、家具和地毯等处。这些生物性变态反应原可引起人的过敏性反应,还能作用于生物性有机物,产生很多有害气体,如二氧化碳、氨、硫化氢等。

家用电器:近年来,电视机、组合音响、微波炉、电热毯、空调机等多种家用电器进入室内,由此产生的空气污染、噪声污染、电磁波及静电干扰给人们的身体健康带来不可忽视的影响已引起国内外学者的关注。

室内空气污染物的浓度受污染物的产生量和降解量、排向室外的量和室外污染物进入量制约。

2. 室内空气污染的主要特点

（1）室内空气污染物对室内空气的污染：这类污染物在室内一般都比室外空气中浓度有较大衰减。例如室外大气中最常见的二氧化硫极易为各种建筑物表面的石灰、墙纸等材料所吸收；悬浮颗粒物进入室内过程中，通过门或纱窗时被阻挡了一部分，进入室内后又被墙壁吸附去一部分，因此它们在室内的浓度都低于室外。

（2）室外存在同类污染物对室内空气的污染：该污染物的浓度往往是室内高于室外。我国现阶段，除少数地区外，用煤炉的家庭仍十分普遍，室内空气中的二氧化硫、二氧化氮、颗粒物质、苯并芘、一氧化碳等浓度均高于室外。尤其是做饭和取暖都用煤炉的家庭，室内一氧化碳的浓度可达 $10 \sim 20mg/m^3$，通风不良时，甚至高达 $50 \sim 100mg/m^3$。

（3）吸烟对室内空气的污染：香烟在燃烧过程中，局部温度可高达 $900 \sim 1000℃$，产生大量有害化学物质，烟雾中 90% 为气体，主要有氮、二氧化碳、一氧化碳、氰化物挥发性亚硝胺、烃类、氨、挥发性硫化物、腈类、酚类等；另外 8% 为颗粒物，主要有烟焦油和烟碱（尼古丁）还有镉，放射性 ^{222}氡、^{210}铅和 ^{210}钋等有害物质。吸烟已成为加重室内空气污染不可忽视的重要因素。

我国是吸烟人数最多的国家，吸烟引起的室内空气污染已成为我国的一个严重公害问题。

（4）建筑材料和装饰物品对室内的空气的污染：建筑材料和装饰物品中含有大量有机污染物及放射性污染物，对人体危害极大。有些是传统的天然材料，有些是废渣或再生材料，有些是现代化工产品，特别是很多用于室内建筑和装饰的原材料在加工过程中，要加入各种助剂，其中很多助剂具有挥发性，如甲醛、苯、甲苯、二甲苯、三氯乙烯、三氯甲烷、二异氰酸、甲苯酯、萘等，在室内会释放出来污染空气。当前，甲醛等挥发性有机物和氡及其子体引起室内空气污染问题已成为国内外学者普遍关注的热点。

（5）空调引起的室内污染：人工空气节调节简称空调，可分为封闭式、直流式和混合式三种空调系统。在设计安装、运行各环节中，一旦发生问题，很易引起室内新鲜空气量不足；从采风口可进入室外环境中的污染物；存在于室内的致病因素不易排除；过滤器失效可导致室内空气严重污染；气流不合理而形成局部死角以及冷却水中的军团菌通过空气传播等。

二、室内空气主要污染物的种类以及危害

室内空气污染物的种类很多，包括化学性、物理性、生物性和放射性四大类。这四大类污染物往往相互关联，同时存在。比如室内烹饪，既可产生化学性污染物，也能使室内气温升高或产生电磁波（使用微波炉或者电炉）引起物理性污染。

1. 化学性污染

化学性污染物主要包括：室内颗粒物对人体危害较大的是可吸入颗粒物（PM10）、无机气体主要指 SO_2、NO_x、CO 等气体污染物及氨、二氧化碳等、多环芳烃类物质指一类含有苯环结构的高分子有机污染物、挥发性有机物（VOCS）等。

（1）颗粒物：颗粒物来源于室外，由城市和乡镇的工业企业、交通运输、及住宅周围的民用锅炉等燃料的燃烧所致。这些室外产生的颗粒物可通过住宅的门、窗等围护结构的缝隙渗入室内，形成室内颗粒物污染；室内来源主要是各种烹调和取暖的燃料如煤、液化石油气、煤气天然气及生物性燃料的燃烧过程可在室内产生多种类型的颗粒物。另外，人们在室内的活动如吸烟、打扫卫生等也可造成室内的颗粒物增加。

颗粒物根据来源不同，粒径和成分也不相同。根据颗粒物的粒径可分为总悬浮颗粒物（TSP）：$<100\mu m$；可吸入颗粒物（IP）：$<10\mu m$（PM10）和细颗粒物（PM2.5）。其中因细颗粒物吸附性可沉积于肺泡，毒性就更大。一般汽车尾气颗粒物中的细颗粒物比例较大，柴油车比汽油车的颗粒物更细。颗粒物的化学组成非常复杂，含有多种有毒有害化学物质。

颗粒物的毒性包括：对呼吸道的毒作用主要是损害下呼吸道和肺泡的功能；免疫毒性，影响机体免疫功能；吸附有害气体产生联合毒作用；吸收和减少太阳辐射；致突变性和致癌性等。

（2）二氧化碳：室内二氧化碳主要来源于人的呼吸和燃料的燃烧。二氧化碳是无色无臭的气体，高浓度时略带酸味。不助燃、比空气重、二氧化碳在正常空气中的含量为 $0.03\% \sim 0.04\%$。当室内空气与室外交换良好时，室内空气中二氧化碳的浓度一般不会达到使人的主观感觉感到不适的状态。人们肺泡内二氧化碳浓度经常是在 4% 左右。如果室内空气中不含有其他有害物质时，二氧化碳浓度升高到 5% 以上时，人们才开始有发闷，不舒服的感觉。

二氧化碳对人体健康的影响：二氧化碳在低浓度时，对呼吸中枢有兴奋作用。而在高浓度时则抑制呼吸中枢，严重时对呼吸中枢有麻痹作用。空气中二氧化碳浓度达 3% 时，人的呼吸加深；4% 时，产生头晕、头痛、耳鸣、眼花、血压升高；达 8% ~ 10% 时，呼吸困难，脉搏加快，全身无力，肌肉由抽搐至痉挛，神智由兴奋转向抑制；当二氧化碳浓度达

30%时,可能出现死亡。二氧化碳作为居室中常见的污染物,当浓度达 0.07% 时,少数敏感的人就感觉有不良气味和不适感觉,它的浓度的高低可以表示室内空气是否清洁以及通风换气是否良好。居室内空气中二氧化碳浓度应保持在 0.07% 以下,最高不应超过 0.1%。

(3)燃烧产物:生活燃料包括固体燃料(煤、焦炭)和气体燃料(煤气、液化石油气、天然气)。各种燃料及烟草等在燃烧后会产生多种多样的污染物。这类污染物主要来源有三部分:燃烧物自身的杂质部分,如煤中含硫、氟、砷、灰分等杂质。燃烧物经高温后发生热解或合成反应的产物。各种固体燃料在燃烧后会产生大量的二氧化硫和颗粒物,如二氧化硅、氧化钙、三氧化二铁和砷化物,还有一氧化碳、二氧化碳和氮氧化物等。一般煤层的天然气含有一定量的硫,天然气燃烧后会产生较多的甲醛和氮氧化物。吸烟产生的燃烧产物有 3800 种。

由于燃料的种类、来源的不同,产生的燃烧产物类型和数量以及危害都不相同。对人体产生危害的主要有:燃料所含的在职污染,如氟、砷含量较高的煤燃烧后会造成室内空气的氟污染和水污染,引起氟中毒和砷中毒;燃料燃烧后产生二氧化硫和氮氧化物会对机体的皮肤、黏膜造成刺激,进入肺泡会引起肺功能下降;烟草燃烧后会产生大量有毒有害物质,研究表明烟草烟气中的"肯定致癌物"不少于 14 种,吸烟是引起肺癌的主要原因。

在家庭中被动吸烟引起的危害尤为严重。美国在一次调查中发现一个家庭有一个吸烟者,该家庭成员患癌的危险性就增加 1.4 倍,如果有 2 个吸烟者,则患癌的危险性增加 2.3 倍,如果为 3 个,则为 2.8 倍。

(4)烹饪油烟:食用油在加热烹调时产生的油烟。烹调油烟是一种混合性污染物,约有 200 余种成分。这一类油烟在我国室内污染中十分常见。

烹调油烟是肺鳞癌和肺腺癌的危险因素,其相对危险度分别为:1.8 和 3.4。此外,微核试验、SCE、大鼠气管上皮细胞转化试验、合成抑制试验都呈阳性结果。有严重的致突变物来源于油脂中不饱和脂肪酸的高温氧化聚合实验。

(5)甲醛:甲醛是室内空气中的主要污染物之一。主要来自建筑材料、家具及家用化工产品,各种燃料和烟叶燃烧也可产生甲醛。在建筑装修和家具制作时,由于甲醛可以改善有机板材的性能或作为黏合剂,加入板材的生产过程中,用这些板材进行居室装修或制作家具后,甲醛就可从这些材料中缓慢释放出来,污染室内空气。甲醛是无色气体,具有刺激性的气味,略重于空气,易溶于水。甲醛从家用物品中缓慢释放出来的数量除了与物品中所含的甲醛量有关外,还与气温、温度、风速有关。气温越高,促使物体中甲醛往外释放的量越大,气温越低,甲醛越不易释放而滞留于物体中。由于甲醛的水溶性很强,如果室内湿度大,则甲醛易溶于水雾中,滞留室内。如果室内湿度小。空气比较干燥,甲醛则容易向室外排放。居室内新装修后,空气中甲醛浓度可达 $0.3mg/m^3$ 以上,然后逐渐下降。但随室内温度的变化也会回升,须给予关注。

甲醛对人群的健康影响主要是:① 急性中毒表现有多种,主要是呼吸道强烈刺激,咽喉烧灼痛,呼吸困难,肺水肿;有的人可出现肝脏中毒性病变,肝细胞损伤,肝功能异常,黄疸,尿呈棕色。有的人可出现过敏性紫癜;② 慢性中毒:表现有眼红,流泪,眼痒,嗓子干燥发痒,咳嗽,喷嚏,气喘,声音嘶哑,胸闷,皮肤瘙痒等这是由于甲醛对眼睛、呼吸道、皮肤等部位都有刺激作用。长期接触低剂量甲醛,可降低机体免疫水平,引起神经衰弱,出现嗜睡,记忆力减退等症状严重者可出现精神抑郁症。呼吸道长期受到刺激后,可引起肺功能下降。甲醛还是一种变态反应原,有些人接触甲醛后可诱发过敏性皮炎、哮喘等。近年研究发现,连续两年吸入 $19.6mg/m^3$ 的甲醛,可使 F344 大鼠产生鼻腔扁平细胞癌。体外实验发现甲醛能引起人哺乳动物体细胞基因突变、DNA 单体断裂、DNA 交链等遗传物质的损伤。而且甲醛与苯并(a)芘联合作用能使 DNA 的单链断裂出现增强效应。但是,甲醛能否引起人体致癌,至今仍缺乏充分的流行病学调查资料。人对甲醛的嗅觉阈通常是 $0.06 \sim 0.07mg/m3$,但个体差异很大,有人嗅觉阈可达 $2.66mg/m^3$。许多国家(日本、荷兰、瑞典、德国等)均已制定出了室内甲醛的卫生标准为 0.1ppm,相当于 $0.12mg/m^3$,我国居室卫生标准为 $0.08mg/m^3$。

(6)挥发性有机化合物:室内挥发性有机物对健康的影响是在 20 世纪 70 年代末期才开始受到重视的,因为 20 世纪 70 年代在发达国家的一些办公室的工作人员和学校的学生出现一些非特异性症状,主要表现为眼、鼻和咽喉部刺激、干燥。甚至感到疲乏无力、不适、头痛、记忆力减退等。由于这些主述似乎与建筑物有关,因此称为不良建筑综合征,对于不良建筑综合征,美国环境保护总署(EPA)归纳出 30 多项指标。主要有异嗅,头晕,头痛,乏力,眼睛干,鼻咽部干,咳嗽,喷嚏,流鼻涕,流泪,恶心,食欲下降,嗜睡,多梦,易怒,烦躁不安,健忘,皮肤干燥,皮肤瘙痒,皮炎,皮疹,月经不调,有时还会出现哮喘,呼吸困难,发憋,呕吐,工作效率低等症状。接触的有害因素不同,出现的症状也不同。这些症状都是非特异的,人员一旦离开该环境,这些症状就可逐渐消失。目前,对于它的病因还不十分清楚,但很多证据揭示,有机化合物的污染,特别是挥发性有机化合物的污染跟之有关。因此近二十年来,国际上对室内挥发性有机化合物污染的研究已形成热点,引起众多学者的关注。在目前已确认的 900 多种室内化学物质和生物性物质中,VOCS

至少在 350 种以上。其中 20 多种为致癌物或致突变物。由于它们单独的浓度低,但种类多,故总称为 VOCS,以 TVOC 表示其总量。这些单个化合物的浓度很少超过 $50mg/m^3$,其均值通常低于 $10 \sim 20mg/m^3$,TVOC 的浓度通常低于数百 mg/m^3,但是有时的峰值浓度可能很高,当若干种 VOC 共同存在于室内时,其联合毒性作用是不可忽视的。常见的 VOC 种类有烷烃、环烷烃、芳香烃、烯烃、醇、酚、醛、酮等。一般认为不良建筑综合征与暴露于 TVOC 的综合作用有关,而不是单个化合物的作用。

急性中毒:当大量使用含 VOC 的化工产品且室内通风极差的情况下,会引起急性中毒。轻者感到头晕、头痛、咳嗽、恶心、呕吐、或有酩酊状,严重者出现肝中毒,昏迷,甚至出现生命危险。

慢性中毒:大多数 VOCS 都能损伤肝脏和神经系统,引起全身无力、嗜睡、皮肤瘙痒等。有的还会引起内分泌失调,影响性功能。苯、甲苯能损伤造血系统,引起白血病。泡沫塑料的粘合剂 TDI 对呼吸系统的刺激很大,能引起哮喘。现场流行病学调查发现,TVOC 浓度小于 $0.2mg/m^3$ 时不会引起刺激反应;而大于 $3mg/m^3$ 时就会出现某些症状;$3 \sim 25mg/m^3$ 可导致头痛和其他弱神经毒作用;大于 $25mg/m^3$ 时呈现毒性反应。

(7)氨:居室内的氨可来源于粪尿、汗液、体表散发的气体以及蔬菜、植物腐败后产生的气体,但最主要的来源是由于在建材中加入了氨水。建筑材料中加入氨水可以提高它们的抗冻能力,这类建材使用后,大量的氨气就会释放进入室内引起室内氨浓度的增高。氨为无色气体,有强烈的刺激性臭味,易溶于水中,水溶液呈弱碱性。健康影响主要是对下呼吸道的刺激和腐蚀作用,严重中毒时,可出现喉头水肿,声门狭窄,窒息,肺水肿。氨气浓度达 $3500mg/m^3$ 以上,可立即死亡。轻度中毒时,可有鼻炎、咽炎、气管炎、咽喉痛、咳嗽、咯血、胸闷、胸骨后疼痛等。还能刺激眼结膜水肿,角膜溃疡,虹膜炎,晶状体浑浊,甚至角膜穿孔。人对氨的嗅觉阈为 $0.5 \sim 1mg/m^3$。

(8)石棉:石棉是一类矿物纤维。因其具有卓越的抗张强度、良好的隔热性和耐腐蚀性,被广泛应用于商业和工业常见的含石棉的室内装饰材料有石棉水泥天花板、乙烯石棉地板材料、石棉隔音板等。居室空气中的石棉主要来自家用石棉制品的破损,石棉纤维从破损处扬出;或利用上面提到的装饰材进行室内装修时,被切割的断面上能脱落下来的细小的材料细粒,石棉纤维就从其中扬入空气中;从事石棉作业人员的工作服上会吸附许多石棉纤维,如果将此污染的工作服带回家中,也会增加居室空气中的石棉含量。石棉进入呼吸道后,通过机械作用,沉淀在肺组织局部,诱发癌细胞。青石棉诱发间皮癌的作用最强,其次是铁石棉,再其次是温石棉。

2. 物理性污染

(1)噪声:从物理学观点来说,振幅和频率杂乱断续或统计上无规律的声振动称为噪声。从环境保护的角度来说,判断一个声音是否为噪声,要根据时间、地点、环境以及人们的心理和生理等因素确定。所以,噪声不能完全根据声音的物理特性来定义。一般认为,凡是干扰人们休息、学习和工作的声音即不需要的声音统称为噪声。当噪声超过人们的生活和生产活动所能容许的程度,就形成噪声污染。噪声污染的特点是局限性和没有后效,噪声污染是物理污染,它在环境中只是造成空气物理性质的暂时变化,噪声源停止发声后,污染立刻消失,不留任何残余污染物质。

噪声主要来源于三个方面。一是生产噪声,主要来自住宅周围的工矿企业和建筑工地噪声。二是生活噪声,主要来自人类、活动产生的噪声。三是交通噪声,来自车辆,火车、飞机等交通工具产生的噪声。

噪声的危害主要有:睡眠是人们生存所必不可少的,人们在安静的环境下睡眠,它能使人的大脑得到休息,从而消除疲劳和恢复体力。噪声会影响人的睡眠质量,强烈的噪声甚至使人无法入睡,心烦意乱;在噪声环境下,妨碍人们之间的交谈、通讯是常见的。

人们思考也是语言思维活动,其受噪声干扰的影响与交谈是一致的。许多证据表明,大量心脏病的发展和恶化与噪声有着密切的联系,实验证明,噪声会引起人体紧张的反应,使肾上腺素增加,因而引起心率和血压升高。对一些工业噪声调查的结果指出,在高噪声条件下劳动的钢铁车间工人和机械车间工人比安静条件下工人的循环系统的发病率要高,患高血压的病人也多。对中小学生调查发现,暴露于飞机噪声下的儿童比安静环境的儿童血压要高。

噪声能引起消化系统方面的疾病,早在 20 世纪 30 年代,就有人注意到长期暴露在噪声环境下的工作者消化功能有明显地改变。在某些吵闹的工业行业里,溃疡症的发病率比安静环境的发病率高 5 倍。

在神经系统方面,神经衰弱症是最明显的症状,噪声能引起失眠、疲劳、头晕、头痛、记忆力减退等症状。

噪声引起的心理影响主要是烦恼,使人激动、易怒、甚至失去理智。因噪声干扰发生的民事纠纷事件是常见的。噪声也容易使人疲劳,因此往往会影响精力集中和工作效率,尤其是对一些做非重复性动作的劳动者,影响更为明显。

研究表明,噪声会使母亲产生紧张反应,引起子宫血管收缩,以致影响供给胎儿发育所必需的养料和氧气,噪声还影响胎儿的体重。此外因儿童发育尚未成熟,各组织器官十分娇嫩和脆弱,不论是体内的胎儿还是刚出世的孩子,噪声均可损伤听力器官,使听力减退或丧失。

（2）非电离辐射：非电离辐射是指波长大于100nm的电磁波，由于其能量低于12eV，不足以引起水和组织电离，故称非电离辐射。室内的非电离辐射主要与使用家电有关。因此，住宅非电离辐射的卫生问题也是家用电器的环境卫生问题。

非电离辐射主要来源是室外环境的非电离辐射和室内环境的非电离辐射。室外环境的辐射主要来源于调频和电视广播，但不包括微波广播。室内非电离辐射主要来源于微波炉、电视机、空调、冰箱和移动电话等。

电磁辐射对人体危害程度则随波长而异，波长愈短对人体作用愈强，微波作用最为突出。有资料显示，处于中、短波频段电磁场（高频电磁场）的操作人员，经受一定强度与时间的暴露，将产生身体不适感，严重者引起神经衰弱，如心血管系统的自主神经失调，但这种作用是可逆的，脱离作用区，经过一定时间的恢复，症状可以消失，并不成为永久性损伤；处于超短波与微波电磁场中的人员，其受伤害程度要比中、短波严重。尤其是微波的危害更甚。在其作用下，人体除将部分能量反射外，部分被吸收后产生热效应。这种热效应是由于人体组织的分子反复地极向和非极向的运动摩擦而产生的。热效应引起体内温度升高，如果过热会引起损伤，一般以微波辐射最为有害。这种危害主要的病理表现为：引起严重神经衰弱症状，最突出的是造成自主神经机能紊乱。在高强度与长时间作用下，对视觉器官造成严重损伤，同时对生育机能也有显著不良影响。

一些研究资料表明：电脑显示器所发出的电磁辐射长期作用会对女性的内分泌和生殖机能产生劣性影响，危害生殖细胞或殃及早期胚胎发育。电脑的电磁辐射尚未达到影响父母身体健康的强度时，已经对胎儿产生了不良影响。

3. 生物性污染

室内常见的生物性污染种类甚多，许多为人们所熟悉的微生物大都能通过空气或者饮用水在室内传播。现主要介绍现代建筑室内空气中特有的生物性污染。

（1）军团菌：军团菌主要存在于现代建筑物贮水器的水中，以及冷却塔、冷凝水、温水箱、制冰机用水和空气加湿器水中，其中空调系统带菌是引起军团菌流行的原因。该菌主要通过室内空气传播，故又称为"城市文明病"。

军团菌主要是通过呼吸道进入人体。机体感染军团菌，轻者一般无明显症状，重者引起军团菌病，表现为肺部感染为主的全身性损伤。

（2）尘螨：尘螨是最重要吸入物过敏原之一，普遍存在于室内中，其中的户尘螨和粉尘螨是最主要的两种螨，同属于尘螨属，它们是一种普通存在的生物，肉眼一般看不见。一般在室内潮湿、通风不良的情况下，床垫、被褥、枕头、地毯、挂毯等纺织物内容易滋生。

尘螨的危害：多数过敏性哮喘的发生、发展和症状的持续与尘螨过敏密切相关，全球约有1.6亿支气管哮喘患者，各国患病率1%～13%不等，在我国的患病率为1%～4%，一般认为儿童发病率高于成人，在婴幼儿哮喘中，过敏性哮喘占80%，而成人哮喘中过敏性哮喘占10%～50%。有80%的哮喘患者尘螨点刺试验阳性，而正常人群的阳性率为5%～30%。世界各地流行病学调查均表明尘螨是最主要的过敏原，多数过敏性哮喘的发生、发展、症状的急性发作和持续与尘螨过敏密切相关，尘螨过敏是哮喘的危险因子。

尘螨也是过敏性鼻炎最主要的过敏原，鼻腔受到尘螨刺激后出现急性反应和迟发反应，可通过长期诱导鼻黏膜炎症，进一步发展为鼻息肉。过敏性鼻炎是一个全球性健康问题，它在世界各地均常见，其全球患病率达10%－25%，并且患者数仍在增加，它可以影响患者的日常生活、学习及工作效率。

尘螨引起的特异性皮炎（又称异位性皮炎）在儿童中发病率为10%，因而尘螨被认为是特异性皮炎最重要的过敏原之一，而且患者对尘螨的过敏程度与特异性皮炎的病情严重程度密切相关。尘螨引起特异性皮炎的途径有两个：直接通过皮肤引起和通过吸入尘螨过敏引起，许多特异性皮炎患者往往有其他的过敏症状：如哮喘，皮肤红肿瘙痒或过敏性鼻炎。

4. 放射性污染物

室内环境中的内照射放射性污染主要来源于氡及其子体。氡是天然存在的放射性惰性气体，无色，无味，不被察觉地积聚在人们生活和工作的环境空气中，系铀、钍等放射性元素的衰变产物。氡气经α衰变后，顺序产生短寿命子代产物，统称为氡及其子体。氡的原子序数是86，是元素周期表中第六周期的零族元素，属稀有气体族（He、Ne、Ar、Kr、Xe、Rn）的最后一个元素，是唯一的具有放射性的气体。氡是铀系核素衰变的中间产物，有4个同位素，即氡－222、氡－218、氡－219－锕射气（An）和氡－220－钍射气（Th），其中氡－222和氡－218是铀系衰变的中间产物，222Rn、220Rn和219Rn气态核素的半衰期分别为3.825d、55.6s和3.96s。由于220Rn和219Rn半衰期都比222Rn短得多，所以不可能在介质中离开衰变母体迁移很远，通常还未来得及转移到大气中，就已经衰变为固态子体沉淀在介质内部。这样，室内空气中的氡同位素主要是222Rn，它在空气中以自由原子状态存在，很少与空气中微粒飘尘相结合，但可被活性炭、硅胶、聚乙烯等物质所吸收。(通常的居室中氡,主要是指氡 – 222)。氡进一步衰变产生钋 – 218、铅 – 214、铋 – 214 和钋 – 214 等短寿命子体子体性质与母体全然不同,是一种固体粒子,有很强的附着力,能在其他物质表面形成放射性薄层,或与空气中微粒形成结合态,成为放射性气溶胶。

居室内氡污染具有普遍性,一般来说,室内的氡若来自地基土壤,则氡的浓度随着住房层数的升高而降低。如果氡来自建筑材料,则室内氡浓度与层数无关,越靠近建筑材料处的氡浓度越高。影响室内氡含量的因素除了污染源的释放外,室内密闭程度、空气交换率、大气压高低、室内外温差都是重要的影响因素。

氡进入呼吸道后,一部分随呼吸活动被呼出体外,另一部分黏附在呼吸道上被人体吸收。氡及其短寿命的子体对人体健康的危害主要是引起肺癌,其潜伏期为 15 ~ 40 年。有人认为除吸烟外,氡比其他任何物质都更加容易引起肺癌。

第四节　室内空气污染物的监测

一、检测依据标准

建设部《民用建筑工程室内环境污染控制范围》GB 50325—2001 及卫生部《室内空气质量国家标准》GB/T18883—2002;前者用于民用建筑工程室内环境的验收,此标准为强制性标准,控制新建、扩建和改建的民用建筑工程室内环境污染。根据对污染的不同要求,划分为两类:① Ⅰ类民用建筑:住宅、医院、老年建筑、幼儿园、学校教室等;② Ⅱ类民用建筑:办公室、商店、旅馆、文化娱乐场所、书店、图书馆、餐厅、理发店等。后者适用于装饰装修后居家、办公室、酒店等场所空气污染检测。常见室内空气污染物和污染源以及危害见表1。

表1　常见室内空气污染物和污染源以及危害

污染物	污染物来源	健康危害	限值或者标准
二氧化碳	燃料的燃烧、吸烟、人体自身代谢活动等	呼吸中枢、全身	0.1%(日平均值)
一氧化碳	燃料的燃烧、吸烟等	中枢神经、心血管系统	$10mg/m^3$(1 小时平均值)
二氧化氮	燃料的高温燃烧、吸烟及室外空气污染的渗入等	呼吸道、全身	$0.24mg/m^3$(1 小时平均值)
二氧化硫	含硫燃料的燃烧、吸烟等	黏膜刺激、呼吸道的影响、致敏、促癌等	$0.5mg/m^3$(1 小时平均值)
可吸入颗粒物 PM_{10}	木材和煤球燃烧、吸烟等以及室外空气污染和渗入等	黏膜刺激、呼吸道的影响等	$0.15mg/m^3$(日平均值)
甲醛	燃料的燃烧、吸烟、建筑材料、家用化工产品等	嗅觉、皮肤、黏膜刺激、呼吸道刺激、全身	$0.10mg/m^3$(1 小时平均值)
总挥发性有机物(TVOC)	建筑材料、装饰材料、家用化工产品、燃料燃烧、油烟、吸烟等	嗅觉、刺痛感、过敏、呼吸道症状、神经毒性作用、全身	$0.60mg/m^3$
微生物	气悬灰尘中的尘螨、真菌、花粉及人和动物的皮、毛屑等	过敏、呼吸道症状	–
氡(^{222}RN)	房屋地基及建筑材料等	肺癌等	$400Bq/m^3$

二、室内空气质量检测

(一)采样点布置

1. 布点原则:采样点位的数量根据室内面积大小和现场情况而确定,要能正确反映室内空气污染物的污染程度。原则上:小于$50m^2$的房间,应设 1 ~ 3 个点;50 ~ 100m^2,设 3 ~ 5 个点;100m^2以上,至少设 5 个点。

2. 布点方式:多点采样时应按对角线或梅花式均匀布点,应避开通风口,离墙壁距离应大于 0.5m,离门窗距离应大于1m。

3. 采样点高度：原则上与人的呼吸带高度一致，一般相对高度为0.5～1.5m。也可根据房间使用功能，人群的高低以及在房间立、坐或卧时间的长短，来选择采样高度。有特殊要求的可根据具体情况而定。

（二）监测项目选择及采样方式、采样时间

1. 监测项目选择及采样方式、测定方法

（1）监测项目确定原则

① 选择室内空气质量标准中要求控制的监测项目。

② 选择室内装饰装修材料有害物质限量标准中要求控制的监测项目。

③ 选择人们日常活动可能产生的污染物。

④ 依据室内装饰装修情况选择可能产生的污染物。

⑤ 所选监测项目应有国家或行业标准分析方法、行业推荐的分析方法。

（2）监测项目选择

① 新装饰、装修过的室内环境应测定甲醛、苯、甲苯、二甲苯、总挥发性有机物（TVOC）等。

② 北方冬季施工的建筑物应测定氨。

③ 使用臭氧消毒、净化设备及复印机等可能产生臭氧的室内环境应测臭氧。

④ 住宅一层、地下室、其他地下设施以及采用花岗岩、彩釉地砖等天然放射性含量较高材料新装修的室内环境都应监测氡（222Rn）。

⑤ 人群比较密集的室内环境应测菌落总数、新风量及二氧化碳。

2. 采样时间及频次

经装修的室内环境，采样应在装修完成7天以后进行。一般建议在使用前采样监测。年平均浓度至少连续或间隔采样3个月；日平均浓度至少连续或间隔采样18小时；8小时平均浓度至少连续或间隔采样6小时；1小时平均浓度至少连续或间隔采样45分钟。密集的室内环境应测菌落总数、新风量及二氧化碳。检测应在对外门窗关闭12小时后进行。采样时关闭门窗，一般至少采样45分钟；采用瞬时采样法时，一般采样间隔时间为10～15分钟，每个点位应至少采集3次样品，每次的采样量大致相同，其监测结果的平均值作为该点位的小时均值。

（三）质量控制

1. 采样仪器流量校准：应符合国家有关标准和技术要求，并通过计量检定。使用前，应按仪器说明书对仪器进行检验和流量校准。取两次校准的平均值作为采样流量的实际值，校准时的大气压与温度应和采样时相近。两次校准的误差不得超过5%。采样时采样仪器（包括采样管）不能被阳光直接照射。

2. 采样人员：采样人员必须通过岗前培训，切实掌握采样技术，持证上岗。

3. 气密性检查：采样前应对采样系统气密性进行检查，不得漏气。

4. 现场空白检验：在进行现场采样时，一批应至少留有两个采样管不采样，并同其他样品管一样对待，作为采样过程中的现场空白，采样结束后和其他采样吸收管一并送交实验室。样品分析时测定现场空白值，并与校准曲线的零浓度值进行比较。若空白检验超过控制范围，则这批样品作废。

5. 平行样检验：每批采样中平行样数量不得低于10%。每次平行采样，测定值之差与平均值比较的相对偏差不得超过20%。

（四）现场记录

现场记录内容采样记录与实验室记录同等重要，在实际工作中，若对采样记录不重视，不认真及时填写采样记录，会导致由于采样记录不全而使一大批监测数据无法统计而作废。采样时要使用墨水笔或档案用圆珠笔对现场情况、采样日期、时间、地点、数量、布点方式、大气压力、气温、相对湿度、风速以及采样人员等做出详细现场记录；每个样品上也要贴上标签，标明点位编号、采样日期和时间、测定项目等，字迹应端正、清晰。采样记录随样品一同报到实验室。

（五）样品运输与保存

样品由专人运送，按采样记录清点样品，防止错漏，为防止运输中采样管震动破损，装箱时可用泡沫塑料等分隔。样品因物理、化学等因素的影响，使组分和含量可能发生变化，应根据不同项目要求，进行有效处理和防护。贮存和运输过程中要避开高温、强光。样品运抵后要与接收人员交接并登记。各样品要标注保质期，样品要在保质期前检测。样品要注明保存期限，超过保存期限的样品，要按照相关规定及时处理。

（六）采样装置

1. 气泡吸收管适用于采集气态污染物。采样时,吸收管要垂直放置,不能有泡沫溢出。使用前应检查吸收管玻璃磨口的气密性,保证严密不漏气。

2. U形多孔玻板吸收管适用于采集气态或气态与气溶胶共存的污染物。使用前应检查玻璃砂芯的质量,方法如下:将吸收管装5mL水,以0.5L/min的流量抽气,气泡路径(泡沫高度)为50m±5m,阻力为4.666kPa±0.6666kPa,气泡均匀,无特大泡。采样时,吸收管要垂直放置,不能有泡沫溢出。使用后,必须用水抽气唧筒抽水洗涤砂芯板,单纯用水不能冲洗砂芯板内残留的污染物。一般要用蒸馏水而不用自来水冲洗。

3. 固体吸附管内径3.5~4.0m,长80~180m的玻璃吸附管,或内径5m、长90m(或180m)内壁抛光的不锈钢管,吸附管的采样入口一端有标记。内装目的硅胶或活性炭、GDX担体、Tenax、Porapak等固体吸附剂颗粒,管的两端用不锈钢网或玻璃纤维堵住。固体吸附剂用量视污染物种类而定。吸附剂的粒度应均匀,在装管前应进行烘干等预处理,以去除其所带的污染物。采样后将两端密封,带回实验室进行分析。样品解吸可以采用溶剂洗脱,使成为液态样品。也可以采用加热解吸,用惰性气体吹出气态样品进行分析。采样前必须经实验确定最大采样体积和样品的处理条件。

4. 滤膜适用于采集挥发性低的气溶胶,如可吸入颗粒物等。常用的滤料有玻璃纤维滤膜、聚氯乙烯纤维滤膜、微孔滤膜等。滤膜使用前应该在灯光下检查有无针孔、褶皱等可能影响过滤效率的因素。

5. 不锈钢采样罐的内壁经过抛光或硅烷化处理,可根据采样要求,选用不同容积的采样罐。使用前采样罐被抽成真空,采样时将采样罐放置现场,采用不同的限流阀可对室内空气进行瞬时采样或编程采样。送回实验室分析。该方法可用于室内空气中总挥发性有机物的采样。

（七）检测仪器

常规监测工作中所使用的检测仪器主要有甲醛分析仪、测氡仪、大气采样器、数字粉尘仪、红外线分析仪在监测工作中均有涉及。

（薛　颖）

消毒和病媒生物防控篇

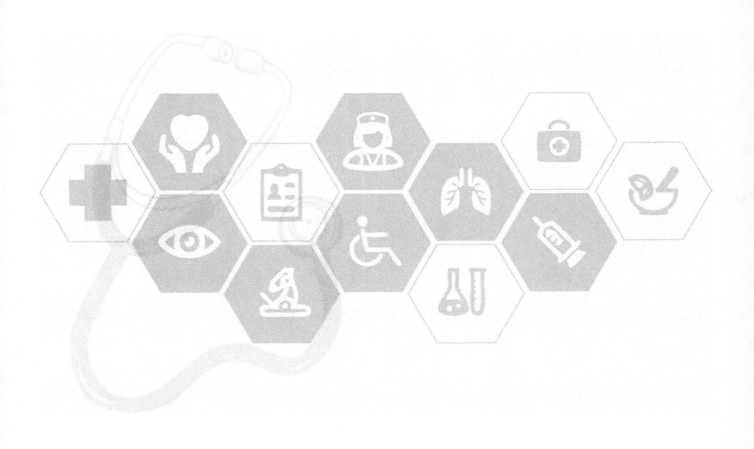

第一章 消 毒

第一节 基本概念及意义

消毒是人类与病原微生物斗争的有力武器,是疾病预防控制工作中的重要组成部分。我国进入 20 世纪 50 年代后,许多消毒灭菌方法如环氧乙烷气体灭菌、甲醛和戊二醛的应用,紫外线消毒、微波消毒,物理消毒与化学消毒协同作用,使得消毒技术的应用变得成熟起来,消毒工作在当时的传染病防治工作中发挥了较大的作用。同时,消毒的理论、方法、效果监测与评价体系、专业队伍、法规规范与管理体系也逐步建立和完善。进入 20 世纪 80 年代,我国消毒技术已成为一门独立的学科,消毒实践和科研逐渐开展,消毒工作逐步走向科学化、规范化和法制化管理轨道。1987年,我国第一部《消毒管理办法》由卫生部颁布实施;1988 年,我国第一部《消毒技术》由卫生部颁布实施,《消毒技术》包括消毒检验技术规范、医疗卫生机构消毒技术规范和疫源地消毒技术规范等,现行的为卫生部 2002 年版的《消毒技术》。这些法律法规、规范标准的颁布、实施有力地促进了我国消毒事业的迅速发展。

一、消毒有关的基本概念

(一)消毒学

消毒学是一门研究杀灭、清除和抑制外环境中病原微生物和有害微生物的理论、药物、器械与方法的科学。

(二)消毒

消毒是指杀灭和清除传播媒介上病原微生物,使其达到无害化的处理。消毒剂是用于杀灭传播媒介上的微生物使其达到消毒或灭菌要求的制剂。消毒剂不一定要求能杀灭所有的微生物。

1. 高效消毒剂

是指可杀灭一切细菌繁殖体(包括分枝杆菌)、病毒、真菌及其孢子等,对细菌芽孢也有一定杀灭作用,达到高水平消毒要求的制剂。如戊二醛、过氧乙酸、二氧化氯、含氯消毒剂、环氧乙烷等。

2. 中效消毒剂

是指仅可杀灭分枝杆菌、真菌、病毒及细菌繁殖体等微生物,达到消毒要求的制剂。如乙醇、乙丙醇、酚、碘伏等。

3. 低效消毒剂

是指仅可杀灭细菌繁殖体和亲脂病毒,达到消毒要求的制剂。如苯扎氯铵、苯扎溴铵、氯己定、氯羟基苯醚等。

(三)灭菌

灭菌是指杀灭或清除传播媒介上一切微生物的处理。不管是致病的还是不致病的,全部杀灭。因此,消毒不一定都能达到灭菌要求,而灭菌却一定可以达到消毒的目的。消毒主要用于卫生防疫方面,灭菌主要用于医疗或食品工业等方面。灭菌剂是指可杀灭一切微生物(包括细菌芽孢)使其达到灭菌要求的制剂。灭菌剂必须具有能杀灭一切微生物的能力。由于细菌芽孢的抵抗力强,所以一般都以能否杀灭芽孢作为灭菌剂的标准。灭菌剂也可作为消毒剂来使用。

(四)抗菌

把采用化学或物理方法杀灭细菌或妨碍细菌生长繁殖及其活性的过程都可称为"抗菌",尤其在未能分清消毒或抑菌情况时把对微生物的作用称为抗菌,如抗菌涂料、抗菌纱布等。抗菌剂是指用于活组织(如皮肤、黏膜)防治微生物的药物称为抗菌剂,它们与其他消毒剂或抑菌药物不同,除抗微生物能力外,还须具有刺激小,没有毒性等特点。

(五)防腐

防腐是指用化学或物理方法杀灭或清除或抑制无生命有机物内的微生物,防止其腐败的处理。如用甲醛处理动物标本组织。防腐剂是指防止有机物腐败的药物叫防腐剂或保存剂。

（六）熏蒸消毒

熏蒸消毒是利用消毒药物的气体或烟雾,在密闭空间内进行熏蒸以达到消毒目的的一种方法。它既可用于处理污染的空气,亦可用于处理污染的表面。熏蒸消毒剂又可分为强穿透性熏蒸消毒剂与弱穿透性熏蒸消毒剂。

1. 熏蒸消毒优点

（1）方法简便节省人力。

（2）可在缺水情况下消毒。

（3）能同时处理大批物品。

（4）不会濡湿被消毒的物品。

2. 熏蒸消毒缺点

（1）药物有的易燃易爆,有的有一定的毒性。

（2）消毒所需要的时间较长。

（3）受温湿度影响明显。

（七）有效氯

是衡量含氯消毒剂氧化能力的标志,是指与含氯消毒剂氧化能力相当的氯量（非指消毒剂所含氯量）,其含量用mg/L或百分浓度表示。

（八）化学指示剂

是利用某些化学物质对某一杀菌因子（如压力蒸气、紫外线、环氧乙烷等）的敏感性,使其发生颜色或形态改变,以指示杀菌因子的强度和（或）浓度作用时间是否符合消毒和灭菌处理要求的制品。

（九）菌落形成单位（CFU）

是指在活菌培养计数时,由单个菌体或聚集成多个菌体在固体培养基上生长繁殖所形成的集落,以其表达活菌的数量。

（十）无菌检验

是用来证明灭菌后的物品中是否存在活微生物所进行的试验。

（十一）预防性消毒

是指在未发现传染源的情况下,对有可能被病原微生物污染的物品、场所和人体等进行的消毒。例如对餐饮具消毒、饮用水消毒、交通运输工具消毒、公共场所消毒等以预防传染病的发生。

（十二）疫源地消毒

是指对存在或曾经存在传染源（患者或带菌者）的场所进行的消毒。

当出现传染源（患者或带菌者）时,要对曾存在传染源及被病原体污染的场所进行疫源地消毒,包括疫点消毒和疫区消毒,目的是阻断病原微生物扩散,切断其传播。对经空气传播的呼吸道传染病,主要消毒环境空气等;对经粪-口传播的消化道传染病,主要消毒病人的排泄物、生活饮用水、食品及餐饮具,实施灭蝇、灭蟑等工作。对经血传播的传染病重点是加强血和血制品的消毒管理,尽可能使用灭菌的一次性输液器和注射器。预防性消毒和疫源地消毒在传染病防治中具有十分重要的作用。

（十三）随时消毒

是指为及时杀灭或清除由传染源排出的病原微生物而进行的消毒。

（十四）终末消毒

是指传染源因住院、隔离、病愈或死亡后,对其原居住地点的消毒。及时进行终末消毒,杀灭或清除传染源排出的病原微生物,是消灭疫源地的一个重要措施。

（十五）疫区消毒

指对连接成片的多个疫源地范围内的消毒处理,其范围根据流行病学指征和地理、交通等特点划定,一般由一个或数个行政单位（如区、街道等）组成,实施主要包括环境消毒、饮水消毒、食品消毒与人员卫生处理等。

（十六）人员卫生处理

对可能受到病原微生物污染的人员进行人体、着装、随身物品等的消毒与清洗等清除污染处理。

二、消毒的意义

（一）消毒能预防感染性疾病

在医疗和防疫工作中,消毒的目的是将传播媒介上的病原微生物杀灭和清除,使之达到无害化。病原微生物由传染源排出后,可在自然界存活一定时间,其长短随种类与环境而定,短可数小时,长可数天以至数年之久。病原微生物在自然界存活愈久,引起危害的机会愈多。为防止这些病原微生物的扩散,预防感染性疾病的发生和流行,就必须及时做好消毒工作。

（二）可以消除生物污染

消毒是生物武器医学防护中的一项重要措施。随着生物技术的快速发展,新的传染性病原体还将不断出现,同时利用分子克隆与基因重组技术研制超级生物战剂也成为可能。已经被控制的传染性病原体也可重新肆虐,生物战剂的种类会越来越多,使用形式呈多样化。生物战剂气溶胶随气流扩散时,可污染很大面积和各种对象,为防止污染扩散,就需要及时采取消毒措施杀灭敌人喷洒的生物战剂。

（三）能对物品防腐与保存

消毒在食品、工业、制药、生物制品和人们日常生活中物品的防霉、防腐和保存方面都具有重要作用,是人们与微生物斗争必不可少的手段之一。

三、影响消毒效果的因素

消毒时,除了应注意消毒方法本身的性质和特点外,还要注意消毒的方法和外界因素对消毒效果的影响,主要影响因素有消毒的剂量、微生物污染的种类和数量、温湿度、酸碱度(pH)、拮抗物质、有机物质、穿透作用等。

第二节　消毒的分类与使用方法

一、消毒方法分类

（一）物理消毒与灭菌法
是指用物理因子杀灭或消除病原微生物的方法。

1. 热力法
包括干热和湿热两种方法。

（1）干热法:干热法具有方法简便、经济、效果可靠等特点,因此广泛用于卫生防疫、医院、环境保护、废弃物处理等。干热法包括:

① 焚烧。利用点燃燃料或在焚烧炉内燃烧的方法,主要用于有传染性的废弃物,如接触传染源的敷料、衣物、食物、残肢、病理材料、动物尸体等。

② 烧灼。直接在火焰上烧灼灭菌,主要用于实验室耐热器材的灭菌,如微生物检验室的白金耳、接种棒等。

③ 干烤。利用电热法依靠空气传导加热物体,使其达到消毒或灭菌,主要用于医院诊疗器具中的金属、玻璃、油类、粉剂等。对有机材料加热不得超过160℃,过高温度可使其碳化。金属、玻璃可用180℃30分钟;金属锐器用150℃60分钟;油纱布、粉剂160℃120分钟。

④ 红外线消毒。红外线是一种电磁辐射线,照射于物体产生热效应,不依赖于空气传热,因此加热过程快。主要用于餐具消毒。温度达到125℃,维持15分钟,即可杀灭细菌繁殖体和灭活肝炎病毒。

⑤ 微波消毒。微波为一种电磁波,照射于物体时,引起物体内部分子间摩擦运动,在有水分存在时,产生热效应杀灭所有微生物。各种材质物品对微波的吸收不同,如水是微波强吸收介质,吸收微波能产生热效应,金属对微波有强反射作用,也就无热效应。因此,消毒金属物品时必须用湿布包裹。微波消毒有加热物体快、里外均匀、温度相对较低、不污染环境、不留残毒等优点。微波消毒器采用的频率为245mHz和915mHz。

（2）湿热法

① 蒸煮法。将物品放于水中,利用加热水至沸腾使其达到消毒,此法简便易行,尤其适用于基层单位、饮食业、公共场所餐具和洁具的消毒。蒸煮20分钟可杀灭细菌繁殖体、病毒、真菌和细菌芽孢等,但破伤风杆菌芽孢和肉毒杆菌

芽孢及后者的毒素则要煮 30 分钟才能被破坏。

② 巴氏消毒法。主要用于血清、疫苗和牛奶的消毒,可分别加热至 56~65℃,持续 30~60 分钟。

③ 流动蒸汽消毒。在常压条件下,利用蒸屉或专用流动蒸汽消毒器加热物品,使其达到消毒,消毒时间以水煮沸时开始计算,20 分钟可杀灭细菌繁殖体、肝炎病毒。

④ 压力蒸汽灭菌。在加压条件下提高蒸汽的温度,通过蒸汽置换冷空气或机械力抽出冷空气,使蒸汽充分与物品相遇放出潜热,加热物品。主要用于医院耐热物品消毒与灭菌,是医疗器械首选的灭菌方法。

a. 下排气式压力蒸汽灭菌器:有手提式、立式、卧式。灭菌温度多为 121℃,作用 30~40 分钟。

b. 预真空式压力蒸汽灭菌器:属机械排气式灭菌器,利用真空泵系统可将柜内 98% 左右的空气排除,一般灭菌温度可达 132~135℃,灭菌周期短,约需 30 分钟。

c. 脉动真空压力蒸汽灭菌器:采用真空与蒸汽多次交替作用而达到排除空气的作用,灭菌温度为 134~136℃,灭菌周期约为 30~40 分钟。

d. 卡式压力蒸汽灭菌器:该类灭菌器适用于口腔科器械的快速灭菌,全过程消毒时间少于 10 分钟,其中 135℃可维持 3~4 分钟。

2. 紫外线消毒

紫外线杀菌是 C 波紫外线,其波长范围为 200~270nm。杀菌的中心波长为 253.7nm。在紫外线强度和照射时间足够的情况下,可杀灭所有微生物。但是,紫外线的穿透力极弱,其照射强度与距离平方成反比,且仅在照射到的表面上才能发挥杀菌作用。

(1)目前我国常用的紫外线消毒灯

① 普通直管热阴极低压汞紫外线消毒灯。灯管采用石英玻璃或其他对紫外线透过率高的玻璃制成,功率有 15W、20W、30W、40W 等。最常见的是 30W 灯管,要求出厂新灯辐射 253.7m 紫外线的强度(在距离 1m 处测定,不加反光罩)应 ≥90μW/cm²。在医院消毒使用中的 30W 功率紫外线灯,强度要求 ≥70μW/cm²。

② 高强度紫外线消毒灯。要求辐射 253.7nm,紫外线强度(中心 1m 处测定),功率 30W 灯 >170μW/cm²。

③ 低臭氧紫外线消毒灯。由于采用了特殊工艺和灯管材料,臭氧产量 <1mg/h。

④ 高臭氧紫外线消毒灯。这种灯可产生较大比例波长为 184.9nm 的紫外线,故臭氧产量较大(≥25mg/h)。

(2)紫外线杀菌剂量

紫外线照射剂量 = 紫外线强度(μW/cm²)× 照射时间(s)。如紫外线强度为 70W/cm² 时,照射时间为 30 分钟,则紫外线照射剂量为:70μW/cm² × 30 × 60s = 126000μWs/cm²

紫外线杀菌作用决定于紫外线的照射剂量。其中,紫外线的强度起重要作用,当强度低于 40μW/cm² 时,即便延长时间达到杀菌剂量亦不能杀死细菌;甚至,小剂量紫外线可促进细菌复苏、生长。一般情况下,紫外线杀灭细菌繁殖体的剂量为 10000μW/cm²,小病毒、真菌为 50000~60000μW/cm²,细菌芽孢为 100000μW/cm²。真菌孢子对紫外线有更大抗力,如黑曲霉菌孢子的杀灭剂量为 350000μW/cm²。

(3)紫外线在消毒中的应用

① 空气消毒。无人活动的室内,可在 2~2.5m 高处挂带有反射罩的紫外线灯(按室内面积 1.5W/m² 计算,20m² 室内面积可悬挂一支 30W 的紫外线灯),每次消毒时间不少于 30 分钟。

有人活动的室内,可用低臭氧紫外线灯(按室内面积 1W/m² 计算),反射罩朝上,悬挂 2m 高处,照射室内上部空气,通过空气对流减少室内细菌,每次消毒时间不少于 30 分钟。

循环风紫外线消毒器,在箱体内安装了抽风机、滤材和低臭氧高强度紫外线灯组,可用于有人活动的室内空气消毒。该消毒器的消毒效果取决于紫外线照射强度、空气流动速度和室内空气对流完全与否。因此,使用该消毒器时必须注意:了解消毒器的消毒有效体积;消毒器的气体每小时流量应是消毒空间体积的 8 倍。

② 物体表面消毒。可将带罩紫外线灯(30W)挂于桌面上方 1m 高处,将欲消毒物品平展于桌上,开灯直接照射,应达到足够的照射剂量。

采用低臭氧高强度紫外线消毒灯,近距离照射(照射强度可达到 7500~12000μW/cm²)可在 30 秒内使照射的部位达到消毒要求。

③ 注意事项。使用紫外线灯直接照射消毒,不能照射到人,消毒后应待闻不到臭氧气味后人方可进入;接触紫外线时,如开展强度监测应做好个人防护,戴防护面罩或护目镜;紫外线消毒适宜温度为 20~40℃,相对湿度 ≤60%;紫外线穿透力很弱,应保持紫外线灯管洁净,非直接照射情况下(如背光处)无消毒作用。

（二）生物消毒法

是指利用一些生物来杀灭或去除病原微生物的方法。如粪便和垃圾的发酵,利用嗜热细菌繁殖产生的热量杀灭或去除病原微生物。此外,水在砂滤时,可依靠生物在新陈代谢过程中的生物膜将微生物滤除。此类方法过程缓慢,效果不完全可靠,对细菌芽孢一般无杀灭作。

（三）化学消毒法

是指用化学药物杀灭病原微生物的方法。用于消毒的化学药物称化学消毒剂。

化学消毒剂从状态上可分为液体消毒剂、固体消毒剂和气体消毒剂 3 大类,常用的化学消毒剂包括含氯消毒剂、过氧化物类消毒剂、醛类消毒剂、杂环类消毒剂、醇类消毒剂、酚类消毒剂、季铵盐类消毒剂等。

1. 常用的化学消毒法有

（1）浸泡法:将洗干净的物品浸没于消毒剂中,作用足够时间,取出用灭菌蒸馏水冲洗残留的消毒剂。

（2）擦拭法:用浸有消毒剂的敷料反复擦拭受污染的物品,适用于光滑表面的消毒。

（3）喷雾法:利用机械力将消毒剂雾化或喷洒,适用于多孔或粗糙物品表面消毒。

（4）熏蒸法:将消毒剂加热雾化或使其产生烟雾发挥其杀菌作用。

2. 化学消毒剂的应用原则

（1）坚持必须、合理、少用的原则。

（2）能用物理方法的不用化学方法。

（3）效果不肯定的消毒剂不用。

（4）作用相同的消毒剂应以价格 – 效果作为选择依据。

（5）了解消毒剂的性质,现用现配,切忌中途添加。

3. 化学消毒剂使用时注意的问题

（1）浓度:任何一种消毒剂都有它的最低有效浓度,若低于该浓度就失掉杀菌的能力。故在使用时,应根据有效成分变化来改变配制比例,只有达到杀菌所需的浓度,才能保证其效果。

（2）温度:大部分消毒剂存在着不太稳定的缺点,因此在保存时不要放在温度较高或直接日晒的地方,室温下存放即可。

（3）时间:这里指的是消毒时间,任何一种消毒剂或消毒方法都有规定的消毒时间,使用时要按照说明书上规定的要求去做,才能保证并达到消毒效果。

（4）使用化学消毒剂应注意事项

① 掌握有效浓度方法及时间。

② 物品先去污染再浸泡消毒。

③ 容器要加盖,盖要严密,以免影响有效浓度。

④ 物品应全部浸泡在消毒液内,轴节处要打开。

⑤ 被浸泡之器械消毒或灭菌后,使用前要用无菌水冲洗,以免刺激组织或造成毒性反映。

4. 理想的化学消毒剂应具备的条件

（1）杀菌谱广。

（2）有效浓度低。

（3）作用速度快。

（4）性质稳定。

（5）易溶于水。

（6）可在低温下使用。

（7）不易受有机物、酸、碱与其他物理、化学因素的影响。

（8）对物品腐蚀性低。

（9）无色、无味、无臭,消毒后易于去除残余药物。

（10）毒性低,不易燃烧爆炸。

（11）价格低廉、便于运输、可大量供应。

目前,尚无满足上述条件的化学消毒剂,因此使用时只能根据具体要求选用适宜药物。

5. 影响化学消毒剂消毒效果的因素

(1)消毒剂的浓度与作用时间。

(2)环境温度与相对湿度。

(3)pH 值。

(4)有机物。

(5)表面活性剂和金属离子。

(6)微生物的数量。

6. 影响化学消毒剂消毒效果的常见问题

(1)过分依赖:认为化学消毒剂保险系数大,用总比不用好。

(2)选择不当:低、中、高效不分、抑菌灭菌不分,有无腐蚀性未知。

(3)浓度不准:配制方法不对,保存不当。

(4)时间不足:达不到杀灭目标微生物的作用。

二、常用化学消毒剂的分类和使用方法

(一)含氯消毒剂

含氯消毒剂是指溶于水后能产生具有杀菌活性的次氯酸的消毒剂。此类消毒剂具有杀菌谱广、杀菌速度快、价格低廉、使用方便等优点。缺点是对人体、皮肤、黏膜有刺激性,对纺织物有漂白作用。大多数产品对金属有很强的腐蚀性。常见产品有:优氯净、漂白粉、533 含氯消毒剂、金星消毒剂、佳顺消毒剂等。值得注意的是,含氯消毒剂各产品之间杀菌有效含量差别很大,其浓度以有效氯含量表示,如优氯净为 60%,而金星仅为 1%,因此使用时稀释倍数有很大不同。应用液有效氯浓度,多以 mg/L 表示。有效氯是衡量含氯消毒剂氧化能力的标志,是指与含氯消毒剂氧化能力相当的氯量,用其含量或其在溶液中的百分比(%)表示。含氯消毒剂在医院消毒方面,多用于传染病病人排泄物、环境、物表、餐饮具、医疗用品、医院污水等消毒。消毒方式多以浸泡、擦拭、喷洒等进行。使用剂量可参考表1含氯消毒剂常用消毒剂量。

1. 消毒原理

(1)氯化作用:活性氯与蛋白质形成氮—氯复合物,干扰了细胞代谢而使微生物死亡。

(2)次氯酸的氧化作用:是最主要的杀菌机制,次氯酸可与微生物细胞作用首先是氧化细胞壁层成分,继而破坏细胞壁进入到细胞内继续氧化细胞内的蛋白质等各种成分,使微生物丧失生物学活性。

(3)新生态氧的杀菌作用:分解出的新生态氧具有极强的氧化性,可与微生物中的核酸物质发生氧化而使其死亡。

2. 消毒液的配制

根据不同含氯消毒剂产品的有效氯含量,用自来水将其配制成所需浓度消毒液(表1)。

(1)市售的次氯酸钠消毒液(如施康消毒液、康威达消毒液、84 消毒液等)含有效氯 5% 左右,取 1 份消毒液加 99 份水混匀后就配成了有效氯 500mg/L 的消毒液;加 199 份水就配成了有效氯 250mg/L 的消毒液。

表1 含氯消毒剂常用消毒剂量

消毒对象	有效氯浓度(mg/L)	用量	作用时间(分钟)
结核杆菌	1000		45
肝炎病毒或 HIV	1000		30
细菌繁殖体、一般病毒(一般医疗用品消毒)	500		15 ~ 30
细菌芽孢(医疗用品灭菌)	2000		60 ~ 120
一般环境表面	500	100 ~ 300mL/m²	15 ~ 30
污染环境表面	1000	100 ~ 300mL/m²	60 ~ 120
餐具	250		15 ~ 30
医院污水(一般医疗机构)	30 ~ 50		作用 2 小时后余氯≥3.5mg/L

消毒对象	有效氯浓度(mg/L)	用量	作用时间(分钟)
(传染病医院)			作用2h后余氯≥6.5mg/L
粪便、呕吐物	25000～50000		120
尿液	5000～7500		120
传染患者用过的便器	2000		30～60

(2)泡腾消毒片(三氯异氰尿酸)每片含有效氯500mg,取1片放入装有1L水的容器内,5～10分钟后泡腾片会自己溶解,稍搅拌即成有效氯500mg/L的消毒液;放入2L水中就配成了有效氯250mg/L的消毒液。泡腾片的配制、使用相对比较方便。

(3)漂白粉是含有效氯25%左右的消毒粉,将2g放入装有1L水的容器内搅拌至全部溶解,待溶液澄清后取其上清液即为有效氯500mg/L的消毒液;如称1g放入1L水中按前法配制,就配成了有效氯250mg/L的消毒液。

(4)漂白粉精片每片含有效氯200mg,取1片碾碎后放入装有1L水的容器内,搅拌即成有效氯200mg/L的消毒液。

3. 消毒方法

(1)浸泡法:将待消毒的物品放入装有含氯消毒剂溶液的容器中,加盖。对细菌繁殖体污染的物品的消毒,用含有效氯500mg/L的消毒液浸泡10分钟以上;对经血传播病原体、分枝杆菌和细菌芽孢污染物品的消毒,用含有效氯2000～5000mg/L消毒液浸泡30分钟以上。

(2)擦拭法:对大件物品或其他不能用浸泡法消毒的物品擦拭法消毒。消毒所有药物浓度和作用时间参见浸泡法。

(3)喷洒法:对一般污染的物品表面,用1000mg/L的消毒液均匀喷洒,作用于30分钟以上,对经血传播病原体,结核杆菌等污染表面的消毒,用含有效氯2000mg/L的消毒液均匀喷洒,作用于60分钟以上,喷洒后有强烈的刺激性气味,人员应离开现场。

(4)干粉消毒法:对排泄物的消毒,用含氯消毒剂干粉加入排泄物中,使含有效氯10000mg/L,略加搅拌后,作用2～6小时,对医院污水的消毒,用干粉按有效氯50mg/L用量加入污水中,并搅拌均匀,作用2小时后排放。

4. 影响杀菌的因素

(1)有效氯浓度:一般认为含氯消毒剂有效浓度增加,杀菌作用增强,但这一关系不是恒定倍比关系。有的浓度升高,pH也会随之上升,反而需有延长作用时间才能达到消毒目的。

(2)pH:所有含氯消毒剂都不同程度受酸碱度的影响。碱性条件可降低氯的活化度,影响杀菌效果,但稳定性相对增强;酸性条件可增强氯的活性,提高杀菌效果,但不利于有效氯的稳定性。

(3)有机物:蛋白质类型的有机物可降低含氯消毒剂的杀菌作用,主要是消耗了有效氯。如在蜡样杆菌芽孢悬液中加入20%小牛血清,使含氯消毒剂杀芽孢作用下降6～12倍。

(4)温度:含氯消毒剂符合温度增加杀菌能力增强的规律。优氯净作用温度由20℃降低到10℃,其杀灭细菌繁殖体的效果下降2log,但在35℃以上时,含氯消毒剂的稳定性将会极大降低。

(5)水的硬度:水中的 mg^{2+}、Ca^{2+} 等离子的存在,对次氯酸盐的抗菌作用几乎没有影响,20℃时,0～4000mg/L条件下,次氯酸盐的杀菌作用未受到任何影响。

(6)碘或溴:含氯消毒剂中加入适量的碘或溴可以增强其杀菌作用。

5. 含氯消毒剂应用

(1)医疗用品消毒

① 医疗污物浸泡消毒:对于一般污染的医疗器械,可用1500mL/L有效氯的水溶液浸泡30分钟,可以达到杀灭各种细菌繁殖体,真菌和结核分枝杆菌,也可灭活各种病毒。有明显血迹、脓及排泄物污染的物品,要用5～10g/L有效氯浸泡30～60分钟。

② 透析器的消毒:先将透析机系统血迹冲洗干净,灌注5g/L有效氯的溶液,12小时更换1次,保持24小时以上,用无菌蒸馏水冲洗干净即可。

③ 地面、工作台面及其他表面消毒:先将干燥清洁的拖布用500mg/L有效氯溶液浸泡消毒30分钟以上,然后再擦拭地面至少2遍。工作台面及床头柜等表面可用250～500mg/L有效氯擦拭3分钟以上。

④ 厕所、便盆和浴盆消毒：医院病房内的厕所便池和便盆可用 500mg/L 有效氯溶液洗消或浸泡，这样处理可杀灭肠道细菌和病毒并可除臭。浴盆用 200mg/L 溶液浸泡 30 分钟，即可预防皮肤病的传播。

⑤ 皮肤消毒：250mg/L 浓度可作为皮肤卫生消毒，通常用作病房医护人员预防性手消毒或食品行业人员手的消毒。

（2）餐饮具消毒：一般用 250mg/L 有效氯浸泡餐饮具 30 分钟可杀灭 97% 的细菌，并能完全杀灭肠道致病菌。传染病人餐具需要增加浓度单独处理。炊具和食品厂加工工具要用 500～1000mg/L 浓度浸泡刷洗消毒，然后用清水冲洗干净。

（3）水的消毒：一般洁净水加氯量 3～5mg/L 作用 30 分钟即可饮用。游泳池水加氯量 5～10mg/L 可以保持良好消毒效果。医院污水消毒多用次氯酸钠发生器产生，直接进入污水池，使含量达到 20～30mg/L 即可维护效果。

（4）灾区预防性消毒：由于次氯酸钠价格低廉，使用方便，常为灾区首先消毒剂。处理大面积污染区可用 5000～10000mg/L 有效氯次氯酸钠水溶液喷洒，必要时重复喷洒。粪便粪堆可用次氯酸钠原液混合覆盖。可以有效预防灾后肠道传染病的传播。

6. 使用含氯消毒剂应注意

（1）一般对金属有一定腐蚀性，要慎用，必须使用时，应消毒后用无菌水多次冲洗器械或金属器材。

（2）有机物对其影响较大，因此，消毒对象在消毒前最好能先用水冲洗干净，去除表面污物。

（3）稀释后的消毒液不稳定，有效氯挥发快，应尽快使用。

（4）在偏酸条件下杀菌效果更好。

（5）特别注意产品的有效期限。

（二）含碘消毒剂

包括碘及以碘为主要杀菌成分的各种制剂。是一类用途广泛的广谱消毒剂。含碘消毒剂是以游离碘即有效碘为杀菌形式，所以含碘消毒剂的有效成分含量是以实际测出的有效碘含量为标准。目前使用的碘类消毒剂有碘伏、碘酊等。

1. 碘伏

碘伏是碘与表面活性剂的不定型结合物，是近代出现的含碘消毒剂，目前已在医学领域获得广泛应用。是碘与表面活性剂及增溶剂形成的不定型的络合物，由于表面活性剂起到碘的载体和助溶作用，使碘伏溶液逐渐释放碘，延长了碘的杀菌作用时间。其有效成分为有效碘。其实质是一种含碘表面活性剂。碘伏的出现使含碘消毒剂的应用取得了突破性的进展，它克服了游离碘难溶于水、不稳定、对皮肤黏膜刺激性大、着色不易褪色等缺点，保留了良好的杀菌性能。在国内医院消毒中得到广泛的应用，碘伏不仅扩展了碘的使用范围，亦缩小了低效消毒剂在临床的使用，从而在保证消毒效果的基础上保护了医务人员的皮肤。

（1）碘伏的性质：是碘元素与载体经络合或包结的形式借助氢键和其他引力作用形成的络合物。没有固定的分子式和分子量，一般以碘元素作为碘伏有效成分含量计算。

能作为碘伏载体的化合物主要有三种：非离子表面活性剂、阳离子表面活性剂、阴离子表面活性剂。使用最多、性能最好的为非离子表面活性剂，这类表面活性剂对碘的增溶性好，受 pH 值影响小，有利于碘伏的稳定，可制备出有效碘含量高达 20% 的碘伏，且对皮肤有较好的湿润和保护作用。

（2）碘伏的特点：主要有性质稳定、容易脱色、刺激性小、含碘浓度低，且保留了较好的杀菌效果。

（3）杀菌机制

① 碘化作用：游离碘可直接与菌体蛋白以及细菌酶蛋白发生卤化反应，破坏蛋白的生物学活性导致微生物死亡。

② 破坏细胞外层结构：碘伏的表面活性和乳化作用使碘伏穿透性增强的同时乳化作用也使细胞壁破坏碘伏大量进入细胞内而导致微生物死亡。

（4）影响杀菌效果的因素

① 有机物：碘伏受有机物影响比较明显，在使用碘伏消毒时必须作好消毒前的清洁，以确保消毒效果。

② pH 值：碘伏受 pH 值的影响规律同其他卤素类消毒剂一致。当溶液呈酸性时，可加速游离碘的释放，可增强其杀菌效果；碱性物质可减弱碘伏的杀菌作用，但某些碱性表面活性剂如季铵盐类只要不使整个溶液变成碱性，反而可增强杀菌作用。

③ 温度：一般情况下，随着温度的升高游离碘释放加速，由 20℃ 到 35℃ 游离碘释放速度提高 1 倍，同时使碘的活

性增强,杀菌效果提高。

④ 游离碘浓度:碘伏溶液内游离碘的释放在一定稀释度范围内游离碘的释放比例随稀释液的变稀而增大。常用浓度为含有效碘0.5%即可。

(5)碘伏的应用

① 手术前皮肤消毒:可用于手术前病人全身皮肤清洁消毒,也可用于手术区皮肤消毒和手术前医务人员手的消毒。术前患者全身皮肤消毒时可用含有效碘100~200mg/L温水全身洗浴消毒。手术区皮肤必须严格消毒,碘伏可代替碘酊消毒。在进行皮肤清洁后,可用0.5%有效碘溶液的无菌纱布沾湿碘伏对手术区皮肤由里向外均匀涂擦3次,每次不少于3分钟,擦干晾干即可手术。碘伏术前洗手消毒用0.5%碘伏溶液。

② 污染伤口处理

a. 创伤清创前处理:用0.5%有效碘的碘伏溶液直接擦洗污染伤口,直到把污物去除干净,即可进行清创处理。对于较深的伤口可用0.1%碘伏溶液直接冲洗直到冲洗液变清,再用0.5%碘伏涂擦。腹部污染手术伤口在缝合之前,用0.1%碘伏擦洗,这样可明显降低伤口感染率。

b. 感染伤口处理:对已经感染了的伤口可用0.1%碘伏洗干净伤口分泌物,清除腐败组织,再用0.5%碘伏涂擦,可促进伤口愈合。

c. 烧伤创面处理:一般新鲜烧伤创面可用500mg/L浓度碘伏清洗创面,然后再涂0.5%碘伏,每隔4~6小时涂1次,24~48小时后停止。Ⅱ~Ⅲ度烧伤创面可改用0.5%碘伏乳剂涂擦具有良好的促进伤口愈合作用。

③ 黏膜冲洗消毒:泌尿生殖道黏膜冲洗消毒,妇产科黏膜冲洗消毒,口腔和鼻腔黏膜的消毒,可用500mg/L有效碘的碘伏溶液消毒。

(6)使用碘伏应注意

① 稀释液不稳定。

② 有过敏反应现象。

2. 其他碘消毒剂

碘酊、碘甘油等主要杀菌机理是碘元素较活泼、渗透性强,作用于菌体可直接使菌体蛋白发生改变,碘元素还可使氨基酸链上某些基团发生卤化,从而使其失去生物活性。近年来碘伏已取代了部分碘酊的使用,但手术部位消毒仍然以碘酊最好。对于黏膜的消毒,由于碘酊消毒的刺激性较强,现已被碘伏所取代。

(三)醇类消毒剂

醇类消毒剂具有悠久的历史,在医院消毒中具有重要的地位。醇类消毒剂属于中效消毒剂,主要用于皮肤消毒。常用的主要有乙醇、正丙醇、异丙醇,由于它们作用快速、无色、价格低廉,目前仍在广泛使用。

1. 杀菌机理

醇类消毒剂对微生物的杀灭机制主要是使蛋白变性,破坏细菌细胞壁,破坏微生物酶系统。醇类分子主要作用于细菌细胞,首先起到脱水作用,再进入蛋白质分子的肽链环节,使蛋白质发生变性沉淀。通过阻碍细菌的正常代谢,抑制了其生长繁殖。

2. 醇类消毒剂的应用

75%乙醇在医院和家庭消毒中起着重要作用,主要用于手及皮肤消毒、皮肤脱碘、表面消毒等。由于乙醇具有速干性,现在已制成各种含乙醇的消毒剂溶液,用于对手作快速擦拭消毒,并制成各种浸湿纸巾商品,用于旅游及其他卫生消毒。由于乙醇消毒作用局限,不得用于醇溶性表面的消毒;同时,乙醇又具有破坏性,所以不得用于精密仪器上树胶及光学部件的消毒。

3. 注意事项

(1)消毒作用的局限性 乙醇不得用于外科器械、采血针、针灸针等为防止乙型肝炎等经血传播病毒的消毒,不得用于醇溶性表面的消毒。

(2)乙醇的损坏性 用乙醇消毒精密仪器时应注意不要接触树胶和光学部件,乙醇对橡胶制品、树胶有损坏作用并影响光学元件性质。

(四)过氧化物类消毒剂

过氧化物类消毒剂是一类具有强大氧化能力的消毒剂,因为它消毒后对环境的危害轻、无毒性,在消毒领域中获得较高的评价,特别是专用雾化消毒器械的发展,为过氧化物类消毒剂的应用提供了广阔的前景。主要的过氧化物类消毒剂有过氧乙酸、过氧化氢、臭氧等。

过氧化物类消毒剂的优点:可分解成为无毒成分,无残留毒性;为无色透明液体,无染色之弊害;杀菌能力较强;大多可作为灭菌剂;易溶于水;使用方便。

缺点:易分解,不稳定;对物品有一定漂白与腐蚀作用;药物未分解前对人有一定刺激性或毒性。

1. 过氧乙酸

又名冰醋酸,现已作为消毒药物广泛应用。

(1)一般性质:过氧乙酸为无色透明的液体,具有弱酸性,有很强的刺激性醋酸味,易挥发,易溶于水和有机溶剂,也能溶于硫酸。性质很不稳定,贮存过程中会自然分解,遇热、重金属离子、强碱、有机物等更易分解。高浓度溶液经剧烈碰撞或加热可爆炸。

过氧乙酸分解速度与浓度、环境温度、溶液纯度等都有关系。高浓度过氧乙酸在37℃保存条件下,浓度随保存时间的延长而下降。

温度越高,化学稳定性越差,分解率就越大。在存放温度、时间相同的条件下,不同浓度的过氧乙酸,分解速度也不一样。过氧乙酸的分解速度也与溶液的纯度有关。一般认为,杂质越多,分解速度越快。

(2)毒性和不良反应:0.2%过氧乙酸溶液对皮肤无刺激,但长期接触可使皮肤粗糙;≥0.5%的过氧乙酸溶液对皮肤和黏膜有强烈刺激作用,甚至引起烧伤。浓度降为0.2%~0.4%时,对健康皮肤无刺激性,降至0.02%时,口腔黏膜与眼结膜亦可耐受。用0.5%过氧乙酸溶液洗手消毒,可使人发生暂时性脱皮。对碳钢、铜、铝等金属和大理石、水泥地面有腐蚀作用,可使织物漂白或褪色。

(3)对微生物的杀灭作用:过氧乙酸对细菌繁殖体及芽孢、真菌、病毒等都有高效的杀灭作用。过氧乙酸杀灭微生物的特点是高效、快速、使用方便、杀菌谱广、符合环保要求。但对金属物品有腐蚀性,对纺织品有漂白作用。

(4)影响消毒作用的因素

① 浓度与作用时间。过氧乙酸杀菌作用随浓度的增强与时间的延长而加强。其浓度系数为1.0~2.3,即浓度减半,作用时间需延长为原来的2~5倍。

② 有机物。有机物能降低过氧乙酸的杀菌效果,其影响大小与菌种、有机物的种类及浓度有关。

③ 温度。温度对过氧乙酸的杀菌作用也有一定影响,温度高,杀菌力强,温度低,杀菌力弱。但即使温度低到-20℃仍有显著的杀菌作用。

④ 相对湿度。大气相对湿度对过氧乙酸气溶胶及蒸汽的杀菌作用有一定影响,若相对湿度不低于40%,过氧乙酸的杀菌效果仍是很显著的。相对湿度为20%~80%,则湿度越大,过氧乙酸气溶胶的杀菌效果越好;相对湿度低至20%时,杀菌作用则很差。

⑤ 醇。醇能增强过氧乙酸的杀菌作用。用醇稀释的过氧乙酸比用水稀释的杀菌作用要强。

(5)对物品的损害:过氧乙酸对物品有腐蚀性,腐蚀性强度与其浓度呈正相关。浓的过氧乙酸腐蚀性强,可腐蚀多种金属;对棉织品、毛毯和纸张有一定腐蚀与漂白作用,对塑料、油漆、玻璃、陶瓷、橡胶及软木塞等无损害。

用过氧乙酸浸泡过的物品,经过一段时间,物体表面过氧乙酸的量迅速减少,一般经过0.5~1小时后,由于挥发、分解,消毒物体表面几乎无残留存在。

(6)过氧乙酸使用方法

① 浸泡法:可使物品与溶液充分接触,而收到较好的消毒效果。凡能耐腐蚀,可浸泡的小件物品均可采用此法消毒。

② 喷雾法:喷雾后,雾状微滴能均匀地覆盖于消毒物品表面,雾滴越小,效果越好。室内物体表面消毒可用0.8%过氧乙酸溶液按20~40mL/m³计算,喷雾密闭60分钟即可,空气消毒用气溶胶喷雾器,过氧乙酸浓度0.5%,按20mL/m³作用30分钟即可,凡不能浸泡的均可用喷雾法。

③ 熏蒸法:是将过氧乙酸稀释至一定浓度,放于面积稍大的搪瓷盘内,加热使其蒸发,产生的蒸汽即能有效的杀灭微生物。按1g/m³计算,熏蒸60分钟。若只用于空气消毒则250g/m³即可。喷雾及熏蒸消毒,相对湿度以60%~80%效果最好。若大气相对湿度较低,应先蒸发水或洒水,使其湿度达到60%以上,然后再进行消毒。

（7）过氧乙酸消毒不同对象的方法与剂量见表2。

表2　过氧乙酸消毒不同对象的方法与剂量

消毒对象	处理方法	药物浓度	作用时间（/分钟）
皮肤	擦拭、浸洗（手）	0.2%～0.4%	1～2
黏膜	含漱	0.2%	—
体温计	擦净浸泡	0.5%	15～30
搪瓷面盆	洗净浸泡	0.2%	30
便器	洗净浸泡	0.2%～0.5%	30～60
服装	喷洒	0.1%～0.5%	30～60
室内表面（芽孢）	浸泡	0.04%	120
污染表面	气溶胶喷雾	2%（8mL/m³）	30
餐具	喷洒、擦拭	0.2%～1.0%	30～60
蔬菜水果	洗净浸泡	0.5%～1.0%	30～60
去毛鸭（表面）	洗净浸泡	0.2%	10～30
鸡蛋（保存）	浸泡	0.2%	3
饮用水	浸泡	0.04%	5
污水（肠道菌）	加入搅匀	1mg/L	30
污水（肠道菌）	加入搅匀	10mg/L	10
室内空间（含细菌）	熏蒸	1g/m³	60
室内空间（含芽孢）	熏蒸	3g/m³	90

2. 二氧化氯

二氧化氯是一种高效、广谱、快速消毒剂。其溶液可杀灭细菌繁殖体、真菌、病毒、细菌芽孢。

近年来，由于二氧化氯具有高效、产品高纯、反应速度快，并副产氧气，而不会产生二噁英等严重影响环境的物质。二氧化氯在医疗用品的消毒灭菌、卫生防疫和工农业消毒方面都得到广泛的应用。

（1）性质：二氧化氯是一种强氧化剂，易溶于水，其水溶液偏酸性。其纯品在常温下具有强烈刺激性和易爆性，是带有浅绿色的淡黄色有毒气体，遇到电火花、阳光照射、60℃以上高温易发生爆炸。无论是气体还是水溶液都极易分解。

二氧化氯属于高效消毒剂，可有效地杀灭各种微生物。有机物对消毒效果有一定的影响。

（2）消毒方法与应用：二氧化氯在消毒、防腐、除臭、保鲜、漂白等方面都得到了广泛应用，属于国内外公认的安全消毒剂。已普遍应用于饮用水消毒、食品加工设备消毒、水产品消毒以及杀藻、漂白、除味、清洁等。

在医院消毒中二氧化氯常用消毒方法有浸泡、擦拭、喷洒等。

① 浸泡法：将清洗、晾干的待消毒或灭菌物品浸没于装有二氧化氯溶液的容器中，加盖。对细菌繁殖体污染物品的消毒，用二氧化氯含量为100～200mg/L的消毒剂溶液浸泡30分钟；对肝炎病毒和结核分枝杆菌污染物品的消毒，用二氧化氯含量为500mg/L的消毒剂溶液浸泡30分钟；对细菌芽孢污染物品的消毒，用二氧化氯含量为1000mg/L的消毒剂溶液浸泡30分钟。

② 擦拭法：对大件物品或其他不能用浸泡法消毒的物品用擦拭法消毒。消毒所用浓度和作用时间与浸泡法相同。

③ 喷洒法：对一般污染的表面，用二氧化氯含量为500mg/L的消毒剂溶液均匀喷洒，作用30分钟；对肝炎病毒和结核分枝杆菌污染的表面，用二氧化氯含量为1000mg/L的消毒剂溶液均匀喷洒，作用60分钟。

二氧化氯应现配现用，以水溶液进行消毒，活化后以原液形式进行空气消毒不可取。

现在二氧化氯在医院污水消毒方面应用很多，通过设备来实现自动消毒过程，经消毒接触0.5小时后，总余氯综合性医院应≥2.5mg/L，传染病院应≥4.0mg/L。

二氧化氯消毒饮用水比其他含氯消毒剂具有特殊的优越性，其特点是：杀灭微生物的效果更好；在水中不形成三氯甲烷;对水内的酚类物质、藻类物质破坏作用强,可消除水的异味。

二氧化氯水溶液无残留毒性和异味,杀菌作用快速,比较适合于餐饮具消毒。对于不含残渣油污的餐具可用200mg/L二氧化氯水溶液浸泡5~10分钟即可。加工设备可在清洗后用200mg/L浸泡30分钟可达到消毒要求。二氧化氯对玻璃、陶瓷、塑料制品消毒可得到良好的消毒效果。常用500~1000mg/L二氧化氯水溶液浸泡30分钟可以达到高效消毒水平。

二氧化氯作为疫源地消毒剂比一般含氯消毒剂作用更快、使用浓度低、毒性低,对环境污染轻。对普通肠道传染病,传染性肝炎疫源地均可采用二氧化氯消毒。污染物品可用200mg/L二氧化氯水溶液浸泡10~30分钟,物体表面250~500mg/L溶液擦拭消毒,疫区用250mg/L水溶液喷洒。对疫区的水用50mg/L水溶液作用10分钟即可。

用含二氧化氯300mg/L的消毒液进行气溶胶喷雾消毒,作用60分钟,对$60m^3$办公室空气中的自然菌的消亡率为95.22%。

（3）二氧化氯注意事项

① 使用前应正确活化,才能达到好的消毒效果。

② 活化后的稀释液应在密闭容器中保存并尽快使用。

③ 一般不宜用于金属医疗器械的长期浸泡,用于其他金属器械者应消毒后冲洗干净。

④ 用于食品保鲜、鱼类加工和养殖业水体消毒,要按有关规定进行。一般为0.2~1mg/L。

⑤ pH值不仅影响二氧化氯的杀菌效果,也影响其稳定性。为达到二氧化氯溶液的稳定,往往在溶液中加入碳酸钠、过碳酸钠、硼酸钠等,使其变成碱性,达到稳定的目的。但在使用时必须加入酸性活化剂,将pH值调到酸性,形成二氧化氯活化形式,增强杀菌效果。

3. 过氧化氢

过氧化氢又称为过氧乙酸,是一种较强的氧化剂,属高效消毒剂。它的优点是杀菌作用快、杀菌能力强、杀菌谱广。

（1）性质:过氧化氢液体无色、无臭、透明、味微酸,可产生泡沫。易溶于水,在水中可分解为水和氧,加碱可加速此反应,而酸可起阻滞作用。纯过氧化氢极为稳定,用去离子水并加稳定剂,可配制成稳定的不同浓度的溶液。

（2）作用机制:过氧化氢可形成氧化能力很强的自由羟基,破坏蛋白质的分子结构,从而具有抑菌与杀菌作用。

（3）毒性作用:过氧化氢对人体皮肤、黏膜有腐蚀性,吸入过多可使人中毒。作业场所空气中容许浓度阈限值为$1.4mg/m^3$。

（4）过氧化氢的应用

① 浸泡消毒。作为消毒剂,可用3%~6%浓度溶液作用10分钟;作为灭菌剂,可用10%~25%浓度溶液在25℃下作用60分钟。

② 喷雾消毒。用10%过氧化氢溶液进行气溶胶喷雾消毒室内污染表面时,用量为180~120mL/m³,作用30分钟,可杀灭细菌繁殖体;用量为400mL/m³,作用60分钟,可杀灭细菌芽孢。以1%~1.5%浓度溶液可作含漱剂,用于扁桃体炎、口腔炎、白喉、咽炎等。

③ 空气消毒。按13mL/m³的用量以气溶胶喷雾器向密闭室内喷雾消毒30分钟,室内空气中自然菌的消亡率>90%。

（5）使用注意事项

① 过氧乙酸应存放于通风阴凉处,使用前先测定有效含量。稀释液常温下保存不宜超过两天。

② 过氧乙酸对金属有腐蚀作用,应用塑料容器盛装。忌与碱或有机物混合,以免发生爆炸。

③ 高浓度溶液有强刺激性,不可接触皮肤。如不慎溅到,应立即用清水冲洗。

④ 物品经浸泡消毒后,应及时用清水将残留消毒液冲洗干净。

4. 臭氧

臭氧又名三子氧,分子式O_3,为强氧化剂。臭氧极不稳定,常温下可自行分解成氧,分解后无残留毒性。半衰期与温度有关。

臭氧不能装瓶贮备,一般现场产生,立即使用。通常应用不同工作原理的臭氧发生器来产生臭氧,此外还有紫外线法发生臭氧。

臭氧在常温下为带蓝色爆炸性气体,有特臭,为已知最强的氧化剂。经冷压处理可呈液态。在水中的溶解度比氧高,但因分压较低,在平时使用温度与压力下,只能得到每升数g的溶液。臭氧稳定性极差,在常温下可自行分解为氧。

臭氧杀灭微生物主要靠其产生的新生[O]$^-$的强氧化作用。臭氧的氧化作用主要有两条途径:一是通过亲核或亲电作用直接参与反应,二是通过活泼的自由基引起的间接反应。臭氧的杀菌作用首先是直接氧人细胞壁,与细胞壁脂类的双键起反应,逐渐地作用到细胞外壳蛋白和脂多糖层,直到完全破坏细胞内各种成分,致微生物死亡。

臭氧属于高效消毒剂,可杀灭各种微生物,臭氧气体或水溶液都有很强的杀灭微生物的作用,其杀灭微生物的速度比有效氯快数百倍。

臭氧在医院消毒领域多用于空气消毒和怕湿物品表面消毒,如空气消毒,臭氧浓度 30mg/m³,作用 15 分钟,可杀灭自然菌90%以上。在相对湿度≥70%条件下,消毒效果较好;而物品表面消毒,要求臭氧浓度为 60mg/m³,相对湿度≥70%,作用 60 分钟。臭氧的消毒能力同产品臭氧发生量密切相关。若臭氧对微生物的灭活剂量不足时,一般无法通过延长作用时间来补偿。

臭氧的消毒效果受其浓度、作用时间、相对湿度、温度、有机物等因素影响。

臭氧对人也有一定的危害,空气消毒时,必须密闭,在无人的条件下进行,并加湿室内相对湿度,可取得较好消毒效果。消毒后至少过 30 分钟人才可进入。臭氧消毒应注意在通风条件下进行(臭氧发生器溶于水体的消毒),医院婴儿室不倡导用臭氧进行空气消毒。

人对空气中臭氧的可嗅知浓度为 0.02~0.04mg/L,毒性起点浓度为 0.3mg/L。吸入臭氧后,可引起呼吸加速、变浅、胸闷等症状,进而脉搏加速、头痛,严重时可发生肺气肿,以至死亡。臭氧作业场所空气中最高允许浓度为 0.2mg/m³。臭氧为强氧化剂,可使橡胶类制品变脆、变硬,加速老化;并使铜出现绿色锈斑,织物漂白等情况。

(五)醛类消毒剂

醛类消毒剂是使用最早的化学消毒剂,在醛类化合物中,作为消毒剂应用最早的是甲醛,其次是戊二醛。戊二醛比甲醛具有更多的优越性。

醛类消毒剂的共同特点:杀菌力强、杀菌谱广、均可用于灭菌,性能稳定、易于储存和运输、腐蚀性小,可用于金属器械消毒,杀菌效果受有机物影响小。缺点是具有一定的刺激性和毒性,有特殊臭味,温度对消毒效果影响大。

1. 戊二醛

(1)理化特性:为无色或浅黄色液体,有醛气味,易溶于水和醇。戊二醛水溶液在酸性条件下稳定,碱性条件下不稳定。pH 为 6 时,单体戊二醛开始聚合;当 pH 达到 9 时,极速聚合成多聚体。pH7.5~8.3 的戊二醛溶液,通常在 2 周内逐渐减弱其杀菌活性。pH4.0~9.0 范围内,戊二醛的杀芽孢活性随 pH 升高而增强;pH>9 时,戊二醛迅速聚合,杀菌作用迅速丧失。有机物对戊二醛杀菌作用的影响比对其他消毒剂小。表面活性剂对戊二醛的杀菌活性有增效作用。

戊二醛具有广谱、高效、快速、刺激性和腐蚀性小、安全低毒、水溶液比较稳定等优点。戊二醛对细菌繁殖体、芽孢、分枝杆菌、真菌和病毒均有杀灭作用,使用范围较广泛。

戊二醛对细菌繁殖体、芽孢、病毒、真菌等微生物的作用机制不完全一样,但主要靠两个活泼醛基的烷基化作用,直接或间接作用于生物蛋白分子的不同基团,使其失去生物活性导致微生物死亡。戊二醛可直接作用于菌体蛋白和酶蛋白分子,破坏肽聚糖,改变蛋白质分子结构,使其丧失原来的生物学活性,致细胞呼吸代谢障碍,妨碍真菌、芽孢的发芽和孢子的形成而死亡。另外,醛基与蛋白质之间可发生交链反应,引起细胞壁固化、封闭,亦可影响细菌呼吸和营养代谢障碍,使细菌死亡。戊二醛还可使细菌芽孢外层中吡啶二羧酸释放困难,以此阻止细菌芽孢出芽,同时交链作用又可使芽孢壁封闭,致使芽孢和真菌孢子死亡。戊二醛亦可作用于微生物核酸物质 DNA 或 RNA,可迅速抑制生物分子合成,并可改变生物分子亚单位的排列状态,破坏了生物分子结构的完整性,致微生物死亡。

戊二醛对人体皮肤、黏膜有刺激性和致敏作用,尤其对呼吸道黏膜有明显刺激作用。可固化组织,影响肉芽组织再生。作业场所空气中最高允许浓度为 1mg/m³。对金属有一定腐蚀作用。

(2)应用:常用戊二醛溶液有三种

① 酸性强化戊二醛:2% 戊二醛水溶液加入 0.25% 聚氧乙烯脂肪醇醚,pH3.2~4.6,具有良好的杀菌和灭活病毒的作用,对细菌芽孢的杀灭作用则次于碱性戊二醛溶液。酸性戊二醛溶液稳定性好,室温可贮存 18 个月。2% 酸性强化戊二醛可直接用于物品的浸泡消毒或灭菌。

② 中性戊二醛:由酸性戊二醛加碳酸氢钠调整溶液 pH 值中性。稳定性好,室温下可使用 3~4 周,可用于物品浸泡消毒或灭菌。

③ 碱性戊二醛 用碳酸氢钠将 2% 戊二醛溶液调至 pH7.5~8.3,溶液不稳定,室温放置 2 周,随时间延长 pH 上升,戊二醛浓度下降,杀菌作用明显减弱。

碱性戊二醛主要用于不耐热的医疗器械消毒与灭菌,国内尤其多用于内窥镜消毒或灭菌,2%戊二醛溶液灭菌处理时,浸泡10小时;消毒处理时,浸泡20分钟。

（3）注意事项

① 戊二醛不宜用于食具、皮肤、黏膜及环境的消毒。

② 对金属有一定腐蚀性,使用前应先加入防锈剂。

③ 对皮肤、黏膜有刺激性,操作时应戴橡胶手套,并防止溅入眼内,应在通风良好室内操作,防止吸入,注意个人防护。

④ 医疗器械消毒前应彻底清洗、晾干、消毒后,用无菌水冲净残留戊二醛,尤其对含有表面活性剂的复方戊二醛消毒液应必须冲净。

影响戊二醛杀菌效果的因素有很多,但主要有以下几种:微生物种类、浓度、pH值、有机物、温度、活化剂等。

戊二醛主要应用于外科器械的灭菌、对污染物品的浸泡或擦拭消毒、内镜的消毒与灭菌、物体表面消毒等。

2. 甲醛

甲醛的突出特点是杀菌效果可靠,使用方便,对物品损坏轻,但其具有强烈的刺激气味,且穿透性差,有致癌性,现已较少使用。

（六）季铵盐类消毒剂

是一类阳离子表面活性剂,属于低效消毒剂,用于临床消毒已有较长的历史。

作为一种低效消毒剂,它们有以下共同特性:在化学构成上都是结构取代的铵盐类,有4个取代基且都是烷基式杂环基团,其中一个长链是杀菌活性基团;性能比较稳定,低浓度水溶液亦可长期储存;均属于低效消毒剂,不能杀灭真菌、结核杆菌和细菌芽孢,也不能灭活肝炎病毒等抵抗力强的病毒;抑菌作用强大,在极低浓度下仍可抑制细菌生长繁殖。季铵盐类消毒剂主要的代表性化合物有苯扎溴铵（曾用名新洁尔灭）。

苯扎溴铵在消毒方面应用最广泛,由于苯扎溴铵无毒无味无刺激性,价格低廉,深受广大医务人员欢迎。苯扎溴铵抑菌作用强而杀菌作用弱。主要用于皮肤、黏膜、伤口冲洗等消毒,还可作为抑菌剂等。

在配制苯扎溴铵消毒液时需用新鲜蒸馏水,盛消毒液的容器需要清洁。苯扎溴铵水溶液易受污染,配好后第一日即可检出细菌,随放置时间延长而污染加重。不能用苯扎溴铵作为医疗器械消毒液。也不适宜消毒处理污染物品。更不可作为血污物和排泄物的消毒。

三、化学消毒剂浓度计算及应用实例

消毒剂溶液浓度的表示以有效成分含量为准。

含氯消毒剂有效成分为有效氯;碘伏和碘酊有效成分为有效碘;过氧乙酸有效成分为过氧乙酸;过氧化氢有效成分为过氧化氢等。

（一）常用浓度表示法

百分浓度:每一百份消毒剂溶液中含有效成分的份数,用"%"表示。百分浓度中的质量百分浓度（W/W）即100g消毒剂溶液中含有效成分的g数。体积百分浓度（V/V）即100mL消毒剂溶液中含有效成分的毫升数。质量容量百分浓度（W/V）即100mL消毒剂溶液中含有效成分g数。

1. 比例浓度

用溶质与溶液的比例来表示的浓度,称为比例浓度,常见的比例浓度符号为（1:x）。即指1g固体或1mL液体溶质,加溶剂配成xmL的溶液。若不指明溶剂种类时,则都以蒸馏水为溶剂,如（1:1000）高锰酸钾溶液,就是将1g高锰酸钾用水溶解配成1000mL溶液。对于一些较稀溶液,也常以mg/L来表示浓度。mg/L是指在1L溶液中所含溶质的mg数来表示浓度。消毒剂应用浓度常以mg/L表示。

2. 百分比浓度

百分比浓度是指100份物质中所含溶质的份数,消毒剂产品常用这种浓度表示法。

（1）质量－质量百分比浓度:以每100g产品所含溶质（即有效成分）的g数来表示,代表符号为%（g/g）。

（2）质量－体积百分浓度:以100mL溶液中所含溶质的g数来表示,代表符号为%（g/mL）。

（3）体积－体积百分比浓度:以100mL溶液中所含溶质的mL数来表示的溶液浓度,代表符号为%（mL/mL）。如75%酒精。

（4）百万分浓度:每一百万分消毒剂溶液中,含有效成分的份数,单位是mg/L（W/V）。

（5）气体消毒剂含量:以消毒剂有效成分在气体中的含量为准,一般以g/m²为单位表达。

（二）几种常见消毒剂的应用介绍

1. 含氯消毒剂

含氯消毒剂的产品很多，包括了次氯酸钠、漂白粉、漂白粉精、二氯异氰尿酸钠等，以及由这些为主要原料研制的产品。建议含氯消毒剂使用的浓度如下。

（1）物体表面：杀灭细菌繁殖 100mg/L（有效氯，下同）作用 10 分钟；杀灭细菌芽孢 1000mg/L，60 分钟（灭菌水平），30 分钟（消毒水平），杀灭肝炎病毒 1000mg/L，30 分钟。

（2）饮水消毒：5mg/L，15 分钟（或余氯 0.3~0.5mg/L），一般清洁水的消毒为 1~3mg/L，5~10 分钟。

（3）医院污水：50mg/L，30 分钟（或余氯 0.5-1.0mg/L）。

（4）手消毒：250mg/L，1~2 分钟。

（5）餐具消毒：清洗后使用 250mg/L，15 分钟进行消毒；未清洗，500mg/L，30 分钟来进行消毒。

（6）蔬菜、水果：100mg/L，15 分钟，详见表3。

表3 消毒用浓度及作用时间（以一种含1%有效氯（10000mg/L）产品为例）

消毒对象	消毒液：水	有效氯（mg/L）	消毒时间（min）	消毒方法
医疗玻璃器具	1:4	2000	30-60	浸泡、消毒后冲洗
蔬菜、水果	1:100	100	10-15	同上
餐具	1:20	500	10-30	同上
环境、物表	1:100	100	15-20	浸泡、喷洒、擦拭、冲洗
吐泻物、排泄物	1:3	2500	30-60	浸泡

2. 二氧化氯

二氧化氯（稳定型）使用前必须先用酸性活化剂进行活化，以释放出有效二氧化氯。活化剂有两种类型：① 即效型如盐酸；② 缓效型，如柠檬酸，前者活化效果好于后者。通常稳定二氧化氯与活化剂的体积配比为 10:1 进行活化（见表4）。

表4 二氧化氯消毒浓度及作用时间（以含2%二氧化氯为例）

消毒对象	活化后原液：水	浓度（mg/L）	作用时间（min）	使用方法
餐具	1:80	250	5	浸泡
食品加工设备	1:80	250	1~3	喷洗或浸泡
生产车间、公共场所空间和物体表面	1:80	250	1~3	喷雾或擦拭
水果、蔬菜	1:500	40	2	浸泡或淋洗
水（饮用水）	1:10000	2	—	与水体互混
游泳池水	1:100000	0.2（残留）	—	与水体互混
饮料瓶、矿泉水瓶	1:80	250	1~3	冲洗、浸泡

3. 臭氧

一般用作消毒时多将臭氧气体充分溶于水中进行，饮用水消毒臭氧量 0.5~1mg/L，作用 5~10 分钟，此时要求残留臭氧浓度为 0.1~0.5mg/L。对于污染较严重的饮用水，臭氧用量可增加至 3~6mg/L；污水消毒为 100~200mg/L，作用 30 分钟。

臭氧作空气消毒应在密闭空间，无人条件下进行，一般 5~10mg/L，作用 30 分钟。

4. 碘伏

碘伏多用于皮肤、黏膜的消毒。医务人员手消毒用有效碘 0.5~1%，3 分钟；一般人手的消毒 500mg/L，2 分钟；蔬菜、水果消毒 100~200mg/L，浸泡 2~5 分钟；用于食品加工、饮食和牛奶洁净器具、工作台的消毒，建议使用浓度为 50~150mg/L。

第三节　疫源地的消毒

为了预防、控制传染病的发生与流行,保障人体健康,在传染病发生时必须做好疫源地的消毒。疫源地消毒的病种和时限按《传染病防治实施方法》《消毒管理办法》《疫源地消毒技术规范》的规定进行。凡甲、乙类传染病或有要求的丙传染病暴发或流行时,确定疫源地消毒的对象和范围,选择适合的器材、药物,及时、彻底地消除疫源地传染源排出的病原微生物,杀灭病媒生物,清洁被污染的环境,控制传染病的扩散和蔓延。对乙类传染病中传染性非典型肺炎、炭疽中的肺炭疽和人感染性高致病性禽流感,采取同鼠疫、霍乱传染病的预防、控制措施,其他乙类传染病和突发原因不明的传染病需要采取甲类传染病的预防、控制措施的,由国务院及时报以国务院批准后予以处理。

一、疫源地消毒的种类

疫源地消毒包括疫区消毒和疫点消毒。

疫区消毒的范围应根据流行病学指征和地理、交通等特点划定,一般由一个或数个行政单元(如区、街道、居委会、村、乡等)。疫区消毒包括环境消毒、食品消毒、饮水消毒、污水消毒以及人员的消毒隔离等。

疫点消毒一般包括患者、疑似患者或病原微生物携带者以及(或)同一门户出入的邻居或生活上密切注意有关的人员和家庭等,主要包括随时消毒和终末消毒。

二、疫源地消毒的原则

1. 消毒时限:为减少传播机会,接到对霍乱、鼠疫、传染必非典型肺炎、及肺炭疽、艾滋病、人高致病性禽流感等疫情报告后,城市应在 6 小时内,农村应在 12 小时内立即赶赴现场,进行消毒。其他传染病按病种不同应在 24~48 小时内落实消毒措施。

2. 消毒范围和对象:以传染病排出病原体可能污染的范围为依据确定消毒范围和对象。

3. 消毒持续时间:以传染病流行情况和病原体监测结果为依据确定消毒的持续时间。

4. 消毒方法的选择:以消毒因子的性能、消毒对象、病原体种类为依据选择消毒方法。尽量避免破坏消毒对象的使用价值和造成环境的污染。

5. 疑似传染病疫源地的消毒:可按疑似的该类传染病疫源地进行消毒处理。

6. 不明传染病疫源地的消毒:应根据流行病学指征确定消毒范围和对象,采取最严格的消毒方法进行处理。

7. 注意与其他传染病控制措施配合:搞好传染源的管理,疫区的封锁、隔离,杀蝇、防蝇,灭鼠、防鼠,灭蚤,搞好饮用水、污水、食品的消毒及卫生管理,搞好环境卫生。加强易感人群的保护。

8. 填报消毒工作记录,必要时进行消毒效果评价。

三、消毒要求

(一)疫点随时消毒

1. 卫生疾病预防控制机构的消毒人员接到患者诊断与消毒通知单后,应立即派人到疫点指导随时消毒,必要时提供所需消毒剂与器械。

2. 在病家,随时消毒由患者的陪伴或患者所在单位派人进行。交给病家的消毒剂应标明名称和使用方法,并教会病家配制消毒液的方法、使用浓度、消毒对象、消毒方法、作用时间、注意事项等。在医院,随时消毒由医院安排专职人员进行。

3. 对患者应根据病情做到"三分开"与"六消毒"。

"三分开"是指:① 分住室(条件不具备可用布帘隔开,至少要分床);② 分饮食;③ 分生活用具(包括餐具、洗漱用具、便盆、痰罐等)。

"六消毒"是指:① 消毒分泌或排泄物(如呼吸道传染病主要为口鼻分泌物,肠道传染病主要为粪便,接触性传染病主要为脓液、痂皮等);② 消毒生活用具;③ 消毒双手;④ 消毒衣服、被单;⑤ 消毒患者居室;⑥ 消毒生活污水、污物。

4. 患者陪伴和护理人员,除做好患者的随时消毒外,应做好本人的卫生防护,护理病人后,应消毒双手。

5. 消毒指导人员与负责随时消毒人员,应共同填写疫点消毒工作记录,及时上报,必要时,采样进行消毒效果监测与评价。

(二)疫点终末消毒

1. 消毒人员接到传染病消毒通知后,应在规定时间内迅速赶赴疫点开展消毒工作。

2. 在出发前,应检查所需消毒用具、消毒剂和防护用品,做好准备工作。

3. 消毒人员到达疫点,首先查对门牌号和患者姓名,并向有关人员说明来意,做好防疫知识宣传,禁止无关人员进入消毒区域内。

4. 对脱掉外衣应放在自带的布袋中(不要放在污染或可能受到污染的地方)。穿隔离服、胶鞋,戴上口罩、帽子。用过氧乙酸或含氯制剂时,须戴防护眼镜。

5. 做好个人防护后,通过流行病学调查,消杀人员对病家及周围情况进行了实地察看,并与病家进行沟通,在取得病人家属同意后,根据现场情况,仔细了解患者患病前和患病期间居住的房间、活动场所,用过的物品、家具,吐泻物、污染物倾倒或存放地点,以及污水排放处等,确定疫源地终末消毒的对象和范围。根据消毒对象及其污染情况,选择消毒器材、药物剂型、浓度和施药方法,有针对性地进行终末消毒。开始消毒前面积的测量和计算,先开始配备消毒液(有含氯消毒剂,过氧乙酸,乙醇等)。其中地面、墙壁、物体表面等使用500mg/L含氯消毒剂溶液喷雾;室内空气消毒采用0.5%过氧乙酸溶液气溶胶喷雾消毒。消毒时注意保护食品、电器设备和其他有关物品,防止沾染药物。

6. 进入疫点时,应先消毒有关通道。

7. 测量房屋、家具及地面需消毒的面积和体积,估算需消毒的污水量。

8. 必要时,由检验人员对不同消毒对象进行消毒前采样。

9. 消毒前先用含氯消毒剂喷洒门前地面及门把手后,进入病家,应关闭门窗,将水缸盖好,将未被污染的贵重衣物、饮食类物品、名贵字画及陈列物品收藏好。消毒时遵循由外向内,由污染轻的向污染重的,先上后下,先左后右,依次消毒的原则。

第一步:由外向内喷洒地面,喷洒地面时,从左向右进行喷洒;地面结束后喷墙面,喷洒墙面由上往下,由左至右,墙面消毒至天化板。

第二步:对家具表面(包括冰箱)用有效氯消毒液擦拭,反复擦3次,擦试时应从左到右,从上到下,有顺序地进行;擦完家具后再喷一次地面,顺序是从内向外进行喷洒,结束时,把喷头向空中喷一遍,边喷边退出;喷洒要求喷药至所喷面全部润湿,点与点之间没有明显空白,墙面药液不往下滴,严格按配药量进行消毒,确保药物均匀喷至所需消毒面,并检查是否有遗漏的地方。

第三步:墙面地面消毒后,最后对室内空气过氧乙酸溶液气溶胶喷雾消毒,记录消毒完毕时间。

10. 如系呼吸道传染病,应对室内空气进行消毒。

11. 如系肠道传染病,应先于室内灭蝇,再进行消毒。肠道传染病疫区消毒程序:先采样检测,后进行消毒;先喷洒消毒表面,后浸泡消毒物品;先喷雾脚下通道,后喷洒污染区域;先喷洒墙壁,后喷洒物品;先消毒重点污染区,后消毒一般污染区;先消毒饮用水,后消毒污水;先消毒呕吐物,后消毒粪便。

12. 对室内地面、墙壁、家具和陈设物品消毒时,应按照先上后下,先左后右的方法,依次进行消毒。

13. 病人用过的餐(饮)具、污染的衣物若不能集中在消毒站消毒时,可在疫点进行煮沸、浸泡或擦拭消毒。作浸泡消毒时,必须使消毒液浸透被消毒物品。作擦拭消毒时,必须反复擦拭2~3次。对污染重、经济价值不大的物品和废弃物,在征得病家同意后焚烧。

14. 室内消毒后,必要时对厕所、垃圾、下水道口、自来水龙头、缸水和井水等进行消毒。

15. 对传染源密切接触者进行人员卫生处理。

16. 疫点消毒工作完毕,再次使用消毒剂喷洒病家门口,对消毒人员所有消毒用具消毒处理后拿至缓冲区,脱防护用具,顺序是先用肥皂洗手,摘防护镜放入消毒液中,解防护服,摘手套,里面朝外,放入资料袋中,橡胶手套放入消毒液中。后洗手,脱防护服,将里面朝外,放入污衣袋中,再次洗手,脱帽子,里面朝外,放入资料袋或污衣袋中,摘口罩,一手按住口罩,另一只手将口罩带摘下,放入塑料袋中,注意双手不接触面部。最后脱下鞋套,将鞋套放入黄色塑料袋中,洗手消毒(75%乙醇,六步洗手法)。

17. 所用消毒工具表面用消毒剂进行擦拭消毒。

18. 必要时,到达规定的消毒作用时间后,由检验人员对不同消毒对象进行消毒后采样。

19. 填写疫点终末消毒工作记录。

20. 离开病家前,让病家开窗通风,擦拭打扫。

(三)消毒人员注意事项

1. 出发前,要检查应携带的消毒工具是否齐全无故障,消毒剂是否足够。

2. 应主动取得病家合作和相关人员的配合。选择消毒因子时,应尽量采用物理法消毒。在用化学法消毒时应尽量选择对相应致病微生物杀灭作用良好,对人、畜安全,对物品损害轻微,对环境影响小的消毒剂。

3. 消毒过程中,不得吸烟、饮食。要注意自我保护,既要防止或减少受到消毒因子的伤害又要避免受到微生物感染。

4. 消毒过程中,不得随便走出消毒区域,禁止无关人员进入消毒区内。

5. 消毒应有条不紊,突出重点。凡应消毒的物品,不得遗漏。严格区分已消毒和未消毒的物品,勿使已消毒的物品被再次污染。

6. 携回的污染衣物应立即分类作最终消毒。

7. 清点所消耗的药品器材,加以整修、补充。

8. 填好的消毒记录应及时上报。

四、常用消毒方法

疫源地消毒常用煮沸消毒法、消毒剂溶液擦拭消毒法、消毒剂溶液浸泡消毒法、消毒剂溶液喷雾消毒法。

(一)煮沸消毒法

适用于餐(饮)具、服装、被单等不耐湿、耐热物品消毒。

操作时应注意煮锅内的水应将物品全部淹没。水沸开始计时,持续 15~30 分钟。计时后不得再新加入物品,否则持续加热时间应从重新加入物品再次煮沸算起。也可用 0.5% 肥皂水,或 1% 碳酸钠溶液代替清水,以增强消毒效果。

(二)消毒剂溶液擦拭消毒法

适用于家具表面消毒。

操作时应用抹布浸以消毒剂溶液,依次往复擦拭被消毒物品表面。必要时,在作用至规定时间后,用清水擦净以减轻可能引起的腐蚀作用。

(三)消毒剂溶液浸泡法

适用于餐(饮)具、服装、污染的医疗用品等的消毒。

操作时消毒剂溶液应将物品全部浸没。对导管类物品,应使管腔内也充满消毒剂溶液。作用至规定时间后,取出用清水冲净,晾干。根据消毒剂溶液的稳定程度和污染情况,及时更换所用溶液。

(四)消毒剂溶液喷雾消毒法

适用于室内空气、居室表面和家具表面的消毒。

1. 普通喷雾消毒法

用普通喷雾器进行消毒剂溶液喷雾,以使物品表面全部润湿为度,作用至规定时间。喷雾顺序宜先上后下,先左后右。喷洒有刺激性或腐蚀性消毒剂时,消毒人员应戴用防护口罩和眼镜,并将食品、食(饮)具及衣被等物收放好。

2. 气溶胶喷雾消毒法

喷雾时,关好门窗,喷距以消毒剂溶液能均匀覆盖在物品表面为度。喷雾结束 30~60 分钟后,打开门窗,散去空气中残留的消毒剂雾粒。对消毒人员和物品的防护,同普通喷雾消毒法,尤其应注意防止消毒剂气溶胶进行呼吸道。

(五)环氧乙烷简易熏蒸消毒法

适用于棉衣、书信、皮革制品、电器及电子设备等耐湿、热和易被腐蚀物品的消毒。

操作时将物品放入丁基橡胶消毒袋中,排尽袋中空气,握紧袋口。通入环氧乙烷气体。待作用至规定的时间(16~24 小时),于通风处打开消毒袋,取出物品,使残留环氧乙烷自然消散。环氧乙烷为易燃易爆药品,使用过程中室内不得有明火或产生电火花。

五、各种污染对象的常用消毒方法

表5　各种污染对象的常用消毒方法

消毒剂名称	消毒对象	常用浓度(mg/L)	作用时间(分钟)	使用方式
含氯消毒剂	饮用水	2～4	15～120	投放
含氯消毒剂	污水	80～100	15～120	投放
含氯消毒剂	纺织品	1200～1800	15～120	浸泡
含氯消毒剂	物体表面(地面、墙面)	5000～12000	30	喷洒、擦拭、喷雾
含氯消毒剂	排泄物、呕吐物、分泌物	1000～40000	120	搅拌混匀
过氧乙酸	物品、物体表面、空气	0.2～1.0	10～60	浸泡、擦拭、喷雾
过氧化氢	物品、物体表面、空气	3.0～10.0	10～30	浸泡、擦拭、喷雾
戊二醛(碱性)	物品	1.0～2.0	30～240	浸泡
碘伏	物品、物体表面	500～5000	5～60	浸泡、擦拭
碘酊	物品、物体表面	2.0～2.5	5～60	浸泡、擦拭
乙醇	物品、物体表面	70～75	5～60	浸泡、擦拭
煤酚皂溶液	物品、物体表面	1.0～3.0	30～120	浸泡、擦拭、喷雾
苯扎溴铵	物品、物体表面	0.1～0.5	10～60	浸泡、擦拭、喷雾
氯己定	物品、物体表面	0.1～0.5	10～60	浸泡、擦拭、喷雾

1. 地面、墙壁、门窗

用0.2%～0.5%过氧乙酸溶液或500～1000mg/L二溴海因溶液或1000～2000mg/L有效氯含氯消毒剂溶液喷雾。泥土墙吸液量为150～300mL/m²,水泥墙、木板墙、石灰墙为100mL/m²。对上述各种墙壁的喷洒消毒剂溶液不宜超过其吸液量。地面消毒先由外向内喷雾一次,喷药量为200～300mL/m²,待室内消毒完毕后,再由内向外重复喷雾一次。以上消毒处理,作用时间应不少于60分钟。有芽孢污染时应用0.5～1.0%过氧乙酸溶液或30000mg/L有效氯含氯消毒剂进行喷洒。喷洒量与繁殖体污染时相同,作用时间不少于120分钟。

2. 空气

房屋经密闭后,每立方米用15%过氧乙酸溶液7mL(1g/m³),放置瓷或玻璃器皿中加热蒸发,熏蒸2小时,即可开门窗通风。或以2%过氧乙酸溶液(8mL/m³)气溶胶喷雾消毒,作用30～60分钟。

3. 衣服、被褥

耐热、耐湿的纺织品可煮沸消毒30分钟,或用流通蒸汽消毒30分钟,或用250～500mg/L有效氯的含氯消毒剂浸泡30分钟;不耐热的毛衣、毛毯、被褥、化纤尼龙制品等,可采取过氧乙酸熏蒸消毒。熏蒸消毒时,将欲消毒衣物悬挂室内(勿堆集一处),密闭门窗,糊好缝隙,每立方米用15%过氧乙酸7mL(1g/m³),放置瓷或玻璃容器中,加热熏蒸1～2小时。或将被消毒物品置环氧乙烷消毒柜中,在温度为54℃,相对湿度为80%条件下,用环氧乙烷气体(800mg/L)消毒4～6小时;或用高压灭菌蒸汽进行消毒。

4. 患者排泄物和呕吐物

稀薄的排泄物或呕吐物,每1000mL可加含氯石灰50g或20000mg/L有效含氯消毒剂溶液2000mL,搅匀放置2小时。无粪的尿液每1000mL加入干含氯石灰5g或次氯酸钙1.5g或10000mg/L有效氯含氯消毒剂溶液100mL混匀放置2小时。成形粪便不能用干含氯石灰消毒,可用20%含氯石灰乳剂(含有效氯5%),或50000mg/L有效氯含氯消毒剂溶液2份加于1份粪便中,混匀后,作用2小时。

5. 餐(饮)具

首选煮沸消毒15分钟～30分钟,或流通蒸汽消毒30分钟。也可用0.5%过氧乙酸溶液或250～500mg/L二溴海因溶液或250～500mg/L有效氯含氯消毒剂溶液浸泡30分钟后,再用清水洗净。

6. 食物

瓜果、蔬菜类可用0.2%～0.5%过氧乙酸溶液浸泡10分钟,或用12mg/L臭氧水冲洗60分钟～90分钟。患者的剩余饭菜不可再食用,煮沸30分钟,或用20%含氯石灰乳剂、50000mg/L有效氯含氯消毒剂溶液浸泡消毒2小时后处理。也可焚烧处理。

7. 盛排泄物或呕吐物的容器

可用 2% 漂白粉澄清液(含有效氯 5000mg/L)或 5000mg/L 有效氯含氯消毒剂溶液或 0.5% 过氧乙酸溶液浸泡 30 分钟,浸泡时,消毒液要漫过容器。

8. 家用物品、家俱

可用 0.2%~0.5% 过氧乙酸溶液或 1000~2000mg/L 有效氯含氯消毒剂进行浸泡、喷洒或擦洗消毒。布制玩具尽量焚烧处理。

9. 手与皮肤

用 0.5% 碘伏溶液(含有效碘 5 000mg/L)或 0.5% 氯己定醇溶液涂擦,作用 1 分钟~3 分钟。也可用 75% 乙醇或 0.1% 苯扎溴铵溶液浸泡 1 分钟~3 分钟。必要时,用 0.2% 过氧乙酸溶液浸泡,或用 0.2% 过氧乙酸棉球、纱布块擦拭。

10. 纸张、书报

可采用过氧乙酸或环氧乙烷气体熏蒸,无应用价值的纸张、书报焚烧。

11. 患者尸体

对鼠疫、霍乱和炭疽患者的尸体用 0.5% 过氧乙酸溶液浸湿的布单严密包裹,口、鼻、耳、肛门、阴道要用浸过 0.5% 过氧乙酸的棉球堵塞后尽快火化。土葬时,应远离水源 50m 以上,棺木应在距地面 2m 以下深埋,棺内尸体两侧及底部铺垫厚达 3~5cm 含氯石灰,棺外底部铺垫厚 3~5cm 含氯石灰。

12. 动物尸体

因鼠疫、炭疽、狂犬病等死亡的动物尸体,一经发现立即深埋或焚烧。并应向死亡动物周围(鼠为 30~50cm,大动物为 2m)喷撒含氯石灰。

13. 运输工具

车、船内外表面和空间,可用 0.5% 过氧乙酸溶液或 10000mg/L 有效含氯消毒剂溶液喷洒至表面湿润,作用 60 分钟。密封空间,可用过氧乙酸溶液熏蒸消毒。对细菌繁殖体的污染,每立方米用 15% 过氧乙酸 7mL($1g/m^3$),对密闭空间还可用 2% 过氧乙酸进行气溶胶喷雾,用量为 $8mL/m^3$,作用 60 分钟。

14. 垃圾

可燃物质尽量焚烧,也可喷洒 10000mg/L 有效氯含氯消毒剂溶液,作用 60 分钟以上。消毒后深埋。

15. 厕所厕所的四壁和地面

粪坑内的粪便可按粪便量的 1/10 加含氯石灰,或加其他含氯消毒剂干粉或溶液(使有效氯作用浓度为 20000mg/L),搅匀作用 12~24 小时。

16、污水消毒

疫点内的生活污水,应尽量集中在缸、桶中进行消毒。每 10L 污水加入 10000mg/L 有效氯含氯消毒溶液 10mL,或加漂白粉 4g。混匀后作用 1.5~2 小时,余氯为 4~6mg/L 时即可排放。对疫区内污染的生活污水,可使用含氯消毒剂进行消毒。消毒静止的污水水体时,应先测定污水的容积,而后按有效氯 80~100mg/L 的量将消毒剂投入污水中。搅拌均匀,作用 1~1.5 小时。检查余氯在 4~6mg/L 时,即可排放。对流动污水的水体,应作分期截流。在截流后,测污水容量,再按消毒静止污水水体的方法和要求进行消毒与检测。符合要求后,放流,再引入并截流新来的污水,如此分期依次进行消毒处理。

六、疫源地消毒效果监测

(一)评价消毒(灭菌)效果的指标

1. 杀灭对数值

$$KL = \lg N_1 - \lg N_t$$

式中,KL:杀灭对数值;N_1:对照组平均活菌浓度;N_t:试验组活菌浓度。

2. 杀灭率:指消毒处理杀灭微生物的百分率,可按下式计算

$$A(\%) = (B - C)/B \times 100\%$$

式中,A:杀灭率;B:消毒前微生物总数;C:消毒后微生物总数。

与杀灭率性质和计算方法相似的指标有:

(1)清除率:指清除掉微生物的百分率。

（2）阻留率：指过滤除菌法中微生物被阻留的百分率。

（3）衰亡率：指微生物自然死亡的百分率。

（4）消亡率：指空气中微生物沉降与死亡总和的百分率。

（5）灭除率：指污染于表面的微生物被杀灭与清除总和的百分率。

3. 灭活指数

在灭菌处理下，微生物减少的程度。

4. 灭菌度

指使用某种处理方法在灭菌中失败的机会。

$$A = B/C$$

式中，A：灭菌度；B：灭活指数；C：每件物品中平均染有微生物数量。

5. 速度常数（K 值与 D 值）

消毒试验中，将存活微生物的对数值与消毒作用时间相对应作图，可得一直线关系。此线坡度即为该消毒方法的速度常数（K）。

$$K = 1/T \lg N_0/N_1$$

式中，T：时间；N_0：微生物原有数；N_1：在 T 时间微生物存活数。

K 值表示杀灭微生物的速度，数值越大杀灭速度越快。D 值是杀灭 90% 微生物所需时间。D 值越大，杀灭微生物速度愈慢。

6. 热死亡时间

在规定条件下，用一定温度全部杀死某种微生物所需的时间。微生物对热的耐受力越强，热死亡时间越长。是计算热力灭菌剂量的一个重要依据。

7. 浓度系数

消毒剂浓度对其杀菌速度的影响。

$$n = (\lg T_2 - \lg T_1)/(\lg C_2 - \lg C_1)$$

式中，n 为浓度系数；药物浓度为 C_1 时杀菌时间为 T_1；药物浓度为 C_2 时杀菌时间为 T_2。

浓度系数大的消毒剂，浓度效应较明显，作用浓度减半，作用时间需延长；系数小的消毒剂，浓度效应较差，作用时间缩短一半，浓度系数需增大。

8. F 值

在热力灭菌中，F 值是在一定作用温度与 Z 值条件下杀灭一定数量的微生物所需热作用的时间，F 值在给定条件下即用 F 值表示。如在温热灭菌温度 T 时，达到规定灭菌效果所需要 121℃ 热作用时间；在干热灭菌时，是指 $T = 160℃$，$Z = 21℃$ 时达到规定灭菌效果所需的作用时间。

（二）微生物学监测指标

消毒工作要进行过程评价，包括是否及时对所有必须消毒的物体按规定的方法采取了有效的消毒措施。

实验条件允许时，可以按照《消毒技术规范》规定的方法进行效果评价，当消毒前、后消毒对象自然菌杀灭率≥90% 时可以认为消毒合格。

用微生物学指标评价各种消毒措施对疫源地中被污染的对象的消毒效果，作为是否达到消毒合格的依据。

1. 评价标准

符合以下全部要求者，可判为消毒处理合格。

（1）消毒后消毒对象中不得检出相应的致病菌。

（2）消毒对象中自然菌的杀灭率应≥90%。

（3）有关指标菌残留菌量，不得超过国家有关规定。如饮用水消毒后水样中大肠菌群下降至 0 为消毒合格。污水消毒后，大肠菌群 <500 个/L，连续 3 次采样未检出致病菌为消毒合格。

2. 监测方法

（1）物体表面的检测方法

① 检测重点对象：以病人经常接触的物品作为检测重点。例如，食（饮）具、门把手、床头柜、便器等。

② 消毒前采样：将无菌棉拭在含 10mL 磷酸盐缓冲液试管中浸湿，并于管壁上挤压至不出水后，对无菌规格板框定的被检物体表面涂抹采样（采样面积为 5cm×5cm），横竖往返各 8 次，使棉拭四周都接触到物体表面。以无菌操作方式将棉拭采样端剪入原磷酸盐缓冲液试管内，充分振打，进行活菌培养计数。对不适宜用规格板采样的物体表面（例如门把手，热水瓶把等）可按实际面积采样。

③ 消毒后采样：消毒至设定的时间后，在消毒前采样点附近的类似部位进行棉拭涂抹采样。除用采样液（在磷酸盐缓冲液中加入相应中和剂）代替磷酸盐缓冲液外，其余步骤和方法与消毒前采样相同。

④ 将消毒前、后样本 4 小时内送实验室进行活菌培养计数以及相应致病菌与相关指标菌的分离与鉴定。

活菌培养计数检测要求与程序参见《消毒技术规范》实验技术规范。菌数计算公式为

物体表面菌数 $\qquad$ $(\mathrm{CFU/cm^2}) = kN/SV$

式中，k：稀释量；N：平板上菌落数（CFU）；S：采样面积（$\mathrm{cm^2}$）；V：接种量（mL）。

⑤ 相应致病菌与相关指标菌的采样、分离与鉴定，参见有关传染病诊断、消毒等方面的国家标准和规范，由具备检验能力的专业实验室进行。

（2）排泄物、呕吐物的检测方法

① 消毒前采样：取 1mL（或 1g）污染物放入含 9mL 磷酸缓冲盐溶液的试管。振荡混匀，取 0.5mL 放入另一含 4.5mL 磷酸缓冲盐溶液的试管内。在管壁上做好标记。

② 消毒后采样：消毒达到设定的作用时间，进行消毒后采样。采样步骤和方法除用采样液（在磷酸盐缓冲液中加入相应中和剂）代替磷酸缓冲盐溶液外，其余均与消毒前相同。

③ 将消毒前、后的样品 4 小时内送实验室进行活菌培养计数以及相应致病菌与相关指标菌的分离与鉴定。

活菌培养计数检测方法参见《消毒技术规范》的实验技术规范。菌数计算公式为

排泄物呕吐物含菌量 $\qquad$ $(\mathrm{CFU/g}\ 或\ \mathrm{CFU/mL}) = k \cdot N/W \cdot V$

式中，k：稀释量；N：平板上菌落数（cfu）；W：试验样本重量或体积（g 或 mL）；V：接种量（mL）。

④ 相应致病菌与相关指标菌的分离与鉴定，参见有关传染病诊断、消毒等方面的国家标准和规范，由具备检验能力的专业实验室进行。

（3）空气的检测方法

① 消毒前采样：将拟消毒房间的门窗关好，在无人的条件下经 10 分钟后，在室内的四角和中央相当于桌面高度处各放置一个无菌普通营养琼脂平板。打开平皿盖，暴露 5～10 分钟后盖好平皿盖。对各平皿应做好标记。

② 消毒后采样：空气消毒达到规定的时间后，在消毒前采样的相同位置上，另放一组普通营养琼脂平板。放置方法和暴露时间与消毒前采样相同。同时取 2 个未经采样的普通营养琼脂平板作为阴性对照。

③ 将消毒前、后的样本和阴性对照样本，尽快送实验室，于 37℃ 培养箱中培养 48 小时。计数菌落。并按下式计算空气中的菌数

$$空气中菌数 = \frac{50000\,N}{AT}\,(\mathrm{CFU/m^3})$$

式中，A：平板面积（$\mathrm{cm^2}$）；T：平板暴露的时间（min）；N：平均菌落数；CFU：菌落形成单位。

④ 对各种致病菌与相关指标菌的采样、分离与鉴定，参见有关传染病诊断、消毒等方面的国家标准和规范，由具备检验能力的专业实验室进行。

（4）水的检测方法

① 消毒前采样：取拟消毒水源水样于 2 个无菌采样瓶中，每瓶 100mL。

② 消毒后采样：消毒至规定作用时间后，分别将消毒后水采入 2 个装有与消毒剂相应中和剂的无菌采样瓶中，每瓶 100mL 混匀，作用 10 分钟。

③ 将消毒前、后的水样 4 小时内送实验室进行检测。将水样注入滤器中，加盖，在负压为 0.5MPa 的条件下抽滤。滤完后，再抽气 5 秒，关闭滤器阀门，取下滤器。用无菌镊子夹取滤膜边缘，移放在品红硫酸钠琼脂培养基平板上。滤膜的细菌截留面朝上，滤膜与培养基完全紧贴。将平皿倒置，放于 37℃ 恒温箱内，培养 22～24 小时，观察结果。计数滤膜上生长的带有金属光泽的黑紫色大肠杆菌菌落。

④ 评价：饮用水消毒后水样中大肠杆菌下降至 0/100mL 为消毒合格。污水消毒后，大肠菌群≤500 个/L，连续 3 次采样未检出相应致病菌为消毒合格。水中含菌量计算公式为

水中含菌量 （CFU/mL）＝ $k \cdot N/W \cdot V$

式中, k :稀释量; N :平板上菌落数(cfu); W :试验样本重量或体积(mL); V :接种量(mL)。

⑤ 对各种致病菌的采样、分离、培养与鉴定,参见有关传染病诊断、消毒等方面的国家标准和规范,由具备检验能力的专业实验室进行。

(5)检验结果报告 由检验人员填写"疫点终末消毒效果检验记录"(见《消毒技术规范》附录2)。

七、疫源地消灭的基本条件

(1)传染源已不存在,如传染源死亡、痊愈,不再携带病原体或已离开该疫源地。

(2)对疫源地进行了彻底消毒、杀虫,消灭了传染源排出于外界环境中的病原体。

(3)传染源周围的所有易感者,经过了该病的最长潜伏期而没有发生新病例。

第四节　灾区的消毒处理与疫源地饮用水的消毒管理

一、灾区消毒处理

(一)保护水源及饮用水

1. 水源防护带内(上游1000m,下游100m)受淹危险化学有毒、有害物质应突击搬运到安全地带及时清理;运走防护带内的粪便、垃圾,打捞取水点附近水面的漂浮物。

2. 加强水监测

对水源水、出厂水和末梢水实施每3~7天一次全分析,增加末梢水监测点,每天测余氯3~4次。

3. 加强饮用水消毒

集中式供水应严格按水净化、消毒、监测程序进行。分散式饮用水的消毒可选用下列中一种:

消毒剂	浓度(水)	作用时间(分钟)
含氯石灰	10g/吨	30
漂白粉清	3g/吨	30
优氯净	4g/吨	30
氯胺T	10g/吨	30

4. 对水混浊度大的,应经预处理后再加消毒剂,预处理用明矾(100mg/L,10分钟)取上清液进行消毒。

5. 应急运送供水:按以下程序保证水的供应:饮水→炊事用水→生活用水。在供水极困难情况下,必须力争每人有2~3L的生理需要卫生清洁饮用水。

(二)餐厨具、运送水舱的消毒

灾区集中饭堂的餐厨具、应急供水的水舱,应有严格消毒措施,预防由于用具不洁而引起的中毒事故,可选用下列一种进行消毒:

消毒剂	消毒方式	作用时间(分钟)
0.1%含氯石灰	洗净后浸泡	30~60
0.03%含氯石灰精	洗净后浸泡	30~60
0.1%优氯净	洗净后浸泡	5
0.1%氯胺T	洗净后浸泡	30~60
10%碘伏(200mg/L)	洗净后浸泡	10~20
0.5%过氧乙酸	洗净后浸泡	30~60

（三）手、皮肤消毒

对于从事饮食、抢救的人员，应严格手消毒，对灾区中伤员，应对轻损皮肤作应急消毒处理后送医院治疗，首选皮肤刺激性小的消毒剂，可按下列顺序选用：

消毒剂	消毒方式	作用时间（分钟）
10%碘伏（250mg/L）	擦拭	1~2
75%酒精	擦拭	1~2
0.2%过氧乙酸	擦拭	1~2
5%含氯石灰	擦拭或冲洗	—
0.2%洗必泰	洗净后擦拭	3
0.1%新洁尔灭	洗净后擦拭	5

（四）环境的消毒

1. 受淹地面、墙壁、物品消毒

临时灾民安置区应先进行消毒处理后才能搬进住居，可选用下列一种消毒处理：

消毒剂	消毒方式	用量
5%含氯石灰	喷洒	100mL/m²
2%含氯石灰精	喷洒	100mL/m²
5%优氯净	喷洒	100mL/m²
5%氯胺T	喷洒	100mL/m²
0.5%过氧乙酸	喷洒	100mL/m²
2%来苏	擦拭或喷洒	—

2. 空气的消毒

在无人的情况下，可用固定悬挂或移动式紫外线灯照射消毒，每次不少于1小时；可用5%过氧乙酸水溶液熏蒸，过氧乙酸用量可按4g/m³计算，熏蒸2小时；可用0.5%的过氧乙酸喷雾，用量为20~30mL/m³，作用30分钟；或1.5%过氧化氢喷雾，用量为20~40mL/m³，作用60分钟；或用活化后的二氧化氯，浓度为0.05%喷雾，用量为20mL/m³，作用30分钟；可用由一种电解水装置电解食盐水产生的强氧化高电位酸化水原液喷雾，用量可参照20~30mL/m³，作用30分钟。在有人的情况下，可应用低臭氧、高强度紫外线灯风简式循环风设计的立柜式空气消毒器的定时使用，或静电吸附低臭氧、高强度紫外线灯风简式循环风设计的消毒器。

在应急情况下，也可选用以上用于地面或墙壁消毒的方法进行气溶胶喷洒进行空气消毒。

化学消毒剂用作空气消毒应尽量避免有人在的情况下进行。

（五）粪便、排泄物的处理及消毒

对于粪便及排泄物，特别是病人的粪便和排泄物，应做好消毒后才能运送。可选用下列一种消毒方式：

消毒剂	用量	作用时间（小时）
20%含氯石灰澄清液	按消毒液：粪便 1:2	2
6%含氯石灰精溶液	按消毒液：粪便 1:2	2
5%氯胺T溶液	按消毒液：粪便 1:2	2
漂白粉干粉	按干粉：粪便 1:5	2

（六）尸体防腐、消毒、除臭

人、畜尸体应尽早处理，运出居住区。需保存者送殡仪馆。现场应急处理可用0.2%过氧乙酸喷洒，或500mg/L二氧化氯喷洒或10%漂白粉或5%漂白粉精喷洒。

尸体运送应用塑料袋装后才能进行。

（七）应急医疗器械消毒应急手术器械的灭菌

最好采用手提高压蒸汽灭菌锅，在不具备条件情况下，可选用2%戊二醛1～2小时浸泡消毒，使用前用无菌水冲洗。

二、疫源地饮水的消毒与管理

在疫区，应加强对集中式给水的自来水厂管理，确保供水安全，同时亦应重视对分散式用水的管理与消毒。

（一）井水消毒

1. 水井的卫生要求：水井应有井台、井盖与公用取水桶。水井周围30m不得有渗水厕所、粪坑、垃圾堆、渗水井等污染源。

2. 井水量的计算

圆井水量：$[水面直径(m)]^2 \times 0.8 \times 水深(m)$

方井水量：边长$(m) \times$边宽$(m) \times$水深(m)

（$1m^3 = 1000L$，$1m^3$水重1吨）

3. 井水消毒方法

（1）直接加药法：将所需量漂白粉放入碗中，加少许冷水调成糊状，再加适量的水，静置10分钟。将上清液倒入井水中，用取水桶上下振荡数次，30分钟后即可使用。一般要求余氯量0.5mg/L。井水消毒，每日消毒次数视取水量和井水水质而定，一般每天2～3次，早、晚饭后进行。浅水井雨后污染较严重，应增加投药量。所需用漂白粉量应根据井水量、规定加氯量与漂白粉含有效氯量进行计算。例如：某一园井直径0.8m，水深2.5m，消毒时规定加氯量为2mg/L，所用漂白粉含25%有效氯，则其用药量可按下式计算

井水量 $= 0.8m^2 \times 2.5m \times 0.8 = 1.28m^3$

应加有效氯量 $= 1.28m^3 \times 2g/m3 = 2.56g$

需用漂白粉量 $= 2.56g \div 25\% = 10.24g$

（2）持续加漂白粉法：为减少对井水频繁进行加氯消毒，并持续保持一定的余氯，可用持续消毒法。将盛有消毒剂如漂白粉的各种开孔容器放在井内漂浮于水中，借取水时振荡，氯液不断渗出与井水接触，能使水中经常保持适量的有效氯而对水进行消毒。持续法常用的工具有竹筒、无毒塑料袋、陶瓷罐或小口瓶，可因地制宜选用。方法是在容器上面或旁边钻4～6个小孔，孔的直径为0.2～0.5cm。根据水量和水质情况加入漂白粉。一般竹筒装漂白粉250～300g，塑料袋装250～500g。将加漂白粉容器口塞住或扎紧，放入井内，用浮筒悬在水中，利用取水时的振荡，使容器中的氯慢慢从小孔放出，以保持井水中一定的余氯量。一次加药后可持续消毒1周左右。采用本法消毒，应有专人负责定期投加药物，测定水中余氯。

（3）应用缓释消毒片：缓释消毒片的杀菌成分在水中缓慢而持续的释放，为延长、降低缓释消毒片的释放高峰，应将片剂放和缓释消毒器中。

（二）河、湖、塘水防污染管理

用河、湖水作为饮用水源时，应先定好取水点。清除取水点周围100m内各种污染源，禁止在该处洗澡、游泳、洗衣等，并防止牲畜进入。较大的水库和湖泊可采用分区用水，河流可采用分段取水。

水塘多的地区可采取分塘用水，选择水质较好水量较大易于防护的水塘专供饮用。塘的岸边可修建自然渗滤井或砂滤井，以改善水质。

如果在水体中检出肠道传染病病原体，应在沿河、塘边树立警告牌，告诫群众，暂停使用此水。

（三）缸水消毒

由于河、湖及塘水的水量大，流动快，饮用水最好采用缸水法处理。当缸水浊度高于3度时，应先经洁治处理（混凝沉淀、过滤）后再进行消毒。

混凝沉淀时，以一水缸装原水，用明矾混凝沉淀。用一直径3～4cm，长1m左右的竹筒（或其他替代物），筒底四周钻几十个小孔，竹筒装入明矾后，在缸水中搅动。通常用量为每100kg水加明矾50g。也可用其他混凝剂。静置沉淀约1小时后，取上清水至砂滤缸内过滤。砂滤缸中细砂以0.5m粒径为宜，粗砂直径宜为0.8m。细砂与粗砂层厚各为15～20cm。每层用棕皮或其他材料隔开，表层与底层都放置石子。

砂滤缸使用一定时间后，当滤速减慢或滤出水变浊时，将滤材取出用清水洗净后重新装入可继续使用。

将经洁治处理的水引入消毒缸中进行消毒。消毒时，可使用含氯消毒剂，其用量随水的污染程度而定，一般在

4~8mg/L,作用 30 分钟。使用含氯消毒剂片剂时,用量可按使用说明书投放。消毒后,测量余氯,在 0.3~0.5mg,即可饮用。

水中余氯量过高,有明显氯臭时,饮用前可用煮沸、吸附和化学中和等方法进行脱氯处理。中和药物的用量,可用递增加药法测试,以刚好使氯臭消失的用量为准。一般情况下,使用硫代硫酸钠进行化学中和时,其用量为余氯量的 1.7 倍以上;用亚硫酸钠时,其用量约为余氯量的 3.5 倍。使用的中和药物应符合有关标准和要求。

第二章　病媒生物防治

第一节　病媒生物概述

病媒生物是指能直接或间接传播疾病(一般指人类疾病),危害、威胁人类健康的生物。广义的病媒生物包括脊椎动物和无脊椎动物,脊椎动物媒介主要是鼠类,属哺乳纲啮齿目动物;无脊椎动物媒介主要是昆虫纲的蚊、蝇、蟑螂、蚤等和蛛形纲的蜱、螨等。最常见四大害为:苍蝇、蚊子、老鼠、蟑螂。

病媒生物监测与防治是一项重要的民生工程,也是创建国家卫生城市的重要指标之一。目前各级政府普遍设立。而各工作单位及家庭单位远未重视此项工作(除自发行业盈利单位外),尚应进一步普及。

一、病媒生物的危害

病媒生物不仅可以直接通过叮咬和污染食物等,影响或危害人类的正常生活,更可以通过多种途径传播一系列的重要传染病。在我国法定报告的传染病中有许多属于病媒生物性传染病,如鼠疫、流行性出血热、钩端螺旋体病、疟疾、登革热、地方性斑疹伤寒、丝虫病等;而一些消化道传染病则通过病媒生物的机械性传播在人群中扩散,如痢疾、伤寒等。

二、病媒生物性传染病的流行特点

媒介生物性传染病具有传播快、易流行的特点,严重威胁人民的身体健康。

随着全球气候变暖,城市化进程的加快,旅游和贸易的快速发展,生态环境的不断改变,病媒生物种类、密度和分布等发生了新的变化,不仅原有的病媒生物性传染病范围扩大、发生频率和强度增加,而且一些新的病媒生物性传染病不断出现。

三、病媒生物防治的重要性

病媒生物性传染病是人类共同面临的严峻挑战之一。通过对病媒生物的有效控制,可以减少它们对人群的骚扰和经济损失,更可以预防和控制病媒生物性传染病的发生和传播。近年来一些病媒生物性传染病的爆发流行已对我国形成威胁,因此加强病媒生物疾病预防控制已成为一个迫切的任务。

系统地开展病媒生物监测不仅为制定病媒生物控制方案提供依据,而且为病媒生物性传染病的流行趋势提供预测预警信息。我国过去曾比较系统地开展过病媒生物的监测,对病媒生物性疾病的预防和控制发挥了积极的作用,但由于各地方法不统一,进行数据的比较和分析比较困难;且原有的一些方法已经不适于现在社会发展状况,部分病媒生物性传染病的流行状况也发生了变化;同时近年来周边国家一些病媒生物性传染病的爆发流行已对我国形成威胁,因此加强病媒生物监测工作已经成为疾病预防控制工作中的一个迫切任务。

四、气候变化对传染病的影响

随着气候变暖使病媒生物性疾病的扩散成为可能。

感染和携带致病病原体的昆虫和啮齿类动物的分布区域扩大;媒介及宿主的危害(季节)期延长;细菌、病毒和寄生虫的生长繁殖(适宜)期扩大。

全球气候变暖的同时,降水量也发生了明显的变化。

气候变暖导致飓风、洪水等极端气候事件,触发某些病媒生物性疾病的暴发流行。

五、病媒生物性疾病

（一）病媒生物性疾病的概念

病媒生物性疾病是指由病媒生物（媒介生物）传播的疾病。包括完全或部分由病媒生物传播的疾病。一般指完全或主要由病媒生物传播的疾病。

（二）病媒生物性疾病的特点

1. 病媒生物性疾病均为传染病。

2. 病媒生物性疾病多为自然疫源性疾病、人畜共患病。

3. 病媒生物性疾病均由病媒生物传播。

（三）传播类型

同一种病媒生物性疾病可有一种或多种传播方式。

1. 机械性传播

媒介生物对病原体仅起携带、运输的污染的作用，病原体只是机械地从一宿主传播给另一宿主，病原体在媒介昆虫内外并不发生明显的形态变化或生物学变化。如多数由苍蝇、蟑螂等传播的疾病。

2. 生物性传播

即病原体在媒介生物体内具有增殖和发育，或发育增殖的生物学过程。这是病原体自然循环不可缺少的环节。生物性传播的特点之一是病原体在媒介生物体内，必须经过一定的时间，即外潜伏期。完成上述过程，才具有传播能力。如：多数由蚊子传播的疾病。

3. 间接传播

有经呼吸道（空气传播－气溶胶）、经消化道传播（食物、水）、经皮肤传播（直接接触媒介生物的污染物品）传播。

（四）媒介传染病分类

1. 按病原分类

包括细菌性疾病、病毒性疾病、立克次体疾病、寄生虫病、朊病毒病等。

2. 按致病部位分类

包括呼吸道疾病、肠道闰、皮肤病等。

3. 按疾病病症分类

包括出血性疾病、非出血性疾病等。

4. 按媒介类型分类

主要包括虫媒病、鼠传疾病等。细分又包括蚊传、蜱传、蝇传、蚤传、鼠传疾病等。

六、我国病媒生物性疾病发病情况

（一）法定传染病

在我国 39 种法定传染病中，有鼠疫、肾综合征出血热、钩体病、斑疹伤寒、乙型脑炎、黑热病、疟疾、登革热、炭疽、狂犬病、血吸虫病、丝虫病等 12 种病媒生物性疾病，占了近 1/3。其发病数约点传染病总发病数的 5%，但死亡数约占总死亡数的 30%～50%。

另外，病媒生物在法定肠道传染病及某些其他传染病中也起了难以估量的作用。

（二）新发传染病

据 WHO 报道，1973 年以来，新发的病原微生物近 40 种，包括莱姆病螺旋体、$O_{157}:H_7$ 大肠埃希氏菌、O_{139} 血清型霍乱弧菌、嗜肺军团菌、小肠结肠炎耶尔森氏菌、空肠弯曲菌、幽门螺旋菌、斑点热立克次体、纽扣热、巴尔通体、SARS 等。

（三）病媒生物性疾病

啮齿类携带的病原体达 200 多种，目前已知鼠可传染的人类疾病约 160 种。已知能使人致病的主要细菌 12 种，病毒 13 种，立克次体 5 种，寄生虫 7 种。

按其病原体大致可分为五类：病毒性疾病、立克次体病、螺旋体病、细菌入情入理疾病、寄生虫病。据统计，有史以来，全世界由于鼠传疾病死亡的人数，远远超过直接死于战争者。

我国涉及鼠类的疾病有鼠疫、肾综合征出血热、钩端螺旋体病、地方性斑疹伤寒、恙虫病、莱姆病、沙门氏菌病等

24 种。

鼠源性疾病均为传染病,主要是以鼠类为传染源。

(四)病媒生物监测与控制

1. 监测定义

病媒生物监测是指以科学的方法,长期、连续、系统地收集鼠类、蚊类、蝇类和蟑螂等病媒生物,对其种类、数量、分布和季节变化等资料进行整理分析,并对结果进行解释和反馈,供卫生行政部门和疾病预防控制机构制定、实施、评价和调整病媒生物控制的策略和措施。

2. 监测目的

掌握监测对象的种类、数量、分布及季节变化,减少病媒生物对人群的骚扰和经济损失,更可以预防和控制病媒生物性传染病的发生和传播。

为预测预报和处理应急事件积累基础数据;为制定科学合理的病媒生物防治方案提供依据;分析病媒生物的长期变化和当地传染性疾病的相关性,为病媒生物性传染病的预防控制提供技术支撑。

3. 病媒生物现场防治要点

(1)防治原则:环境治理为主,在鼠蚊蝇、蟑螂等病媒生物防治工作中,坚持以环境治理为主的综合防治方针,防治人员、防治措施符合国家有关标准和规范要求,滋生地得到有效控制。

(2)防治要求:病媒生物防治组织网络健全;病媒生物防治工作经费充足,资金落实到位;在技术方案和工作方案中,能充分体现以环境治理为主的综合防治原则。

(3)技术方案:本地区病媒生物的重要种类,季节消长和分布,滋生地分布和类型是,病媒生物综合防治的方法,如滋生地处理方法、物理防护方法、化学杀虫剂使用、评价方法等。

(4)综合防治

① 环境防治:是通过环境治理包括环境改造、环境处理以及改善人类居住条件和习惯,以防止或减少病媒生物的滋生繁殖,或减少人类与媒介的接触而避免其侵害。

清除和破坏滋生点,对容易滋生蚊虫的小型容器予以清除和破坏,对容易滋生蝇类的暴露垃圾、宠物类便等清除。用泥土、石头、橡胶等物堵塞或填充水坑、洼地、废弃的池塘和沟渠,防止积水生蚊。

在开挖水渠和修建堤坝时应注意同时建设排水系统,农业上的排水系统和城市中的污水排放系统是蚊虫滋生的重要场所。

在储水容器、水井等可能的蚊虫滋生场所,制作各类合适的盖子,防止蚊虫滋生。堵洞抹缝隔离蟑螂的滋生地。

② 化学防治:是指使用天然或合成的毒物,以不同的剂型(粉剂、乳剂、油剂、水悬剂、颗粒剂、缓释剂等),通过不同途径(胃毒、触杀、熏杀、内吸等),毒杀或驱赶。

a. 滞留喷洒:是使用具有残效的触杀杀虫剂,喷洒在室内蚊虫、苍蝇、蟑螂栖息的表面,使得侵入室内的害虫,栖息在表面时,和药物接触而中毒死亡。是应用最广泛的化学灭蚊方法,多用于防治媒介灭蚊。

b. 空间喷洒:有常规空间喷洒和超低容量喷洒。

c. 拟除虫菊酯浸泡蚊帐。

d. 杀灭幼虫。

e. 毒饵。

③ 生物防治:是指利用生物或生物代谢产物来控制和杀灭害虫。

④ 物理防治:光诱器(灯诱)、二氧化碳诱捕、防蚊、防鼠设施、人工捕杀。

⑤ 法规防治:利用法律或条例规定,防止病媒生物的传入。包括检疫、强制杀灭。

4. 病媒生物防治注意事项

病媒生物控制中使用的卫生杀虫灭鼠剂和器械应符合国家有关法律、法规、标准和规范的要求。定期开展卫生杀虫剂抗药性监测和实际应用效果评价,掌握本地区杀虫剂抗药性水平和药物使用现状,为科学合理用药提供技术支持和依据。能依据本地杀虫剂抗药性水平、防治效果、环境与经济条件选择适合当地使用的卫生杀虫灭鼠剂和器械,严格规范本地区统一用药行为,建立相应的专家评审机制,提高科学合理用药决策水平。注重采用新技术、新方法,使用绿色环保、高效低毒的卫生杀虫灭鼠剂控制病媒生物,减少各项防治措施,特别是化学防治措施,对自然环境和人体健康的不利影响。

第二节　鼠类防治

鼠是啮齿动物,属于哺乳纲啮齿目。它们共同特点是:门齿发达,呈凿状,能不断生长;无犬齿,门齿与臼齿间有一个很大的齿间隙。

一、鼠的一般习性

(一)形态特征

成年鼠一般体长 17～20cm,体重 200～300g。躯体由头、颈、胸、腹、尾及四肢组成。通体被毛,趾端具爪。

头部的吻通常尖突,有触须,触须是鼠的感觉器官,对确定方位具有重要作用。鼻端圆钝,耳短厚,向前折不能达到眼部。眼具有上下眼睑和泪腺。眼球的大小与其年龄、脑垂体呈正比,常被作为划分年龄大小的依据。

鼠类胸腹部通称为躯干,呈弓形。以肋骨为界,腹部大于胸部。雌鼠在腹部有乳头 3～6 对,最前 1 对乳头位于胸部,和前肢在同一水平线上,最后 1 对位于腹股基部,多数鼠类的乳头隐没于毛内。仅在妊娠、哺乳阶段才显露。雄鼠乳头极小不易发现。靠近尾根部有肛门、阴茎和阴囊。

尾部通常明显,其长短随种类不同有很大差异,尾上鳞环比较清楚,鳞环间尚有较短的刚毛。后足较粗大,长 33mm。

(二)栖息

鼠类适应性很强,从寒冷的高山到干热的沙漠,从茂密的森林到一望无际的草原,从农村到城市,都有鼠类活动的踪迹。

栖息地非常广泛,因种类、地域和环境而异。主要栖息于住宅墙根屋角、厨房、畜圈、厕所、垃圾堆、下水道以及随着季节和作物的成长迁居到附近的耕地、菜地、沟边、路旁、河堤上。其掘土挖洞能力强。各类鼠有较固定的栖息场所,可将鼠分为家栖鼠和野栖鼠两类。

家栖鼠多栖息在厨房、杂物堆、牲畜圈、饲养房、仓库、下水道、电线电缆沟;野栖鼠大多栖息在农田及丛林之处。褐家鼠有趋湿性,主栖地下层,善打洞栖居;黄胸鼠和小家鼠喜干燥,黄胸鼠主栖高层,小家鼠多靠近食源处栖居,栖居条件简单,常在抽屉、报纸堆、旧鞋、絮窝栖居。

鼠类多能挖洞,可打通数十厘米至一二十米长的地道。有鼠的洞口一般较光滑,无草和蜘蛛网,有的有鼠的足迹或跑道,洞口周围多有新鲜、疏松、成堆的颗粒状土粒,有的还有新鲜鼠类和被盗食的庄稼。正确识别鼠洞,可以提高灭鼠率。

(三)食性

因鼠种,食源和环境不同。家鼠食性杂,野鼠嗜食植物的种子、茎叶以及蔬菜、瓜果等。鼠类在干燥食物丰富的地方,易被含水分多的食物诱惑;反之,在含水丰富的地方,易被干燥的食物所诱。鼠的食量因个体大小而异。每天的食量约占自身体重的 1/10,一只褐家鼠每天吃食约25g。

(四)繁殖力

鼠类繁殖力较强。鼠的个体小,性成熟早,怀孕期短,产仔数多。如食物条件丰富,一年四季均可繁殖。大多数鼠类每年产仔数次,每次可产仔 4～8 只。母鼠受孕不到 3 个月,即可产仔,仔鼠 2～3 个月成熟,即可繁殖后代。

鼠类的繁殖受食物、季节、气候和自然环境的影响。多数鼠类四季都可繁殖,春、秋两季是其繁殖高峰。有冬眠期的鼠类,如黄鼠每年只生育一次,每胎 6～8 只。

鼠的寿命一般为一年左右,黄鼠数年,旱獭可达 10 年以上。

(五)活动规律

鼠类活动与鼠龄、食源、筑巢、交尾、育幼和生活环境均有密切关系。多数鼠类在出生后三个月至一年内活动量最大,三周内的幼鼠和二年以上的成鼠活动能力较差。当觅食、筑巢、交尾时活动增强,雌鼠在怀孕和哺乳期活动范围显著缩小。

鼠类活动的时间因鼠种而异,家鼠和部分野鼠通常在夜间活动,白天休息。野鼠中的黄鼠和旱獭等则是白天活动。家鼠多在住室及其周围活动,由于季节、食源等条件变化,可到住区附近的野外活动。野鼠基本在农田、草原、沙土地活动,秋冬也可侵入室内。

1. 行走:老鼠是昼伏夜出的动物,主要是避开人类的干扰,多在夜间活动,活动时靠墙根或固定物边行走,形成鼠路。褐家鼠多在 100～150m 范围内活动;小家鼠活动范围较小,多在栖息地 30～50m 内觅食、活动。

2. 攀登和跳跃:三种家鼠均能攀登,其中黄胸鼠更善攀登;褐家鼠能垂直跳高 60cm,小家鼠也能跳高 30cm。

3. 游水:三种家鼠均能游水,褐家鼠水性最好,能在水面浮游 60～72 小时,潜水 30 秒钟。

4. 打洞:鼠善于打洞,褐家鼠在松软的土壤可打洞长达 3m,深度可达 0.5m。

5. 咬噬:家鼠有一对非常坚硬锐利的门牙,因此家栖鼠喜欢咬建筑材料、衣服、书籍,以达磨牙的目的。

6. 迁移:栖息场所是鼠类生存的基本条件,如原栖息地受到干扰破坏,或食源缺乏,鼠类发生疫病等原因,老鼠便会迁移。故灭鼠前不应改变鼠类栖息、活动环境,以免影响灭鼠效果。

7. 探索行为:老鼠的好奇心很重,经常不断探索周围环境的物体、食源、地形、躲藏场所,不断适应生存繁衍的环境。

8. 摄食行为:老鼠在观察环境时,同时也尝试环境中的食物,开始先取食少量,随后逐渐增加,提防因摄食不当引起中毒死亡。这种行为,也就造成了使用急性灭鼠毒饵后鼠拒食的原因。

9. 记忆力:较好,警惕性高,在活动期间遇到惊扰,立即隐避。对环境的变更很敏感,遇新出现物体(即使是食物)常回避一段时间。

（六）感觉

鼠的嗅觉极发达,有新鲜气味的食物,鼠类能很快嗅到并盗食。鼠的视觉不发达,而且是色盲。鼠类喜欢黄绿色,因为黄绿色对色盲的感觉是很明亮的灰色。鼠类的味觉很敏锐。大白鼠和野生的褐家鼠都能辨别食饵中所含的微量化合物。鼠类的听觉非常发达,能在黑暗中判断声音来源的方向,并能觉察 >20Hz 的声波。鼠类本身也能发出声波,幼鼠睁眼前就靠发出的声波和回音回巢。鼠的触觉极其发达,触须、身上的触毛等都成为鼠的触觉器官。黑夜鼠类跑行于鼠道时,身躯常以其须及触毛等与周围保持一定距离,这样可以得到一种安全感,也可补助视觉的不足。

（七）生物学特性

鼠行动灵活,嗅觉、听觉和触觉都很敏锐。家鼠性多疑,对环境的适应性很强,其表现有,一是对环境的改变敏感,对新出现的物体(食物、毒饵等),开始存有惊疑性,常回避观望一段时间,才敢接近。二是拒食性,急性灭鼠剂配制的毒饵,鼠食后很快会出现剧烈的中毒症状,如未食足致死量,鼠会将毒饵与症状联系起来,再次遇到这种毒饵时拒食。三是耐药性,鼠类对灭鼠剂特别是急性灭鼠剂可产生不同程度的耐药性。

（八）医学重要性

可以传播多种传染病,在流行病学中具有重要意义。它是鼠疫、钩端螺旋体、斑疹伤寒等自然疫源性疾病的宿主。

二、我国常见有害鼠种及分布

鼠类呈世界性分布,凡是有人类居住的场所几乎都有它的踪迹,往往可以随各种交通工具而扩散。在我国,各个省、市自治区均有分布,危害较大的鼠类有 70 余种,而其中能在全国或局部地区严重为害的 30 种左右。

主要的鼠种有小家鼠、褐家鼠、黄胸鼠、黄毛鼠、板齿鼠、黑线姬鼠、东方田鼠、布氏田鼠、黑线仓鼠、大仓鼠、五趾跳鼠、三趾跳鼠、大沙鼠、长爪沙鼠、子午沙鼠、达乌尔黄鼠、赤颊黄鼠、黄兔尾鼠、草原兔尾鼠、草原鼢鼠、中华鼢鼠、高原鼢鼠、高原鼠兔、草原旱獭、喜马拉雅旱獭等。其中危害最大的是小家鼠。

三、鼠害防治

鼠害的防治要贯彻"预防为主,防治结合"的方针,应按照"综合防治、持续控制、无害化管理"的原则,在做好环境治理的同时,再进行杀灭。经常加强密度监测,及时掌握鼠类动态,经常了解鼠类活动分布和危害情况,并建立鼠情报告制度。

灭鼠的方法具体分为生态学灭鼠法,化学灭鼠法、物理灭鼠法和生物学灭鼠法四大类。在灭鼠实践中,仅用某一种方法很难收到满意效果。应该采用综合措施。重视治本,同时轮换使用不同方法,取长补短,才能收到预期效果。

（一）环境防治

环境防治亦称生态学灭鼠。主要是破坏鼠类栖息、繁殖的生态学环境和食物条件,使鼠类数量增长受到抑制以达到控制鼠害的一种方法。环境防治是控制鼠害的根本措施。在灭鼠中显得尤为重要。环境防治一般收效较慢,但与其他灭鼠方法配合,可以收到互相辅佐,提高与巩固灭鼠的效果。当严格控制鼠食物后,再投毒饵灭鼠效果会更好,当灭鼠达标后,环境防治又能巩固其效果。

应经常搞好室内外卫生,保持室内整洁。物品尽可能架高,家具要离墙。鼠洞、墙缝及时堵塞。定期清理箱柜,不使鼠类营巢。保持住房周围环境清洁,减少鼠类的栖息场所。

最有效、最持久的防鼠措施是将鼠类排除建筑物之外。做好建筑物部分防鼠设施,具体有以下几点:

1. 下水道和排水沟要完整无缺,及时修复破碎的管道。通向河湖沿岸和海滩的管道都要用单向阀门或挡鼠板来防止鼠类进入建筑物内。

2. 屋基离地面的高度不得小于60cm,对不合要求的旧建筑,要在四周外围加10cm厚的L形水泥挡鼠板。

3. 地下室和第一层楼的窗户和所有的通气孔,都要加铁丝网,网眼为13mm×13mm。

4. 门窗要合缝,缝隙小于6mm。门下边要镶铁皮踢板。

5. 雨水落管的上端要加铁皮球,下端要离地面30cm,防治鼠类进入。

6. 所有管道和电缆进出建筑物的孔洞都要用水泥堵塞。

7. 用水泥抹平建筑物内所有的孔洞和缝隙,防止鼠类隐藏利用。

(二)生物防治

利用并保护鼠类的天敌猫头鹰、黄鼠狼、獾、猫及多数以鼠为主食的蛇,以控制鼠类的数量。

(三)器械防治

器械灭鼠也叫物理灭鼠,是一种行之有效灭鼠方法。这种方法的优点是简便易行、对人畜安全,鼠尸容易消除,不会腐败发臭,尤其是经常使用化学灭鼠剂,老鼠产生拒食性后,采用器械有针对性地进行捕鼠,效果十分理想。同时,器械捕鼠是鼠类生态学调查收取标本的主要方法。鼠密度很低时,常用的方法是利用鼠笼、鼠夹、粘鼠胶捕鼠。捕鼠效果主要取决于捕鼠器布放位置及诱饵对鼠类的引诱力。布放捕鼠要放在鼠道上、鼠道旁、鼠道洞口或鼠类经常觅食和饮水地点。鼠夹要与鼠道呈直角,且布放数量要够。诱饵要新鲜、香脆味美。但器械灭鼠比较费人力、物力。要全面控制鼠害,应当重视器械灭鼠。

(四)化学防治

化学防治是采用化学药物加诱饵配成毒饵进行的一种方法,也叫化学灭鼠。包括使用毒饵、毒气、不育剂和驱避剂,是当前最主要的灭鼠方法。毒饵灭鼠是灭鼠过程中最常用的灭鼠方法,下面作一简单介绍。

1. 毒饵灭鼠的优缺点

① 优点:见效快、效果好、效率高、成本低。

② 缺点:使用不妥易造成人畜误食中毒;经常使用某种毒饵;易使鼠类产生拒食、抗药性。

2. 毒饵的种类及适口性

(1)毒饵的种类:依其加工类型可分为块状毒饵、颗粒状毒饵。按照其药物与诱饵的混合方式可分为浸泡毒饵、黏附毒饵、混合毒饵。毒饵的适口性;是指药物跟诱饵配成毒饵后,对鼠类是否适口、是否被鼠类所接受,是灭鼠效果好坏的关键。我国,用于灭鼠的药物很多,这里主要介绍几种目前使用比较广泛的灭鼠剂。

① 急性灭鼠剂:鼠类只吃一次并在24小时内中毒死亡的药物,称为急性灭鼠剂,其特点是作用快,中人取食一次即多数被毒杀,但对人畜不够安全,且鼠类易产生拒食。

a. 磷化锌:磷化锌是一种广泛的急性灭鼠剂。一般配成黏附毒饵、混合毒饵,常用浓度1%～3%,诱饵采用油炸食物,每堆1～4g,连续使用明显拒食。易发生二次中毒。

b. 毒鼠磷:一般配成0.5%～1.0%的黏附毒饵,每堆0.5～1.0g,鼠类对毒鼠磷的接受性较好,再次拒食不明显。但对人、畜毒力强,目前尚无特效解毒剂。

c. 灭鼠优:是对鼠类选择性毒力的广谱灭鼠剂,一般配成黏附毒饵,浓度为0.5%～2%,每堆投放1g,此药可作为中等安全的灭鼠剂使用。

② 慢性灭鼠剂:鼠类连续几天吃毒饵才能中毒的药物称为慢性灭鼠剂。现在使用的慢性灭鼠剂都是抗凝血灭鼠剂,特点是作用缓慢,采用低浓度的毒饵,鼠类可以多次取食,符合鼠类的摄食行为,不会引起鼠类的拒食。对人畜安全、适合于室内灭鼠。缺点是见效慢,耗粮耗时较多。

a. 敌鼠钠盐:敌鼠钠盐可配成浸泡毒饵、黏附毒饵使用,常用浓度0.025%～0.05%。

b. 杀鼠迷:杀鼠迷常配成黏附毒饵或混合毒饵,市售毒饵常用浓度为0.0375%,市售母粉浓度为0.75%,而实际应用过程中,配制0.02～0.025%浓度的毒饵,效果与0.0375%的毒饵相同。

c. 溴鼠隆:溴敌隆常配成黏附毒饵和混合毒饵使用。使用浓度为0.005%,市售母粉浓度为0.5%和0.05%两种,0.005%溴敌隆颗粒毒饵直接使用。

　　d. 大隆:大隆是目前效力最强的一种抗凝血杀鼠剂,特别是对产生抗药性的鼠都有很好的防治效果,使用毒饵浓度为 0.005%,常以现成蜡状毒饵投放市场。

　　e. 杀它仗:杀它仗对家栖鼠和农业害鼠,特别是抗药性鼠都有很好的防治效果。使用浓度为 0.005%,市售毒饵为蜡状毒饵、颗粒毒饵两种,可直接投放。

　　(2)毒饵的适口性:按其接受性可分首遇接受性和再遇接受性两种。目前使用的灭鼠剂多数一次效果很好,连续两次或多次使用效果较差,主要是再遇接受性差,老鼠产生的拒食性。

　　(3)毒饵配制

　　① 注意事项:选用的诱饵要尽量新鲜,不要用陈年的谷物、变质的食物、酸性的植物油等配制;严格按配方要求配制,浓度太高太低都会影响毒饵的质量及适口性;调配要均匀,具体配制时按灭鼠剂的理化性质和诱饵特点确定配成浸泡毒饵、黏附毒饵或混合毒饵。配制毒饵时一定要加警戒色。

　　② 配制方法:

　　a. 浸泡法:适于配制溶于水的灭蟑药,为诱饵量的 20%~30% 以诱饵吸尽。

　　b. 浸润法:将药溶于约为诱饵量 8%。

　　c. 黏附法:对于本身表面有水的诱饵 N 块,将稀释好的一定比例药物,加十剂,如高粱、玉米、大米、小麦等,黏附诱饵表面不脱落又不多余为宜。

　　d. 混合法:适用于粉末状诱饵与多水混合物占诱饵母重量的 50%~60%。

　　③ 毒饵投放:要求把毒饵尽可能投放鼠类的活动地点,如敌鼠钠盐,选用高粱、玉米、大米、小麦为宜。勾水中,再加入诱饵拌匀,稍晾干即可使用。如番薯、胡萝卜、瓜果等。配制前应将诱饵放在药中,反复拌匀即成。对于表面干燥的粘附剂有 5% 淀粉糊、植物油。粘附剂灭鼠药:将粉末状诱饵与灭鼠药母粉粘附配成毒饵时不计算水的重量,药和色素用 1g。

　　④ 注意事项:采用慢性毒饵灭鼠,一定要坚持饱和投药,每隔 3~4 天投放一次,;连续投 3~4 次,才能真正发挥灭鼠剂的有效作用。

　　(4)药物中毒的急救与治疗:口服中毒者,应立即催吐、洗胃、导泻,以减少药物的吸收。采用相应的特效解毒剂解毒,抗凝血灭鼠剂的解毒剂为维生素 K;有机氟灭鼠剂(如甘氟)的解毒剂为乙酰胺、甘油醋酸配和乙醇乙酸;65 毒鼠磷等有机磷灭鼠剂可用 0.5%~1.0% 硫酸铜溶液催吐,也可用温水洗胃后,用硫酸钠导泻。不能用解磷定或氮磷定解毒。然后对症治疗,注意保肝,控制急性肾功能衰竭及肺水肿、休克。

第三节　蟑螂防治

　　蟑螂又称蜚蠊,属于节肢动物门,昆虫纲,蜚蠊目。蟑螂的适应性强,繁殖能力强。是许多住宅和建筑物中最常见的害虫,现在已经遍布全世界。

一、形态特征

　　蟑螂是渐变态的昆虫,整个生活史包括卵、若虫和成虫三个时期。虫体大小不一,平均体长 20~25mm,体色各异,呈灰色、棕褐色、红褐色,虫体扁平。

　　(一)成虫

　　蟑螂成虫在羽化后一周左右就能进行交配,雄虫一生能交配多次,雌虫仅交配一次或两次,一次交配就可使它终生产出受精卵。

　　蟑螂头部较小,隐藏在前胸背板下方,头部有 1 对复眼,位于头上部两侧,单眼 1 对位于触角的内上方。触角 1 对,是蟑螂的感觉器官。口器为典型的咀嚼式。

　　胸部由前胸、中胸、后胸 3 节组成,各节由背板、侧板、腹板组成,前胸背板较大,略呈扇形,中胸和后胸背板大小相近。翅 2 对,足 3 对。蟑螂股节长而粗大,其前后缘均有刺,刺的大小数量和排列为分类学上重要的依据。

　　腹部由 11 节组成,背板 10 个,第 1 腹板很小。腹部背面分布着臭腺。雄虫第 9 腹板特化为下生殖板,其端部两侧长有腹刺 1 对,雌虫下生殖板一般不长腹刺。肛上板基部两侧长有尾须 1 对。尾须由多节构成,上面长有许多感觉毛。肛上板、下生殖板、尾须是重要的分类鉴别部位。

（二）卵

呈窄长形，乳白色，半透明。包藏在卵鞘内，卵鞘较坚硬，呈红褐色或浅褐色。

（三）若虫

蟑螂是不完全变态昆虫，其幼虫期称为若虫。若虫从卵鞘刚孵出至蜕皮时呈白色，以后体色逐渐变为褐色或深褐色。

二、常见种类

蟑螂种类很多，已知的种类达 5000 多种，有家栖和野栖两类。我国已发现城镇室内蟑螂共有 13 种，比较常见的有德国小蠊、美洲大蠊、澳洲大蠊、日本大蠊、褐斑大蠊、黑胸大蠊等，德国小蠊和美洲大蠊分布最为广泛。

三、生活习性

蟑螂是杂食性昆虫，食物种类非常广泛。例如，在厨房和食堂，它们可取食各类食品，包括面色、米饭、糕点、荤素熟食品、瓜果以及饮料等，尤其喜食香、甜、油的面制食品。蟑螂有嗜食油脂的习性，在各种植物油中，香麻油对它们最有引诱力。在食糖中，红糖、饴糖对它们的引诱力最强。

除了喜爱各类食品外，蟑螂也常咬食其他物品，例如在住房、仓库、贮藏室等到处，它们可啃食棉毛制品、皮革制品、纸张、书籍、肥皂等。在室外垃圾堆、阴沟和厕所等场所，它们又以腐败的有机物为食，甚至啃咬死去的动物。

水对蟑螂的生存比食物更为重要。蟑螂能耐饥而不耐渴。如美洲大蠊在只给干食不给水的情况下，雌虫只能存活 40 天，雄虫只能存活 27 天。反之，如果有水无食，则雌虫能存活 90 天，雄虫也能存活 43 天。在无水无食的情况出现种内个体互相蚕食现象。此外美洲大蠊与德国小蠊还有种间残杀的现象，这是种间分布不重叠的重要原因。

四、栖息习性

蟑螂喜欢选择温暖、潮湿、食物丰富和多缝隙的场所栖居，这就是它们滋生所需要的 4 个基本条件。

蟑螂体态扁平，可以躲进很窄小的缝隙中。例如，德国小蠊的成虫和若虫可躲进仅 1.6mm 的缝隙中栖息，它们在缝隙中栖息时，触角常伸向外面，不时挥动，保持警戒状态。

蟑螂喜暗怕光，昼伏夜出，具有负趋光性，这种习性是蟑螂侵入人类光焰万丈环境后的一种生态适应，故蟑螂均在夜间活动，突然震动，强光对其活动均产生不利的影响，使之迅速逃窜和躲避。

蟑螂还有群居的习性，是由于信息素的诱集作用。蟑螂的成虫和若虫都分泌一种"聚集信息素"，它由直肠垫所分泌，可随粪便排出体外。蟑螂栖居的地方，常可见它们粪便形成的斑迹，粪迹越多，蟑螂聚集也越多。在蟑螂防治中，搞好卫生是一项重要的措施。

五、季节消长规律

蟑螂终年活动繁殖，种群无明显的季节性变化。在常温室内的蟑螂的种群数量会随季节与气温升降会有变化。不同地区气温随纬度发生变化，因此其消长同一般虫种表现不同。一般而言，5～9 月是发生活动高峰。当室温低于 12℃，蟑螂便以成虫、若虫或卵荚在隐蔽场所越冬。

六、蟑螂的危害

蟑螂可携带多种病原体、致病的细菌、病毒、原虫、真菌以及寄生蠕虫的卵，但病原体在它们体内不能繁殖，属于机械性传播媒介，也可作为多种蠕虫的中间宿主。

蟑螂已被证明携带 40 种对脊椎动物致病的细菌，其中如传染麻风的麻风分支杆菌、传染腺鼠疫的鼠疫杆菌、传染痢疾的志贺氏痢疾杆菌和小儿腹泻的志贺氏副痢疾杆菌、引起尿道感染的绿脓杆菌、引起泌尿生殖道和肠道感染的大肠杆菌以及传播肠道病和胃炎的多种沙门氏菌等。此外，蟑螂尚可携带引起食物中毒的多种致病菌。

工厂产品、商店商品以及家中食物等都可因蟑螂咬食和污染造成经济损失。也有因蟑螂侵害而导致通信设备、电脑等故障，造成严重的经济损失，国外有人称蟑螂为"电脑害虫"。

七、蟑螂的防治

蟑螂具有多种危害性，要积极地防治。目前防治蟑螂的主要措施有以下几种。

（一）搞好环境卫生,清除蟑螂栖息场所。

定期进行卫生大扫除,清除垃圾和废弃的杂物,寻找死蟑和卵鞘,并将它们烧毁。食堂过夜的食品应放入冰箱或橱门严密的橱柜中或加盖保护,关紧水龙头,室内保持干燥。此外,应用油灰、水泥进行抹缝(门缝、窗缝、墙缝等),堵住各种孔洞。通过这些措施断绝蟑螂的食源、水源,消灭蟑螂的栖息地。

（二）物理防治

蟑螂物理防治的方法多种多样,大多比较简单和经济,既可以作为化学防治的辅助措施,也可在不便使用杀虫剂的场所应用,尤其适用于蟑螂密度较低的场所。

常用的方法有:采用粘蟑纸对蟑螂进行粘捕;厨房、食堂等蟑螂多的场所可用开水或蒸汽直接浇灌各处的缝洞和角落,烫杀隐藏在其中的蟑螂和卵鞘;在冬天,当气温降到零摄氏度以下时,可把厨房中的柜子、案子及室内估计有蟑螂躲藏的箱子等搬到户外空地上清理、扑打,里边的蟑螂会冻死而落地。

（三）化学防治

化学杀虫剂具有使用方便、见效快以及可以由工厂大量生产等优点,目前仍然是蟑螂综合治理中的一项重要手段,也是现时我国城镇杀灭蟑螂采取的主要措施。

目前,一般使用拟除虫菊脂类药物,根据蟑螂的生活习性,常采取滞留喷洒剂、胃毒剂、触杀剂、烟雾剂等剂型对蟑螂进行灭杀,近年又新增加膏剂和胶饵,因含一定水分,适口性好,灭蟑效果较好。

1.灭蟑药品的使用方法

（1）家庭、办公室灭蟑以饵剂为主,按每 $10m^2$ 空间不少于 10 个点(每点 0.2g)投放,蟑螂危害严重的场所则不少于 20 个点。袋装毒饵使用时最好用小器皿(如瓶盖)盛放。如家中有儿童和宠物,应注意将饵剂放置地不宜被儿童和宠物接触到的地方,或选择带盒饵剂饵剂。

（2）对蟑螂栖息的各种缝隙、孔洞、电器设备内部、潮湿场所(如卫生间、水池等),应使用胶饵做点状处理,一般每平方米 1~2 点(每点直径约 5mm),对蟑螂较多缝隙,可适当加量。

（3）对于暖气罩、冰箱、家具等物品后部和底部等干燥处和人不易接触的区域,可选择灭蟑粉处理,撒布粉剂时要注意粉剂薄而均匀,对蟑螂爬行的墙角等场所要呈线状撒粉。

（4）对不适于用药的区域,可选择放置粘蟑纸于蟑螂出没处,为增加粘捕效果,可在粘蟑纸上撒一些食品(如面包渣等)。由于蟑螂有聚集习性,粘到少量蟑螂后不要将粘蟑纸丢弃,仍可继续放置以诱捕更多的蟑螂。

（5）为了保证灭蟑效果,灭蟑期间药物至少保留 1~2 个月,同时收藏好食品,清理干净垃圾,发现死蟑及时清除烧掉。

（6）蟑螂密度很高而需要采用熏蒸灭蟑方法。热烟雾灭蟑是一种杀灭作用快,穿透力强,能杀灭夹层缝隙中躲避的蟑螂的理想方法。主要用药有胺菊酯、右旋苯氰菊醚、苯醚菊酯杀灭美洲大蠊等效果也特别理想。

（7）面积较大的场所可采用滞留喷洒剂灭蟑。

2.注意事项

（1）不要吸入雾液,不要让雾液沾染皮肤和眼睛。

（2）用药后立即清洗双手或暴露在外的皮肤。

（3）不要向有食物的地方喷洒,不要让有药液的水污染水源。

（4）药物贮藏于远离儿童、食物和动物及饮料的地方。

（5）发生意外,脱下一切被污染的衣服,用肥皂和水彻底洗涤被污染的皮肤,然后用大量清水冲洗并立即请医生治疗。

（6）灭杀后应注意收集蟑尸和卵鞘,集中烧毁。

八、蟑密度国家控制标准

（一）室内有蟑螂成虫或若虫阳性房间不超过3%,平均每间房大蠊不超过 5 只,小蠊不超过 10 只。

（二）有活蟑螂卵鞘房间不超过2%,平均每间房不超过 4 只。

（三）有蟑螂粪便、蜕皮等蟑迹的房间不超过5%。

检查房间数量计算,是以每15平方米为一间标准房间,以此类推。

第四节　臭虫的防治

臭虫属昆虫纲,半翅目,异翅亚目,显角类,臭虫科、臭虫属,是半翅目昆虫中具有医学重要性的一个类群。

一、形态特征

臭虫有 1 对臭脉,能分泌一种异常臭液,爬过的地方,都留下难闻的臭气,故名臭虫。

(一)成虫

背腹扁平,椭圆形,红棕色,体长 4~6mm,宽约 3mm,遍体有短而壮的毛。头部有复眼 1 对,突出在两侧。触角 1 对,能弯曲,分 4 节,第 1 节短,第 2 节粗壮,等长于或长于第 3、4 节。喙 3 节,伸展至第 1 足的基节,内含刺吸式口器,其构成双通道管吸式,叮咬时戳穿宿主皮肤,不吸血时弯入隐藏于头和胸下面。唇基三角形,顶端较宽。头部嵌在胸部前缘形成的凹陷中。翅退化,仅余 1 对微小的板状前翅垫;前胸大而明显;中胸小,其背面是 1 块三角形中胸背析,后胸虽较中胸大,但大部分背板被翅基遮掩。足跗节 3 节,末端有 1 对爪;腹宽阔,雄虫腹部后端窄而尖,雌虫腹部后端圆阔。腹部有十节,可见 8 节,另 2 节特化为外生殖器。其胸部第 2、第 3 对足的基部之间有 1 对臭腺,在受惊时会放出臭气,作防御天敌及促进交配之用。

(二)卵

卵圆形,长约 1mm,带卵帽,卵白色,卵壳有明显的网状花纹。常黏负于缝隙和粗糙表面上。

(三)若虫

孵化和新蜕皮的若虫为淡褐色,以后变深,若虫形似成虫,习性相近,唯虫体中,性未成熟和颜色较浅,它亦能吸血,经 5 次蜕皮羽化成为成虫。

二、生活史和生态习性

臭虫为不完全变态昆虫,发育过程分卵、若虫和成虫 3 个阶段,完成 1 个世代约为 35 天,1 年可繁殖 2~3 代,多达 5~6 代,视地区和气候而异,在南方气候温暖的地方可常年繁殖。臭虫的卵一般产于床板、棕绷、帐顶、墙壁及家具缝隙中。5~6 粒为一堆,表面有粘胶物质,黏附在缝隙中,卵期一般在 6~10 天。由卵冠孵化而出,若虫即能吸血,每次吸血 6~9 分钟。若虫分 5 龄,每龄吸 2~4 次血,4~6 天蜕皮 1 次,经 5 次蜕皮为成虫。此时翅基及生殖器官发育完全,个体长大为成虫,1~2 天就交尾,3~4 天后雌虫可持续产卵,每日产卵 2~8 枚,连续 1 月,在温度适宜、吸血正常的情况下,雌虫可持续产卵 2 个月以上,每产卵前需吸血 1 次,一生可产卵 200~500 粒或更多。在室温下臭虫的寿命为 9 个月至 1 年以上,温度高则寿命短。

三、主要种类

与人类有关有两种:温带臭虫和热带臭虫,它们除了吸人血外,也能吸其他动物的血,如鸡、兔和鼠等。这两种臭虫的区别主要是前胸背板的形状,温带臭虫的前胸凹入深处,两侧角较宽;热带臭虫的前胸凹入较浅,两侧角较窄。它们间虽不能杂交,但生态习性差异不大。温带臭虫的适应性较强,分布于全世界,在我国主要分布在长江以北。而热带臭虫要求较高的温度,在我国主要分布在长江以南。我国温带臭虫遍布全国,主要分布在长江以北。热带臭虫分布仅限于广西、广东、福建、台湾等以长江以南城市。

四、生活习性

(一)栖息地

臭虫体扁,适应本息于狭长的缝隙中,有利于躲避捕食天敌,也有利于在宿主的栖息睡眠场所隐藏吸血。臭虫有群栖性,其成虫、若虫和卵常在其栖息的床板、褥垫、缝隙中大量发现。其聚居的缝隙附近发现黑色或黄白色粪迹,是臭虫寄生的标志。沾染臭虫的家具和交通工具往往成为其迁移扩散的工具。据学者推测,很可能人类从洞穴时代即从蝙蝠那里接受了臭虫的寄生。

(二)活动规律

臭虫活动呈负趋光性和正向触性,主要在夜间活动寻找宿主,而白天隐藏于缝隙之中,这与其宿主夜间静息睡眠相适应。臭虫的活动高峰出现在熄灯后 1～2 小时及黎明前。臭虫成虫爬行较若虫迅速,常温下成虫每分钟爬行约 1～2mm,而若虫仅 0.2mm。臭虫可登爬粗糙表面,但不能垂直登爬光滑表面,在粗糙表面它还可悬爬,亦可倒爬或侧爬。正常爬行时虫体贴近地面,在爬过潮湿表面时肢体耸立,避免湿面。

（三）环境温度

温度对臭虫活动影响很大。它最适宜的温度为 20～30℃,湿度为 55%～60%。

（四）宿主选择与吸血特性

臭虫对宿主无严格的选择性,它对宿主的适应性还表现在能消化不同动物的血液。臭虫吸血量很大,往往大于体重 3～6 倍。以吸血量与体重的相对比例而言,若虫吸血多于成虫,雌虫多于雄虫。

臭虫吸血并不稳定,耐饥是它长期演化中形成的适应。臭虫的生存期又与其摄食行为相关。同一种群内雌性成虫和 4 龄若虫耐饥力最强,1 龄若虫耐饥力最差。正常的情况下雄虫寿命长于雌虫,这在体外寄生昆虫中是不常见的。

（五）交配

臭虫不在宿主体表进行。臭虫具有精子的血腔转移现象。温带臭虫和热带臭虫均采用这种基本交配方式。如两种臭虫混合一处,可发生种间交配。

（六）影响臭虫种群动态的主要因素

通常影响昆虫种群动态的主要因素包括存活率和繁殖力两大类。在温带的夏秋季和热带的全年,臭虫的繁殖是很可观的,进入晚秋即不适合臭虫繁殖活动,一般在 12 月到次年 3 月为其冬蛰期,越冬的多为末龄若虫和成虫,其中又以未受精的雌虫占优势,4 月重新开始活动,若气温全年不低于 13℃,臭虫可常年活动。

五、与疾病的关系

报各种报道,人们怀疑臭虫可传播的疾病达 40 多种,这些病原体包括病毒、立克次体、螺旋体、细菌、原虫和蠕虫,并且还怀疑臭虫叮咬会导致维生素和铁质缺乏、过敏和致癌。

臭虫对人类最普遍最明显的危害是吸血骚扰。多数人被臭虫叮咬后瘙痒难忍,有的还发生荨麻疹,红肿数日不退。

六、防治方法

（一）防治原则

发动群众,采取综合措施,反复进行。做到全面、细致、彻底。

（二）环境防治

环境防治是从根本上解决问题的措施,环境防治的关键是消灭内部虫源后,消除臭虫依赖的生存条件和杜绝外来虫源两点。清除室内杂物,对床板、墙壁、棕绷、门窗的缝隙用石灰曲嵌堵,包括对粘有虫粪、虫卵的地板、天花板、进行堵缝清理,撕下有臭虫滋生的墙纸,用火烧掉。彻底处理臭虫的滋生场所,经常打扫室内卫生,清理杂物,彻底消灭内部虫源。使用特效性杀虫剂杀死成若虫和由卵孵化出来的新虫。

（三）物理防治

（1）开水浇烫:对滋生有臭虫的床架、床板用开水对准缝隙缓慢浇烫,浇烫须十缓慢,确保深处达到高温。对有臭虫的草席、衣服和蚊帐,用开水浸泡。不但能消灭成若虫,还能杀死虫卵。

（2）太阳曝晒:对不能用开水烫泡的棉被、毯子、床垫、草席等可置烈日下曝晒数小时。

（3）人工捕杀:敲击床架、棕绷、席子等,使臭虫震落,对缝隙里的臭虫用针挑出,然后处死。

（4）蒸汽喷灌:可用各种蒸汽发生器,借蒸汽压力使蒸汽从喷头的小孔喷出,以烫杀缝隙内的臭虫和虫卵。

（四）化学防治

对环境复杂,虫害严重,并且要求快速收效的地区,化学防治是不可缺少的手段。倍硫磷是近年实际使用证明灭效最好的药物。具有高效、长效、使用简单、费用低的特点。

1. 以 0.5% 倍硫磷乳剂,用毛笔蘸取涂于有臭虫的缝隙中。

2. 以 2% 倍硫磷粉剂用首推喷粉器或纱布包,将花粉撒布于床板、炕面、窗台、墙脚等,单人床 50g,双人床 100g。

3. 将 2% 倍硫磷加水调成糊状涂于床、墙等缝隙中。

4. 除倍硫磷外,马拉硫磷（0.5%）、杀螟松（0.5%）、二嗪农（0.5%）西维因（0.75%）,也可用于灭臭虫;拟除虫菊酯类中氯氰菊酯（0.5%）、溴氰菊酯（0.01%）也都十分有效,且室内无使用有机磷的臭味,唯价格较高,宜用于医院等场所。

5. 在处理时有以下几点注意事项

（1）必须事先侦察臭虫虫害情况。

（2）对侵害区域要统一进行杀灭活动。

（3）处理要先打扫环境，清除浮灰，撕去墙纸，以免影响药效。

（4）施药方式要涂刷，不用喷洒。

（5）尽可能使药剂渗入臭虫躲藏的缝隙，这样臭虫触毒机会多，受毒时间长，药物在缝隙内不易受到破坏，擦去，对宿主也较安全。

第五节　蜱的防治

蜱又名壁虱或扁属，俗称草爬子、八脚子、狗豆子。属于节肢动物门、蛛形纲、蜱螨目、蜱总科，蜱总科又分为硬蜱科及软蜱科。我国已知蜱类 120 多种（硬蜱科 110 多种，软蜱科 10 种）。蜱主要生活在山林、草原及野生动物洞穴中，有时也叮人吸血。是许多种脊椎动物体表的暂时性寄生虫，是一些人兽共患病的传播媒介和贮存宿主。蜱是森林脑炎、莱姆病、蜱传回归热的重要传播媒介。

一、形态特征

蜱为不完全变态，发育过程分卵、幼虫、若虫和成虫四个时期。成虫吸血后交配落地，爬行在草根、树根、畜舍等处，在表层缝隙中产卵。产卵后雌蜱即干死，雄蜱一生可交配数次。卵呈球形或椭圆形，大小为 0.5~1mm，色淡黄至褐色，常堆集成团。在适宜条件下卵可在 2~4 周内孵出幼虫。

（一）成虫

虫体呈囊状，背腹扁平，大小差别很大，小者长不过 2mm，大者吸饱血后可长至 25mm。体壁革质，有伸缩性，能大量吸血，头、胸、腹分界不明显，假头上的口下板有倒齿，足基节Ⅳ区有气孔 1 对为其特征。在躯体背面有壳质化较强的盾板，通称为硬蜱，属硬蜱科；无盾板者，通称为软蜱，属软蜱科。硬蜱寿命自 1 个月到数十个月不等；软蜱的成虫由于多次吸血和多次产卵，一般可活 5、6 年至数十年。

（二）卵

椭圆形，浅黄色或棕黄色，大小 0.5~1mm。

（三）幼虫

幼虫形似若虫，但体小，半透明，黄色或棕色，大小为 0.5~1mm，饱血后可增大 2~3 倍。有足 3 对，无呼吸器官及生殖器官。幼虫经 1~4 周蜕皮为若虫。

（四）若虫

外形与雄蜱成虫相似，但体较小，有足 4 对。硬蜱若虫只一期，软蜱若虫经过 1~6 期不等。生殖器官未发育，无生殖孔，具有呼吸器官和气孔。经 1~4 周蜕皮而为成虫。

二、主要种类

在我国主要有全沟硬蜱、草原革蜱、亚东璃眼蜱、乳突钝缘蜱、森林革蜱、嗜群血蜱等较常。

三、生态习性

蜱在生活史中有更换宿主的现象，根据其更换宿主的次数可分为四种类型：单宿主蜱、二宿主蜱、三宿主蜱、多宿主蜱。

蜱在宿主的寄生部位常有一定的选择性，一般在皮肤较薄，不易被搔动的部位。

蜱的嗅觉敏锐，对动物的汗臭和二氧化碳很敏感，当与宿主相距 15m 时，即可感知，由被动等待到活动等待，一旦接触宿主即攀登而上。

蜱的活动范围不大，一般为数十米。宿主的活动，特别是候鸟的季节迁移，对蜱类的散播起着重要作用。

蜱的幼虫、若虫、雌雄成虫都吸血。宿主包括陆生哺乳类、鸟类、爬行类和两栖类，有些种类侵袭人体。硬蜱多在白天侵袭宿主,吸血时间较长,一般需要数天。软蜱多在夜间侵袭宿主,吸血时间较短,一般数分钟到 1 小时。蜱的吸血量很大,各发育期饱血后可胀大几倍至几十倍,雌硬蜱甚至可达 100 多倍。

气温、湿度、土壤、光周期、植被、宿主等都可影响蜱类的季节消长及活动。

蜱多数在栖息场所越冬,硬蜱可在动物的洞穴、土块、枯枝落叶层中或宿主体上越冬。软蜱主要在宿主住处附近越冬。

四、与疾病关系

(一)直接危害

蜱类叮咬寄主吸血,寄主皮肤产生反应,引起水肿、发炎、甚至形成溃疡。蜱的唾液腺中含有麻痹神经的毒素,使寄主肌肉麻痹,严重时刻引起寄主瘫痪,称为"蜱瘫"。

(二)传播疾病

蜱刻传播的疾病有森林脑炎、新疆出血热、莱姆病、蜱传回归热、Q 热、北亚蜱传斑点热、埃立克体病、鼠疫、布氏菌病、野兔热、巴贝斯虫病等。

五、预防及治疗

(一)防护

1. 消灭家畜体表和畜舍中的蜱虫,可喷洒敌百虫、敌敌畏等杀虫剂。住房要通风干燥,填抹墙缝,堵封洞穴,畜棚禽舍要打扫干净或用药物喷洒,以消灭蜱的滋生场所。

2. 加强个人防护,进入林区或野外工作,要穿长袖衣衫,扎紧腰带、袖口、裤腿,颈部系上毛巾,皮肤表面涂擦药膏可预防蜱虫叮咬,外出归来时洗澡更衣,防止把蜱虫带回家。

(二)叮咬症状

蜱在叮刺吸血时多无痛感,但由于螯肢、口下板同时刺入宿主皮肤,可造成局部充血、水肿、急性炎症反应,还可引起继发性感染。

蜱虫叮咬人后会散发一种麻醉,将头埋在皮肤内吸血,同时它分泌有一种可以对人体有害的物质。钻入人体需及时取出。

蜱侵入人体后吸取血液,吸血时间的长短和蜱的种类有关,有的蜱可在体表停留 1 至数日,开始叮咬时不觉疼痛,叮咬后 24~48 小时局部出现不同程度的炎症反应,轻者局部仅有红斑,中央有一虫咬的瘀点或瘀斑,重者瘀点周围有明显的水肿性红斑或丘疹、水疱(这个跟在网上大家转载的图片上的皮疹一样),时间稍久可出现坚硬的结节,抓破后形成溃疡,结节可持续数月甚至数年不愈。软蜱刺伤后它虽然侵犯叮咬人的时间短,但毒性强,有时能引起组织的坏死。某些蜱在叮咬人的同时可将有毒素的唾液注入人体内,引起"蜱瘫痪症",表现为上行性麻痹,最后可因呼吸中枢受侵而死亡,特别多见于儿童,还有不少蜱可引起"蜱咬热",在蜱吸血后 1~2 天患者出现畏寒、发热、头晕、头痛、恶心、呕吐等全身症状。

(三)治疗

一旦被咬尽快到医院进行治疗,千万不可以自行在家摘除。蜱咬伤出现的皮炎主要是消炎、止痒、止痛,同时给予对症处理。发现被蜱叮咬后常采取如下措施:

1. 发现蜱叮咬皮肤时不可强行拔除,可用乙醚、氯仿、旱烟油涂在蜱的头部或在蜱旁点燃烟头、蚊香烤它,数分钟后蜱虫就自行松口,或用凡士林、液状石蜡涂在蜱虫的头部,使其窒息,然后用镊子轻轻把蜱拉出。

2. 去除蜱虫后伤口要进行消毒处理,如发现蜱的口器断在皮内要手术切开取出。

3. 在伤口周围用 2% 盐酸利多卡因作局部封闭,亦有人用胰蛋白酶 2000U 加生理盐水 100mL 湿敷伤口,能加速伤口的愈合。

4. 出现全身中毒症状要给予抗组胺药如氯苯那敏、地氯雷他定、盐酸左西替利嗪左或皮质类固醇如:米乐松、泼尼松等。出现蜱麻痹或蜱咬热要及时进行抢救。如创面有继发感染要进行抗感染治疗。

六、防治方法

(一)环境防治

草原地带采用牧场轮换和牧场隔离办法灭蜱。结合垦荒,清除灌木杂草,清理禽畜圈舍,堵洞嵌缝以防蜱类滋生;

捕杀啮齿动物。

（二）化学防治

蜱类栖息及越冬场所可喷洒敌敌畏、马拉硫磷、杀螟硫磷等。林区用六六六烟雾剂收效良好,牲畜可定期药浴杀蜱(六六六粉是禁止使用的农药)。

（三）药物预防

皮肤涂抹或居室喷洒罗浮山百草油,能有效预防蜱虫叮咬。

（四）生物防治

由于蜱虫主要栖息在草地、树林中,用生物农药狂扫喷洒主要发生蜱虫的地面,持效期特长,对人畜无害;也可用藻盖杀(0.12%藻酸丙二醇酯)物理防治,无色无味,对人体无毒、无害、无污染。

（五）个人防护

进入有蜱地区要穿紧服,长袜长靴,戴防护帽。外露部位要涂布驱避剂,离开时应相互检查,勿将蜱带出疫区。

（杜春花）

健康体检篇

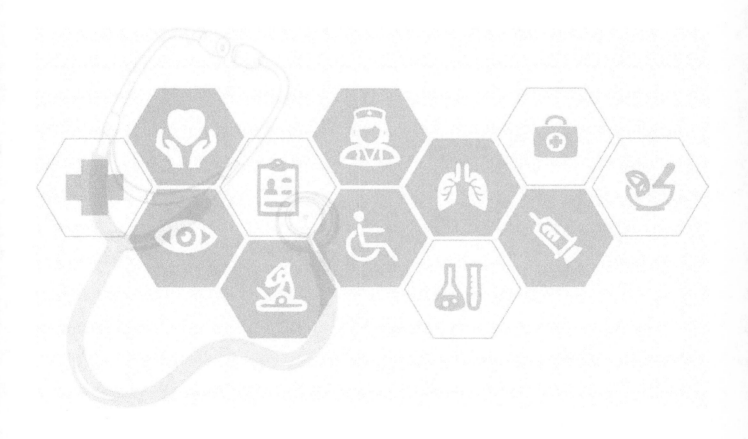

第一章 健康体检

第一节 健康体检的基本内容

一、健康体检的定义

健康体检或称健康检查是指对无症状个体和群体的健康状况进行医学检查与评价的医学服务行为及过程,其重点是对慢性非传染性疾病及其风险因素进行筛查与风险甄别评估,并提供健康指导建议及健康干预方案。健康体检是实施疾病早期预防和开展健康管理的基本途径及有效手段之一。根据《健康体检暂行规定》卫医发〔2009〕77 号文件,明确了健康体检是指通过医学手段和方法对受检者进行身体检查,了解受检者健康状况、早期发现疾病线索和健康隐患的诊疗行为。

二、健康体检的原则

健康体检基本项目制定遵循以下原则。

1. 以健康评价和健康风险筛查为目的,重点掌握受检者健康状况、早期发现疾病线索。

2. 体检采用的技术方法或手段要科学适宜并有很好的可及性和可接受性。

3. 为保证健康体检的质量和安全,体检项目所采用的仪器、设备及试剂必须是经 SFDA 认证、有正式批准文号。

4. 体检项目要充分体现最佳成本效益原则,避免优先采用一些高精尖医疗技术设备,以免加重受检者的经济负担。

三、健康体检的主要框架和内容

健康体检包括体检基本项目目录、健康体检自测目录和体检报告首页三部分,形成相互关联的一个整体。

1. 体检基本项目目录

该基本项目目录的设置遵循科学性、适宜性及实用性的原则,采用"1 + X"的体系框架,"1"为基本体检项目,包括健康体检自测问卷、体格检查、实验室检查、辅助检查、体检报告首页等 5 个部分。"X"为专项体检项目,包括主要慢性非传染性疾病风险筛查及健康体检检查项目。备选项目提出了每个专项检查的适宜人群和年龄范围,以满足当前我国民众对健康体检及健康管理服务多样化的要求,为我国健康管理(体检)机构的体检项目及套餐设置提供了基本学术遵循,并为进一步研究制定相关技术标准与操作指南提供基础。

"基本项目(必选项目)"与"专项检查(备选项目)"的关系:"必选项目"是基础,是开展健康体检服务的基本检测项目,也是形成健康体检报告及个人健康管理档案的必须项目;"备选项目"是个体化深度体检项目,主要针对不同年龄、性别及慢性病风险个体进行的专业化筛查项目。必选项目主要内容包括健康体检自测问卷、体格检查、实验室检查、辅助检查、体检报告首页等五个部分。① 体格检查:包括一般检查和物理检查两个部分。一般检查包括身高、体重、腰围、臀围、血压、脉搏;物理检查包括内科、外科、眼科检查、耳鼻咽喉科、口腔科、妇科等。体格检查的内容设置依据为诊断学(第八版),其中血压、体重、腰围及体重指数等指标均具有较高级别的循证医学研究证据,是健康体检和健康管理的重要指标和数据。② 实验室检查:包括常规检查、生化检查、细胞学检查三个部分。常规检查包括血常规、尿常规、粪便常规 + 潜血,其中血、尿、粪便常规检查是诊断学(第八版)规定的检查内容,而粪便潜血实验是直、结肠癌早期风险筛查指南中推荐的筛查项目;生化检查包括肝功能、肾功能、血脂、血糖、尿酸,其中肝、肾功能是诊断学(第八版)规定的检查内容,而血脂、血糖和尿酸等检查项目具有较高的循证医学证据并被国内外慢性病风险预防指南推荐;宫颈刮片细胞学检查是女性宫颈癌的早期初筛项目。③ 辅助检查:包括心电图检查、X 线检查、超声检查三个部分。常规心电图检查和腹部 B 超检查是诊断学(第八版)和《健康体检管理暂行规定》中要求设置的项目,X 线检查项目的设置严格遵循了国家卫计委《关于规范健康体检应用放射检查技术的通知》要求,只设置了对成年人进行胸部X线正/侧位拍片检查,取消了胸部透视检查。备选检查项目包括:慢性病早期风险筛查项目包括:心血管病(高血压、冠心病、脑卒中、外周血管病)、糖尿病、慢阻肺(COPD)、慢性肾脏疾病、部分恶性肿瘤(食道癌、胃癌、直结肠癌、肺癌、乳腺癌、宫颈癌、前列腺癌)等,所有专项检查项目均列出了相应的指南和重要研究报告,以便查询。

2. 健康体检自测问卷

该问卷基于现代多维度健康概念和健康测量指标体系,并学习借鉴了国内外相关问卷,按照问卷或量表研制经过与信效度要求而形成的。内容除基本信息采集外,主要包括健康史、躯体症状、生活方式和环境、心理健康与精神压力、睡眠健康、健康素养6个维度和85个具体条目。基本信息填写项目与国家电子病历及健康档案相一致,符合国家卫生行业信息标准的统一要求。自测问卷的主体内容包括:① 健康史,内容包括家族史、现病史、过敏史、用药史、手术史、月经生育史等,除了按照诊断学要求的问诊内容外,重点强调了对主要慢性病家族遗传信息的询问,如早发心血管病家庭史(男性55岁,女性65岁)等。② 躯体症状,内容设置主要依据诊断学和有关慢性病预防指南,是对主要慢性病风险人群进行的症状与体征的系统询问,包括循环、呼吸、消化、内分泌、神经、泌尿、妇科系统疾病以及视听功能等。③ 生活方式和环境健康,该部分内容主要依据引起主要慢性病的生活方式与环境风险因素而设置,包括饮食、吸烟、饮酒、运动锻炼、环境健康风险等,其中不健康饮食、吸烟、过量饮酒、体力活动不足和有害环境暴露均是具有高级别循证医学证据的项目及指标。④ 心理健康与精神压力,该部分内容包括情绪、精神压力、焦虑抑郁状态等。该部分内容主要用于筛查精神心理问题的初筛和精神压力的评估。⑤ 睡眠健康,包括睡眠时间、睡眠质量、睡眠障碍及其影响因素等内容。由于睡眠一方面影响人的健康状况和工作能力,另一方面睡眠问题容易引发多种身心疾病,特别是与心血管系统、糖尿病等慢性非传染性疾病密切相关,故该量表中专门设置了有关睡眠健康的条目内容。⑥ 健康素养,包括健康理念、健康意识、健康知识和健康技能等内容,是该量表区别与国内外相关或类同量表的创新之处。国内外研究证明,健康素养不但反映了国民的健康基础水平,而且健康素养低可以增加慢性病发生率及疾病负担,应该作为健康体检问卷调查的必须内容。

3. 健康体检报告首页

根据国家卫生信息标准化要求,参照电子病历首页和居民健康档案首页的设置格式,依据现行健康体检基本项目目录和健康体检自测问卷的主要内容而形成的体检信息摘要。内容除基本信息外,包括健康自测问卷结果以及发现的主要健康危险因素、健康体检基本项目结果摘要、已明确诊断的主要疾病和异常、健康风险评估与风险分层等。该体检报告首页是健康体检基本项目与健康体检产出的统一要求,是未来将健康体检纳入国家健康信息统计的基本途径。通过规范体检报告首页和体检信息收集与统计标准,为开展检后管理和体检数据的挖掘利用提供基本依据。

四、体检基本项目

体检基本项目包括体格检查、实验室检查和辅助检查三部分。其中,体格检查包括一般检查和物理检查。实验室检查包括常规检查、生化检查、细胞学检查三个部分。辅助检查包括心电图检查、x线检查、超声检查三个部分。

(一)体格检查

体格检查包括一般检查和物理检查。一般检查包括身高、体重、腰围、臀围、血压、脉搏,物理检查包括内科、外科、眼科、耳鼻咽喉科、口腔科、妇科等。

1. 一般检查

一般体检项目包括身高、体重、血压、脉搏、腰臀围等。

(1)身高(长)的测量:身高(长)的测量以cm为单位,精确度为0.1cm。

成人身高的测量:

① 测量前校正:保证立柱与踏板垂直,靠墙置于平整地面上。滑测板应与立柱垂直,滑动自如。

② 测量时,要求被测者脱去鞋、帽子、外衣。取立正姿势,站在踏板上,挺胸收腹,两臂自然下垂,脚跟靠拢,脚尖分开约60°,双膝并拢挺直,两眼平视正前方,眼眶下缘与耳郭上缘保持在同一水平。脚跟、臀部和两肩胛角间3个点同时接触立柱,头部保持正直位置。

③ 测量者手扶滑测板轻轻向下滑动,直到底面与颅顶点相接触。此时观察被测者姿势是否正确,确认姿势正确后读取滑测板底面立柱上所示数字,以cm为单位,记录到小数点后1位,注意测量者的眼睛与滑测板在同一水平面上。

(2)体重的测量:体重的测量以kg为单位,精确度为0.1kg。

成人体重的测量:

① 将体重计放在平整的地面上,确定踏板下的挂钩连接完好。

② 检查零点:把游锤放到"0"刻度上,观察杠杆是否水平居中,若不居中(偏高或偏低)可调节杠杆侧端螺丝。当体重计改变放置位置时应重新检查"0"点。

③ 仪器校准:以10L水为参考物校准体重秤,应在每次移动体重秤后进行校准,误差不得超过 ±0.1kg。

④ 测量前:要求被测者脱去鞋、帽子和外衣。

⑤ 测量时:被测者平静站于踏板上。首先将体重秤上下面的粗游码置于接近被测者体重的整数刻度位置上;再调节上面的细游码直至杠杆呈正中水平位置。读取两游码读数,应读取两个缺口指针之间的数值,两数相加,即为被测者体重,精确到0.1kg。测量完毕后将两游码归零。

(3)腰围的测量:腰围的测量以cm为单位,精确到0.1cm。

① 要求受检者身体直立,腹部放松,两臂自然下垂,双足并拢(两腿均匀负重)。

② 测量者立于被测者正前方,以腋中线肋弓下缘和髂嵴连线中点的水平位置为测量点,在双侧测量点做标记,重复测两遍,记录平均值,确保两次测量误差小于2cm。

③ 注意测量时测量尺应紧贴皮肤测量,将皮尺轻轻贴住皮肤,经过双侧测量点标记处,勿压入软组织,应在受检者平静呼气时读数。

(4)血压的测量

① 仪器:水银柱式血压计,每年要经计量部门检测合格。测压前,需核正零点,检查是否漏气。

② 环境:室内安静明亮,理想室温21摄氏度左右,有休息座位。

③ 测量前注意事项:嘱受检者至少休息5~10分钟,精神放松,排空膀胱,不饮酒、茶、咖啡等饮料,前15分钟不吸烟,避免在过冷过热环境中待太长时间。高血压患者已规律服药者,还按规律服药不必停,测得的血压提示药物控制下的血压状态。

④ 血压测量操作规程:a. 受检者取坐位,双足平放在地面上,右臂放在桌面上,臂下放棉垫支撑,手掌向上。b. 上臂完全裸露,肘窝部及血压计的位置应与心脏同高。袖带要平整缚于右上臂,下缘在肘窝上2~3厘米处,不可过紧或过松,使气带中心正好位于肱动脉部位,然后将听诊器膜式听头放在肱动脉部位,但不与袖带或皮管接触,轻按使听诊器和皮肤全面接触,不能压得太重,否则影响声音。c. 加压不宜过高,一般在桡动脉音响消失后再加压2.67KPa(20毫米汞柱);下降速度每秒0.267~0.400KPa(2~3毫米汞柱)。当第一次听到脉跳音时即为收缩压;水银柱下降至脉跳间突然就弱时即为舒张压。脉搏音消失后再听20毫米汞柱左右,以肯定声音消失。d. 血压读数:取水银液面顶端,平视刻度上值,只能为偶数。e. 间隔40秒左右,反复测量二次,取其平均值。每次测量前必须放气充分。

2. 物理检查

(1)内科:心、肺、肝、脾、神经系统等通过物理检查,排除内科疾病或发现内科疾病的征兆。

(2)外科:皮肤、脊柱、四肢、甲状腺、乳腺、肛门、外生殖器等通过触诊及物理检查,了解外科系统的基本情况。

(3)眼科检查:视力、辨色力、外眼、眼压、眼底、裂隙灯检查等。眼睛是将外界状况传递至大脑的重要工具,要了解其是否正常,必须进行视力检查;通过眼底摄影检查,了解眼底、血管是否有病变,如糖尿病引发眼底病变、青光眼、白内障、视神经炎、视神经萎缩等。

(4)耳鼻咽喉科:包括听力、外耳、内耳、鼻腔、鼻中隔、咽部、喉部等。

(5)口腔科:唇、颊、齿、齿龈、牙周、舌、腭、腮腺、颌下腺、颞下,通过物理检查,排除口腔科疾病或发现口腔科疾病的征兆。

(6)妇科

① 妇科常规:筛查宫颈大小、颜色、外口形状;有无糜烂、息肉、肿瘤、炎症;以及分泌物的量、性质、颜色、有无臭味等;触摸阴道的弹性、通畅度,有无触痛;触扣子宫及附件有无压痛、肿块等。

② 宫颈刮片:通过宫颈涂片筛检子宫颈癌,子宫颈癌的发病率很高,但死亡率并没有那么高,主要是因为早期发现及早治疗所产生的功效。由于宫颈涂片检查是筛检子宫颈癌的有效方法,因此,凡有性行为的妇女,应每年检查一次。

③ 乳腺红外扫描:乳腺摄影检查是以X线仪器透视在压迫下的乳腺,此项X线检查可以检查出许多用手摸不出的乳腺病灶,发现早期乳癌的概率相当高。

(二)实验室检查

1. 实验室常规检查

(1)血象:血象是最一般且最基本的血液检验。血液由液体和有形细胞两大部分组成,血象检验的是血液的细胞部分。血液有三种不同功能的细胞—红细胞(俗称红血球)，白细胞(俗称白血球)、血小板。通过观察数量变化及形态分布，判断疾病。是医生诊断病情的常用辅助检查手段之一。

(2)尿常规:尿常规是医学检验"三大常规"项目之一，不少肾脏病变早期就可以出现蛋白尿或者尿沉渣中有形成分。对于某些全身性病变以及身体其他脏器影响尿液改变的疾病如糖尿病、血液病、肝胆疾患、流行性出血热等的诊断，也有很重要的参考价值。同时，尿液的化验检查还可以反映一些疾病的治疗效果及预后。通过此项检查可以判断相应的病征。

(3)便常规:便常规检验可以了解消化道有无细菌、病毒及寄生虫感染，及早发现胃肠炎、肝病，还可作为消化道肿瘤的诊断筛查。便常规化验包括检验粪便中有无红细胞和白细胞、细菌敏感试验、潜血试验(OB)以及查虫卵等。便常规检查对于判断人体健康状况是必要的检查项目。

2. 生化检查

生化检查是检验科常用的检测手段，通常以人的血清为标本，通过测量血清中的各种生化成分的含量，为临床诊断提供依据。一般包括肝功、肾功和血脂。

3. 细胞学检查。

(三)辅助检查

辅助检查主要包括:

(1)心电图检查:主要是利用图形描记与心脏搏动有关的电位变化，借以判断是否有心房或心室肥大、心肌梗死、心囊炎、全身性疾病引起心脏变化等异常情形。

(2)超声检查:主要检查八大部位，包括肝脏、肝内胆管、胆总管、胆囊、肾脏、肝门静脉、胰腺、脾脏及其他。检测脂肪肝、肝胆结石、不明原因腹痛等疾病。

(3)X线检查:利用X线透视胸腔，可能筛检出的疾病有肺结核、肺肿瘤、气胸、支气管扩张、气管扩张、心室肥大、主动脉弓突出、脊柱侧弯、胸廓骨骼疾病的诊断。如果正面胸部X线检查正常，但有长期性咳嗽，且痰中带血丝者，会加做侧面胸部X线检查。

五、体检流程

一般情况下，体检的过程分为以下几个步骤。

(1)确定体检内容:无论是团体体检或是个人体检，首先要确定体检的内容，给体检人员发放一个表格或本子，其中详细列出了各个科室的体检项目。

(2)收费:对于个体体检，根据体检的内容，核算出收费金额交费;对于团体体检，一般情况下不在收费窗口现场结算，由体检中心的商务人员协商付款的金额、进程和其他手续。

(3)逐个科室检查:体检人员根据体检表中的内容，到各个体检科室逐项检查，体检医生将检查结果填写到体检表格中。一个科室的体检完成后，填写科室体检小结。

(4)总检:所有的体检科室都进行完毕后，将体检表格交到总检医生处，由总检医生对整个体检结果进行综合评价，并给出相应的保健建议。

(5)输出报告:对于个体体检，将体检报告(内容可繁可简，视用户需要)发给个人。对于团体体检，不仅要发放个体体检报告，而且要对单位的体检结果进行汇总，写出单位的体检小结。

第二节　从业人员健康检查

一、依据

根据《中华人民共和国食品安全法》第三十四条规定，食品生产经营者应当建立并执行从业人员健康管理制度;患有痢疾、伤寒、病毒性肝炎等消化道传染病的人员，以及患有活动性肺结核、化脓性或者渗出性皮肤病等有碍食品安全的疾病的人员，不得从事接触直接入口食品的工作;食品生产经营人员每年应当进行健康检查，取得健康证明后方可参加工作。

同时《公共场所卫生管理条例》第七条规定，公共场所直接为顾客服务的人员，持有"健康合格证"方能从事本职工作;患有痢疾、伤寒、病毒性肝炎、活动期肺结核、化脓性或者渗出性皮肤病以及其他有碍公共卫生的疾病的,治愈前不得从事直接为顾客服务的工作。

二、目的

对从业人员进行健康检查,发现不适合从事该行业的人员,减少对社会人员带来的潜在危害。

三、内容与方法

1. 对象与频度

对从事食品生产经营的人员、生活饮用水的供管水人员、化妆品生产企业直接从事化妆品生产的人员每年体检一次。

公共场所中的旅店业、咖啡馆、酒吧、茶座、公共浴室、理发店、美容店、游泳场直接为顾客服务的人员每年体检一次;其他场所直接为顾客服务的人员每两年体检一次。

2. 检查病种

按相关法规的规定进行。

3. 主要检查项目

(1)询问病史和接触史:主要是既往是否患过肝炎、伤害、痢疾、肺结核、渗出性和化脓性皮肤病和近期内的接触史。

(2)X线检查:限于对新上岗者和复检时有病史、接触史者检查,必要时做摄片检查。

(3)大便细菌培养。

(4)抽血化验:肝功能、HAV-IgM、HBsAg、HBsAb、HBeAg、HBeAb、抗-HBc。属高危人群、重点人群或有现病征者加做相关项目。

(5)体检

① 内科物理检查:心肺检查主要以叩诊及听诊为主,对于判断有无器质性心脏病以及心脏病的病因,性质,部位,程度等,均具有重要意义;听心率、心律、心音、杂音及肺部有无干湿啰音。肝脾检查主要心触诊为主,看有无压痛,肿大。

② 外科:病史搜集,主要记录受检者曾经做过何种重大手术或外伤史情况,名称及发生的时间,目前功能情况;皮肤检查,主要观察有无皮疹、出血点、溃疡、肿物等病变,有无慢性、泛发性、传染性或难以治愈的皮肤病。

③ 或做妇科检查皮肤病、性病。

(6)视力检查

① 主要检查裸眼视力。

② 检查方法:采用标准对数视力表进行检查,每个视标辨认时间不应超过5秒,受检者能顺利认出2~3个视标即可指认下一行视标,记录最佳视力,最佳一行必须确认该行中半数以上视标。

③ 注意事项:视力表与受检者之间的距离要标准,受检者双眼应与视力表5.0行等高。视力表应安装在光线充足的地方,以自然光线为宜;自然光线不足时,采用人工照明,并保证光线充足、均匀。

(7)色觉检查

① 采用标准色觉检查图谱。

② 应在良好的自然光线下检查,光线不可直接照到图谱上。受检者双眼距离图谱60~80cm,视线与图谱垂直,辨认每张图片的时间应≤10秒。图片的检查次序随机选择。

③ 色觉异常分为色弱和色盲两种。色弱为对颜色的识别能力减低,色盲为对颜色的识别能力丧失。

4. 检查程序

询问既往史—内科物理检查—抽血—X线透视—留大便培养。

四、工作程序

1. 计划阶段

(1)接受申请:应检对象所在的单位依据有关法规的规定,向有资质的健康体检机构提出受检要求时,体检单位应提醒受检单位应注意以下问题:

① 申请时应详尽列出每位受检对象的姓名、年龄、从事的工种及年限、初检或复检,并附有单位的申请报告和联系电话及联系人。

② 每年的常规体检,申请时间一般在1～2月份,新的从业人员在上岗前随时提出申请。

③ 受检单位因工作需要,要求体检人员到单位进行体检时,应体检与负责体检的部门进行联系,确定体检时间,并按要求准备好体检场所和有关物品,组织好受检人员按要求依次进行。

(2)计划:根据检查的任务量预先制订年度计划和临时突击性预防性健康检查计划。内容包括健康检查任务(单位、对象、人数)、体检的时间(日程安排)、检查项目、组织措施等。

(3)告知:及时向受检单位或业主发出健康检查告知书。告知承担体检的单位及体检地点、联系电话和联系人及其他注意事项。

2. 实施阶段

(1)体检前

① 受检单位应做好健康检查对象的各种组织工作。

② 体检单位的各科室做好体检前的一切准备工作。

(2)体检中

① 明示“体检科室分布图”和“体检流程”,保证体检工作有序进行。

② 按国家有关技术规范、标准和要求进行查体,认真填写检查结果,在规定的位置签全名。

③ 受检者在完成各科体检后,将“体检表”交给体检单位主检室,主检医师在检查体检表无缺、漏项后,根据体检结果签署体检结论和意见。

(3)体检后

① 所有体检记录必须由检查人签字,化验单须二人签字,体检表应由科室负责人签字并加盖体检专用章。

② 检查受检单位是否有漏检者和需复检者,并将漏检和需复检者名单交受检单位。

③ 体检单位应在检查后10日内将检查结果及体检表送受检单位。

④ 如查出有性病、艾滋病的患者或艾滋病毒携带者,应严格保密,保护隐私,结果只告知患者本人和性病防治科室。

3. 处理阶段

(1)结果处理。根据健康检查结果做出以下处理

① 对确诊的传染病患者或病原携带者应按传染病报告制度报告。

② 健康检查合格者由疾病预防控制机构签发《健康合格证(明)》。

(2)个人健康检查资料及时整理,妥为保存,以备查询。

(3)结果汇总、上报:每年的11～12月份,将管辖范围内的健康检查情况统一汇总,分析不同行业、对象的不同特征、不同病种的检出率,并逐年累积形成监测资料,报送同级疾病预防控制机构和卫生行政部门。

五、职责分工

1. 各级疾病预防控制机构经卫生行政部门资质认可承担预防性体检。

2. 上级疾病预防控制机构对下级机构体检工作进行技术指导和质量控制。

六、结果与评价

1. 不同行业初检、复检人数,各检测项目检出率、体检合格率。

2. 健康检查结果和报告及时率。

3. 体检资料保存完好。

4. 体检结果汇总、分析报告的质量和应用。

第二章 职业健康检查

第一节 总 则

一、职业健康检查的种类

职业健康检查包括上岗前职业健康检查、在岗期间职业健康检查、离岗时职业健康检查。

（一）上岗前职业健康检查

上岗前职业健康检查的主要目的是发现有无职业禁忌证，建立接触职业病危害因素人员的基础健康档案。上岗前健康检查均为强制性职业健康检查，应在开始从事有害作业前完成。下列人员应进行上岗前健康检查。

1. 拟从事接触职业病危害因素作业的新录用人员，包括转岗到该种作业岗位的人员。

2. 拟从事有特殊健康要求作业的人员，如高处作业、电工作业、职业机动车驾驶作业等。

（二）在岗期间职业健康检查

长期从事规定的需要开展健康监护的职业病危害因素作业的劳动者，应进行在岗期间的定期健康检查。定期健康检查的目的主要是早期发现职业病患者或疑似职业病患者或劳动者的其他健康异常改变；及时发现有职业禁忌的劳动者；通过动态观察劳动者群体健康变化，评价工作场所职业病危害因素的控制效果。定期健康检查的周期应根据不同职业病危害因素的性质、工作场所有害因素的浓度或强度、目标疾病的潜伏期和防护措施等因素决定。

（三）离岗时职业健康检查

劳动者在准备调离或脱离所从事的职业病危害作业或岗位前，应进行离岗时健康检查；主要目的是确定其在停止接触职业病危害因素时的健康状况。

如最后一次在岗期间的健康检查是在离岗前的90天内，可视为离岗时检查。

（四）离岗后健康检查

下列情况劳动者需进行离岗后的健康检查：

1. 劳动者接触的职业病危害因素具有慢性健康影响，所致职业病或职业肿瘤常有较长的潜伏期，故脱离接触后仍有可能发生职业病。

2. 离岗后健康检查时间的长短应根据有害因素致病的流行病学及临床特点、劳动者从事该作业的时间长短、工作场所有害因素的浓度等因素综合考虑确定。

（五）应急健康检查

1. 当发生急性职业病危害事故时，根据事故处理的要求，对遭受或可能遭受急性职业病危害的劳动者，应及时组织健康检查。依据检查结果和现场劳动卫生学调查，确定危害因素，为急救和治疗提供依据，控制职业病危害的继续蔓延和发展。应急健康应在事故发生后立即开始。

2. 从事可能产生职业性传染病作业的劳动者，在疫情流行期或近期密切接触传染源者，应及时开展健康检查，随时监测疫情动态。

二、职业健康监护方法及检查指标的确定

1. 职业健康监护是职业卫生服务的重要内容，应根据监护的种类和不同的职业病危害因素及其目标疾病，确定具体的医学检查方法和检查指标。职业卫生专业服务人员可以根据不同情况提出建议增加检查指标，但应有充分的理由。确定职业健康监护方法和检查指标的基本原则是：

（1）检查方法应是成熟的可靠的技术，不能在法定职业健康监护中进行科学实验或研究。

（2）检查方法和指标易为劳动者接受。

（3）检查指标应有明确的意义，并与监护目标密切相关。

（4）应考虑检查指标的特异性和敏感性，避免使用不能满足要求的检查。

（5）考虑检查方法和检查指标的费用。

（6）考虑文化、宗教等因素，符合医学伦理道德规范。

（7）定期对整个健康监护项目进行审查，并根据工作条件的改善及时进行修改。

（8）考虑到检查方法的技术性，卫生行政部门宜对所采取的技术方法和检查指标做出统一规定。

2. 用于职业健康监护的生物标志物分为生物接触标志物和生物效应标志物。接触标志物是反映机体生物材料中外源性物质或其代谢产物或外源性物质与某些靶细胞或靶分子相互作用产物含量的指标。效应标志物是指机体中可测出的生化、生理、行为或其他改变的指标。作为筛检职业健康监护目标疾病的生物标志物应满足以下条件。

（1）有灵敏可靠的生物检测方法，易为劳动者接受。

（2）生物接触标志物能够反映劳动者的暴露水平。

（3）生物效应标志物能反映所暴露职业病危害因素的健康效应。

三、职业健康检查结果的报告与评价

1. 职业健康检查报告的种类

职业健康检查机构应根据相关规定和与用人单位签订的职业健康检查委托协议书，按时向用人单位提交职业健康检查报告。职业健康检查结果报告分为总结报告、个体结论报告和职业健康监护评价报告三种。职业健康检查报告和评价应遵循法律严肃性、科学严谨性和客观公正性。

2. 职业健康检查总结报告

体检总结报告是健康体检机构给委托单位（用人单位）的书面报告，是对本次体检的全面总结和一般分析，内容应包括：受检单位、职业健康检查种类、应检人数、受检人数、检查时间和地点，体检工作的实施情况，发现的疑似职业病、职业禁忌证和其他疾病的人数和汇总名单、处理建议等。个体体检结果可以一览表的形式列出花名册。

3. 职业健康检查个体结论报告

每个受检对象的体检表，应由主检医师审阅后填写体检结论并签名。体检发现有疑似职业病、职业禁忌证、需要复查者和有其他疾病的劳动者要出具体体检结论报告，包括受检者姓名、性别、接触有害因素名称、检查异常所见、本次体检结论和建议等。个体体检结论报告应一式两份，一份给劳动者或受检者指定的人员，一份给用人单位。

根据职业健康检查结果，对劳动者个体的体检结论可分为以下 5 种。

（1）目前未见异常：本次职业健康检查各项检查指标均在正常范围内。

（2）复查：检查时发现与目标疾病相关的单项或多项异常，需要复查确定者，应明确复查的内容和时间。

（3）疑似职业病：检查发现疑似职业病或可能患有职业病，需要提交职业病诊断机构进一步明确诊断者。

（4）职业禁忌证：检查发现有职业禁忌的患者，需写明具体疾病名称。

（5）其他疾病或异常：除目标疾病之外的其他疾病或某些检查指标的异常。

4. 职业健康监护评价报告

职业健康监护评价报告是根据职业健康检查结果和收集到的历年工作场所监测资料及职业健康监护过程中收集到的相关资料，通过分析劳动者健康损害和职业病危害因素的关系，以及导致发生职业危害的原因，预测健康损害的发展趋势，对用人单位劳动者的职业健康状况做出总体评价，并提出综合改进建议。职业健康检查机构可根据受检单位职业健康监护资料的实际情况及用人单位的委托要求，共同协商决定是否出具职业健康监护评价报告。

四、职业健康检查结果的汇总和报告

职业健康检查机构应按统计年度汇总职业健康检查结果，并应向卫生计生行政部门报告，向作业场所卫生监督管理部门通报。

第二节 职业健康监护常规医学检查

一、劳动者个人基本信息

劳动者个人基本信息资料的采集主要是通过直接询问受检者个人而获得。询问者必须是经过专门培训的医务人员,询问时礼貌待人、通过语言取得受检者的信任是获得真实可靠的前提。同时,要抓住主要信息,并做出正确的判断,对于询问的内容做出正确的记录,避免无关紧要的信息。

1. 个人资料:姓名、性别、出生年月、出生地、身份证号码、婚姻状况、教育程度、家庭住址、现工作单位、联系电话等。

2. 职业史:起止时间、工作单位、车间、班组及工种、接触职业病危害因素的种类或名称、接触时间、工程防护和个人防护情况。

注意:职业史的询问通常应该由熟悉职业卫生的医师担任,他(她)在和劳动者进行交流时,能够初步明确或判断出劳动者接触职业病危害因素的种类或名称,这对做其他体检项目的医师有重要意义。

3. 个人生活史:包括吸烟史、饮酒史、女工月经与生育史。

4. 既往史:包括既往预防接种及传染病史、药物及其他过敏史、过去的健康状况及患病史、是否做过手术及输血史、患职业病及外伤史等。

注意:如劳动者曾患过职业病就应该做详细的纪录:什么时间、在什么地方、是何诊断单位诊断、职业病名称及其期别是什么、住院或门诊治疗情况、治疗时间及效果、诊断证明书、医院的门诊病历和出院记录等。

5. 家族史:主要包括父母、兄弟、姐妹及子女的健康状况,是否患结核、肝炎等传染病;是否患遗传性疾病,如糖尿病、血友病等,死亡者的死因。

二、症状询问

下面列出各系统的主要临床症状,在职业健康检查时应针对不同职业病危害因素及其可能危害的靶器官,有重点的询问。

1. 神经系统(神经衰弱症候群、神经衰弱综合征)

(1)头晕、头痛、眩晕。

(2)睡眠障碍:失眠、嗜睡、多梦。

(3)记忆力减退、易激动。

(4)肌肉运动:疲乏无力、四肢麻木、活动动作不灵活、肌肉抽搐等。

2. 呼吸系统 胸痛、胸闷、咳嗽、咳痰、咯血、气促、气短等。

3. 心血管系统 心悸、心前区不适、心前区疼痛等。

4. 消化系统 食欲缺乏、恶心、呕吐、腹胀、腹痛、肝区疼痛、便秘、便血等。

5. 泌尿生殖系统 尿频、尿急、尿痛、血尿、水肿、性欲减退等。

6. 眼、耳、鼻、咽喉及口腔 视物模糊、视力下降、眼痛、畏光、流泪、嗅觉减退、鼻干燥、鼻塞、流鼻血、流涕、耳鸣、耳聋、流涎、牙痛、牙齿松动、刷牙出血、口腔异味、口腔溃疡、咽部疼痛、声嘶等。

7. 肌肉及四肢关节 全身酸痛、肌肉疼痛、肌无力及关节疼痛等。

8. 造血系统、内分泌系统 皮下出血、月经异常、低热、盗汗、多汗、口渴、消瘦、脱发、皮疹、皮肤瘙痒等。

注意:讲究询问技巧。不能按照体检表上的症状逐一提示性的询问受检者;如果有症状就要注明程度和持续的时间。特别是出现症状和接触职业病危害因素的时间关系要尽量询问清楚,以及体检时是否正在患其他疾病,做好鉴别。有些症状可以做详细的描述。

三、内科常规检查

1. 皮肤黏膜、浅表淋巴结、甲状腺常规检查 包括:皮肤、口腔黏膜的颜色、有无金属沉着线、糜烂等,眼结膜有无充血;(注意:有金属沉着线只表明接触某种职业病危害因素,但并不表明就是可疑职业病或职业病。)淋巴结检查,包括:头颈部和腋窝淋巴结是否有肿大、压痛及其活动度;甲状腺检查,包括:大小及有无结节和包块,如有肿大还应检查有无血管杂音。

2. 呼吸系统检查　胸廓外形、胸部叩诊和听诊、记录异常呼吸音的性质和部位。

3. 心血管系统检查　心脏的大小、心尖冲动、心率、心律、各瓣膜区心音及杂音、心包摩擦音。

4. 消化系统检查　腹部外形、肠蠕动、肝脾大小和硬度。

四、神经系统常规检查

意识、精神状况,跟腱反射、浅感觉、深感觉和病理反射。

五、其他专科的常规检查

1. 眼科常规检查　视力和外眼检查。

2. 口腔科常规检查　口腔气味、黏膜、牙龈及牙齿状态。

3. 耳科常规检查　外耳、鼓膜及一般听力检查。

4. 鼻及咽部常规检查　鼻的外形、鼻黏膜、鼻中隔及鼻窦部,咽部及扁桃体等。

5. 皮肤科常规检查　有无色素脱失或沉着,有无增厚、脱屑或皲裂,有无皮疹及其部位、形态、分布,有无出血点(斑),有无赘生物,有无水疱或大疱等。

六、实验室常规检查

1. 血常规　血红蛋白、红细胞计数、白细胞计数和分类、血小板计数(如使用血细胞分析仪,则包括同时检测的其他指标)。

2. 尿常规　颜色、酸碱度、比重、尿蛋白、尿糖和常规镜检(如使用尿液自动分析仪,则包括可同时检测的其他指标)。

3. 肝功能　血清丙氨酸氨基转移酶(血清 ALT)、血清总胆红素、总蛋白和白球蛋白。

4. 胸部 X 线检查　胸部透视或胸部 X 射线摄片。

5. 心电图　用普通心电图仪进行肢体导联和胸前导联的心电图描记。

6. 肺功能　指肺通气功能测定,测定指标包括:用力肺活量(FVC)、第一秒用力肺活量(FEV1)和用力肺活量一秒率(FEV1/FVC%)。

7. 病毒性肝炎血清标志物　指乙肝血清标志物(乙肝五项)和其他病毒性肝炎血清标志物。

第三节　接触化学有害因素作业人员职业健康监护

一、接触铅及其无机化合物作业人员

(一)上岗前职业健康检查

1. 目标疾病

职业禁忌证,包括:

(1)中度贫血。

(2)卟啉病。

(3)多发性周围神经病。

2. 检查内容

(1)症状询问:重点询问消化系统、神经系统及贫血等相关病史及症状,如便秘、腹痛、头痛、头晕、乏力、失眠、多梦、记忆力减退、四肢麻木等。

(2)体格检查

① 内科常规检查。

② 神经系统常规检查。

（3）实验室和其他检查

① 必检项目：血常规、尿常规、心电图、血清 ALT。

② 选检项目：血铅或尿铅、血红细胞锌原卟啉（ZPP）或红细胞游离原卟啉（FEP）、神经－肌电图。

（二）在岗期间职业健康检查

1. 目标疾病

（1）职业病：职业性慢性铅中毒

（2）职业禁忌证

① 中度贫血。

② 卟啉病。

③ 多发性周围神经病。

2. 检查内容

（1）症状询问：重点询问神经系统和消化系统症状及贫血所致的常见症状。如头痛、头晕、乏力、失眠、烦躁、多梦、记忆力减退、四肢麻木、腹痛、食欲减退、便秘等。

（2）体格检查

① 内科常规检查：重点检查消化系统和贫血的体征。

② 神经系统常规检查。

（3）实验室和其他检查

① 必检项目：血常规、尿常规、心电图、血铅或尿铅。

② 选检项目：尿氨基乙酰丙酸（δ－ALA）、血红细胞锌原卟啉（ZPP）或红细胞游离原卟啉（FEP）、神经－肌电图。

3. 健康检查周期

（1）血铅 400 $\mu g/L \sim 600$ $\mu g/L$，或尿铅 70 $\mu g/L$－120 $\mu g/L$，每 3 个月复查血铅或尿铅 1 次。

（2）血铅 <400$\mu g/L$，或尿铅 <70$\mu g/L$，每年体检 1 次。

（三）离岗时职业健康检查

1. 目标疾病：职业性慢性铅中毒。

2. 检查内容：同在岗期间职业健康检查。

二、接触一氧化碳作业人员

（一）上岗前职业健康检查

1. 目标疾病。职业禁忌证：中枢神经系统器质性疾病。

2. 检查内容

（1）症状询问：重点询问中枢神经病史及相关症状。

（2）体格检查

① 内科常规检查。

② 神经系统常规检查。

（3）实验室和其他检查

必检项目：血常规、尿常规、心电图、血清 ALT。

（二）在岗期间职业健康检查（推荐性）

1. 目标疾病。职业禁忌证：中枢神经系统器质性疾病。

2. 检查内容

（1）症状询问：重点询问中枢神经病史及相关症状。

（2）体格检查

① 内科常规检查。

② 神经系统常规检查。

（3）实验室和其他检查

必检项目：血常规、尿常规、心电图、血清 ALT。

3. 健康检查周期:3 年。

(三)应急健康检查

1. 目标疾病。职业性一氧化碳中毒。

2. 检查内容

(1)症状询问:重点询问吸入高浓度一氧化碳的职业接触史及中枢神经系统症状,如头痛、头昏、恶心、呕吐、心悸、气急、四肢无力等。

(2)体格检查

① 内科常规检查。

② 神经系统常规检查及运动功能、病理反射检查。

③ 眼底检查。

(3)实验室和其他检查

① 必检项目:血常规、尿常规、心电图、血碳氧血红蛋白、血氧饱和度。

② 选检项目:头颅 CT 或 MRI 脑电图、心肌酶谱、肌钙蛋白。

三、接触苯作业人员

(一)上岗前职业健康检查

1. 目标疾病

职业禁忌证:

(1)血常规检出有如下异常者

① 白细胞计数低于 4×10^9/L 或中性粒细胞低于 2×10^9/L。

② 血小板计数低于 8×10^{10}/L。

(2)造血系统疾病。

2. 检查内容

(1)症状询问:重点询问神经系统和血液系统病史及症状,如:头痛、头晕、乏力、失眠、多梦、记忆力减退、皮肤黏膜出血、月经异常等。

(2)体格检查:内科常规检查。

(3)实验室和其他检查

必检项目:血象、尿常规、血清 ALT、心电图、肝脾 B 超。

(二)在岗期间职业健康检查

1. 目标疾病

(1)职业病

① 职业性慢性苯中毒。

② 职业性苯所致白血病。

(2)职业禁忌证:造血系统疾病。

2. 检查内容

(1)症状询问:重点询问神经系统和血液系统症状,如头痛、头晕、乏力、失眠、多梦、记忆力减退、皮肤黏膜出血、月经异常等。

(2)体格检查:内科常规检查。

(3)实验室和其他检查

① 必检项目:血常规(注意细胞形态及分类)、尿常规、心电图、血清 ALT、肝脾 B 超。

② 选检项目:尿反 - 反粘糠酸测定、尿酚、骨髓穿刺。

3. 复查:受检人员血液指标异常者应每周复查 1 次,连续 2 次。

4. 健康检查周期:1 年。

(三)应急健康检查

1. 目标疾病,职业性急性苯中毒。

2. 检查内容

（1）症状询问：重点询问短期内大量苯的职业接触史及头晕、头痛、恶心、呕吐、烦躁、步态蹒跚等症状。

（2）体格检查

① 内科常规检查。

② 神经系统常规检查及运动功能、病理反射检查。

③ 眼底检查。

（3）实验室和其他检查

① 必检项目：血象、尿常规、心电图、肝功能、肝脾 B 超。

② 选检项目：尿反 - 反粘糠酸、尿酚、脑电图、头颅 CT 或 MRI。

（四）离岗时职业健康检查

1. 目标疾病

（1）职业性慢性苯中毒。

（2）职业性苯所致白血病。

2. 检查内容：同在岗期间职业健康检查内容。

四、接触甲醛作业人员

（一）上岗前职业健康检查

1. 目标疾病

（1）慢性阻塞性肺病。

（2）支气管哮喘。

（3）慢性间质性肺病。

（4）伴有气道高反应的过敏性鼻炎。

2. 检查内容

（1）症状询问：重点询问呼吸系统疾病史、过敏史及相关症状。

（2）体格检查

① 内科常规检查：重点检查呼吸系统。

② 鼻及咽部常规检查。

（3）实验室和其他检查

① 必检项目：血象、尿常规、心电图、血清 ALT、血嗜酸细胞计数、肺功能、胸部 X 射线摄片。

② 选检项目：肺弥散功能、非特异性支气管激发试验、血清总 IgE。

（二）在岗期间职业健康检查

1. 目标疾病

（1）职业病

① 职业性哮喘。

② 甲醛致职业性皮肤病。

③ 职业性刺激性化学物致慢性阻塞性肺疾病。

（2）职业禁忌证

① 慢性间质性肺病。

② 伴有气道高反应的过敏性鼻炎。

2. 检查内容

（1）症状询问：重点询问呼吸系统疾病史、过敏史及相关症状。

（2）体格检查

① 内科常规检查。

② 皮肤科检查。

③ 鼻及咽部常规检查。

（3）实验室和其他检查

① 必检项目：血常规、尿常规，心电图、血清 ALT、血嗜酸细胞计数、肺功能、胸部 X 射线摄片。

② 选检项目：肺弥散功能、变应原皮肤试验、血清甲醛特异性 IgE 抗体。

3. 健康检查周期：1 年。

（三）应急健康检查

1. 目标疾病

（1）职业性急性甲醛中毒。

（2）职业性化学性眼灼伤。

（3）甲醛致职业性皮肤病。

2. 检查内容

（1）症状询问：重点询问短时间内接触较高浓度甲醛的职业史及眼痛、畏光、流泪、胸闷、气短、气急、咳嗽、咳痰、咯血、胸痛、喘息等症状。

（2）体格检查

① 内科常规检查：重点检查呼吸系统。

② 眼科常规检查：重点检查结膜、角膜病变，必要时裂隙灯检查。

③ 鼻及咽部常规检查，必要时进行咽喉镜检查。

④ 皮肤科常规检查。

（3）实验室和其他检查

① 必检项目：血常规、心电图、胸部 X 射线摄片、血氧饱和度。

② 选检项目：血气分析。

（四）离岗时职业健康检查

1. 目标疾病

（1）甲醛所致职业性哮喘。

（2）职业性刺激性化学物致慢性阻塞性肺疾病。

2. 检查内容：同在岗期间职业健康检查内容。

第四节　粉尘作业劳动者职业健康监护

一、上岗前职业健康检查

1. 目标疾病

（1）活动性肺结核病。

（2）慢性阻塞性肺病。

（3）慢性间质性肺病。

（4）伴肺功能损害的疾病。

2. 检查内容

（1）症状询问：重点询问呼吸系统、心血管系统疾病史、吸烟史及咳嗽、咳痰、喘息、胸痛、呼吸困难、气短等症状。

（2）体格检查：内科常规检查，重点检查呼吸系统、心血管系统。

（3）实验室和其他检查：必检项目包括血象、尿常规、心电图、血清 ALT、后前位 X 线高千伏胸片或数字化摄影胸片（DR 胸片）、肺功能。

二、在岗期间职业健康检查

1. 目标疾病

（1）职业病：矽肺。

（2）职业禁忌证：同上岗前职业健康检查。

2. 检查内容

（1）症状询问：重点询问咳嗽、咳痰、胸痛、呼吸困难，也可有喘息、咯血等症状。

（2）体格检查：内科常规检查，重点检查呼吸系统和心血管系统。

（3）实验室和其他检查

① 必检项目：后前位 X 射线高千伏胸片或数字化摄影胸片（DR 胸片）、心电图、肺功能。

② 选检项目：血象、尿常规、血清 ALT。

3. 健康检查周期

（1）生产性粉尘作业分级 I 级，2 年 1 次；生产性粉尘作业分级 II 级及以上，1 年 1 次。

（2）X 射线胸片表现为观察对象者健康检查每年 1 次，连续观察 5 年，若 5 年内不能确诊为矽肺患者，按生产性粉尘作业分级 I 级，2 年 1 次；生产性粉尘作业分级 II 级及以上，1 年 1 次执行。

（3）矽肺患者原则每年检查 1 次，或根据病情随时检查。

三、离岗时职业健康检查

1. 目标疾病。职业病：矽肺。

2. 检查内容：同在岗期间职业健康检查内容。

四、离岗后健康检查（推荐性）

1. 检查对象：接触矽尘工龄 5 年以上的矽尘作业人员。

2. 目标疾病

职业病：矽肺。

3. 检查内容

（1）症状询问：重点询问咳嗽、咳痰、胸痛、呼吸困难、喘息、咯血等症状。

（2）体格检查：内科常规检查、重点检查呼吸系统和心血管系统。

（3）实验室和其他检查：

必检项目：后前位 X 线高千伏胸片或数字化摄影胸片（DR 胸片）。

4. 检查时间：接触矽尘工龄在 10 年（含 10 年）以下者，随访 10 年，接触矽尘工龄超过 10 年者，随访 21 年，随访周期原则为每 3 年 1 次。若接触矽尘工龄在 5 年（含 5 年）以下者，且接尘浓度达到国家卫生标准可以不随访。

第五节 接触有害物理因素作业人员职业健康监护

一、接触噪声作业人员

（一）上岗前职业健康检查

1. 目标疾病

（1）各种原因引起永久性感音神经性听力损失（500Hz、1000Hz 和 2000Hz 中任一频率的纯音气导听阈 >25dB）。

（2）高频段 3000Hz、4000Hz、6000Hz 双耳平均听阈 ≥40dB。

（3）任一耳传导性耳聋，平均语频听力损失 ≥41dB。

2. 检查内容

（1）症状询问

① 有无中、外耳疾患史，如有无流脓、流水、耳鸣、耳聋、眩晕等症状。

② 可能影响听力的外伤史、爆震史。

③ 药物史，如链霉素、庆大霉素、卡那霉素、新霉素、妥布霉素、万古霉素、多粘菌素、氮芥、卡伯、顺铂、依他尼酸、水杨酸类、含砷剂、扰疟剂等。

④ 中毒史，如一氧化碳等中毒。

⑤ 感染史，如流脑、腮腺炎、耳带状疱疹、伤寒、猩红热、麻疹、风疹、梅毒等疾病史。

⑥ 遗传史，如家庭直系亲属中有无耳聋等病史。

⑦ 有无噪声接触史及个人防护情况。

（2）体格检查

① 内科常规检查。

② 耳科常规检查。

（3）实验室和其他检查

① 必检项目：血常规、尿常规、心电图、血清 ALT、纯音听阈测试。

② 选检项目：声导抗、耳声发射。

（二）在岗期间职业健康检查

1. 目标疾病

（1）职业病：职业性噪声聋。

（2）职业禁忌证

① 除噪声外各种原因引起的永久性感音神经性听力损失（500Hz、1000Hz 和 2000Hz 中任一频率的纯音气导听阈 >25dB）。

② 任一耳传导性耳聋，平均语频听力损失≥41dB。

③ 噪声敏感者（上岗前职业健康体检纯音听力检查各频率听力损失均≤25dB，但噪声作业 1 年之内，高频段 3 000Hz、4 000Hz、6 000Hz 中任一耳，任一频率听阈≥65dB）。

2. 检查内容

（1）症状询问：同上岗前职业健康检查。

（2）体格检查：同上岗前职业健康检查。

（3）实验室和其他检查

① 必检项目：纯音气导听阈测试、心电图。

② 选检项目：纯音骨导听阈测试、声导抗、耳声发射、听觉诱发电反应测听。

注：听力测试应在受试者脱离噪声环境 48 小时后进行。

3. 复查

下列情况需进行听力复查：

（1）初测纯音听力结果双耳高频平均听阈≥40dB 者。

（2）听力损失以高频为主，语言频率平均听力损失 >25dB 者，听力损失可能与噪声接触有关时。

（3）语言频率平均听力损失 >40dB 者，怀疑听力损失中耳疾患所致。

（4）听力损失曲线为水平样或近似直线者。

4. 健康检查周期

（1）作业场所噪声 8 小时等效声级≥85dB，每年 1 次。

（2）作业场所噪声 8 小时等效声级≥80dB，<85dB，2 年 1 次。

（三）应急健康检查

1. 检查对象

因意外或事故工作场所易燃易爆化学品、压力容器等发生爆炸时所产生的冲击波及强脉冲噪声可能致中耳、内耳或中耳及内耳混合性损伤，导致急性听力损失或丧失的现场职业接触人群（包括参加事故抢救的人员）。

2. 目标疾病

职业性爆震聋。

3. 检查内容

（1）症状询问：如听力障碍、耳鸣、耳痛等。

（2）体格检查

① 耳科常规检查：重点检查外耳有无外伤；鼓膜有无破裂及出血，听骨链有无断裂等。

② 合并眼、面部复合性损伤时，应针对性地进行相关医科常规检查。

（3）实验室和其他检查

① 必检项目：纯音气骨导听阈测试。

② 选检项目：声导抗（鼓膜无破裂者）、耳声发射、听觉诱发电反应测听、40Hz 电反应测听。

（4）必要时进行作业场所现场调查。

（5）医学观察

① 无鼓膜破裂或听骨脱位、听骨链断裂者应在接触爆震后开始动态观察听力1~3个月。

② 鼓膜修补、鼓室成形以及听骨链重建术者动态观察听力可延长至6个月。

③ 并发急慢性中耳炎患者听力观察至临床治愈。

④ 合并继发性中耳胆脂瘤的患者听力观察至手术治疗后。

（四）离岗时职业健康检查

1. 目标疾病：职业性噪声聋。

2. 检查内容：同在岗期间职业健康检查内容。

二、接触高温作业人员

（一）上岗前职业健康检查

1. 目标疾病

（1）未控制的高血压。

（2）慢性肾炎。

（3）未控制的甲状腺功能亢进症。

（4）未控制的糖尿病。

（5）全身瘢痕面积≥20%以上（工伤标准的八级）。

（6）癫痫。

2. 检查内容

（1）症状询问：重点询问有无心血管系统、泌尿系统及神经系统症状等。

（2）体格检查：内科常规检查，重点进行心血管系统检查。

（3）实验室和其他检查

① 必检项目：血常规、尿常规、血清 ALT、心电图、血糖。

② 选检项目：有甲亢病史可检查血清游离甲状腺素（FT_4）、血清游离三碘甲腺原氨酸（FT_3）、促甲状腺激素（TSH）。

（二）在岗期间职业健康检查

1. 目标疾病：同上岗前职业健康检查。

2. 检查内容：同上岗前职业健康检查。

3. 健康检查周期：1年，应在每年高温季节到来之前进行。

（三）应急健康检查

1. 检查对象：因意外或事故接触高温可能导致中暑的职业接触人群（包括参加事故抢救的人员），或高温季节作业出现有中暑先兆的作业人员。

2. 目标疾病：职业性中暑。

3. 检查内容

（1）症状询问：如头痛、头昏、胸闷、心悸、多汗、高热、少尿或无尿，观察神志状况等。

（2）体格检查

① 内科常规检查：重点检查体温、血压、脉搏。

② 神经系统常规检查。

（3）实验室和其他检查

① 必检项目：血常规、尿常规、血电解质、肾功能。

② 选检项目：必要时进行作业场所现场调查。

三、接触高气压作业人员

（一）上岗前职业健康检查

1. 健康条件基本要求

（1）男性，年龄满18~50周岁，身高>160cm，不超过标准体重20%，不低于标准体重10%；标准体重计算见公式

$$m = h - 110$$

式中,m:标准体重,单位为千克(kg);h:身高,单位为厘米(cm)。

(2)血压:收缩压 90~130mmHg(12.0~17.3kPa),舒张压 60~84mmHg(8.0~11.2 kPa)。

(3)心率 55~90 次/分,呼吸频率 12~18 次/分。

(4)肺活量≥3500mL。

2. 职业禁忌证

(1)各类器质性心脏病(风湿性心脏病、心肌病、冠心病、先天性心脏病等)。

(2)器质性心律不齐、直立性低血压、周围血管病。

(3)慢性支气管炎、支气管哮喘、肺结核、结核性胸膜炎、自发性气胸及病史。

(4)食道、胃、十二指肠、肝、胆、脾、胰疾病、慢性细菌性痢疾、慢性肠炎、腹部包块、消化系统、泌尿系统结石。

(5)泌尿、血液、内分泌及代谢系统疾病。

(6)结缔组织疾病,过敏体质。

(7)中枢神经系统及周围神经系统疾病和病史。

(8)癫痫、精神病、晕厥史、神经症和癔症精神活性物质滥用和依赖。

(9)各种原因引起的头颅异常影响戴面罩者,胸廓畸形,脊椎疾病、损伤及进行性病变,脊椎活动范围受限或明显异常,慢性眼腿痛,关节活动受限或疼痛。

(10)多发性肝、肾及骨囊肿,多发性脂肪瘤,瘢痕体质或全身瘢痕面积≥20%以上者。

(11)有颅脑、胸腔及腹腔手术史等外科疾病。阑尾炎术时间未超过半年,腹股沟斜疝和股疝修补术未超过 1 年者。

(12)脉管炎、动脉瘤、动静脉瘘,静脉曲张。

(13)脱肛,肛瘘,陈旧性肛裂,多发性痔疮及单纯性痔疮经常出血者。

(14)腋臭、头癣、泛发性体癣,疥疮,慢性湿疹,神经性皮炎,白癜风,银屑病。

(15)单眼裸视力不得低于 4.8(0.6),色弱,色盲,夜盲及眼科其他器质性疾患。

(16)外耳畸形耳、鼻、喉及前庭器官的器质性疾病,咽鼓管功能异常者。

(17)手足部习惯性冻疮。

(18)淋病、梅毒、软下疳、性病淋巴肉芽肿、非淋球菌性尿道炎、尖锐湿疣、生殖器疱疹、艾滋病及艾滋病毒携带者。

(19)纯音听力测试任一耳 500Hz 听力损失不得超过 30dB,1000Hz,2 000Hz 听力损失不得超过 25dB,4000Hz 听力损失不得超过 35dB。

(20)加压试验不合格或氧敏感试验阳性者。

3. 检查内容

(1)症状询问:有无皮肤发痒、红疹,肩、膝、肘、髋骨关节等部位有无酸痛、胀痛、四肢麻木、耳鸣、眩晕、言语障碍、视觉模糊、胸闷胸痛等症状。

(2)体格检查

① 内科常规检查。

② 外科常规检查。

③ 皮肤科常规检查。

④ 耳鼻及咽部常规检查。

⑤ 眼科常规检查及色觉、眼底。

(3)实验室和其他检查　必检项目:

① 血常规、尿常规、粪常规、血清 ALT、血糖、总三酰甘油、心电图。

② 咽鼓管功能检查,纯音听力测试。

③ 肝胆脾胰及双肾 B 超检查。

④ 肺功能。

⑤ 加压实验。

⑥ 氧敏感试验。

⑦ X 线胸片、脊椎片,长骨、大关节 X 线片检查(双肩、双肘、双膝、双髋关节)。

(二)在岗期间职业健康检查

1. 目标疾病

(1)职业病:减压性骨坏死。

(2)职业禁忌证:同上岗前职业健康检查。

2. 检查内容

(1)症状询问:有无急性减压病病史及关节肌肉疼痛,肩、膝、肘等部位酸痛、胀痛。

(2)体格检查

① 内科常规检查。

② 外科常规检查。

③ 皮肤科常规检查。

④ 耳鼻及咽部常规检查。

⑤ 眼科常规检查及色觉、眼底。

(3)实验室和其他检查

① 必检项目:血常规、尿常规、大便常规、血清 ALT、血糖、总甘油三酯、心电图、咽鼓管检查、纯音听力测试、肝胆脾胰及双肾 B 超、肺功能、X 射线胸片、长骨、大关节 X 射线摄片检查(双肩、双肘、双膝、双髋关节)。

② 选检项目:根据症状体征确定增加 X 射线摄片部位。

3. 健康检查周期:1 年。在岗期间职业健康体检是否合格标准评定参照 GB 20827。

(三)应急健康检查

1. 检查对象

高气压作业中发生减压不当所涉及的作业人员或作业后 36 小时之内有症状者。

2. 目标疾病

急性减压病。

3. 检查内容

(1)症状询问:高气压作业约 36 h 后出现皮肤瘙痒、水肿,四肢大关节及其附近的肌肉骨关节痛;视力和听觉障碍,胸骨后吸气痛、呼吸困难等。

(2)体格检查

① 皮肤科常规检查:有无丘疹、大理石样斑纹、皮下出血、水肿等。

② 神经系统检查:常规检查及有无站立或步行困难、偏瘫、截瘫、大小便障碍、视觉障碍、听觉障碍、前庭功能紊乱、昏迷等。

③ 内科常规检查:重点是心血管系统,有无虚脱、休克、胸骨后压痛等。

(3)必要时进行作业场所现场调查。

(四)离岗时职业健康检查

1. 目标疾病

职业病:减压性骨坏死。

2. 检查内容

同在岗期间职业健康检查。

(五)离岗后健康检查(推荐性)

1. 检查对象:脱离高气压作业的人员。

2. 目标疾病:职业病:减压性骨坏死。

3. 检查内容:同在岗期间职业健康检查。

4. 检查时间:脱离高气压作业时无职业病者进行健康检查的期限延长到 3 年。如果发现可疑病灶,应检查确诊;如确诊有减压性骨坏死,以后应每年检查 1 次。

四、接触紫外辐射(紫外线)作业人员

(一)上岗前职业健康检查

1. 目标疾病

职业禁忌证:

(1)活动性角膜疾病。

(2)白内障。

(3)面、手背和前臂等暴露部位严重的皮肤病。

(4)白化病。

2. 检查内容

(1)症状询问:重点询问眼部和皮肤的不适症状,如是否存在眼异物感、视物模糊、视力减退、眼痛、畏光、流泪和皮肤瘙痒、红肿、皮疹等。

(2)体格检查

① 内科常规检查。

② 眼科常规检查及角膜、结膜、晶状体和眼底检查。

③ 皮肤科常规检查。

(3)实验室和其他检查

必检项目:血常规、尿常规、血清 ALT、心电图。

(二)在岗期间职业健康检查

1. 目标疾病

(1)职业病

① 职业性电光性皮炎。

② 职业性白内障。

(2)职业禁忌证:活动性角膜疾病。

2. 检查内容

(1)症状询问:重点询问有无视物模糊、视力下降,皮肤炎症、疼痛等症状。

(2)眼科常规检查及角膜、结膜、晶状体和眼底。

3. 健康检查周期　2 年。

(三)应急健康检查

1. 检查对象

因意外或事故接触高强度紫外线可能导致急性电光性眼炎(紫外线角膜结膜炎)和(或)电光性皮炎的职业接触人群。

2. 目标疾病

(1)职业性急性电光性眼炎(紫外线角膜结膜炎)。

(2)职业性急性电光性皮炎。

3. 检查内容

(1)症状询问:重点询问有无眼部不适,如眼干、眼胀、异物感及灼热感、剧痛,畏光,流泪等症状。

(2)体格检查

① 眼科常规检查及睑裂部球结膜有无充血水肿,角膜上皮有无水肿,必要时可进行荧光素染色检查。

② 皮肤科常规检查:注意有无皮肤红肿、大疱。

(3)必要时进行作业场所现场调查。

(四)离岗时职业健康检查

1. 目标疾病

职业病:职业性白内障。

2. 检查内容　同在岗期间职业健康检查。

第六节　接触有害生物因素作业人员职业健康监护

一、接触布鲁菌属作业人员

（一）上岗前职业健康检查

1. 目标疾病

职业禁忌证：

（1）慢性肝炎。

（2）骨关节疾病。

（3）生殖系统疾病。

2. 检查内容

（1）症状询问：重点询问有无皮疹、肝炎、关节炎、神经系统疾病史。

（2）体格检查

① 内科常规检查：重点为肝脾检查。

② 神经系统常规检查。

③ 外科检查：重点为脊椎、四肢与关节。

④ 皮肤科常规检查：重点为有无皮疹、皮疹形态、皮下结节。

⑤ 妇科及泌尿科检查。

（3）实验室和其他检查

必检项目：血常规、血沉、尿常规、血清 ALT、心电图、肝脾 B 超、妇科 B 超。

（二）在岗期间职业健康检查

1. 目标疾病

（1）职业病：职业性布氏杆菌病。

（2）职业禁忌证

① 慢性肝炎。

② 骨关节疾病。

③ 生殖系统疾病。

2. 检查内容

（1）症状询问：重点询问发热、多汗、乏力、关节疼痛、肌肉酸痛等症状；胃肠症状如纳差、腹泻、便秘等；失眠、抑郁、易激动等神经症症表现。

（2）体格检查

① 内科常规检查；重点是肝脾的触诊。

② 神经系统常规检查。

③ 外科检查：重点为脊椎、骶髂、髋、膝、肩、腕、肘等关节。

④ 妇科及泌尿科检查。

（3）实验室和其他检查

① 必检项目：血常规、血沉、尿常规、肝功能、虎红缓冲液玻片凝集试验（RPBT）、心电图、肝脾 B 超、妇科 B 超。

② 选检项目：病毒性肝炎血清标志物、布鲁菌素皮内试验（Burnets 反应）、脑 CT、骨和关节 X 射线摄片（外科检查发现的病患关节）。

3. 复查

（1）复查对象：出现下列情况之一者，应复查

① 有波状热、多汗、关节痛、肌肉酸痛等，或有低热、疲乏无力、失眠、淡漠、烦躁不安等症状者。

② 外科检查发现关节红肿，或滑囊炎、腱鞘炎、关节周围炎，或睾丸炎、附睾炎者。

③ 神经科检查发现周围神经损害者。

④ 妇科 B 超检查发现卵巢、附件炎者。

（2）复查内容

① 细菌培养：血液、尿液、骨髓、脑脊液、脓液等，2～4 周有细菌生长者为阳性。

② 免疫学检查：选择下列 1～2 项。

试管凝集反应（W right 反应）：1∶100 为阳性，检查双份血清，效价有 4 倍以上升高，提示近期布鲁菌感染。灵敏度较高，特异性强。

酶联免疫吸附试验（ELISA）：1∶320 为阳性，灵敏度高，特异性强。

2－巯基乙醇（2－ME）试验：结果判定同试管凝集反应。

补体结合试验（CFT）：1∶16 为阳性，灵敏度高，特异性较强。

③ 血常规。

④ 血沉。

4. 健康检查周期　1 年。

（三）应急健康检查

1. 检查对象：近期密切接触病畜或患者的职业人群。

2. 检查目的：及时发现急性布氏杆菌病患者，了解疾病流行情况，控制疫情发展。

3. 流行病学调查：调查疾病近期在牲畜和人群中的流行情况，界定密切接触人群进行应急检查。

4. 检查内容

（1）体格检查

① 内科常规检查：观察患者的体温和体温变化特点，心脏检查和肝脾检查。

② 神经系统常规检查：注意脑膜炎体征的检查。

③ 外科常规检查：重点为骶髂、髋、膝、肩、腕、肘等关节检查，睾丸和附睾的检查。

④ 妇科检查：重点为卵巢、输卵管及子宫。

（2）实验室和其他检查

① 必检项目：血常规、血沉、肝脾 B 超、妇科 B 超、骨和关节 X 射线摄片、虎红缓冲液玻片凝集试验（RPBT）、酶联免疫吸附试验。

② 选检项目：细菌培养、补体结合试验、布鲁菌素皮内试验、尿常规、肝功能、心电图、脑 CT。

（四）离岗时职业健康检查

1. 目标疾病　职业性布氏杆菌病。

2. 检查内容　同在岗期间职业健康检查。

二、接触炭疽芽孢杆菌（简称炭疽杆菌）作业人员

（一）上岗前职业健康检查

1. 目标疾病

（1）泛发慢性湿疹。

（2）泛发慢性皮炎。

2. 检查内容

（1）症状询问：重点是皮肤疾病史。

（2）体格检查

① 内科常规检查。

② 皮肤科常规检查：包括皮肤颜色，有无皮疹，皮疹形态等。

（3）实验室和其他检查

① 必检项目：血常规、尿常规、心电图、血清 ALT。

② 选检项目：胸部 X 射线摄片、肝脾 B 超。

（二）在岗期间职业健康检查（推荐性）

1. 目标疾病

（1）职业病：职业性炭疽。

（2）职业禁忌证

① 泛发慢性湿疹。

② 泛发慢性皮炎。

2. 检查内容：同上岗前职业健康检查。

3. 健康检查周期：2 年。

（三）应急健康检查

1. 检查对象：近期在职业活动中有密切病畜、患者接触史者或可疑有接触者。

2. 检查目的：及时发现炭疽病患者，了解疾病流行情况，控制疫情发展。

3. 流行病学调查：调查疾病近期在牲畜和人群中的流行情况，界定密切接触人群进行应急检查。

4. 检查内容

（1）症状询问：重点询问皮肤暴露部位有无皮疹；腹胀、腹痛、呕吐、腹泻等急性胃肠炎的症状；发热、胸闷、气急、咳嗽、咳痰、胸痛、呼吸困难等呼吸系统症状。

（2）体格检查

① 内科常规检查。

② 皮肤科常规检查：特别注意暴露部位皮肤有无丘疹、斑疹、水疱、黑痂等。

③ 神经科常规检查。

（3）实验室和其他检查

① 必检项目：血常规、尿常规、肝功能、肝脾 B 超、胸部 X 射线摄片。

② 选检项目：心电图、血清抗毒性抗体检测（ELISA 法）、荚膜抗体检测（间接血凝法或固相酶免疫测定法）。

5. 复查对象

出现下列情况之一者，应临床观察并复查：

（1）皮肤暴露部位有丘疹、斑疹、水疱、黑痂者，尤其是皮肤坏死、溃疡、焦痂和周围组织广泛水肿者。

（2）有腹胀、腹痛、呕吐、水样腹泻等急性胃肠炎的症状者。

（3）体格检查肺部有细小湿罗音者。

（4）胸部 X 线检查提示肺部炎症者。

（5）荚膜抗体检测或血清抗毒性抗体检测结果阳性或可疑阳性者。

6. 复查内容

（1）炭疽细菌学检查：取病灶渗出物或分泌物、痰液、血液、呕吐物、脑脊液等涂片显微镜检查或接种培养分离检查。

（2）鉴别试验：可选择下列试验 1～2 项

① 串珠试验（琼脂薄片法）：镜检发现大而圆相连成串珠状菌群为阳性，用于炭疽芽孢杆菌与其他芽孢杆菌鉴别。

② 噬菌体裂解试验：出现噬菌斑或溶菌带为阳性，用于炭疽芽孢杆菌与其他芽孢杆菌鉴别。

③ 青霉素抑制试验：在含 5U 青霉素培养基上生长，在 10U 和 100U 青霉素培养基上抑制，为阳性。

第七节 特殊作业人员职业健康监护

一、接触压力容器作业人员

（一）上岗前职业健康检查

1. 目标疾病

（1）红绿色盲。

（2）2 级及以上高血压（未控制）。

（3）癫痫。

（4）晕厥、眩晕症。

（5）双耳语言频段平均听力损失 >25dB。

（6）器质性心脏病或心律失常。

2. 检查内容

（1）症状询问：重点询问有无耳鸣、耳聋、中耳及内耳疾病史，近一年内有无眩晕、晕厥发作史。

（2）体格检查

① 内科常规检备。

② 耳科常规检查。

③ 眼科常规检查及色觉。

（3）实验室和其他检查

① 必检项目：血常规、尿常规、心电图、血清 ALT、纯音听阈检查。

② 选检项目：脑电图（有眩晕或晕厥史者）、动态心电图、心脏超声检查。

（二）在岗期间职业健康检查

1. 目标疾病　职业禁忌证：除红绿色盲外，其余同上岗前职业健康检查目标疾病（压力容器作业属危险性作业，在岗期间定期检查的目的是随时发现可能发生的职业禁忌证，保证作业安全）。

2. 检查内容　同上岗前职业健康检查。

3. 健康检查周期　2 年。

二、接触结核病防治工作

（一）上岗前职业健康检查

1. 目标疾病

职业禁忌证：未治愈的肺结核病。

2. 检查内容

（1）症状询问：重点询问既往肺结核病史和家族中肺结核患者史。

（2）体格检查：内科常规检查。

（3）实验室和其他检查

① 必检项目：血常规、尿常规、血清 ALT、心电图、胸部 X 线摄片。

② 选检项目：胸部 CT 检查。

（二）在岗期间职业健康检查

1. 目标疾病　肺结核。

2. 检查内容

（1）症状询问：重点询问有无长期低热、夜间盗汗、咳嗽、咯血、胸痛、食欲不振、消瘦等。

（2）体格检查：内科常规检查。

（3）实验室和其他检查

① 必检项目：胸部 X 射线摄片、血常规、血沉。

② 选检项目：痰结核菌涂片或分枝杆菌培养、胸部 CT。

3. 健康检查周期：1 年。

三、肝炎病防治工作

（一）上岗前职业健康检查

1. 目标疾病

职业禁忌证：慢性肝病。

2. 检查内容

（1）症状询问：重点询问有无急性肝炎病史及家族中有无慢性肝病患者等。

（2）体格检查：内科常规检查，主要是肝脏的触叩诊，肝脏的大小、边缘质地，有无压痛及叩击痛等。

（3）实验室和其他检查

① 必检项目：血常规、尿常规、心电图、肝功能。

② 选检项目：肝脾 B 超。

（二）在岗期间职业健康检查

1. 目标疾病:慢性肝病。

2. 检查内容

（1）症状询问:重点询问消化、泌尿系统症状,如食欲不振、厌油腻、腹胀、肝区不适或疼痛、便秘或腹泻等。

（2）体格检查:内科常规检查,主要是肝脏的触叩诊,肝脏的大小、边缘质地,有无压痛及叩击痛等。

（3）实验室和其他检查

必检项目:血常规、肝功能、肝脾 B 超。

3. 健康检查周期

（1）肝功能检查,每半年 1 次。

（2）健康检查,1 年 1 次。

四、职业机动车驾驶作业人员

（一）职业机动车驾驶员分类

本标准按驾驶车辆和驾驶证,将职业驾驶员分为大型机动车驾驶员和小型机动车驾驶员:以驾驶 A1、A2、A3、B1、B2、N、P 准驾车型的驾驶员为大型机动车驾驶员;以驾驶 C 准驾车型的驾驶员及其他准驾车型的驾驶员为小型机动车驾驶员。

（二）上岗前职业健康检查

1. 目标疾病

（1）身高:大型机动车驾驶员 <155cm,小型机动车驾驶员 <150cm。

（2）远视力（对数视力表）:大型机动车驾驶员:两裸眼 <4.0,并 <5.0（矫正）;小型机动车驾驶员:两裸眼 <4.0,并 <4.9（矫正）。

（3）红绿色盲。

（4）听力:双耳平均听阈 >30dB（语频纯音气导）。

（5）血压:大型机动车驾驶员:收缩压 ≥18.7kPa（≥140mmHg）和舒张压 ≥12kPa（≥90mmHg）;小型机动车驾驶员:2 级以上高血压（未控制）。

（6）深视力: < −22mm 或 > +22mm。

（7）暗适应: >30s。

（8）复视、立体盲、严重视野缺损。

（9）器质性心脏病。

（10）癫痫。

（11）梅尼埃病。

（12）眩晕症。

（13）癔症。

（14）震颤麻痹。

（15）各类精神障碍疾病。

（16）痴呆。

（17）影响肢体活动的神经系统疾病。

（18）吸食、注射毒品;长期服用依赖性精神药品成瘾尚未戒除者。

2. 检查内容

（1）症状询问:重点询问目标疾病中各种职业禁忌证的病史,是否有吸食、注射毒品、长期服用依赖性精神药品史和治疗情况。

（2）体格检查

① 内科常规检查。

② 外科检查:重点检查身高、体重、头、颈、四肢躯干、肌肉、骨骼。

③ 眼科常规检查及深视力、视野、暗适应、辨色力检查。

④ 耳科常规检查。

（3）实验室和其他检查

① 必检项目：血常规、尿常规、心电图、纯音听阈测试。

② 选检项目：复杂反应、速度估计、动视力。

（三）在岗期间职业健康检查

1. 目标疾病

（1）远视力（对数视力表）：大型机动车驾驶员：两裸眼＜4.0，并＜5.0（矫正）；小型机动车驾驶员：两裸眼＜4.0，并＜4.9（矫正）。

（2）听力：双耳语频平均听阈＞30dB（纯音气导）。

（3）血压：大型机动车驾驶员：收缩压≥18.7kPa（≥140mmHg）和舒张压≥12kPa（≥90mmHg）；小型机动车驾驶员：2级以上高血压（未控制）。

（4）红绿色盲。

（5）器质性心脏病。

（6）震颤麻痹。

（7）癫痫。

（8）癔症。

（9）吸食、注射毒品；长期服用依赖性精神药品成瘾尚未戒除者。

2. 检查内容　同上岗前职业健康检查内容。

3. 健康检查周期

（1）大型车及营运性职业驾驶员：1年。

（2）小型车及非营运性职业驾驶员：2年。

五、高原作业人员

（一）上岗前职业健康检查

1. 目标疾病

（1）中枢神经系统器质性疾病。

（2）器质性心脏病。

（3）2级及以上高血压或低血压。

（4）慢性阻塞性肺病。

（5）慢性间质性肺病。

（6）伴肺功能损害的疾病。

（7）贫血。

（8）红细胞增多症。

2. 检查内容

（1）症状询问：重点询问有无血压、心脏病、造血系统及中枢神经系统疾病史等。

（2）体格检查

① 内科常规检查：重点检查心血管和呼吸系统。

② 神经系统常规检查。

③ 眼科常规检查及眼底。

（3）实验室和其他检查

① 必检项目：血常规（包括红细胞压积）、尿常规、心电图、血清ALT、胸部X射线摄片、肺功能。

② 选检项目：超声心动图、头颅CT检查。

（二）在岗期间职业健康检查

1. 目标疾病

① 职业病：职业性慢性高原病。

② 职业禁忌证：除红细胞增多症外，其余同上岗前职业健康检查。

2. 检查内容

(1)症状询问:重点询问头痛、头晕、乏力、睡眠障碍、发绀、心悸、胸闷、呼吸困难、咳嗽等症状。

(2)体格检查

① 内科常规检查:重点检查心血管和呼吸系统。

② 神经系统常规检查。

③ 眼科常规检查及眼底。

(3)实验室和其他检查

① 必检项目:血常规(包括红细胞压积)、尿常规、心电图、胸部 X 射线摄片、肺功能。

② 选检项目:超声心动图。

3. 健康检查周期　1 年。

(三)应急健康检查

1. 检查对象:急速进抵 4000m 以上(少数人可在海拔 3000m 以上)高原,因严重低气压性缺氧,发生以呼吸和中枢神经系统损害为主的职业人群。

2. 目标疾病:急性高原病。

3. 检查内容

(1)症状询问:有无剧烈头痛、呕吐、呼吸困难、发绀、咳嗽、咯白色或粉红色泡沫痰等。

(2)体格检查

① 神经系统检查:重点检查有无精神症状和意识障碍如表情淡漠,精神忧郁或欢快多语、烦躁不安、嗜睡、朦胧状态、意识浑浊甚至昏迷,有无脑膜刺激征,锥体束等。

② 眼科检查:重点检查眼底有无视乳头水肿和(或)视网膜渗血、出血。

(3)实验室和其他检查

① 必检项目:血常规(包括红细胞压积)、尿常规、心电图、胸部 X 线摄片。

② 选检项目:肺功能、超声心动图。

(四)离岗时职业健康检查

1. 目标疾病:职业病:职业性慢性高原病。

2. 检查内容:同在岗期间职业健康检查。

六、高处作业人员

(一)上岗前职业健康检查

1. 目标疾病

(1)未控制的高血压。

(2)恐高症。

(3)癫痫。

(4)晕厥、眩晕症。

(5)器质性心脏病或各种心律失常。

(6)四肢骨关节及运动功能障碍。

2. 检查内容

(1)症状询问:重点询问有无恐高症、高血压、心脏病及精神病家族史等;癫痫、晕厥、眩晕症病史及发作情况。

(2)体格检查

① 内科常规检查:重点检查血压、心脏、三颤。

② 耳科常规检查及前庭功能检查(有病史或临床表现者)。

③ 外科检查:主要检查四肢骨关节及运动功能。

(3)实验室和其他检查

① 必检项目:血常规、尿常规、心电图、血清 ALT。

② 选检项目:脑电图(有眩晕或晕厥史者)、动态心电图、心脏超声检查。

（二）在岗期间职业健康检查

1. 目标疾病　同上岗前职业健康检查（高处作业属危险性作业，在岗期间定期健康检查的目的是随时发现可能发生的职业禁忌证，保证作业安全）。

2. 检查内容　同上岗前职业健康检查。

3. 健康检查周期　1年。

（薛　颖）

微生物检验篇

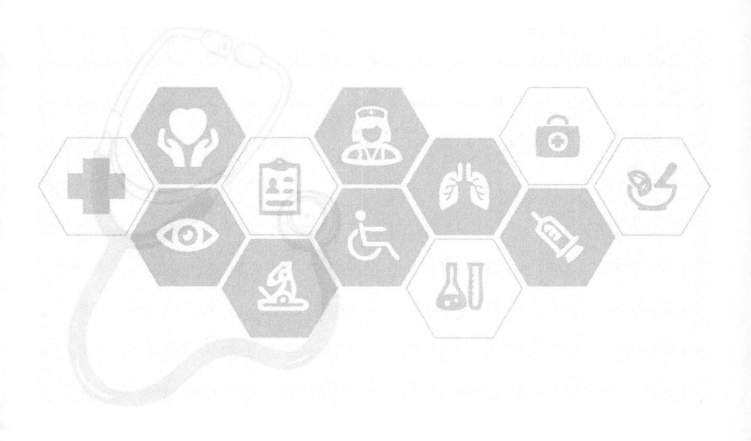

第一章　微生物检验基础

第一节　细菌的培养和分离鉴定

微生物是众多个体微小、结构简单、肉眼直接看不见必须借助光学显微镜或电子显微镜放大数千倍,甚至数万倍才能观察到的微小生物的总称。在自然界分布极为广泛,土壤、空气、水、人类和动、植物的体表及与外界相通的腔道都存在有数量不等、种类不一的微生物。包括细菌、支原体、螺旋体、放线菌、衣原体、立克次体、病毒及真菌等,可引起各种感染性疾病。

一、细菌学基础知识

（一）细菌的形态

细菌是原核细胞型微生物,有广义和狭义之分。广义的细菌包括细菌、支原体、螺旋体、放线菌、衣原体和立克次体。其特点是有细胞壁、原始的核质,以二分裂方式繁殖和对抗生素等药物敏感。狭义的细菌专指其中数量最大、种类最多,生物学性状具有代表性的细菌。细菌是无色透明的,只有经过染色才能清楚地观察到细菌的轮廓及其结构,按其外形可分为球菌、杆菌、弧菌、螺菌及螺旋体四种。

1. 球菌

外形呈球形或近似球形。直径 $0.8 \sim 1.2 \mu m$,细菌在一个平面上分裂后两个菌成对排列,为双球菌,如脑膜炎奈瑟菌;如果在一个平面上分裂后呈多个菌体连在一体排列成条链状,称链球菌,如乙型链球菌;在两个相互垂直的平面上分裂,分裂后 4 个菌体排列呈方形,称四联球菌;球菌在三个垂直的平面上分裂,分裂后 8 个菌体重叠排列成立方体,称八双又叠球菌;若在多个平面上呈不规则排列如葡萄串状,称葡萄球菌。

2. 杆菌

一般为直杆状,各种杆菌大小、长短与粗细差异很大。大的杆菌直径 $3 \sim 10 \mu m$,如炭疽芽孢杆菌;大多数为中等大小,直径 $2 \sim 3 \mu m$,如大肠埃希氏菌;小的杆菌直径 $0.6 \sim 1.5 \mu m$,如布鲁斯菌,有的小杆菌近于椭圆形,称球杆菌;有的杆菌能形成直径超过菌体的芽孢,使菌体一端或中心膨大,形成典型的鼓槌状或梭状,称梭状芽孢杆菌,如肉毒梭菌;也有的呈链杆状、分支状或不规则栅栏状、L、V、Y 字母排列。

3. 弧菌与弯曲菌

弧菌菌体较短,长 $2 \sim 4 \mu m$ 仅有一个弯曲,弯曲呈弧形或逗号形。如霍乱弧菌和副溶血性弧菌;弯曲菌除弯曲呈弧形外,还可见 S 形或海鸥状,长度与弧菌相似,如空肠弯曲菌、幽门螺杆菌。

4. 螺菌及螺旋体

螺菌菌体较长,具有连续的几个弯曲或僵硬的螺旋形,长 $3 \sim 6 \mu m$,如鼠咬热螺菌;螺旋体菌体细长,柔软,弯曲呈数个螺旋,菌长均在 $6 \mu m$ 以上,如钩端螺旋体、梅毒螺旋体。

（二）细菌的结构

1. 细菌的基本结构

所有细菌都具有的结构称为基本结构,由外向内依次为细胞壁、细胞膜、细胞质和核质。

细胞壁是细菌的最外层结构,一般光学显微镜下不易看到,可通过膜壁分离法、特殊染色法及电子显微镜等进行观察。其主要成分是肽聚糖,又称为黏肽。G^+ 菌的细胞壁较厚,除含有 $15 \sim 50$ 层肽聚糖结构外,还含有大量磷壁酸。G^- 菌细胞壁较薄,但结构复杂,肽聚糖结构少,仅 $1 \sim 2$ 层,其外部依次有脂蛋白、脂质双层和脂多糖构成的外膜。

细胞膜又称胞质膜,位于细胞壁的内侧,紧密包绕在细胞质的外面,是一层半透明薄膜,主要化学成分为脂类、蛋白质及少量多糖。

细胞质又称细胞浆,为细胞膜内侧的胶状物质,基本成分为水、无机盐、核酸、蛋白质和脂类。胞质内 RNA 含量较高,有较强的嗜碱性,易被碱性染料着色。细胞质是细菌新陈代谢的重要场所,胞质内含有核酸和多种酶系统,参与菌体内物质的合成代谢和分解代谢。

2. 细菌的特殊结构

只有某些细菌具备的结构称为特殊结构,包括鞭毛、菌毛、荚膜和芽孢等。

鞭毛是许多细菌的菌体上附有的细长并呈波状弯曲的丝状物,是细菌的运动器官。

菌毛是许多 G⁻ 和少数 G⁺ 菌的菌体表面的比鞭毛更细、更短而直的丝状物,只有在电子显微镜下才能观察到,菌毛蛋白具有抗原性。

荚膜是某些细菌胞壁外包绕的一层较厚的黏液性物质,如 A 族链球菌的 m 蛋白、伤寒杆菌的 Vi 抗原和大肠埃希菌的 K 抗原等。

芽孢是某些细菌在一定的环境条件下,胞质脱水浓缩,在菌体内部形成一个圆形或卵圆形的小体,产生芽孢的都是 G⁺ 等。其折光性很强,壁厚,不易着色。经特殊染色后,在光学显微镜下才能观察到。

(三)细菌的营养与类型

1. 细菌的营养需要

细菌为合成菌体成分,获取能量并维持其生长繁殖,必须从外界吸取某些物质,包括水分、碳源、氮源、无机盐和生长因子等,这些物质称为营养物质。

2. 细菌的营养类型分为

自养菌和异养菌。

(1)自养菌:能在完全含无机物的环境中生长繁殖,如水、土壤、空气中的大部分细菌。

(2)异养菌:不能利用简单的无机物为原料,必须提供多种有机物作为营养和能源的细菌。绝大多数致病菌属于异养菌。

(四)细菌的人工培养

根据细菌的生理需要及生长繁殖规律,大多数细菌可用人工的方法为细菌提供必需的营养及适宜的生长环境,使其在体外(试管内)生长繁殖,即人工培养法。人工培养为研究细菌的生物学性状及微生物感染性疾病的诊断与预防创造了前提。

一般而言,细菌得到充分的营养及适宜的环境条件(pH 值、温度、气体环境)下即能生长繁殖。先从样本中进行分离培养,找出可疑致病菌或目标菌后进行纯培养,菌量甚少的标本可先增菌培养,当菌量达到一定数量时再进行画线分离。根据培养目的,选择适当的培养基,接种细菌后置37℃孵箱内,培养 18~24 小时即可观察细菌生长情况,画线在固体培养基表面的细菌可在培养基表面散开,培养后形成单个细菌繁殖成一堆肉眼可见的集团,成为菌落。不同的细菌在不同的培养基上培养温度、时间也有所不同。细菌对气体的需求分为需氧培养、厌氧培养和二氧化碳培养三类。

(五)细菌的生长繁殖所需条件

细菌的生长繁殖必须从外界获取合成菌体成分及提供代谢所需能量的物质,还要有适宜的以下 4 项生长环境基本条件才能繁殖。

1. 营养物质

包括水分、无机盐类、蛋白质(或氨基酸)和糖类。

2. 氢离子浓度(pH)

7.2~7.7 酶活性最强。

3. 温度

细菌按最适温度分为嗜冷菌(0~20℃)、嗜温菌(30~37℃)和嗜热菌(50~60℃),病原菌属于嗜温菌,最适温度37℃。

4. 气体

与细菌生长有关的气体是氧和二氧化碳,按细菌代谢时对氧气的需要与否分为专性需氧菌、微需氧菌、兼性厌氧菌、专性厌氧菌四类。

(六)细菌繁殖方式与速度

细菌个体一般以简单的二分裂方式进行无性繁殖。

细菌群体的生长过程具有规律性。以生长时间为横坐标,培养物中细菌数的对数为纵坐标,可绘制一条曲线为生长曲线。分为 4 期。

1. 迟缓期

是细菌适应新环境的阶段,但菌数未见增生,一般为 1～4 小时。

2. 对数增殖期

细菌生长迅速,以恒定速度增殖,菌数呈几何级数增长,此期细菌的形态、染色性、生理活性都较典型,对外界环境因素的作用比较敏感,抗菌药物在这一时期作用于细菌效果较好,研究细菌的生物学性状,最好选用此期的细菌。

3. 稳定期

对数期后,由于营养物大量消耗及有害代谢产物的蓄积,细菌增殖速度趋于下降,死菌数上升,此期细菌增殖数与死亡数几乎相等,使活菌数保持相对不变。但会出现形态与生理性状的变化,如革兰阳性菌的染色性会变为阴性。某些细菌的合成代谢产物会有外毒素、抗生素的产生及芽孢的形成。

4. 衰退期

死亡菌数逐渐上升,活菌数急剧减少,死菌数超过活菌数,此期细菌形态显著改变,出现多形态的衰退型和畸形菌,使菌体变长、肿胀和扭曲甚至自溶,难以辨认。

（七）细菌的新陈代谢

细菌的新陈代谢是细菌生命活动的中心环节,包括合成代谢和分解代谢、产能代谢与耗能代谢。

合成代谢产物有些以营养物质为素材,合成各种氨基酸、脂质、糖被用于治疗;有些产物与细菌的致病性有关;有些具有鉴别细菌的作用。具体有以下几种细菌特质。

1. 热原质

许多革兰阴性菌如伤寒沙门菌,某些阳性菌如枯草芽孢杆菌等,能合成一种多糖,将它注入人体或动物体内能引起发热反应,成为热原质。热原质耐高温,经高压蒸气灭菌(121℃,20 分钟)也不能破坏。临床用于注射和输液的制剂一旦含有热原质则难于去除,往往引起寒战高烧等输液反应。因此在生物制剂和注射制剂生产中所用玻璃器皿应在 250℃ 高温下干烤应用无热原质的水制备。

2. 毒素及侵袭性酶

病原性细菌能合成对人和动物具有毒性的物质,称为毒素。革兰阴性菌细胞壁的脂多糖为内毒素,其毒性部分存在于类脂 A,当菌体裂解后才释放出来;革兰阳性菌及少数革兰阴性菌在代谢中可分泌有毒性作用的蛋白质,称为外毒素。其毒性极强,选择性作用于靶器官,引起特征性毒害作用。如破伤风痉挛毒素作用于脊髓前角运动神经细胞,致骨骼肌痉挛收缩。某些细菌还能合成有利于细菌侵袭与扩散的酶类,称为侵袭性酶,与细菌的致病性有关。如溶血性链球菌的链激酶等。

毒素与酶的检测也可用于对细菌的鉴别,如检测溶血素的有无,根据在血平板上的溶血情况。可将链球菌分为 α 溶血(草绿色溶血环)、β 溶血(完全透明的溶血环)、及 γ 溶血(无溶血环)等三种。细菌上常用的氧化酶试验、触酶试验、凝固酶试验、耐热核酸试验、尿素酶试验等均可借以鉴定细菌。

3. 色素

有些细菌和真菌在有氧气、适宜温度条件下能合成各种颜色的色素。用于细菌的鉴别。如葡萄球菌能合成脂溶性色素,不溶于水,色素仅见于菌落或菌苔上。培养基不显色。菌落显示金黄色色素的为金黄色葡萄球菌,菌落显示白色色素的为表皮葡萄球菌。

4. 抗生素

是由某些微生物在代谢过程中产生能抑制或杀死某些微生物和肿瘤细胞的产物。如青霉素、红霉素、多粘菌素和杆菌肽等。

5. 细菌素

是某些细菌菌株产生的一类具有抗菌作用的蛋白质或蛋白质与脂多糖的复合物。具有细菌种和型的特异性,可用于细菌分型和流行病学调查。如大肠菌素、葡萄球菌素、弧菌素等。

6. 维生素

某些细菌能合成维生素,除供作自身的生长因子外也能分泌至菌体外。如大肠埃希菌在肠道内合成 B 维维生素和维生素 K。人体也可利用。在长期应用抗生素时由于大肠埃希菌的减少,可引起 B 维维生素和维生素 K 的缺乏症。制药工业可利用细菌来生产维生素。

（八）细菌的形态学观察方法及特点

细菌个体微小，需借助显微镜观察放大 1000 倍左右才能较清晰地分辨出不同细菌的形态及排列特征。细菌的形态学检查技术，一般包括制片、染色、镜检三个主要操作步骤。观察细菌的活动过程，可以不染色标本直接镜检。多数情况下，通过细菌标本的染色既有助于清楚地观察细菌形态及特殊结构，通过观察细菌对染色的反应性鉴别细菌。

1. 光学显微镜

简称显微镜，用波长为 $0.5\mu m$ 左右的可见光为光源，物镜的数值孔径(N.A)为 1.00 时，显微镜分辨距离为光波长的 1/2，即 $0.25\mu m$，可分辨出相距为 $0.25\mu m$ 的两个微粒。细菌个体都大于 $0.25\mu m$，就可通过显微镜清楚看到。观察细菌主要使用油镜，在镜头与标本之间加入香柏油，香柏油的折射率为 1.515，与玻璃折射率为 1.52，两者比较相近，使 N.A 增大，从而增大显微镜的分辨率。当光线通过载玻片后，直接通过香柏油进入物镜而不发生折射，进而增加像场的亮度。使用油镜时先调节反光镜和聚光镜，使光亮达到最大强度，光源充足。用低倍镜找到视野后，更换油镜观察，旋转细调，缓慢调焦，谨防压碎盖玻片，破坏镜头。使用完毕，用擦镜纸蘸少许二甲苯擦拭掉油镜头上镜油，再用擦镜纸擦拭去镜头上的二甲苯即可。标本片需保存可用相同方法除去玻片上的镜油。

2. 暗视野显微镜

暗视野显微镜是在光学显微镜上装暗视野聚光器。暗视野聚光器中央不透光，光线不能向上进入镜筒，背景显黑暗，从聚光器边缘斜射而上的光线到标本部位，经菌体散射后进入物镜。观察时黑暗的背景中可看到发亮的菌体，明暗反差提高了观察效果，多用于不易染色微生物的形态和运动观察。

3. 相差显微镜

在检查不染色标本时，细菌的折光性和周围环境的折光性相近，明暗对比不明显，造成观察困难。相差显微镜利用相差板的光栅作用，在光学显微镜基础上配置特殊相差板，采用特殊相差目镜制成。当光线透过标本时，标本不同部位的密度不同，引起光位相的差异，相差板的光栅作用改变直射光的光位相和振幅，把光位相差异转化为光强度的差异，能显示出细菌结构不同部位的差异。相差显微镜可用高倍镜也可用油镜观察，多用于观察微生物的形态、内部结构、运动方式及繁殖过程。

4. 荧光显微镜

荧光显微镜是在普通光学显微镜的基础上，采用紫外光或蓝紫光为光源，在光路上加上滤光系统，使光源转变为狭谱光源或单色光源。现代荧光显微镜多用落射光装置，激发光使标本片中荧光物质发光。用于细菌自体荧光观察和荧光球的观察，更多用于免疫荧光特异染色的观察。紫外光与蓝紫光的波长较短($0.30\sim4\mu m$)，使分辨能力得到提高。

5. 电子显微镜

电子显微镜以电子流代替光源，其波长与可见光相比差几万倍，分辨能力很高。用磁性电圈代替普通显微镜的光学放大系统，放大倍数可达数万至数十万倍。可以观察病毒结构微小颗粒及细菌超微结构。用电子显微镜观察需经特殊的制片。无法观察到活体微生物，在微生物学检验中不常使用。

二、细菌的染色方法

（一）常用染料

用于细菌染色的染料，多为人工合成含苯环的化合物，带有染色基团及助色基团。染色基团可使细菌着色，助色基团所含的化学结构决定染料的酸碱性。难溶于水，易溶于有机溶剂，可把染料分为酸性染料和碱性染料。

1. 碱性染料

常用的有亚甲蓝、碱性复红和结晶紫等，这些染料电离后显色离子带正电荷，易与带负电荷的物质结合染色。

2. 酸性染料

如伊红、刚果红等，这种染料不易与细菌结合，不常用于细菌染色。

3. 中性染料（复合染料）

如姬姆萨染料、瑞氏染料等。可用于特殊染色技术。

（二）细菌常用的染色方法及染色标本的制作

1. 单染色

常用一种染料染色，把同一染色片上所有细菌染成同一颜色。方法简单，省时，可观察到不同细菌形态，大小及排列特征。

2. 复合染色

用两种以上的染料染色,不同的细菌着色不同,可通过染色反应来鉴别细菌,也称鉴别染色。常用的主要有革兰染色和抗酸染色。

(1)革兰染色:是一种包括初染、媒染、脱色和复染较复杂的鉴别染色技术。先以结晶紫液初染 1min,后以卢戈氏碘液媒染 1min,再以乙醇脱色 0.5min,最后以碱性复红复染,使脱色的细菌显红色,为革兰氏阴性(G^-)细菌,未脱色细菌呈紫色,为革兰氏阳性(G^+)细菌。用革兰染色可将所有细菌分为革兰氏阴性(G^-)细菌和革兰氏阳性(G^+)细菌。不同染色反应的细菌细胞壁结构差异很大,致病性各有特点,对抗生素的敏感性不同,供临床选用有效药物。与致病性相关:大多数革兰氏阳性菌的致病物质多为外毒素;阴性菌为内毒素。

(2)抗酸染色:抗酸染色是细菌着色后不被盐酸乙醇脱色的染色方法。染色方法是将较高浓度的石炭酸复红染色,加温促使菌体着色,再用 3% 盐酸乙醇,最后用美篮复染,未脱色细菌呈红色为抗酸性细菌,脱色经复染呈蓝色的细菌为非抗酸性细菌。分枝杆菌属的细菌为抗酸性细菌。如结核杆菌、麻风杆菌。

3. 细菌染色标本的制作

(1)涂片:取一张清洁无油脂的载玻片,加上一菌环生理盐水(如标本为液体可不加生理盐水直接挑去菌液涂片)。用灭菌环取菌落少许与生理盐水混合涂布成薄膜。

(2)干燥:一般在室温中使其自然干燥。

(3)固定:将干燥后的涂片迅速通过火焰 2~3 次,以玻片反面接触皮肤,热而不烫为度。固定的目的就是杀死细菌,使菌体与玻片黏附牢固,改变菌体对染料的通透性。

(4)染色:滴加染液均匀覆盖标本为度。

(5)媒染:主要增加菌体与染液间的作用力。

(6)脱色:将脱色剂(酒精或酸)滴加于经过染色的标本上,作用一段时间后除去脱色剂。目的在于预知染料与被染物之间结合的牢固程度以此鉴别细菌。

(7)复染:目的在于使已脱色的菌体重新染上与前染液颜色呈鲜明对比的颜色。

(8)标本保存与封片:保留标本用拭镜纸沾二甲苯轻轻将油镜擦去即可。需长期保存,在标本中央加一滴加拿大树胶,上覆盖一洁净盖片,自然干燥后保存于标本盒内。

(三)细菌不经染色标本观察方法

细菌不经染色直接镜检,主要用于检查细菌的动力及运动状况,常用的有悬滴法和压滴法,以普通光学显微镜减弱亮度就可观察有典型运动特征的细菌,如霍乱弧菌穿梭样运动。用暗视野显微镜观察不仅看到运动还可观察到细菌的分裂、繁殖方式。如钩端螺旋体,不易着色,可观察在黑暗的背景中显出发亮的细胞,呈螺旋纹理。两端弯曲成钩。

1. 悬滴法

取凹玻片一块,于凹窝周围涂抹凡士林少许;在 16mm 方形盖玻片中央放一接种环细菌的肉汤培养物,将凹玻片反转,使凹窝对准盖玻片中央并盖于其上,翻转玻片,使盖玻片与凹窝边缘粘紧;将制备好的悬滴标本置于显微镜载物台中央,先以低倍镜找到悬滴边缘后再换高倍镜观察;有鞭毛的细菌为真正运动,无鞭毛的细菌为分子运动。

2. 压滴法

用接种环取菌液 2~3 环置于载玻片中央,用镊子夹好盖玻片,覆盖于菌液上,先以低倍镜找好位置再换高倍镜观察。

三、细菌培养

大多数细菌可以用人工方法培养,人工培养就是人工提供细菌生长繁殖所需要的营养和生长条件,如温度、湿度及气体环境,使细菌迅速生长繁殖。不同细菌的生理需要差异很大,人工培养要选用适于生长的培养基及各类培养箱。培养的目的主要是对细菌进行分离鉴定及增菌培养。还可用于毒力鉴定及抗生素敏感试验。但必须根据不同的细菌采取各自适宜的条件,如无菌技术、接种和分离方法、培养基和培养条件等。

1. 细菌的培养条件

一般而言,细菌得到充分的营养及适宜的环境条件(pH、温度、气体环境)下即能生长繁殖。

根据气体需求可分为三类:

(1)需氧培养(需氧菌与兼性厌氧菌),置于空气中培养即可,适于大多数细菌的培养。

（2）厌氧培养（专性厌氧菌），需用厌氧罐、厌氧手套箱等设备，创造无游离氧的环境进行培养。

（3）二氧化碳培养（少数细菌，如空肠弯曲菌等），需置二氧化碳孵箱内（初分离时必须在含 5% ~ 10% 二氧化碳环境中才能生长），一旦分离成功，以后的继续培养就不需要另加二氧化碳。

2. 样品处理

标本采集是否符合要求，直接影响细菌的检测结果，因此要求除粪、痰、咽拭子等标本，其他样本均应以无菌技术方法采集。采集时间宜于病程的急性期、早期、症状典型或用药前。采集量不得太少。标本盛于无菌容器内。根据目的菌的种类采用不同的方法采集。标本采集后及时冷藏送检。

3. 无菌技术

在进行细菌培养检查过程中，无论是标本采集或培养操作，均需严格执行无菌操作技术。细菌学检验为了防止污染和病原菌的扩散，在进行细菌培养检查过程中均需严格执行无菌操作技术。

（1）所用器具、培养基等必须经严格灭菌，使用过程中不得与未经消毒物进行接触，忌长时间暴露于空气中，有盖的应迅速盖上。

（2）进行细菌检验的全过程均应在无菌室、接种罩或生物安全柜内进行。

（3）灭菌的试管、玻瓶等在打开盖后及关闭前口部应在火焰上通过 1 ~ 2 次，以杀灭可能从空气中落入的杂菌；接种环或接种针每次使用前后，均应在火焰上烧灼灭菌，金属棒或玻璃棒部分亦须转动通过火焰 3 次。

（4）检验时忌用手接触标本及已灭菌的器材内部，勿用口吹以防其他杂菌混入培养物中。

（5）打开瓶塞及试管塞时，应将塞子上端夹持于手指间适当位置，不得将棉塞任意放置别处。

四、细菌接种、分离及结果观察

接种细菌应用接种环（针）来蘸取细菌标本接种，其程序可分为：灭菌接种环 – 待冷 – 蘸取细菌标本 – 进行接种 – 接种环灭菌 5 个程序，根据待检标本性质、培养目的、所用培养基的种类，需采用不同的接种方法。

1. 平板画线分离法

是细菌分离培养的常用技术，目的是将混有多种细菌的培养物或标本中不同的细菌使其分散生长，形成单个菌落或分离出单一菌株以获得纯种。连续划线法：将标本均匀涂于平板表面边缘一小部分，在平板表面连续画线逐渐下移直至划满平板表面。适用于菌量较少的标本分离。分区划线法：适用于含菌量多的标本中细菌的分离，可分 4 ~ 5 个区，每画完一区接种环灭菌一次，每一区的画线均与上一区的画线交接 1 ~ 2 次，使菌量逐渐减少，以获得分散菌落。曲线画线法：适用于含菌量不太多的标本或培养物的细菌分离，其法是先将接种物在平板上 1/5 处轻轻涂抹，然后以曲线方式连续画线接种。平板划线分离可使细菌在平板培养基表面生长，经一定时间培养后，可形成单个的肉眼可见的细菌菌落。菌落的大小、形状（扁平状、隆起状、凹圆状、凸圆状、露滴状、针头状）、色泽、边缘（圆形、不整齐形、丝状形）、透明度、湿润度、溶血现象等特点则因细菌的种类和所用培养基不同而异，是识别细菌的重要依据之一。

2. 斜面接种法

方法为挑取单个菌落在培养基的斜面底部向上划一直线，然后从底部作开始向上密而匀的画曲线，直至斜面近顶端止。一般可观察表面、透明度、湿润度和色泽等特征。主要用于纯种增菌及保存菌种及传代。

3. 液体接种法

以接种环蘸取菌种倾斜液体培养管，先在液面与管壁交界处研磨接种物（试管直立液体淹没接种物为准）。多用于普通肉汤、脑心浸出液、陈水、糖发酵管等液体培养基的接种。观察肉汤培养一般可观察发育程度（有无生长、微弱、中等、旺盛）、有无沉淀（粉状、颗粒状、絮状）、有无菌膜（膜状、环状、皱状）、有无浑浊（混、中等、微混、透明）及色素、气味生长等。

4. 穿刺接种法

此法适用于试管内固体或半固体培养基的接种，用于保存菌种或厌氧培养，适于观察动力。方法为用接种针挑取菌落，由培养基中央垂直刺入至距管底约 0.4cm 处，再沿穿刺线退出接种针。多为半固体培养基、三糖铁、明胶等高层培养基。

5. 平板倾注法

定量取纯培养物的标本混匀于已融化并冷到 50℃ 左右 15mL 的无菌琼脂平皿中，进行菌落计数。如：食品、水、公共场所用品用具中的菌落计数的测定。

6. 涂布法

用于标本中菌落总数的测定，目前多用于纸片法药物敏感测定的细菌接种。

五、生化反应

各种细菌具有各自独特的酶系统,因而在代谢过程中所产生的分解和合成的代谢产物也不同,这些分解或合成代谢产物又各具不同的生化特点,利用生物化学的方法来检查这些代谢产物以鉴别细菌,称为细菌的生化反应,其种类和方法很多,但归纳起来主要有以下几类:糖类的代谢试验、蛋白质和氨基酸的代谢试验、有机酸盐和铵盐的利用试验、呼吸酶类试验及其他酶类试验。下面以糖类发酵试验来加以说明:不同的细菌含有发酵不同糖(醇)的酶,因而发酵糖(醇)的能力各不相同口即使能发酵某些糖(醇),但其产物也不同,如有的产酸、产气,有的产酸、不产气。根据这些特点来鉴别细菌。操作方法及结果观察:将分纯的待检细菌,接种到糖(醇)发酵培养基中,置37℃孵箱内,培养数小时到2周,观察结果。若使用微量发酵或要求培养时间较长时,应保持孵箱中一定的湿度,以免培养干燥,被检细菌不生长。被检细菌若能发酵培养基中的糖(醇)时,则产酸培养基的pH值降低。这时培养基中的指示剂呈酸色反应,若发酵培养基中的糖(醇)产酸、产气,则培养基不仅显酸色反应,并且有气体出现。培养基若系半固体,则将培养基冲破并含有气泡。培养基若为液体,可看到在培养基中的倒置小玻管中有气体,并且气体占整个倒置小玻管的10%以上,若被检细菌不分解培养基中的糖(醇),则培养基不发生变化。

注意事项:糖发酵试验培养基大致可分为液体、半固体、固体(高层、斜面)等几类,可根据试验的要求和细菌的特性选用不同的培养基。糖发酵试验应用的糖种类很多,归纳起来主要有单糖、双糖、多糖、醇、糖苷等。糖发酵管中应用的指示剂最常用的有酚红、溴草酚兰、溴甲酚紫和酸性复红等。

六、病原菌的快速检测

病原学快速检测足以应对公共卫生事件的关键技术,一般采用免疫学、分子生物学、生物化学等实验手段,项目包括病原微生物特异性抗原、特异代谢产物、特异基因、特异件抗体或其他感染性标志物的测定。检测时间一般为几分钟至几小时,作为初筛检验,检测结果需经进一步实验确认。

(一)免疫学方面的快速检测原理

与血清学试验相比,只是在时间上更快捷,如免疫胶体金技术,就是用已知抗原或抗体包被硝酸纤维索膜,再用金标记抗体或抗原来进行快速测定,阳性时呈胶体金的红色,半小时内可做出初步诊断。基于抗原抗体反应而衍生出快速检测技术很多,各实验室可根据需要选择合适的方法加以应用。

(二)微量生化反应系统

通常由10~30个生化指标组合而成,通过对结果的判断,得出1个由3~7位数组成的数字,查阅编码手册即获得相应细菌的名称,如与计算机联合使用可更快捷。由于采用微量生化管或微量测试卡,观察结果的时间可由传统的24小时缩短到4~6小时。如API测试卡、VITEK微生物鉴定系统等。全自动微生物细菌分析系统(VITEK)。它能够一次对非常多的样本开展分析,而且检测的时间不需要非常久,通常在几个小时即可完成检测,此法的效率非常好,同时也将成为检测行业全行的发展趋势。具体步骤有:样品制备、加样、孵育、判读结果。样品制备:将待鉴定的细菌画线接种于营养琼脂,37℃孵育18~24小时,刮取菌苔于无菌生理盐水中制成一定浓度悬液备用。加样:无菌操作将一定量的菌悬液加入微孔板或测试卡,加盖置37℃孵育18~24小时(快速版为4~6小时)。判读结果:取出测试卡,观察并记录各反应孔结果,查找编码手册得出相应结果,也可直接通过鉴定仪读取结果。注意事项:菌种的纯培养要用无抑制性培养基,以利菌种的全面发育。菌液的浓度要按测试卡说明书进行准备,不得太浓也不能太稀。

(三)分子生物学检测方法的运用

1. PCR 技术

聚合酶链反应是一种DNA体外扩增技术,它可以在几个小时内将极微量的FI的基因或DNA片段数目放大几百万倍,故具有高敏感性。这项技术的主要条件是设计一对引物,它所介导的扩增序列必须符合DNA要求:一是该生物所独有,只有这样才能保证检测结果的特异牲;二是为该微生物DNA的保守序列,以免因基因的变异造成漏检。近年来,随着荧光实时定量PCR的发明,扩增和产物检测同时完成,加上试剂的高度商品化,这项工作已非常简单快捷,已广泛应用于临床和公共卫生突发事件的病因调查并取得很好的效果。具体步骤有核酸提取、加样、扩增及结果分析。核酸提取:分为手工法及仪器法,可根据操作说明书进行。加样:根据具体情况加入一定量的样品、反应液、酶。扩增:将加有反应体系的微孔板放入仪器进行扩增并同时采集数据(由仪器自动完成)。结果分析:确定Ct值,并据此判断被检标本中是否有目标基因,通过标准曲线计算原始标本中的起始拷贝数。

2. 生物芯片技术

是通过微加工技术和微电子技术在固体芯片上构建的微型生物化学分析系统。它是微电子学、生物学、免疫学、物理学、化学和计算机学为一体的高度交叉的新技术。其特点是高通量、微型化和自动化地实现对细胞、蛋白质、基因及其他生物组分的准确、快速、大信息量的检测。其原理是将大量生物分子(DNA,RNA、抗体、酶、蛋白质等)作为探针固定于支持物表面,且每一种分子或几种分子探针的组合代表一种病原体或疾病,经与样品中相应分子特异配对或结合而达到检测的目的。根据其固定的生物分子及材料不同,可分为基因芯片、蛋白质芯片、组织芯片等,基因芯片是将大量的基因探针分子固定在固体芯片表面,然后与标记的样品分子进行杂交,通过检测杂交信号的强度,进而获得靶分子的信息,可同时、快速、准确地分析数以千万计的基因信息。蛋白质芯片是利用抗原与抗体、受体与配体特异性结合的反应来构建的分析系统。将制备好的蛋白质(抗原或抗体)固定于经化学修饰的玻片、硅片或滤膜等载体上,然后加入与之特异结合的带有特殊标记的蛋白质分子,通过对标记物(同位素、酶、化学发光物质等)的检测,即可获得生物体中蛋白质的信息。

第二节　血清学检测方法

一、血清学基础知识

许多抗原抗体在适宜条件下,能在体外试管内发生特异反应,因抗体主要存在于血清中,试验时一般均要应用血清,所以体外的抗原抗体反应常称为血清学反应。

(一)主要血清学反应

1. 凝集试验

细菌和红细胞等颗粒性抗原加入相应抗体,在有适量电解质存在下,两者发生特异性结合,并进一步形成肉眼可见的凝集小块。可分为直接凝集反应和间接凝集反应。

(1)直接凝集反应:指颗粒抗原直接与相应抗体结合而出现肉眼可见的凝集小块,具体有玻片法和试管法。玻片凝集反应为定性反应,方法简便快速,常用于细菌的鉴定与分型。试管凝集反应为定量反应,主要用于检测受试者血清中有无某种特异性抗体及其相对含量。

(2)间接凝集反应:是将可溶性抗原或抗体吸附于一种与免疫无关的一定大小的微粒上,使成致敏微球,然后与相应的抗体或抗原作用所发生的凝集。微球应用最多的是人 O 型红细胞及羊红细胞,故又称间接血凝,依据检测抗原抗体的不同可分为正向间接血凝试验、反向间接血凝试验及间接血凝抑制试验。

2. 沉淀试验

可溶性抗原与特异性抗体结合,在适量电解质的存在下,形成沉淀物。其反应机理与凝集反应基本相同,不同点是凝集反应的抗原是比较大的颗粒性物质、分子大,沉淀反应是比较小的可溶性物质、分子小;凝集反应的凝集块主要由抗原物质形成,沉淀反应的沉淀物主要由抗体蛋白形成;沉淀反应的试验方法有环状法、絮状法和琼脂扩散法 3 种基本类型。

3. 补体结合试验

补体结合试验是一种在补体参与下,以绵羊红细胞和溶血素为指示系统的抗原抗体反应。

4. 免疫荧光技术

免疫荧光技术是利用抗原抗体能进行特异性结合的免疫反应性,以荧光素标记已知抗体作为试剂,在涂片或组织切片上,以一定的条件使与标本中的抗原呈特异性结合,再借助荧光显微镜观察标本抗原抗体结合物的荧光现象的一种免疫标记技术。免疫荧光法有直接法、间接法和补体法 3 种。

5. 免疫酶技术

是用酶标记抗体或抗原来检测抗原或抗体的方法。可分为免疫酶染色技术与酶免疫测定两大类。免疫酶测定试验包括间接法、双抗体夹心法和竞争法。

(1)间接法:吸附于载体的抗原与第一抗体反应后,再加酶标记第二抗体,然后加酶的底物显色。

(2)双抗体夹心法:是检测抗原的方法,将抗体包被于载体,然后加入待测抗原,使抗原和抗体形成复合物。洗除多余的抗原,再加入酶标记的特异性抗体,反应后漂洗,加入酶底物,颜色的改变与待测样品 - f1 的抗原量成正比。

（3）竞争法：利用酶标记抗原和末标记抗原共同竞争有限量抗体的原理，测定样品中的抗原。操作时需要有只加酶标记抗原的系统作为对照。将抗体吸附于载体，反应后漂洗，加入待检抗原样品和酶标记抗原。对照则只加酶标记抗原。反应后漂洗加入酶底物。含酶标记抗原的对照系统出现颜色反应。而在待检系统中，由于样品中未标记抗原的竞争作用，相应抑制颜色反应。待检抗原含量高时，其对抗体的竞争能力强，所形成的不带酶的抗原抗体复合物量亦多，带酶复合物的形成量相对减少，从而使酶催化底物时产生有色产物的量也减少，而带酶复合物量却相对增多，酶催化底物时产生有色产物的量也增多。因此，待检系统中颜色变化的程度与其中抗原的含量成反比。

（二）血清学反应的基本特征

1. 高度特异性

血清学反应的基础是抗原抗体反应在体外的表现，因此它是通过抗原决定簇与抗体的结合部位之间的物理化学特性相对应而互相结合的，故有特异性。

2. 高度敏感性

其中以放射免疫测定的敏感度最高，其次是间接血凝及溶血反应，再次为补体结合反应，较差的是凝集反应和各种沉淀反应。

3. 最适比例

抗原与抗体需有一定的比例时才出现可见反应。

4. 可逆性

抗原与抗体的结合是分子表面的结合，是非共价键的结合。这种结合虽相当牢固，但在一定条件下两者可以解离。

5. 反应过程的二阶段性

第一阶段为抗原与抗体的特异性结合，此阶段需时很短，但无可见现象；第二阶段形成可见反应，此阶段需时较长。

（三）影响血清学反应的因素

1. 温度

合适的温度可加快反应。

2. 电解质

可中和抗原及抗体表面上的电荷而降低其电势。

3. pH 值

可影响反应物的电离和电荷性质，特别对抗体球蛋白的电离及带电性能影响较大。

4. 振摇和搅拌

能加速反应物的相互碰撞和接触，从而加快形成可见反应的速度。

二、主要血清学试验

1. 直接凝集试验

操作原理：细菌和红细胞等颗粒性抗原，在有适量电解质存在下，直接与相应抗体结合而出现的凝集现象。

（1）玻片凝集试验：将血清抗体与被测样品在玻片上混匀，倾斜摇动玻片 1～3 分钟，观察结果：凡呈现细小或粗大的颗粒为阳性，均匀浑浊为阴性。

（2）试管凝集试验（以肥达式反应为例）：取 40 支试管，分 5 排放在架子上，并做好标记；另取 1 支试管加入生理盐水 4. 75mL 及受检血清 0. 25mL，充分混匀后吸取 2. 5mL 加入上述每排第 1 管，各 0. 5mL；余下的 2. 5mL 稀释血清管内加入 2. 5mL 生理盐水，混后按第 1 管的方法加到第 2 管，以此类推，稀释至第 7 管；按每排标记符号分别加入诊断菌液，每管 0. 5mL，混匀放入 37℃水浴 16～20 小时，观察结果。

结果判定：＋＋＋＋，全部细菌凝集沉于管底，上液澄清，振摇时，可见明显颗粒、薄片或絮状团块，溶液清晰透明；＋＋＋，绝大多数细菌凝集沉于管底，上液较混，振摇时亦可见明显颗粒、薄片或絮状；＋＋，约半数细菌凝集沉于管底，上液较混，振摇时，仍可见颗粒、薄片或絮状团块；＋，少数细菌凝集，上液混浊；－，阴性反应，混浊度同抗原对照管。血清抗体效价，以出现＋＋凝集反应的最大血清稀释倍数的倒数为受检血清抗体的效价。

（3）操作注意事项：影响凝集反应的特异性有交叉反应、抗原的自动凝集和干扰抗体等因素。凝集反应有时出现前带现象，是由于抗体的浓度过高所致，也可由血清中的非特异性凝集抗体所引起。为使凝集反应的结果具有可重复性,抗原的浓度、稀释剂、温育的时间需一致。监测凝集试验的性能需要阴阳对照血清,标准抗原和参考血清。测定试验的敏感度应有高滴度和临界阳性血清对照。用盐水或缓冲液对照检查抗原是否发生非特异性凝集反应。

2. 间接凝集试验

(1)原理:将可溶性抗原或抗体先吸附于与免疫无关的载体上,然后与相应的抗体或抗原作用,在电解质存在的适宜条件下出现凝集反应。

(2)操作方法(以乳胶凝集为例)

① 待测血清、阳性血清、阴性血清分别用生理盐水做1:20稀释,备用。

② 在黑色方格反应板上取3个格,用毛细滴管分别加稀释待测血清、阳性血清、阴性血清各1滴,然后每格加入IgG致敏乳胶试剂1滴。

(3)结果判定:混匀后摇动2~3分钟,胶乳颗粒凝集且液体澄清者为阳性反应,不凝集仍保持均匀胶乳状为阴性反应。

3. 环状沉淀试验

(1)原理:将适量高浓度的已知抗体血清加到小试管的底部,再将等量不同稀释度的抗原沿管壁缓慢加入,重叠于抗体血清上,静置室温或37℃中几分钟至半小时,如果在两液交界面出现白色沉淀环为阳性。

(2)操作方法

① 取两支小试管,编号检测管与对照管,用毛细滴管吸取兔抗人血清适量于检测管的底部,对照管加生理盐水。

② 沿管壁缓慢加入等量一定稀释度的人血清,使之重叠于抗血清的上面。

③ 置室温或37℃环境下,10~20分钟,观察两液界面有无白色沉淀环,有白色沉淀环者为阳性。

(3)操作注意事项

① 此方法简便,但在加抗原时必须非常小心,要沿管壁缓慢加入,如速度过快,则两液界面不清,影响结果观察。

② 抗原与抗血清两液面不能有气泡。

③ 进行试验时,一般不稀释抗体,而是将抗原做较大倍数稀释,抗体浓度高,检测抗原的敏感性亦高。

④ 应尽量使用标准试剂,标准品应用国际标准品或国家标准品校准。为避免免疫扩散中抗原稀释,在加抗原前孔中不应有液体,温育时间和温度应恒定一致。当试管沉淀见到前带现象时,应稀释抗原而不是抗血清。

4. 絮状沉淀试验

(1)原理:抗原与相应抗体在试管内或玻片上混合,如出现肉眼可见的絮状沉淀物,即为絮状沉淀试验阳性(以诊断梅毒的为例)。

(2)操作方法:配制标准康氏抗原悬液,以一定量生理盐水置于洁净之抗原稀释管内,吸取1mL康氏抗原加入另一康氏抗原稀释管内,将生理盐水迅速倒入抗原管内,不必等待倒尽,立即以包有锡纸的软木塞塞紧管口,静置10分钟后使用。取康氏试管3支编号操作见表1。

表1 康氏试验操作法

试管标号	1	2	3
抗原悬液(mL)	0.05	0.025	0.0125
灭菌待检血清(mL)	0.15	0.15	0.15
血清与抗原悬液的比例	3:1	6:1	12:1
手摇10秒,静置3~7分钟,再需振荡器震荡3分钟			
生理盐水(mL)	1.0	0.5	0.5

(3)结果观察与分析 利用天然光线将3管缓缓倾斜,使管内液体流成一薄层,仔细观察有无微细沉淀颗粒存在。++++,颗粒相当粗大,溶液清晰透明;+++,颗粒中等大小,溶液清晰或微混浊;++,颗粒细小易见,溶液呈轻度混浊;+,颗粒极细尚可辨认,溶液呈轻度混浊;-,肉眼不见颗粒,溶液呈乳白色。

5. 琼脂扩散试验

(1)原理:可溶性抗原和相应抗体在含有电解质的琼脂凝胶中扩散相遇,特异性地结合形成肉眼可见的线状沉淀物的一种免疫血清学技术。琼脂凝胶的含水量极大,常用琼脂凝胶(1%~1.2%)含水98%以上,可使分子量20万以下的大分子物质自由通过。由于大多数抗原和抗体的分子量都在 20 万以下,所以能在琼脂凝胶中自由扩散。当抗原和抗体相应且比例适当,两者相遇就会出现一条沉淀线。一对抗原和抗体,形成一条沉淀线,故可应用琼脂扩散试验鉴定抗原和抗体成分、抗体的纯度、抗原或抗体的相对效价等。

(2)操作方法

① 抗原及抗体分别加入相应孔中,每孔加入 50μL。

② 加好的板放入湿盒中加盖后置 37℃ 温箱中 24h 观察结果。

(3)结果判定

① 强阳性(+++):在被检血清孔与抗原孔之间有明显的沉淀线,并与标准阳性血清的沉淀线末端互相连接者。

② 阳性(++):在被检血清孔与抗原孔之间有较弱的沉淀线,并与标准阳性血清的沉淀线末端互相连接者。

③ 弱阳性(+):标准阳性血清孔与抗原孔之间的沉淀线末端向被检血清孔内侧弯曲者。

④ 疑似(±):标准阳性血清孔与抗原孔之间出现的沉淀线末端向被检血清孔内侧偏弯或微弯者。

⑤ 阴性(-):被检血清孔与抗原孔之间不形成沉淀线,或者标准阳性血清的沉淀线向相邻的被检血清孔直伸或向外侧偏弯者,判定为阴性。被检血清孔与抗原孔间出现的沉淀(4)标准阳性血清的沉淀线呈现交叉现象时,为非特异反应,判为阴性。

(4)操作注意事项

① 琼脂质量影响试验结果,一般应用精制琼脂粉或琼脂糖配制琼脂凝胶板。

② 孔径大、孔距小,较易出现沉淀线,但孔距太小,不易鉴别两条以上的沉淀线,故在病毒抗原分析时,孔距不宜太小。

③ 一般认为 37℃ 反应比较容易出沉淀线,但对易于失效的病毒抗原,可置室温或 4℃ 反应。

④ 抗原、抗体的浓度越高,出现沉淀线的时间越快,故必要时,可将抗原、抗体先做适当的浓缩处理。

⑤ 应尽量使用标准试剂,标准品应用国际标准品或国家标准品校准。为避免免疫扩散中抗原稀释,在加抗原前孔中不应有液体,温育时间和温度应恒定一致。当试管沉淀见到前带现象时,应稀释抗原而不是抗血清。

6. 免疫荧光技术(以检测抗核抗体 ANA 为例)

(1)原理:以小鼠肝细胞或某些培养细胞作抗原片,将患者血清加到抗原片上。如果血清中有 ANA,就会与细胞核成分特异性结合。加入荧光素标记的抗人 lgG 抗体又可与 ANA 结合,在荧光显微镜下可见细胞核部位呈现荧光。

(2)操作方法

① 自冰箱中取出抗原片,用记号笔画圈标记。

② 待测血清和对照血清用 PBS 作 1:10 稀释,滴于抗原片上,放湿盒内,37℃ 温育 30 分钟。

③ 取出抗原片,用流水冲去未结合的血清,置 PBS 中浸洗,每缸 5 分钟,吹干。

④ 滴加稀释的 FITC - 抗人 IgG 抗体,置湿盒内,37℃ 温育 30 分钟。

⑤ 同步骤③ 浸洗,吹干。

⑥ 滴加缓冲甘油封片,用荧光显微镜检查。

(3)结果判定

① 细胞核发黄绿色荧光为阳性染色细胞,不发荧光为阴性。抗原片中出现阳性染色细胞为 ANA 阳性,否则为阴性。阳性待检血清可作进一步稀释后测定效价。

② 根据细胞核着染荧光的图像,可区分为均质型,细胞核是均匀一致的荧光;周边型,细胞核周围呈现荧光;斑点型,细胞核内呈现斑点状荧光;核仁型,核仁部分呈现荧光;混合型,两种以上核染色;应用 HEP - 2 细胞做抗原片可检出着丝点型。

(4)操作注意事项

① 抗原片需保存在 2~8℃,如放置于 -30℃ 可保存更长时间。

② 抗原片从冰箱取出后应立即吹干。

③ 待测血清应新鲜,或放 -20℃ 保存。阳性血清置 4℃ 保存 1 周后,效价降低。

④ 判定结果时,各实验室需在自己的实验条件下,进行一定数量的正常人调查,确定出正常人血清 ANA 水平的上限。

⑤ 免疫荧光检测均需设对照。在间接法中应设阴阳对照、缓冲液和标记抗体对照、无关抗原对照及两个特异性对照。玻片应及时镜检或可放在暗处 1~2 小时。对于直接法,利用已知的同种和异种抗原作为特异性的试验也是很重

要的。

7. 免疫酶技术（免疫酶技术中酶联免疫吸附试验应用得最为广泛，以此为例）

（1）原理：酶联免疫吸附试验（ELISA）的基本原理，一是使抗原或抗体结合到某种固相载体表面并保持其免疫活性；二是使抗原或抗体与某种酶（如辣根过氧化酶）联结成酶标记复合物，并保持其免疫活性和酶的活性；三是抗原抗体反应通过检测酶所分解的底物来定性或定量未知抗体或抗原。

（2）操作方法

① 一步法：取出试剂盒平衡至室温，将待测样品加入酶标板中，同时加入阴性、阳性对照，空白对照及外控，然后加入适当的酶，按试剂盒要求放置相应的温度与时间孵育，洗涤后加入底物显色液，孵育，加终止液，比色判定结果。

② 两步法：取出试剂盒平衡至室温，将待测样品加入酶标板中，同时加入阴性、阳性对照，空白对照及外控，按试剂盒要求放置相应的温度与时间孵育，洗涤，然后加入适当的酶，孵育，洗涤后加入底物显色液，孵育，加终止液，比色判定结果。

（3）结果判定：ELISA 结果的判定方法很多，常用的有以下几种。

① 目视比色法：在 ELISA 试验完成后，直接以肉眼观察反应产物的颜色变化，明显显色者判阳性，否则判阴性。

② 光电比色法：用分光光度计在适宜的波长下．测定反应后的 OD 值。用酶标仪判定结果需要有界值，判定界值的确定原则有：以阴性对照的 2.1 倍为界值，此法的思想是认为阴性标本的 2.1 倍处的 OD 值是线性的中间点，此点比较敏感和稳定；以（阳性＋阴性）/2 为界值，此法的思想是认为在阳性 OD 值的 50% 处的变化为敏感和稳定；先确定未感染群体的绝对值平均值（X），然后在此水平上选择。一个指示感染值（一般是 X＋2S），此法的思想是测定值高于 X＋2S，说明肯定不是零值。具体选用何种界值，按试剂盒的说明书选择，并按其方法判定阴性、阳性。

（4）操作注意事项

① 酶标仪需要经过计量部门检定，每年检定 1 次。

② 试剂必须是经国家食品药品监督管理局注册批准，批检合格，临床评估质量优良，在存效期内使用。

③ 每次试验时除了有试剂规定的阴阳对照，试剂空白外，还要有外部对照。对照偏离质控范围时，应分析原因重新试验。

④ 静脉采血时注意消毒，采够所需血量，止血带的使用时间不要超过 1 分钟。及时分离血清，不能及时检测的需冷藏，2～8℃可储存 1 周，长期保存的应于 -20℃或更低温度条件，避免反复冻融。

⑤ 一份血样有多个检测项目时注意血清样品的保留及编号。试验前将样品及试剂室温平衡 30 分钟以上，冷冻样品实验前需混匀。

第三节 培养基的分类、配制、存放及使用方法

一、培养基的分类

培养基是适合于细菌生长需要的各种由人工配置而成的营养基质，专供微生物培养、分离鉴别、研究和保存用。营养成分包含碳源、氮源、水、无机盐、能源和生长因子外，还要求一定的酸碱度，一般 pH 为 7.2～7.4。

（一）培养基按其组成成分分类

分为合成培养基、天然培养基和半合成培养基三类。

1. 合成培养基

合成培养基的各种成分完全是已知的各种化学物质。这种培养基的化学成分清楚，组成成分精确，重复性强，但价格较贵，而且微生物在这类培养基中生长较慢。如高氏一号合成培养基、察氏（Czapek）培养基等。

2. 天然培养基

由天然物质制成，如蒸熟的马铃薯和普通牛肉汤，前者用于培养霉菌，后者用于培养细菌。这类培养基的化学成分很不恒定，也难以确定，但配制方便，营养丰富，培养效果好，所以常被采用。

3. 半合成培养基

在天然有机物的基础上适当加入已知成分的无机盐类，或在合成培养基的基础上添加某些天然成分，如培养霉菌用的马铃薯葡萄糖琼脂培养基。这类培养基能更有效地满足微生物对营养物质的需要。

（二）培养基按其物理状态分类

分为固体培养基、半固体培养基、液体培养基和流体培养基四类。

1. 固体培养基

含 1.5%～2% 的琼脂，是在培养基中加入凝固剂，有琼脂、明胶、硅胶等。固体培养基常用于微生物分离、鉴定、计数和菌种保存等方面。将微生物分离成菌落、菌苔。

2. 半固体培养基

含 0.2%～0.8% 的琼脂，是在液体培养基中加入少量凝固剂而呈半固体状态。可用于观察细菌的运动特征、鉴定菌种和测定噬菌体的效价等方面。

3. 液体培养基

液体培养基中不加任何凝固剂。这种培养基的成分均匀，微生物能充分接触和利用培养基中的养料，利于菌体的快速繁殖，代谢和积累产物，操作方便，用于观察细菌的生长状态。

4. 流体培养基

含 0.05%～0.07% 的琼脂粉，增强培养基的黏度，可降低空气中的氧气进入培养基的速度，使培养基保持长时间的厌氧条件，有利于一般厌氧菌的生长繁殖。

（三）培养基按微生物的种类分类

分为细菌培养基、放线菌培养基、酵母菌培养基和霉菌培养基等四类。

1. 常用的细菌培养基有营养肉汤和营养琼脂培养基。

2. 常用的放线菌培养基为高氏1号培养基。

3. 常用的酵母菌培养基有马铃薯蔗糖培养基和麦芽汁培养基。

4. 常用的霉菌培养基有马铃薯蔗糖培养基、豆芽汁蔗糖（或葡萄糖）琼脂培养基、孟加拉红、沙氏和察氏培养基等。

（四）培养基按其特殊用途分类

分为基础培养基、加富培养基、选择性培养基和鉴别培养基。

1. 基础培养基

是含有一般微生物生长繁殖所需基本营养物质的培养基。肉浸液是最常用的基础培养基，主要成分含牛肉浸液和蛋白胨。广泛用于细菌的检验。

2. 加富培养基

也称营养培养基。是在基础培养基中加入血液、葡萄糖、生长因子等一些特殊成分制成的培养基。用于培养要求比较苛刻的营养要求较高的细菌和需要特殊生长因子的细菌生长。最常用的是血琼脂平板。

3. 选择培养基

是在基础培养基中加入某种化学物质或抗生素，以抑制不需要的细菌的生长，有助于所需细菌的生长。用于将某种或某类细菌从混杂的微生物群体中分离出。

4. 鉴别培养基

利用细菌分解糖类和蛋白质的能力及其代谢产物不同，在培养基中加入特定的底物和指示剂，观察细菌生长过程中分解底物所释放产物的差异，通过指示剂反应不同从而鉴别细菌。如鉴别大肠杆菌的伊红亚甲蓝培养基，肠杆菌科的三糖铁和动力－吲哚－尿素培养基。

5. 培养基按其制备工艺分类

分为自行配制培养基、即用型培养基和干燥培养基。

（1）自行配制培养基：成本较低，但烦琐、费时、质量不稳定。

（2）即用型培养基：使用方便，但保质期短，运输不方便。

（3）干燥培养基：使用方便、质量稳定、易于保存。

二、培养基的配制及存放

（一）所用材料

试管、三角烧瓶、量筒、玻璃棒、天平、牛角匙、pH 试纸、棉花、牛皮纸、记号笔、线绳、纱布等。

（二）操作步骤

1. 称干粉琼脂

按比例用量计算后,称量纸在电子天平上调"零"后将干粉放入称量纸上准确称量后,倒入三角烧瓶中并加入定量的冷的蒸馏水。充分摇匀避免干粉粘在烧瓶底部。

2. 加热溶解

将三角烧瓶放在石棉网上,小火加热,并用玻棒不断搅拌,以防琼脂糊底或溢出,待干粉完全溶解煮沸。调 pH:用 1N 的盐酸或 1N 氢氧化钠把培养基调到所要求的值。

3. 分装

按实验要求,可将配制的培养基分装入试管或三角瓶内。分装量:固体培养基约为试管高度的1/5,一般装3~4mL 灭菌后制成斜面。分装入三角瓶内以不超过其容积的一半为宜。半固体培养基以试管高度的 1/3 为宜,灭菌后垂直待凝。以免灭菌时外溢。液体培养基一般装 4~5mL,约试管的 1/4 高度。

4. 加塞

试管口和三角瓶口塞上塞子。瓶塞的形状、大小和松紧度要合适,四周紧贴管壁,不留缝隙,才能起到防止杂菌侵入和有利通气的作用。要使塞子总长约 3/5 塞入试管或瓶口内,以防瓶塞的脱落。

5. 包扎

加塞后,将三角瓶的瓶塞外包一层牛皮纸,以防灭菌时冷凝水沾湿棉塞。若培养基分装于试管中,以 10 支在一起,再于瓶塞外包一层牛皮纸,用绳扎好。然后用记号笔注明、培养基名称、配制人姓名、日期。

6. 灭菌

根据不同培养基成分决定灭菌条件,根据需要将培养基于 121℃湿热灭菌 15 分钟或 115℃ 20 分钟高压灭菌并使用化学指示卡。灭菌后,如制斜面,则要趁热将试管口端搁在一根长木条上,并调整斜度,使斜面的长度不超过试管总长的 1/2。如需制平板和不需要灭菌的培养基可冷却至 60℃直接倾注平板。需加抗生素的将培养基融化后待温度降至 45℃左右时才能加入抗生素后再倾注平板,每块 15mL,厚度 2mm。

7. 无菌检查

将灭菌的培养基放入 37℃温箱中培养 24~48 小时,无菌生长即可使用,不用的培养基于冰箱 4℃保存,一般不超过 7 天使用。或用塑料袋包装密封最多不超过 2 周使用。

（三）注意事项

称药品用的牛角匙不要混用,一药一勺,取药后及时盖紧瓶盖。不同培养基各有配制特点,根据说明要求具体操作。避免使用过期或潮解、氧化或污染的培养基。已开封的培养基可使用半年。

三、培养基的使用方法

不同的培养基配制使用方法不同,具体参照所购培养基上的说明书操作。

第四节 微生物实验室菌毒种的管理

一、微生物实验室菌种管理职责

1. 微生物实验室负责菌、毒种的出入库保管、保存及处理等日常管理。

2. 科室必须指定两名菌、毒种库管理人员承担菌、毒种日常管理。

3. 科室负责人负责一、二类菌、毒种的出入库和向上级索取及对下级发送的审核。

4. 技术管理层批准实验室一、二类菌、毒种的出入库和向上级索取及对下级发送的审批。

二、日常管理工作程序

（一）报送及入库

1. 当地所检出的地方菌、毒株应及时报送省疾病预防控制中心。

2. 新发现的菌、毒种,要做好原始记录,逐级报送进行复核确认,报送时须两人参加。

3. 一、二类菌、毒种入库前,科室审核,技术管理层批准后入库。

4. 个人不得擅自保留菌、毒种,必须由科室进行统一编号、登记入库管理。

5. 菌、毒种入库时,两名菌、毒种保管人员须认真做好菌毒种的编号、登记工作。

(二)菌种日常管理

1. 保管人员应由两名检验人员组成。

2. 菌、毒种入库时,保管人员应及时验收,统一编号,填写《菌、毒种登记表》(HJK/JL-20)。

3. 严禁随意将菌、毒种置于非菌、毒种专用保存场所,应做到三专(专室、专柜、专锁)。

4. 菌、毒种库应由两名保管人员双锁管理,铁门与锁必须牢固有效,发现损坏须及时报修。未经各科室负责人同意,不得擅自将钥匙委托他人代管。

5. 菌、毒种保管人员应定期对库内温度、湿度、通风及冰箱、冰柜等菌、毒种保藏设备运转情况进行检查,并做好记录。

6. 菌、毒种保管人员根据菌、毒种的保存期限,及时通知分管病种的检验人员进行传代,定期鉴定,并详细记录在《菌、毒种登记表》(HJK/JL-20)。

7. 菌、毒种保管人员发现菌、毒种发生变异和死亡,应及时向科室负责人报告,并填写《菌、毒种登记表》(HJK/JL-20)。科室须将变异及死亡的一、二类菌、毒种通报技术管理层。

(三)索取、领用和发放

1. 因工作需要索取、领用和发放一、二类菌、毒种时,须严格按国家有关的规定,填写《菌、毒种领取申请表》(HJK/JL-21),科室负责人审核,技术管理层批准后方可索取、领用和发放。

2. 三类菌、毒种的领用和发放时,应有两人参加。

3. 一类菌、毒种,须报卫生部批准,二类菌、毒种须经省级卫生行政部门审批。未经上级批准,不得进行国际各类菌、毒种交流。

4. 进行菌、毒种索取、领用和分发时,须做好记录,填写《菌、毒种使用及销毁记录》(HJK/JL-22)。

5. 一、二类菌、毒种不得邮寄,三类菌、毒种在邮寄时,应执行有关规定。

(四)销毁

菌、毒种使用过程中须接受保管人员的监督,工作结束后,立即做好善后处理,销毁时应有两人以上参加,并做好销毁记录。因工作需要暂时保留的菌、毒株也应该按规定的时间销毁。

第五节　微生物检验过程中的质量控制

一、微生物实验室的安全防护

病原微生物实验室主要进行不同危害程度的病原微生物操作。在病原微生物实验室的各种活动中,实验室相关感染事故时有发生。实验室感染的途径一般有黏膜接触感染、食人感染、吸入感染和接触感染动物感染。微生物实验室所接触的样品中可能会含有病原体,对室内工作人员和周围人群造成威胁。对感染性病原微生物气溶胶的吸入感染往往重视不够,而气溶胶传播是造成实验室相关感染的主要因素。

在检验操作过程中的各个环节都可能产生危险的微生物气溶胶。接种标本,火焰烧灼接种环时,吸取和稀释液体标本过程中将吸管中最后一滴用力驱出、排除注射器内的气泡或当培养管振摇后打开管塞时,易造成空气污染。如防护不当,极易造成实验室感染。

容易造成实验室感染的疾病有乙肝、沙门菌和志贺菌病。其中许多是通过微生物气溶胶经呼吸道吸入感染者,直径 $1\sim5\mu m$ 的气溶胶颗粒很容易到达肺泡而致病。由于微生物气溶胶的散布,或病原体通过带出实验室都有可能对外界产生危害,所以从实验室的设置、装备及防污染措施,到实验室内的各项工作程序应有严格的要求,限制非工作人员进入实验室。为了实验室人员的安全、实验室的安全、生态环境的安全,有效预防实验室感染的发生,所有涉及感染性物质的操作应在特定等级的生物安全实验室内进行。

二、微生物检验在生物安全的分级

生物安全实验室简称"BSL实验室",是指通过规范的实验室设计、实验设备的配置、个人防护装备的使用等建造的实验室。生物安全实验室在结构上由一级防护屏障(安全设备)和二级防护屏障(设施)这两部分硬件构成,实验室生物安全防护的安全设备和设施的不同组合,构成了四级生物安全防护水平,一级为最低,四级为最高。其中 BSL－1 和 BSL－2 实验室被称为基础实验室,BSL－3 实验室被称为生物安全防护实验室;BSL－4 实验室被称为高度生物防护实验室,是生物安全最高等级,可有效阻止传染性病原体释放到环境中,同时为研究人员提供安全保证。

一级:实验室的结构和措施、安全操作规程、安全设备适用于对健康人群已知无致病作用的微生物。一般不需要特殊防护装置和设备,如生物安全柜。

二级:实验室的结构和措施、安全操作规程、安全设备适用于对人或环境具有潜在中等危害的微生物。

三级:实验室的结构和措施、安全操作规程、安全设备适用于主要通过呼吸途径使人传染上严重的甚至致死疾病的微生物及其毒素,通常已有预防传染的疫苗。

四级:实验室的结构和措施、安全操作规程、安全设备适用于对人体具有高度的危险性,通过气溶胶传播途径或传播途径不明,目前尚无有效的疫苗或治疗方法的致病微生物及其毒素。

微生物工作者应注意个人防护,检验时必须穿着工作服、戴口罩、戴帽子,根据需要戴防护眼镜和一次性乳胶手套,操作潜在危险物和摘下手套后要洗手,离开实验室之前也要洗手。工作区内禁止吃东西、喝水、抽烟、操作隐形眼镜、使用化妆品及储存食物。在实验室戴隐形眼镜的人员应佩戴护目镜和防护面具。食物要储存在工作区外的专用柜子或冰箱里。严格禁止用嘴吸移液管,要使用机械吸液装置。所有的实验操作步骤尽可能小心,减少气溶胶或飞溅物的形成。工作日结束后,须实行终末消毒处理。如有任何潜在危险物溅出时,工作台表面应立即净化消毒处理。所有培养基、保存物和其他系统管理的废弃物,在处理之前应使用经审定批准的净化方法(如:高压灭菌法)进行净化处理。

三、微生物实验室感染性废弃物的处理

微生物实验室必须遵守感染性废弃物处理的原则,所有潜在感染危险的物品的处理首先是去污染,任何污染材料未经消毒不能拿出实验室。液体废弃物必须收集在防漏、未破损的容器内经高浓度的化学消毒剂作用。每日加入 1:20 的 84 消毒液消毒后倒入下水道后。对于剩余标本、经接种过的培养基、菌种管需高压灭菌 121℃ 30 分钟后再当作一般固体废弃物来处理。处理含有锐利物品感染性废料时应用防止刺破的手套。实验室产生的感染性废物必须严格区分感染性和非感染性废物,一旦分开后感染性废物必须加以隔离。感染性废物应分类丢入垃圾袋,所有收集感染性废物的容器都应有生物危害的标志。每日的感染性废物、设备和玻璃器皿均通过压力蒸汽灭菌去除污染。经消毒后的废物用黄色塑料袋包装后,放到单位指定地点集中送交医疗垃圾处理站并做好各种危险废弃物的处理登记记录。

四、微生物实验室的质量保证

质量保证是指微生物实验室所规定的客观而系统的保证检验质量的措施,以便达到和保持检验工作的最佳水平。质量控制是保证实验室的检验结果的精准性、可靠性和可重复性的自我控制过程,也是质量保证体系的一个方面。质量保证首先要重视实验室工作人员的继续教育和素质的提高,定期加强新理论、新业务、新技术的学习,培养严谨的科学态度。还要加强实验室系统性标准化的操作规程,工作人员必须遵循管理和技术上的要求和规定。定期进行理论和业务的考核,组织检验人员在同一时间地点,不同实验室进行比对,对结果采用适当统计方法进行分析,加强实验室质量控制措施从而提高实验室工作水平和检验质量。

质量控制分外部和内部两部分。外部质控是对实验室间的质量评定,通过国内负责室间质量控制的机构检查各实验室的工作质量,接受上级检验质量控制机构的质量检查。内部质控是指室内规定的主要对培养基、菌种、试剂、仪器设备等质量监测和评价的措施。

1. 培养基

要求对培养基进行两方面的质量控制,包括无菌试验以及已知菌生长试验。无菌试验一般为随机抽样 3%～5%,在 35℃ 条件下培养 48h,每批培养基至少进行一次无菌试验;已知菌生长试验的前提条件是实验室有足够的已知菌储备,其中包括标准菌株(如 ATCC 或 NCTC 标准菌株)及经过准确鉴定的临床分离菌。如果条件允许,提倡使用标准菌株。已知菌生长试验应明确预期结果。每批培养基至少进行一次已知菌生长试验。生化反应培养基应能正确反映细菌的生化反应特征。所有容易腐败的产品和溶液必须注明制备或收到日期、浓度、安全性警告等。试剂和染液均需用阳性和阴性菌株测试。经鉴定生长的细菌为阳性菌株,不产生特征性的菌落为阴性菌株。

2. 诊断血清

验收时必须检查血清名称、生产批号、生产厂家、血清效价、色泽与透明度,实验过程中避免假阳性的结果,严格无

菌操作,避免交叉污染。血清浑浊或有絮状,立即停止使用,试剂开封后应妥善保存尽快用完。

3. 仪器设备

实验室仪器设备的质量控制主要是恒温培养箱、水箱、霉菌培养箱、显微镜、冰箱、CO_2 培养箱、厌氧培养箱、高压蒸汽灭菌培养箱等保持运行过程中技术指标的稳定。应有每天的温度记录卡和使用记录,高压蒸汽灭菌(1 次/月)进行灭菌性能检测,常用的方法是用嗜热芽孢杆菌菌片(5×10^6/片)放入高压蒸汽灭菌内,取出灭菌后的菌片置于高压菌片专用培养基中 56℃ 培养 48h,观察灭菌片培养液颜色变化,紫色即为合格,黄色为不合格。恒温培养箱要求温度 36 ± 1℃ 或 44.5 ± 1℃。霉菌培养箱要求温度 28 ± 1℃。CO_2 培养箱一般要求培养细菌时温度 <10℃,过夜 >5℃。低温冰箱 -20 ± 5℃。冰箱:4 ± 2℃。所有使用的仪器性能均达到计量局的要求,所有仪器均要建立仪器档案,(仪器图片、生产厂家、生产日期、名称、型号、使用说明书、购买仪器的鉴定证明等)。仪器设备应有资质的技术监督机构在规定的检定周期内(1 次/年)进行鉴定和测试,鉴定合格后发鉴定证明。实验室所有的使用仪器,经技术监督部门鉴定计量合格后应贴上合格证表明其校准状态。包括检定日期、有效期、器具编号、鉴定单位、检定员。状态实行三色标识,准用仪器贴上黄色标识;合格仪器贴上绿色标识;停用仪器贴上红色标识。定期查看是否标识完好,仪器设备的运行管理包括:编写仪器作业指导书;专人负责保管仪器;定期进行一寝清洁和消毒的维护;建立仪器使用维护和使用记录;高压灭菌器的使用人员需经技术监督机构培训合格后才可持证上岗;大型贵重的仪器鉴定期间要进行期间核查。

4. 操作检验方法

实验室首选国家标准,其次选用行业标准中的检验方法。

5. 环境条件

(1)要有专门的通风、换气、照射设施:只有对实验室环境设施进行有效的监控,才能保障实验室操作人员的健康和环境安全。

(2)微生物实验室主要分为无菌实验室、净化实验室、生物安全实验室、PCR 实验室等。

(3)区域划分要合理,要有明确的警示标示,防止因气溶胶等原因造成的交叉污染。确保环境条件不会对实验结果产生不良的影响。

(4)环境监测的项目包括:空气洁净度、沉降菌、新风量、工作窗口气流流向、温湿度、照度、噪声、紫外灯辐照强度、压力、干热灭菌器压力效果等。

(5)检测频次:利用沉降法监测空气洁净度:(1 次/月)。

(6)空气菌落总数方法:直径 9cm 平板,暴露 5 分钟计,菌落总数 ≤10CFU/Ⅲ 为合格。紫外线(1 次/季),使用时紫外线辐照强度以 30W 功率计,应 ≥70μW/cm²。

第二章　卫生微生物的检测

第一节　食品的微生物检测

一、食品中常见的微生物

(一)食品中常见细菌分类

1. 按其分解能力和分解后引起食品的变化可分为 4 类

(1)分解蛋白质的细菌:对蛋白质的分解能力不同菌属也不同,其中分解能力较强的有芽孢杆菌属、假单胞菌属、变形杆菌属和梭菌属。分解较弱的有小球菌属、葡萄球菌属、八叠球菌属、无色杆菌属、产气杆菌属、黄色杆菌属、埃希菌属、沙雷菌属、短杆菌属。此外,粪肠球菌、液化链球菌也能分解酪蛋白,某些真菌也能分解蛋白质。

(2)分解脂肪的细菌:常见的有荧光假单胞菌、无色杆菌属、产碱杆菌属、沙雷菌属、小球菌属及少数芽孢杆菌。

(3)分解糖的细菌:大多数细菌都有分解单糖、双糖的能力。能分解多糖的细菌主要有:枯草芽孢杆菌、马铃薯芽孢杆菌、丁酸梭菌、淀粉梭菌和嗜热解糖梭菌。

(4)引起食品颜色改变的细菌:产黄色系颜色的细菌有小球菌、葡萄球菌属、黄杆菌属、芽孢杆菌属、荧光假单胞菌、玉米丙酸杆菌、红色丙酸杆菌和八叠球菌等。产粉红及红色系颜色的细菌有黏质沙雷菌、藤黄八叠球菌、凝结芽孢杆菌、坚实芽孢杆菌、假单胞菌、玫瑰小球菌等。产褐色系颜色的细菌主要有致黑假单胞、枯草芽孢杆菌、荧光假单胞菌。产黑色系颜色的细菌有变形杆菌属、致黑梭菌及某些假单胞菌。粪蓝假单胞菌、蓝黑色杆菌使食品变蓝色或蓝绿色。

2. 引起食物中毒的细菌,按其致病的类型分为四型

(1)引起毒素型食物中毒的细菌:包括肠毒素型和神经毒素型细菌。

(2)产肠毒素型的细菌主要有副溶血性弧菌、产肠毒素大肠埃希菌、蜡样芽孢杆菌、产气荚膜梭菌、志贺菌、霍乱弧菌、铜绿假单胞菌和金黄色葡萄球菌等。

(3)产神经毒素型的细菌有肉毒梭菌、米酵酸菌。

(4)引起感染型食物中毒的细菌:主要有沙门菌属、变形杆菌属、肠球菌属以及小肠结肠炎耶尔森菌、空肠弯曲菌、嗜水气单胞菌及某些非 O_1 群弧菌。

(二)食品中常见的真菌

食品中含有适合真菌生长的必要条件,在食品的生长、加工、运输和销售环节中均可遭受真菌的污染,根据其主要特性的不同分为真菌和酵母菌,分述如下。

1. 食品中常见的真菌

(1)毛霉菌属:毛霉菌常造成水果、蔬菜、肉类、糕点、乳制品和果酱等食品的腐败。

(2)青霉菌属:主要有岛青霉菌、红色青霉菌、扩张青霉菌、枯青霉菌及展开青霉菌,可引起食物中毒。

(3)根霉菌属:引起粮食及制品霉变。

(4)曲霉菌属:其中的黄曲霉菌、杂色曲菌、构巢曲菌及寄生曲菌可引起多种食品的霉变。

(5)木霉菌属:可造成谷物、水果、蔬菜的霉变。

(6)交链孢霉菌属:主要引起水果和蔬菜食品变质。

(7)葡萄孢菌属:主要引起水果变质。

(8)芽枝霉菌属:主要引起食品霉变。

(9)镰刀霉菌属:主要引起谷物、水果和蔬菜变质。

(10)地霉菌属:主要引起水果和蔬菜霉变。

2. 食品中常见的酵母菌

(1)酵母菌属：人部分用于工业生产,但也可引起食品变质。如啤酒酵母可引起水果发酵,鲁氏酵母、蜂蜜酵母引起高糖食品变质及酱油变坏。

(2)毕赤酵母菌：使酒类和酱油变质并形成浮膜。

(3)汉逊酵母菌属：引起含糖食品变质。

(4)赤酵母属：引起食品赤色斑点。

(5)球拟酵母：引起果汁、乳制品、鱼贝类变质。

(6)丝孢酵母：常在酿造食品及冷藏食品中查见。

3. 引起食物中毒的真菌,据其产生的毒素分为两大类

(1)按其作用的靶组织分为肝脏毒素,肝脏毒素、肾脏毒素：主要引起中毒性肝炎和肝癌,常见的有黄曲霉菌、杂色曲霉菌、棕曲霉菌、岛青霉菌等;神经毒素主要有黄绿青霉素、展青霉素;肾脏毒素主要有黄曲霉素、枯青霉素;还有心脏毒素、造血器官毒素等。

(2)按其化学性质和结构分为生物碱、蒽醌、丁烯酸内酯、香豆素和环氨肽等。

二、食品中常规微生物检测

(一)食品中常规微生物指标

菌落总数、大肠菌群、真菌和酵母计数、致病菌检测。

(二)样品的采集

1. 样品种类

可分为大样、中样、小样三种。大样系指一整批,中样是从样品各部分取得的混合样品,一般为250g。小样系指做分析用的检样,一般为25g。定型包装及散装食品均采样250g。

2. 采样方法

采样必须在无菌操作下进行,根据样品种类采用不同的方法进行采样,袋装、瓶装和罐装食品,应采完整的未开封的样品。如果样品很大,则需用无菌采样器取样;固体粉末样品,应边取边混合:液体样品通过振摇混匀;冷冻食品应保持冷冻状态(可放在冰内、冰箱的冰盒内或低温冰箱内保存),非冷冻食品需在 0～5℃中保存。

3. 工作流程

(1)接样时查看包装是否完整。

(2)采样数量是否符合要求逐一核对标签与送样单信息是否符合。

(3)所检项目是否符合卫生标准要求。

(4)核对提供的检测依据是否具备检测能力的样品按保存要求保存。

(5)积极准备条件进行检验。

(6)检验完的样品放入专用冰箱存放,规定的时间内出具结果。

(7)阴性样品及时处理,阳性样品发出报告后 3 天后处理。

(三)样品处理

1. 固体样品

无菌操作采取不同部位称取 25g 检样,加入灭菌生理盐水 225mL 中,制成混悬液。

2. 液体样品

外包装擦拭灭菌后,吸取 25mL 检样,加入灭菌生理盐水 225mL 中,制成混悬液(注:冰棍、冰淇淋放在灭菌容器内,融化后立即检验)。

3. 特殊样品

(1)配有调味料的方便面：用无菌操作开封取样,将面块和全部调料及配料一起称量,按1:1加入灭菌生理盐水,制成检样匀质液,称取 50g 匀质液加至 200mL 灭菌生理盐水中,制成1:10 稀释液。

(2)速冻预包装面米制品：用无菌操作开封取样,称取样品 50g,加入灭菌生理盐水 225mL 中,置 45℃水浴 30 分钟,化冻后立即进行检验。

(3)带壳干果食品、烘炒食品：用无菌操作开封取样,外壳消毒后无菌操作取出果肉,称取 25g 检样,加入灭菌生理盐水 225mL 中,制成混悬液。

（四）食品中菌落总数检测

食品检样经过处理，在一定条件下培养后（如培养基成分、pH、需氧性质等），所得 1mL(g) 检样中所含菌落的总数。只包括一群在营养琼脂上生长发育的嗜中温性需氧的菌落总数。菌落总数主要作为判定食品被污染程度的标志，也可以应用这一方法观察细菌在食品中繁殖的动态，以便对被检样品进行卫生学评价时提供理论依据。

1. 操作步骤

根据食品卫生标准要求，选择 2～3 个适宜稀释度，分别在做 10 倍递增稀释的同时，吸取 1mL 样品稀释液于灭菌培养皿内，每个稀释度做两个培养皿，将营养琼脂（46℃）注入平皿摇匀，同时将营养琼脂倾入加有 1mL 稀释液灭菌培养皿作空白对照，待凝固后，翻转平板，置 36℃±1℃ 温箱内培养 48 小时±2 小时后观察结果。

2. 结果报告

应选择平均菌落数在 30～300 的稀释度，乘以稀释倍数报告结果，单位为 CFU/g(mL)。有较大片状菌落生长的平板，不宜采用，若片状菌落不到平板的一半，而其余一半中菌落分布又很均匀，可计算半个平板后乘以 2 代表全皿菌落数。平板内如有链状菌落生长时，若仅有一条链，可视为一个菌落，如果有不同来源的几条链，则应将每条链作为一个菌落。若有两个稀释度，其生长的菌落数均在 30～300，则视两者之比来决定，若其比值小于或等于 2，应报告其平均数；若大于 2 则报告其中较小的数字。若所有稀释度的平均菌落数均大于 300，则应按稀释度最高的平均菌落数乘以稀释倍数报告。若所有稀释度的平均菌落数均小于 30，则应按稀释度最低的平均菌落数乘以稀释倍数报告。若所有稀释度均无菌生长，则以小于 1 乘以最低稀释倍数报告。若所有稀释度的平均菌落数均不在 30～300，其中一部分 >300 或 <30 时，则以最接近 300 或 30 的平均菌落数乘以稀释倍数报告。菌落数在 100 以内时，按其实际数报告，>100 时，采用两位有效数字，在两位有效数字后面的数值，以四舍五入方法计算。为了缩短数字后面的零数，也可用 10 的指数来表示。

检测方法详见《食品微生物学检验》GB 4789.2—2010。

（五）食品中大肠菌群 MPN 计数的检测

一群能发酵乳糖、产酸、产气、需氧和兼性厌氧的革兰阴性无芽孢杆菌。该菌主要来源于人畜粪便，故以此作为粪便污染指标来评价食品的卫生质量，推断食品中有否污染肠道致病菌的可能。

1. 操作步骤

根据食品卫生标准要求，选择 3 个适宜稀释度的样品匀液，每个稀释度做 3 管月桂基硫酸盐—蛋白胨肉汤（LST），每管接种量 1mL，（接种量超过 1mL，用双料 LST 肉汤），置（36±1）℃ 培养 24h±2h，观察导管中是否有气泡产生，（24±2）小时产气者进行复发酵试验，如未产气继续培养（48±2）小时，产气者进行复发酵试验。未产气者为大肠菌群阴性。用接种环从产气的 LST 管中分别取培养物 1 环，移种于煌绿乳糖胆盐（BGLB）管中，（36±1）℃ 培养（48±2）小时，观察产气者计为大肠菌群阳性管。

2. 结果报告

明确证实的大肠菌群 LST 阳性管数，查 MPN 检索表，报告每 g(mL) 样品中大肠菌群的 MPN 值。

检测方法详见《食品微生物学检验》GB 4789.3—2010。

（六）食品中霉菌和酵母菌计数的检测

1. 操作步骤

根据食品卫生标准要求，选择 3 个适宜稀释度，分别在做 10 倍递增稀释的同时，吸取 1mL 稀释液于灭菌培养皿内，每个稀释度做两个培养皿，将孟加拉红琼脂（46℃）注入平皿摇匀，培养温度 25～28℃，3 天后开始观察结果共培养观察 5 天。

2. 结果报告

选择菌落数在 10～150 的平皿进行计数，同稀释度的 2 个平皿的菌落平均数乘以稀释倍数，即每克（或 mL）检样中所含真菌和酵母数以 CFU/g(mL) 表示。稀释度选择及菌落报告方式参考菌落总数的报告。

检测方法详见《食品微生物学检验》GB 4789.15—2010。

（七）食品中常见致病菌的检测

1. 沙门菌检验

（1）操作步骤：前增菌：称取 25g(mL) 样品放入盛有 225mLBPW 的无菌均质杯中，以 8000～10000r/min 均质 1～2 分钟，或置于盛有 225mL BPW 的无菌均质袋中，用拍击式均质器拍打 1～2 分钟。若样品为液态，不需要均质，震荡混匀。如需测定 pH，用 1mol/mL 无菌 NaOH 或 HCL 调 pH 至 6.8±0.2。无菌操作将样品转至 500mL 锥形瓶中，如使用均质袋,可直接进行培养,36±1℃培养8~18小时。如为冷冻产品,应在45℃以下不超过15分钟,或2~5℃不不超过18小时解冻。增菌:轻轻振动培养过的样品混合物,移取1mL,转种于10mL TTB内,于42±1℃培养18~24小时。同时另取1mL,转种于10mL SC内,于36±1℃培养18~24小时。

(2)分离:分别用接种环取增菌液一环,画线接种于一个BS琼脂平板和XLD琼脂平板(或HE琼脂平板或沙门氏菌属显色培养基平板)。于36±1℃分别培养18~24小时(XLD琼脂平板、HE琼脂平板、沙门氏菌属显色培养基平板)或40~48小时(BS琼脂平板),观察各个平板上生长的菌落特征。

(3)生化试验:自选择性琼脂平板上分别挑取两个以上典型或可疑菌落,接种三糖铁琼脂,先在斜面画线,再于底层穿刺;接种针不要灭菌,直接接种赖氨酸脱羧酶试验培养基和营养琼脂平板,于36±1℃培养18~24小时。必要时可延长至48h。观察反应结果。根据检验需要再进行沙门菌属生化反应鉴别和沙门氏菌属生化群的鉴别。

(4)血清学鉴定:根据血清学分型鉴定的结果,按照沙门氏菌属抗原表判定菌型。

(5)结果与报告:综合以上生化试验和血清学鉴定的结果,报告25g(mL)样品中检出或未检出沙门菌。

检测方法详见《食品微生物学检验》GB 4789.4—2010。

2. 志贺菌检验

(1)操作步骤:增菌,以无菌操作取检样25g(mL),加入装有灭菌225mL志贺菌增菌肉汤的均质袋中,用拍击式均质器连续均质1~2分钟,液体样品振荡混匀即可。于41.5±1℃,厌氧培养16~20小时。

(2)分离 取增菌后的志贺增菌液分别画线接种于XLD琼脂平板和MAC琼脂平板或志贺菌显色培养基平板上,于36±1℃培养20~24小时,观察各个平板上生长的菌落形态。宋内志贺氏菌的单个菌落直径大于其他志贺菌。若出现的菌落不典型或菌落较小不易观察,则继续培养至48小时再进行观察。志贺氏菌在不同选择性琼脂平板上的菌落特征:MAC琼脂上呈现无色至浅粉红色,半透明、光滑、湿润、圆形、边缘整齐或不齐的菌落;XLD琼脂上呈粉红色至无色,半透明、光滑、湿润、圆形、边缘整齐或不齐的菌落。

(3)初步生化试验 自选择性琼脂平板上分别挑取两个以上典型或可疑菌落,分别接种TSI、半固体和营养琼脂斜面各一管,置36±1℃培养20~24小时,分别观察结果。凡是三糖铁琼脂中斜面产碱、底层产酸(发酵葡萄糖,不发酵乳糖,蔗糖)、不产气(福氏志贺氏菌6型可产生少量气体)、不产硫化氢、半固体管中无动力的菌株,挑取其已培养的营养琼脂斜面上生长的菌苔,进行生化试验和血清学分型。

(4)生化试验 用已培养的营养琼脂斜面上生长的菌苔,进行生化试验,即β-半乳糖苷酶、尿素、赖氨酸脱羧酶、鸟氨酸脱羧酶以及水杨苷和七叶苷的分解试验。除宋内氏志贺氏菌、鲍氏志贺氏菌13型的鸟氨酸阳性;宋内菌和痢疾志贺氏菌1型、鲍氏志贺菌13型的β-半乳糖苷酶为阳性以外,其余生化试验志贺氏菌属的培养物均为阴性结果。另外,由于福氏志贺氏菌6型的生化特性和痢疾志贺菌或鲍氏志贺菌相似,必要时还需加做靛基质、甘露醇、棉子糖、甘油试验,也可做革兰染色检查和氧化酶试验,应为氧化酶阴性的革兰氏阴性杆菌。生化反应不符合的菌株,即使能与某种志贺菌分型血清发生凝集,仍不得判定为志贺氏菌属。志贺氏菌属生化特性及血清学试验见GB/4785.5—2012。

(5)结果报告 综合以上生化试验和血清学鉴定的结果,报告25g(mL)样品中检出或未检出志贺氏菌。

检测方法详见《食品微生物学检验》GB 4789.5—2010。

3. β型溶血性链球菌检验

(1)操作步骤 按无菌操作称取食品样品检样25g(mL),加入225mL MTSB的均质袋中,用拍击式均质器均质1~2分钟。36±1℃培养18~24小时。

(2)分离 将上述混悬液直接画线接种于哥伦比亚CNA血琼脂平板。36±1℃厌氧培养18~24小时,观察菌落形态。为灰白色、半透明、光滑、表面突起、圆形、边缘整齐,并产生B型溶血。挑去5个可疑菌落分别接种哥伦比亚血琼脂平板和TSB增菌液,36±1℃培养18~24小时。

(3)形态与染色 本菌为革兰氏染色阳性呈球形或卵圆形,常排列成短链状。

(4)触酶试验 挑取可疑菌落,加到干净玻片上的3%过氧化氢溶液中,立即产生气泡者为阳性。β型溶血性链球菌触酶为阴性。

(5)链激酶试验 致病性β型溶血性链球菌能产生链激酶,此酶能激活正常人体血液中的血浆蛋白原,使成血浆蛋白酶,而后溶解纤维蛋白。

吸取草酸钾血浆0.2mL于0.8mL灭菌生理盐水中混匀,再加入经36±1℃培养18~24小时的可疑菌落的TSB培养液0.5mL,及0.25%氯化钙0.25mL,振荡摇匀,置36±1℃水浴中10min血浆混合物自行凝固,继续36±1℃培养24小时,凝固块重新完全溶解为阳性,不溶解即为阴性,β型溶血性链球菌触酶为阳性。

（6）结果报告：综合以上试验结果，报告每25g（mL）样品中检出或未检出溶血性链球菌。

检测方法详见《食品微生物学检验》GB 4789. 11 - 2014。

4. 金黄色葡萄球菌检验

第一法：金黄色葡萄球菌的定性检验

（1）操作步骤：称取25g样品至盛有225mL7.5% NaCl肉汤增菌液无菌均质袋内，用拍击式均质器拍打1~2分钟。将上述匀液于36±1℃培养18~24小时。金黄色葡萄球菌在7.5% NaCl肉汤增菌液内呈浑浊生长。将上述培养液，分别划线接种到Baird - Parke琼脂平板和血琼脂平板，血琼脂平板36℃±1℃培养18~24小时。Baird - Parke琼脂平板36±1℃培养18~24小时或45~48小时。金黄色葡萄球菌在Baird - Parke琼脂平板上，菌落直径为2~3mm，颜色呈灰白色到黑色，边缘为淡色，周围为浑浊，外层有透明圈。在血琼脂平板上，形成菌落较大，圆形、光滑凸起、湿润、金黄色（有时为白色），菌落周围可见透明溶血环革氏染色镜检同时做血浆凝固酶试验。

（2）结果与报告：符合金黄色葡萄球菌在Baird - Parke琼脂平板上和在血琼脂平板上的菌落形态；革兰染色为革兰氏阳性球菌排列呈葡萄状，无芽孢无荚膜；血浆凝固酶试验阳性，可判定为金黄色葡萄球菌。报告：在25g（mL）样品中检出或未检出金黄色葡萄球菌。

第二法：金黄色葡萄球菌平板计数

（1）操作步骤：样品的稀释固体和半固体样品：称取25g样品置盛有225mL生理盐水的无菌均质袋内，拍击式均质器拍打1~2分钟，制成1:10的样品匀液。液体样品：以无菌吸管吸取25mL样品置盛有225mL生理盐水的无菌锥形瓶内预置适当数量的无菌玻璃珠中，充分混匀，制成1:10的样品匀液。用1mL无菌吸管或微量移液器吸取1:10的样品匀液1mL，沿管壁缓慢注入盛有9mL稀释液的无菌试管中，振荡试管或换用一支1mL无菌吸管反复吹打使其混合均匀，制成1:100的样品匀液。依次做倍比稀释，每递增稀释一次，换用一次1mL无菌吸管或吸头。

（2）样品的接种与培养：根据对样品污染状况的估计，选择2~3个适宜稀释度的样品匀液。在进行10倍递增稀释时，每个稀释度分别吸取1mL样品匀液以0.3mL、0.3mL、0.4mL接种量分别加入三块平板，然后用无菌L棒涂布整个平板，注意不要触及平板边缘。使用前，如平板表面有水珠，可放在25~50℃的培养箱里干燥，直到平板表面的水珠消失。在通常情况下，涂布后，将平板静置10分钟，如样液不宜吸收，可将平板放在培养箱36±1℃培养1小时；等样品匀液吸收后翻转平皿，倒置于培养箱，36±1℃培养，45~48小时。

（3）典型菌落计数和确认：金黄色葡萄球菌在Baird - Parker平板上，菌落直径为2~3mm，颜色呈灰色到黑色，边缘为淡色，周围为一混浊带，在其外层有一透明圈。用接种针接触菌落有似奶油至树胶样的硬度，偶然会遇到非脂肪溶解的类似菌落；但无混浊带及透明圈。长期保存的冷冻或干燥食品所分离的菌落比典型菌落所产生的黑色较淡些，外观可能粗糙并干燥。选择有典型的金黄色葡萄球菌菌落的平板，且同一稀释度3个平板所有菌落数合计为20~200CFU的平板，计数典型菌落数。如果只有一个稀释度平板的菌落数在20~200CFU且有典型菌落，计数该稀释度平板上的典型菌落；最低稀释度平板的菌落数小于20CFU且有典型菌落，计数该稀释度平板上典型菌落；某一稀释度平板的菌落数大于200CFU且有典型菌落，但下一稀释度平板上没有典型菌落，应计数该稀释度平板的典型菌落；某一稀释度平板的菌落数大于200CFU且有典型菌落，且下一稀释度平板上有典型菌落，但其平板上的菌落数不在20~200CFU，应计数该稀释度上的典型菌落；以上按式（1）计算。两个连续稀释度的平板菌落数均在20~200CFU之间，按式（2）计算。从典型菌落中任选5个菌落（小于5个全选），分别做血浆凝固酶试验。

（4）结果计算

式1：$T = AB/CD$

式中，T：样品中金黄色葡萄球菌菌落数；A：某一稀释度典型菌落的总数；B：某一稀释度血浆凝固酶阳性的菌落数；C：某一稀释度用于血浆凝固酶试验的菌落数；D：稀释因子。

式2：$T = (A_1B_1/C_1 + A_2B_2/C_2)/1.1D$

式中，T：样品中金黄色葡萄球菌菌落数；A_1：第一稀释度（低稀释倍数）典型菌落的总数；A_2：第二稀释度（高稀释倍数）典型菌落的总数；B_1：第一稀释度（低稀释倍数）血浆凝固酶阳性的菌落数；B_2：第二稀释度（高稀释倍数）血浆凝固酶阳性的菌落数；C_1：第一稀释度（低稀释倍数）用于血浆凝固酶试验的菌落数；C_2：第二稀释度（高稀释倍数）用于血浆凝固酶试验的菌落数；D：稀释因子（第一稀释度）

（5）结果与报告　根据Baird - Parker平版上金黄色葡萄球菌群的典型菌落数，按式（1）或式（2）计算，报告每g（mL）样品中金黄色葡萄球菌数，以CFU/g（mL）表示；如T值为0，则以小于1乘以最低稀释倍数报告。

检测方法详见《食品微生物学检验》GB 4789. 10—2010。

5. 副溶血性弧菌检验

（1）操作步骤：无菌操作取检样 25g(mL)，加入 3% 氯化钠碱性蛋白胨水 225mL 均质袋，用拍击式均质器拍击 2 分钟，制备成 1∶10 的均匀稀释液。如无均质器，则将样品放入无菌乳钵中磨碎，然后放在 500mL 的灭菌容器内，加 225mL 3% 氯化钠碱性蛋白胨水，并充分振荡。将上述 1∶10 的稀释液于 36℃ ±1 培养 8～18 小时。

（2）分离：在所有显示生长的试管或增菌液中用接种环沾取一环，于 TCBS 平板或科玛嘉弧菌显色培养基平板上划线分离。一支试管划一块平板，于 36 ±1℃ 培养 18～24 小时。副溶血性弧菌在科玛嘉弧菌显色培养基上呈现圆形、半透明、表面光滑的粉紫色菌落，直径 2～3mm。

（3）纯培养：挑取三个或以上可疑菌落，划线 3% 氯化钠胰蛋白胨大豆琼脂平板，36 ±1℃ 培养 18～24 小时。

（4）初步鉴定

氧化酶试验：副溶血性弧菌为氧化酶阳性。

涂片镜检：副溶血性弧菌为革兰氏阴性，呈棒状、弧形等多形态，有芽孢，有鞭毛。挑取纯培养物的单个可疑菌落，转钟 3% 氯化钠三糖铁琼脂斜面并穿刺底，于 36 ±1℃ 培养 24 小时。观察结果：底层变黄，无气泡，斜面红色，有动力。

嗜盐性试验：挑取纯培养的单个可疑菌落，分别接种于不同氯化钠浓度的胰胨水，36 ±1℃ 培养 24 小时，观察液体混浊情况：在无氯化钠和 10% 氯化钠的胰胨水中不生长或微弱生长，在 7% 氯化钠的胰胨水中生长旺盛。

（5）确定鉴定

生化试验：取纯培养物分别接种含 3% 氯化钠甘露醇、赖氨酸、MR－VP 培养基，36 ±1℃ 培养 24～48 小时后观察结果，隔夜培养物进行 ONPG 试验。

API20E 生化试剂盒或 VITEK，血清学分型（可选择）及神奈川试验。

（6）结果报告：当检出的可疑菌落生化性状符合要求时，报告 25g(mL)样品中检出副溶血性弧菌。

检测方法详见《食品微生物学检验》GB 4789.7—2010。

6. 蜡样芽孢杆菌检验

第一法：蜡样芽孢杆菌平板计数

（1）操作步骤

① 样品处理。冷冻样品应在 45℃ 以下不超过 15 分钟或在 2～5℃ 不超过 18 小时解冻，若不能及时检验，应放于 −20～−10℃ 保存；非冷冻而易腐的样品应尽可能及时检验，若不能及时检验，应置 2～5℃ 冰箱保存，24 小时内检验。

② 样品制备。称取样品 25g，放入盛有 225mL PBS 或生理盐水的无菌均质袋中用拍击式均质器拍打 1～2 分钟。若样品为液态，吸取 25mL 样品至盛有 225mL PBS 或生理盐水的无菌锥形瓶（瓶内可预置适当数量的无菌玻璃珠）中，振荡混匀，作为 1∶10 的样品匀液。

③ 样品的稀释。吸取制备好的样品匀液 1mL 加到装有 9mL PBS 或生理盐水的稀释管中，充分混匀制成 1∶100 的样品匀液。根据对样品污染状况的估计，按上述操作，依次制成 10 倍递增系列稀释样品匀液。每递增稀释 1 次，换用 1 支 1mL 无菌吸管或吸头。

④ 样品接种。选择 2～3 个适宜稀释度的样品匀液（液体样品可包括原渣），以 0.3mL、0.3mL、0.4mL 接种量分别移入三块 MYP 琼脂平板，用无菌 L 棒涂布整个平板，不要触及平板边缘。使用前，如 MYP 琼脂平板表面有水珠，可放在 25～50℃ 的培养箱里干燥，直到平板表面的水珠消失。

（2）分离：在通常情况下，涂布后，将平板静置 10 分钟。如样液不易吸收，可将平板放在培养箱 30 ±1℃ 培养 1 小时，等样品匀液吸收后翻转平皿，倒置于培养箱，30 ±1℃ 培养 24 ±2 小时。如果菌落不典型，可继续培养 24 ±2 小时再观察。在 MYP 琼脂平板上，典型菌落为微粉红色（表示不发酵甘露醇），周围有白色至淡粉红色沉淀环（表示产卵磷脂酶）。从每个可疑平板中挑取至少 5 个典型菌落（小于 5 个全选），分别划线接种于营养琼脂平板做纯培养，30 ±1℃ 培养 24 ±2 小时，进行确证实验。在营养琼脂平板上，典型菌落为灰白色，偶有黄绿色，不透明，表面粗糙似毛玻璃状或融蜡状，边缘常呈扩展状，直径为 4～10mm。

（3）确定鉴定

① 染色镜检：挑取纯培养的单个菌落，革兰染色镜检。蜡样芽孢杆菌为革兰氏阳性芽孢杆菌，大小为 $(1～1.3\mu m)$ $×(3～5\mu m)$，芽孢呈椭圆形位于菌体中央或偏端，不膨大于菌体，菌体两端较平整，多呈短链或长链状排列。

② 生化鉴定：挑取纯培养的单个菌落，进行过氧化氢酶试验、动力试验、硝酸盐还原试验、酪蛋白分解试验、溶菌酶耐性试验、V－P 试验、葡萄糖利用（厌氧）试验、根状生长试验、溶血试验、蛋白质毒素结晶试验。

动力试验:用接种针挑取培养物穿刺接种于动力培养基中,30℃培养 24 小时。有动力的蜡样芽孢杆菌应沿穿刺线呈扩散生长,而蕈状芽孢杆菌常呈"绒毛状"生长。也可用悬滴检查。

溶血试验:挑取纯培养的单个可疑菌落接种子 TSSB 琼脂平板上,30±1℃培养 24±2 小时。蜡样芽孢杆菌菌落为浅灰色,不透明,似白色毛玻璃状,有草绿色溶血环或完全溶血环。苏云金芽孢杆菌和蕈状芽孢杆菌呈现弱的溶血现象,而多数炭疽芽孢杆菌为不溶血,巨大芽孢杆菌为不溶血。

根状生长试验:挑取单个可疑菌落按间隔 2~3cm 距离画平行直线于经室温干燥 1~2 天的营养琼脂平板上,30±1℃培养 24~48 小时,不能超过 72 小时。用蜡样芽孢杆菌和蕈状芽孢杆菌标准株作为对照进行同步试验。蕈状芽孢杆菌呈根状生长的特征。蜡样芽孢杆菌菌株呈粗糙山谷状生长的特征。

溶菌酶耐性试验:用接种环取纯菌悬液一环,接种于溶菌酶肉汤中,36±1℃培养 24 小时。蜡样芽孢杆菌在本培养基(含 0.001% 溶菌酶)中能生长。如出现阴性反应,应继续培养 24 小时。巨大芽孢杆菌不生长。

蛋白质毒素结晶试验:挑取纯培养的单个可疑菌落接种于硫酸锰营养琼脂平板上,30±1℃培养 24±2 小时。于室温放置 3~4 天,挑取培养物少许于载玻片上,滴加蒸馏水混匀并涂成薄膜。自然干燥微火固定,加甲醇作用 30 秒后倾去,通过火焰干燥,于载玻片上滴满 0.5% 碱性复红,放火焰上加热,(微见蒸气,勿使染液沸腾)持续 1~2 分钟,移去火焰,更换染色液再次加温染色 30 秒,倾去染液用洁净自来水彻底清洗、晾干后镜检。观察有无游离芽孢(浅红色)和染成深红色的菱形蛋白结晶体。如发现游离芽孢形成得不丰富,应再将培养物置室温 2~3 天后进行检查。除苏云金芽孢杆菌外,其他芽孢杆菌不产生蛋白结晶体。

(4)结果计算

① 典型菌落计数和确认。选择有典型蜡样芽孢杆菌菌落的平板,且同一稀释度 3 个平板所有菌落数合计在 20~200 CFU 的平板,计数典型菌落数。如果出现 a.~f. 现象按菌落计数公式中式(1)计算,如果出现 g) 现象则按菌落计数公式中式(2)计算:a. 只有一个稀释度的平板菌落数在 20~200CFU 且有典型菌落,计数该稀释度平板上的典型菌落;b. 两个连续稀释度的平板菌落数均在 20~200CFU,但只有一个稀释度的平板有典型菌落,应计数该稀释度平板上的典型菌落;c. 所有稀释度的平板菌落数均小于 20CFU 且有典型菌落,应计数最低稀释度平板上的典型菌落;d. 某一稀释度的平板菌落数大于 200CFU 且有典型菌落,但下一稀释度平板上没有典型菌落,应计数该稀释度平板上的典型菌落;e. 所有稀释度的平板菌落数均大于 200CFU 且有典型菌落,应计数最高稀释度平板上的典型菌落;f. 所有稀释度的平板菌落数均不在 20~200CFU 且有典型菌落,其中一部分小于 20 CFU 或大于 200 CFU 时,应计数最接近 20 CFU 或 200 CFU 的稀释度平板上的典型菌落;g. 两个连续稀释度的平板菌落数均在 20~200 CFU 且均有典型菌落。

从每个平板中至少挑取 5 个典型菌落(小于 5 个全选),划线接种于营养琼脂平板做纯培养,30±1℃培养 24 h±2 小时。

② 计算公式

菌落计算公式(1) $$T = AB/Cd$$

式中,T:样品中蜡样芽孢杆菌菌落数;A:某一稀释度蜡样芽孢杆菌典型菌落的总数;B:鉴定结果为蜡样芽孢杆菌的菌落数;C:用于蜡样芽孢杆菌鉴定的菌落数;d:稀释因子。

菌落计算公式(2) $$T = (A_1 B_1/C_1 + A_2 B_2/C_2)/1.1d$$

式中,T:样品中蜡样芽孢杆菌菌落数;A_1:第一稀释度(低稀释倍数)蜡样芽孢杆菌典型菌落的总数;B_1:第一稀释度(低稀释倍数)鉴定结果为蜡样芽孢杆菌的菌落数;C_1:第一稀释度(低稀释倍数)用于蜡样芽孢杆菌鉴定的菌落数;A_2:第二稀释度(高稀释倍数)蜡样芽孢杆菌典型菌落的总数;B_2:第二稀释度(高稀释倍数)鉴定结果为蜡样芽孢杆菌的菌落数;C_2:第二稀释度(高稀释倍数)用于蜡样芽孢杆菌鉴定的菌落数;d:稀释因子(第一稀释度)。

(5)结果与报告:根据 MYP 平板上蜡样芽孢杆菌的典型菌落数,按式(1)、式(2)计算,报告每克(毫升)样品中蜡样芽孢杆菌菌数,以 CFU/g(mL) 表示,如 T 值为 0,则以小于 1 乘以最低稀释倍数报告。必要时报告蜡样芽孢杆菌生化分型结果。

第二法:蜡样芽孢杆菌 MPN 计数法

(1)操作步骤:样品处理、样品制备、样品的稀释,同第一法。

(2)样品接种:取 3 个适宜连续稀释度的样品匀液(液体样品可包括原液),接种于 10mL 胰酪胨大豆多黏菌素肉汤中,每一稀释度接种 3 管,每管接种 1mL(如果接种量需要超过 1mL,则用双料胰酪胨大豆多黏菌素肉汤)。于 30±1℃培养 48±2 小时。

(3)培养:用接种环从各管中分别移取 1 环,画线接种到 MYP 琼脂平板上,30±1℃培养 24±2 小时。如果菌落不典型,可继续培养24±2小时再观察。

(4)确定鉴定:从每个平板选取5个典型菌落(小于5个全选),画线接种于营养琼脂平板做纯培养,30±1℃培养24±2小时,进行确证实验,同上。

(5)结果与报告:根据证实为蜡样芽孢杆菌阳性的试管管数,查MPN检索表,报告每克(毫升)样品中蜡样芽孢杆菌的最可能数,以MPN/g(mL)表示。附录B详见《食品微生物学检验》GB 4789.14—2014。

7. 单核细胞增生李斯特菌检验

(1)操作步骤:以无菌操作称取25g(或25mL)加入到含有225mLLB$_1$增菌液的无菌均质袋中,在拍击式均质器上连续均质1~2次/分,于30±1℃培养24小时。移取0.1mL,转种于10mLLB$_2$增菌液内,于30±1℃培养18~24小时。

(2)分离:取LB$_2$二次增菌液划线接种于PALCAM琼脂平板和李斯特氏菌显色培养基上,于36±1℃培养24~48小时,观察各个平板上生长的菌落。典型的菌落在PALCAM琼脂平板上为小的圆形灰绿色菌落,周围有棕黑色水解圈,有些菌落有黑色凹陷;典型菌落在李斯特菌显色培养基上的特征按照产品说明进行判定。

初筛:自选择性培养基平板上分别挑取5个以上典型或可疑,分别接种在木糖、鼠李糖发酵管。于36±1℃培养24小时;同时在TSA-YE平板划线纯化,于30±1℃培养24~48小时。选择木糖阴性、鼠李糖阳性的纯培养物继续进行鉴定。

(3)鉴定:染色镜检:李斯特菌为革兰阳性短杆菌,大小为(0.4~0.5μm)×(0.5~2.0μm)用生理盐水制成菌悬液,在油镜或相差显微镜下观察,该菌出现:轻微旋转或翻滚样的运动。动力试验:李斯特氏菌有动力,呈伞状生长或月牙状生长。发酵试验和MR-VP试验。溶血试验:将羊血琼脂平板底面划分为20~25个小格,挑取纯培养的单个可疑菌落刺种到血平板上,每格刺种一个菌落,并刺种阳性对照菌(单增李斯特氏菌和伊氏李斯特氏菌)和阴性对照菌(英诺克李斯特菌),穿刺时尽量接近底部,但不要触到底面,同时避免琼脂破裂,36±1℃培养24~48h。于明亮处观察,单增李斯特氏菌和斯氏李斯特菌在刺种点周围产生狭小的透明溶血环,英诺克李斯特菌无溶血环,伊氏李斯特菌产生大的透明溶血环。

协同溶血试验(CAMP):在羊血琼脂平板上平行划线接种金黄色葡萄球菌和马红球菌,挑取纯培养的单个可疑菌落垂直划线接种于平行线之间,垂直线两端不要触及平行线,于30±1℃培养24~48小时。单核细胞增生李斯特菌在靠近金黄色葡萄球菌的接种端溶血增强,斯氏李斯特菌的溶血也增强,而伊氏李斯特菌在靠近马红细胞菌的接种端溶血增强。

可选择生化鉴定试剂盒或全自动微生物生化鉴定系统等取3~5个纯培养的可疑菌落进行鉴定。

小鼠毒力试验(可选择):将符合上述特性的纯培养物接种于TSB-YE中,于30±1℃培养24小时,4000r/min离心5分钟,弃上清液,用无菌生理盐水制备成浓度为10^{10}CFU/mL菌悬液,取此菌悬液进行小鼠腹腔注射3~5只,每只0.5mL,观察小鼠死亡情况。致病株于2~5天内死亡。试验时可用已知菌作对照。单核细胞增生李斯特菌、伊氏李斯特菌对小鼠有致病性。

(4)结果与报告　综合以上生化试验和溶血试验结果,报告25g(mL)样品中检出或未检出单核细胞增生李斯特氏菌。

检测方法详见《食品微生物学检验》GB 4789.30—2010。

8. 小肠结肠炎耶尔森菌检验

(1)操作步骤

增菌:以无菌操作称取25g(或25mL)样品放入含有225mL改良磷酸盐缓冲液的无菌均质袋,拍击式均质器均质1分钟,于26±1℃培养48~72小时。

碱处理:除乳及其制品外,其他食品的增菌液0.5mL与碱处理液4.5mL,充分混合15s。

(2)分离:将乳及其制品增菌液或经过碱处理的其他食品增菌液分别接种CIN-1琼脂平板和改良Y琼脂平板,于26±1℃培养48~72小时。典型菌落在CIN-1平板上为红色牛眼状菌落,在改良Y琼脂平板为无色透明菌落。

改良克氏双糖试验:分别挑取可疑菌落,接种改良克氏双糖斜面,于26±1℃培养24小时,将斜面和底部皆变黄不产气者做进一步的生化鉴定。

尿素酶试验和动力观察:将改良克氏双糖上的可疑培养物接种到尿素培养基上,(接种量要大),挑取一接种环,振摇几秒钟,于26±1℃培养2~4小时。然后将阳性接种两管半固体,分别于26±1℃和36±1℃恒温培养箱中培养24小时。将26℃有动力的可疑菌落接种营养琼脂平板,进行革兰氏染色和生化试验。

革兰染色镜检:小肠结肠炎耶尔森菌呈革兰阴性杆菌,有时呈椭圆或杆状。

（3）生化鉴定：常规生化鉴定，从营养琼脂平板上挑取单个菌落做生化试验，所以生化反应皆在 26±1℃ 培养。操作见 GB/T 4789.8—2008 表1。

（4）血清型鉴定：除进行生化鉴定外，可选择血清型鉴定。

（5）结果与报告：综合以上生化结果及血清型鉴定，报告 25g（或 25mL）样品中检出或未检出小肠结肠炎耶尔森氏菌。

检测方法详见《食品微生物学检验》GB 4789.8—2010。

9. 空肠弯曲菌检验

（1）操作步骤：预增菌与增菌：在微需氧条件下，以 100r/min 的振荡速度，36±1℃ 培养4小时。必要时测定增菌液的 pH 值并调整至 7.4±0.2，42±1℃ 继续培养 24～48 小时。

（2）分离：将 24 小时增菌液、48 小时增菌液以及相应的 1:50 稀释液分别画线接种于 Skirrow 琼脂与改良 CCD（MCCDA）琼脂平板上，微需氧条件下 42±1℃ 培养 24～48 小时。另外，可同时选择使用 CFA 显示平板。观察 24 小时培养与 48 小时培养的琼脂平板上的菌落形态。mCCDA 琼脂平板上的可疑菌落通常为淡灰色，有金属光泽、湿润、扁平，呈扩散生长的倾向，直径为 1～2mm。Skirrow 琼脂平板上的可疑菌落为灰色、扁平、湿润有光泽，呈沿接种线向外扩散的倾向；有些可疑菌落常呈分散凸起的单个菌落，直径为 1～2mm，边缘整齐、发亮。CFA 显色平板上的菌落为红色、突起、湿润，菌落直径为 2～3mm，边缘有一圈红色的透明环，中间有一个圆形的、不透明、颜色较深的红色小点的菌落。

（3）鉴定

形态观察：挑取可疑菌落进行革兰染色、镜检。革兰阴性逗点状、海鸥展翅状。

动力观察：挑取可疑菌落 1mL 布氏肉汤悬液，用相差显微镜观察运动状态。呈螺旋状运动。

氧化酶试验：用接种环挑去可疑菌落至氧化酶润湿的滤纸上，在 10 秒内出现紫红色、紫罗兰或深蓝色为阳性。

微需氧条件下 25±1℃ 生长试验：挑去可疑菌落接种到哥伦比亚血琼脂平板，微需氧条件下 25±1℃ 培养 44±4 小时。观察结果：不生长。

有氧条件下 42±1℃ 生长试验：挑去可疑菌落接种到哥伦比亚血琼脂平板，有氧条件下 42±1℃ 培养 44±4 小时。观察结果：不生长。

过氧化氢酶试验：挑取菌落，加到干净玻片上的 3% 过氧化氢溶液中，如果在 30 秒内出现气泡则判定结果为阳性。

马尿酸钠水解试验：挑取菌落，加到盛有 0.4mL1% 马尿酸钠的试管中制成菌悬液。混合均匀在 36±1℃ 水浴放置 2 小时或 36±1℃ 培养箱中放置 4 小时。沿着试管壁缓缓加入 0.2mL 茚三酮溶液，不要震荡，在 36±1℃ 水浴或培养箱中放置 10 分钟后判读结果。若出现深紫色则为阳性；若出现淡紫色或没有颜色变化则为阴性。

吲哚乙酸酯水解试验：挑取菌落至吲哚乙酸酯纸片上，再滴加一滴灭菌水。如果吲哚乙酸酯水解，则在 5～10 分钟内出现深蓝色；若无颜色变化则没有发生水解。空肠弯曲菌的鉴定结果见表2。

表2　空肠弯曲菌的鉴定

特征	空肠弯曲菌	结肠弯曲菌	海鸥弯曲菌	乌普萨拉弯曲菌
过氧化氢酶试验	+	+	+	－ 或微弱
马尿酸钠水解试验	+	－	－	－
吲哚乙酸酯水解试验	+	+	－	+

对于确定为弯曲菌属的菌落，可使用 APIC Campy 生化鉴定试剂盒或 VITEK2NH 生化鉴定卡，进行鉴定。

（4）结果报告：综合以上试验结果，报告检样单位中检出空肠弯曲菌或未检出空肠弯曲菌。

检测方法详见《食品微生物学检验》GB 4789.9–2014。

10. 大肠埃希菌 O_{157}:H_7/NM 检验

（1）操作步骤：以无菌操作取检样 25g（mL）加入到含有 225mL 改良 EC 肉汤（MEC+n）的均质袋中，在拍击式均质器上连续均质 1～2 次/分钟，于 36℃±1℃ 培养 18～24 小时。同时做阳性及阴性对照。

（2）分离：取增菌后的 MEC+n 肉汤，画线或取 0.1mL 涂布接种于改良山梨醇麦康凯（CT–SMAC）平板和改良 CHROMagar0157 弧菌显色琼脂平板上，于 36±1℃ 培养 18～24 小时，观察菌落形态。

初步生化试验：在 CT–SMAC 平板和改良 CHROMagar0157 弧菌显色琼脂平板上挑取 5～10 个可疑菌落，分别接种 TSI 琼脂，同时接种 MUG–LST 肉汤，于 36±1℃ 培养 18～24 小时。必要时进行氧化酶试验和革兰氏染色。在 TSI 琼脂中，斜面底层呈黄色，不产硫化氢，置 MUG–LST 肉汤管于长波紫外灯下无荧光者为阳性。有荧光为阴性结果；对分解乳糖且无荧光的菌株,在营养琼脂平板上分纯,于 36 ±1℃培养 18 ~ 24 小时,进行鉴定。

(3)鉴定

血清学试验:在营养琼脂平板上挑取分纯的菌落,用 O157:H7 标准血清或 O157 乳胶凝集试剂做玻片凝集试验。

生化试验:用 AP120E 生化鉴定试剂盒或 VITEK – GNI 检测卡,按照生产商提供的使用说明进行。

(4)结果与报告:综合生化和血清学的试验结果,报告 25g(mL)样品中检出或未检出大肠艾希菌 O157:H7/NM。
检测方法详见《食品微生物学检验》GB 4789.6—2010。

11. 阪崎肠杆菌检验

(1)操作步骤:取检样 100g(mL)加入以预热至 44℃装有 900mL 缓冲蛋白胨水的锥形瓶中,缓慢摇动充分溶解,36
±1℃培养 18 ±2 小时。移取 1mL 转种于 10mL 改良月桂基硫酸盐胰蛋白胨肉汤 – 万古霉素(MLST – VM)肉汤,
44 ±0.5℃培养 24 ±2 小时。

(2)分离:轻轻混匀 MLST – VM 肉汤培养物,各取增菌培养物 1 环,分别画线接种于两个阪崎肠杆菌显色培养基
平板,36 ±1℃培养 24 ±2 小时。挑取 1 ~ 5 个可疑菌落画线接种于 TSA 平板,25 ±1℃培养48 ±4 小时,详见表3。

表 3　阪崎肠杆菌的鉴定

	生化试验	特征
	黄色素产生	+
	氧化酶	−
	L – 赖氨酸脱羧酶	−
	L – 鸟氨酸脱羧酶	(+)
	L – 精氨酸双水解酶	+
	柠檬酸水解	(+)
	D – 山梨醇	(−)
	L – 鼠李糖	+
发酵	D – 蔗糖	+
	D – 蜜二糖	+
	苦杏仁苷	+

(3)鉴定:从 TSA 平板上挑取黄色可疑菌落,进行生化鉴定。

(4)结果报告:综合菌落形态和生化特征,报告每 100g(mL)样品中检出或未检出阪崎肠杆菌。

检测方法详见《食品微生物学检验》GB 4789.40—2010。

12. 其他不常见的致病菌检验见食品微生物学检验第一版。

第二节　生活饮用水的微生物检测

一、水中常见微生物

水是我们人类赖以生存的重要环境之一,同时在一定条件下又可成为疾病传播的重要途径,每年世界各地均有经水
传播的疾病流行和暴发的报告。肠道感染性疾病经水传播的肠道疾病的病原微生物主要有伤寒沙门菌、志贺菌、霍乱弧
菌、致病性大肠埃希菌、甲型肝炎病毒、戊型肝炎病毒、轮状病毒等。经皮肤、黏膜接触的水源性疾病常在捕鱼、洗衣、游
泳等接触疫水后引起。如钩端螺旋体引起的钩端螺旋体病、沙眼衣原体引起的沙眼、铜绿假单胞菌引起的外耳感染等。

水中的细菌群的种类很多,且不同的水质差异很大,这是因为受到土壤菌群、生活用水、工业废水、空气菌尘等的
影响,所以不同的水质菌群变化很大。

1. 地面水

无污染的高山溪水以无色杆菌为主。地面湖水、池塘水则以无色杆菌黄色杆菌减少而假单胞菌、肠杆菌科细菌较

多。河水中除上述菌尚有弧菌、微球菌、螺旋体等。被生活污水、污物污染的水还有人及动物粪便中的细菌及肠道致病菌,主要有志贺菌属菌、沙门菌属菌、霍乱弧菌、小肠结肠炎耶尔森菌、铜绿假单胞菌和变形杆菌、大肠埃希菌、粪肠球菌。

2. 地下水

因土壤的过滤作用且营养少,细菌比地面水少,主要是革兰阴性无芽孢杆菌特别是无色杆菌而无弧菌、螺菌、棒状杆菌和分枝杆菌及真菌。温泉水中可查见耐热硫化菌。

3. 海水中的细菌

水中含有比较高的盐,其水中的微生物与淡水的微生物有很大区别。但近海海水因河水入海使陆地与海洋细菌混杂。可分离到大肠埃希菌、沙门菌、与深度有关,菌的数量与深度成反比,在 5~50m 深处细菌数量最多,深度超过50m 则较少。大多为嗜盐菌及嗜冷菌。

4. 水中的其他致病微生物

除上述细菌外还可查见病毒、钩端螺旋体等其他致病微生物。常可查见的病毒有甲型肝炎病毒、戊型肝炎病毒、腺病毒、柯萨奇病毒、脊髓灰质炎病毒等。还可查见沙眼衣原体等其他微生物。

二、水的微生物检验

(一)水的微生物指标

生活饮用水和水源水中常规指标包括菌落总数、总大肠菌群、耐热大肠菌群、大肠埃希菌。非常规指标包括贾第鞭毛虫、隐孢子虫。

(二)水样的采集、保存、运送

1. 采集水样时应注意无菌操作,以防杂菌混入,盛水容器需灭菌后备用。

2. 同一水源、同一时间采集几类检测指标的水样时,应先采集供微生物学指标检测的水样。采样时应直接采集,不得用水刷洗已灭菌的采样瓶,并避免手指和其他物品对瓶口的沾污。采集前应将水龙头用清洁布拭干,再用酒精灯灼烧水龙头周围,然后完全打开,放水 5~10 分钟再将水龙头关小,采集水样。经常取水的水龙头放水 1~3 分钟后即可采集水样。机井水的采集与自来水相同。

3. 采集井水及江、河、湖等地面水的水样时,应选择无菌采水样瓶,浸入距水面 10~15cm 深处,然后拉开瓶塞采水,待水盛至 4/5 后将瓶塞放下塞好,从水中取出。

4. 采取经过氯处理的水时,应在采水样瓶未消毒前加入硫代硫酸钠,中和水中的余氯,避免水中的余氯对水中细菌的杀害作用。具体加量:生活饮用水每 125mL 水样加入 0.1mg 硫代硫酸钠。

5. 水样采集后尽快进行检验,不能及时检验的应将水样在 4℃ 冷藏保存,4 小时内检测完毕。

6. 运送水样时应用相应防震措施,避免玻璃瓶摇动,以免水样溢出后回流而增加污染。有条件的最好使用无菌采集水样袋。

(三)菌落总数

水样在营养琼脂上有氧条件下,37℃ 培养 48 小时后,所得 1mL 水样所含菌落的总数。菌落总数的增加,表明水体受到有机污染,但不能阐明污染来源。我国规定饮用水中菌落总数的限值为 100CFU/mL。

1. 操作步骤

以无菌操作方法用灭菌吸管吸 1mL 充分混匀的水样,注入灭菌平皿中,将溶化并冷至 45℃ 的营养琼脂注入平皿内,每皿约 15mL 并摇匀。每次检验时应做一平行接种,同时做营养琼脂空白对照,待琼脂凝固后翻转平皿置 36±1℃ 培养 48 小时观察结果。水源水选择未稀释的水样和 2~3 个适宜稀释度的水样 1mL,分别注入灭菌平皿内。

2. 结果报告

报告方式参照本节第一部分食品菌落总数的报告方式,单位为 CFU/mL。若所有稀释度的平板上均无菌落生长,则以未检出报告之。

(四)总大肠菌群

1. 多管发酵法

指一群在 37℃ 培养 24 小时能发酵乳糖、产酸、产气、需氧和兼性厌氧的革兰阴性无芽孢杆菌。总大肠菌群是评价水样的一个重要指标。总大肠菌群在自然环境的水和土壤中也能经常存在。大肠菌群性质稳定,在粪便中的数量多,在一些腐殖质中也含有,易检测,其检出量与水体受人畜粪便污染的程度呈正相关。我国规定饮用水中总大肠菌群的限值是每 100mL 水中不得检出。

(1)操作步骤:取 5 个 10mL 水样接种到 5 支 10mL 双料乳糖蛋白胨培养液中,取 5 个 1mL 水样接种到 5 支 10mL 单料乳糖蛋白胨培养液中,另取 1mL 注入 9mL 灭菌 0.85% 生理盐水中,混匀后取 5 个 1mL 水样接种到 5 支 10mL 单料乳糖蛋白胨培养液中,置 36 ±1℃ 培养 24 ±2 小时。如有产酸产气管,接种 EMB,置 36 ±1℃ 培养 18 ~24 小时后,挑取可疑菌落进行革兰染色镜检,同时接种乳糖发酵管置 36 ±1℃ 培养 24 ±2 小时做证实试验。检验水源水时,如污染较严重,应加大稀释度。

(2)结果报告:如所有乳糖蛋白胨培养管都不产酸、产气,则可报告为总大肠菌群阴性,如有产酸、产气管,根据证实为总大肠菌群阳性的管数,查 MPN 检索表,报告每 100mL 水样中的总大肠菌群的 MPN 值。

2. 总大肠菌群酶底物法

是指在选择性培养基上能产生 β – 半乳糖苷酶的细菌群组,该细菌群组能分解色原底物释放出色原体使培养基呈现颜色变化,以此技术来检测水中总大肠菌群的方法。

(1)检验步骤

水样稀释:检测所需水样为 100mL。加入 2.7 ±0.5gMO – MUG 培养基粉末,混摇均匀使之完全溶解后,放入 36 ±1℃ 的培养箱内培养 24 小时。

① 10 管法:用 100mL 的无菌稀释瓶量取 100mL 水样,加入 2.7 ±0.5gMO – MUG 培养基粉末,混摇均匀使之完全溶解;准备 10 支 15mm×10cm 或适当大小的灭菌试管,用无菌吸管分别从前述稀释瓶中吸取 10mL 水样至各试管中,放入 36 ±1℃ 的培养箱中培养 24 小时。

② 51 孔定量盘法:用 100mL 的无菌稀释瓶量取 100mL 水样,加入 2.7 ±0.5gMO – MUG 培养基粉末,混摇均匀使之完全溶解;将前述 100mL 水样全部倒入 51 孔无菌定量盘内,以手抚平定量盘背面以赶除孔穴内气泡,然后用程控定量封口机封口。放入 36℃ ±1℃ 的培养箱中培养 24 小时。

(2)结果报告

① 结果判读:将水样培养 24 小时后进行结果判读,如果结果为可疑阳性,可延长培养时间到 28 小时进行结果判读,超过 28 小时之后出现的颜色反应不作为阳性结果。

② 定性反应:水样经 24 小时培养之后如果颜色变成黄色,判断为阳性反应,表示水中含有总大肠菌群。水样颜色未发生变化,判断为阴性反应。定性反应结果以总大肠菌群检出或未检出报告。

(五)耐热大肠菌群

用提高培养温度的方法将自然环境中的大肠菌群与粪便中的大肠菌群区分开,在 44.5℃ 仍能生长的大肠菌群,称为耐热大肠菌群。耐热大肠菌群来自温血动物粪便,也可来自环境,作为大肠埃希菌的替代指标。水体出现耐热大肠菌群,表明该水体已被粪便污染,水中也能检出肠道致病菌和寄生虫等病原体。我国规定饮用水中耐热大肠菌群的限值:每 100mL 水中不得检出。

1. 操作步骤

如总大肠菌群乳糖发酵试验阴性,则耐热大肠菌群可报告阴性,如总大肠菌群乳糖发酵试验阳性,则自总大肠菌群发酵试验中的阳性管(产酸、产气)中取 1 滴转种于 EC 肉汤管中,置 44.5℃ 培养 24 ±2 小时,若不产气,则可报告结果,若有产气者转种 EMB,置 44.5℃ 培养 18 ~24 小时。凡平板上有典型菌落者,则证实为耐热大肠菌群阳性。若只检测耐热大肠菌群时,即在第 1 步乳糖发酵试验时按总大肠菌群多管发酵法第 1 步操作,置 44.5 ±0.5℃ 培养。

2. 结果报告

查 MPN 检索表报告方式参照总大肠菌群(多管发酵法)的报告方法。

检测方法详见《生活饮用水标准检验方法》GB/T 5750.12—2006。

(1)大肠埃希菌

① 多管发酵法:在含有荧光底物的培养基 44.5℃ 培养 24 小时产生 β – 葡萄糖醛酸酶,分解荧光底物释放出荧光产物,使培养基在紫外光下产生特征性荧光的细菌,以此来检测水中大肠埃希菌。大肠埃希菌来自温血动物和人的粪便,作为粪便污染的最理想指标。我国采用 WHO 和许多国家规定的限值,每 100mL 水中不得检出。

a. 操作步骤:将总大肠菌群多管发酵法初发酵产酸或产气的管进行大肠埃希菌检测,以无菌操作将阳性管中的液体接种到 EC – MUG 管中,置 44.5 ±0.5℃ 的培养箱或恒温水浴中培养 24 ±2 小时。如使用恒温水浴,在接种后 30 分钟内进行培养,使水浴的液面超过 EC – MUG 管的液面。将培养后的 EC – MUG 管在暗处用波长为 366nm 功率为 6W 的紫外灯照射,如有蓝色荧光产生则表示水样中含有大肠埃希菌。

b. 结果报告:报告方式参照总大肠菌群(多管发酵法)的报告方法。

检测方法详见《生活饮用水标准检验方法》GB/T 5750. 12—2006。

② 酶底物法:能产生 β – 半乳糖苷酶分解色原底物释放出色原体使培养基呈现颜色变化,并能产生 β – 葡萄糖醛酸酶分解荧光底物释放出荧光产物,使菌落能够在紫外光下产生特征性荧光,以此技术来检测大肠埃希氏菌的方法为大肠埃希菌酶底物法。

a. 检验步骤:检验步骤同总大肠菌群方法。

b. 结果报告

(a)结果判读:结果判读同总大肠菌群酶底物法。水样变黄色同时有蓝色荧光判断为大肠埃希菌阳性,水样未变黄色而有荧光产生不判定为大肠埃希氏菌阳性。

(b)定性反应:将经过 24 小时培养颜色变成黄色的水样在暗处用波长为 366nm 的紫外光灯照射,如果有蓝色荧光产生判断为阳性反应,表示水中含有大肠埃希氏菌。水样未产生蓝色荧光判断为阴性反应。结果以大肠埃希菌检出或未检出报告。

a)10 管法:将培养 24 小时颜色变成黄色的水样的试管在暗处用波长为 366nm 的紫外光灯照射,如果有蓝色荧光产生则表示有大肠埃希菌存在;计算有荧光反应的试管数,对照表 4 查出其代表的大肠埃希菌最可能数。结果以MPN/100ml 表示。如所有管未产生荧光,则可报告为大肠埃希菌未检出。

b)51 孔定量盘法:将培养 24 小时颜色变成黄色的水样的定量盘在暗处用波长为 366nm 的紫外光灯照射如果有蓝色的荧光产生则表示该定量盘孔穴中含有大肠埃希菌;计算有荧光反应的孔穴数,对照查出其代表的大肠埃希菌最可能数。结果以 MPN/100mL 表示。如所有孔未产生荧光,则可报告为大肠埃希菌未检出。

(六)非常规指标

根据区域性、季节性或特殊情况需要实施检验的生活饮用水水质指标。具体方法在本节不做介绍。具体操作详见《生活饮用水标准检验方法》GB/T 5750. 12—2006。

第三节　公共场所的微生物检测

一、公共场所微生物检验

公共场所微生物检验包括公共场所空气微生物检验、公共场所用品用具微生物检验、集中空调通风系统微生物检验及游泳池水微生物检验。

(一)公共场所空气微生物检验

1. 公共场所空气微生物指标

细菌总数、真菌总数、β – 溶血性链球菌和嗜肺军团菌。

2. 细菌总数的检测

采用撞击法或自然沉降法将采集细菌后的营养琼脂培养基经 36 ± 1℃、48 小时培养所得的菌落总数。

(1)撞击法:采样时关闭门窗 15～30 分钟,以无菌操作使用撞击式微生物采样器以 28.3L/min 采集 5～15 分钟。根据仪器说明书计算每立方米空气中所含的细菌菌落数。以每立方米菌落数(CFU/m³)结果报告。

(2)自然沉降法:将营养琼脂平板打开皿盖置于采样点暴露 5 分钟。计算每块平板上生长的菌落数,求出全部采样点的平均菌落数。以每平皿菌落数(CFU/皿)结果报告。

(3)现场采样检测布点:按 GB/T18204. 3—2013 附录 A 要求操作。

(4)采样方法:撞击法、自然沉降法两种。常规采用自然沉降法,此法优点是简单方便,缺点是对小粒子捕获率低。撞击法对空气中的带菌粒子捕获率高,但操作较复杂,需仪器设备。

3. 真菌总数

采用撞击法或自然沉降法将采集真菌后的沙氏琼脂培养基经 28℃、逐日观察至第 5 日记录结果培养所得的真菌总数。采样及结果报告同公共场所空气细菌总数检验。

4. β – 溶血性链球菌

采用撞击法将采样后的血琼脂平板经 36 ± 1℃、24～48 小时培养后形成灰白色、表面突起、菌落透明或半透明、表面光滑细小菌落。镜检革兰氏阳性无芽孢球菌,菌落周围有明显的 3mm 左右大小的完全透明的无色溶血环。符合上述特征为 β – 溶血性链球菌。采样及结果报告同公共场所空气细菌总数检验。

5. 嗜肺军团菌

采用液体冲击法采样、培养法定性测定公共场所空气中的嗜肺军团菌。

(1)操作步骤　经 0.01mol/L 盐酸氯化钾酸处理过的采样后的吸收液和原液分别加入 1mol/L 氢氧化钾溶液中和 pH6.9 后各取 0.2～0.3mL 分别接种 GVPC 平板后置于浓度 5%,温度 36±1℃ 的 CO_2 培养箱孵育 10 天。再从平皿上挑去可疑菌落接种 BCYE 和 BCYE – CYE 平板,36±1℃ 培养 2 天,凡在 BCYE 平板生长而在 BCYE – CYE 平板不生长的则为军团菌菌落。通过生化试验:氧化酶(－/弱＋)、硝酸原还原(－)、尿素酶(－)、明胶液化(＋)、水解马尿酸及嗜肺军团菌诊断血清分型来确认空气中的嗜肺军团菌。

(2)结果报告　两种吸收液中至少有一吸收液培养出嗜肺军团菌,为该采样点嗜肺军团菌阳性;一个区域中任意一个采样点嗜肺军团菌阳性,即该区域空气中嗜肺军团菌测定结果为阳性。

二、公共用品用具微生物检测

1. 公共用品用具微生物检测指标

公共用品用具检测微生物包括细菌总数、真菌总数、大肠菌群、金黄色葡萄球菌和溶血性链球菌。

2. 采样方法

见 GB/T18204.4－2013 附录 A。

3. 公共用品用具的细菌总数检测

(1)操作步骤:将放有棉拭子的试管充分振摇。此液为 1:10 稀释液。吸取 2mL 检样,各取 1mL 分别注入两块灭菌平皿,如污染严重的检样,做 1:100 稀释液,甚至更多稀释倍数。每个稀释度做两块平皿。将已融冷至 45℃ 左右琼脂倾入平皿各 15mL,同时做空白对照。立即旋摇平皿,冷凝后放恒温箱 36±1℃,48 小时培养。

(2)菌落计数:选择平均菌落数在 30～300CFU 的稀释度,乘以稀释倍数报告。平均菌落数大于 300CFU,应按稀释度最高的平均菌落数乘以稀释倍数报告;若小于 30CFU,应按稀释度最低的平均菌落数乘以稀释倍数报告。若有两个稀释度,其平均菌落数为 30～300CFU 则按以下公式计算

$$N = \sum C / (n_1 + 0.1 n_2) d$$

式中,N:定面积的菌落总数,(CFU/m³);$\sum C$:平板(含适宜范围菌落数的平板)菌落数之和,单位 CFU;n_1:第一稀释度(低稀释倍数)平板个数;n_2:第二稀释度(高稀释倍数)平板个数;d:稀释因子(第一稀释度)。

若所有的平均菌落数均不在 30～300 CFU,其中一个稀释度平均菌落数大于 300 CFU 或小于 30 CFU 时,则以接近 30 或 300 CFU 的平均菌落数乘以稀释倍数报告。若所有的稀释度均无菌落生长,以小于 1 乘以最低稀释倍数计算。在报告菌落数为"不可计"时,应注明样品的稀释度。

(3)结果报告:用肉眼直接观察,记下各平皿的菌落数后,求出同一稀释度各平皿生长的平均菌落数。

菌落数计算公式　　　　　　　　　　　$A = N \times b/k$

式中,A:细菌总数(CFU/cm²);N:平均菌落总数,单位为 CFU;b:稀释倍数;K:根据采样面积、标准限值单位的出的系数。

4. 公共用品用具的真菌总数检测

在孟加拉红或沙氏琼脂培养基经 25～28℃、3～7 天培养所得的真菌总数。

(1)操作步骤:将盛有棉拭子盐水管在手心里用力振荡 80 次,再用带橡皮乳头的 1mL 灭菌吸管反复吹吸 50 次,使真菌孢子充分的散开,制成 1:10 稀释液。吸取 1:10 稀释液 2mL 分别注入 2 个灭菌平皿内,每皿 1mL。每稀释一次,换 1 支 1mL 灭菌吸管吹吸 5 次,此液为 1:100 稀释液。依次倍比稀释至 3 个稀释度。将已融冷至 45℃ 左右琼脂倾入灭菌的孟加拉红或沙氏琼脂平皿中,待琼脂凝固后,置于 28℃ 温箱中,3d 后开始观察,共培养观察 1 周。

(2)菌落计数:通常选择菌落数在 5～50CFU 的平皿进行计数,同稀释度的两个平皿的菌落平均数乘以稀释倍数,即为每毫升检样中所含真菌数。若有两个稀释度的菌落数皆在规定范围之间或 3 个稀释度皆不在此范围时,按参照公共用品用具细菌总数不同稀释度菌落计数规则报告。

(3)结果报告

菌落数计算公式　　　　　　　　　　　$A = N \times b/k$

式中,A:真菌总数;N:平均菌落总数,单位为 CFU;b:稀释倍数;K:根据采样面积、标准限值单位的出的系数。

5. 公共用品用具的大肠菌群检测

在 37℃、24 小时培养能产发酵乳糖、产酸、产气的革兰阴性无芽孢杆菌。

操作步骤及结果报告:将样接种于双料乳糖胆盐发酵培养液中,于 36±1℃ 培养 24 小时。如所有管都不产气产酸则报告总大肠菌群阴性,如有变黄产气者则用接种环从该发酵管中取培养液 1 环,移种于伊红美篮琼脂平板上,于 36±1℃ 培养 24 小时,挑取可疑紫色带金属光泽典型菌落作革兰染色镜检为革兰阴性杆菌,同时接种于乳糖发酵管中,于 36±1℃ 培养 24 小时,有产酸产气者,即报告检出大肠菌群。

6. 公共用品用具的金黄色葡萄球菌检测

在 Baird Parker 培养基或血平板上生长良好、分解甘露醇、血浆凝固酶阳性的革兰阳性葡萄状球菌。

(1)操作步骤:将 1mL 待检样品,放入 9mL 7.5% 氯化钠肉汤培养基中,36±1℃、24 小时培养后从培养液取 1 接种环,画线接种 Baird Parker 或血琼脂培养基,36±1℃ 培养 24 小时,在 Baird Parke 平板为呈圆形、黑灰色、凸起湿润、边缘整齐光滑、周围浑浊外层有一透明带;血平板上菌落呈圆形、金黄色、凸起、表面光滑、周围有溶血圈。挑取典型菌落作涂片染色镜检,为革兰氏阳性,成葡萄状排列。同时做甘露醇、血浆凝固酶试验。

甘露醇发酵试验:取上述分纯的菌落接种甘露醇发酵培养基中,置培养 24 小时,金黄色葡萄球菌能发酵甘露醇产酸。

血浆凝固酶试验:取 1:4 的新鲜血浆 0.5mL 加入灭菌小试管中再加入经 24 小时肉汤培养的待检菌 0.5mL 混匀置 36±1℃ 温箱或水浴中每 30min 观察一次,24 小时内出现凝块即为阳性同时做阳性、阴性对照。同时以已知血浆凝固酶阳性和阴性菌株肉汤培养物及肉汤培养基 0.5mL,分别加入灭菌 1:4 血浆 0.5mL,混匀,作为对照。

(2)结果报告:凡在血平板上有可疑菌落生长经染色镜检,证明为革兰氏阳性葡萄球菌,并能发酵甘露醇产酸,血浆凝固酶试验阳性,可报告检出黄色葡萄球菌。

7. 公共用品用具的溶血性链球菌检测

在血琼脂平板经 36±1℃、24 小时培养后形成灰白色、表面光滑有乳光的细小有溶血圈的菌落。革兰阳性球菌,取 1mL 样品,接种于 9mL 葡萄糖肉浸液肉汤,或直接画线接种于血平板。经 36±1℃ 培养 24 小时后再接种血平板,置 36±1℃ 培养 24 小时,挑起有溶血圆形突起的细小菌落,分纯,革兰氏染色镜检呈革兰氏阳性球菌,圆形或卵圆形或短链状排列,无动力,无鞭毛,无芽孢。该菌营养要求较高,在血清肉汤中生长时管底呈絮状或颗粒状沉淀。血平板上菌落为灰白色,半透明或不透明,表面光滑,有乳光,直径 0.5～0.75mm,为圆形突起细小菌落周围并有溶血环。可报告检出溶血性链球菌。

三、集中空调通风系统微生物

1. 集中空调通风系统微生物检测指标包括细菌总数、真菌总数、嗜肺军团菌、β - 溶血性链球菌。

2. 采样方法见 GB/T 18204.5—2013。

3. 集中空调通风系统细菌总数

(1)操作步骤

刮拭法采集的样品:称取 1g 采集的积尘样品加到 Tween - 80 水溶液中 10 倍梯级稀释,并取稀释度 1mL 倾注平皿中。

擦拭法采集的样品将擦拭物无菌加入到 Tween - 80 水溶液中 10 倍梯级稀释,并取稀释度 1mL 倾注平皿中。

(2)结果报告:将倾注采样后的营养琼脂平皿置 36±1℃ 培养 48 小时后记录所得菌落总数。

4. 集中空调通风系统真菌总数

(1)操作步骤

刮拭法采集的样品:称取 1g 采集的积尘样品加到 Tween - 80 水溶液中 10 倍梯级稀释,并取稀释度 1mL 倾注平皿中。

擦拭法采集的样品:将擦拭物无菌加入到 Tween - 80 水溶液中 10 倍梯级稀释,并取稀释度 1mL 倾注平皿中。

(2)结果报告

将采集真菌后的沙氏琼脂培养基经 28℃、逐日观察(真菌数量过多可于第 3 天计数并记录培养时间)至第 5 日记录结果培养所得的真菌总数。

5. 嗜肺军团菌

操作方法同空气微生物中嗜肺军团菌检测。

6. β - 溶血性链球菌

操作方法同空气微生物中 β - 溶血性链球菌检测。

四、游泳池水微生物

1. 游泳池水微生物检测指标包括细菌总数、大肠菌群。

2. 游泳池水采集方法见 GB/T18204.9—2000。

3. 游泳池水细菌总数的检测

(1)操作步骤:采水袋中无菌加入 0.4mL10% 的硫代硫酸钠溶液后无菌采样。吸取均匀水样 1mL,注入到灭菌平皿内,另取 1mL 注入另一平皿内作平行接种。取 1mL 加到 9mL 无菌生理盐水中作 1:10 稀释,混匀后取 2mL 分别加到两个无菌平皿内,每皿 1mL。将融化并冷却至 45℃ 的营养琼脂培养基倾注平皿内,每皿约 15mL,另取一个不加样品的平皿作空白对照。立即旋摇平皿,使水样和培养基充分混匀。待琼脂凝固后翻转平皿,置 37℃ 恒温箱内培养 48 小时。

(2)菌落计数方法:点数菌落数,记下各平皿的菌落数后,求出同一稀释度各平皿生长的平均菌落数。

(3)结果报告:方法同"公共用品用具报告细菌总数"。

4. 游泳池水大肠菌群的检测

在两个装有 50mL 三倍浓缩乳糖胆盐培养液的大试管加水样 100mL;在 10 支装有 5mL 三倍浓缩乳糖胆盐培养液的试管各加水样 10mL;轻摇试管混匀,置 36±1℃ 24 小时培养。观察每管是否产气,如不产气报告大肠菌群阴性。若有气体产生则从中取一接种环培养液,接种到伊红美兰琼脂平板,置 36±1℃ 24 小时培养,挑去黑紫色或红紫色,具有金属光泽的菌落进行革兰氏染色,同时接种乳糖发酵管,置 36±1℃ 24 小时培养。凡乳糖发酵管产酸、产气革兰染色为阴性的无芽孢杆菌,为大肠菌群阳性。记下阳性管数,查国标总大肠菌群(MPN)检索表得出 1000mL 水样中总大肠菌群 MPN 值。

第三章　临床检验常用检验技术

第一节　常用仪器的使用

一、全自动血液细胞分析仪

（一）样本采集

1. 静脉采血法

手臂肘部静脉标本采集量：2.0mL。

2. 器材

真空采血针、含 EDTAK2（3.0～4.0mg）真空采血管、碘伏、无菌棉签、压脉带。

3. 操作程序

患者坐位或卧位，扎上压脉带消毒皮肤。嘱患者握紧拳头，暴露静脉；操作者以左手拇指固定静脉穿刺部位的下端，右手持真空采血针，与皮肤呈30°的位置迅速刺破皮肤，然后适当降低角度穿破静脉壁进入静脉腔中，见回血后，解开压脉带，将针头顺势深入少许。将采血针另一端插入真空采血管中；利用真空负压，血液自动注入抗凝管直至所需血量。嘱患者松拳，用无菌干棉球压住伤口，拔出针头；立即将采血管轻轻颠倒5～8次，使其充分抗凝，并贴上对应患者及检测项目信息的条码。2小时内送检。

4. 注意事项

禁止在输液手臂同侧采血，同时在申请单上注明"输液时采血"；止血带使用时间应少于1分钟，以免引起血液淤滞，血液成分的改变；防止溶血，避免采血管过度震荡；正确选择抗凝管并注意抗凝药与血液的比例。

（二）检验操作程序

在开启分析仪电源之前，检查稀释液、清洗液、溶血素是否充足，有无过期；管道内是否有气泡；线路连接是否正确。打印纸是否安装正确、足够。

打开分析仪后面的开关，电源指示灯亮，屏幕上显示"Initialing…"。仪器进行初始化4～7分钟完毕后，自动进入计数界面；按［菜单］键，选择"计数"，进入"计数"界面。再按［模式］键，将当前模式设置为"全血"模式；确认状态指示区的计数状态为"就绪"，工作模式为"全血"；将准备好的全血样本放到采样针下，使采样针可以吸到样本且针头与容器底保持一定距离；按计数键，启动样本分析过程。此时，状态指示区的计数状态为"运行"；采样针自动吸取13μL的样本后蜂鸣器响，在采样针抬起后，移开样本；分析完成后，按［F4］键进入"样本信息编辑"界面。按［F9］键进入汉字状态。在汉字状态下，按［F8］键在全拼和五笔输入法之间进行切换，输入样本信息，输入完成后，点击"确认"，保存输入的内容并返回到"计数"界面。按［打印］键打印样本分析报告；按照此操作过程进行其余样本的分析。样品分析结束后按［菜单］键，弹出系统菜单，选择"关机"；界面弹出"关机"对话框，点击"确认"进入关机界面。将E－Z清洗液放到采样针下，按计数键，采样针将自动吸取E－Z清洗液，执行液路和计数池的清洗；按照界面提示信息，将E－Z清洗液放到采样针下，按计数键，采样针将再次自动吸取E－Z清洗液，执行液路和计数池的清洗；执行完成后，界面提示"请关闭电源"是，关闭分析仪的电源开关；关闭电源后检查分析仪是否有渗漏，并将血液分析仪的周边环境打扫干净。

（三）样品的质量控制

1. 每天将质控品从冰箱取出，在室温条件下放置15分钟，充分混匀后，与样本一同测定。

2. 质控品测定结果传送到中文操作系统，自动作质控图，当出现失控现象时，按失控处理程序，寻找失控原因，并扣留该批检测结果，待查明失控原因并排除后重测样本，然后才发出报告。

3. 每月最后一天打印本月质控图。

4. 注意试剂有效期，过期试剂不得使用。

二、尿液分析仪

（一）样本采集

1. 无菌采集中段尿 10～20mL。

2. 注意事项：使用环境温度范围 15～35℃，试纸测试的理想环境温度范围为 10～40℃，相对湿度≤85%；测试时不要将分析仪放置在阳光直射的地方，以免检条装置失灵；仪器放置台应远离强电场、强弱磁场及高频电气设备。

（二）检验操作程序

1. 打开电源开关，系统进入自检状态。仪器自动检测外界光强、机械单元、主控单元、光学传感器。

2. 自检正常，屏幕进入主屏幕，显示时间和日期、版本等信息。

3. 设置测定样品序号，顺序号可设置为 001～999 任何数。按 Enter 键确认。

4. 系统设置：将光标移到"系统设置"选项，按 Enter 键即可进入系统设置菜单，用户可根据需要进行选择。输入当前时间设置按 Enter 键确认；输入当前日期设置，按 Enter 键；输入当前状态设置，按 Enter 键确认；输入单位选择，有国际单位制、常规单位制、加号系统、CT200 四种单位制供选，选自己所需单位设置按 Enter 键确认。

5. 试纸测试，将试纸条的试纸区完全浸入新鲜的、充分混合和未离心的标本中，粘尿样后，立即取出，将试纸条的侧边沿尿样容器的管壁刮去多余的尿液，待推进器处于初始位置时将试纸条平放于工作台的检测区，注意前端应超过托条筋。自动模式显示测试结果。

临界值：当"临界值"设置为开时，若某项目测试结果大于或等于所设定的临界值，在打印报告中该项前边注以"＊"号；加号系统，当加号系统设置为开时，测试结果会把当前单位制下的测试值及与测试值相对应的"＋"号同时显示并打印出来。

6. 关主机电源，填写仪器使用登记记录，擦净工作台。

（三）保养维护

1. 每个样品间隔用蒸馏水冲洗试剂带架槽。

2. 关机前用蒸馏水冲洗试剂带架槽。

3. 每周用清理工具清除试剂带架槽中的杂物，然后用清水反复冲洗。

4. 期检查尿液排泄孔并及时疏通。

5. 每周用校验带检测仪器准确度。

三、全自动生化分析仪

（一）样本采集

1. 静脉采血法：手臂肘部静脉标本采集量：3.0～5.0mL。

2. 器材：真空采血针、含肝素抗凝剂的真空采血管、碘伏、消毒棉签、压脉带。

（二）注意事项

1. 仪器正常的操作环境是在室温下 10～30℃，相对湿度 30%～70%。避免与过冷、过热的物体同放。

2. 仪器置于平稳的工作台上，仪器要防尘、溶液和酸性气体。

3. 仪器必须有专人保管，专人使用。使用人员必须经过专门培训，取得上机操作证。

4. 水的水质必须满足 CAP 二级水的要求。

（三）检验操作程序

1. 仪器开启

先打开仪器总电源和分析部控制开关；再打开电脑，启动仪器控制软件。开机后进行定标测试。

2. 检查工作检测项目剩余试剂体积及时补足次日工作所需试剂量。

3. 登录

输入用户名和密码，进入主界面。按照说明书设置各项目、试剂、标准、质控等参数。

4. 样本编辑测试

进入"样本申请"输入样本编号，选择测试项目和测试组合；选具体项目测试选项，按"保存"；编辑多个样本按"另存为"，输入起始样本位和结束样本位，按"确定"。完成批量样本申请。再进入"结果查询"依次输入姓名、年龄、性别等所需样本信息，然后进入"样本申请"，按屏幕左下方的"开始"键，进入测试状态。直到工作结束。打印报告单。

5. 仪器关闭

点击主菜单中的"关机",进行退出操作。(先关闭仪器控制软件,然后关掉仪器的电源开关)。全自动生化分析仪所用型号不同,操作也不一致,具体操作详见仪器说明书。填写仪器使用登记记录。

(四)仪器维护

1. 日维护

检查各项连接并进行关机前的液路灌注。

2. 周维护

执行"强化清洗"实现对样本针、试剂针和反应杯的清洗。

3. 月维护

用柔软的纱布蘸酒精后清洁样本针、试剂针、搅拌杆、清洗池;更换反应杯,清洗进水箱。

第二节　肝炎病毒抗体的检测方法

一、甲型肝炎病毒 IgM 抗体检测

1. 检验目的

血清抗 HAV 抗体 IgM 是 HAV 急性感染的标志,在感染的早期即已出现,是早期诊断甲型肝炎的依据。感染后 3 个月内可维持较高滴度,6 个月后逐渐消失。

2. 方法原理

采用 ELISA 架桥法,反应板的琼脂微孔包被兔抗人 – IgMμ 链,加入待测样本,同时加入 HAVAg、抗 – HAV – HRP,当样本中有抗 – HAV – IgM 时,会与包被在板上的兔抗人 – IgMμ 链结合,并被 HAVAg 捕获、再与抗 – HAV – HRP 联接成复合物,加入底物 TMB 产生显色反应,反之则无显色反应。

3. 性能指标

此方法快速简便、特异性强、检测灵敏度度 0.5ng/mL。

4. 操作方法及结果

(1)待测标本用生理盐水作 1∶1000 稀释后加 100μL 于反应板微孔中。设阴性、阳性各两孔,并设空白对照。

(2)充分混匀,封板,置 37℃孵育 20 分钟。

(3)手工洗板:弃去孔内液体,洗涤液注满各孔,静置 5 秒,甩干,重复 5 次后拍干。洗板机洗板:选择洗涤 5 次程序洗板后拍干。

(4)每孔加入 HAVAg、酶结合物工作液各 1 滴,充分混匀,封板,置 37℃孵育 20 分钟。

(5)手工洗板:弃去孔内液体,洗涤液注满各孔,静置 5s,甩干,重复 5 次后拍干。洗板机洗板:选择洗涤 5 次程序洗板后拍干。

(6)每孔加显色剂 A 液、B 液各 1 滴,充分混匀,封板,置 37℃孵育才 10 分钟。

(7)每孔加入终止液 1 滴,混匀。

(8)用酶标仪读数,数值取波长 450nm(建议使用双波长的酶标仪比色,参考波长 630nm),先用空白孔校零,然后读取各孔 OD 值。

(9)样品 OD 值/阴性对照 OD 值≥2.1 为阳性,反之为阴性;阴性对照 OD 值低于 0.05 以 0.05 计算,高于 0.05 按实际值计算。

5. 注意事项

(1)从冷藏环境中取出的试剂盒内全部瓶装试剂及待测标本所需微孔反应条应置 37℃平衡 30 分钟后方可使用,余者应及时封存于冰箱中以备后用。在平衡试剂的同时,待测标本应需置平衡 30 分钟后再行测试。

(2)使用前试剂应摇匀,并弃 1~2 滴后垂直滴加。

(3)封片不能重复使用。

(4)结果判断需在反应终止后 10 分钟内完成。

(5)不同批号的试剂不能混用。

(6)待测标本不可用 NaN₃ 防腐,腐烂如需稀释标本,请用小牛血清稀释。

(7)本试剂盒应视为有传染性物质,请按传染病实验室检查规程处理。

二、戊型肝炎抗抗体－IgM 定性检测

1. 检验目的

HEV 所致戊型肝炎的临床症状和流行病学特点和甲型肝炎相似,是一种自限性急性肝炎。孕妇感染 HEV 有较高的重症肝炎发生率。抗 HEV 抗体检测所用抗原为合成多肽或克隆表达的融合蛋白,抗原序列多选自基因开放读码框架 ORF2 和 ORF3 区。抗 HEV 抗体 IgM 阳性表示急性期感染,在潜伏末、出现临床症状之前即可检测到,并在症状最典型期达到峰值,持续时间约 1 个月。抗 HEV 抗体 IgM 产生不久,即可检测到抗 HEV 抗体 IgG,并紧随抗 HEV 抗体 IgM 之后达到峰值,持续约 1 年。对 HEV 感染的确诊还可结合其他相关手段,如酶免疫印迹技术、HEV RNA 检测等。

2. 方法原理

采用 ELISA 架桥法:用抗人 μ 链抗体包被微孔板,以捕捉待测血清中 IgM,再加 HEV 抗原(HEVAg)与特异性 IgM 反应,最后加酶抗 HEV 抗体,使底物呈色。

3. 性能指标

此方法快速简便、特异性强、检测灵敏度度 0.5ng/mL。

4. 操作方法

(1)样品孔加入待测血清 50μL。设阴性、阳性各两孔,并设空白对照 1 孔。

(2)封板,置 37℃孵育 30 分钟。

(3)手工洗板:弃去孔内液体,洗涤液注满各孔,静置 5 秒,甩干,重复 5 次后拍干。洗板机洗板:选择洗涤 5 次程序洗板后拍干。每孔加入酶标抗体 1 滴,置 37℃孵育 20 分钟。

(4)每孔加入酶标抗体 1 滴,置 37℃孵育 20 分钟。

(5)手工洗板:弃去孔内液体,洗涤液注满各孔,静置 5 秒,甩干,重复 5 次后拍干。洗板机洗板:选择洗涤 5 次程序洗板后拍干。

(6)每孔加显色剂 A 液、B 液各 1 滴,充分混匀,封板,置 37℃孵育才 10 分钟。

(7)每孔加入 1 滴终止液终止显色反应。用酶标仪读数,数值取波长 450nm(建议使用双波长的酶标仪比色,参考波长 630nm),先用空白孔校零,然后读取各孔 OD 值。

(8)比色法:临界值计算(cutoff)＝0.12＋阴性对照平均值(当阴性对照平均值 OD 小于 0.05 时,按 0.05 计算;当阴性对照平均值 OD 大于 0.05 时按实际值计算)。样品 OD 值≥cutoff 值为阳性,反之为阴性。

5. 注意事项

(1)从冷藏环境中取出的试剂盒内全部瓶装试剂及待测标本所需微孔反应条应置 37℃平衡 30 分钟后方可使用,余者应及时封存于冰箱中以备后用. 在平衡试剂的同时,待测标本应需置平衡 30 分钟后再行测试。

(2)使用前试剂应摇匀,并弃 1～2 滴后垂直滴加。

(3)封片不能重复使用。

(4)结果判断需在反应终止后 10 分钟内完成。

(5)不同批号的试剂不能混用。

(6)待测标本不可用 NaN₃ 防腐,腐烂如需稀释标本,请用小牛血清稀释。

(7)本试剂盒应视为有传染性物质,请按传染病实验室检查规程处理。

三、乙型肝炎标志物检测

(一)乙型肝炎表面抗原定性检测

1. 检验目的

检测 HBSAg 主要是用于乙型肝炎的诊断、招工体检、征兵体检、幼儿入学、献血员筛选、血液制品的复检、了解乙肝病毒感染者的感染状况、疗效观察及预后评估,另外还用于乙型肝炎的流行病学调查。

2. 方法原理

采用 ELISA 双抗体夹心法,即酶联免疫吸附法,包被 HBSAb 于琼脂微孔与标本中的 HBSAg 形成 Ab－Ag 复合物,再于酶标 HBS 抗体结合,加入 TMB 底物产生显色反应。

3. 性能指标

此方法快速简便、特异性强、检测灵敏度度 0.5ng/mL。

4. 操作方法

（1）每孔加入待测标本 50 微升。设阴性、阳性各 2 孔，并设空白对照 1 孔。

（2）每孔加入酶结合物 1 滴，充分混匀，封板，置 37℃孵育 30 分钟。

（3）手工洗板：弃去孔内液体，洗涤液注满各孔，静置 5s，甩干，重复 5 次后拍干。洗板机洗板：选择洗涤 5 次程序洗板后拍干。

（4）每孔加显色剂 A 液、B 液各 1 滴，充分混匀，封板，置 37℃孵育才 15 分钟。

（5）每孔加入终止液 1 滴，混匀。

（6）用酶标仪读数，数值取波长 450nm（建议使用双波长的酶标仪比色，参考波长 630nm），先用空白孔校零，然后读取各孔 OD 值。

（7）样品 OD 值/阳性对照平均 OD 值≥2.1 判断为阳性，否则为阴性；阴性对照 OD 值低于 0.05 按 0.05 计算，高于 0.05 按实际 OD 值计算。

5. 注意事项

（1）从冷藏环境中取出的试剂盒内全部瓶装试剂及待测标本所需微孔反应条应置 37℃平衡 30 分钟后方可使用，余者应及时封存于冰箱中以备后用。在平衡试剂的同时，待测标本应需置平衡 30 分钟后再行测试。

（2）使用前试剂应摇匀，并弃 1~2 滴后垂直滴加。

（3）封片不能重复使用。

（4）结果判断需在反应终止后 10 分钟内完成。

（5）不同批号的试剂不能混用。

（6）待测标本不可用 NaN_3 防腐，腐烂如需稀释标本，请用小牛血清稀释。

（7）本试剂盒应视为有传染性物质，请按传染病实验室检查规程处理。

（二）乙型肝炎表面抗体定性检测

1. 检验目的

检测 HBSAb 主要是用于监测乙型肝炎疫苗是否有效，HBSAb 的出现表明机体具有针对乙肝病毒感染的免疫力和抵抗乙肝病毒的侵入，同时定量检测 HBSAb 还可以观察急性乙肝恢复的动态情况以及乙型肝炎的流行病学调查（以往是否暴露接触过乙肝病毒）。

2. 方法原理

采用 ELISA 双抗原夹心法，反应板的琼脂微孔包被纯化 HBSAg，待测血液中抗 HBS 抗体与之反应，再加 HRP 标记 HBSAg 形成 HBSAg - 抗 HBs 抗体 - HRP 标记 HBSAg 复合物，最后加底物 TMB 显色。

3. 性能指标

此方法快速简便、特异性强、检测灵敏度度 0.5ng/mL。

4. 操作方法

（1）每孔加入待测标本 50 微升。设阴性、阳性各两孔，并设空白对照 1 孔。

（2）每孔加入酶结合物 1 滴，充分混匀，封板，置 37℃孵育 30 分钟。

（3）手工洗板，弃去孔内液体，洗涤液注满各孔，静置 5 秒，甩干，重复 5 次后拍干。洗板机洗板：选择洗涤 5 次程序洗板后拍干。

（4）每孔加显色剂 A 液、B 液各 1 滴，充分混匀，封板，置 37℃孵育才 15 分钟。

（5）每孔加入终止液 1 滴，混匀。

（6）用酶标仪读数，数值取波长 450nm（建议使用双波长的酶标仪比色，参考波长 630nm），先用空白孔校零，然后读取各孔 OD 值。

（7）样品 OD 值/阴性对照平均 OD 值≥2.1 判断为阳性，否则为阴性；阴性对照 OD 值低于 0.05 按 0.05 计算，高于 0.05 按实际 OD 值计算。

5. 注意事项

（1）从冷藏环境中取出的试剂盒内全部瓶装试剂及待测标本所需微孔反应条应置 37℃平衡 30 分钟后方可使用，余者应及时封存于冰箱中以备后用。在平衡试剂的同时，待测标本应需置平衡 30 分钟后再行测试。

（2）使用前试剂应摇匀，并弃 1～2 滴后垂直滴加。

（3）封片不能重复使用。

（4）结果判断需在反应终止后 10 分钟内完成。

（5）不同批号的试剂不能混用。

（6）待测标本不可用 NaN₃ 防腐，腐烂如需稀释标本，请用小牛血清稀释。

（7）本试剂盒应视为有传染性物质，请按传染病实验室检查规程处理。

（三）乙型肝炎 e 抗原定性检测

1. 检验目的

检测 HBeAg 主要是用于乙型肝炎的诊断、了解乙肝病毒感染者的感染状况、疗效观察及预后评估，另外还用于乙型肝炎的流行病学调查。

2. 方法原理

采用 ELISA 双抗体夹心法，反应板的琼脂微孔包被抗 HBe 抗体，待测血液中乙型肝炎病毒 e 抗原与之反应，再加 HRP 标记 HBeAb 形成抗 HBe 抗体 - HBeAg - HRP 标记 HBeAb 复合物，最后加底物 TMB 显色。

3. 性能指标

此方法快速简便、特异性强、检测灵敏度度 0.5ng/mL。

4. 操作方法

（1）每孔加入待测标本 50μL。设阴性、阳性各两孔，并设空白对照 1 孔。

（2）每孔加入酶结合物 1 滴，充分混匀，封板，置 37℃ 孵育 30 分钟。

（3）手工洗板：弃去孔内液体，洗涤液注满各孔，静置 5 秒，甩干，重复 5 次后拍干。洗板机洗板：选择洗涤 5 次程序洗板后拍干。

（4）每孔加显色剂 A 液、B 液各 1 滴，充分混匀，封板，置 37℃ 孵育才 15 分钟。

（5）每孔加入终止液 1 滴，混匀。

（6）用酶标仪读数，数值取波长 450nm（建议使用双波长的酶标仪比色，参考波长 630nm），先用空白孔校零，然后读取各孔 OD 值。

（7）样品 OD 值/阴性对照平均 OD 值≥2.1 判断为阳性，否则为阴性；阴性对照 OD 值低于 0.05 按 0.05 计算，高于 0.05 按实际 OD 值计算。

5. 注意事项

（1）从冷藏环境中取出的试剂盒内全部瓶装试剂及待测标本所需微孔反应条置 37℃ 平衡 30 分钟后方可使用，余者应及时封存于冰箱中以备后用。在平衡试剂的同时，待测标本应需置平衡 30 分钟后再行测试。临床实验室。

（2）使用前试剂应摇匀，并弃 1～2 滴后垂直滴加。

（3）封片不能重复使用。

（4）结果判断需在反应终止后 10 分钟内完成。

（5）不同批号的试剂不能混用。

（6）待测标本不可用 NaN₃ 防腐，腐烂如需稀释标本，请用小牛血清稀释。

（7）本试剂盒应视为有传染性物质，请按传染病实验室检查规程处理。

（四）乙型肝炎 e 抗体定性检测

1. 检验目的

检测 HBeAb 主要是用于乙型肝炎的诊断、了解乙肝病毒感染者的恢复情况、疗效观察及预后评估，另外还用于乙型肝炎的流行病学调查。

2. 方法原理

采用 ELISA 竞争法，反应板的琼脂微孔包被基因工程重组 HBeAg，加入待测血液，同时单克隆抗 - HBe - HRP，与抗原形成竞争结合，如待测标本中抗 - HBe 含量高，则抗 - HBe - HRP 与 HBeAg 结合少，加入底物 TMB 时显色淡，反之则显色深。

3. 性能指标

此方法快速简便、特异性强、检测灵敏度度 0.5ng/mL。

4. 操作方法

（1）每孔加入待测标本 50 μL。设阴性、阳性各两孔，并设空白对照 1 孔。

（2）每孔加入酶结合物 1 滴,充分混匀,封板,置 37℃ 孵育 30 分钟。

（3）手工洗板:弃去孔内液体,洗涤液注满各孔,静置 5s,甩干,重复 5 次后拍干。洗板机洗板:选择洗涤 5 次程序洗板后拍干。

（4）每孔加显色剂 A 液、B 液各 1 滴,充分混匀,封板,置 37℃ 孵育才 15 分钟。

（5）每孔加入终止液 1 滴,混匀。

（6）用酶标仪读数,数值取波长 450nm(建议使用双波长的酶标仪比色,参考波长 630nm),先用空白孔校零,然后读取各孔 OD 值。

（7）Cutoff Value 计算:COV = (阴性对照平均值 + 阳性对照平均值)/2。标本 OD 值≥COV 为阴性,标本 OD < COV 为阳性。

5. 注意事项

（1）从冷藏环境中取出的试剂盒内全部瓶装试剂及待测标本所需微孔反应条应置 37℃ 平衡 30 分钟后方可使用,余者应及时封存于冰箱中以备后用。在平衡试剂的同时,待测标本应需置平衡 30 分钟后再行测试。

（2）使用前试剂应摇匀,并弃 1~2 滴后垂直滴加。

（3）封片不能重复使用。

（4）结果判断需在反应终止后 10 分钟内完成。

（5）不同批号的试剂不能混用。

（6）待测标本不可用 NaN$_3$ 防腐,腐烂如需稀释标本,请用小牛血清稀释。

（7）本试剂盒应视为有传染性物质,请按传染病实验室检查规程处理。

（五）乙型肝炎核心抗体定性检测

1. 检验目的

检测 HBcAb 主要是用于乙型肝炎的诊断、了解乙肝病毒感染者的感染状况,另外还用于乙型肝炎的流行病学调查。

2. 方法原理

采用 ELISA 竞争法,反应板的琼脂微孔包被基因工程重组 HBcAb,加入待测血液,同时单克隆抗 - HBc - HRP,与抗原形成竞争结合,如待测标本中抗 - HBc 含量高,则抗 - HBc - HRP 与 HBcAg 结合少,加入底物 TMB 时显色淡,反之则显色深。

3. 性能指标

此方法快速简便、特异性强、检测灵敏度度 0.5ng/mL。

4. 操作方法

（1）每孔加入待测标本 50μL。设阴性、阳性各 2 孔,并设空白对照 1 孔。

（2）每孔加入酶结合物 1 滴,充分混匀,封板,置 37℃ 孵育 30 分钟。

（3）手工洗板:弃去孔内液体,洗涤液注满各孔,静置 5 秒,甩干,重复 5 次后拍干。洗板机洗板:选择洗涤 5 次程序洗板后拍干。

（4）每孔加显色剂 A 液、B 液各 1 滴,充分混匀,封板,置 37℃ 孵育才 15 分钟。

（5）每孔加入终止液 1 滴,混匀。

（6）用酶标仪读数,数值取波长 450nm(建议使用双波长的酶标仪比色,参考波长 630nm),先用空白孔校零,然后读取各孔 OD 值。

（7）Cutoff Value 计算:COV = 阴性对照平均值×0.3。标本 OD 值≥COV 为阴性,标本 OD < COV 为阳性。

5. 注意事项

（1）从冷藏环境中取出的试剂盒内全部瓶装试剂及待测标本所需微孔反应条应置 37℃ 平衡 30 分钟后方可使用,余者应及时封存于冰箱中以备后用。在平衡试剂的同时,待测标本应需置平衡 30 分钟后再行测试。

（2）使用前试剂应摇匀,并弃 1~2 滴后垂直滴加。

（3）封片不能重复使用。

（4）结果判断需在反应终止后 10 分钟内完成。

（5）不同批号的试剂不能混用。

（6）待测标本不可用 NaN$_3$ 防腐,腐烂如需稀释标本,请用小牛血清稀释。

(7)本试剂盒应视为有传染性物质,请按传染病实验室检查规程处理。

操作注意事项:空腹采集静脉血3mL,盛放于洁净的一次性含肝素的抗凝真空采血管中,离心后最好在3h内检测。对任何一份标本(包括质控品、标准品及检测试剂等)都应视其为具有传染性,操作人员在工作时应戴乳胶手套、穿工作服。一旦发生标本容器划破手或身体、液体溅进眼睛等黏膜处,应立即用大量的水冲洗,同时向上级医师或科领导报告,必要时施以丙种球蛋白预防。

第四节　从业人员预防性健康体检的检测方法

对公共场所从业人员、从事食品生产和加工的人员、食品流通和餐饮服务人员、饮用水生产、经营人员、从事医疗卫生用品生产、经营人员及化妆品生产人员等,预防性健康检查项目中,粪便标本(肛拭子)的沙门氏菌和志贺氏菌检验。

一、方法原理

1. 筛查试验

依据核酸体外扩增基本原理,针对沙门氏菌和志贺菌特异靶基因序列设计引物、荧光标记探针,在PCR反应过程中,当荧光信号达到并超过所设定的阈值时,利用荧光信号强度与PCR产物量的正相关关系,即可对PCR结果进行分析和判定。

对标本的模板DNA进行实时荧光PCR扩增,根据其CT值及扩增曲线进行标本结果报告,当PCR结果呈阴性时直接报告阴性结果;当PCR结果呈阳性时,进一步对阳性标本做确诊实验。从而实现对从业人员健康检查粪便标本中的沙门氏菌和志贺菌的快速筛查。

2. 确诊试验

PCR筛查试验结果为阳性时,依据确诊试验进行细菌培养和鉴定,包括生化和血清学鉴定,当确诊试验鉴定结果为阳性时报告阳性,为阴性时报告阴性。

二、操作步骤

1. 标本采集、保存及运输

(1)标本采集:用灭菌的采样拭子,由肛门插入直肠内3~5cm处,旋紧360℃采集,放入盛有增菌液的采样管内,旋紧管盖,编号备用。

(2)标本的保存和运输:采集的标本放入密闭的采样管内,尽快运送到实验室,在2~8℃条件下保存不超过1天。

2. 标本的前处理

(1)前增菌:采集的肛拭子标本,需要在营养肉汤中于36±1℃增菌培养3~6小时。

(2)标本混合:可根据标本数量进行适当混合,再进行实时荧光PCR检测。标本混合:① 取n个灭菌后的1.5mL离心管作为混合管,n为待检混合管,分别编号。② 每份标本取80μl分别依次加到混合管中,将5~10份标本混合成1份混合标本并用移液器反复抽吸3~5次或漩涡振荡器混匀标本。

(3)模板DNA的制备:取混合后的标本,12 000 r/min离心5分钟,弃尽上清;加入50~100μL DNA提取液,悬浮沉淀后100℃加热处理5分钟,12000r/min离心2分钟,取5μL上清液,作为模板DNA用于实时荧光PCR检测(制备好的裂解液需立即进行实时荧光PCR检测)。

3. 筛查试验(实时荧光PCR)

(1)加样:在标本处理区取n+2管(为待检混合管数n+一管阳性对照+一管阴性对照)分装好反应液的PCR反应管。先瞬间离心10秒再将对应编号的PCR反应管加入5μl上清液,盖紧管盖,瞬间离心10秒。

(2)荧光PCR检测:在核酸扩增区进行。将离心后的PCR反应管放入实时荧光PCR仪内,记录标本摆放顺序,进行核酸扩增和检测。

反应体系为25μL 其中PCR反应液(含有特异性引物、DNTP、探针及反应所需各种离子)19.64 μL,UNG酶0.06μL(1U/μL),Taq酶0.3μL(5 U/μL),模板DNA 5uL。

荧光PCR检测的反应参数设置为:

第一阶段,UNG酶处理:50℃/2分钟,1个循环。

第二阶段,预变性95℃/3分钟,1个循环。

第三阶段,95℃/5s。,55℃/60 秒,40 个循环。在该阶段的 55℃/60 秒采集 FAM 和 HEX 荧光信号。

4. 结果判断

(1)结果分析条件设定:直接读取检测结果。阈值设定原则根据仪器噪声情况进行调整,以阈值线刚好超过正常阴性样品扩增曲线的最高点为准,不列仪器可根据仪器噪声情况进行调整。

(2)质控标准

① 阴性对照:Ct > 36 或无 Ct 值,曲线为直线或轻微斜线,无明显指数增长期。

② 阳性对照:Ct≤22,曲线有明显指数扩增期。

如果阴性对照和阳性对照的荧光 PCR 检测结果不能满足以上条件,此次试验无效。

(3)结果判定和报告

① FAM 值通道和(或)HEX 通道 Ct > 36 曲线或无 Ct 值,可判断标本检测结果为沙门菌和(或)志贺菌阴性,可直接报告未检出沙门菌和(或)志贺菌。

② FAM 通道和(或)HEX 通道 Ct≤33,有明显指数增长期,可判断标本检测结果为沙门菌和(或)志贺菌阳性。

③ FAM 值通道和(或)HEX 通道 33 < Ct 值≤36,建议标本重新做荧光 PCR 检测。如果重新检测结果的 Ct 值≤36,曲线有明显指数增长期,则判定为沙门菌和(或)志贺菌阳性,否则判定沙门菌和(或)志贺菌阴性。

④ PCR 阳性混合标本确认

对 PCR 结果为阳性的混合标本,依据以下确诊试验做进一步的确认。

5. 确诊试验

(1)增菌 混合标本 PCR 检测结果为沙门氏菌阳性时,将混合标本所对应的单管阳性标本挑出,于 SC 增菌液中 36±1℃培养 18~24 小时。

混合标本 PCR 检测结果为志贺菌阳性时,将混合标本所对应的单管阳性标本挑出,无须增菌,直接分离培养。

(2)分离培养

沙门菌:取 SC 增菌液 1 环画线接种于沙门菌显色培养基或 XLD 琼脂平板。于 36±1℃培养 18~24 小时,观察平板上生长的菌落形态。

志贺菌:取前增菌液 1 环,画线接种于 XLD 琼脂平板或 MAC 琼脂平板;于 36±1℃培养 18~24 小时,志贺菌呈现不发酵乳糖的菌落。

(3)生化试验

① 沙门菌:自沙门菌显色平板或 XLD 平板上分别挑取 3~5 个可疑菌落,接种三糖铁琼脂和赖氨酸脱羧酶试验培养基,于 36±1℃培养 18~24 小时。必要时可延长至 48 小时。

② 志贺菌:自 XLD 琼脂平板或 MAC 琼脂平板上分别挑取 3~5 个可疑菌落,分别接种 TSI、葡萄糖半固体各一管,于 36±1℃培养 18~24 小时,分别观察结果。凡是三糖铁琼脂中斜面产碱、底层产酸(发酵葡萄糖,不发酵乳糖,蔗糖)、不产气(福氏志贺菌 6 型可产生少量气体)、不产硫化氢、半固体管中无动力的菌株,挑取其已培养的营养琼脂斜面上生长的菌苔,进行生化试验和血清学分型。

③ 菌株鉴定:根据以上沙门和志贺菌的初步生化反应结果,依据 WS280 和 WS287 做进一步菌株鉴定。

(4)血清学分型

沙门菌菌型鉴定:GB/4785. 4—2010。

志贺菌菌型鉴定:

① 先用四种志贺菌多价血清检查,如果由于 K 抗原的存在而不出现凝集,应将菌液煮沸后再检查;如果呈现凝集,则用 A1、A2、B 群多价和 D 群血清分别试验。如系 B 群福氏志贺菌,则用群和型因子血清分别检查。福氏志贺菌型和亚型的型、群抗原见 WS287。可先用群因子血清检查,再根据群因子血清出现凝集的结果,依次选用型因子血清检查。

② 四种志贺菌多价血清不凝集的菌株,可用鲍氏多价 1、2、3 分别检查,并进一步用 1~15 各型因子血清检查。如果鲍氏多价血清不凝集,可用痢疾志贺菌 3~12 型多价血清及各型因子血清检查。

(5)结果报告 根据确诊试验结果对实时荧光 PCR 阳性标本做出最终结果判定和菌型判定。

6. 注意事项

(1)为防止荧光干扰,应使用无粉手套进行操作,避免用手直接接触 PCR 反应管,勿在反应管上进行标记。

(2)实验后 PCR 反应管应按照医疗废弃物进行处理防止污染。

(尹 红)

理化检验篇

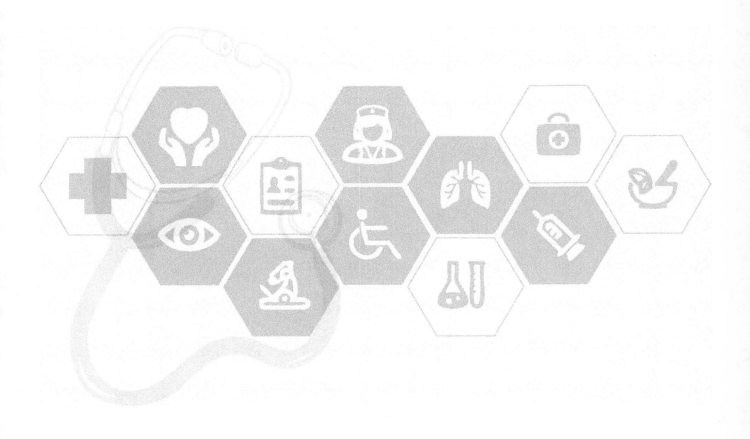

第一章 卫生理化检验综合知识

第一节 实验室计量认证

一、计量认证基本知识

计量认证是指国家认证认可监督管理委员会和各省、自治区、直辖市人民政府质量技术监督部门对实验室的基本条件和能力是否符合法律、行政法规规定以及相关技术规范或者标准实施的评价和承认活动，是资质认定的一种形式。

2007年1月1日国家质量监督检验检疫总局公布的《实验室资质认定评审准则》明确规定："资质认定的形式包括计量认证和审查认可。"政府计量行政主管部门对向社会提供公正数据的技术机构的计量检定和测试的能力，可靠性和公正性所进行的考核和证明，这是作为第三方产品质量检验机构最基本的要求。

《中华人民共和国计量法》中规定：为社会提供公正数据的产品质量检验机构，必须经省级以上人民政府计量行政部门对其计量检定、测试能力和可靠性考核合格，这种考核称为计量认证。计量认证是我国通过计量立法，对为社会出具公正数据的检验机构（实验室）进行强制考核的一种手段，也可以说是具有中国特点的政府对实验室的强制认可。经计量认证合格的产品质量检验机构所提供的数据，用于贸易出证、产品质量评价、成果鉴定作为公证数据，具有法律效力。

取得计量认证合格证书的产品质量检验机构，可按证书上所限定的检验项目，在其产品检验报告上使用计量认证标志，标志由CMA三个英文字母形成的图形和检验机构计量认证书编号两部分组成。CMA分别由英文China Metrology Accreditation 三个词的第一个大写字母组成，意为"中国计量认证"。

根据《中华人民共和国计量法》，为保证检测数据的准确性和公正性，所有向社会出具公正性检测报告的质量检测机构必须获得"计量认证"资质，否则构成违法。计量认证分为"国家级"和"省级"两级，分别适用于国家级质量监督检测中心和省级质量监督检测中心。"计量认证资质"按国家和省两级由国家质量监督检验检疫总局或省技术监督主管部门分别监督管理。

根据检定机构的不同性质，我国的计量认证分为强制认证和自愿认证两种形式，但认证的校准、认证程序和跟踪监督等要求两者是一样的。

二、计量认证的评审内容

1. 组织和管理

实验室应具有明确的法律地位；实验室应有负责技术工作的技术主管，有负责质量体系及其实施的质量主管；实验室应有措施保证所有工作人员不受任何来自商业、财务和其他会影响其工作质量的压力，其组织形式在任何时候都能保证判断的独立性和诚实性。

2. 质量体系、审核和评审

实验室应建立和保持与其承担的检测工作、范围和工作量相适应的质量体系；质量手册以及相关质量文件的主要内容应包括实验室质量体系的方针和目标、含技术程序在内的支持性程序、界定技术管理层的质量主管的作用和责任等；使用时还应采取其他有效的检查方法来确保提供给委托方机构的质量，并对这些检查方法的有效性进行评审。

3. 设施和环境

实验室的设施、能源、照明、采暖和通风等应便于检验工作的正常进行；其环境不应影响检验结果的有效性或对测量准确度；进入和使用有影响检测质量的区域应有明确的限制和控制；实验室应符合有关人身健康和环保要求。

4. 人员

实验室要有足够的人员，确保人员得到及时培训，检验人员应考核合格持证上岗，并要建立技术人员的技术业绩档案。

5. 仪器设备和标准物质

实验室应正确配备进行检验的全部仪器设备(包括标准物质);每一台仪器设备(包括标准物质)都应有明显的标识来表明其状态;实施在用仪器设备的期间核查;保存每一台仪器设备以及对检验有重要意义的标准物质的档案。

6. 量值溯源和校准

凡对检测准确性和有效性有影响的测量和检验仪器设备,在投入使用前必须进行校准和/或检定(验证);应制定和实施仪器设备的校准和/或检定和确定的总体计划,以确保实验室的测量可溯源已有的国家计量基准;若不可能溯源到国家计量基准时,实验室应提供结果相关性的满意证据;实验室建立的测量参考标准只能用于校准。

7. 检验方法

实验室应使用适合的方法和程序进行所有检测工作,包括样品的采集、处理、运输、存储和制备,测量不确定度的估算和检测数据的分析。这些方法和程序应与所要求的准确度和有关检验的标准规范一致;应尽可能使用国际、国家、行业、地方规定的检验方法;当用计算机对检测数据进行采集、处理、记录、报告、存储或检索时,应实施数据保护程序,确保数据的完整性和保密性。

8. 检验样品的处置

实验室应建立样品的唯一标识系统,在接收样品时,应记录样品状态;并编制对检验样品接收、保存或安全处置的质量程序文件。

9. 记录

实验室应有适合自身情况的记录制度;所有的原始记录、计算和导出数据、记录以及检验报告副本均应归档,并保存适当期限;检验记录应包含足够的信息以保证能再现;记录应包括参与取样、样品准备、检验人员的标识;记录的更改应按适当程序规范进行;所有记录和报告都应安全储存、妥善保管并为委托方保密。

10. 证书和报告

实验室应准确、清晰、明确和客观地报告每一项检测或一系列检测的结果,并符合检测方法中规定的要求;采用法定计量单位;检测报告应有唯一性标识和每一页上的标识,以及表明检测报告结束的清晰标识。

11. 检验的分包

实验室仅能将很小一部分检验业务,且须是仪器设备使用频次低、价格昂贵及特种项目分包给符合要求的实验室进行。实验室应记录并保存对分包方的能力和符合要求的详细调查,资料完整齐全,分包合同协议齐全。

12. 抱怨

实验室在检验活动中应充分注重来自客户或其他方面的抱怨,并对抱怨予以记录、认真对待、正确处理。

第二节　卫生理化分析的质量保证

质量保证贯穿于整个卫生检测过程之中,检测数据的质量也受到了各种因素的影响和制约。检测数据应该具有代表性、可靠性、可比性,其质量保证是一个复杂的系统工程,仅靠实验室的质量控制是不够的,检测质量保证应该是科学管理水平和检测技能水平的综合体现。

按照 ISO/IEC17205:1999《检测和校准实验室能力的通用要求》和中国实验室国家认可委员会(CNAL)制定的《检测和校准实验室认可准则》(CNAL/AC01—2002),实验室开展理化检验需要建立文件化的质量体系并有效运行,包括质量手册、程序文件和作业指导书。每个实验室需要在验证研究的基础上建立标准操作程序或方法,用以具体、详细描述某一常规工作或测试方法的操作步骤或程序。

一、标准物质和标准方法

(一)标准物质

1. 标准物质(Reference Material,RM)

是一种已经确定了具有一个或多个足够均匀和很好地确定了特性,用以校准测量装置、评价测量方法或给材料赋值的一种物质或材料。作为分析测量行业中的"量具",在校准测量仪器和装置、评价测量分析方法、测量物质或材料特性值和考核分析人员的操作技术水平,以及在生产过程中产品的质量控制等领域起着不可或缺的作用。

有证标准物质是指采用计量学上有效的程序对其一种多种特性进行表征的标准物质,在证书中提供了其特定特性值及不确定度,以及计量学溯源性的声明。在证书中有如下基本信息:标准物质名称及编号、研制和生产单位名称、地址、包装形式、制备方法、特性量值及其测量方法、标准值的不确定度、均匀性及稳定性说明、储存方法、使用中注意事项及必要的参考文献等。在标准物质证书和标签上均有 CMC 标记。

我国将标准物质分为一级和二级。一级标准物质的代号为 GBW,是用绝对测量方法或两种以上不同原理的准确可靠检测方法或一种检测方法多个实验室定值,有国内最高水平的不确定度,由国家计量部门制作颁发或出售。二级标准物质的代号为 GBW(E),其定值与一级相同,但不确定度和均匀性未达到一级标准物质的要求,能满足一般测量的需要。

2. 标准物质的基本特征

标准物质有效期内,理化性质和特性量值应稳定不变。标准物质的有效期是有条件的(包括保存条件和使用注意事项);标准物质必须具有量值的准确性;标准物质的材质应是均匀的。

3. 标准物质在实验室检测质量保证中的作用

用标准物质做质量控制图;用二级标准物质做标准曲线;用标准物质检查测定仪器、检测方法和检测数据的准确度;用标准物质来考核检测人员的检测技能和操作水平;用于实验室间的考核,提高检测水平。

(二)标准方法

标准方法在技术上并不一定是最先进的,准确度也可能不是最高的,而是具有一定可靠性,在一般条件下简便易行、经济实用。一个理想的分析方法应是准确度好、精密度高、灵敏度高、检出限低、分析空白低、线性范围宽、基体效应小和特异性强。标准方法的内容包括方法的适用范围、原理、试剂、仪器、采样、分析操作、结果计算和结果的数据处理以及方法的说明等。卫生理化检测中,优先选用与检测内容相应的标准方法。如食品卫生理化检测选用 GB5009 的标准方法,生活饮用水的理化检测选用 GB5750 的标准方法,职业卫生工作场所空气检测选用 GBZ/T160 的标准方法。

二、检验误差

1. 系统误差

为可测误差,是由检验过程中固定的原因引起,只要检验条件不变,系统误差会以不变的大小和符号出现在每次检验结果中。可以用检测标准物质发现系统误差,只要找出产生系统误差的原因,逐一加以减小或消除,就可减至可忽略的程度。包括方法误差、仪器误差、试剂误差、操作误差。

2. 偶然误差

是不可测误差,是由检验过程中随机因素引起的。其大小和方向都不是固定的,有正误差和负误差,数值时大时小。随机因素很多,操作者不能控制,但它的出现呈正态分布,重复多次平行测定,并用平均值为检测结果,可以减小,但不能避免和消除。

3. 过失误差

是在检验过程中由于操作过失引起的误差,数值一般都很大,是可以发现和避免的。但不能随意删除检测中出现的过大值,应通过统计检验证明是离群数据,才能删除。

三、准确度

1. 真值

指一个客观存在的真实数值,一个样品某一成分的真值是不可知的,因而不能测定出来。标准物质的标准值,可视作"真值",是接近真值的最佳值,是由多个实验室用多种原理测定方法测得的平均值。

2. 平均值

是一组测定值的平均水平,有算术平均值、几何平均值和加权平均值等。在卫生地理化检验中,常用算术平均值。

3. 准确度

指测定值与真值之间的符合程度。表示检验结果的准确程度和可靠性。它包含了检验方法或测量系统的系统误差和偶然误差。其高低常用绝对误差和相对误差表示,可以通过检测标准物质和测定加标回收率等方法来评价。通常用不确定度近似表达测定结果或测定方法的准确度。

4. 密度

指用同一检验方法在规定条件下,对均匀稳定的样品进行多次重复检验所得测定结果的一致程度,由检验方法或测量系统存在的偶然误差决定。在卫生理化检测中,常用标准偏差或相对标准偏差表示,其大小与待测物的含量水平有关。分为实验室内精密度和实验室间精密度。

四、数据处理

1. 测定值的有效数字及运算

有效数字是指实际上能测量到的数字。而有效数字的位数,不仅表示数量的大小,还反映测定的精确程度。例如一支刻度到 0.1mL 的滴定管,读数最多只能到 0.01mL,如 2.52mL,这个末位数字 2 是估计数。一个由有效数字构成的数值,它的倒数第二位以上的数字都是可靠的,仅仅是末尾一个数字是可疑的。也就是说测定值必然是近似值。记录和报告测定结果时,只能包含有效数字,对有效数字的位数不能任意增加或删减。

有效数字过去习惯使用"四舍五入"的修约方法,目前国家标准 GB/T 8170-1987《数值修约规则》是规定了数字修约规则为"四舍六入五成双"。即当尾数 ≤4 时舍去;尾数 ≤6 时进位;尾数为 5 时,有两种方式:① 5 后面数字全部为零时,应根据保留的末位数是奇数还是偶数(零数为偶数)判定,5 前为偶数将 5 舍去,5 前为奇数时将 5 进位;② 5 后面的数字不全是零时,无论前面数字是偶或奇,皆进位。例如,28.241 取 3 位有效数字时,应为 28.2。29.1645 取 3 位有效数字时,应为 29.2、28.350、28.250、28.050 取 3 位有效数字时,分别为 28.4、28.2、28.0。还有 28.2501、28.3501 取 3 位有效数字时,分别为 28.3、28.4。此外应注意若被舍弃的数字包括几位数时,不得对该数字连续修约,而根据以上规则仅作一次修约。如 2.154546 若取 3 位有效数字时,应为 2.15。

几个数字相加减时,计算结果保留有效数字的位数应以小数点后位数最少的一个数据为准。几个数值相乘除时,计算结果应以有效数字位数最少的一个数据为准。

2. 检测结果的报告

实验室应及时准确出具检验数据和结果。其中使用正确的依据,即按照相关技术规范或标准的要求和规定的程序;按规定时限及时向客户提交结果报告;报告应准确、清晰、客观、真实、易于理解;使用法定计量单位。

五、控制影响分析数据准确性的因素

理化检验标准方法绝大部分是属于痕量分析。实验环境、容器和器具、试剂和水的沾污,是分析中的主要污染源和误差源。

1. 实验室环境

实验室环境是指实验室内的温度、湿度、气压、空气中的悬浮微粒的含量及污染气体成分等参数的总和,其中有些参数影响仪器的性能,从而对测定结果产生影响;有些参数则改变了实验条件,直接影响被测样品的分析结果。

实验室悬浮颗粒的含量受很多因素的影响。实验室外环境空气中的灰尘、烟雾都可以通过各种通道进入实验室;化学反应、化学溅出物和被腐蚀的设备也会形成微粒;刮风、下雨、降雪均影响空气中的微粒的含量;室内吸烟严重污染空气、沾污样品;室内墙、地面、天花板构成的材料其表面的光洁度也会影响空气中悬浮颗粒的含量及其组成。例如,通常测量微量元素的房间应避免使用含有微量元素的材料构成墙、地面或天花板,最好用惰性材料覆盖,如可在墙和天花板上涂上聚氨酯的无色漆,在地上铺由聚乙烯材料制成的地板等。分析工作人员的汗液、唾液、头屑、表皮、毛发等都是沾污的来源。因此痕量分析要采取防尘措施,尤其超痕量分析工作应采用净化实验室、超净柜或局部采取防尘措施。

2. 实验用水

纯水是分析工作中用量最大的试剂,痕量分析要求纯水中的超痕量杂质的含量不致影响分析测定的结果,因此由金属或玻璃蒸馏器蒸馏出的水不能满足痕量分析工作的需要,在多数情况下是先经过离子交换,然后用石英蒸馏器进行双蒸馏,或者用亚沸石英蒸馏器蒸馏。

普通蒸馏水:指普通水经过一次蒸馏获得的水。可供一般实验用,不适用于微量分析。

重蒸馏水:指普通蒸馏水经过蒸馏器再次蒸馏获得的水。含有的杂质量较低,可供微量分析用。

离子交换水:通常普通蒸馏水通过氢型强酸性阳离子交换树脂柱获得的水,可有效除去水中多种离子。

无氯水:普通蒸馏水加入亚硫酸钠等还原剂,将水中的余氯还原为氯离子,以 N-二乙基对苯二胺检查不显色后,用附有缓冲球的全玻蒸馏器蒸馏,可获得无氯水。

无氨水:普通蒸馏水加入硫酸至 pH<2,使水中各种形态的氨或胺变成不挥发的盐类,然后用全玻蒸馏器蒸馏,应在无氨环境中操作。

无二氧化碳水:可用煮沸法和曝气法制取。

无砷水:应避免使用软质玻璃器皿。需进一步提纯时,用全玻蒸馏器蒸馏,贮存于聚乙烯塑料瓶中。

无酚水:普通蒸馏水加入氢氧化钠至 pH > 11,使水中酚生成不挥发的酚钠,再加入少量的高锰酸钾溶液,使水成紫红色,然后用全玻蒸馏器蒸馏。

无有机物水:普通蒸馏水加入少量的高锰酸钾溶液,使水成紫红色,然后用全玻蒸馏器蒸馏。蒸馏过程中始终保持溶液为紫红色。

无氟水:普通蒸馏水加入氢氧化钠和三氯化铝后重蒸,可除去氟。

纯水分为特级、1级、2级、3级、4级。分析中试验用水有一定的质量标准,尤其配制试剂时所用纯水应与试剂纯度相当。

3. 化学试剂

化学试剂按产品标准分为基准试剂、一般无机试剂、一般有机试剂和有机溶剂、高纯试剂和高纯物质、指示剂、生化试剂和临床分析试剂、仪器分析试剂和其他试剂等。

我国将化学试剂分为四级:一级为保证试剂,纯度很高,适用于精确分析,有的可作为基准物质;二级为分析试剂,纯度较高,适用于一般分析;三级为化学试剂,适用于工业分析;四级为实验试剂,只适用于一般化学实验。

化学试剂的选用应根据理化检测的要求来决定。微量或痕量分析要选用高纯或优级纯试剂,以降低试剂空白或对测定的干扰。配制标准溶液要选用高纯或优纯试剂,普通溶液通常选用分析纯试剂。在卫生理化检测方法中,不注明试剂级别的通常是指分析纯试剂。同一级别的试剂,不同生产厂家、不同批号产品,质量可能不同;存放时间过长的试剂,质量可能发生变化,使用前应检查。使用化学试剂时,应保证试剂不被污染。取用试剂时,应用清洁的工具将试剂取出;取出的试剂不能倒回试剂瓶;不能用吸量管直接从试剂瓶中吸取液体试剂。

化学试剂在分析化学中有极其重要的作用,样品的采集、处理、测定都离不开化学试剂。化学试剂是化学分析和仪器分析的定量基础之一,在分析测定中需用相应纯度的试剂配制标准溶液,并由已知的标准溶液计算出未知样品的含量。试剂及其用量需一致,否则引起的误差是一个固定的系统误差。

4. 容器和器皿

分析工作应根据被测样品的性质及被测组分的含量水平,从器皿材料的化学组成和表面吸附、渗透性方面选用合适的器皿,并辅以适当的清洗过程,才能保证分析结果的可靠性。

玻璃仪器有很高的化学稳定性、热稳定性、良好的绝缘性、很好的透明度和一定的机械强度。但玻璃仪器易破损,其表面也能够吸附环境空气中或存放物质中的元素或化合物,影响检测;并易被氢氟酸或浓的、热的碱液腐蚀,特别是玻璃磨口。容量瓶、滴定管、无分度吸管、刻度吸管等按照 JJG196 进行检定与校正;配制标准色列时,需使用成套的比色管;玻璃仪器洗涤时不仅要洗去污垢,同时不能引进干扰性离子。对用于痕量与超痕量分析的塑料和玻璃容器推荐以下的器皿清洗程序:用盐酸(1 + 1)溶液浸泡塑料容器 1 周,聚四氟乙烯容器置于 80℃,其他容器放在室温下。倒出盐酸并用纯水清洗,再用硝酸(1 + 1)充满容器,再浸泡 1 周。倒出硝酸并用纯水清洗,再用超纯水充满容器,可以放置数周待用,若经历时间太长可在中途换水。容器使用之前需干燥,应放在超净环境中干燥。

六、实验室质量控制

实验室质量控制包括实验室内质量控制和实验室间质量控制,是控制误差的一种手段,其目的是要把分析误差控制在容许限度内,保证分析结果有一定的精密度和准确度,使分析数据在给定的置信水平内,有把握达到所要求的质量。

(一)实验室内质量控制

实验室内质量控制是分析人员对分析质量进行自我控制的过程。如依靠自己配制的质量控制样品,通过分析并应用某种质量控制图或其他方法来控制分析质量。它主要反映分析质量的稳定性,以便及时发现某些偶然的异常现象,随时采取相应的校正措施。

1. 空白试验值的测定

在卫生理化检验时常需采用痕量分析手段,由于样品测定值很小,常与空白试验值处于同一数量级,空白试验值的大小及其分散程度对分析结果的精密度和分析方法的检测限都有很大影响。而且空白试验值的大小及其重复性如何,在相当大的程度上较全面地反映了一个实验室及分析人员的水平。每天测定两个空白试验平行样,共测 5 天,根据所选用公式计算标准偏差或批内标准偏差,并按常用的规定方法计算检测限,该值如高于标准分析方法中的规定值,则应找出原因予以纠正,然后重新测定,直至合格。

2. 平行测定

适当增加同一样品测定次数或有效避免随机误差,每份样品的平行测定结果之差不能太大。

3. 回收试验

回收是指样品加入一定浓度的待测物(通常加入一定量的标准溶液,称为加标样),然后将其与该样品同时测定,进行对照试验,观察加入的待测物质量能否定量回收。通过此试验可了解测定中是否有干扰因素,判断所选用的测定方法能否用于该样品的测定。

4. 标准曲线和工作曲线

标准曲线是指通过测定一系列已知组分的标准物质的某理化性质而得到的数值曲线。应用标准溶液制作校准曲线时,如果分析步骤与样品的分析步骤有省略(如省略样品的预处理),则制作的校准曲线称为标准曲线。应用标准溶液和样品作完全相同的分析处理,绘制的校准曲线则称为工作曲线。

绘制准确有效的标准曲线的条件:使用准确可靠的标准,标准的待测物的化学形态和基体应与样品基体相同或相似。消除或测定干扰及基体效应的影响,应作干扰实验和基体影响实验。控制实验条件,合理设计实验。标准系列的标准(浓度)点最好≥5个(包括试剂空白),可根据标准曲线的线性范围来确定,若测定范围在线性范围内,标准点可适当减少;相反,若测定范围内线性较差,则应适当增加标准点。而且量值范围尽可能宽,以提高标准曲线的可靠性和稳定性。各标准点最好重复测定,取平均值;至少应在端点作重复测定,以减少实验误差。应在较短时间间隔内绘制和使用标准曲线。

直线回归:在绘制标准曲线时,一般是将待测物浓度或含量作横坐标,仪器的响应值(如吸光度、峰高、峰面积)作纵坐标,绘制工作曲线。回归方程 $Y = a + bX$。回归直线的斜率代表检验方法的灵敏度,b 值越大,灵敏度越高。

线性范围:指待测物浓度与测量参数之间成正比关系时标准曲线的浓度范围。

相关系数:为了表示两个变量间直线关系的密切程度和相关方向,可以计算两个变量间的相关系数。它用"r"表示,是一个没有单位、其值介于 $-1 \sim +1$ 之间,绝对值越大,相关性越好。

5. 质量控制图

记录和控制所获得实验室内具有代表性的精密度和准确度数据最好的方法是绘制质量控制图,它是以实验结果为纵坐标,实验次序为横坐标,实验结果的均值为中心线,根据计算得到均值的标准差决定方法的警告限和控制限。控制图是用来评价和控制重复分析结果的统计学工具,分析结果连续描点在图上,如果结果落在上、下控制限或警告限内,说明分析结果在一定置信水平之内得到控制,否则表明分析已失去控制,需要采取措施和降低存在的误差。

6. 质量控制样品的分析

质量控制样品的基体应尽量与监测样品基体的化学组成和物理性质相同或相似,浓度应包括监测样品的浓度范围。质量控制样品的前处理必须与监测样品的前处理同批进行,使用同一方法同时测定。

7. 定期考核

实验室管理人员用标准样品或已知数据的样品定期地对检验人员进行实际操作考核,并检查质量控制的基础试验及日常监测工作中有没有进行质量控制。

(二)实验室间质量控制

检测实验室做好实验室内质量控制的基础上,在有条件的情况下,应积极参加实验室间质量控制的活动。它是由上一级实验室对下一级实验室提供质控样品或盲样,检测结果由分发质控样品或盲样的实验室进行统计评价,以考查实验室的检测质量。

1. 实验室间比对

按照预先规定的条件,由两个或多个实验室对相同或类似检测物品进行检测。

2. 能力验证

能力验证须由权威机构组织实施才具有公信力。

3. 指定值

对于给定目的具有适当不确定度、赋予特定量的值,它的建立分别使用已知值、参考值、公信值、参考物质/标准物质、离群值。

第三节　常用仪器及分析

一、实验室的仪器设备要求

仪器设备是实验室开展检验工作所必需的重要资源,也是保证检验工作质量、获取可靠测量数据的基础。

1. 实验室应配备正确进行检验所需的检测设备,并对所有仪器设备进行正常维护,建立维护保养程序,明确维护仪器项目和保养周期,定期进行维护保养并作好相应的记录,使仪器设备始终处于完好的状态。

2. 如果仪器设备有过载、错误操作、显示的结果可疑、通过其他方式表明有缺陷时,应立即停止使用,并加以明显标识,避免误用。修复后的设备为确保其性能和技术指标符合要求,必须经检定、校准等方式证明功能指标已恢复方可。

3. 实验室应当明确规定仪器设备的保管人员,使用人员必须经过专门培训。

4. 实验室在现场检测中,可能会租用、借用他方设备设施,甚至利用客户的设备,对于这种情况应有所限制,如只发生在已经获得资质认定的检测能力范围之内;必须限制在使用频次低、价格昂贵或特殊的检测设备。使用这些设备应符合准则的相关要求,即仪器设备的性能和技术指标符合被检参数的要求,设备且经检定或校准合格,由实验室有资格的人员操作使用,使用前对设备的性能进行验证。实验室在检验记录中应予注明。

5. 实验室应建立仪器设备档案。仪器设备应以一台一档的方式建立档案,至少应包括以下内容:设备及其软件的名称;制造商名称、型号标识、系列号或其他唯一性标识;对设备符合规范的核查记录;当前的位置;制造商的说明书;所有检定/校准报告或证书;设备接收/启用日期或验收记录;设备使用和维护记录;设备的任何损坏、故障、改装或修理记录。

6. 所有仪器设备都应有明显的标识来表明其状态。

(1)合格证(绿色):计量检定合格者。

(2)准用证(黄色):一般为不必检定的设备,经检查其功能正常者;多功能检测设备的某些功能已丧失,但检测工作所用正常,且经校准合格者。测试设备某一量程精度不合格,但检验工作所用量程合格者。设备无法检定,经比对或鉴定适用者。

(3)停用证(红色):检测仪器、设备损坏者;检测仪器、设备经计量检定不合格者;检测仪器、设备性能无法确定者;检测仪器、设备超过检定期限者。

7. 若设备脱离了实验室的直接控制,实验室应确保该设备返回后,在使用前对其功能和校准状态进行检查并能显示满意结果。

8. 当需要选用期间核查以保持设备校准状态的可信度时,应按照规定的程序进行。

9. 当校准产生了一组修正因子时,实验室应确保其得到正确应用。

10. 未经定型的专用检测仪器设备需提供相关技术单位的验证证明。

二、电子天平

电子天平是定量分析中最常用的仪器,天平称量的准确度直接影响分析结果的准确度。称量方法有直接称量法、固定质量称量法和减量称量法。

(一)操作步骤

检查天平是否处于水平位置,检查天平的托盘、底板和其他部位是否清洁。接通电源,开启天平右下侧开关,预热30分钟后,可进行称量。在托盘上放上欲称物品,当数字显示"X. XXXXg"时,即可读数,此时天平所显示的数字即为所称物品的质量。如用减量法称取物品,则先将容器放入托盘内,待数字显示后,按"TARE"键,此时天平自动除去容器的质量,数字显示为"0.0000g",然后向容器内加入欲称物品的重量。关闭仪器电源。做好原始记录,填写结果。

(二)安全操作注意事项

天平室要保持清洁、防尘、温度稳定,避免阳光直射。天平内应放硅胶干燥剂。同一实验室使用同一台天平。称量时,操作人员应带上细纱手套,不能超过天平的最高载量,称量物须放在清洁的器皿内;有强烈腐蚀性、挥发性的物品须用称量瓶并加盖密封。关好天平门,读数稳定后才能读数,测定结束后需拔下电极插头,盖上防尘罩。

三、PHS - 3C 型 pH 计

（一）操作步骤

1. 打开电源开关,预热 15 分钟。

2. mV 测量:"设置'开关置"测量","pH/mV"选择开关置"mV";将电极插入被测溶液中,将溶液搅拌均匀后,即可读取电极电位(mV)值。

3. pH 标定:仪器在进行 pH 值测量之前,先要标定。一般来说,仪器在连续使用时,每天要标定一次。

4. pH 测量:经标定过的仪器即可用来测量 pH 值,"设置"开关置"测量","pH/mV"开关置"pH";用蒸馏水清洗电极头部,再用被测溶液清洗一次。用温度计测出被测溶液的温度值。调节"温度"旋钮,使旋钮白线指向对应的溶液温度值。电极插入被测溶液中,搅拌溶液使溶液均匀后,读取该溶液的 pH。

5. 样品电极电位的测量

将仪器选择开关置于 mV 档,把电极浸入样品溶液,此时的示值即为电极电位。

6. 做好原始记录,填写结果。关闭仪器电源,拔下电极插头,盖上防尘罩。

（二）安全操作注意事项

仪器室要保持洁净无灰尘,室内温度 15 ~ 25℃,相对湿度 20% ~ 80%,无腐蚀性气体。操作人员严格遵守操作规程,如仪器出现故障,应马上退出检测状态,立即向保管人或室负责人报告,查明原因,及时处理,不得擅自"修理"。不可在仪器室内制备和储存样品。甘汞电极在使用时填满氯化钾,在使用完毕或不用时请将橡皮塞和橡皮套装上。样品测定完毕,需将样品移出仪器室,玻璃电极浸泡在蒸馏水中。

（三）检测项目

主要用于检测生活饮用水的 pH 测定。

四、分光光度法

（一）光的吸收定律

分子的紫外 - 可见吸收光谱是由价电子能级的跃迁而产生的,通常电子能级间隔为 1 ~ 20eV,此能量正好落在紫外与可见光区。

1. 朗伯 - 比尔定律:物质分子对光的吸收是有选择性的,其吸收光谱取决于物质的结构。当一束单色光通过溶液时,吸光度与液层厚度和溶液浓度的关系符合朗伯 - 比尔定律。

2. 比吸光系数(或百分吸光系数)和摩尔吸光系数:如果溶液的浓度以百分浓度表示,液层厚度以厘米表示,则吸光系数称为比吸光系数或百分吸光系数。当溶液尝试为 1mol/L,液层厚度为 1cm 时,这时的吸光系数称为摩尔吸光系数。在分光光度法中,常用 mol 表示,是衡量显色反应灵敏度的特征常数。此值越大,灵敏度越高。

3. 吸收曲线:将不同波长的单色光通过待测物溶液,分别测量吸光度,可以绘制吸光度 - 波长曲线,即吸收曲线(或吸收光谱)。由吸收曲线的吸收峰可以反映该物质的特性。

（二）分光光度计的基本构造

主要有光源、单色器、样品吸收池、检测系统和显示系统组成。

（三）影响分光光度测定的因素

影响因素有显色剂的浓度,溶液的酸度,温度和时间。

（四）检测项目

常用于测定工作场所空气中无机含氮化合物、磷化物、硫化物、氯及其化合物等,生活饮用水中挥发酚、阴离子合成洗涤剂、氰化物、铁、锰、铝、铬等金属的测定,某些有机化合物和生化物质的测定,食品中亚硝酸盐等物质的测定。

（五）操作程序

1. 操作步骤

打开稳压电源后打开主机电源,调节所需波长,预热 20 分钟,测试标准,做标准工作曲线将装空白液比色皿放入比色架内调好 T0.0(零点)及 T100.0(满度)。4.2.5.2 分别按[1]、[100%T]、[0]、[100T]键,将原机内方程清除掉。在比色皿中装入空白液、标准液,以 2/3 处为宜,比色皿的石英面(光面),随时用棉花擦干,以免影响光线的通过。将比色皿放入比色架内。注意比色皿毛面上箭头所指的方向与光路通过方向相一致。拉动比色架档杆,输入第一管标准液的浓度值按[100%T]及[MODE]键,在 C 状态下,按[PRINT],打印仪器读取的此管标准液浓度值,再按[MODE]

键,在 A 状态下,按[PRINT]打印相应管标准液吸光度值。打印完毕后,再输入第二管标准溶液的浓度值,依次同上,直到将整个标准系列管测完后,按[0]、[PRINT]键即可获得标准系列的回归方程。将装样品液的比色皿放入比色架中,依次拉杆,分别在 A、C 状态下测定样品的值并打印。

2. 安全操作注意事项

仪器室内温度 5 ~ 35℃,相对湿度≤85%,无灰尘,无振动,无腐蚀性气体(硫化氢、二氧化硫、氟气等)。避免阳光直射仪器。仪器放置台应远离电场、强弱场及高频电气设备。工作台必须有足够强度,可承受 20kg 重量。仪器后侧至少离墙壁 10cm 以上,保证测定中散热良好。仪器连续使用 2 小时左右后,最好间歇半小时后再使用。比色皿每次使用后,应用蒸馏水洗净、晾干、存放于合适的位置,在日常的使用中,应注意保护比色皿的透光面,使其免受损坏或产生斑痕,影响透光率。在使用仪器的过程中,应避免试液滴入仪器板面上及样品室,若有滴出液应及时擦干。

五、高效液相色谱法

(一)高效液相色谱法的特点和分类

1. 高效液相色谱法的特点

高效液相色谱法使用了高压泵输送流动相、高灵敏度检测器和新型固定相,因而,具有高压(输出压力为 30 ~ 40mPa)、高速(流动相流量达 1 ~ 10mL/min)、高效(柱效能可达每米 5000 塔板以上)和高灵敏度(最小检出量可达 $10^{-9} ~ 10^{-11}g$)。提高了柱效率,降低了检出限,缩短了分析时间。

在高效液相色谱法中,试样不需要气化,只需要制成溶液,因而试样不受挥发度和热稳定性的限制。

2. 分类

根据分离机制不同可分为液固吸附色谱法、液液分配色谱法和离子交换色谱法等。应用最多的是液液分配色谱法。

(二)高效液相色谱仪的基本构造

一般由高压输液系统、进样系统、分离系统和检测系统组成。

(三)操作条件的选择

1. 固定相的选择

固定相粒度尽可能小而均匀,以减小涡流扩散,加快传质速率。常用 $5\mu m$,可以得到较好的柱效、重现性和可靠性。粒度为 $5\mu m$ 的色谱柱能快速分离或柱效较高,但易堵塞,使用寿命较短。液固吸附色谱法使用的固定相多数是吸附剂,如硅胶、氧化铝、分子筛、聚酰胺等。按其结构可分为表面多孔型和全多孔微粒型两类。液液分配色谱法使用的固定相是用表面多孔型和全多孔微粒型吸附剂(常用硅胶)作为担体,将有机分子通过化学键合到担体表面上,形成键合固定相。有酯化开型和硅烷化型两类。离子交换色谱法是利用离子交换原理和液相色谱技术测定样品溶液中阴离子和阳离子的方法。常用固定相有物理涂渍型离子交换树脂和离子交换键合固定相。

2. 流动相的选择

对流动相的要求:作为流动相的溶液黏度要小;与固定相不发生化学反应,不互溶;对待测样品有适当溶解度;应与检测器匹配。

(四)检测项目

主要用于食品中添加剂(包括防腐剂、甜味剂、合成色素、维生素 A、维生素 E 等)及工作场所中大分子不易挥发有机化合物如多环芳烃类化合物的测定。

六、原子吸收光谱分析法

(一)基本原理

原子光谱分析法是通过测量原子发射或吸收其特征谱线而进行元素的定性和定量分析的方法。根据测量的原子特征光谱的不同,原子光谱分析法主要有原子发射光谱法、原子吸收光谱法和原子荧光光谱法。

样品中的待测元素在外来能量(如热能)的作用下,经离解和原子化形成游离基态原子,生成的游离基态原子吸收由该种原子发射的特征谱线,吸收谱线的强度与游离基态原子的数目成正比,在一定条件下,与样品中的元素浓度成正比,符合朗伯 - 比尔定律,由测量吸光度来测定样品中待测元素的浓度。

(二)原子吸收分光光度计的基本构造

主要有光源、原子化器、分光系统、检测系统组成。

（三）原子吸收光谱法测定条件的选择

1. 评价火焰原子化器的指标

包括试样提升率、雾化效率和原子化效率。

2. 分析线

通常选择共振吸收线，特别是第一共振线。当最灵敏的分析线有光谱干扰时或测定高浓度待测物时，则选择其他谱线。

3. 狭缝宽度

能影响光谱通带宽度和检测器接受的能量，应在没有光谱干扰的前提下，尽量选择宽的狭缝，以便获得高的信噪比，改善检出限。

4. 灯电流

空心阴极灯的发射光谱与灯电流密切相关，灯电流只有在其工作范围内，空心阴极灯才能发射出强度合适、稳定、噪声小的特征光谱。

5. 原子化条件的选择

① 火焰原子法法中，火焰的选择和调节很重要，火焰的种类、火焰的还原性、火焰的高度等都能影响测定的灵敏度和精密度。

② 石墨炉原子化法中，选择好干燥、灰化和原子化的温度和时间以及加热方式，是很重要的。干燥要完全，灰化要在不损失待测物元素的前提下选择最高的灰化温度。原子化温度要在保证原子化完全的前提下，选择最低原子化温度。

6. 样品量

火焰原子化法中，要选择合适的样品提升量，一般 $1 \sim 4mL/min$，以获得最好的雾化效率。石墨炉原子分法一般进样量为 $10 \sim 20\mu L$。

（四）检测项目

原子吸收分光光度法主要用于生活饮用水、食品、保健品、化妆品、和涉水产品中重金属（铜、锌、铅、镉、银等）的检测；原子荧光光谱法主要用于砷、汞、锡、硒等的检测。

（五）操作程序

1. 做好开机前的准备

检查各硬件（包括自动进样系统、打印机等）是否正确安装完毕。打开仪器及各附件电源开关。确认通风系统工作正常。检查气体钢瓶压力，确保有足够气体完成分析工作。同时检查乙炔气总压力高于 700kPa，以保证钢瓶中的丙酮不进入仪器，防止损坏仪器。打开通向仪器的气体阀门，用洗衣粉水检查所有连接处是否漏气，及时更换老化管路。乙炔钢瓶外表头的压力为 0.09MPa，氩气外表头的压力为 0.09MPa。检查排泄箱内水位，流体水位头是否插入水中。

2. 样品检测

打开计算机、显示器、打印机电源，系统进入 Window95 桌面。打开主机，在 Window95 桌面上双击 AAPC 窗口，进入 Specify Elment 主窗口，选择所要分析的元素。对好火焰，按点火按钮。打开工作表格（Measured Results 窗口），输入标系浓度。仪器预热 30 分钟、空心阴极灯预热 20 分钟进行样品测定。进行数据处理，然后打印。

3. 关机后处理

样品做完后，应吸 5% 纯硝酸、后吸蒸馏水 3 ~ 5min，清洗雾化系统。在点火情况下关闭乙炔气瓶总阀门，使火焰自动熄灭。关闭空压机，释放空压机中的空气，退出火焰软件操作系统。关闭主机电源，关闭通风设施，退出计算机 Window95 操作系统并安全关机。每次操作结束后用水彻底冲洗排废系统，清除碱性、酸性、腐蚀性的有机物，倒干净废液罐中的废液等。待燃烧头冷却后，卸下燃烧头，擦洗燃烧头及两边的沉积物，灌入 100mL 蒸馏水冲洗内部。检查液位槽中水，应及时更换液位槽中蒸馏水。

七、气相色谱法

（一）基本原理

气相色谱法是色谱法的一种，其流动相为气体，固体相可为液体，称为气液色谱法，也可为固体，称为气固色谱法。按色谱分离原理，气相色谱法可分为吸附色谱和分配色谱。气固色谱法属于吸附色谱，气液色谱法属于分配色谱。

样品注入气化室，溶液样品被气化，由载气将气化样品送入色谱柱，进行组分分离，分离后的组分先后进入检测器检测,产生信号,经放大,由记录器记录。得到色谱图,称为色谱流出曲线。由色谱峰进行定性和定量分析。

（二）气相色谱法的特点

气相色谱法具有分离效能高、选择性好、灵敏度高、分析速度快、应用广等优点。缺点是色谱峰的保留时间虽然是定性指标,但不能直接表示定性结果,需要有标准;而且,不同的化合物会有相同的保留时间。

（三）气相色谱仪的基本构造

主要由气流、进样、分离（色谱柱）、数据处理和温控等系统组成。

（四）操作条件的选择

1. 载气及其流量的选择

载气的性质及其流量对谱柱的分离度和分析时间有很大的影响。使用重载气（氮、氩）,还是使用轻载气（氢、氦）,要根据具体情况分析;使用重载气,可降低纵向扩散对柱效的影响,但会延长分析时间。使用轻载气,因影响纵向扩散而降低柱效,而因降低气相的传质阻力,有利于提高柱准备,且可缩短分析时间。

2. 柱温的选择

柱温直接影响色谱柱的分离度（柱效）、峰高和分析速度（保留时间）。选择原则是选择的温度不能高固定液的最高使用温度,在保证最难分离的组分得到尽可能好的分离,且保留时间适宜及峰形对称的前提下,尽量采用较低的柱温。在分离组分复杂的情况下,可采用程序升温法,以满足不同沸点组分的分离,缩短分析时间。

3. 气化室温度选择

在保证组分不分解的情况下,适当提高气化温度对分离和定量有利。应尽可能高于样品各组分的沸点,一般比柱温高 $30 \sim 70\,\text{℃}$。

4. 检测器温度的选择对 FID

一般要在 100℃ 以上,以防水蒸气在检测器内冷凝;对 ECD,温度对基流和峰高有很大影响。

5. 进样速度和进样量

进样速度必须很快,以保证色谱峰的宽度窄,峰形对称。进样量应适当,过大则会造成色谱柱超负荷,分离度下降,太小则造成低于检测器的检出限而检测不出。一般进样 $0.1 \sim 5\,\mu\text{L}$ 液体,$0.1 \sim 10\,\text{mL}$ 气体试样。

6. 固定液选择的基本原则

"相似相溶"原则:对于沸点不同的组分,同固定液的极性、结构、官能团相似时,二者的作用力强,保留时间长,采用"极性混合物用极性固定液,非极性混合物用非极性固定液分离"原则,可以得到较好的分离。对于同沸点或沸点相近化合物的分离,只能利用固定液的选择性。利用固定液和被分离物分子之间的特殊作用力。采用混合固定液,即用两种固定液,可以提高分离能力。

（五）检测项目

主要用于生活饮用水中大多数有机污染物如挥发性卤代烃、邻苯二甲酸二酯、氯苯类化合物、有机磷农药、有机氯农药、消毒剂等的检测;还用于水果、蔬菜、谷类、鱼类、肉类等食品农药残留（六六六、滴滴涕、有机磷、氨基甲酸酯类、氯氰酯类等）及食品中指示性多氯联苯、N – 亚硝胺类等污染物的检测。

（六）操作程序

操作步骤:打开主机（OFF 至 ON）及工作站开关,仪器预热 20 ~ 30 分钟,温度设定,把载气再调到所需流量。用微量注射器吸取一定量的样品,在主机进样口进样,样品注入后根据样品的出峰时间不同出现测定峰,出完峰后再按一下"STOP"键。进行数据处理,然后打印结果。

安全操作注意事项:载气,燃气和助燃气打开后,应用肥皂水检查各接头是否漏气。温度设定时,柱箱温度和鉴定器温度不能超过 450℃,检测器温度不能低于进样口温度,进样口温度应高于柱温的最高值。碱、盐、水、金属离子的化合物不能分析,要经过处理方可进行。进样器所取样品要避免带有气泡。用微量注射器取液体试样,应先用少量试样洗涤多次,再慢慢抽入试样,并稍多于需要量。取样前用溶剂反复洗针管,再用要分析的样品至少洗 2 ~ 5 次以避免样品间的相互干扰。微量注射器在使用前后都须用丙酮等溶剂清洗。取好样后应立即进样,进样时,注射器应与进样口垂直,针尖刺穿硅橡胶垫圈,插到底后迅速注入试样,完成后立即拔出注射器,整个动作应进行得稳当,连贯,迅速。针尖在进样器中的位置,插入速度,停留时间和拔出速度等都会影响进样的重复性。钢瓶必须分类保管,远离热源,避免暴晒及强烈震动。氧气瓶及专用工具严禁与油类接触。用后气瓶的剩余残压不应少于 980kPa。安装拆卸色谱柱必须在常温下。

八、荧光分析法

（一）基本原理

1. 荧光的产生

利用基态分子吸收光能后成为激发态，当由激发态返回基态时，放出荧光，进行测定。

2. 激发光波长确定

激发光的波长可由激发光谱确定。激发光谱就是荧光物质的吸收光谱。用最大激发波长激发荧光物质，在不同波长测量荧光强度，可行荧光发射光谱。

3. 荧光强度与溶液浓度的关系

荧光光度法是测定荧光物质吸收了激发光后射出的荧光，荧光向各个方向发射，为了避免激发光的影响，都选择在与激发光成一定角度的方向上测量荧光，通常为90°。

（二）荧光分光光度计的基本构造

主要有光源、单色器和滤光片、样品池、检测器。

（三）影响荧光测定的因素

影响因素有物质结构、溶剂、溶液浓度、溶液酸度、溶液温度、荧光生成的时间、荧光的猝灭、共存物产生荧光、散射光等。

（四）检测项目

常用于测定工作场所空气中非过渡金属离子如硒等某些有机化合物和生化物质的测定。

第四节　理化实验室的安全常识

化学分析工作需使用许多化学药品、电气设备、高压气等。所用化学药品多数具有毒性或易燃易爆等性质，有的还具有致癌作用，在实验过程中有时也会产生有毒气体。因此，实验室各级人员必须接受安全教育，同时必须了解各种化学药品的性质与危害性、实验过程中可能产生的毒气，并要熟悉仪器设备的性能及使用规程，制定完善的安全制度以防止中毒、化学烧伤、火灾与爆炸等事故的发生。实验室应备有完善的防护设备。如防护手套、防毒口罩、面罩、防护眼镜以及急救药物等。实验室还应具有防火设备，如灭火器、黄沙等。只要严格遵守操作规程和安全制度，事故是可以避免的。

一、中毒的防止

1. 一切试剂药品只供实验室使用

所有化学试剂药品必须有完整的标签，无标签或标签已模糊不清者不得使用。配置好的试剂要储于试剂瓶中，见光易分解的试剂要放在棕色瓶中。完整的试剂瓶标签应包含以下几方面的内容：溶液名称、物质单元、溶液浓度、配置日期、有效日期、配置人等。

剧毒药品必须制定保管领用制度。应与一般药品分开存放，设专柜，双人双锁共管，并要建账。

2. 不得在实验室喝水、进食，以避免因偶然过失而引起的中毒。实验室严禁吸烟，以防止产生的烟雾与灰尘对试验样品的沾污和在使用有机化学品及溶剂时可能引起的火灾。

3. 吸取试剂时应使用橡皮球吸取，严禁用口吸取试剂。

4. 实验完毕后必须洗手，任何化学药品沾污在手上或身体的其他部位的皮肤时均应立即洗净。先用洗涤剂以防止对皮肤的灼伤或再洗引起皮炎。不能用有机试剂洗手或洗其他部位，以防止增加皮肤对化学物质的吸收，并由于脱脂而损伤皮肤。化学药品通过伤口比经皮肤更易吸收，因此，即使是轻微擦伤之处也要保护，必要时应带防护手套。

5. 在定性鉴别化学反应产生的气体或鉴别某一种试剂时，鼻子应离得稍远些，以手轻轻扇动，稍闻其嗅味即可。严禁鼻子接近瓶口或试管口。

6. 化学品（尤其是毒品）溅落在地板或实验台上应立即处理。如溅落了可引起火灾的可燃性物质，应采用中和试剂或吸入剂处理。当打破水银温度计，汞溅落在地板上应及时处理，用稀碘液或稀硫酸－高锰酸钾溶液处理，也可用石灰－硫磺液清洗，使汞变为硫化汞，防止常温下汞蒸发引起吸入性中毒。

二、燃烧和爆炸的防止

（一）易燃物质和易爆炸品

1. 易燃物质

易燃气体有乙炔、氢气等。易燃固体有黄磷、硫磺、硝化纤维等。易燃液体有乙醚、苯、二硫化碳、酒精、丙酮等。自燃物品有白磷等。遇水燃烧物品如金属钾、钠、电石等。

2. 易爆炸品

高压气体瓶，特别是可燃易燃气体。易爆化学品：硝酸铵、高锰酸盐、三硝基甲苯、过氧化物等。

（二）防火、防爆措施

1. 实验室应有消防器材，工作人员会正确使用。

2. 易爆炸的化学药品，应放在低温处单独存放，远离火源；需要隔绝空气的，密封存放；使用时防止强烈摩擦、震动。

3. 挥发性有机药品应存放在通风良好、温度较低的储存室内。能互相起作用的化学药品必须分开存放。易燃药品如乙醚等应低温储藏（在用的乙醚严禁于冰箱中储存，以防冰箱启动器火花引发乙醚蒸气爆炸），建议储藏室安装分体式空调，以免有机溶剂因气温过高发生爆炸，对易挥发及易燃性有机溶剂加热挥发浓缩时，应在水浴锅或旋转蒸发器进行，严禁直火加热。

4. 开启易挥发试剂瓶时（尤其在夏季），不可使瓶口对着人体；不应在有火源的地方开启。

5. 黄磷、金属钠及钾等必须特殊保存。黄磷用水保存，金属钠及钾可用汽油或石油醚保存。汽油或石油醚易挥发，应经常检查、补充，瓶子应有明显的标签。

6. 在蒸馏低沸点可燃性溶剂时，应首先将水充入冷凝管，再加热（不得用直火加热），以防大量气体逸出引发事故。如需对蒸馏瓶内补充液体，应先灭火，放冷后进行。

7. 易发生爆炸的操作，不得对着人体。严禁将氧化剂与可燃物一起研磨。

8. 严禁将具有强氧化性酸（高氯酸、硝酸等）的水解试验与产生还原性气体（如有机溶剂回收或蒸馏）的操作在同一毒气柜或排气管相通的毒气柜进行。

三、腐蚀、化学灼伤、烫伤的防止

1. 化学分析工作常需使用许多有腐蚀性刺激性的化学药品，如强酸、强碱、浓氨水、过氧化氢、氢氟酸、冰乙酸和溴水等，对这类药品，取用时应带上橡皮手套和防护眼镜等，用吸管吸取时，必须用橡皮吸球操作，以防意外事故发生。

2. 市售液体试剂中有少数中 5kg 的大瓶包装，在启开时需用锯子将石膏封口锯开，切不可用重物敲打，以免瓶子破裂，造成危害人身的事故。

3. 稀释硫酸和溶解氢氧化钠、氢氧化钾时产生放热反应，必须在耐热容器（如烧杯）中进行。稀释硫酸时，应仔细缓慢地将硫酸沿器壁注入水中，且须用玻璃棒搅拌，绝不可将水注入硫酸中。中和浓硫酸或浓碱必须先进行稀释。

4. 在压碎或研磨苛性碱或其他危险物质时，要注意防止小碎片或其他危险物质碎片飞溅，以免灼伤眼睛、面部或身体其他部位。

四、气瓶（钢瓶）及高压气体的安全使用

1. 装有各种压缩气体的钢瓶，根据气体种类瓶体有不同的颜色，作为标志。天蓝色为氧气瓶，黑色为氮气瓶，深绿色为氢气瓶，灰色为氩气瓶，白色乙炔气瓶。

2. 钢瓶必须存放在阴凉、干燥处，使用中的钢瓶要直立固定。

3. 各种气瓶必须在装气前经过试压或进行定期的技术检验，充装一般气体的有效期是 3 年，充装腐蚀性气体的有效期为两年。如发现气瓶有腐蚀或其他严重损伤时应提前进行检验，不符合国家安全规定的气瓶，不得使用。

4. 搬运钢瓶要轻拿轻放，防止剧烈滚动、震动。

五、电气设备的安全使用

1. 所有用电仪器的金属部分和外壳必须安全连接地线。使用前应检查是否漏电，并按仪器使用说明进行操作。

2. 电气设备在更换保险丝时，要按负荷量选用合格保险丝，不得加大或以钢丝代替。不得用铁柄毛刷清扫电门和

用湿布擦电门,以防触电。

3. 实验室内不要有裸露的电线头,所有开关均应采用空气开关,工作时开关要彻底扣严,要注意实验室内发出火花时的危险性。

4. 电器、电线等着火时,必须关闭总电门。实验室应准备应急时使用的灭火材料,包括消火砂、石棉布、毯子及各种、灭火器等。

5. 工作完毕离开实验室时应切断电源。

六、伤害事故的急救与处理

伤害事故包括中毒、烧伤(化学烧伤、烫伤及火伤)、创伤等。对伤害事故受害者的急救及处理,主要在于把受伤者送往医疗单位,或在医救人员到来之前在可能的条件下予以处理,以免造成严重的后果。其他情况可参考表1。

1. 吸入有毒有害物质时,应立即使患者脱离中毒区,同时移到新鲜空气处,进行必要的处理。并注意保暖和保持安静,让患者平卧,脚稍抬高,解开衣扣以便呼吸。如果呼吸停顿,应立即施行人工呼吸。衣服上如沾污了有毒物质立即脱去。

2. 对烫伤及火伤要设法保护皮肤的受伤面不受感染。对眼睛、皮肤的化学烧伤,以及口腔接触到有毒物质者急救时更要分秒必争。首先用清洁的流动水洗涤,尤其是眼睛,但要避免水流直射眼珠,也不要揉眼睛。严重者送医院作进一步处理。对皮肤轻度烧伤用烧伤面积小的伤员,可擦饱和苦味酸水溶液,以防起泡。

表1　化学烧伤的急救治疗

化学药品名称	急救或治疗的方法
氢氧化钠、氢氧化钾、氨、氧化钙	立即用大量水冲洗,然后用2+98的乙酸溶液冲洗或撒以硼酸粉。氧化钙灼伤时,可用任何一种植物油洗涤伤处
碱金属氧化物、氢氟酸	先用高锰酸钾溶液洗,再用硫酸铵溶液漂洗
铬酸	先用大量水冲洗,然后用硫化铵溶液漂洗
苯酚	先用大量水冲洗,然后用4体积乙醇(70+30)+1体积氯化铁(25mg/L)的混合液洗
硝酸银	先用水冲洗,再用50g/L碳酸氢钠漂洗,涂油膏及磺胺粉
硫酸等强酸	先用大量水冲洗,再用碳酸氢钠的饱和液冲洗
磷	不可将创面暴露于空气或用油脂类涂抹,应先用1g/L硫酸铜溶液洗净残余的磷,再用1+1000的高锰酸钾湿敷,外涂保护剂,用绷带包扎
甲酸	先用大量水冲洗,然后敷30g/L硼酸溶液

第二章　常用卫生理化检验

第一节　食品理化检验与营养成分分析

一、食品理化检验相关标准

食品理化检验根据相关食品卫生标准提出的检验项目检验,食品添加剂的检验根据 GB2760 食品添加剂使用卫生标准检验,营养强化剂的检验根据 GB14880 营养强化剂使用卫生标准检验,检验方法根据 GB/T 5009 相关方法进行。

二、食品样品的采集和保存

(一)食品样品采集的基本要求

1. 采样者要正确掌握采样操作技术。

2. 对现场进行认真调查,根据现场情况和检测目的要求设计采样方案。

3. 采样时做好记录,包括采样地点、日期、样品编号、食品名称、包装情况、采样数量、采样单位、采样人等。

4. 根据不同检验目的和样品种类,妥善包装样品,尽快送检。

5. 情况复杂责任重大的采样,应由两位以上人员参加,共同编号封鉴,按规定转运交接。

(二)各类食物样品的采集方法及注意事项

1. 采样方法

采取具有充分代表性,并在怀疑部位采取典型样品,其检查结果应能客观代表总体。有随机采样法和计数采样法。

包装食品:按不同属性分别进行,对瓶、罐装食品,随机按设定的采样数采样;一般样品按"三层五点"法采样,即将存放的食品分上、中、下三层,每层设中心、四角五个点。散装食品:液体搅拌均匀后,每一容器取一份,再按同批号混成一份原始样。若盛装大量液体的食品,可用虹吸法取不同浓度的深度的小样,不均匀时,可先充分混匀。

2. 采样注意事项

采样必须注意样品的生产日期、批号、代表性和均匀性(食物中毒样品除外),采集的数量应能反映该食品的卫生质量和满足检验项目对样品量的需要,一式三份,供检验、复验、备查或仲裁,一般散装样品每份不少于 0.5kg。采样容器根据检验项目,选用硬质玻璃或聚乙烯塑料制品。外埠食品应结合索取食品经营许可证、生产许可证及检验合格证或化验单,了解发货日期、来源地点、数量、品质及包装情况。如在食品厂、仓库或商店采样时,应了解食品的生产批号、生产日期、厂方检验记录及现场卫生状况,同时应注意食品的运输和保存条件、外观、包装容器等情况。要认真填写采样记录,无采样记录的样品不得接受检验。液体、半流体饮料食品,如植物油、鲜乳、酒或其他饮料,如用大桶或大罐盛装者,应先充分混匀后再采样。样品应分别盛放在三个干净的容器中。粮食及固体食品应从每批食品上、中、下三层中的不同部位分别采取部分样品,混合后按四分法对角取样,再进行几次混合,最后取有代表性样品。肉类、水产等食品应按分析项目要求分别采取不同部位的样品或混合后采样。罐头、瓶装食品或其他小包装食品,应根据批号随机取样,同一批号取样件数,250g 以上的包装不得少于 6 个,250g 以下的包装不得少于 10 个。掺伪食品和食物中毒的样品采集,要具有典型性。感官不合格产品不必进行理化检验,直接判为不合格产品。

3. 检验后样品的保存　一般样品在检验结束后,应保留 1 个月,以备需要时复检。易变质食品不予保留。保存时应根据样品的特性加封并尽量保持原状。

三、食品中一般成分的分析

（一）食品的相对密度的测定

密度是指在一定温度下单位体积中物质的质量，单位符号为 g/mL，以 ρ 表示。相对密度是指某物质的质量与同体积同温度纯水质量的比值。测定液体食品的相对密度可初步判断该食品质量是否正常。

1. 密度瓶法

在 20℃时分别测定充满同一密度瓶的水及试样的质量即可计算出相对密度，由水的质量可确定密度瓶的容积即试样的体积，根据试样的质量及体积即可计算密度。

分析步骤：取洁净、干燥、准确称量的密度瓶，装满试样后，置 20℃水浴中浸 0.5 小时，使内容物的温度达到 20℃，盖上瓶盖，并用细滤纸条吸去支管标线上的试样，盖好小帽后取出，用滤纸将密度瓶外擦干，置天平室内 0.5 小时，称量。再将试样倾出，洗净密度瓶，装满水，以下按上述自"置 20℃水浴中浸 0.5 小时……"起依法操作。密度瓶内不能有气泡，天平室内温度不能超过 20℃，否则不能使用此法。

2. 相对密度天平法

在 20℃时分别测定玻锤在水及试样中的浮力，由于玻锤所排开的水的体积与排开的试样的体积相同，即可计算出试样的相对密度。

3. 密度计法

将相对密度计洗净擦干，缓缓放入盛有待测液体试样的适当量筒中，勿使碰及容器四周及底部，保持试样温度在 20℃，待其静置后，再轻轻按下少许，然后待其自然上升，静置并无气泡冒出后，从水平位置观察与液面相交处的刻度，即为试样的相对密度。

检测方法详见 GB/T 5009.2—2003。

（二）食品中水分的测定

食品中的水分一般是指在 100℃左右直接干燥的情况下，所失去物质的总量。

1. 直接干燥法

利用食品中水分的物理性质，在 101.3kPa（一个大气压），温度 101～105℃下采用挥发方法测定样品中干燥减失的质量，包括吸湿水、部分结晶水和该条件下能挥发的物质，再通过干燥前后的称量数值计算出水分的含量。本法适用于在 101～105℃下，不含或含其他挥发性物质甚微的谷物及其制品、水产品、豆制品、乳制品、肉制品及卤菜制品等食品水分的测定，不适用于水分含量小于 0.5g/100g 的样品。在重复性条件下获得的两次独立测定结果的绝对差值不得超过算术平均值的 5%。

2. 减压干燥法

利用食品中水分的物理性质，在达到 40～53kpa 压力后加热至 60±5℃，采用减压烘干方法去除试样中的水分，再通过烘干前后的称量数值计算出水分的含量。本法适用于糖及糖果、味精等易分解食品中水分的测定，不适用于添加了其他原料的糖果（如奶糖、软糖等）及水分含量小于 0.5g/100g 的样品。在重复性条件下获得的两次独立测定结果的绝对差值不得超过算术平均值的 10%。

3. 蒸馏法

利用食品中水分的物理化学性质，使用水分测定器将食品中的水分与甲苯或二甲苯共同蒸出，收集馏出液于接收管内，根据接收的水的体积计算出试样中水分的含量。本法适用于含较多挥发性物质的食品（如油脂、香辛料等）水分的测定，不适用于水分含量小于 1/100g 的样品。在重复性条件下获得的两次独立测定结果的绝对差值不得超过算术平均值的 10%。

4. 卡尔·费休法

根据碘能与水和二氧化硫发生化学反应，在有吡啶和甲醇共存时，1mol 碘只与 1mol 水作用。卡尔·费休水分测定法又分为库仑法和容量法。库仑法测定的碘是通过化学反应产生的，只要电解液中存在水，所产后的碘就会和水以 1:1 的关系按照化学反应式进行反应。当所有的水都参与了化学反应，过量的碘就会在电极的阳极区域形成，反应终止。本法适用于水分含量大于 $1.0g \times 10^{-3}/100g$ 的样品。滴定法测定的碘是作为滴定剂加入的，滴定剂中的碘的浓度是已知的，根据消耗滴定剂的体积，计算消耗碘的量，从而计量出被测物质水的含量。本法适用于水分含量大于 $1.0g \times 10^{-5}/100g$ 的样品。在重复性条件下获得的两次独立测定结果的绝对差值不得超过算术平均值的 10%。

检测方法详见食品安全国家标准 GB 5009.3—2010。

（三）食品中灰分的测定

食品中除含有大量的有机物外，还含有丰富的无机成分，它们以维持人体正常的生理功能起到重要的作用。食品经高温燃烧时，会发生一系列物理和化学变化，有机成分燃烧、分解而挥发逸散，所残留的无机物质，主要是氧化物或盐类，称为灰分。对于某种食品而言，灰分含量应在一定范围内。如果灰分含量超过了正常范围，说明该食品的生产中可能使用了不合格的原料或食品添加剂，或在加工、贮运过程中受到了污染。食品中的灰分除总灰分外，按其溶解性还可分为水溶性灰分、水不溶性灰分和酸不溶性灰分。总灰分主要含金属氧化物和无机盐类，以及其他杂质；水溶性灰分能反映食品中可溶性的钾、钠、钙、镁等元素的氧化物及其盐类的含量；水不溶性灰分可以反映食品中泥沙和铁、铝等氧化物及碱土金属的碱式磷酸盐的含量；酸不溶性灰分反映食品中泥沙和原有的二氧化硅。

食品中的灰分用灼烧称重法测定。分析步骤：一般液体和半固体试样应先在沸水浴上蒸干。固体或蒸干后的试样，先在电热板上以小火加热使试样充分炭化至无烟，然后置于马弗炉中，在 $550 \pm 25℃$ 灼烧 4 小时。冷却至 200℃ 左右，取出，放入干燥器中冷却 30 分钟，称量前如发现灼烧残渣有炭粒时，应向试样中滴入少许水湿润，使结块松散，蒸干水分再次灼烧至无炭粒即表示灰化完全，方可称量。重复灼烧至前后两次称量相差不超过 0.5mg 为恒重。按公式计算其含量。在重复性条件下获得的两次独立测定结果的绝对差值不得超过算术平均值的 5%。

检测方法详见食品安全国家标准 GB 5009.4—2010。

（四）食品中蛋白质的测定

1. 凯氏定氮法

将食品与硫酸和硫酸铜、硫酸钾一同加热消化，使蛋白质分解，分解的氨与硫酸结合生成硫酸铵。然后碱化蒸馏使氨游离，用硼酸吸收后以硫酸或盐酸标准滴定溶液滴定，根据酸的消耗量乘以换算系数，即为蛋白质的含量，但此法不适用于添加无机含氮物质、有机非蛋白质含氮物质的食品。分析步骤：称取充分混匀的固体试样 0.2～2g，半固体试样 2～5g 或液体试样 10～25g，精确至 0.001g。按照自动凯氏定氮仪的说明书要求进行检测。

2. 分光光度法

是将食品与硫酸和催化剂一同加热消化，使蛋白质分解，分解的氨与硫酸结合生成硫酸铵。然后在 pH4.8 的乙酸钠 - 乙酸缓冲溶液中，铵与乙酰丙酮和甲醛反应生成黄色的 3,5 - 二乙酰 - 2,6 - 二甲基 - 1,4 - 二氢化吡啶化合物。在波长 400nm 处测定吸光度，与标准系列比较定量，结果乘以换算系数，即为蛋白质含量。

3. 燃烧法

试样在 900～1200℃ 高温下燃烧，燃烧过程中产生混合气体，其中的碳、硫等干扰气体和盐类被吸收管吸收，氮氧化物被全部还原成氮气，形成的氮气气流通过热导检测仪（TCD）进行检测。分析步骤：按照仪器说明书要求称取充分混匀的试样 0.1～1.0g，用锡箔包裹后置于样品盘上。试样进入燃烧反应炉（900～1200℃）后，在高纯氧（≥99.99%）中充分燃烧。燃烧炉中的产物（NO_x）被载气 CO_2 运送至还原炉中，经还原生成氮气后检测其含量。

检测方法详见食品安全国家标准 GB 5009.5—2010。

（五）食品中脂肪的测定

食品中脂肪主要包括中性脂肪和少量类脂质。中性脂肪是甘油与 3 分子脂肪酸组成的甘油三酸酯，类脂质是一些脂溶性物质如脂肪酸、磷脂、糖脂和固醇等。

1. 索氏抽提法

试样用无水乙醚或石油醚等溶剂抽提后，蒸去溶剂所得的物质，称为粗脂肪，因为除脂肪外，还含色素及挥发油、蜡、树脂等物。本法测得的为游离脂肪。在重复性条件下获得的两次独立测定结果的绝对差值不得超过算术平均值的 10%。

2. 酸水解法

试样经酸水解后用乙醚提取，除去溶剂即得总脂肪含量。本法测得的为游离及结合脂肪的总量。在重复性条件下获得的两次独立测定结果的绝对差值不得超过算术平均值的 10%。

检测方法详见 GB/T 5009.6—2003。

（六）食品中糖类的测定

糖类是由碳、氢、氧三种元素组成的一大类化合物，为人体提供主要的热量。食物中的糖类一般分为单糖、双糖和多糖。单糖是最基本的糖类，不能再水解；双糖在一定条件下能水解在两分子单糖；单糖分子中含有游离醛基或酮基而具有还原性；麦芽糖、乳糖分子中含有潜在的醛基也具有还原性，统称为还原糖，能被氧化剂氧化。双糖中的蔗糖和多糖没有还原性，属于非还原糖。

1. 直接滴定法

试样经除去蛋白质后,在加热条件下,以次甲基蓝作指示剂,滴定标定过的碱性酒石酸铜溶液(用还原糖标准溶液标定碱性酒石酸铜溶液),根据样品液消耗体积计算还原糖量。本法的检出限为 0.25/100g。

2. 高锰酸钾滴定法

试样经除去蛋白质后,其中还原糖把铜盐还原为氧化亚铜,加硫酸铁后,氧化亚铜被氧化为铜盐,以高锰酸钾溶液滴定氧化作用后生成的亚铁盐,根据高锰酸钾消耗量,计算氧化亚铜含量,再查表得还原糖量。本法的检出限为 0.5/100g。

检测方法详见 GB/T 5009.7—2008。

(七)食品中淀粉的测定

淀粉是一种多糖,是由葡萄糖单位构成的聚合体,按聚合形式不同,可形成两种不同的淀粉分子,即直链淀粉和支链淀粉。直链淀粉不溶于冷水,可溶于热水;支链淀粉常压下不溶于水,只有在加热并加压时才能溶于于水。淀粉遇碘后,生成深蓝色化合物。

1. 酶水解法

试样经除去脂肪及可溶性糖类后,其中淀粉用淀粉酶水解成双糖,再用盐酸将双糖水解成单糖,最后按还原糖测定,并折算成淀粉。在重复性条件下获得的两次独立测定结果的绝对差值不得超过算术平均值的10%。

2. 酸水解法

试样经除去脂肪及可溶性糖类后,其中淀粉用酸水解成具有还原性的单糖,然后按还原糖测定,并折算成淀粉。在重复性条件下获得的两次独立测定结果的绝对差值不得超过算术平均值的10%。

近年来,也有将食品样品经盐酸水解后,采用高效液相色谱法 – 示差折光检测器测定水解液中葡萄糖的含量,从而间接测定淀粉。

检测方法详见 GB/T 5009.9—2008。

(八)植物类食品中粗纤维的测定

膳食纤维是指一大类不能被人体消化酶类消化的糖类及类似物。植物类粗纤维的测定是食物在硫酸的作用下,试样中的糖、淀粉和半纤维经水解除去后,再用碱处理,除去蛋白质及脂肪酸,剩余的残渣即为粗纤维。如其中含有不溶于酸碱的杂质,可灰化后除去。在重复性条件下获得的两次独立测定结果的绝对差值不得超过算术平均值的10%。

检测方法详见 GB/T 5009.10—2003。

(九)食品有机酸的测定

食品中酸的种类很多,可分为有机酸和无机酸两类。其中有机酸是主要的,而无机酸含量很少。通常有机酸部分呈游离状态,部分呈酸式盐状态存在于食品中,有机酸对人体有益,可以帮助消化,促进食欲。

高效液相色谱法:食品试样经匀浆提取、离心后,样液经 0.3 μm 滤膜抽滤,以(NH_4)$_2$$HPO_4$ – H_3PO_4 缓冲溶液(pH = 2.7)为流动相,用高效液相色谱法在 C_{18} 色谱柱上分离,于210nm 处经紫外检测器检测,用峰高或峰面积标准曲线测定有机酸的含量。

检测方法详见 GB/T 5009.157—2003。

四、金属及微量元素的分析

(一)食品中总砷及无机砷的测定

砷广泛存在于自然界中,主要以三价氧化物形式存在,砷化合物在人体内有蓄积作用,能引起急性或慢性中毒。砷对消化道有直接腐蚀作用,接触部位可产生炎症、出血、甚至坏死。

1. 砷的测定

氢化物原子荧光光度法:食品试样经湿消解或干灰化后,加入硫脲使五价砷预还原为三价砷,再加入硼氢化钠或硼氟化钾使还原生成砷化氢,由氩气载入石英原子化器中分解为原子态砷,在特制砷空心阴极灯的发射光激发下产生原子荧光,其荧光强度在固定条件下与被测液中的砷浓度成正比,与标准系列比较定量。湿消解法在重复性条件下获得的两次独立测定结果的绝对差值不得超过算术平均值的10%;干灰化法在重复性条件下获得的两次独立测定结果的绝对差值不得超过算术平均值的15%。此法属于痕量分析法,应尽可能地选用优级纯酸,所用玻璃器皿均应用硝酸(1+9)浸泡后用去离子水清洗干净。

银盐法:试样经硝酸－高氯酸－硫酸法或灰化法消化后,以碘化钾、氯化亚锡将高价砷还原为三价砷,然后与锌粒和酸产生的新生态氢生成砷化氢,经银盐溶液吸收后,形成红色胶态物,与标准系列比较定量。分析步骤:吸取 0mL、1.0mL、3.0mL、5.0mL、7.0mL、9.0mL 砷标准使用液,分别置于测砷瓶中,加水至 40mL,再加 8mL 盐酸溶液(1 + 1)。于试样液及砷标准溶液中各加 3mL 碘化钾溶液、0.5mL 酸性氯化亚锡溶液,混匀,静置 15min。向试样溶液中加入 5 ～ 10 滴辛醇后,于试样液及砷标准溶液中各加入 3g 锌粒,立即分别塞入装有乙酸铅棉花的导气管,并使管尖端插入盛有 5mL 银盐溶液的离心管中的液面下,在常温下反应 45 分钟后,取下试管,加三氯甲烷补足至 5mL。用 1cm 比色杯,以零管调节零点,于波长 520nm 处测吸光度,绘制标准曲线。

砷斑法:试样经硝酸－高氯酸－硫酸法或灰化法消化后,以碘化钾、氯化亚锡将高价砷还原为三价砷,然后与锌粒和酸产生的新生态氢生成砷化氢,再与溴化汞试纸生成黄色或橙色的色斑,根据呈色深浅与标准砷斑比较定量。在重复性条件下获得的两次独立测定结果的绝对差值不得超过算术平均值的 20% 。吸取一定量的消化后的定容溶液及同量的试剂空白液,分别置于 150mL 锥形瓶中,补加硝酸至总量为 5mL,加水至 50 ～ 55mL。吸取 0mL、2.0mL、4.0mL、6.0mL、8.0mL、10.0mL 砷标准使用液,分别置于 150mL 锥形瓶中,加水至 40mL,再加 10mL 硫酸(1 + 1)。于试样消化液、试剂空白液及砷标准溶液中各加 3mL 碘化钾溶液、0.5mL 酸性氯化亚锡溶液,混匀,静置 15 分钟。各加入 3g 锌粒,立即分别塞入装有乙酸铅棉花的导气管,并使管尖端插入盛有 4mL 银盐溶液的离心管中的液面下,在常温下反应 45min 后,取下离心管,加三氯甲烷补足 4mL。用 1cm 比色杯,以零管调节零点,于波长 520nm 处测吸光度,绘制标准曲线。

硼氢化物还原比色法:试样经消化,其中砷以五价形式存在。当溶液氢离子浓度大于 1.0mol/L 时,加入碘化钾－硫脲并结合加热,能将五价砷还原为三价砷。在酸性条件下,硼氢化钾将三价砷还原为三价,形成砷化氢气体,导入吸收液中呈黄色,黄色深浅与溶液中砷含量成正比。与标准系列比较定量。此法使用毒性极低的聚乙烯醇吸收液,可克服对操作人员的毒性危害,且反应迅速,缩短了检测时间。在重复性条件下获得的两次独立测定结果的绝对差值不得超过算术平均值的 15% 。

检测方法详见 GB/T 5009.11—2003。

2. 无机砷的测定

氢化物原子荧光光度法:无机砷以氯化物形式被提取,实现无机砷和有机砷的分离,在 2mol/L 盐酸条件下测定。测定时所用的玻璃仪器在使用前经 15% 硝酸浸泡 24 小时。取 4mL 液体试样于 10mL 容量瓶中,加盐酸(1 + 1)溶液 4mL,碘化钾－硫脲混合溶液 1mL,正辛醇 8 滴,定容混匀,测定试样中总无机砷。固体试样需先浸提过滤后检测。

银盐法:试样在 6mol/L 盐酸溶液中,经 70℃ 水浴加热后,无机砷以氯化物的形式被提取,经碘化钾、氯化亚锡还原为三价砷,然后与锌粒和酸产生的新生态氢生成砷化氢,经银盐溶液吸收后,形成红色胶态物,与标准系列比较定量。分析步骤:样品先按相应方法处理。制备标准系列。于试样液和标准溶液中各加 3mL 碘化钾溶液,酸性氯化亚锡 0.5mL,混匀,放置 15 分钟。向试样溶液中加入 5 ～ 10 滴辛醇后,于试样液及砷标准溶液中各加入 3g 锌粒,立即分别塞上装有乙酸铅棉花的导气管,并使管尖端插入盛有 5mL 银盐溶液的刻度试管中的液面下,在常温下反应 45 分钟后,取下试管,加三氯甲烷补足至 5mL。用 1cm 比色杯,以零管调节零点,于波长 520nm 处测吸收光度。绘制标准曲线,按相应公式计算试样中无机可卡的含量。

检测方法详见 GB/T 5009.11—2003。

(二)食品中铅的测定

食品中的铅有相当一部分是由植物从土壤中吸收,再由这些植物进入食品中。在瓷、搪瓷、马口铁食具容器的原料中含有铅。用铁桶储运酒或用锡壶盛酒都有可能造成铅污染。食品加工用的机械设备、管道等含有铅,有些非金属如聚乙烯塑料管材用铅作稳定剂,在一定条件下会逐渐迁移于食品中。某些食品在加工时,虽然不接触铅,但随着时间的延长也会逐渐渗透进去。铅对人体是有害物质,进入机体中的铅大部分通过粪便排出体外,但也有部分残留于体内,长期积累可造成慢性中毒,对神经系统、骨骼造血功能、消化系统、男性生殖等均有危害。

1. 石墨炉原子吸收光谱法

试样经灰化或酸消解后,注入原子吸收分光光度计石墨炉中,电热原子化后吸收 283.3nm 共振线,在一定浓度范围内,其吸收值与铅含量与正比,将其吸收值代入标准系列的一元线性回归方程中求得样液中铅含量。

分析步骤:粮食、豆类去杂质后,磨碎,过 20 目筛;蔬菜、水果、鱼类、肉类及蛋类等水分含量高的新鲜样品,用食品加工机或匀浆机打成匀浆进行试样预处理后,储于塑料瓶中,保存备用。实验室根据条件选用干法灰化、过硫酸铵灰化法及湿式消解法等任何一种方法进行消解。分别吸取样液和试剂空白液各 10μL,注入石墨炉,测得吸光值,代入标准系列的一元线性回归方程中求得样液中铅含量。在重复性条件下获得的两次独立测定结果的绝对差值不得超过算术平均值的 20% 。所用玻璃仪器均需以硝酸(1 + 5)浸泡过夜,用水反复冲洗,最后用去离子水冲洗干净。此法适用于大多数食品样中铅含量的测定。

2. 氢化物原子荧光光谱法

试样经酸热消化后,在酸性介质中,试样中的铅与硼氢化钠或硼氢化钾反应生成挥发性铅的氢化物。以氩气为载气,将氢化物导入电热石英原子化器中原子化,在特制铅空心阴极灯照射下,基态铅原子被激发到高能态;在去活化回到基态时,发射出特征波长的荧光,其荧光强度与铅含量成正比,根据标准系列进行定量。

分析步骤:试样经湿消解法消化后,设定好仪器的最佳条件,逐步将炉温升至所需温度,稳定 10 ~ 20 分钟后开始测量。连续用标准系列的零管进样,待读数稳定之后,转入标准系列的测量,绘制标准曲线,转入试样测量,分别测定试样空白和试样消化液,试样测定结果按相应公式计算。

3. 火焰原子吸收光谱法

试样经处理后,铅离子在一定 pH 条件下与 DDTC 形成络合物,经 4 – 甲基戊酮 – 2 萃取分离,导入原子吸收光谱仪中,火焰原子化后,吸收 283.3nm 共振线,其吸收量与铅含量成正比,与标准系列比较定量。

4. 二硫腙比色法

试样经消化后,在 pH 为 8.5 ~ 9.0 时,铅离子与二硫腙生成红色络合物,溶于三氯甲烷。加入柠檬酸铵、氰化钾和盐酸羟胺等,防止铁、铜、锌等离子干扰,与标准系列比较定量。分析步骤:粮食、豆类去杂质后,磨碎,过 20 目筛;蔬菜、水果、鱼类、肉类及蛋类等水分含量高的新鲜样品,用食品加工机或匀浆机打成匀浆进行试样预处理后,储于塑料瓶中,保存备用。实验室根据条件选用灰化法或硝酸 – 硫酸法进行消化。分别吸取消化后的定容溶液和试剂空白液各 10mL,置于 125mL 分液漏斗中,加水至 20mL。吸取 0mL、0.10mL、0.20mL、0.30mL、0.40mL、0.50mL 铅标准使用液分别置于 125mL 分液漏斗中,各加硝酸(1 + 99)至 20mL。于试样消化液、试剂空白剂和铅标准液中依次加入柠檬酸铵、盐酸羟胺、氰化钾等溶液,测得吸光值,绘制标准曲线或计算一元回归方程,试样与曲线比较求得样液中铅含量。在重复性条件下获得的两次独立测定结果的绝对差值不得超过算术平均值的 20% 。

检测方法详见食品安全国家标准 GB 5009.12—2010。

(三)食品中铜的测定

食品中铜的主要来源于土壤和工业生产直接或间接对食品的污染。人体缺乏铜的临床表现首先是贫血,估计随着长时间、高营养静脉输液技术的应用,在成人中因铜缺乏引起贫血的例数可能增加。此外,铜缺乏也可发生腹泻和 Menks 卷发综合征。但若人体中铜过量,则表现为 Wilson 氏症,这是一种常染色体隐性疾病,是由于体内的重要脏器如肝、肾、脑沉积过量的铜引起。

1. 原子吸收光谱法

试样经处理后,导入原子吸收分光光度计中,原子化后,吸收 324.8nm 共振线,其吸收值与铜含量成正比,与标准系列比较定量。所用玻璃仪器均需以硝酸(10%)浸泡 24 小时以上,用水反复冲洗,最后用去离子水冲洗晾干。在重复性条件下获得的两次独立测定结果的绝对差值不得超过算术平均值的 10% 。分析步骤:吸取 0mL、1.0mL、2.0mL、4.0mL、6.0mL、8.0mL 和 10.0mL 铜标准使用液Ⅰ,分别于 10mL 容量瓶中,加硝酸(0.5%)稀释至刻度,混匀。将处理后的样液、试剂空白剂和铜标准液分另导入调至最佳火焰原子化器进行测定。以铜标准溶液含量和对应吸光度,绘制标准曲线或计算回归方程,试样吸收值与曲线比较或代入方程求得含量。

2. 二乙基二硫代氨基甲酸钠法

试样经消化后,在碱性溶液中铜离子与二乙二硫代氨基甲酸钠生成棕黄色络合物,溶于四氯化碳,与标准系列比较定量。分析步骤:吸取定容后的 10mL 溶液和同量的试剂空白液,分别置于 125mL 分液漏斗中,加水稀释至 20mL。吸取 0mL、0.50mL、1.00mL、1.50mL、2.00mL、2.50mL 铜标准使用液分别置于 125mL 分液漏斗中,各加硫酸(1 + 17)至 20mL。于试样消化液、试剂空白剂和铅标准液中各加 5mL 柠檬酸铵、乙二胺四乙酸二钠和 3 滴酚红指示液,混匀,用氨水(1 + 1)调至红色。各加 2mL 铜试剂溶液和 10.0mL 四氯化碳,剧烈振摇 2min,静置分层后,四氯化碳层经脱脂棉小 2cm 比色杯中,以四氯化碳调节零点,于波长 440nm 处测吸光度,标准各点吸光值减去零管吸光值后,绘制标准曲线或计算回归方程,试样吸光值与曲线比较,或代入方程求得含量。

检测方法详见 GB/T 5009.13—2003。

(四)食品中锌的测定

锌对人体的生理功能有:促进智力发育;改善味觉并促进食欲;保护视力,维持眼睛的暗适应能力;保护皮肤和骨骼的正常功能;参与体内多种金属酶的合成和激活,维持机体正常代谢;促进机体的生长发育和组织再生;稳定生物膜的结构和功能;保证免疫系统的完整性;维持内分泌系统的平衡。锌在机体内的水平与从食物中摄入的锌量有关。

1. 原子吸收光谱法

将处理的试样、试剂空白液和各容量瓶中锌标准溶液,分别导入调至最佳条件的原子吸收分光光度计中,原子化后,吸收 213.8nm 共振线,以锌含量对应吸光值,绘制标准曲线或计算直线回归方程,试样吸光值与曲线比较或代入方程求出含量。分析步骤:吸取 0.10mL、0.20mL、0.40mL、0.80mL 锌标准使用液分别置于 50mL 容量瓶中,以盐酸(1mol/L)稀释至刻度,混匀。将处理后的样液、试剂空白剂和各容量瓶中锌标准溶液分别导入调至最佳条件的火焰原子化器进行测定。以锌含量对应吸光值,绘制标准曲线或计算回归方程,试样吸光值与曲线比较,或代入方程求得含量。

2. 二硫腙比色法

试样经消化后,在 pH 为 4.0~5.5 时,锌离子与二硫腙形成紫红色络合物,溶于四氯化碳,加入硫代硫酸钠,防止铜、汞、铅、银和镉等离子干扰,与标准系列比较定量。分析步骤:准确吸取 5~10mL 定容的消化液和同量的试剂空白液,分别置于 125mL 分液漏斗中,加 5mL 水,0.5mL 盐酸羟胺溶液(200g/L),摇匀,再加两滴酚红指示液,用氨水(1+1)调节至红色,再多加两滴。再加 5mL 二硫腙 - 四氯化碳溶液(0.1g/L)振摇提取,每次 2~3mL,直至二硫腙 - 四氯化碳溶液绿色不变为止。合并提取液,用 5mL 水洗涤,四氯化碳层用盐酸提取 2 次,每次 10mL,提取时剧烈振摇 2min,合并盐酸(0.02mol/L)提取液,并用少量四氯化碳洗去残留的二硫腙。吸取 0mL、1.0mL、2.0mL、3.0mL、4.0mL、5.0mL 锌标准使用液分别置于 125mL 分液漏斗中,各加盐酸(0.02mol/L)至 20mL。于试样提取液、试剂空白剂和铅标准液中各加 10mL 乙酸 - 乙酸盐缓冲液、1mL 硫代硫酸钠(250g/L)、摇匀,再各加 10.0mL 二硫腙使用液,剧烈振摇两 min。静置分层后,经脱脂棉将四氯化碳层滤入 1cm 比色杯中,以四氯化碳调节零点,于波长 530nm 处测吸光度,标准各点吸收值减去零管吸收值后,绘制标准曲线或计算回归方程,试样吸光值与曲线比较,或代入方程求得含量。

检测方法详见 GB/T 5009.14—2003。

(五)食品中镉的测定

食品中镉的来源主要有 3 个方面:含镉工业"三废"的排放可直接污染土壤,农作物从受污染的土壤中吸收镉并把它富集于机体;生长于镉污染的水体中的水产品可将镉浓缩于机体;在畜禽生长过程中,大量使用含镉农药、磷肥等。

1. 石墨炉原子吸收光谱法

试样经灰化或酸消解后,注入原子吸收分光光度计石墨炉中,电热原子化后,吸收 228.8nm 共振线,在一定范围内,其吸收值与镉含量成正比,将其吸收值代入标准系列的一元线性回归方程中求得样液中镉含量。分析步骤:粮食、豆类去杂质后,磨碎,过 20 目筛;蔬菜、水果、鱼类、肉类及蛋类等水分含量高的新鲜样品,用食品加工机或匀浆机打成匀浆进行试样预处理后,储于塑料瓶中,保存备用。实验室根据条件选用干法灰化、过硫酸铵灰化法及湿式消解法等任何一种方法进行消解。分别吸取样液和试剂空白液各 10μL,注入石墨炉,测得吸光值,代入标准系列的一元线性回归方程中求得样液中镉含量。在重复性条件下获得的两次独立测定结果的绝对差值不得超过算术平均值的 20%。

2. 原子吸收光谱法

试样经处理后,在酸性溶液中镉离子与碘离子形成络合物,并经 4 - 甲基戊酮 - 2 萃取,导入原子吸收仪中,原子化后,吸收 228.8nm 共振线,其吸收值与镉含量成正比,与标准系列比较定量。分析步骤:试样按食物种类不同分别处理。吸取 25m 上述制备的样液及试剂空白液,分别置于 125mL 分液漏斗中,加 10mL 硫酸(1+1)及 10mL 水,混匀。吸取 0mL、0.25mL、0.50mL、1.50mL、2.50mL、3.50mL、5.00mL 镉标准使用液分别置于 125mL 分液漏斗中,各加盐酸(1+11)至 25mL。再加 10mL 硫酸(1+1)及 10mL 水,混匀。于试样溶液、试剂空白液和镉标准液中各加 10mL 碘化钾溶液 250g/L,混匀,静置 5 分钟,再各加 10mL MIBK,振摇 2 分钟,静置分层约 0.5 小时,弃去下层水相,以少许脱脂棉塞入分液漏斗下颈部,将 MIBK 层经脱脂棉滤至 10mL 具塞试管中,备用。将有机相导入火焰原子器进行测定,以镉含量对应浓度吸光度,绘制标准曲线或计算回归方程,试样吸收值与曲线比较,或代入方程求得含量。

3. 比色法

试样经消化后,在碱性溶液中镉离子与 6 - 溴苯并噻唑偶氮萘酚形成红色络合物,溶于三氯甲烷,与标准系列比较定量。分析步骤:将消化好的样液及试剂空白液用 20mL 水分数次洗入 125mL 分液漏斗中,以氢氧化钠溶液(200g/L)调节至 pH7 左右。吸取 0mL、0.5mL、1.0mL、3.0mL、5.0mL、7.0mL、10.0mL 镉标准使用液分别置于 125mL 分液漏斗中,再各加水至 20mL。用氢氧化钠溶液(200g/L)调节至 pH7 左右。于试样消化液、试剂空白液和镉标准液中依次加入 3mL 柠檬酸钠溶液(250g/L)、4mL 酒石酸钾溶液(400g/L)及 1mL 氢氧化钠溶液(200g/L),混匀。再各加 5.0mL 三氯甲烷及 0.2mL 镉试剂,立即振摇 2 分钟,静置分层后,将三氯甲烷层经脱脂棉滤于试管中,以三氯甲烷调节零点,以

1cm 比色杯在波长 585nm 处测吸光度,各标准点吸收值减去空白管吸收值后,绘制标准曲线或计算回归方程,试样吸收值与曲线比较,或代入方程求得含量。

4. 原子荧光法

食品试样经湿消解或干灰化后,加入硼氢化钾,试样中的镉与硼氢化钾反应生成镉的挥发性物质。由氩气带入石英原子化器中,在特制镉空心阴极灯的发射光激发下产生原子荧光,其荧光强度在一定条件下与被测定液中的镉浓度成正比。与标准系列比较定量。

检测方法详见 GB/T 5009.15—2003。

(六)食品中锡的测定

锡对环境的污染较轻,人体主要通过食物摄入锡,一般食物中锡的含量很低,食品中的锡主要来源于接触锡容器和器皿。

1. 氢化物原子荧光光谱法

试样经酸加热消化,锡被氧化成四价锡,在硼氢化钠的作用下生成锡的氢化物,并由载气带入原子化器中进行原子化,在特制锡空心阴极灯的照射下,基态锡原子被激发至高能态,在去活化回到基态时,发射出特征波长的荧光,其荧光强度与锡含量成正比。与标准系列比较定量。分析步骤:设定好仪器最佳条件,逐步将炉温升至所需温度后,稳定 10~20min 后开始测量。连续用标准系列零管进样,待读数稳定后,转入标准系列测量,绘制标准曲线。转入试样测定,分别测定试样空白和试样消化液,每测不同的试样前都应清洗进样器。试样测定结果按相应公式计算。

2. 苯芴酮比色法

试样经消化后,在弱酸性溶液中四价锡离子与苯芴酮生成橙红色络合物,在保护性胶体存在下与标准系列比较定量。分析步骤:吸取 1.00~5.00mL 试样消化液和同量的试剂空白溶液,分别置于 25mL 比色管。吸取 0mL、0.20mL、0.40mL、0.60mL、0.80mL、1.00mL 锡标准使用液,分别置于 25mL 比色管中。于试样消化液、试剂空白液和锡标准液中各加入 0.5mL 酒石酸溶液(100g/L)及 1 滴酚酞指示液,混匀,各加氨水(1+1)中和至淡红色,加 3mL 硫酸(1+9)、1mL 动物胶溶液及 2.5mL 抗坏血酸溶液(10g/L),再加水至 25mL,混匀,再各加 2mL 苯芴酮溶液(0.1g/L),混匀,1h 后测量,用 2cm 比色杯以水调节零点,于波长 490nm 处测吸光度,标准各点减去零管吸光值后,绘制标准曲线或计算回归方程,试样吸光值与曲线比较,或代入方程求得含量。

检测方法详见 GB/T 5009.16—2003。

(七)食品中汞的测定

汞俗称水银,常温下在空气中稳定,能形成蒸气,可与多种金属形成合金。汞及其化合物分布广泛,人类生产活动中排放的无机汞在环境微生物作用下能转化为以甲基汞为主的有机汞类,毒性显著增强。乙基汞的人致死量仅为数微克,是已知毒性最强的物质之一。

1. 总汞的测定

原子荧光光谱分析法:试样经酸加热消解后,在酸性递质中,试样中汞被硼氢化钾或硼氢化钠还原成原子态汞,由载气(氩气)带入原子化器中,在特制汞空心阴极灯的照射下,基态汞原子被激发至高能态,在去活化回到基态时,发射出特征波长的荧光,其荧光强度与汞含量成正比,与标准系列比较定量。

冷原子吸收光谱法:汞蒸气对 253.7mm 的共振线具有强烈的吸收作用。试样经过酸消解或催化酸消解使汞转为离子状态,在强酸介质中以氯化亚锡还原成元素汞,以氩气或干燥空气为载体,将元素汞吹入汞测定仪,进行冷原子吸收测定,在一定浓度范围其吸收值与汞含量成正比,与标准系列比较定量。分析步骤:打开测汞仪,预热 1~2 小时,并将仪器性能调至最佳状态。吸取汞标准使用液 2.0、4.00、6.0、8.0、10.0ng/mL 各 5.0mL 置于测汞仪的汞蒸发器的还原瓶中,分别加入 1.0mL 还原剂氯化亚锡(100g/L),迅速盖紧瓶塞,随后有气泡产生,从仪器读数显示的最高点测得其吸收值,然后,打开吸收瓶上的三通阀将产生的汞蒸气吸收于高锰酸钾溶液(50g/L),待测汞仪上的读数达到零点时进行下一次测定。并求得吸光值与汞质量关系的一元线性回归方程。分另吸取样液、试剂空白液各 5.0mL 置于测汞仪的汞蒸发器的还原瓶中,按以上"分别加入 1.0mL 还原剂氯化亚锡……"起进行。将所测得其吸光值,代入标准系列的一元线性回归方程中求得样液中汞含量。

2. 甲基汞的测定

气相色谱法(酸提取巯基棉法):试样中的甲基汞,用氯化钠研磨后加入含有 Cu^{2+} 的盐酸,完全萃取后,经离心或过滤,将上清液调试到一定的酸度,用巯基棉吸附,再用盐酸(1+5)洗脱,最后以苯萃取甲基汞,用带电子捕获鉴定器的气相色谱仪测定,记录峰高,与标准峰高比较定量。所用玻璃仪器均需用硝酸(1+20)浸泡一昼夜,用水反复冲洗干净。

冷原子吸收法（酸提取巯基棉法）：在碱性递质中用测汞仪测定，与标准系列比较定量。

检测方法详见 GB/T 5009.17—2003。

（八）食品中氟的测定

氟是人体必需的微量元素，参与人体正常代谢。如果氟摄入不足会影响机体的正常代谢，促进龋齿的形成；但若长期摄入过量的氟，则对骨骼、肾脏、甲状腺和神经系统造成损害，轻者造成斑釉牙，严重者可形成氟骨症，使人丧失劳动力。

1. 扩散－氟试剂比色法

食品中氟化物在扩散盒内与酸作用，产生氟化氢气体，经扩散被氢氧化钠吸收。氟离子与镧、氟试剂（茜素氨羧络合剂）在适宜 pH 下生成蓝色三元络合物，颜色随氟离子的增大而加深，用或不用含铵类有机溶剂提取，测吸光值与曲线比较求得含量。此法分离效果好，反应特异，干扰离子少，准确度高，是氟离子的直接定量法。加入显色剂后经二乙工苯胺－异戊醇溶液提取进行比色测定称为单色法，不经提取直接进行比色定量测定称为复色法。

2. 灰化蒸馏－氟试剂比色法

试样经硝酸镁固定氟，经高温灰化后，在酸性条件下，蒸馏分离氟，蒸出的氟被氢氧化钠溶液吸收，氟与氟试剂、硝酸镧作用，生成蓝色三元络合物，测吸光值与曲线比较求得含量。

3. 氟离子选择电极法

氟离子选择电极的氟化镧单晶膜对氟离子产生选择性的对数响应，氟电极和饱和甘汞电极在被测试液中，电位差可随溶液中氟离子活度的变化而变化，电位变化规律符合能斯特方程式。与氟离子形成络合物的铁、铝等离子干扰测定，其他常见离子无影响。测量溶液的酸度为 pH 5～6，用总离子强度缓冲剂，消除干扰离子及酸度的影响。分析步骤：吸取 1.00g 粉碎过 40 目筛的试样，置于 50mL 容量瓶中，加 10mL 盐酸（1＋11），密闭浸泡提取 1h（不时轻轻摇动），应尽量避免试样粘于瓶壁上，提取后加 25mL 总离子强度缓冲剂，加水至刻度，混匀，备用。吸取 0mL、1.0mL、2.0mL、5.0mL、10.0mL 氟标准使用液，分别置于 50mL 容量瓶中。于各容量瓶中分别加入 125mL 总离子强度缓冲剂，10mL 盐酸（1＋11），加水至刻度，混匀，备用。将氟电极和甘汞电极与测量仪器的负端与正端相联接。电极插入盛有水的 25mL 塑料杯中，杯中放有套聚乙烯管的铁搅拌棒，在电磁搅拌中，读取平衡电位值，更换 2～3 次水后，待电位值平衡后，即可进行样液与标准液的电位测定。以电极电位为纵坐标，氟离子浓度为横坐标，在半对数坐标纸上绘制标准曲线，根据试样电位值在曲线上求得含量。

检测方法详见 GB/T 5009.18—2003。

（九）食品添加剂中重金属限量试验

重金属指密度在 5.0g/cm³ 以上的 45 种元素，砷、硒虽是非金属元素，但它们的毒性及某些性质与重金属相似，仍将其列入重金属污染物范围内。生物毒性显著的重金属元素有汞、镉、铅、铬、砷等。我国食品添加剂重金属标准为 2～50mg/kg 范围内。

弱酸性硫化氢比浊法：在弱酸性（pH 3～4）条件下，试样中的重金属离子与硫化氢作用，生成棕黑色的硫化物，与同法处理的铅标准溶液比较，做限量试验。空气中的氧对硫化氢有氧化作用，因此比色最好在 5～15 分钟以内完成，否则易产生浑浊，引起测定结果偏差。

检测方法详见 GB/T 5009.74—2003。

（十）食品添加剂中铅的测定

二硫腙比色法：测定原理是试样经处理加入柠檬酸铵、氰化钾和盐酸羟胺等，消除铁、铜、锌等离子干扰，在 pH 为 8.5～9.0 时，铅离子与二硫腙生成红色络合物，用三氯甲烷提取，与标准系列比较做限量试验或定量试验。本方法须严格控制溶液的 pH，因 pH 对铅的提取率影响极大，pH 为 7 时铅的提取率仅为 20%，pH＞9 时干扰增多。所用试剂含铅量应尽可能低，否则需作去铅处理。

检测方法详见 GB/T 5009.75—2003。

（十一）食品添加剂中砷的测定

所用玻璃仪器都须作去砷处理，所用水为纯水或去离子水，试剂为分析纯以上。

1. 二乙氨基二硫代甲酸银比色法

在碘化钾和氯化亚锡存在下，将样液中的高价砷还原为三价砷，三价砷与锌粒和酸产生的新生态氢作用，生成砷化氢气体，经乙酸铅棉花除去硫化氢干扰后，被溶于三乙醇胺－三氯四烷中或吡啶中的二乙氨基二硫代甲酸银溶液吸收并作用,生成紫红色络合物,与标准系列比较定量。

2. 砷斑法

在碘化钾、氯化亚锡存在下,将试样中的高价砷还原为三价砷,然后与锌粒和酸产生的新生态氢生成砷化氢气体,通过乙酸铅棉花除去硫化氢干扰,再与溴化汞试纸生成黄色或橙色的色斑,与标准砷斑比较做限量试验。试样的砷斑不得深于砷的限量标准的砷斑。测砷装置可用玻璃磨口替代橡皮塞,各部位应密合,不可漏气,溴化汞试纸应对准圆孔并压紧,避免斑点不呈圆形或因漏气使色斑不均而影响比色。

检测方法详见 GB/T 5009.76—2003。

(十二)食品中的磷的测定

1. 分光光度法

食品中的有机物经酸氧化,使磷在酸性条件下与钼酸铵结合生成磷钼酸铵,此化合物被对苯二酚、亚硫酸钠还原成蓝色化合物 – 钼蓝。用分光光度计在波长 660nm 处测定钼蓝的吸收光值,以定量分析磷含量。

2. 分子吸收光谱法

食品中的有机物经酸破坏以后,磷在酸性条件下与钼酸铵结合生成磷钼酸铵。用氯化亚锡、硫酸肼还原磷钼酸铵成蓝色化合物 – 钼蓝。蓝色强度与磷含量成正比,可进行比色定量。

检测方法详见 GB/T 5009.87—2003。

(十三)食品中铁、镁、锰的测定

原子吸收分光光度法:其原理是试样经湿消化后,导入原子吸收分光光度计后,经火焰原子化后,铁、镁、锰分别吸收 248.3nm、285.2nm、279.5nm 的共振线,其吸收量与它们的含量成正比,与标准系列比较定量。铁、镁、锰标准使用液配置后,贮存于聚乙烯瓶内,4℃保存。所用玻璃仪器均硫酸 – 重铬酸钾溶液浸泡数小时,再用洗衣粉充分洗刷,后再用水反复冲洗,最后用去离子水冲洗晒干或烘干。微量元素分析对试剂的要纯度要求较高,需使用优级纯酸。

检测方法详见 GB/T 5009.90—2003。

(十四)食品中钾、钠的测定

火焰发射光谱法:试样处理后,导入火焰光度计中,经火焰原子化后,分别测定钾、钠的发射强度。钾发射波长 766.5nm,钠发射波长 589nm。其发射强度与它们的含量成正比,与标准系列比较定量。所用玻璃仪器均硫酸 – 重铬酸钾溶液浸泡数小时,再用洗衣粉充分洗刷,后再用水反复冲洗,最后用去离子水冲洗晒干或烘干。

检测方法详见 GB/T 5009.91—2003。

(十五)食品中钙的测定

1. 原子吸收分光光度法

试样经湿消化后,导入原子吸收分光光度计中,经火焰原子化后,吸收 422.7nm 的共振线,其吸收量与含量成正比,与标准系列比较定量。所用玻璃仪器均硫酸 – 重铬酸钾溶液浸泡数小时,再用洗衣粉充分洗刷,后再用水反复冲洗,最后用去离子水冲洗晒干或烘干。

2. 滴定法

钙与氨羧络合剂能定量地形成金属络合物,其稳定性较钙与指示剂所形成的络合物为强。在适当的 pH 范围内,以氨羧络合剂 EDTA 滴定,在达到当量点时,EDTA 就自指示剂络合物中夺取钙离子,使溶液呈现游离指示剂颜色(终点)。根据 EDTA 络合剂用量,可计算钙的含量。

检测方法详见 GB/T 5009.92—2003。

(十六)食品中硒的测定

氢化物原子荧光光谱法:试样经酸加热消化,在 6mol/L 盐酸递质中,将试样中的六价硒还原成四价硒,用硼氢化钠或硼氢化钾作还原剂,将四价硒在盐酸介质中还原成硒化氢,由载气(氩气)带入原子化器中进行原子化,在特制硒空心阴极灯的照射下,基态硒原子被激发至高能态,在去活化回到基态时,发射出特征波长的荧光,其荧光强度与硒含量成正比。与标准系列比较定量。

检测方法详见食品安全国家标准 GB 5009.93—2010。

五、农药残留的分析

(一)食品中六六六、滴滴涕残留量的测定

六六六和滴滴涕为高效、广谱的有机氯杀虫剂,对昆虫具有胃毒、触杀、熏蒸作用,一般加工成粉剂或可湿粉剂使用。其脂溶性强,化学性质稳定,易于在生物体内蓄积。我国已经于 1983 年停止生产、使用,但由于其持久蓄积作用,使得该类化合物仍然为我国食品中农药残留的主要监测品种。

1. 毛细管柱气相色谱－电子捕获检测器法

试样中六六六、滴滴涕经有机溶剂提取、凝胶色谱层析净化后,用毛细管柱气相色谱分离,电子捕获检测器检测,以保留时间定性,外标法定量。电子捕获器对于负电极强的化合物具有极高的灵敏度,利用这一特点,可分别测出痕量的六六六、滴滴涕。不同异构体和代谢物可同时分别测定。分析步骤:分别吸取 1μL 混合标准液及经提取净化后试样溶液注入气相色谱仪中,记录色谱图,以保留时间定性,以试样的峰高或峰面积与标准比较定量。

2. 薄层色谱法

试样中六六六、滴滴涕经有机溶剂提取,并经硫酸处理,除去干扰物质,浓缩,点样展开后,用硝酸银显色,经紫外线照射生成棕黑色斑点,与标准比较,可概略定量。

检测方法详见 GB/T 5009.19—2008。

(二)食品中有机磷农药残留量的测定

有机磷农药是一大类具有磷酸酯结构的有机杀虫剂,具有高效、广谱的特点,残效期短,分解快,性质不稳定,食品中的残留量经贮藏、洗涤、烹调等加工处理后,能有较大的降低。

气相色谱法:含有机磷的试样在富氢焰上燃烧,以 HPO 碎片的形式,放射出波长 526nm 的特性光;这种光通过滤光片选择后,由光电倍增管接收,转换成电信号,经微电流放大器放大后被记录下来。试样的峰面积或峰高与标准品的峰面积或峰高进行比较定量。分析步骤:吸取 2～5μL 混合标准液及经提取净化后试样溶液注入色谱仪中,保留时间定性。以试样的峰高或峰面积与标准比较定量。

检测方法详见 GB/T 5009.20—2003。

(三)植物性食品中氨基甲酸酯类农药残留量的测定

氨基甲酸酯类农药毒性机理与有机磷农药相似,主要是抑制胆碱酯酶活性,但其与胆碱酯酶结合是可逆的,且在机体内很快被水解,胆碱酯酶活性较易恢复,故其毒性作用较有机磷农药轻。

主要检测方法有气相色谱法和高效液相色谱法,详见 GB/T 5009.104—2003。

六、食品中污染物及其他有害物质的分析

(一)食品中 N－亚硝胺类的测定

N－亚硝基化合物的基本膳食来源是腌肉、腌鱼以及啤酒,但其在食品中的存在很少是人为添加,而是其前体物质亚硝酸盐及各种胺类反应生成的。啤酒中的亚硝胺则是在啤酒麦芽干燥过程中形成的,一些食品包装材料及橡胶制品中也存在一些挥发性的亚硝胺,在一定条件下会向食品中迁移。

1. 气相色谱—热能分析仪法

试样中 N－亚硝胺经硅藻土吸附或真空低温蒸馏,用二氯甲烷提取、分离,用气相色谱—热能分析仪(GC－TEA)测定。其原理如下:自气相色谱仪分离后的亚硝胺在热解室中经特异性催化裂解产生 NO 基团,后者与臭氧反应生成激发态 NO*。当激发态 NO* 返回基态时发射出近红外区光线(600～2800nm)。产生的近红外区光线被光电倍增管检测。由于特异性催化裂解与冷阱或 CTR 过滤器除去杂质,使热能分析仪仅仅能检测 NO 基团,而成为亚硝胺特异性检测器。本法适用于啤酒中 N－亚硝基二甲胺含量的测定。分析步骤:先将试样经硅藻土吸附或真空低温蒸馏法提取,将二氯甲烷提取液转移至 K－D 浓缩器中,于 55℃ 水浴上浓缩至 10mL,再以缓慢的氮气吹至 0.4～1.0mL,备用。分别注入试样浓缩液和 N－亚硝胺标准工作液 5～10μL,利用保留时间定性,峰高或峰面积定量。在重复性条件下获得的两次独立测定结果的绝对差值不得超过算术平均值的 16%。

2. 气相色谱—质谱仪法

试样中的 N－亚硝胺类化合物经水蒸气蒸馏和有机溶剂萃取后,浓缩后一定量,采用气相色谱—质谱联用仪的高分辨峰匹配进行确认和定量。试样中的 N－亚硝胺类化合物经水蒸气蒸馏和有机溶剂萃取后,浓缩至一定量,采用气相－质谱联用仪的高分辨峰匹配法进行确认和定量。本法适用于酒类、肉及肉制品、蔬菜、豆制品、调味品、茶叶等食品中 N－亚硝基二甲胺、N－亚硝基二乙胺、N－亚硝基二丙胺及 N－亚硝基吡咯烷含量的测量。分析步骤:试样经水蒸气蒸馏、萃取纯化、浓缩后,采用电子轰击源高分辨峰匹配法,用全氟煤油(PFK)的碎片离子分别监视 N－亚硝基二甲胺、N－亚硝基二乙胺、N－亚硝基二丙胺 N－亚硝基吡咯烷的分子、离子,结合它们的保留时间来定性,以示波器上该分子、离子的峰高来定量。

N-亚硝胺为强致癌物,操作时应在通风橱内进行,必须有良好的个人防护,标准品和配制的标准溶液应避光妥善保存。

检测方法详见 GB/T 5009.26-2003。

(二)食品中亚硝酸盐与硝酸盐的测定

硝酸盐与亚硝酸盐广泛存在于人类的环境中,是自然界最普遍的含氮化合物。硝酸盐和亚硝酸盐是食品加工工业中最常使用的发色剂与防腐剂。另外,植物性食品特别是蔬菜和豆类中,常常天然含有大量的硝酸盐,若保存和处理不当,会在硝酸盐还原酶的作用下产生大量的亚硝酸盐。

1. 离子色谱法

试样经沉淀蛋白质、除去脂肪后,采用相应的方法提取和净化,以氢氧化钾溶液为淋洗液,阴离子交换柱分离,电导检测器检测,以保留时间定性,外标法定量。分析步骤:分别吸取空白和试样提取溶液 50μL,在相同工作条件下,依次注入离子色谱仪中,记录色谱图;根据保留时间定性,分别测量空白和样品的峰高或峰面积;在重复性条件下获得的两次独立测定结果的绝对差值不得超过算术平均值的 10%。本法中亚硝酸盐和硝酸盐检出限分别为 0.2mg/kg 和 0.4mg/kg。

2. 盐酸萘乙二胺法—亚硝酸盐测定

试样经沉淀蛋白质、除去脂肪后,在弱酸条件下亚硝酸盐与对氨基苯磺酸重氮化后,再与盐酸萘乙二胺偶合形成紫红色染料,外标法测得亚硝酸盐含量。本法中亚硝酸盐检出限为 1mg/kg。分析步骤:称取 5g(精确至 0.01g)制成匀浆的试样,置于 50mL 烧杯中,加 12.5mL 饱和硼砂溶液,搅拌均匀,以 70℃左右的水约 300mL 将试样洗入 500mL 容量瓶中,于沸水浴中加热 15 分钟,取出置冷水浴中冷却,并放置至室温。在振荡上述提取液时加入 5mL 亚铁氰化钾溶液,摇匀,再加入 5mL 乙酸锌溶液,以沉淀蛋白质。加水至刻度,摇匀,放置 30 分钟,除去上层脂肪,上清液用滤纸过滤,弃去初滤液 30mL,滤液备用。吸取 40mL 上述滤液于 50mL 带塞比色管中,另吸取 0.00mL、0.20mL、0.40mL、0.60mL、0.80mL、1.00mL、1.50mL、2.00mL、2.50mL 亚硝酸钠标准使用液,分别置于 50mL 带塞比色管中。于试样管、标准管中分别加入 2mL 对氨基苯磺酸钠溶液,混匀,静置 3~5 分钟后各加入 1mL 盐酸萘乙二胺溶液,加水至刻度,混匀,静置 15 分钟,用 2cm 比色杯,以零管调节零点,于波长 538nm 处测吸光度,绘制标准曲线比较。同时作试剂空白。

3. 镉柱还原法-硝酸盐测定

试样经沉淀蛋白质、除去脂肪后,溶液通过镉柱,使其中的硝酸根离子还原成亚硝酸根离子,在弱酸性条件下,亚硝酸根在对氨基苯磺酸重氮化后,再与盐酸萘乙二胺偶合形成紫红色染料,测得亚硝酸盐总量,由总量减去亚硝酸盐含量即得硝酸盐含量。本法中硝酸盐检出限 1.4mg/kg。分析步骤:先以 25mL 稀氨缓冲液冲洗镉柱。吸取 20mL 滤液于 50mL 烧杯中,加 5mL 氨缓冲溶液,混合后注入贮液漏斗,使流经镉柱还原,以原烧杯收集流出液,当贮液漏斗中的样液流尽后,再加 5mL 水置换柱内留存的样液。将全部收集液如前再经镉柱还原一次,第二次流出液收集于 100mL 容量瓶中,继以水流经镉柱洗涤三次,每次 20mL,洗液一并收集于同一容量瓶中,加水至刻度,混匀。吸取 10~20mL 还原后的样液于 50mL 比色管中,另吸取 0.00mL、0.20mL、0.40mL、0.60mL、0.80mL、1.00mL、1.50mL、2.00mL、2.50mL 亚硝酸钠标准使用液,分别置于 50mL 带塞比色管中。于试样管、标准管中分别加入 2mL 对氨基苯磺酸钠溶液,混匀,静置 3~5 分钟后各加入 1mL 盐酸萘乙二胺溶液,加水至刻度,混匀,静置 15 分钟,用 2cm 比色杯,以零管调节零点,于波长 538nm 处测吸光度,绘制标准曲线比较。同时作试剂空白。

4. 示波极谱法-亚硝酸盐测定

试样经沉淀蛋白质、除去脂肪后,在弱酸条件下亚硝酸盐与对氨基苯磺酸重氮化后,在弱碱性条件下再与 8-羟基喹啉偶合形成橙色染料,该偶氮染料在汞电极上还原产生电流,电流与亚硝酸盐的浓度呈线性关系,可与标准曲线比较定量。

5. 乳及乳制品中亚硝酸盐与硝酸盐的测定

试样经沉淀蛋白质、除去脂肪后,用镀铜镉粒使部分滤液中的硝酸盐还原为亚硝酸盐。在滤液和已还原的滤液中,加入磺胺和 N-1 萘基-乙二胺二盐酸盐,使其显粉红色,然后用分光光度计在 538nm 波长下测其吸光度。将测得的吸光度与亚硝酸钠标准系列溶液的吸光度进行比较,就可计算出样品中的亚硝酸盐含量和硝酸盐还原后的亚硝酸总量;从两者之间的差值可以计算出硝酸盐的含量。本法中亚硝酸盐和硝酸盐检出限分别为 0.2mg/kg 和 1.5mg/kg。分析步骤:分别移取 20mL 洗提液和 20mL 滤液于 100mL 容量瓶中,加水至约 60mL,在每个容量瓶中先加入 6mL 显色液 1,边加边混;再加入 5mL 显色液 2。小心混合溶液,使其在室温下静置 5 分钟,避免直射阳光。用水定容至刻度,混匀。在 15 分钟内用 538nm 波长,以空白试验液体为对照测定上述样品溶液的吸光度。制作标准曲线。亚硝酸根的质量浓度可根据加入的亚硝酸钠标准溶液的量计算出。

检测方法详见食品安全国家标准 GB 5009.33—2010。

（三）食品中指示性多氯联苯含量的测定

PCBs 是斯德哥尔摩公约中优先控制的 12 类持久性有机污染物之一，对免疫系统、生殖系统、神经系统和内分泌系统均会产生不良影响，并且是导致与之接触过的人群中出现癌症患者的一个可疑因素。

1. 稳定性同位素稀释的气相色谱-质谱法

应用稳定性同位素稀释技术，在试样中加入 $^{13}C_{12}$ 标记的 PCBs 作为定量标准，索氏提取 18～24 小时，提取后的试样溶液经柱色谱层析净化、分离，浓缩后加入回收率内标，使用气相色谱-低分辨质谱联用仪，以四极杆质谱选择离子监测或离子阱串联质谱多反应监测模式进行分析，内标法定量。本法中使用的有机溶剂（包括正己烷、二氯甲烷、丙酮、甲苯等）浓缩 1 万倍经仪器检测无干扰后才能使用。无水硫酸钠使用前需要进行预处理。时间窗口确定标准溶液中的化合物为 DB-5MS 柱上每族 PCBs 第一个流出和最后一个流出的化合物。进样时间窗口确定标准溶液，采用全扫描模式质谱采集。

2. 气相色谱法

以 PCB198 为定量内标，在试样中加入 PCB198，水浴加热振荡提取后，经硫酸处理、色谱柱层析净化，采用气相色谱-电子捕获器法测定，以保留时间定性，内标法定量。

检测方法详见 GB/T 5009.190—2003

（四）食品中苯并（a）芘的测定

苯并（a）芘的食物来源有熏制食品、烤焦的淀粉；工业"三废"的排放污染粮食；茶叶的炒制过程中也可产生。苯并（a）芘是一种高活性致癌剂。

1. 荧光分光光度法

试样先用有机溶剂提取，或经皂化后提取，再将提取液经液-液分配或色谱柱净化，然后在乙酰化滤纸上分离苯并（a）芘，因苯并（a）芘在紫外光照射下呈蓝紫色荧光斑点，将分离后有苯并（a）芘的滤纸部分剪下，用溶剂浸出，用荧光分光光度计测荧光强度与标准比较定量。在配制标准溶液时，建议戴手套操作，若污染了皮肤，可用 10% 次氯酸钠水溶液浸泡和洗刷。由于试样成分不同，提取方法有所不同。低脂、少水的固体试样（如粮食及其制品）用氢氧化钾皂化法除去脂肪，苯并（a）芘被有机溶剂提取的方法较好。肉制品、植物油等高脂食品用液-液分配法除去大量脂肪，再用有机溶剂提取，效果较好。分析步骤：将提取、净化、分离后的试样及标准斑点的苯浸出液移入荧光分光光度计的石英杯中，以 365nm 为激发波长，以 365～460nm 波长进行荧光扫描，所得荧光光谱与标准苯并（a）芘的荧光光谱比较定性。与试样分析的同时做试剂空白，包括处理试样所用的全部试剂同样操作，分别读取试样、标准及试剂空白于波长 406nm、(406+5)nm、(406-5)nm 处的荧光强度，按基线法由公式计算所得的数值，为定量计算的荧光强度。

2. 目测比色法

试样经提取净化后，于乙酰化滤纸上层析分离苯并（a）芘，分离出的苯并（a）芘斑点，在波长 365nm 紫外灯下观察，与标准斑点进行目测比色概略定量。本法适用于筛选测定，可以几个人观察取平均值。点样量在两个标准点之间便于观察比较。分析步骤：吸取 5、10、15、20 或 50μL 试样浓缩液及 10、20μL 苯并（a）芘标准使用液，点于同一条乙酰化滤纸上，按规定方法展开，取出阴干。于暗室紫外灯下目测比较，找出相当于标准斑点荧光强度的试样浓缩液体积，如试样含量太高，可稀释后再重点，尽量使试样浓度在两个斑点之间。按规定公式计算苯并（a）芘的含量。

检测方法详见 GB/T 5009.27—2003。

（五）食品中氯丙醇含量的测定

氯丙醇是国际公认的食品污染物，酸解水解植物蛋白常被用作调味食品（如汤料、加工食品、风味食品、鸡精、方便面调料、保健品等），而造成这些食品中氯丙醇的污染。

1. 食品中 3-氯-1,2 丙二醇含量的测定

采用同位素稀释技术，以 d_5-3-氯-1,2 丙二醇（d_5-3-MCPD）为内标定量。试样中加入内标溶液，以硅藻土为吸附剂，采用柱层析分离，用正己烷-乙醚（9+1）洗脱样品中非极性的脂质组分，用乙醚洗脱样品中的 3-MCPD，用七氟丁酰基咪唑溶液为衍生化试剂。采用选择离子监测（SIM）的质谱扫描模式进行定量分析，内标法定量。

2. 食品中氯丙醇多组分含量的测定

基质固相分散萃取的气相色谱-质谱法：采用稳定性同位素稀释技术，在试样中加入五氘代-1,3-二氯-2 丙醇（d_5-1,3-DCP）和五氘代-3-氯-1,2-丙二醇（d_5-3-MCPD）为内标溶液，以硅藻土为吸附剂进行基质固相分散

萃取分离,用正己烷洗脱样品中非极性的脂质组分,用乙醚洗脱样品中的氯丙醇,用七氟丁酰基咪唑溶液为衍生化试剂。采用四极杆质谱仪的选择离子监测(SIM)或离子阱质谱仪的选择离子存储(SIS)质谱扫描模式进行分析,内标法定量。

3. 食品中氯丙醇多组分含量的测定

顶空固相微萃取的气相色谱 – 质谱法:采用同位素稀释技术,在试样中加入五氘代 – 1,3 – 二氯 – 2 丙醇(d_5 – 1,3 – DCP)和五氘代 – 3 – 氯 – 1,2 – 丙二醇(d_5 – 3 – MCPD)内标溶液,在对甲苯磺酸存在下,以丙酮进行 3 – MCPD 衍生后,以顶空固相微萃取富集后,采用选择离子监测(SIM)的质谱分析,以内标法定量。

检测方法详见 GB/T 5009. 191—2003。

七、食品中霉菌毒素的分析

(一)食品中黄曲霉毒素 B_1、B_2、G_1、G_2 测定

黄曲霉毒素是由黄曲霉、寄生曲霉及寄生曲霉产生的一类二呋喃香豆素的衍生物,农产品中天然污染的黄曲霉毒素包括 B 族和 G 族两大类,主要有 AFB_1、AFB_2、AFG_1、AFG_2 四种,其中以 AFB_1 最常见且污染水平最高,广泛分布于各类农产品中,以花生及其制品、大米和棉籽为重,坚果类(如核桃、杏仁)、椰肉、奶及奶制品、动物肝脏、干咸鱼和辣椒等也不同程度地受到 AFB_1 的污染。

1. 薄层色谱法

样品经提取、浓缩、薄层分离后,在波长 365nm 紫外光下,黄曲霉毒素 B_1、B_2 产生蓝紫色荧光,黄曲霉毒素 G_1、G_2 产生黄绿色荧光,根据其在薄层上显示荧光的最低检出量来测定含量。本法适用于各种食品中黄曲霉毒素 B_1、B_2、G_1、G_2 的测定。

2. 微柱筛选法

试样提取液通过由氧化铝与硅镁吸附剂组成的微柱层析管,杂质被氧化铝吸附,黄曲霉毒素被硅镁吸附剂吸附,在 365nm 紫外线下呈蓝紫色荧光,其荧光强度在一定范围内与黄曲霉素的含量成正比,由于微柱不能分离 B_1、B_2、G_1、G_2,故结果为黄曲霉毒素总量。本法适用于各种食品中黄曲霉毒素 B_1、B_2、G_1、G_2 的测定。

3. 高效液相色谱法

试样经乙腈—水提取、过滤后,经装有反相离子交换吸附的多功能净化柱,去除脂肪、蛋白质、色素及糖类等干扰物质。净化液中的黄曲霉毒素以三氟乙酸衍生,用带有荧光检测器的液相色谱系统分析,外标法定量。本法适用于大米、玉米、花生、杏仁、核桃、松子等食品中黄曲霉毒素 B_1、B_2、G_1、G_2 的测定。

检测方法详见 GB/T 5009. 23 – 2006。

(二)食品中黄曲霉毒素 M_1 和 B_1 的测定

样品经提取、浓缩、薄层分离后,黄曲霉毒素 B_1、M_1 在紫外光(波长 365nm)下,产生蓝紫色荧光,根据其在薄层上显示荧光的最低检出量来测定含量。整个操作需在暗室条件下进行。本法适用于牛乳及其制品、奶油及新鲜猪组织(肝、肾、血及瘦肉)等食品中黄曲霉毒素 M_1 与 B_1 的测定。

检测方法详见食品安全国家标准 GB 5009. 24—2010。

(三)植物性食品中杂色曲霉素的测定

杂色曲霉素是杂色曲霉和构巢曲霉的最终代谢产物,同时又是由黄曲霉和寄生曲霉合成黄曲霉毒素过程后期的中间产物。该毒素主要污染小麦、玉米、大米、花生、大豆等粮食作物、食品和饲料。

薄层色谱法:试样中的杂色曲霉素经提取、净化、浓缩、薄层展开后,用三氯化铝显色,再经加热产生一种在紫外光下显示黄色荧光的物质,根据其在薄层上显示的荧光最低检出量来测定试样中杂色曲霉素的含量。

检测方法详见 GB/T 5009. 25—2003。

(四)谷物和大豆中赭曲霉毒素 A 的测定

赭曲霉毒素是曲霉属和青霉属的某些菌种产生的一组结构类似、主要危及人和动物肾脏的有毒代谢产物。用三氯甲烷 – 0. 1mol/L 磷酸或石油醚 – 甲醇/水提取试样中的赭曲霉毒素 A,试样提取液经液 – 液分配后,根据其在 365nm 紫外光灯下产生黄绿色荧光,在薄层色谱板上与标准比较测定含量。

检测方法详见 GB/T 5009. 96—2003。

八、食品中营养素的分析

（一）维生素 A 和维生素 E 的测定

1. 高效液相色谱法

试样中的维生素 A 经皂化提取处理后，将其从不可皂化部分提取至有机溶剂中，高效液相色谱 C_{18} 反相柱将维生素 A 和维生素 E 分离，经紫外检测器检测，并用内标法定量测定。

2. 比色法

维生素 A 在三氯甲烷中与三氯化锑相互作用，产生蓝色物质，其深浅与溶液中所含和维生素 A 的含量成正比，该物质虽不稳定，但在一定时间内可用分光光度计与 620nm 处测定其吸光度。

检测方法详见 GB/T 5009.82—2003。

（二）食品中胡萝卜素的测定

1. 高效液相色谱法

试样中的胡萝卜素，用石油醚 + 丙酮（80 + 20）混合液提取，经三氧化二铝柱纯化，然后以高效液相色谱法测定，以保留时间定性，峰高或峰面积定量。

2. 纸层析法

试样经过皂化后，用石油醚提取食品中的胡萝卜素及其他植物色素，以石油醚为展开剂进行纸层析，胡萝卜素极性最小，移动速度最快，从而与其他色素分离，剪下含胡萝卜素的区带，洗脱后与 450nm 波长下定量测定。

检测方法详见 GB/T 5009.83—2003。

（三）食品中硫胺素（维生素 B_1）的测定

硫胺素在碱性铁氰化钾溶液中被氧化成噻嘧色素，在紫外线照射下，噻嘧色素发出荧光。在给定的条件下，以及没有其他荧光物质干扰时，此荧光之强度与噻嘧色素量成正比，即与溶液中硫胺素量成正比。如试样中含杂质过多，应经过离子交换剂处理，使硫胺素与杂质分离，然后以所得溶液作测定。

检测方法详见 GB/T 5009.82—2003。

（四）食品中核黄素（维生素 B_2）的测定

1. 荧光法

核黄素在 440～500nm 波长照射下发出黄绿色荧光。在稀释液中其荧光强度与核黄素的浓度成正比。在波长 525nm 下测定其荧光强度。试液再加入亚硫酸钠，将核黄素还原为无荧光的物质，然后再测定试液中残余荧光杂质的荧光强度，两者之差即为食品中核黄素所产生的荧光强度。

2. 微生物法

某一种微生物的生长（繁殖）必须有维生素。例如，干酪乳酸杆菌的生长需要核黄素，培养基中若缺乏这种维生素该细菌便不能生长。在一定条件下，该细菌生长情况，以及它的代谢物乳酸的浓度与培养基中该维生素含量成正比，因此可以用酸度及浑浊度的测定法来测定试样中核黄素的含量。

检测方法详见 GB/T 5009.85—2003。

（五）蔬菜、水果及其制品中总抗坏血酸的测定

1. 荧光法

试样中还原型抗坏血酸经活性炭氧化为脱氢抗坏血酸，与邻苯二胺（OPDA）反应生成有荧光的喹喔啉，其荧光强度与抗坏血酸的浓度在一定条件下成正比，以此测定食品中抗坏血酸和脱氢抗坏血酸的总量。

2. 2,4-二硝基苯肼比色法

总抗坏血酸包括还原型、脱氢型和二酮古乐糖酸，试样中还原型抗坏血酸经活性炭氧化为脱氢抗坏血酸，再与 2,4-二硝基苯肼作用生成红色脎，根据其在硫酸溶液中的含量与抗坏血酸含量成正比，进行比色定量。

检测方法详见 GB/T 5009.86—2003。

（六）食品中不溶性膳食纤维的测定

在中性洗涤剂的消化作用下，试样中的糖、淀粉、蛋白质、果胶等物质被溶解除去，不能消化的残渣为不溶性膳食纤维。

检测方法详见 GB/T 5009.88—2003。

九、部分常见食品的检测

(一)食用植物油卫生标准的分析方法

1. 色泽

将试样混匀并过滤于烧杯中,油层高度不得小于5mm,在室温下先对着自然光观察,然后再置于白色背景前借其反射光线观察并按下列词句描述:白色、灰白色、柠檬色、淡黄色、黄色、橙色、棕红色、棕褐色等。

2. 气味及滋味

将试样倒入150mL烧杯中,置于水浴中,加热至50℃,以玻璃棒迅速搅拌。嗅其气味,并蘸取少许试样,辨尝其滋味,按正常、焦煳、酸败、苦辣等词句描述。

3. 酸价

植物油中的游离脂肪酸用氢氧化钾溶液滴定,每克植物油消耗氢氧化钾的毫克数。称取3.00~5.00g混匀的试样,置于锥形瓶中,加入50mL中性乙醚－乙醇混合液,振摇使油溶解,必要时可置热水中,温热促其溶解。冷至室温,加入酚酞指示液2~3滴,以氢氧化钾溶液滴定溶液(0.050mol/L)滴定,至初现微红色,且0.5min内不褪色。

4. 过氧化值

(1)滴定法 油脂氧化过程中产生过氧化物,与碘化钾作用,生成游离碘,以硫代硫酸钠溶液滴定,计算含量。称取2.00~3.00g混匀(必要时过滤)的试样,置于250mL碘瓶中,加30mL三氯甲烷－冰乙酸混合液,使试样完全溶解。加入1.00mL饱和碘化钾溶液,紧密塞好瓶盖,并轻轻振摇0.5分钟,然后在暗处放置3分钟。取出加100mL,摇匀,立即用硫代硫酸钠标准滴定溶液(0.0020mol/L)滴定,至淡黄色时,加1mL淀粉指示液,继续滴定至蓝色消失为终点,取相同量三氯甲烷－冰乙酸溶液、碘化钾溶液、水,按同一方法,做试剂空白试验。

(2)比色法 试样用三氯甲烷－甲醇混合溶剂溶解,试样中的过氧化的将二价铁离子氧化成三价铁离子,三价铁离子与硫氰酸盐反应生成橙红色硫氰酸铁配合物,在波长500nm处测定吸光度,与标准系列比较定量。

检测方法详见GB/T 5009.38—2003。

(二)酱油卫生标准的分析方法

1. 感官检查

取2mL试样于25mL具塞比色管中,加水至刻度,振摇观察色泽、澄明度,应不浑浊,无沉淀物;取30mL试样于50mL烧杯中,观察应无霉味,无霉花浮膜;用玻璃棒搅拌烧杯中试样后,尝其味不得有酸、苦、涩等异味。

2. 氨基酸态氮

甲醛值法:利用氨基酸的两性作用,加入甲醛以固定氨基的碱性,使羧基显示出酸性,用氢氧化钠标准溶液滴定后定量,以酸度计测定终点。取5mL试样,置于100mL容量瓶中,加水至刻度,混匀后吸取20.0mL,置于200mL烧杯中,加60mL水,开动磁力搅拌器,用氢氧化钠标准溶液滴定至酸度计指示pH 8.2,记下氢氧化钠标准滴定溶液(0.05mol/L)的毫升数,可计算总酸含量。加入10.0mL甲醛溶液,混匀,再用氢氧化钠标准溶液继续滴定至pH 9.2,记下消耗氢氧化钠标准滴定溶液(0.05mol/L)的毫升数。同时取20mL水,先用氢氧化钠标准溶液调节至pH 8.2,再加入10.0mL甲醛溶液,用氢氧化钠标准滴定溶液(0.05mol/L)滴定至pH 9.2,同时做试剂空白试验。

比色法:在pH 4.8的乙酸钠－乙酸缓冲液中,氨基酸态氮与乙酰丙酮和甲醛反应生成黄色的3,5－二乙酰－2,6－二甲基－1,4二氢化吡啶氨基酸衍生物。在波长400nm处测定吸光度,与标准系列比较定量。

3. 食盐(以氯化钠计)

用硝酸银标准溶液滴定试样中的氯化钠,生成氯化银沉淀,待全部氯化银沉淀后,多滴加的硝酸银与铬酸钾指示剂生成铬酸银使溶液呈桔红色即为终点。由硝酸银标准滴定溶液消耗量计算氯化钠的含量。

检测方法详见GB/T 5009.39—2003。

(三)食醋卫生标准的分析方法

1. 感官检查

取2mL试样于25mL具塞比色管中,加水至刻度,振摇观察色泽、澄明度,不应浑浊,无沉淀;取30mL试样于50mL烧杯中观察,应无悬浮物,无霉花浮膜,无"醋鳗"、无"醋虱";用玻璃棒搅拌烧杯中试样,尝味应不涩,无其他不良气味与异味。

2. 总酸

食醋中主要成分是乙酸,含有少量其他有机酸,用氢氧化钠标准溶液滴定,以酸度计测定pH 8.2终点,结果以乙酸表示。

检测方法详见 GB/T 5009.41—2003。

（四）食盐卫生标准的分析方法

1. 感官检查

将试样均匀铺在一张白纸上,观察其颜色,应为白色,或白色带淡灰色或淡黄色,加有抗结剂铁氰化钾的为淡蓝色,因其来源而异,不应含有肉眼可见的外来机械杂质。

2. 氟

某些含有羟基的天然物质中,对一些元素离子具有良好的吸附交换性能,在氟化物存在的环境下,羟基与氟离子之间发生离子交换,利用此反应可进行微量氟化物的分离和富集,然后在酸性溶液中使氟与镧（Ⅲ）、茜素氨羧络合剂生成蓝色三元络合物。称取 5.00g 试样于 50mL 离心管中,加水溶解至 20mL。另分别吸取 0mL、1.0mL、2.0mL、3.0mL、4.0mL、5.0mL 氟标准使用液于 50mL 离心管中,再加水至 20mL。于试样及标准管中各加入氢氧化镁混悬液 20mL,充分搅拌后,于沸水浴中加热 10 分钟,放冷。反复离心数次后倾出上清液。于波长 580nm 处测吸光度,绘制标准曲线,比较定量。在重复性条件下获得的两次独立测定结果的绝对差值不得超过算术平均值的 10%。比色法最低检出浓度为 1.0mg/kg。

3. 硫酸盐

铬酸钡溶解于稀盐酸中,可与试样中硫酸盐生成硫酸钡沉淀,溶液中和后,多余的铬酸钡及生成的硫酸钡呈沉淀状态,过滤除去,而滤液则含有为硫酸根所取代出的铬酸离子。与标准系列比较定量。在重复性条件下获得的两次独立测定结果的绝对差值不得超过算术平均值的 10%。此法最低检出浓度为 0.050mg/kg。

4. 亚铁氰化钾（硫酸亚铁法）

亚铁氰化钾在酸性条件下与硫酸亚铁生成蓝色复盐,与标准比较定量。最低检出浓度为 1.0mg/kg。

检测方法详见 GB/T 5009.42—2003。

（五）蒸馏酒与配制酒卫生标准的分析方法

1. 感官检查

量取 30mL 试样,倒入 50mL 清洁干燥无色玻璃烧杯中,观察其颜色,应透明,无浑浊或杂质。尝其味应有特种酒特有的芳香味和滋味,不应有霉味、酸味、异味。

2. 乙醇

吸取 100mL 试样于 250mL 或 500mL 全玻璃蒸馏器中,加 50mL 水,再加入玻璃珠数粒,蒸馏,用 100mL 容量瓶收集馏出液 100mL。将蒸馏后的试样倒入量筒中,将洗净擦干的酒精计缓缓沉入量筒中,静止后再轻轻按下少许,待其上升静止后,从水平位置观察其与液面相交处的刻度,为乙醇浓度,同时测定温度,按测定的温度与浓度,查表,换算成温度为 20℃时的乙醇浓度（% 体积分数）。

3. 甲醇

甲醇经氧化成甲醛后,与品红亚硫酸作用生成蓝紫色化合物,与标准系列比较定量。根据试样中乙醇浓度适当取样,于试样管及标准管中各加水至 5mL,再依次各加 2mL 高锰酸钾 – 磷酸溶液,混匀,放置 10 分钟,各加 2mL 草酸 – 硫酸溶液,混匀使之褪色,再各加 5mL 品红 – 亚硫酸溶液,混匀,于 20℃ 以上静置 0.5 小时,用 2cm 比色杯,以零管调节零点,于波长 590nm 处测吸光度,绘制标准曲线比较,或与标准系列目测比较。

4. 甲醇和高级醇类（气相色谱法）

利用不同醇类在氢火焰中的化学电离进行检测,根据峰高与标准比较定量。进 0.5μL 标准使用液,制得色谱图,分别量取各组分峰高。进 0.5μL 试样,制得色谱图,分别量取峰高,与标准峰高比较定量。检出限:正丙醇、正丁醇 0.2ng;异戊醇、正戊醇 0.15ng;仲丁醇、异丁醇 0.22ng。

5. 杂醇油

杂醇油成分复杂,其中有正乙醇,正、异戊醇,正、异丁醇,丙醇等。分光光度法测定以异戊醇和异丁醇表示,异戊醇和异丁醇在硫酸作用下生成戊烯和丁烯,再与对二甲胺基苯甲醛作用显橙黄色,与标准系列比较定量。于试样管及标准管中各准确加水至 1mL,摇匀,放入冷水中冷却,沿管壁加入 2mL 对二甲胺基苯甲醛 – 硫酸溶液（5g/L）,使其沉至管底,再将各管同量摇匀,放入沸水浴中加热 15 分钟后取出,立即放入冰浴中冷却,并立即各加 2mL 水,混匀,冷却。10 分钟后用 1cm 比色杯以零管调节零点,于波长 520nm 处测吸光度,绘制标准曲线比较,或与标准系列目测比较。

6. 氰化物

氰化物遇酸产生氢氰酸，氢氰酸与苦味酸钠作用，生成红色异氰紫酸钠。杂醇油成分复杂，其中有正乙醇，正、异戊醇，正、异丁醇，丙醇等。分光光度法测定以异戊醇和异丁醇表示，异戊醇和异丁醇在硫酸作用下生成戊烯和丁烯，再与对二甲氨基苯甲醛作用显橙黄色，与标准系列比较定量。于试样管及标准管中各准确加水至1mL，摇匀，放入冷水中冷却，沿管壁加入2mL对二甲氨基苯甲醛 – 硫酸溶液（5g/L），使其沉至管底，再将各管同量摇匀，放入沸水浴中加热15分钟后取出，立即放入冰浴中冷却，并立即各加2mL水，混匀，冷却。10分钟后用1cm比色杯以零管调节零点，于波长520nm处测吸光度，绘制标准曲线比较，或与标准系列目测比较。

第二节　水质检验

一、生活饮用水卫生标准和标准检验方法

（一）生活饮用水卫生标准

生活饮用水卫生标准GB5749—2006为强制性标准，该标准规定了生活饮用水水质卫生要求，生活饮用水水源水质卫生要求，集中式单位卫生要求，二次供水卫生要求，涉及生活饮用水卫生安全产品卫生要求以及水质检测和水质检验方法。

生活饮用水水质标准共106项。其中感官性状和一般化学指标20项；毒理学指标中无机化合物21项、有机化合物53项；消毒剂指标4项；放射指标2项；生物学指标6项。其中，常规指标42项，是一般水样均需检验的项目，分为四组；非常规指标64项，根据地区、时间或特殊情况需要确定检测。

（二）生活饮用水卫生标准检验方法

生活饮用水卫生标准检验方法（GB/T 5750—2006）是与生活饮用水卫生标准配套的检验方法，包括常规指标的125个检验方法，非常规指标的117个检验方法，水质参考指标的58个检验方法。该法适用于生活饮用水，水源水和经过处理、贮存和输送的饮用水等的水质检验。

二、水样采集和保存

（一）水样的采集

1. 一般要求

理化指标采样前应先用水样荡洗采样器、容器和塞子2～3次；对微生物学指标，当同一水源、同一时间采集几类检测指标的水样时，必须先采集供微生物学指标检测的水样。采样时直接采集，不得用水样刷洗已灭菌的采样瓶并避免手指和其他物品对瓶口的沾污。

采样时不可搅动水底的沉积物；含有可沉降性固体（如泥沙等）的水样，应分离除去沉积物。需要分别测定悬浮物和水中所含组分时，必须在现场将水样经孔径0.45μm滤膜过滤后，分别加入固定剂保存；测定油类、BOD$_5$、硫化物、微生物学指标、放射性等项目要单独采样；完成现场测定的水样，不能带回实验室供其他指标测定使用。

2. 水源水的采集

水源水是指集中式供水水源地的原水，采样点常选择汲水处。

表层水：在河流、湖泊可以直接汲水的场合，可用适当的容器采样。注意不能混入漂浮于水面上的物质。

泉水和井水：对水自喷的泉水可在涌口处直接采样。采集不自喷泉水时，应将停滞在抽水管中的水汲出，新水更替后再进行采样。从井水采集水样，必须在充分抽汲后进行，以保证水样的代表性。

3. 出厂水的采集

出厂水是指集中式供水单位水处理工艺过程完成的水。其采样点应设在出厂进入输送管道以前处。

4. 末梢水的采集

末梢水是指出厂经输水管网输送至终端（用户水龙头）处的水。采样时应注意时间，取样时应打开龙头放水数分钟，排出沉积物。采集用于微生物学指标检验的样品前必须对水龙头进行消毒。

5. 二次供水的采集

二次供水是指集中式供水在入户前经再度储存、加压和消毒或深度处理，通过管道或容器输送给用户的供水方

式。采样时应包括水箱(或蓄水池)进水、出水及末梢水。

6. 分散式供水的采集

分散式供水是指用户直接从水源取水,未经任何设施或仅有简易设施的供水方式。采样时应根据实际使用情况确定。

(二)采样容器要求

1. 一般要求

应根据待测组分的特性选择合适的采样容器。采样容器不能是新的污染源,容器的材质应有化学稳定性,不与水样中的组分发生反应,容器壁不应吸收或吸附或析出待测组分。采样容器应可适应环境温度的变化,抗震性能强。有机物和某些微生物检测用的采样容器不能用橡胶塞,碱性的液体样品不能用玻璃塞。

2. 玻璃容器

可能析出硼、硅、钙、镁等,适用于采集有机待测水样,不宜用于采集无机物、金属和放射性元素的水样。

3. 塑料容器

可能析出增塑剂和未聚合的单体等有机物,塑料能吸附有机物,因此适用于采集无机物或金属化合物的水样。

4. 特殊容器

测定的水样可选用其他惰性材料的容器。如热敏物质应选用热吸收玻璃容器;温度高、压力大的样品或含痕量有机物的样品应选用不锈钢容器;生物(含藻类)样品应选用不透明的非活性玻璃容器,并存放阴暗处;光敏性物质应选用棕色或深色的容器。

5. 采样容器的洗涤

应按照水样的成分和待测指标确定采样容器的清洗原则。测定一般理化指标的采样容器用水和洗涤剂清洗,除去灰尘、油垢后用自来水冲洗干净,再用10%硝酸(或盐酸)浸泡8小时,取出沥干后用自来水冲洗3次,再用蒸馏水充分淋洗干净。测定有机物指标的采样容器用重铬酸钾洗液浸泡24小时,然后用自来水冲洗干净,再用蒸馏水淋洗干净后置烘箱内180℃烘4小时,冷却后再用纯化过的己烷、石油醚冲洗数次。

(三)水样的保存

1. 水样在采集后应尽快测定,水温、pH、游离余氯等指标应在现场测定。

2. 水样中一些常规项目对存放水样容器的要求和水样保存方法(详细要求和方法见生活饮用水卫生标准检验方法)。氟化物与玻璃能反应,测氟化物的水样应使用聚乙烯塑料瓶保存,可保存14天。测六价铬的水样要求采样容器内壁光滑、无损。测亚硝酸盐和苯并(a)芘的水样应避光保存,尽快测定。测卤代烃类的水样应现场处理后避光冷藏,在4小时内测定。测色度、浊度、电导的水样应冷藏保存。测挥发性有机物的水样用HCl(1:10)调至pH≤2,加入抗坏血酸0.01~0.02g除去残留余氯保存,于12小时内测定。测氰化物、挥发性酚类的水样于玻璃瓶内加NaOH至pH≥12,冷藏避光保存,24小时内测定,如有游离余氯,加亚砷酸钠除去。测氨氮、硝酸盐氮、耗氧量的水样应每升水样加入0.8mL浓H_2SO_4,0~4℃避光保存。测砷的水样,加浓H_2SO_4至pH≤2,可保存7天。测一般金属的水样,加HNO_3至pH≤2,可保存14天。

三、水质常规指标的检测

(一)感官性状和物理指标

1. 色度

铂-钴标准比色法:用氯铂酸钾和氯化钴配制成与天然水黄黄色调相似的标准色列,用于水样目视比色测定。规定1mg/L铂[以$(PtCl_6)^{2-}$形式存在]所具有的颜色作为一个色度单位,称为1度。即使轻微的浑浊度也干扰测定,浑浊水样测定时需先离心使之清澈。取50mL透明水样于比色管中,与铂-钴标准色列比较。如水样与标准色列的色调不一致,即为异色,可用文字描述。

2. 浑浊度

水源水的浑浊度是由于悬浮物或胶态物,或两者造成在光学方面的散射或吸收行为。

散射法—福尔马肼标准:在相同条件下用福尔马肼标准混悬液散光的强度和水样散射光的强度进行比较。散射光的强度越大,表示浑浊度越高。按散射式浑浊度仪的使用说明书进行操作,浑浊度超过40NTU时,可用纯水稀释后测定。

目视比浊法-福尔马肼标准:硫酸肼与环六甲基四胺在一定温度下可聚合生成一种白色的高分子化合物,可用作浑浊度标准,用目视比浊法测定水样的浑浊度。取 50mL 摇匀的水样于比色管中,与浑浊度标准混悬液系列同时振摇均匀后,由管的侧面观察,进行比较。

3. 嗅和味

嗅气和尝味法:取 100mL 水样置于 250mL 锥形瓶中,振摇后从瓶口嗅水的气味,或将上述锥形瓶内水样加热至沸腾,稍冷后从瓶口嗅水的气味,用适当文字描述,按六级记录其强度。同时,取少量水样放入口中,不要咽下,品尝水的味道,予以描述,按六级(0、1、2、3、4、5)记录其强度。必要时可用活性炭处理过的纯水作为无臭水对照水。

4. 肉眼可见物

直接观察法:将水样摇匀,在光线明亮处迎光直接观察。

5. pH

玻璃电极法:以玻璃电极为指示电极,饱和甘汞电极为参比电极,插入溶液中组成原电池。当氢离子浓度发生变化时,玻璃电极和甘汞电极之间的电动势也随着变化,在 25℃时,每单位 pH 标度相当于 59.1mV 电动势变化值,在仪器上直接以 pH 的读数表示。在仪器上有温度差异补偿装置。样品分析按仪器说明书操作。

标准缓冲溶液比色法:不同的酸碱指示剂在一定的 pH 范围内显示出不同的颜色,在一系列已知的 pH 值的标准缓冲溶液及水样中加入相同的指示剂,显色后比对测得水样的 pH。分析步骤:吸取 10.0mL 澄清水样,置于与标准系列同型的试管中,加入 0.5mL 指示剂(指示剂与标准色列相同),混匀后放入比色架中的 5 号孔内。另取 2 去试管,各加 10mL 水样,插入 1 号与 3 号孔内。再取标准管 2 去,插入 4 号及 6 号孔内。在 2 号孔内放入 1 去纯水管。从比色架前面迎光观察,记录与水样相近似的标准管的 pH。

6. 总硬度

乙二胺四乙酸二钠滴定法:水样中的钙、镁离子与铬黑 T 指示剂形成紫红色螯合物,这些螯合物的不稳定常数大于乙二胺四乙酸钙和镁螯合物的不稳定常数。当 pH = 10 时,乙二胺四乙酸二钠先与钙离子,再与镁离子形成螯合物,滴定至终点时,溶液呈现出铬黑 T 指示剂的纯蓝色。分析步骤:取 50.0mL 水样于置于锥形瓶中,加入 1 ~ 2mL 缓冲溶液,5 滴铬黑 T 指示剂,用 Na₂EDTA 标准溶液滴定至溶液从紫红色转变成纯蓝色为止,同时做空白试验,记下用量。水样中钙、镁的重碳酸盐含量较大时,要预先酸化水样,并加热除去二氧化碳,以防碱化后生成碳酸盐沉淀,影响滴定时反应的进行。水样中含悬浮性或胶体有机物可影响终点的观察,可预先将水样蒸干并于 550℃灰化,用纯水溶解残渣后再行滴定。

7. 溶解性总固体

称量法:水样经过滤后,在一定温度下烘干,所得的固体残渣称为溶解性总固体,包括不易挥发的可溶性盐类、有机物及能通过滤器的不溶性微粒。当水样的溶解性总固体中含有多量氯化钙、硝酸钙、氯化镁、硝酸镁时,由于这些化合物具有强烈的吸湿性使称量不能恒定质量。此时可在水样中加入适量碳酸钠溶液而得到改进。分析步骤:将蒸发皿洗净,放在 105 ± 3℃烘干并称量,再次烘干称量直至恒定质量。将水样上清液用滤器过滤。吸取 100mL 水样于蒸发皿中,将蒸发皿置于水浴上蒸干(水浴液面不要接触皿底),将蒸发皿移入 105 ± 3℃烘箱内,1 小时后取出。干燥器内冷却 30 分钟,称量。将称过质量的蒸发皿再放入 105 ± 3℃烘箱内 30 分钟,干燥器内冷却 30 分钟,称量,直至恒定质量。

8. 挥发酚类

水中还原性硫化物、氧化剂、苯胺类化合物及石油等干扰酚的测定。硫化物经酸化及加入硫酸铜在蒸馏时与挥发酚分离;余氯等氧化剂可在采样时加入硫酸亚铁或亚砷酸钠还原。苯胺类在酸性溶液中形成盐类不被蒸出。石油可在碱性条件下用有机溶剂萃取后除去。

4 - 氨基安替吡啉三氯甲烷萃取分光光度法:在 pH 10.0 ± 0.2 和有氧化剂铁氰化钾存在的溶液中,酚与 4 - 氨基安替吡啉形成红色的安替吡啉染料,用三氯甲烷萃取后比色定量。分析步骤:量取 250mL 水样于全玻璃蒸馏瓶中,用硫酸溶液调 pH 至 4.0 以下,加入 5mL 硫酸铜溶液及数粒玻璃珠,加热蒸馏,共收集到 250mL 馏出液为止。将馏出液转入分液漏斗中。另取酚标准使用溶液 0mL、0.50mL、1.00mL、2.00mL、4.00mL、6.00mL、8.00mL、10.00mL,分别置于预先盛有 100mL 纯水的 500mL 分液漏斗内,最后补加纯水至 250mL。向各分液漏斗内加入 2mL 氨水 - 氯化铵缓冲液,混匀。再各加 1.50mL 4 - 氨基安替吡啉溶液,混匀,最后加入 1.50mL 铁氰化钾溶液,充分混匀,准确静置 10 分钟。加入 10.0mL 三氯甲烷,振摇 2 分钟,静置分层。在分液漏斗颈部塞入滤纸卷将三氯甲烷萃取溶液缓缓放入干燥比色管中,用分光光度计,于 469nm 波长,用 2cm 比色皿,以三氯甲烷为参比,测量吸光度。绘制标准曲线,从标准曲线上查出挥发酚的质量。

4 - 氨基安替吡啉直接分光光度法:在 pH 10.0 ±0.2 和有氧化剂铁氰化钾存在的溶液中,酚与 4 - 氨基安替吡啉生成红色的安替吡啉染料,直接比色定量。量取 250mL 水样于全玻璃蒸馏瓶中,用硫酸溶液调 pH 至 4.0 以下,加入 5mL 硫酸铜溶液及数粒玻璃珠,加热蒸馏,共收集到 250mL 馏出液为止。吸取 50mL 蒸馏液于 50mL 具塞比色管中。另取 50mL 比色管 7 支,分别加入每毫升含 $10\mu g$ 酚(以苯酚计)的标准使用溶液 0mL,0.50mL,1.00mL,3.00mL,5.00mL,7.00mL 和 10.00mL,用纯水稀释至 50mL。向水样及标准液中各加入 0.5mL 缓冲液,摇匀。加 1.0mL 4 - 氨基安替吡啉溶液,混匀,最后加入 1.0mL 铁氰化钾溶液,充分混匀,准确静置 10 分钟。于 510nm 波长,用 2cm 比色皿,以空白管为参比,测量吸光度。绘制标准曲线,从标准曲线上查出挥发酚的质量。

9. 阴离子合成洗涤剂

亚甲蓝分光光度法:亚甲蓝染料在水溶液中与阴离子合成洗涤剂形成易被有机溶剂萃取的蓝色化合物。未反应的亚甲蓝则仍留在水溶液中。根据有机相蓝色的强度,分析步骤:测定阴离子合成洗涤剂的含量。吸取 50mL 置于 125mL 分液漏斗中。另取 125mL 分液漏斗 7 个,分别加入十二烷基苯磺酸钠标准使用溶液 0mL,0.50mL,1.00mL,2.00mL,3.00mL,4.00mL 和 5.00mL,用纯水稀释至 50mL。向水样及标准液中各加入 3 滴酚酞溶液,逐滴加入氢氧化钠溶液,使红色刚褪去。加入 5mL 三氯甲烷及 10mL 亚甲蓝溶液,猛烈振摇 0.5 分钟,放置分层。于 650nm 波长,用 3cm 比色皿,以三氯甲烷为参比,测量吸光度。绘制标准曲线,从标准曲线上查出样品管中十二烷基苯磺酸钠的质量。按公式计算出阴离子合成洗涤剂的质量浓度。

二氮杂菲萃取分光光度法:水中阴离子合成洗涤剂与 Ferrion(Fe^{2+} 与二氮杂菲形成的配合物)形成离子缔合物,可被三氯甲烷萃取,于 510nm 波长下测定吸光度。分析步骤:吸取 100mL 置于 250mL 分液漏斗中。另取 250mL 分液漏斗 8 个,各加入 50mL 纯水,再分别加入 DBS 标准使用溶液 0mL、0.25mL、0.50mL、1.00mL、2.00mL、3.00mL、4.00mL 和 5.00mL,加纯水至 100mL。于水样及标准系列中各加入 2mL 二氮杂菲溶液,10mL 缓冲溶液,1.0mL 盐酸羟胺 - 亚铁溶液和 10mL 三氯甲烷溶液,萃取振摇 2 分钟,静置分层,于分液漏斗颈部塞入一小团脱脂棉,分出三氯甲烷相于干燥的 10mL 比色管中,供测定。于 510nm 波长,用 3cm 比色皿,以三氯甲烷为参比,测量吸光度。绘制标准曲线,从标准曲线上查出样品管中阴离子合成洗涤剂的质量。

以上各指标检测方法详见 GB/T 5750.4—2006。

(二)无机非金属指标

1. 硫酸盐

硫酸钡比浊法:水中硫酸盐和钡离子生成硫酸钡沉淀,形成浑浊,其浑浊程度和水样中硫酸盐含量成正比。本法适用于测定低于 40mg/L 硫酸盐的水样,搅拌速度、时间、温度及试剂加入方式均能影响比浊法的测定结果,因此要求严格控制操作条件的一致。分析步骤:吸取 50mL 水样于 100mL 烧杯中,若水位中硫酸盐浓度超过 40mg/L,取适量水样并稀释至 50mL。加入 2.5mL 稳定溶液,调节电磁搅拌器速度,使溶液在搅拌时不溅出,并使 0.2g 氯化钡晶体在 10 ~30s 溶解。固定此条件,在同批测定中不应改变。取同型 100mL 烧杯 6 个,分别加入硫酸盐标准溶液 0mL、0.25mL、0.50mL、1.00mL、1.50mL 和 2.00mL,各加纯水至 50mL。另取 50mL 水样于标准系列在同一条件下,在水样与标准系列中各加入 2.5mL 稳定溶液,待搅拌器速度稳定后加入 0.2g 氯化钡晶体,并立即计时,搅拌 60 ±5 秒。各烧杯均从加入氯化钡晶体起计时,到准确 10 分钟时于 420nm 波长,用 3cm 比色皿,以纯水为参比,测量吸光度。或用浊度仪测定浑浊度。绘制标准曲线,从标准曲线上查出硫酸盐的质量。

铬酸钡分光光度法(热法):在酸性溶液中,铬酸钡与硫酸盐生成硫酸钡沉淀和铬酸离子。将溶液中和后,过滤除去多余的铬酸钡和生成的硫酸钡,滤液中即为硫酸盐所取代出的铬酸离子,呈现黄色,比色定量。所用玻璃仪器不能用重铬酸钾洗液处理。本法适用于测定硫酸盐浓度为 5 ~200mg/L 的水样。水样中碳酸盐可与钡离子形成沉淀干扰测定,但经加酸煮沸后可消除其干扰。分析步骤:吸取 50mL 水样于 150mL 锥形瓶中;另取同型 150mL 锥形瓶 8 个,分别加入 0mL、0.25mL、0.50mL、1.00mL、3.00mL、5.00mL、7.00mL 和 10.00mL 硫酸盐标准溶液,各加纯水至 50.0mL;向水样及标准系列中各加入 1mL 盐酸溶液,加热煮沸 5 分钟左右,以分解除去碳酸盐的干扰;各加铬酸钡悬浊液,再煮沸 5 分钟左右;取下锥形瓶,各瓶逐滴加入氨水至液体呈柠檬黄色,再多加 2 滴。冷却后移入 50mL 具塞比色管,加纯水到刻度,摇匀;将上述溶液通过干的慢速定量滤纸过滤,弃去最初的 5mL 滤液,收集滤液于干燥的 25mL 比色管中;于 420nm 波长,用 0.5cm 比色皿,以纯水为参比,测量吸光度。绘制标准曲线,从标准曲线上查出硫酸盐的质量。

铬酸钡分光光度法(冷法):在酸性溶液中,铬酸钡与硫酸盐生成硫酸钡沉淀和铬酸离子。加入乙醇降低铬酸钡在水溶液中的溶解度。过滤除去过量的铬酸钡沉淀和硫酸钡,滤液中为硫酸盐所取代出的铬酸离子,呈现黄色,比色定量。本法适用于测定硫酸盐浓度为 5 ~100mg/L 的水样。水样中碳酸盐可与钡离子形成沉淀,加入钙氨溶液消除碳酸盐的干扰。分析步骤:吸取 10mL 水样于 250 比色管中。另取 25mL 比色管 7 支,分别加入 0mL、0.10mL、0.20mL、0.40mL、0.60mL、0.80mL 和 1.00mL 硫酸盐标准溶液,各加纯水至 10.0mL 刻度。向水样及标准管中各加入 5mL 经充分摇匀的铬酸钡悬浊液,充分混匀,静置 3min。加入 1.0mL 钙氨溶液,混匀,加入 10mL 乙醇,密塞,猛烈振摇 1 分钟。用慢速定量滤纸过滤,弃去最初的 10mL 初滤液,收集滤液于 10mL 比色管中。于 420nm 波长,用 3cm 比色皿,以纯水为参比,测量吸光度。以减去空白后的吸光度对应硫酸盐质量,绘制标准曲线,从标准曲线上查出样品管中硫酸盐的质量。

硫酸钡烧灼称量法:硫酸盐和氯化钡在强酸性的盐酸溶液中生成白色硫酸钡沉淀,经陈化后过滤,洗涤沉淀至滤液不含氯离子,灼烧至恒重,根据硫酸钡质量计算硫酸盐的质量浓度。水中悬浮物、二氧化硅、水样处理过程中形成的不溶性硅酸盐及亚硫酸盐氧化形成的硫酸盐,因操作不当包埋在硫酸钡沉淀中的氯化钡、硝酸钡等可造成测定结果的偏高。铁和铬影响硫酸钡的完全沉淀使结果偏低。分析步骤:吸取 200～500mL 水样置于烧杯中,加入数滴甲基红指示剂溶液,加盐酸溶液使水样呈酸性,加热浓缩至 50mL 左右。将水样过滤,除去悬浮物及二氧化硅;用盐酸溶液酸化过的纯水冲洗滤纸及沉淀,收集过滤的水样于烧杯中;于试样中缓缓加入热氯化钡溶液,搅拌,直到硫酸钡沉淀完全为止,并多加 2mL;将烧杯置于 80～90℃水浴中,盖以表面皿,加热 2 小时以陈化沉淀;取下烧杯,在沉淀中加入少量无灰滤纸浆,用慢速定量滤纸过滤;用 50℃纯水冲洗沉淀和滤纸,直至向滤液中滴加硝酸银溶液不发生浑浊时为止。将洗净并干燥的坩埚在高温炉内灼烧 30 分钟;冷后称量,重复灼烧至恒重;将包好沉淀的滤纸放在坩埚中 110℃烘箱中烘干;在电炉上缓缓加热炭化;将坩埚移入高温炉内,于 800℃灼烧 30 分钟。在干燥器中冷却,称量,重复操作直至恒重。

检测方法详见 GB/T 5750.5—2006。

2. 氯化物

硝酸银滴定法:硝酸银与氯化物生成氯化银沉淀,过量的硝酸银与铬酸钾指示剂反应生成红色的铬酸银沉淀,指示反应到达终点。溴化物及碘化物均能引起相同反应,并以相当于氯化物的质量计入结果。硫化物、亚硫酸盐、硫代硫酸盐及超过 15mg/L 的耗氧量可干扰本法测定。亚硫酸盐等干扰可用过氧化氢处理除去。耗氧量高的水样可用高锰酸钾处理或蒸干后灰化处理。分析步骤:吸取水样或经过预处理的水样 50mL,置于瓷蒸发皿内,另取一瓷蒸发皿,加入 50mL 纯水,作为空白。分别加入 2 滴酚酞指示剂用硫酸溶液或氢氧化钠溶液调节至溶液红色恰好褪去。各加 1mL 铬酸钾溶液,用硝酸银溶液滴定,同时用玻璃棒不停搅拌,直至溶液生成橘黄色为止。按规定公式计算氯化物的质量浓度。

离子色谱法:水样中待测阴离子随碳酸盐－重碳酸盐淋洗液进入离子交换柱系统(由保护柱和分离柱组成),根据分离柱对各阴离子的不同的亲和度进行分离,已分离的阴离子流经阳离子交换柱或抑制器系统转换成具高电导度的强酸,淋洗液则转变为弱电导度的碳酸。由电导检测器测量各阴离子组分的电导率,以相对保留时间和峰高或面积定性和定量。

硝酸汞滴定法:氯化物与硝酸汞生成离解度极小的氯化汞,滴定到达终点时,过量的硝酸汞与二苯卡巴腙生成紫色络合物。硫化物和大于 10mg/L 的亚硫酸盐、铬酸盐、高铁离子等能干扰测定。硫化物和亚硫酸盐的干扰可用过氧化氢氧化消除。分析步骤:吸取水样及纯水各 50mL,分别置于 250mL 锥形瓶中,加 0.2mL 混合指示剂,用硝酸调节水样 pH。使溶液由蓝变成纯黄色,再加硝酸 0.6mL,此时溶液 pH 为 3.0 ± 0.2。用硝酸汞标准溶液滴定,当同当临近终点时,溶液呈现暗黄色。此时应缓慢滴定,并逐滴充分振摇,当溶液成淡橙红色,泡沫呈紫色时即为终点。按规定公式计算氯化物的质量浓度。

检测方法详见 GB/T 5750.5—2006。

(三)金属指标

1. 铝

铬天青 S 分光光度法:在 pH 6.7～7 范围内,铝在聚乙二醇辛基苯醚(OP)和溴代十六烷基吡啶(CPB)的存在下与铬天青 S 反应生成草绿色的四元胶束,比色定量。水中铜、锰及铁干扰测定。1mL 抗坏血酸(100g/L)可消除 25μg 铜、30μg 锰的干扰。2mL 巯基乙醇酸(10g/L)可消除 25μg 铁的干扰。具塞比色管使用前需经硝酸(1 +9)浸泡除铝。分析步骤:吸取 10mL 水样于 250 比色管中。另取 0mL、0.20mL、0.50mL、1.00mL、2.00mL 和 3.00mL 铝标准使用溶液于 25mL 比色管中,并用纯水加至 10.0mL。于水样及标准系列中加入 3.5mL 除干扰混合液摇匀。加缓冲液 1.0mL,盖上比色管塞,上下轻轻颠倒数次,再加水杨基荧光酮溶液 1.0mL 乙醇,加纯水至 25mL,摇匀。20 分钟后,于 560nm 处,用 1cm 比色皿,以试剂空白为参比,测量吸光度。绘制标准曲线,从标准曲线上查出样品管中铝的质量。

无火焰原子吸收分光光度法:样品经适当处理后,注入石墨炉原子化器,铝离子在石墨管内高温原子化。铝的基态吸收来自铝空心阴极灯发射的共振线,其吸收强度在一定范围内与铝浓度成正比。水中共存离子一般不产生干扰。分析步骤:吸取铝标准使用溶液0mL、1.00mL、2.00mL、3.00mL、4.00mL和5.00mL于6个100mL容量瓶中,分别加入硝酸镁溶液1.0mL,用硝酸溶液(1+99)定容至刻度,摇匀。吸取10mL水样,加入硝酸镁溶液0.1mL,同时取硝酸溶液(1+99)10mL,加入硝酸镁溶液0.1mL,作为空白。仪器参数设定后依次吸取20μL试剂空白,标准系列和样品,注入石墨管,记录吸收峰值或峰面积。

2. 锰、铁、铜、锌

火焰原子吸收分光光度法:水样中金属离子被原子化后,吸收来自同种金属元素空心阴极灯发出的共振线(铜,324.7nm;铅,283.3nm;铁,248.3nm;锌,213.9nm;镉,228.8nm;等),吸收共振线的量与样品中该元素的含量成正比。在其他条件不变的情况下,根据测量被吸收后的谱线强度,与标准系列比较定量。分析步骤:将各种金属标准储备溶液用每升含1.5mL硝酸的纯水稀释,并配制成下列浓度的标准系列:铜:0.20~5.0;铁0.30~5.0;锰0.10~3.0;锌0.050~1.0;镉0.050~2.0;铅1.0~20。将标准、空白溶液和样品溶液依次喷入火焰,测量吸光度。绘制标准曲线,从标准曲线上查出各待测金属元素的质量浓度。

萃取法:于微酸性水样中加入吡咯烷二硫代氨基甲酸铵(APDC)和金属离子形成络合物,用甲基异丁基甲酮(MIBK)萃取,萃取液喷雾进入原子化器,测定各自波长下的吸光度,求出待测金属离子的浓度。分析步骤:吸取100mL水样于125mL分液漏斗中。分别向6个125mL分液漏斗中加入0mL、0.25mL、0.50mL、1.00mL、2.00mL和3.00mL各金属标准溶液,加含硝酸的纯水至100mL,成为各金属的标准系列。向水样及金属标准溶液的分液漏斗中各加酒石酸溶液5mL,混匀。以溴酚蓝为指示剂,用硝酸溶液或氢氧化钠溶液调节水样及标准溶液的pH至2.2~2.8,此时溶液由蓝色变为黄色。向分液漏斗中加入2.5mL吡咯二硫代氨基甲酸铵溶液,混匀。再各加入10mL甲基异丁基甲酮,振摇2min。静置分层,弃去水相。用滤纸或脱脂棉擦去分液漏斗颈内壁的水膜。另取干燥脱脂棉少许塞于分液漏斗颈末端,将萃取液通过脱脂棉滤入干燥的具塞试管中。将甲基异丁基甲酮萃取液喷入火焰,并调节火焰至正常高度。将标准系列和样品萃取液及甲基异丁基甲酮间隔喷入火焰,测量吸光度。绘制工作曲线,并查出样品中待测金属的质量。应在萃取后5h内完成。

以上各指标检测详见GB/T 5750.6—2006。

(四)毒理指标

1. 镉和铅

火焰原子吸收分光光度法:水样中金属离子被原子化后,吸收来自同种金属元素空心阴极灯发出的共振线(铜,324.7nm;铅,283.3nm;铁,248.3nm;锌,213.9nm;镉,228.8nm;等),吸收共振线的量与样品中该元素的含量成正比。在其他条件不变的情况下,根据测量被吸收后的谱线强度,与标准系列比较定量。分析步骤同上述铁、锰的检测方法。

无火焰原子吸收分光光度法:样品经适当处理后,注入石墨炉原子化器,所含的金属离子在石墨管内经原子化高温蒸发解离为原子蒸气,待测元素的基态原子吸收来自同种元素空心阴极灯发出的共振线,其吸收强度在一定范围内与金属浓度成正比。分析步骤:吸取镉标准使用溶液0mL、0.50mL、1.00mL、3.00mL、5.00mL和7.00mL于6个100mL容量瓶中,分别加入10mL磷酸二氢铵溶液,1mL硝酸镁溶液,用硝酸溶液(1+99)定容至刻度,摇匀。吸取10mL水样,加入1.0mL磷酸二氢铵溶液,0.1mL硝酸镁溶液,同时取硝酸溶液(1+99)10mL,加入等体积磷酸二氢铵溶液和硝酸镁溶液,作为空白。仪器参数设定后依次吸取20μL试剂空白,标准系列和样品,注入石墨管,启动石墨炉控制程序和记录仪,记录吸收峰值或峰面积。从标准曲线查出镉浓度后,按相应公式计算水样中镉的质量浓度。

原子荧光法:在酸性条件下,水样中的镉与硼氢化钾反应生成镉的挥发性物质,由载气带入石英原子化器,在特制镉空心阴极灯的激发下产生原子荧光,其荧光强度在一定范围内与被测溶液中镉的浓度成正比,与标准系列比较定量。分析仪器有原子荧光光度计、镉空心阴极灯。分析步骤:吸取10mL水样于250比色管中。分别吸取镉标准使用溶液0mL、0.50mL、1.00mL、3.00mL、5.00mL、7.00mL和10.00mL,于比色管中,并用纯水定容至10mL;分别向水样、空白及标准系列中加入0.2mL盐酸、0.2mL钴溶液、1.0mL硫脲溶液、0.4mL焦磷酸钠溶液,混匀;开机,设定仪器最佳条件,点燃原子化器炉丝,稳定30分钟后开始测定,计算回归方程;以所测样品的荧光强度,从标准曲线或回归方程中查得样品溶液中镉元素的质量浓度。

2. 砷

氢化物原子荧光法:在酸性条件下,三价砷与硼氢化钠反应生成砷化氢,由载气(氩气)带入石英原子化器,受热分解为原子态砷,在特制砷空心阴极灯的照射下,基态砷原子被激发至高能态,在去活化回到基态时,发射出特征波长的荧光,在一定的浓度范围内,其荧光强度与砷含量成正比,与标准系列比较定量。分析仪器用原子荧光光度计、砷空心阴极灯。分析步骤:吸取10mL水样于比色管中。分别吸取砷标准溶液0mL、0.10mL、0.30mL、0.50mL、1.00mL和2.00mL于比色管中,用纯水定容至10mL,配制为砷的标准系列。向水样、空白及标准溶液的管中各加盐酸溶液1mL、1.0mL硫脲+抗坏血酸溶液,混匀。设定仪器最佳条件,点燃原子化器炉丝,稳定30分钟后开始测定,绘制标准曲线、计算回归方程。以所测样品的荧光强度,从标准曲线或回归方程中查得样品溶液中砷浓度。

二乙氨基二硫代甲酸银分光光度法:锌与酸作用产生新生态氢,在碘化钾和氯化亚锡存在下,使五价砷还原为三价砷,三价砷与新生态氢生成砷化氢气体,通过用乙酸铅棉花去除硫化氢的干扰,然后与溶于三乙醇胺-三氯甲烷中的二乙氨基二硫代甲酸银作用,生成棕红色的胶态银,比色定量。分析仪器用砷化氢发生器、分光光度计。分析步骤:吸取50mL水样,置于砷化氢发生瓶中。另取砷化氢发生瓶8个,分别加入砷标准使用溶液0mL、0.50mL、1.00mL、2.00mL、3.00mL、5.00mL、7.00mL和10.00mL,各加纯水至50mL。向水样和标准系列中分别加入4mL盐酸溶液、2.5mL碘化钾溶液及2mL氯化亚锡溶液,混匀,放置15分钟。于各吸收管中分别加入5.0mL吸收溶液,插入塞有乙酸铅棉花的导气管。迅速向各发生瓶中倾入预先称好的5g无砷锌粒,立即塞紧瓶塞,勿使漏气。在室温反应1h,最后用三氯甲烷将吸收液体积补足至5.0mL。在1小时内于515nm,用1cm比色皿,以三氯甲烷为参比,测定吸光度。绘制标准曲线,从标准曲线上查出水样管中砷的质量。

砷斑法:锌与酸作用产生新生态氢,在碘化钾和氯化亚锡存在下,使五价砷还原为三价砷,三价砷与新生态氢生成砷化氢气体,通过用乙酸铅棉花去除硫化氢的干扰,于溴化汞试纸上生成黄棕色斑点,比较砷斑颜色的深浅定量。分析仪器用砷化氢发生器和测砷管。分析步骤:吸取50mL水样,置于砷化氢发生瓶中。另取砷化氢发生瓶7个,分别加入砷标准使用溶液0mL,0.50mL、1.00mL、2.00mL、3.00mL、4.00mL和5.00mL,各加纯水至50mL。向水样和标准系列中分别加入4mL硫酸溶液,5mL碘化钾溶液及1mL氯化亚锡溶液,混匀,放置15分钟。将乙酸铅棉花装入测砷管中,并将溴化汞试纸夹紧于测砷管上部磨口之间。注意试纸应夹紧,并对准孔径位置。向砷化氢发生瓶中放入预先称好的5g无砷锌粒,立即塞紧瓶塞,勿使漏气。在室温反应1小时,取出溴化汞试纸,将水样的试纸斑点颜色与标准色斑比较。

3. 铬(六价)

二苯碳酰二肼分光光度法:在酸性溶液中,六价铬可与二苯碳酰二肼作用,生成紫红色络合物,比色定量。取样后尽快测定,最好于采样当日测定。分析仪器有分光光度计、具塞比色管及玻璃仪器。使用的所有玻璃仪器(包括采样瓶)要求内壁光滑,不能用铬酸洗涤液浸泡,可用合成洗涤剂洗涤后再用浓硝酸洗涤,然后用自来水、纯水淋洗干净。分析步骤:吸取50mL水样于50mL比色管中;另取50mL比色管9个,分别加入铬标准溶液0mL、0.20mL、0.50mL、1.00mL、2.00mL、4.00mL、6.00mL、8.00mL和10.00mL,各加纯水至刻度;向水样及标准管中各加入2.5mL硫酸溶液及2.5mL二苯碳酰二肼溶液,立即混匀,放置10min;于540nm波长,用3cm比色皿,以纯水为参比,测量吸光度;绘制标准曲线,从标准曲线上查出样品管中六价铬的质量。

4. 铅

无火焰原子吸收分光光度法:样品经适当处理后,注入石墨炉原子化器,所含的金属离子在石墨管内经原子化高温蒸发解离为原子蒸气,待测元素的基态原子吸收来自同种元素空心阴极灯发出的共振线,其吸收强度在一定范围内与金属浓度成正比。分析步骤:吸取铅标准使用溶液0mL、0.25mL、0.50mL、1.00mL、2.00mL、3.00mL和4.00mL于7个100mL容量瓶中,分别加入10mL磷酸二氢铵溶液,1mL硝酸镁溶液,用硝酸溶液(1+99)定容至刻度,摇匀,配制成标准系列。吸取10mL水样,加入1.0mL磷酸二氢铵溶液,0.1mL硝酸镁溶液,同时取硝酸溶液(1+99)10mL,加入等体积磷酸二氢铵溶液和硝酸镁溶液,作为空白。仪器参数设定后依次吸取20μL试剂空白,标准系列和样品,注入石墨管,启动石墨炉控制程序和记录仪,记录吸收峰值或峰面积。从标准曲线查出铅浓度后,按相应公式计算水样中铅的质量浓度。

氢化物原子荧光法:在酸性递质中,水样中的铅与硼氢化钠、硼氢化钾反应生成铅的挥发性物质,由载气带入石英原子化器,在特制铅空心阴极灯的激发下产生原子荧光,其荧光强度在一定范围内与被测定溶液中铅的浓度成正比,与标准系列比较定量。分析仪器有原子荧光光度计、铅空心阴极灯。分析步骤:吸取10mL水样于比色管中;分别吸取铅标准使用溶液0mL、0.10mL、0.30mL、0.50mL、1.00mL、3.00mL、5.00mL于比色管中,并用纯水定容至10mL;分别向水样、标准系列中加入0.2mL盐酸、0.2mL草酸、0.4mL硫氰酸钠溶液,混匀;开机,设定仪器最佳条件,点燃原子化器炉丝,稳定30分钟后开始测定,绘制标准曲线、计算回归方程;以所测样品的荧光强度,从标准曲线或回归方程中查得样品溶液中铅元素的质量浓度。

5. 汞

原子荧光法:在一定酸度下,溴化钾与溴酸钾反应生成溴,可将试样消解使所含汞全部转化为二价无机汞,用盐酸羟胺还原过剩的氧化剂,用硼氢化钠将二价汞还原成原子态汞,由载气(氩气)带入原子化器,在特制汞空心阴极灯的照射下,基态汞原子被激发至高能态,在去活化回到基态时,发射出特征波长的荧光,在一定的浓度范围内,荧光强度与汞含量成正比,与标准系列比较定量。分析仪器用原子荧光光度计、汞特制空心阴极灯。分析步骤:吸取 10mL 水样于比色管中;分别吸取汞标准使用溶液 0mL、0.10mL、0.20mL、0.40mL、0.60mL、0.80mL、1.00mL 于比色管中,并用纯水定容至 10mL。分别向水样、空白及标准溶液管中加入 1mL 盐酸、0.5mL 溴酸钾 - 溴化钾溶液,摇匀放置 20 分钟后,加入 1~2 滴盐酸羟胺溶液,使黄色褪尽,混匀。开机,设定仪器最佳条件,稳定 30 分钟后开始测定,连续使用标准系列空白进样,待读数稳定后,转入标准系列测定,绘制标准曲线。随后依次测定未知样品溶液,绘制标准曲线、计算回归方程。以所测样品的荧光强度,从标准曲线或回归方程中查得样品溶液中汞浓度。

冷原子吸收法:汞蒸气对波长 253.7nm 的紫外光具有最大吸收,在一定的汞浓度范围内,吸收值与汞蒸气的深度成正比。水样经消解后加入氯化亚锡将化合态的汞转为元素态汞,用载气带入原子仪的光路中,测定吸光度。分析使用的玻璃仪器,包括试剂瓶和采样瓶,均须用硝酸溶液(1+1)浸泡过夜,再依次用自来水、纯水冲洗洁净。分析步骤:受到污染的水样采用硫酸 - 高锰酸钾消化法,清洁水样可采用溴酸钾 - 溴化钾消化法,进行预处理。按照仪器说明书调整好测汞仪。从样品及标准系列中逐个吸取 25.0mL 溶液于汞蒸气发生管中,加入 2mL 氯化亚锡溶液,迅速塞紧瓶塞,轻轻振摇数次,放置 30s。用载气将汞蒸气导入吸收池,记录吸收值。用峰高对浓度作图,从曲线上查出所测水样中汞的质量。

二硫腙分光光度法:汞离子与二硫腙在 0.5mol/L 硫酸的酸性条件下能迅速定量螯合,生成能溶于三氯甲烷、四氯化碳等有机溶剂的橙色螯合物,于 485nm 波长下定量。分析使用的玻璃仪器,包括试剂瓶和采样瓶,均须用硝酸溶液(1+1)浸泡过夜,再用纯水冲洗洁净。分析步骤:将预处理的水样和标准溶液倾入 500mL 分液漏斗中,各加 1mL 亚硫酸钠溶液,10.0mL 二硫腙三氯甲烷溶液,剧烈振摇 1 分钟,静置分层。将二硫腙三氯甲烷溶液放入另一套已盛有 20mL 碱性洗的 125mL 分液漏斗中,剧烈振摇 30 秒,静置分层。用少量脱脂棉塞入分液漏斗颈内,将三氯甲烷相放入干燥的 10mL 比色管中。于 485nm,用 2cm 比色皿,以三氯甲烷为参比,测量样品和标准系列溶液的吸光度。绘制工作曲线,从曲线上查出样品管中汞的质量。

6. 硒

氢化物原子荧光法:在盐酸递质中以硼氢化钠或硼氢化钾作还原剂,将硒还原成硒化氢,由载气(氩气)带入原子化器中进行原子化,在硒特制空心阴极灯的照射下,基态硒原子被激发至高能态,在去活化回到基态时,发射出特征波长的荧光,在一定的浓度范围内其荧光强度与硒含量成正比,与标准系列比较定量。分析仪器用原子荧光光度计、硒空心阴极灯。分析步骤:取 25mL 水样加入 2.5mL 硝酸 - 高氯酸混合酸,在电热板上加热消解。当溶液冒有白烟时,取下冷却,再加入 2.5mL 盐酸溶液,继续加热至溶液冒有白烟时,以完全将六价硒还原成四价硒。取下冷却,用纯水转移至比色管中,用纯水定容至 10mL。分别吸取硒标准使用溶液 0mL、0.10mL、0.50mL、1.00mL、3.00mL、5.00mL 于比色管中,并用纯水定容至 10mL。在样品溶液和标准曲线溶液中分别加入 1mL 盐酸、1mL 铁氰化钾溶液,混匀。开机,设定仪器最佳条件,点燃原子化器炉丝,稳定 30min 后开始测定,绘制标准曲线、计算回归方程。以所测样品的荧光强度,从标准曲线或回归方程中查得样品溶液中硒元素的质量浓度。

氢化原子吸收分光光度法:水样中二价硒和六价硒分别氧化和还原成四价硒,经硼氢化钾硒化氢,用氢化原子吸收分光光度法测定。如果只需测四价和六价硒,水样可不经消化处理;如只需测四价硒,水样可不经过消化和还原步骤,只需将水样调节到测定范围内直接测定。分析仪器用原子吸收分光光度计、硒空心阴极灯、氢化物发生器和电热石英管或火焰石英管原子化器。分析步骤:取 50mL 水样于 100mL 锥形瓶中,加入 2.0mL 硝酸 + 高氯酸,在电热板上蒸发至冒高氯酸白烟,取下放冷;加 4.0mL 盐酸溶液,在沸水浴中加热 10min,取下放冷;转移至预先加有 1.0mL 铁氰化钾溶液的 10mL 具塞比色管中,加纯水定容至 10mL,混匀后测总硒;取 50mL 水样于 100mL 锥形瓶中,加入 2.0mL 硝酸,于电热板上蒸发至溶液体积小于 5mL,取下放冷;转移至预先加有 1.0mL 铁氰化钾溶液的 10mL 具塞比色管中,加纯水定容至 10mL,混匀后测四价和六价硒;分别吸取硒标准使用溶液 0mL、0.10mL、0.20mL、0.40mL、0.80mL、1.00mL、1.20mL、1.50mL 置于 10mL 具塞比色管中,加 4.0mL 盐酸溶液及 1.0mL 铁氰化钾溶液,加纯水定容至 10mL,混匀;分别吸取 5.0mL 样品溶液和标准系列于氢化物发生器中,加 3.0mL 硼氢化钾溶液,测量吸光度。绘制标准曲线,从标准曲线上查出样品管中硒的质量。

以上各指标检测详见 GB/T 5750.6—2006。

7. 氟化物

离子选择电极法:氟化镧单晶对氟化物离子有选择性,在氟化镧电极膜两侧的不同浓度氟溶液之间存在电位差,这种电位差通常称为膜电位。膜电位的大小与氟化物溶液的离子活度有关。氟电极与饱和甘汞电极组成一对原电池。利用电动势与离子活度负对数值的线性关系直接求出水样中氟离子浓度。分析步骤:吸取 10mL 水样于 50mL 烧杯中。若水样总离子强度过高,应取适量水量稀释至 10mL。分别吸取氟化物标准使用溶液 0mL、0.20mL、0.40mL、0.60mL、1.00mL、2.00mL、3.00mL 于 50mL 烧杯中,各加纯水至 10mL。加 10mL 离子强度缓冲液,放入搅拌子于电磁搅拌器上搅拌水样溶液,插入氟离子电极和甘汞电极,在搅拌下读取平衡电位值。以电位值为纵坐标,氟化物为横坐标,在半数纸上绘制标准曲线,在标准曲线查得水样品氟化物的质量浓度。

离子色谱法:水样中待测阴离子随碳酸盐 - 重碳酸盐淋洗液进入离子交换柱系统(由保护柱和分离柱组成),根据分离柱对各阴离子的不同的亲和度进行分离,已分离的阴离子流经阳离子交换柱或抑制器系统转换成具高电导度的强酸,淋洗液则转变为弱电导度的碳酸。由电导检测器测量各阴离子组分的电导率,以相对保留时间和峰高或面积定性和定量。分析步骤:取水样经 $0.2\mu m$ 滤膜过滤除去浑浊物质;对硬度高的水样,必要时,可先经过阳离子交换树脂柱,然后再经 $0.2\mu m$ 滤膜过滤;对含有机物水样可先经过 C_{18} 柱过滤除去;将处理后的水样注入色谱仪进校系统,记录峰高或峰面积。

氟试剂分光光度法:氟化物与氟试剂和硝酸镧反应,生成蓝色络合物,颜色深度与氟离子浓度在一定范围内成线性关系。当 pH 为 4.5 时,生成的颜色可稳定 24 小时。水样中有干扰物质时,需将水样在全玻璃蒸馏器中加热蒸馏,但勿使温度超过 180℃,以防硫酸过多地蒸出。分析步骤:吸取 25.0mL 澄清水样或经蒸馏法预处理的试样液,置于 50mL 比色管中,如氟化物大于 $50\mu g$,可取适量水量稀释至 25.0mL;分别吸取氟化物标准使用溶液 0mL、0.25mL、0.50mL、1.00mL、2.00mL、3.00mL、4.00mL 于 50mL 具塞比色管中,各加纯水至 25mL;加入 5mL 氟试剂溶液,及 2mL 缓冲溶液,混匀;缓缓加入硝酸镧溶液 5mL,摇匀;加入 10mL 丙酮;加纯水至 50mL 刻度,摇匀;在室温放置 60min;于 620nm,1cm 比色皿,以纯水为参比,测量吸光度;绘制标准曲线,从曲线上查出氟化物的质量。

双波长系数倍率氟试剂分光光度法:氟化物与氟试剂和硝酸镧反应,生成蓝色络合物,颜色深度与氟离子浓度在一定范围内成线性关系。当 pH 为 4.5 时,生成的颜色可稳定 24 小时。本法采用双波长分光光度测定,可以消除试剂前景影响,提高灵敏度,节约 80% 的化学试剂用量,减少对环境的污染。分析步骤:吸取 5.0mL 澄清水样或经蒸馏法预处理的试样液,置于 10mL 比色管中。如氟化物大于 $50\mu g$,可取适量水量稀释至 5.0mL。分别吸取氟化物标准使用溶液 0mL,0.25mL,0.50mL,1.00mL,3.00mL,5.00mL 于 10mL 比色管中,各加纯水至 5.00mL。向样品管和标准系列管各加入 1mL 氟试剂溶液,及 1mL 缓冲溶液,混匀。缓缓加入硝酸镧溶液 1mL,摇匀。加入 2mL 丙酮。加纯水至 10mL 刻度,摇匀。在室温放置 60 分钟。用 1cm 比色皿,以空气为参比,分别在 450nm 和 630nm 处测定试剂空白管、标准管和样品管的吸光度。绘制标准曲线,从曲线上查出氟化物的质量。

检测方法详见 GB/T 5750.5—2006。

8. 氰化物

异烟酸 - 吡唑酮分光光度法:在 pH＝7.0 的溶液中,用氯胺 T 将氰化物转变为氯化氰,再与异烟酸 - 吡唑酮作用,生成蓝色染料,比色定量。分析步骤:量取 250mL 水样,置于 500mL 全玻璃蒸馏器内,加入数滴甲基橙指示剂,再加 5mL 乙酸锌溶液,加入 1~2g 固体酒石酸。此时溶液颜色由橙黄变成橙红,迅速进行蒸馏。蒸馏速度控制在每分钟 2~3mL。收集馏出液于 50mL 具塞比色管中,冷凝管下端应插入吸收液中。收集馏出液至 50mL,混合均匀。取 10.0mL 馏出液于 25mL 具塞比色管中。另取 25mL 具塞比色管 9 支,分别加入氰化钾标准使用溶液 0mL、0.10mL、0.20mL、0.40mL、0.60mL、0.80mL、1.00mL、1.50mL、2.00mL,加氢氧化钠溶液至 10mL。向水样管和标准管中各加入 5.0mL 磷酸盐缓冲溶液,置于 37℃左右恒温水浴中,加入 0.25mL 氯胺 T 溶液,混匀。放置 5min,然后加入 5.0mL 异烟酸 - 吡唑酮溶液,加纯水至 25mL 刻度,混匀。于 25~40℃放置 40 分钟。于 638nm 用 3cm 比色皿,以纯水为参比,测量吸光度。绘制标准曲线,从曲线上查出氰化物的质量。

异烟酸 - 巴比妥酸分光光度法:水样中的氰化物经蒸馏后被碱性溶液吸收,与氯胺 T 的活性氯作用生成氯化氰,再与异烟酸 - 巴比妥酸试剂反应生成紫蓝色化合物,于 600nm 波长比色定量。分析步骤:水样预处理同上法;吸取 10.0mL 馏出吸收溶液,置于 25mL 具塞比色管中;另取 25mL 具塞比色管 9 支,分别加入氰化钾标准使用溶液 0mL、0.10mL、0.20mL、0.40mL、0.60mL、0.80mL、1.00mL、1.50mL、2.00mL,加氢氧化钠溶液至 10mL。向水样及标准系列管中各加入 1 滴酚酞溶液,用乙酸调至红色刚好消失;向各管加入 3.0mL 磷酸二氢钾溶液和 0.25mL 氯胺 T 溶液,混匀;放置 1~2 分钟,向各管加入 5.0mL 异烟酸 - 巴比妥酸试剂,在 25℃下使溶液显色 15 分钟;于 600nm,用 3cm 比色皿,以纯水为参比,测量吸光度;绘制标准曲线,从曲线上查出氰化物的质量。

检测方法详见 GB/T 5750.5—2006。

9. 硝酸盐氮

麝香草酚分光光度法:硝酸盐和麝香草酚在浓硫酸溶液中形成硝基酚化合物,在碱性溶液中发生分子重排,生成黄色化合物,比色测定。分析步骤:吸取 1.00mL 水样于干燥的 50mL 比色管中;另取 50mL 比色管 6 支,分别加入硝酸盐氮标准使用溶液 0mL、0.05mL、0.10mL、0.30mL、0.50mL、0.70mL、1.00mL,用纯水稀释至 1.00mL。向各管加入 1.0mL 氨基磺酸铵溶液,摇匀后放置 5min;各加 0.2mL 麝香草酚乙醇溶液,摇匀后加 2mL 硫酸银硫酸溶液,摇匀放置 5min;加 8mL 纯水,混匀后滴加氨水至溶液黄色到达最深,并使氯化银沉淀溶解为止;加纯水至 25mL,混匀。于 415nm,2cm 比色皿,以纯水为参比,测量吸光度;绘制标准曲线,从曲线上查出硝酸盐氮的质量。

紫外分光光度法:利用硝酸盐在 220nm 波长具有紫外吸收和在 275nm 波长不具吸收的性质进行测定,于 275nm 波长测出有机物的吸收值在测定结果中校正。分析步骤:吸取 50mL 水样于 50mL 比色管中,加 1mL 盐酸溶液酸化。分别吸取硝酸盐氮标准使用溶液 0mL、1.00mL、5.00mL、10.0mL、20.0mL、30.0mL 和 35.0mL,于 50mL 比色管中,用纯水稀释至 50mL,各加 1mL 盐酸溶液。用纯水调节仪器吸光度为 0,分别在 220nm 和 275nm 波长测量吸光度。在标准及样品的 220nm 波长吸光度中减去 2 倍于 275nm 波长的吸光度,绘制标准曲线,在曲线上直接读出样品中硝酸盐氮的质量浓度。

离子色谱法:同氟化物的测定。

镉柱还原法:镉还原剂能还原水中硝酸盐成为亚硝酸盐,连同水样中原有的亚硝酸盐与对氨基苯磺胺重氮化,再与盐酸 N-(1-萘基)乙二胺偶合,形成玫瑰色偶氮染料,用分光光度法测定,减去不经还原柱的水样用同法测得的亚硝酸盐,得出硝酸盐的含量(以 N 计)。分析步骤:制备镉还原柱,水样做去除浊度及油、脂等预处理。用 100~200mL 纯水,流经还原柱后弃去。取 5mL 氯化铵-乙二胺四乙酸二钠溶液,用纯水稀释至 200mL,分次注入还原柱储液池。以每分钟 7~10mL 的流速通过还原柱,弃去最初流出的 50mL 溶液。收集流出液 3 份,每份 2mL,按步骤测量吸光度。加 5mL 氯化铵-乙二胺四乙酸二钠溶液,于 250mL 容量瓶中,吸取一定量水样,加纯水至刻度。取上述试样 10~20mL 进入还原柱,流出液弃去,再倒入 30~40mL 试样,控制流速 7~10mL/min,滤出液可用于清洗两只 50mL 接收流出液的容器,将容量瓶中试样倒入还原柱,收集滤出液 25mL,共收集 3 份。于还原后的流出液中立即加入 0.5mL 对氨基苯磺酰胺溶液,摇匀。于 2~8 分钟内加入 0.5mLNEDD 溶液,放置 10 分钟,于 2 小时内测量吸光度,(540nm 波长,1cm 比色杯,纯水为参比),以三个试样的平均吸光度计算结果。

检测方法详见 GB/T 5750.5—2006。

10. 四氯化碳

填充柱气相色谱法:被测水样置于密封的顶空瓶中,在一定的温度下经一定时间的平衡,水中的卤代烃逸至上部空间,并在气液两相中达到动态的平衡,此时,卤代烃在气相中的浓度与它在液相中的浓度成正比。通过对气相中卤代烃浓度的测定,可计算出水样中卤代烃的浓度。样品中被测组分易挥发,采样时先加 0.3~0.5g 抗坏血酸于顶空瓶内,取水至满瓶,密封。采集后 24h 内完成测定。在空气中不会含有卤代烷烃等有机气体的实验室,将水样倾倒出至 100mL 刻度处,放在 40℃ 恒温水浴平衡 1h。分析步骤:取 5 个 200mL 容量瓶,依次加入标准使用液 0mL、0.50mL、1.00mL、2.00mL、4.00mL,并用纯水稀释至刻度,混匀;再倒入 5 个顶空瓶至 100mL 刻度处。加盖密封,于 40℃ 恒温水浴平衡 1 小时,各取顶部空间气体 30μL 注入色谱仪;以峰高为纵坐标,浓度为横坐标绘制工作曲线;用干净的微量注射器抽取顶空瓶内液上空间相,反复几次得到均匀气样,将 30μL 气样注入色谱中;用记录器或工作站绘图,记下标样和水样色谱峰的保留时间,基线应稳定;利用保留时间定性法,即根据标准色谱图各组分的保留时间,确定样品中组分的数目和名称;用样品的峰高直接从工作曲线中查出水样中卤代烃的质量浓度。

毛细管柱气相色谱法:被测水样置于密封的顶空瓶中,在一定的温度下经一定时间的平衡,水中的三氯甲烷、四氯化碳逸至上部空间,并在气液两相中达到动态的平衡,此时,三氯甲烷、四氯化碳在气相中的浓度与它在液相中的浓度成正比。通过对气相中三氯甲烷、四氯化碳浓度的测定,可计算出水样中三氯甲烷、四氯化碳的浓度。样品的处理同上法。分析步骤:取 6 个 200mL 容量瓶,依次加入标准使用液 0mL、0.10mL、0.50mL、1.00mL、2.00mL、5.00mL,并用纯水稀释至刻度,混匀;再倒入 6 个顶空瓶至 100mL 刻度处;加盖密封;于 40℃ 恒温水浴平衡 1h,各取顶部空间气体 30μL 注入色谱仪;以峰高为纵坐标,浓度为横坐标绘制工作曲线;用干净的微量注射器抽取顶空瓶内液上空间相,反复几次得到均匀气样,将 30μL 气样注入色谱中;以标样核对,记录色谱峰的保留时间及对应的化合物;根据色谱图的峰高或峰面积在工作曲线上查出相应的质量浓度。

检测方法详见 GB/T 5750.8—2006。

11. 溴酸盐

离子色谱法 – 氢氧根系统淋洗液:水样中的溴酸盐和其他阴离子随氢氧化钾(氢氧化钠)淋洗液进入阴离子交换分离系统(由保护柱和分离柱组成),根据分析柱对各离子的亲和力不同进行分离,已分离的阴离子流经阴离子抑制系统转化成电导率的强酸,而淋洗液则转化成低电导率的水,由电导检测品测量各种阴离子组分的电导率,以保留时间定性,峰面积或峰高定量。分析步骤:对于用二氧化氯和臭氧消毒的水样需通过惰性气体(如高纯氮气)5 分钟,以除去二氧化氯和臭氧等活性气体、水样采集后密封,置4℃冰箱保存,需在一周内完成分析。将标准系列溶液分别进样,以峰高或峰面积对溶液的浓度绘制校准曲线,或计算回归方程。将水样 0.5μm 微孔过滤器过滤,对含有机物的水先经过 C$_{18}$ 过滤,将预处理后的水样直接进样,进校体积 500μL 记录保留时间、峰高或峰面积。溴酸盐的质量浓度可以直接在曲线上查得。

检测方法详见 GB/T 5750.10—2006。

12. 甲醛

甲醛为具有刺激性臭味的无色液体,还原性很强,能消耗水中的溶解氧,影响水的自净能力。

4 – 氨基 – 3 – 联氨 – 5 – 巯基 – 1,2,4 – 三氮杂茂(AHMT)分光光度法:在碱性条件下,甲醛与 AHMT 综合后,经高碘酸钾氧化成6 – 巯基 – S – 三氮杂茂[4,3 – b] – S – 四氮杂苯紫红色化合物,其颜色深浅与甲醛含量成正比。分析步骤:吸取 5.00mL 水样于 10mL 比色管中;另取甲醛标准使用溶液0mL、0.25mL、0.50mL、1.00mL、2.00mL、3.00mL、4.00mL 和 5.00mL 于 10mL 比色管,并加纯水至 5.00mL;在水样及标准系列中加入 2.0mL 乙二胺四乙酸二钠 – 氢氧化钾溶液及 AHMT 溶液 2.0mL,于室温下放置 20 分钟;加入 0.5mL 高碘酸钾溶液,振摇半分钟,放置 5 分钟。于550nm 波长,1cm 比色皿,以纯水为参比,测量吸光度。绘制标准曲线并查出甲醛的质量。

检测方法详见 GB/T 5750.10—2006。

13. 亚氯酸盐

碘量法:用二氧化氯消毒后的水样,有纯氮吹去二氧化氯后,先在 pH 7 与碘反应测定不挥发余氯。再在 pH 2 测定亚氯酸盐。经氮气吹后的水样,加溴化钾处理,避免碘化钾被溶解氧氧化产生的干扰,处理后测定氯酸盐。分析步骤:ClO$_2$ 易从溶液中挥发,采集水样时应避免样品与空气接触,装满水样瓶,勿留空间,避光。取样时,吸管插入瓶底部,弃去最初吸出的数次溶液,放出样品时应将吸管尖放置试剂或稀释水的液面以下。量取 200mL 水样于 500mL 洗气瓶中,加 2mL pH7 磷酸盐缓冲溶液,用 1.5L/min 流量的超纯氮吹气 10 分钟以除去水样中全部的 ClO$_2$ Cl$_2$。吸取100mL 吹气后的水样于 250mL 碘量瓶中,加入 1g 碘化钾,以淀粉溶液作指示剂,用硫代硫酸钠标准使用溶液滴定至终点,记录用量,计算不挥发性余氯的平均消耗量 A。在上述水样中加入 2.5mol/L 盐酸溶液 2mL,在暗处放置 5 分钟,继续用硫代硫酸钠标准使用溶液滴定至终点,记录用量,计算亚氯酸盐平均消耗量 B。加 1mL 溴化钾溶液及 10mL 盐酸于 25mL 比色管中,小心加入 15mL 吹气的水样,尽量不接触空气,立即盖紧,混合,于暗处放置 20 分钟。加入 1g 碘化钾轻微摇动使碘化钾溶解,迅速倾入已加有 25mL 饱和磷酸氢二钠溶液的 500mL 碘量瓶中,以 25mL 纯水洗涤比色管,洗涤液合并于碘量瓶中,再加 200mL 纯水稀释,摇匀。用硫代硫酸钠标准使用溶液滴定至终点,记录用量,同时用纯水代替水样,测定试剂空白,记录用量。计算不挥发性余氯、亚氯酸盐及氯酸盐的平均消耗量 C。按相关公式计算亚氯酸盐、氯酸盐的质量浓度。

离子色谱法:水样中待测的阴离子随碳酸盐淋洗液进入离子交换系统中(由保护柱和分离柱组成),根据分离柱对不同离子的亲和力不同进行分离,已分离的阴离子流经抑制器系统转化成具有高电导度的强酸,而淋洗液则转化成弱电导度的碳酸,由电导检测器测量各种离子组分的电导率,以相对保留时间定性,峰面积或峰高定量。分析步骤:用采样瓶采集水样,往水中通入高纯氮气 10 分钟,然后加入 0.25mL 乙二胺溶液,密封,摇匀,置4℃冰箱。采集后当天测定。将水样经 0.2μm 滤膜过滤,对硬度高的水必要时先过阳离子交换树脂柱,然后经 0.2μm 滤膜过滤。对含有机物的水先经过 C$_{18}$ 过滤。将处理后的水样注入进样系统,记录峰高和峰面积。各种分析离子的质量浓度,直接在标准曲线上查得。

检测方法详见 GB/T 5750.10—2006。

(五)有机物综合指标

1. 耗氧量

耗氧量为每升水中还原性物质在一定条件下被氧化剂氧化时所消耗的氧化剂的量,折算为氧的毫克数表示。水中还原性物质包括无机物(如 Fe^{2+}、S^{2-}、NO^{2-})和有机物(如碳水化合物、蛋白质、油脂、氨基酸、脂肪酸、脂类等)。水中有机物,一是来源于动、植物的残骸分解(腐殖质),二是来自排入水中的生活污水和工业废水中等。当水被有机物污染后,耗氧量会增高,因此耗氧量可作为评价有机污染物的指标之一。

酸性高锰酸钾滴定法:高锰酸钾在酸性溶液中将还原性物质氧化,过量的高锰酸钾用草酸还原,根据高锰酸钾消耗量表示耗氧量(以 O_2 计)。分析步骤:吸取100mL 充分混匀的水样置于预处理过的锥形瓶中,加5mL 硫酸溶液,用滴定管加入 10.00mL 高锰酸钾标准液。将锥形瓶放入沸腾的水浴中,准确静置 30 分钟。如加热过程中红色明显减褪,须将水样稀释重做。取下锥形瓶中,趁热加入 10.00mL 草酸钠标准溶液,充分振摇,使红色褪尽。于白色背景上,自滴定管滴入高锰酸钾标准溶液,至溶液呈微红色即为终点,记录用量 V_1。向滴定至终点的水样中,趁热(70~80℃)加入 10.00mL 草酸钠溶液,立即用高锰酸钾标准溶液测定至微红色,记录用量 V_2,求得校正系数。按规定公式计算耗氧量的浓度。

碱性高锰酸钾滴定法:高锰酸钾在碱性溶液中将还原性物质氧化,酸化后过量高锰酸钾用草酸钠溶液滴定。分析步骤:吸取 100mL 水样于处理过的锥形瓶中,加 0.5mL 氢氧化钠溶液及 10.00mL 高锰酸钾标准溶液。于沸水浴中准确加热 30 分钟。取下锥形瓶中,趁热加入 5mL 硫酸溶液及 10.00mL 草酸钠标准溶液,振摇均匀至红色褪尽。自滴定管滴加高锰酸钾标准溶液,至淡红色即为终点,记录用量 V_1。向滴定至终点的水样中,趁热(70~80℃)加入 10.00mL 草酸钠溶液,立即用高锰酸钾标准溶液测定至微红色,记录用量 V_2。按规定公式计算耗氧量的浓度。

2. 生化需氧量

容量法:生化需氧量是指在有氧条件下,微生物分解水中有机物的生物化学过程所需溶解氧的量。取原水或经过稀释的水样,使其中含足够的溶解氧,将该样品同时分为两份,一份测定当日溶解氧的质量浓度,另一份放入 20℃ 培养箱内培养五日后再测其溶解氧的质量浓度,两者之差即为五日生化需氧量(BOD_5)。

以上各指标检测详见 GB/T 5750.7—2006。

(六)消毒剂指标的测定

1. 游离余氯

N,N-二乙基对苯二胺(DPD)分光光度法:DPD 与水中游离余氯迅速反应而产生经色,在碘化物催化下,一氯胺也能与 DPD 反应显色。在加 DPD 试剂前加入碘化物时,一部分三氯胺与游离余氯一起显色,通过变换试剂的加入顺序可测得三氯胺的浓度。本法可用高锰酸钾溶液配制永久性标准系列。分析步骤:配制永久性余氯标准比色管。于 50mL 具塞比色管中,先加入 2.5mL 四甲基联苯胺溶液,加入澄清水样至 50mL 刻度,混匀后立即比色,所得结果为游离余氯;放置 10 分钟,比色所得结果为总余氯。

2. 氯消毒剂中有效氯

碘量法:含氯消毒剂中有效氯在酸性溶液中与碘化钾反应,释放出相当量的碘,用硫代硫酸钠标准溶液滴定,计算有效氯的含量。碘量法:含氯消毒剂中有效氯在酸性溶液中与碘化钾反应,释放出相当量的碘,用硫代硫酸钠标准溶液滴定,计算有效氯的含量。分析步骤:将具有代表性的固体样品于研钵中研匀,用减量法称取 1~2g,置于 100mL 烧杯中,加入少量纯水,将样品调成糊状。将样品全部转移至 250mL 容量瓶中,加纯水至刻度,混匀均匀。液体样品及可溶性样品可按产品标示的有效氯含量,吸取或称取适量,于 250mL 容量瓶中稀释至刻度,混匀均匀。于 250mL 碘量瓶中加 1g 碘化钾晶体,75mL 纯水,使碘化钾溶解,加入 2mL 冰乙酸。从容量瓶中吸取 25.0mL 样品溶液,注入上述碘量瓶中,密塞,加水封口于暗处放置 5 分钟。用硫代硫酸钠标准溶液滴定至溶液呈淡黄色时,加 1mL 淀粉溶液,继续滴定至溶液蓝色则消失为止,记录用量,按相应公式计量消毒剂中有效氯含量。

3. 氯胺

同游离余氯的测定方法。

4. 二氧化氯

N,N-二乙基对苯二胺硫酸亚铁铵滴定法:甘氨酸将水中的游离氯转化为氯化氨基乙酸而不干扰二氧化氯的测定。水中的二氧化氯与 DPD 反应呈红色。用硫酸亚铁铵标准溶液滴定。加入磷酸盐缓冲盐使水样保持中性,在此条件下,二氧化氯只能得到 1mol 电子而被还原为 ClO_2^-,从硫酸亚铁铵溶液用量可计算出水样中二氧化氯的质量浓度。分析步骤:在一个 250mL 锥形瓶中,加入 5mL 磷酸盐缓冲溶液和 0.5mL 亚砷酸钠溶液或 0.5mL 硫代乙酰胺溶液,加入 100mL 水样混匀。向上述锥形瓶中加入 5mLDPD 指示剂溶液,混匀,用硫酸亚铁标准溶液滴定至红色消失,记录滴定计数 V_1。另取一个 250mL 锥形瓶中,加入 100mL 水样和 2mL 甘氨酸溶液,混匀。再取一个 250mL 锥形瓶中,加入 5mL 磷酸盐缓冲溶液和 0.5mL 亚砷酸钠溶液和 5mLDPD 指示剂溶液,混匀,加入 200mgNa$_2$-EDTA。将经过甘氨酸处理的水样加入混合溶液中,混匀,用硫酸亚铁标准溶液快速滴定至红色消失,记录滴定计数 V_2。按相应公式计算水样中二氧化氯的质量浓度。

碘量法:亚氯酸钠($NaClO_2$)溶液与稀硫酸反应,可生成二氧化氯。氯等杂质通过亚氯酸钠溶液除去。用恒定的空气流所产生的二氧化氯带出,并通入纯水中配制成二氧化氯溶液,其质量浓度以碘量法测定。分析步骤:取样体积以终点时所消耗硫代硫酸钠标准溶液为 0.2~20mL 为宜。用乙酸调节所确定体积的样品使其 pH 为 3~4,记录用量。另取一个碘量瓶,放入所需冰乙酸的用量及 1g 碘化钾,再加入所确定体积的样品,摇匀,密塞,置于暗处,反应 5 分钟。在无直射光下,用硫代硫酸钠标准溶液滴定淡黄色,加 1mL 淀粉指示剂再滴定至浅蓝色消失为止,记录用量。同时测定试剂空白,取与样品用量相同体积的纯水,加入上面规定的乙酸用量,1g 碘化钾和 1mL 淀粉指示剂,测定空白值。若溶液呈蓝色,用硫代硫酸钠标准溶液滴定至蓝色消失,记录用量。若溶液不呈蓝色,用碘标准使用溶液滴定至蓝色,再用硫代硫酸钠标准溶液进行反滴定,记录二者之差,二氧化氯的质量浓度可用二氯化氯或有效氯表示。

5. 臭氧

碘量法:臭氧能从碘化钾溶液中释放出游离碘,再用硫代硫酸钠标准滴定,计算出水样中臭氧含量。分析步骤:水中剩余臭氧很不稳定,因此要在取样后立即测定。在低温和低 pH 时,剩余臭氧的稳定性相对较高。用 1L 洗气瓶,在进气支管的出口端配有玻璃砂芯滤板,采集水样 800mL。用纯氮气或纯空气由洗气瓶底部的玻砂滤板通入水样中,洗气瓶与另一只含有 400mL 碘化钾溶液的吸收瓶相串联,通气至少 5 分钟,供水中所有的臭氧都被驱出并吸收在碘化钾中。将吸收臭氧的碘化钾溶液移至 1L 的碘量瓶中,并用适量的纯水冲洗吸收瓶,洗液合并在碘量瓶中。加入 20mL 硫酸溶液,使 pH 降低至 2.0 以下。用硫代硫酸钠标准溶液滴定淡黄色,再加 4mL 淀粉溶液,使溶液变为蓝色,再迅速滴定至终点。同时做空白试验。按相应公式计算水样中臭氧的浓度。

靛蓝分光光度法:在酸性条件下,臭氧可迅速氧化靛蓝,使之褪色,吸光率的下降与臭氧浓度的增加呈线性。分析步骤:样品与靛蓝反应越快越好,因为残留物会很快分解掉。在收集样品过程中,要避免因气体处理而损失。不要将样品放置在烧瓶的底部。加入样品后,持续摇晃,使得溶液完全反应。于两个 100mL 的容量瓶中分别加入靛蓝溶液 I,其中一个加入样品 90mL,而另一个加入蒸馏水 90mL 作为空白对照,于 600nm 波长下,5cm 比色杯,测定两个溶液的吸光度。此法用于测定臭氧浓度为 0.01~0.1mg/L。按相应公式计算水样中臭氧的浓度。

以上各指标检测详见 GB/T 5750.4—2006。

(七)放射性指标

1. 总 α 放射性

将水样酸化,蒸发浓缩,转化为硫酸盐,于 350℃灼烧。残渣移至样品盘中制成样品源,在低本底 α、β 测量系统的 α 道测量 α 计数。有电镀源测定测量系统的厚样法,通过待测样品源与含有已知量标准物质的标准源在相同条件下制样的比较测量法,和用已知质量活度的标准物质粉末制备成一系列不同质量厚度的标准源的标准曲线法三种测量方法,根据自身检测条件,任选其一。按每 1L 水样加 20±1mL 硝酸的比例,将相应量硼酸加入聚乙烯扁桶中,再采集水样,低温储存,尽快分析。

2. 总 β 放射性

薄样法:将水样酸化,蒸发浓缩,转化为硫酸盐,蒸发至硫酸盐冒烟完毕,于 350℃灼烧。残渣移至样品盘中制成样品源,在低本底 α、β 测量系统的 β 道测量 β 计数。用已知 β 质量活度的标准物质粉末,制备成一系列不同质量厚度的标准源,测量给出标准源的计数效率与质量厚度关系,绘制 β 计数效率曲线。由水残渣制成的样品源在相同几何条件下作相对测量,由样品源的质量厚度在计数效率曲线上查出对应的计数效率值,计算水样的总 β 放射性体积活度。

以上两指标检测详见 GB/T 5750.13—2006。

四、部分水质非常规指标检测

(一)无机非金属指标

1. 硫化物

N,N-二乙基对苯二胺分光光度法:硫化物与 N,N-二乙基对苯二胺用氯化铁作用,生成稳定的蓝色,可比色定量。清洁的水样可采用直接比色法测定。由于硫化物在水中不稳定,易分解,采样时应尽量避免曝气。

碘量法:水中氯化物与乙酸作用,生成硫化锌沉淀,将此沉淀溶解于酸中,在酸性溶液中,硫离子与碘反应,然后用硫代硫酸钠滴定过量的碘。

2. 磷酸盐

在强酸性溶液中,磷酸盐成钼酸铵作用生成磷钼杂多酸,能被还原剂(氯化亚锡等)还原,生成蓝色的络合物,当磷酸盐含量较低时,其颜色强度成磷酸盐的含量成正比。

3. 氨氮

纳氏试剂分光光度法:水中氯与纳氏试剂在碱性条件下生成黄至棕色的化合物,其色度与氨氮含量成正比。水样中氨氮不稳定,采样时每升水样加0.8mL硫酸,4℃保存并尽快分析。无色澄清的水样可直接测定。色度、浑浊度较高和干扰物质较多的水样,需经过蒸馏或混凝沉淀等预处理步骤。分析步骤:取50.0mL澄清水样或经预处理的水样于50mL比色管中。另取50mL比色管8支,分别加入氨氮标准使用溶液0mL、0.10mL、0.20mL、0.30mL、0.50mL、0.70mL、0.90mL及1.20mL,用纯水稀释至50mL。向水样及标准溶液管内分别加入1mL酒石酸钾钠溶液,混匀,加1.0mL纳氏试剂,混匀后放置10分钟。于420nm,用1cm比色皿,以纯水为参比,测量吸光度;如氨氮含量低于$30\mu g$,改用3cm比色皿,低于$10\mu g$,可用目视比色。绘制标准曲线,从曲线上查出氨氮含量,或目视比色记录水样中相当于氨氮标准的质量。

酚盐分光光度法:氨在碱性溶液中与次氯酸盐生成一氯胺,在硝普钠催化下与酚生成吲哚蓝染料,比色定量。一氯胺和吲哚酚蓝的形成均与溶液pH有关。次氯酸与氨在pH为7.5以上主要生成二氯胺,当pH降低到5~7和4.5以下,则分别生成二氯胺和三氯胺,在pH为10.5~11.5生成的一氯胺和吲哚酚蓝都较为稳定,且色最深。用直接法比色测定时,需加入柠檬酸防止水中钙、镁离子生成沉淀。

水杨酸盐分光光度法:在硝普钠存在下,氨氮在碱性溶液中与水杨酸盐–次氯酸盐生成蓝色化合物,其色度与氨氮含量成正比。

4. 亚硝酸盐氮

重氮偶合分光光度法:在pH为1.7以下,水中亚硝酸盐与对氨基苯磺胺重氮化,再与盐酸N–(1–萘基)乙二胺产生偶合反应,生成紫红色的偶氮染料,比色定量。分析步骤:若水样浑浊或色度较深,可先取100mL,加入2mL氢氧化铝悬浮液,搅拌后静置数分钟,过滤。先将水样或处理后的水样用酸可碱调近中性。取50.0mL置于比色管中。另取50mL比色管8支,分别加入氨氮标准使用溶液0mL、0.10mL、0.20mL、0.30mL、0.50mL、0.70mL、0.90mL及1.20mL,用纯水稀释至50mL。向水样及标准溶液管内分别加入1mL酒石酸钾钠溶液,混匀,加1.0mL纳氏试剂,混匀后放置10分钟。于420nm,用1cm比色皿,以纯水为参比,测量吸光度;如氨氮含量低于$30\mu g$,改用3cm比色皿,低于$10\mu g$,可用目视比色。绘制标准曲线,从曲线上查出氨氮含量,或目视比色记录水样中相当于氨氮标准的质量。

5. 碘化物

高浓度碘化物比色法:在酸化的水样中加入过量溴水,碘化物被氧化为碘酸盐。用甲酸钠除去过量的溴,剩余的甲酸钠在酸性溶液中加热成为甲酸挥发逸失,冷却后加入碘化钾析出碘。加入淀粉生成蓝紫色复合物,比色定量。

高浓度碘化物滴定法:在碱性条件下,高锰酸钾将碘化物氧化成碘酸盐,$1mol\ IO_3^-$在酸性条件下与加入的过量碘化钾作用,生成$3mol\ I_2$。以N–氯代十六烷基吡啶为指示剂,用硫代硫酸钠溶液滴定。并计算水中碘化物的浓度。

气相色谱法:在酸性条件下,水样中的碘化物与重铬酸钾发生氧化还原反应析出碘,它与丁酮生成3–碘丁酮–2,用气相色谱法电子捕获器进行定量测定。

以上各指标检测详见GB/T 5750.5—2006。

(二)有机物指标

1. 苯并(a)芘

高压液相色谱法:水中苯并(a)芘及其他芳烃能被环己烷萃取,萃取液经活性氧化铝吸附净化,以苯洗脱、浓缩后,可用液相–荧光检测器定量。苯并(a)芘在水中不稳定,易分解。在采样点采取水样时,水样应完全注满,不留有空气。试样应放置暗处并尽快在采样后24小时内进行萃取。萃取液在冰箱内可保存1周。

纸层析–荧光分光光度法:水中多环芳烃能被环己烷萃取并为活性氧化铝所吸附,以苯洗脱浓缩后于乙酰化滤纸上层析,将多环芳烃分离,苯并(a)芘在紫外光照射下呈蓝紫色荧光斑点,取下以丙酮洗脱,其洗脱液的荧光强度与苯并(a)芘含量成正比,可定量测定。

2. 挥发性卤代烃

采取水样时应完全注满,不留有空气。试样应放置暗处并尽快在采样后24小时内进行萃取。

高压液相色谱法:水中苯并(a)芘及其他多环芳烃用环己烷萃取,萃取液经活性氧化铝净化,用苯洗脱,浓缩后,用高压液相色谱–荧光检测器测定。

纸层析–荧光分光光度法:水中多环芳烃能为环己烷萃取并为活性氧化铝所吸附,以苯洗脱浓缩后于乙醚化滤纸上层析,将多环芳烃分离,苯并(a)芘在紫外光照射下呈蓝紫色荧光斑点,取下以丙酮洗脱,其洗脱液的荧光强度与苯并(a)芘含量成正比,可定量测定。

3. 苯、甲苯、二甲苯、乙苯和苯乙烯

溶剂萃取－填充柱气相色谱法:水中苯系物经二硫化碳萃取后,用硫酸－磷酸混合酸除去醇、酯、醚等干扰物质,用气相色谱氢火焰检测器测定,以相对保留时间定性,外标法定量。

以上各指标检测详见 GB/T 5750.8—2006。

(三)农药指标的测定

1. 有机氯农药

有机氯农药分为两大类:一类是氯苯类,包括六六六、滴滴涕等,这类农药现已禁用;另一类这氯化脂环类,包括五氯酚、毒杀芬等。饮水中可检测出六六六、滴滴涕的多个异构体。测定方法有比色法、薄层法和气相色谱法等。其中灵敏度最高,应用广泛的是气相色谱—电子捕获检测器法。

气相色谱法(填充柱和毛细血管柱):用环己烷萃取滴滴涕和六六六的各种异构体,浓缩后用带有电子捕获检测器的气相色谱仪分离和测定。

2. 有机磷农药

有机磷农药包括对硫磷、甲基对硫磷、内吸磷、马拉硫磷、乐果、敌敌畏等,因其药效高、残留期短的特点而成为农药中品种最多,使用最广的杀虫剂。

气相色谱法(填充柱和毛细血管柱):水中微量有机磷经二氯甲烷萃取,定量注入色谱柱,各有磷在柱上逐一分离,依次在火焰光度检测器富氢火焰中燃烧,发射出 526nm 波长的特征光。光强度与含磷量成正比,此特征光通过磷滤光片,由光电倍增管检测进行定量分析(填充柱和毛细血管柱)(填充柱和毛细血管柱)。

3. 菊酯类

本法用石油醚萃取消遣溴氰菊酯及拟除虫菊酯,浓缩后用带有电子捕获器的气相色谱仪分离和测定。

以上各指标检测详见 GB/T 5750.9—2006。

(四)消毒副产物指标的测定

1. 三氯甲烷、三溴甲烷、二氯一溴甲烷、一氯二溴甲烷

同四氯化碳的检验方法。

2. 二氯甲烷

顶空气相色谱法:在密闭的顶空瓶中,易挥发的卤代烃分子从液相逸入液面上部空间的气体中,在一定的温度下,卤代烃的分子在气液两相之间达到动态平衡,此时卤代烃在气相中的浓度和它在液相中的浓度成正比,通过对气相中卤代烃浓度的测定,即可计算出水样中卤代烃的质量浓度。

3. 乙醛、丙烯醛

气相色谱法:水中乙醛、丙烯醛可以直接用带有氢火焰离子化检测器的气相色谱仪分离测定,出峰顺序为丙烯醛和乙醛。

4. 三氯乙醛

气相色谱法:三氯乙醛溶于水以水合氯醛形式存在,水合氯醛与碱作用生成三氯甲烷。用顶空分析法测定加碱后生成的三氯甲烷以及不加碱反应的水中原有的三氯甲烷,根据两者之差可间接计算出三氯乙醛的含量。

5. 二氯乙酸、三氯乙酸

液液萃取衍生气相色谱法:在酸性条件下(pH < 0.5),以含 1,2 － 二溴丙烷内标的甲基叔丁基醚萃取水样,萃取液用硫酸酸化的甲醇溶液衍生,使水中卤乙酸形成卤代乙酸甲酯,用毛细管柱分离,电子捕获检测器测定。以相对保留时间定性,内标法定量。

6. 氯化氰

异烟酸－巴比妥酸分光光度法:水中氯化氰与异烟酸－巴比妥酸反应生成蓝紫色的化合物,于 600nm 波长处比色定量。

7.2,4,6 － 三氯酚

衍生化气相色谱法:水样中氯酚类化合物用环己烷和乙酸乙酯混合溶剂萃取,用乙酸酐在碱性溶液中衍生化反应,然后用毛细管色谱分离,电子捕获检测器测定。

以上各指标检测详见 GB/T 5750.10—2006。

第三节　职业卫生检测

一、卫生标准和标准检验方法

职业卫生标准是根据《中华人民共和国职业病防治法》的要求,体现"预防为主"的卫生方针,按照预防、控制和消除职业病危害,防治职业病,保护劳动者身体健康及其相关权益的实际需要,由法律授权部门对国家职业病防治技术和工作场所劳动条件及卫生要注做出的强制性统一规定。职业卫生标准是贯彻实施职业病危害因素防治法规的技术规范,是执行职业卫生监督和管理的法定依据。现行的是《GBZ 1—2002 工业企业设计卫生标准》和《GBZ 2.1—2007 工作场所有害因素职业接触限值》　第 1 部分:化学有害因素和《GBZ 2.2—2007 工作场所有害因素职业接触限值》第 2 部分:物理因素。

二、工作场所空气中有害物质的特征及存在状态

(一)工作场所空气样品的特征

在进行工作场所空气样品采集前,需要了解空气样品的特征,以便有计划、有步骤、正确地做好采样工作,采得符合职业卫生要求的空气样品。工作场所空气样品具有下列主要特性。

1. 空气样品中存在的有害化学物质种类多

在职业活动中使用的化学物质品种繁多,数以万计;而且,随着科学、工农业生产的发展,还将不断增加。在一个工作场所的空气中,常常有多种化学物质共同存在,而且不同工作场所共存着不同的化学物质。这些共存的化学物质都可能对劳动者的健康造成危害,都是需要检测的对象。而且,共存的化学物质对采样和检测可能产生相互的影响或干扰,造成检测的复杂性。

2. 空气中有害物质浓度变化大

工作场所空气中有害物质的浓度受很多因素影响,变化很大。首先,因为空气的流动性大,工作过程中产生的有害物质容易随着空气的流动而迅速扩散开去,特别是以分子状态存在的梯度;在污染发射源附近,有害物质的浓度高,距离越远浓度越低。其次,因为工作场所的空间大小及它的通风状况、有害物质发射源的数量及其发射量和布局等不同,影响着空气中有害物质的浓度及其扩散程度。

3. 影响空气中有害物质浓度的因素多

气温和气压不仅影响空气样品的体积,而且影响有害物质在空气中的存在状态和扩散程度。我国规定:空气中有害物质浓度以气温 20℃ ,气压为 101.3kPa 下的浓度。因此,在计算空气中有害物质的浓度前,必须先将采集的空气体积换算成标准采样体积。风向、风速和湿度等气象因素也能影响有害物质在空气中的存在状态和浓度以及采样效率等。通常,在上风向有害物质的浓度较低,而下风向较高。湿度会影响某些物质在空气中的存在状态,如氯化氢在干燥空气中呈气体状态,而在高湿环境中变成盐酸雾。高湿还能降低硅胶管等固体吸附剂管的穿透容量。还有在工作过程中,因为某种原因或某种目的,人为地改变正常工作条件或环境,致使工作场所空气中有害物质浓度发生改变。

(二)有毒物质在空气中的存在状态

在常温常压下,物质以气体、液体和固体三种形态存在。由于各种有害物质的物理和化学性质不同,以及职业活动条件的不同,在工作场所空气中的存在状态是不同的。有害物质在空气中的存在状态有气态、蒸气态和气溶胶态。

1. 气态和蒸气态

常温下是气体的有害物质如氯气、一氧化碳等,通常以气态存在于空气中。常温下是液体的有害物质如苯、丙酮等,以不同的挥发性呈蒸气态存在于空气中。常温下是固体的有害物质如酚、三氧化二砷和三硝基甲苯等,也有一定的挥发性,特别在温度高的工作场所,能以蒸气态存在于空气中。空气中的气态和蒸气态有害物质都是以以原子或分子状态存在,能迅速扩散,其扩散情况与它们的扩散系数和相对密度有关,相对密度小者(如甲烷等)向上飘浮,相对密度大者(如汞蒸气)就向下沉降。扩散系数大的,能迅速分散于空气中,基本上不受重力的影响,能随气流以相等速度流动。在采样时,能随空气进入收集器,不受采样流量大小的影响;在收集器内,能迅速扩散入收集剂中被采集(吸收或吸附)。有害物质在空气中的蒸气浓度大小取决于有害物质的挥发性和工作场所的气象条件,有害物质的蒸气压大、工作场所温度高,则蒸气态有害物质浓度可能就高。

2. 气溶胶态

以微细的液体或固体颗粒悬浮于空气中的分散体系,称为气溶胶。根据形成气溶胶的方式和方法不同,可分成固态分散性气溶胶、固态凝集性气溶胶、液态分散性气溶胶和液态凝集气溶胶四种类型。按气溶胶存在的形式可分成雾、烟和尘。

由于气溶胶颗粒有重力的影响,特别是相对密度大、粒径大的颗粒,在采样时,需要一定的采样流量,才能克服重力的影响,有效地采入收集器内。

在气溶胶状态下,微细的液体或固体颗粒分散于空气中,许多物质会有或多或少的蒸气与颗粒共存,如三硝基甲苯、三氧化二砷等,在常温下,就有一定量的蒸气共存于空气中。

三、气态和蒸气态毒物的采样方法

气态和蒸气态有害物质有直接采样法、有泵型采样法和无泵型采样法三种。

(一)容器采样法

是用采样容器(如注射器、采气袋、真空瓶等)采集一定量体积空气样品。适用于空气中挥发性强、吸附力小的待测物,待测物浓度较高或测定方法的灵敏度高,少量空气样品就可满足检测要求的情况。此法采样时间较短,主要用于最高浓度和短时间接触浓度的采样;在作业场所空气中待测物浓度变化小或变化有规律的情况下,也可用于计算时间加权平均浓度的采样。

用容器采样须防止其内壁对样品中待测物的吸附或吸收(沸点较高的待测物容易发生吸附,化学活性高的待测物可能与容器发生化学反应,产生吸收作用)。须将容器保存在适当的温度下,采样后尽快分析。

1. 注射器

常用50mL或100mL玻璃注射器。通常选用气密性好的注射器;采样前用现场空气抽洗3次;采样后应立即封闭进气口,垂直放置;采用压出法取气。

2. 采气袋

常用铝塑采气袋和聚四氟乙烯塑料采气袋,具有对待测物吸附性小,不透气的优点,采样后待测物浓度较稳定。可以根据采样需要选择采气袋的容积。采样时,用现场空气样品先吹洗3~4次,再将一定量的空气样品打入采气袋内,封好进气口,带回实验室尽快测定。

(二)有泵型采样法

是用空气采样器作为抽气动力,将样品空气抽入空气收集器,待测物被采集下来,达到采样的目的。包括液体吸收法和固体吸附剂管法。

1. 液体吸收法

将装有吸收液的吸收管作为空气收集器,当空气样品呈气泡状通过吸收液时,气泡中的待测物分子迅速扩散入吸收液内,由于溶解作用或化学反应,很快地被吸收液吸收。水溶液是最常用的吸收液,酸性待测物用碱性吸收液,碱性待测物用酸性吸收液;有机溶剂作吸收液常用于采集难溶于水和水溶液的有机化合物。

2. 固体吸附剂管法

当空气样品通过固体吸附剂管时,空气中的气态和蒸气态待测物被固体吸附剂吸附而采集。常用的吸附剂有活性炭、硅胶和高分子多孔微球等,其中活性炭是非极性吸附剂,适于采集有机气体和蒸气混合物。根据采样后处理方法的不同,固体吸附剂管可分为溶剂解吸型和热解吸型。

3. 无泵型采样法

也叫扩散采样法。是利用毒物分子的扩散作用完成采样的,不需要抽气动力和流量装置,故叫做无泵型采样法。根据费克(Fick)扩散定律,物质分子在空气中沿着浓度梯度而运动,即由高浓度向低浓度方向扩散,其质量传递速度与物质的浓度梯度、分子的扩散系数以及扩散层的截面积成正比,与扩散层的长度成反比。

(三)气溶胶态毒物的采样方法

作业场所空气中气溶胶毒物常用的采样方法有滤料采样法、冲击式吸收管法和多孔玻板吸收管法,使用最多的是滤料采样法。

1. 滤料采样法

是利用气溶胶颗粒在滤料上发生直接阻截、惯性碰撞、扩散沉降、静电吸引和重力沉降等作用,采集在滤料上。

用于空气样品采集的常用滤料有微孔滤膜、玻璃纤维滤纸和过氯乙烯滤膜(测尘滤膜)等。它们是由天然纤维素或合成纤维素制成的滤纸和滤膜。采集金属性烟尘首选微孔滤膜,称量法选用测尘滤膜,有机化合物气溶胶选用玻璃纤维滤纸;通常情况下,开口式采样夹流量为 2 ~ 10L/min,闭口式采样夹流量为 1 ~ 5L/min。

2. 冲击式吸收管法

在 3L/min 采样流量下,利用空气样品中的颗粒以很大的速度冲击到盛有吸收液的管底部,因惯性作用被冲到管底上,再被吸收液洗下。主要用于采集粒径和质量较大的气溶胶颗粒。

3. 多孔玻板吸收管法可用于雾的采集

四、工作场所空气中粉尘的检测

工作场所空气中粉尘测定实施了新的标准方法《工作场所空气中粉尘测定》GBZ/T 192—2007。根据工作场所空气中粉尘测定的特点,分为总粉尘浓度、呼吸性粉尘浓度、粉尘分散度、游离二氧化硅含量、石棉纤维浓度五部分。

(一)总粉尘(总尘)浓度测定—滤膜称量法

空气中的总粉尘用已知质量的滤膜采集,由滤膜的增量和采气量计算出空气中总粉尘的浓度。

1. 样品采集

现场采样按照 GBZ 159 执行。短时间采样时,在采样点,将装好滤膜的粉尘采样夹,于呼吸带高度以 10 ~ 40L/min 的流量采集空气样品 15 分钟。长时间采样时,在采样点,将装好滤膜的粉尘采样夹,于呼吸带高度以 1 ~ 5L/min 的流量采集空气样品 1 ~ 8 小时。个体采样时,将装好滤膜的粉尘采样夹,佩戴在采样对象的前胸上部,进气口尽量接近呼吸带,以 1 ~ 5L/min 的流量采集空气样品 1 ~ 8 小时。采样后,取出滤膜,将滤膜的接尘面朝里对折两次,置于清洁容器内。运输和保存过程中应防止粉尘脱落或污染。

2. 样品测定

分别于采样前和采样后,将滤膜和含尘滤膜置于干燥器内 2 小时以上,除静电后,在同一台分析天平上准确称量,并记录其质量 m_1 和 m_2。按公式计算总粉尘浓度。

(二)呼吸性粉尘(呼尘)的测定——预分离滤膜称量法

呼吸性粉尘是指按呼吸性粉尘标准测定方法所采集的可进入肺泡的粉尘粒子,其空气动力学直径均在 7.07μm 以下,空气动力学直径 5μm 粉尘粒子的采集效率为 50%,简称呼尘。

空气中粉尘通过采样器上的预分离器,分离出的呼吸性粉尘采集在已知质量的滤膜上,由采样后的滤膜增量和采气量,计算出空气中呼吸性粉尘的浓度。

1. 样品采集

采样仪器有滤膜、呼吸性粉尘采样器(主要包括预分离器和采样器)、分析天平(感量 0.01mg)、秒表或其他计时器、干燥器(内装变色硅胶)、镊子和除静电器。

现场采样按照 GBZ 159 执行。短时间采样时,在采样点,将装好滤膜的呼吸性粉尘采样器,在呼吸带高度以预分离器要求的流量采集空气样品 15 分钟。长时间采样时,在采样点,将装好滤膜的呼吸性粉尘采样器,在呼吸带高度以预分离器要求的流量采集空气样品 1 ~ 8 小时。个体采样时,将装好滤膜的粉尘采样夹,佩戴在采样对象的前胸上部,进气口尽量接近呼吸带,以预分离器要求的流量采集空气样品 1 ~ 8 小时。采样后,从预分离器中取出滤膜,将滤膜的接尘面朝里对折两次,置于清洁容器内。运输和保存过程中应防止粉尘脱落或污染。

2. 样品测定

分别于采样前和采样后,将滤膜和含尘滤膜置于干燥器内 2 小时以上,除静电后,在同一台分析天平上准确称量,并记录其质量 m_1 和 m_2。按公式计算呼吸性粉尘的浓度。

(三)粉尘分散度的测定

粉尘分散度是指物质被粉碎的程度,以粉尘粒径大小的数量或质量组成百分比表示;粉尘的分散度越高,表明粉尘粒径较小的颗粒越多,在空气中飘浮的时间越长,沉降速度越慢,被机体吸收的机会就越多;粉尘分散度越高,比表面积越大,越易参与化学反应,对机体的危害就越大。

1. 滤膜溶解涂片法

将采集有粉尘的过氯乙烯滤膜溶于有机溶剂中,形成粉尘颗粒的混悬液,制成标本,在显微镜下测量和计数粉尘的大小及数量,计算不同大小粉尘颗粒的百分比。采样后将粉尘标本用低倍镜找到粉尘颗粒后在标定目镜测微尺所用的放大倍率下观察,随机依次测定每个粉尘颗粒的大小,分组记录,算出百分数。

将粉尘采样器设在选定测尘点上,在呼吸带高度以 15 ~ 40L/min 的流量,将空气中的粉尘采集至直径 40mm 的过氯乙烯滤膜上。

将采集有粉尘的过氯乙烯滤膜放入瓷坩埚或烧杯中,加入1~2mL乙酸丁酯,用玻璃棒充分搅拌,制成均匀的粉尘混悬液。立即用滴管吸取1滴,滴于载物玻片上;用另一载物玻片成45°角推片,待自然挥发,制成粉尘(透明)标本,贴上标签,注明样品标识。标定目镜测微尺。取下物镜测微尺,将粉尘标本放在载物台上,先用低倍镜找到粉尘颗粒,然后在标定目镜测微尺所用的放大倍率下观察,用目镜测微尺随机地依次测定每个粉尘颗粒的大小,遇长径测长径,遇短径测短径。至少测量200个尘粒。分组记录,算出百分数。

2. 自然沉降法

将含尘空气采集在沉降器内,粉尘自然沉降在盖玻上,在显微镜下测量和计数粉尘的大小及数量,计算不同大小粉尘颗粒的百分比。可溶于乙酸丁酯的粉尘选用本法。

清洗沉降器,将盖玻片用洗涤液清洗,用水冲洗干净后,再用95%乙醇擦洗干净,采样前将盖玻片放在沉降器底座的凹槽内,推动滑板至与底座平齐,盖上圆筒盖。将滑板向凹槽方向推动,直至圆筒位于底座之外,取下筒盖,上下移动几次,使含尘空气进入圆筒内;盖上圆筒盖。推动滑板至与底座平齐。然后将沉降器水平静止3小时,使尘粒自然沉降在盖玻片上。

将滑板推出底座外,取出盖玻片,采尘面向下贴在有标签的载物玻片上,标签上注明样品的采集地点和时间。在显微镜下测量、计算,方法同滤膜溶解涂片法。

(四)游离二氧化硅含量的测定

1. 焦磷酸称量法

粉尘中的硅酸盐及金属氧化物能溶于加热到245~250℃的焦磷酸中,游离二氧化硅几乎不溶,而实现分离。然后称量分离出的游离二氧化硅,计算其在粉尘中的百分含量。本法所需要的粉尘样品量一般应大于0.1g。分析步骤:将采集的粉尘样品放在105±3℃的烘箱内干燥2h,稍冷,贮于干燥器备用。如果粉尘粒子较大,需用玛瑙研钵研磨至手捻有滑感为止。准确称取0.1000~0.2000g粉尘样品于25mL锥形瓶中,加入15mL焦磷酸,搅拌,使样品全部湿润。将锥形瓶放在可调电炉上,迅速加热到245~250℃,同时用带有温度计的玻璃棒不断搅拌,保持15分钟。取下锥形瓶,在室温下冷却至40~50℃,加50~80℃的蒸馏水至40~45mL,一边加蒸馏水一边搅拌均匀。将锥形瓶中内容物小心转移入烧杯,并用热蒸馏水冲洗温度计、玻璃棒和锥形瓶,洗液倒入烧杯中,加蒸馏水至150~200mL。取慢速定量滤纸折叠成漏斗状,放于漏斗并用蒸馏水湿润。将烧杯放在电炉上煮沸内容物,稍静置,待混悬物略沉降,趁热过滤,滤液不超过滤纸的2/3处。过滤后,用0.1mol盐酸洗涤烧杯,并移入漏斗中,将滤纸上的沉渣冲洗3~5次,再用热蒸馏水洗至无酸性反应为止。如用铂坩埚时,要洗至无磷酸根反应后再洗3次。上述过程应在当于完成。将有沉渣的滤纸折叠数次,放入已称至恒量 m_1 的瓷坩埚内,在电炉上干燥、炭化;炭化时要加盖并留一小缝。然后放入高温电炉内,在800~900℃灰化30分钟;取出,室温下稍冷,放入干燥器中冷却1小时,在分析天平上称至恒重 m_2,并记录。按公式计算粉尘中游离二氧化硅的含量。

2. 红外分光光度法

α-石英在红外光谱中于12.5μm、12.8μm及14.4μm处出现特异性强的吸收带,在一定范围内,其吸光度与α-石英质量呈线性关系。通过测量吸光度,进行定量测定。

3. X线衍射测定法

当X线照射游离二氧化硅结晶时,将产生X线衍射;在一定的条件下,衍射线的强度与被照射的游离二氧化硅的质量成正比。测量衍射线强度,进行定性和定量测定。

(五)石棉纤维浓度的测定——滤膜-相衬显微镜计数法

用滤膜采集空气中的石棉纤维粉尘,滤膜经透明固定后,在相差显微镜下计数石棉纤维数,计算单位体积空气中石棉纤维根数。一般个体采样可用2L/min,定点采样可采用2~5L/min,可采用8小时采样或分时段采样。采样结束后,小心取下粉尘采样头,取出滤料夹,使受尘面向上放入滤膜盒上,运输时避免振动,以防止石棉纤维落失。本法不能区别纤维的性质。

五、工作场所部分有毒化学物质的检测

(一)无机含氮化合物

1. 氨的纳氏比色分光光度法

氨与纳氏试剂反应生成黄色配合物,用分光光度计比色定量。纳氏试剂毒性较大,并含有汞,废液不能随便丢弃。

黄色配合物在碱性情况下不稳定,硫化氢、甲醛、丙酮有干扰。常见的金属测定有干扰,可加入柠檬酸消除。测定氨的器皿洗净后应浸泡于无氨水中,实验用水和配制纳氏试剂的水均应进行无氨检验。

2. 一氧化氮和二氧化氮的盐酸萘乙二胺分光光度法

空气中的一氧化氮通过铬酸氧化管,氧化成二氧化氮。二氧化氮吸收于水中生成亚硝酸,再与对氨基苯磺酸起重氮化反应,与盐酸萘乙二胺耦合成玫瑰红色,在540nm波长下测量吸光度,进行测定。用两只吸收管平行采样,一只带氧化管,另一只不带。通过氧化管测得一氧化氮和二氧化氮总浓度,不通过氧化管测得二氧化氮浓度,由两管测得的浓度之差,为一氧化氮浓度。分析步骤:用采过样的吸收管中的吸收液洗涤进气管内壁3次,放置15分钟,供测定。若样品液待测物的浓度超过测定范围,可用吸收液稀释后测定,计算时乘以稀释倍数。取具塞比色管7支,分别加入汞标准使用溶液0mL、0.05mL、0.10mL、0.20mL、0.30mL、0.50mL、0.70mL,各加水至1.0mL,加入4.0mL吸收液,配成氧化氮标准系列。将各标准管摇匀后,放置15min;在540nm波长下测量吸光度。每个浓度重复测定3次,以吸光度均值对氧化氮浓度绘制标准曲线。用测定标准系列的操作条件测定样品溶液和空白对照溶液;样品吸光度减去空白对照的吸光度后,由标准曲线得氧化氮的含量。

(二)硫化物

分光光度法:大气中的二氧化硫被四氯汞钾溶液吸收后,生成稳定的二氯亚硫酸盐络合物,此络合物再与甲醛及盐酸恩波副品红发生反应,生成紫红色的络合物,用分光光度法比色定量。样品混浊时,应离心分离除去。采样后放置20分钟,以使臭氧分散。温度对显色影响较大,最好用恒温水浴控制显色温度于25~30℃。对品红试剂须提纯后使用。六价铬能使紫红络合物褪色,产生负干扰,不可用硫酸-铬酸洗液洗涤玻璃器皿,用过的具塞及比色皿及时用酸洗涤。用过的废液要集中回收处理,避免污染环境。

(三)氯及其化合物

氯气的甲基橙分光光度法:标准系列和样品使用液应同一次配制,样品应在24小时内测定。

氯化氢的硫氰酸汞分光光度法:样品应在48小时内测定,显色后可稳定2小时。溴化物、碘化物、硫化氢对测定有干扰。

(四)锰及其化合物

火焰原子吸收光谱法:空气中气溶胶态锰及其化合物用微孔滤膜采集,消解后,在279.5nm波长下,用乙炔-空气火焰原子吸收光谱法测定。分析步骤:将采过样的滤膜分别放入烧杯中,加入5mL消化液,在电热板上加热消解,保持温度在200℃左右,消化液基本挥发干时,取下稍冷。用盐酸溶液溶解残渣,并定量移入具塞刻度试管或小容量瓶中,稀释定容,摇匀,供测定。现场空白或对照样品和采集的样品同样处理。取6支具塞刻度试管,分别加入0mL、0.20mL、0.50mL、1.00mL、2.00mL、3.00mL锰标准使用溶液,各加盐酸溶液至10mL。同时,平行配制质控样品,质控样浓度应处于标准曲线浓度范围之内。打开原子吸收光谱仪,调至最佳条件。依次进行6个标准溶液的分析,每个标准溶液测定3次,取平均值。测定质控样,若标准曲线和质控样均符合要求,即可开始样品分析。用测定标准系列的操作条件测定样品溶液和空白对照溶液,测得的样品吸光度值减去空白对照吸光度值后,由标准曲线计算得到锰浓度。

(五)磷化物

分光光度法:五氧化二磷、三氯化磷、磷化氢与吸收液作用生成磷酸,与钼酸铵和氯化亚锡反应生成磷钼蓝。磷钼络合物还原成磷钼蓝须在一定酸度下进行,显色稳定后,尽快测定。在测定三氯化磷时,加入过多的硫酸肼溶液,将使吸光度降低。所使用的器皿不得使用含磷洗涤剂洗涤。

(六)烷烃类化合物、烯烃类化合物、芳香烃类、卤代烷烃类化合物

将采集样品后的药用炭管用二硫化碳或苯解析后用气相色谱法测定。根据待测物的性质选择色谱柱和检测器,溶剂解析的时间必须充足,采样后的炭管在4℃下可保存1周。进样速度必须很快,以保证色谱峰的宽窄度,峰形对称。进样量应适当,一般进样0.1~5μL液体,0.1~1.0mL气体。

1. 苯的溶剂解吸-气相色谱法

空气中的苯用活性炭管采集、二硫化碳解吸后进样,经色谱柱分离,氢焰离子化检测器检测,以保留时间定性,峰高或峰面积定量。分析步骤:将采过样的前后段活性炭分别放入溶剂解吸瓶中,各加入1.0mL二硫化碳,塞紧管塞,振摇1分钟,解吸30分钟。解吸液供测定。若浓度超过测定范围,可用二硫化碳稀释后测定,计算时乘以稀释倍数。取100μL苯色标,加入装有一定量二硫化碳的10mL容量瓶中,二硫化碳稀释定容至刻度,摇匀,配制标准系列。参照仪器操作条件,将气相色谱仪调节至最佳操作状态,分别进样10μL测定标准系列,以测得的峰高或峰面积均值对苯浓度绘制标准曲线。用测定标准系列的操作条件测定样品和样品空白的解吸液;测得峰高或峰面积后,由标准曲线得苯的

浓度。

2. 正己烷的热解吸－气相色谱法

空气中的正己烷用活性炭管采集、热解吸后进样，经色谱柱分离，氢焰离子化检测器检测，以保留时间定性，峰高或峰面积定量。分析步骤：将采过样的活性炭管放入热解吸器中，抽气端与载气相连，进气端与 100mL 注射器相连；于 250℃，以 50mL/min 载气流量，解吸至 100mL，解吸气供测定。若浓度超过测定范围，可用二硫化碳稀释后测定，计算时乘以稀释倍数。用清洁空气稀释标准气成 0~100μg/mL 正己烷标准系列。参照仪器操作条件，将气相色谱仪调节至最佳操作状态，分别进样 1.0mL，测定标准系列，每个浓度重复测定 3 次，以测得的峰高或峰面积均值对相应的正己烷浓度绘制标准曲线。用测定标准系列的操作条件测定样品和样品空白的解吸气，测得峰高或峰面积后，由标准曲线得正己烷的浓度。

（七）氟化物

1. 离子选择电化学法

空气中氟化氢和氟化物用浸渍玻璃纤维滤纸采集，洗脱后，用离子选择电极测定氟离子的含量。氟离子选择性电极为指示电极，饱和甘汞电极为参比电极，置于试液中组成原电池，此电池产生的电位差与被测溶液的氟离子浓度有关，它们之间的关系符合能斯特方程。测定要在同一温度下进行，溶液的 pH 应控制在 5~8。装样品的烧杯要用塑料烧杯，标准曲线的绘制采用浓度对数与电位差绘制。分析步骤：将采过样的滤纸放入塑料烧杯中，加入 16mL 盐酸溶液和 2mL 水；用玻璃棒将滤纸捣碎，放入 1 根铁芯塑料套搅拌子，于磁力搅拌器上搅拌 3~5min，将滤纸打成浆状，供测定。若浓度超过测定范围，可用二硫化碳稀释后测定，计算时乘以稀释倍数。取 8 只塑料烧，各放两张浸渍滤纸；分别加入 0mL、0.10mL、0.20mL、0.50mL、1.00mL 氟标准溶液和 0.20、0.50、1.00mL 标准贮备液，配成氟标准系列。然后按样品处理操作。处理后，向标准系列各杯加入 1.3mL 氯水溶液和 2~3 滴指示剂，在搅拌下用盐酸溶液和氯水溶液调节溶液呈蓝绿色。加 5mL 总离子强度缓冲液，插入氟电极及饱和甘汞电极，继续搅拌 4~5 分钟，停止后，测量溶液的电位值。再搅拌 1~2 分钟，停止后，再测量电位值，如此操作直至读数不变为止。每个浓度测量 3 次。在半对数坐标纸上，以毫伏均值对相应的氟含量绘制标准曲线。用测定标准系列的操作条件测定样品溶液和样品空白对照溶液；测得的电位值减去空白对照的电位值后，由标准曲线得氟的含量。

2. 离子色谱法

空气中的氟化氢用装有碱性溶液的多孔玻板吸收管采集，经色谱柱分离，电导检测器检测，保留时间定性，峰高或峰面积定量。用一只装有 5.0mL 吸收液的多孔玻板吸收管，以 1L/min 流量采集 15 分钟空气样品。采样后，立即封闭吸收管的进出气口；置清洁容器内运输和保存，在室温下样品可保存 7 天。分析步骤：用吸收管中的吸收液洗涤进气管内壁 3 次，用微孔滤膜过滤器过滤入具塞刻度试管中，供测定。取具塞刻度试管 4 支，分别加入 0mL、0.25mL、0.50mL、1.00mL 氟标准溶液，各加吸收液至 5.0mL，配成标准系列。按仪器操作条件，将离子色谱仪调节至最佳测定条件，进样 50μL，分别测定标准系列，每个浓度重复测定 3 次，以峰高或峰面积均值对氟浓度绘制标准曲线。用测定标准系列的操作条件测定样品溶液和空白对照溶液；测得的样品峰高或峰面积值减去空白对照峰高或峰面积值后，由标准曲线得氟浓度。

各指标检测方法详见 GBZ/T 160。

（八）汞及其化合物

原子荧光光谱法：空气中蒸气态汞及其化合物被吸收液吸收后，吸收液中的汞被硼氢化钠还原成汞蒸气，在原子化器中，汞原子吸收 193.7nm 波长发射出原子荧光，测定原子荧光强度，以峰高或峰面积进行定量。样品采集时，串联 2 个各装 5.0mL 吸收液的大型气泡吸收管，以 500mL/min 流量采集 15 分钟空气样品。采样后，采集氯化汞的空气样品，立即向每个吸收管加入 0.5mL 高锰酸钾溶液，摇匀。封闭吸收管进出气口，置清洁容器内运输和保存。样品应尽快测定。分析步骤：用吸收管中的吸收液洗涤进气管内壁 3 次，将后管吸收液倒入前管，摇匀，取 5.0mL 于具塞比色管中，供测定。若样品汞的浓度超过测定范围，可用吸收液稀释后测定，计算时乘以稀释倍数。取具塞比色管 7 支，分别加入汞标准使用溶液 0mL、0.20mL、0.40mL、0.60mL、0.80mL、1.00mL、1.40mL，各加吸收液至 5.0mL。向各标准管滴加盐酸羟胺溶液至颜色褪尽为止，用力振摇 100 次，放置 20min。将仪器调节到最佳操作状态，分别测定标准系列，每个浓度重复测定 3 次，以峰高或峰面积均值对汞浓度绘制标准曲线。用测定标准系列的操作条件测定样品溶液和空白对照溶液；测得的样品峰高或峰面积值减去空白对照峰高或峰面积值后，由标准曲线得汞浓度。

（九）五氯酚及其钠盐

高效液相色谱法：空气中的五氯酚用微孔滤膜与乙二醇吸收液串联采样，经 C_{18} 色谱柱分离，紫外检测器检测，以保留时间定性,峰高或峰面积定量。将采样后的吸收液摇匀,吸收液定量转移至具塞试管中,用甲醇洗涤吸收管及微孔滤膜,并定容至 10.0mL,摇匀,供测定。分析步骤:用流动相稀释五氯酚标准溶液成 0.0μg/mL、0.5μg/mL、1.0μg/mL、2.0μg/mL、5.0μg/mL、10.0μg/mL、20.0μg/mL、40.0μg/mL 标准系列。参照仪器操作条件,将高效液相色谱仪调节至最佳测定条件,进样 10.0μL,分别测定标准系列,每个浓度重复测定 3 次,以峰高或峰面积均值对五氯酚浓度绘制标准曲线。用测定标准系列的相同操作条件测定样品和样品空白;测得的样品峰高或峰面积值后,由标准曲线或回归方程得五氯酚的浓度。

(十)铅、锌、镉、铜等

在职业病危害因素检测中,工作场所空气中的金属元素及部分类金属的检测,使用原子吸收光谱法。空气中的金属及其化合物用微孔滤膜采集消解后定容至一定体积,在 422.7nm 波长下,用乙炔－空气火焰原子吸收光谱法测定。通常用第一共振线作为分析线,尽量选择宽的狭缝,灯电流须在其工作范围内,空心阴极灯才能发出合适、稳定、噪声小的特征光谱。火焰原子化中,一般选择 1~4mL 的样品提升量,石墨炉原子化法一般进样量在 10~20μL。

表 2   工作场所空气中有害物质的常用检测方法

种类	代表化合物	方法标准号	可选方法
锑	金属锑、氧化锑	GB/Z 160.1	火焰原子吸收光谱法、石墨炉原子吸收光谱法
镉	金属镉、氧化镉	GB/Z 160.5	火焰原子吸收光谱法
铬	铬酸盐、铬酸	GB/Z 160.7	火焰原子吸收光谱法、苯碳酰二肼分光光度法
铅	金属铅、氧化铅硫化铅和四乙基铅	GB/Z 160.10	火焰原子吸收光谱法、氢化物—原子吸收光谱法、四乙基铅的石墨炉原子吸收光谱法、二硫腙分光光度
镁	金属镁、氧化镁	GB/Z 160.12	火焰原子吸收光谱法
锰	金属锰、二氧化锰	GB/Z 160.13	火焰原子吸收光谱法、磷酸—高碘酸钾分光光度法
汞	金属汞、氯化汞	GB/Z 160.14	冷原子吸收光谱法
镍	金属镍、氧化镍	GB/Z 160.16	火焰原子吸收光谱法
锡	金属锡、二氧化锡	GB/Z 160.22	火焰原子吸收光谱法、二氧化锡的桲精分光光度法、二月桂酸二丁基锡的二硫腙分光光度法
锌	金属锌、氧化锌、氯化锌	GB/Z 160.25	火焰原子吸收光谱法、二硫腙分光光度
硒	硒和二氧化硒	GB/Z 160.34	氢化物—原子吸收光谱法
钡	金属钡、氧化钡、氯化钡	GB/Z 160.2	等离子体发射光谱法
砷	三氧化二砷、五氧化二砷、砷化氢	GB/Z 160.31	二乙氨基二硫代甲酸银分光光度法
无机含氮化合物	二氧化氮、二氧化氮、氨、氰化氢、氢氰酸、叠氮酸、叠氮酸、叠氮化合物	GB/Z 160.29	氨的纳氏试剂分光光度法、氰化氢和氰化物的异烟酸钠—巴比妥钠分光光度法、叠氮酸和叠氮化合物的三氯化铁分光光度法
无机含磷化合物	磷酸、磷化氢、五氯化磷、五硫化二磷、三氯硫磷	GB/Z 160.30	磷酸的钼酸铵分光光度法、磷化氢的钼酸铵分光光度法、五氧化二磷和三氯化磷的钼酸铵分光光度法、磷化氢的气相色谱法、黄磷的吸收液采集—气相色谱法
氧化物	臭氧、过氧化氢	GB/Z 160.32	臭氧的丁子香酚分光光度法、过氧化氢的四氯化钛分光光度法
硫化物	二氧化硫、三氧化硫、硫酸、硫化氢、氯化亚砜、二硫化碳、六氟化硫、硫酰氟	GB/Z 160.33	二氧化硫的四氯汞钾—盐酸思波副品红分光光度法、三氧化硫的氯化钡比浊法、硫化氢的硝酸银比色法、二硫化碳的二乙胺分光光度法、二硫化碳的溶剂解吸—气相色谱法、六氟化硫和硫酰氟的直接进样—气相色谱法
氯化物	氯气、氯化氢、盐酸、二氧化氯	GB/Z 160.37	氯化氢和盐酸的硫氰酸汞分光光度法、二氧化氯的酸性紫 R 分光光度法、氯化物和盐酸的离子色谱法

种类	代表化合物	方法标准号	可选方法
醇类	二氯丙醇 甲醇、丙醇、丁醇、戊醇	GB/Z 160.48	二氯丙醇的变色酸分光光度法、甲醇、丙醇等的气相色谱法
酚类	苯酚、间苯二酚苯酚、甲酚五氯苯酚	GB/Z 160.51	苯酚的4—氨基二甲苯胺分光光度法、间苯二酚的碳酸钠分光光度法、苯酚和甲酚的溶剂解吸—气相色谱法、五氯酚及其钠盐的高效液相色谱法
脂肪族醛类	甲醛、糠醛 乙醛、丙烯醛、异丁醛 三氯乙醛	GB/Z 160.54	甲醛的酚试剂分光光度法、糠醛的苯胺分光光度法 乙醛、丙烯醛等的气相色谱法、三氯乙醛的溶剂解吸高效液相色谱法
芳香族脂类	邻苯二甲酸二丁酯、邻苯二甲酸二辛酯、	GB/Z 160.66	三甲苯磷酸酯的紫外分光光度法
芳香族胺类	苯胺、对硝基苯胺	GB/Z 160.72	苯胺和对硝基苯胺的高效液相色谱法 对硝基苯胺的紫外分光光度法
硝基烷烃类	氯化苦	GB/Z 160.73	盐酸萘乙二胺分光光度法
有机磷农药	敌百虫 久效磷、甲拌磷、对硫磷	GB/Z 160.76	敌百虫的二硝基苯肼分光光度法 久效磷、甲拌磷、对硫磷等的气相色谱法
氟化物	氟化氢、氟化物	GB/Z 160.36	氟化氢的离子色谱法
烷烃类	戊烷、己烷、庚烷、辛烷、	GB/Z 160.38	气相色谱法
芳香烃类	苯、甲苯、二甲苯、乙苯	GB/Z 160.42	气相色谱法
多环芳香烃类	萘、萘烷、蒽、3，4－苯并(a)芘	GB/Z 160.42	气相色谱法
有机氯农药	六六六、滴滴涕	GB/Z 160.77	溶剂洗脱—气相色谱法
拟除虫菊酯类农药	溴氰菊酯、氰戊菊酯 氯氰菊酯、氰戊菊酯	GB/Z 160.78	溶剂解吸—气相色谱法 高效液相色谱法
锂	金属锂、氢化锂	GB/Z 160.11	等离子体发射光谱法

第四节　环境空气理化检验

一、卫生标准和标准检验方法

随着城市化发展和第三产业的比例增加以及居住生活方式的改变,人们每天在室内的时间较长,室内空气质量显得尤为重要。现行有关卫生标准中,涉及室内空气指标的有公共场所卫生标准和室内空气质量标准。

（一）公共场所卫生标准

包括旅店业、文化娱乐场所、公共浴池、游泳场所、体育馆、公共交通工具等12处场所的卫生标准,涉及的物理指标有:温度、相对湿度、风速、新风量、噪声、照度。化学指标有二氧化碳、一氧化碳、氨、甲醛、可吸入颗粒物等。

（二）室内空气质量标准

在 GB/T 18883—2002 中涉及的物理指标有:温度、相对湿度、空气风速、新风量、噪声、照度。化学指标有二氧化碳、一氧化碳、氨、甲醛、可吸入颗粒物、臭氧、苯、二甲苯、总挥发性有机物、苯并(a)芘等。

（三）标准检测方法

针对上述标准配套有相应的标准检测方法。

二、采集空气样品的基本要求

空气中除了少数污染物可以直接测量空气中的浓度外(如一氧化碳、二氧化碳的红外线气体吸收分析仪、臭氧紫外气体吸收分析仪,氮氧化物的气体化学发光分析仪,甲醛的电化学法分析仪等),对大多数污染物而言,由于空气中污染物的浓度与测定方法检测限不直接匹配或者测定方法不能直接测定气体样品等原因,需要把污染物从空气中分离出来或加以浓缩,即空气采样,再利用现有的测定方法进行测量。

1. 应满足工作场所有害物质职业接触限值、卫生评价和工作场所环境条件对采样的要求。

2. 在采样的同时应作样品空白,即将空气收集器带至采样点,除不连接空气采样器采集空气样品外,其余操作同样品,作为样品的空白对照。

3. 采样时应避免有害物质直接飞溅入空气收集器内,空气收集器的进气口应避免被衣物等阻隔。用无泵型采样器采样时应避免风扇等直吹。

4. 在易燃、易爆工作场所采样时,应采用防爆型空气采样器。

5. 采样过程中应保持采样流量稳定。长时间采样时应记录采样前后的流量,计算时用流量平均值。

6. 工作场所空气样品的采样体积,在采样点温度低于5℃和高于35℃,大气压低于98.8kPa和高于103.4kPa时,应将采样体积换算成标准采样体积。

7. 在样品的采集、运输和保存的过程中,应注意防止样品的污染。

8. 采样时,采样人员应注意个体防护。

9. 采样时,应在专用的采样记录表上,边采样边记录。

三、空气中常见气体污染物测定

(一)一氧化碳

室内空气中一氧化碳主要来自燃料燃烧不完全和吸烟。室内空气质量标准中规定一氧化碳浓度为$10mg/m^3$,公共场所标准中规定多数场所为$10mg/m^3$和$5mg/m^3$。

可以用气体滤波相关红外线气体吸收一氧化碳分析仪进行检测。一氧化碳气体对$4.6\mu m$红外线有选择性吸收,在一定浓度范围,吸光度与光路通过空间的一氧化碳气体质量成正比,由吸光度可定量测定一氧化碳含量。分析步骤:仪器接通电源30分钟至1小时后,用高纯氮气或空气经霍加拉特氧化管干燥管进入仪器进气口,进行零点校准。用一氧化碳标准气进入仪器进气口,进行终点刻度校准。零点与终点校准重复2~3次,使仪器处在正常工作状态。将空气样品的聚乙烯薄膜采气袋接在仪器的进气口,样品被自动抽到气室中,表头指出一氧化碳的浓度(ppm)。如果仪器带到现场使用,可直接测定现场空气中一氧化碳的浓度,将装有滤膜和无水氯化钙的测杆接到仪器入口,接通抽气泵,将环境空气抽入,仪器直接显示空气浓度。仪器接上记录仪表,可长期监测空气中一氧化碳浓度。当水蒸气在空气中含量较高时,可干扰测定;空气中灰尘对光有吸收和散射作用而产生干扰。测量时,进气口加滤膜和无水氯化钙干燥管祛除干扰。

气相色谱法:一氧化碳在色谱柱中与空气的其他成分完全分离后,进入转化炉,在360℃镍触媒催化作用下,与氢气反应,生成甲烷,用氢火焰离子化检测器测定。采样时用橡胶二连球,将现场空气打入采样袋内,使之胀满后放掉,如此反复四次,最后一次打满后,密封进样口,并写上标签,注明采样地点和时间。分析步骤:在5支100mL注射器中,用纯空气将已知浓度的一氧化碳标准气体,稀释成0.4~40ppm范围的4个浓度点的气体。另取纯空气作为零浓度气体。每个浓度的标准气体,分别通过色谱仪的六通进样阀,量取1mL进样,得到各个浓度的色谱峰和保留时间。每个浓度作三次,测量色谱峰高的平均值。以峰高作纵坐标,浓度为横坐标,绘制标准曲线,并计算回归线的斜率,以斜率倒数B_g作样品测定的计算因子。用单点校正法求校正因子,取与样品空气中含一氧化碳浓度相接近的标准气体。测量色谱峰的平均峰高和保留时间。用公式计算校正因子。通过色谱仪六通进样阀,量取样品空气1mL,以保留时间定性,测量一氧化碳的峰高。每个样品作三次分析,求峰高的平均值。并记录分析时的气温和大气压力。高浓度样品,应用清洁空气稀释至小于40ppm,再分析。用标准曲线法查标准曲线定量,或用公式计算空气中一氧化碳浓度。

(二)二氧化碳

大自然中有二氧化碳存在,它的含量在0.03%。室内空气中二氧化碳主要来自人体呼吸和燃烧产物。它对人体无毒害作用,室内空气标准把二氧化碳作为空气新鲜程度的指标。室内空气质量标准中规定二氧化碳浓度为0.1%,公共场所标准中多数场所是0.1%和0.15%,只有3~5星级宾馆是0.07%。

可以用不分光红外线气体吸收二氧化碳分析仪进行检测。二氧化碳气体对 4.3μm 红外线有选择性吸收,在一定浓度范围,吸光度与光路通过空间的二氧化碳气体质量成正比,由吸光度可定量测定二氧化碳含量。用塑料铝箔复合薄膜采气袋,抽取现场空气冲洗 3~4 次,采气 0.5L 或 1.0L,密封进气口,带回实验室分析。也可以将仪器带到现场间歇进样,或连续测定空气中二氧化碳浓度。分析步骤:仪器接通电源 30 分钟至 1 小时后,用高纯氮气或空气经干燥管和烧碱石棉过滤管后,进行零点校准。用二氧化碳标准气连接在仪器进样口,进行终点刻度校准。零点与终点校准重复 2~3 次,使仪器处在正常工作状态。将内装空气样品的塑料铝箔复合薄膜采气袋接在装有变色硅胶或无水氯化钙的过滤器和仪器的进气口相连接,样品被自动抽到气室中,表头指出二氧化碳的浓度(%)。如果仪器带到现场使用,可间歇进样测定。仪器接上记录仪表,可长期监测空气中二氧化碳浓度。当水蒸气在空气中含量较高时,可干扰测定:空气中灰尘对光有吸收和散射作用而产生干扰。测量时,进气口加滤膜和无水氯化钙干燥管祛除干扰。

气相色谱法:二氧化碳在色谱柱中与空气的其他成分完全分离后,进入热导检测器的工作臂,使该臂电阻值的变化与参考臂电阻值的变化不相等,惠斯登电桥失去平衡而产生信号输出。在线性范围内,信号大小与进入检测器的二氧化碳浓度成正比。从而进行定性与定量分析。采样时用橡胶二连球将现场空气打入塑铝复合膜采气袋,使之胀满后放掉,如此反复四次,最后一次打满后,密封进样口,并写上标签,注明采样地点和时间等。分析步骤:在 5 支 100mL 注射器中,分别注入 1% 二氧化碳标准气体 2mL、4mL、6mL、8mL、16mL、32mL,再用纯氮气稀释至 100mL。另取纯氮气作为零浓度气体。每个浓度的标准气体,分别通过色谱仪的六通进样阀,量取 3mL 进样,得到各个浓度的色谱峰和保留时间。每个浓度作三次,测量色谱峰高的平均值。以峰高作纵坐标,浓度为横坐标,绘制标准曲线,并计算回归线的斜率,以斜率倒数 B_g 作样品测定的计算因子。用单点校正法求校正因子,取与样品空气中含二氧化碳浓度相接近的标准气体。测量色谱峰的平均峰高和保留时间。用公式计算校正因子。通过色谱仪六通进样阀,量取样品空气 3mL,以保留时间定性,测量二氧化碳的峰高。每个样品作三次分析,求峰高的平均值。并记录分析时的气温和大气压力。高浓度样品,应用清洁空气稀释至小于 0.3%,再分析。用标准曲线法查标准曲线定量,或用公式计算空气中二氧化碳浓度。

（三）氮氧化物

空气中氮氧化物主要是二氧化氮和一氧化氮,汽车尾气是氮氧化物的重要来源,室内燃料气燃烧也产生氮氧化物。它是环境空气污染监测必测项目。对黏膜有刺激作用。室内空气质量标准中规定二氧化氮浓度为 0.24mg/m³,公共场所标准中无规定。

盐酸萘己二胺法:二氧化氮在水中形成亚硝酸,与对氨基苯磺酰胺进行重氮化反应,再与盐酸萘乙二胺形成玫瑰红色偶氮染料,比色定量测定。测定一氧化氮要在吸收管前加一个铬酸－石英砂氧化管,将一氧化氮氧化成二氧化氮,再进行测量。该方法的特点是采样和显色同时进行,采样时根据吸收液的颜色变化决定是否结束采样。

（四）二氧化硫

二氧化硫主要来自煤和油料燃烧过程,含硫成分氧化产生。它是环境空气污染监测必测项目。对黏膜有刺激作用。室内空气质量标准中规定二氧化硫浓度为 0.50mg/m³,公共场所标准中无规定。

盐酸恩波副品红分光光度法:空气中二氧化硫被甲醛缓冲液吸收,生成稳定的羟基甲基磺酸,加碱后,与盐酸恩波副品形成紫红色化合物,比色定量。显色温度、显色时间、放置稳定时间对方法的精密度有明显影响,必须按照方法给出的条件严格操作,才能得到满意的精密度。

（五）氨

氨主要来源于生物性废弃物,如尿、粪、汗等,理发店烫发水含有氨,氨对眼睛有刺激作用。室内空气质量标准中规定氨浓度为 0.2mg/m³,公共场所标准中理发（美容）店是 0.5mg/m³。

1. 靛酚蓝分光光度法

空气中氨吸收在稀硫酸中,在硝普钠存在下,与水杨酸生成蓝绿色的靛酚蓝染液,根据着色深浅,比色定量。靛酚蓝分光光度法灵敏度高,显色较稳定,干扰少,但对操作条件要求严格,蒸馏水和试剂空白都要求很低,蒸馏水要预先用试剂检验合格才能使用。用一个内装 10mL 吸收液的大型气泡吸收管,以 0.5L/分钟流量,采气 5L,及时记录采样点的温度及大气压力。采样后,样品在室温下保存,于 24 小时内分析。分析步骤:取 10mL 具塞比色管 7 支,分别加入标准工作液 0mL、0.50mL、1.00mL、3.00mL、5.00mL、7.00mL、10.00mL,各加吸收液至 10.00mL,配制成标准系列。在各管中加入 0.50mL 水杨酸溶液,再加入 0.10mL 硝普钠溶液和 0.10mL 次氯酸钠溶液,混匀,室温下放置 1 小时。用 1cm 比色皿,于波长 697.5nm 处,以水作参比,测定各管溶液的吸光度。以氨含量作横坐标,吸光度为纵坐标,绘制标准曲线,并用最小二乘法计算校准曲线的斜率、截距和回归方程。将样品溶液转入具塞比色管中,用少量的水洗吸收管,使体积为10mL。再按制备标准曲线的操作步骤测定样品的吸光度。在每批样品测定的同时,用10mL未采样的吸收液作试剂空白测定。如果样品溶液吸光度超过标准曲线范围,则可用试剂空白稀释样品显色液后再分析。计算样品浓度时,要考虑样品溶液的稀释倍数。

2. 纳氏试剂分光光度法:空气中氨吸收在稀硫酸中,与纳氏试剂作用生成黄色化合物,根据着色深浅,比色定量。分析步骤:取10mL具塞比色管7支,分别加入标准工作液0mL、1.00mL、2.00mL、4.00mL、6.00mL、8.00mL、10.00mL,各加吸收液至10.00mL。在各管中加入0.1mL酒石酸钾钠溶液,再加入0.5mL纳氏试剂,混匀,室温下放置10分钟。用1cm比色皿,于波长425nm处,以水作参比,测定吸光度。以氨含量作横坐标,吸光度为纵坐标,绘制标准曲线,并用最小二乘法计算校准曲线的斜率、截距及回归方程。将样品溶液转入具塞比色管中,用少量的水洗吸收管,使体积为10mL。再按制备标准曲线的操作步骤测定样品的吸光度。在每批样品测定的同时,用10mL未采样的吸收液作试剂空白测定。如果样品溶液吸光度超过标准曲线范围,则可用试剂空白稀释样品显色液后再分析。计算样品浓度时,要考虑样品溶液的稀释倍数。

(六)硫化氢

硫化氢是空气中常见的污染物,有臭鸡蛋味。

亚甲蓝分光光度法,空气中硫化氢被碱性氢氧化镉悬浮液吸收形成硫化镉沉淀。吸收液中加入聚乙烯醇磷酸铵降低硫化镉的光分解作用。在硫酸溶液中与对氨基二甲基苯胺和三氯化铁反应生成亚甲基蓝,比色定量。显色后加磷酸氢二钠的作用是排除三氯化铁的颜色。硫化钠的水溶液极不稳定,标准溶液必须每次新配,标定后立即稀释做标准曲线。采样后的样品要置于暗处,6小时显色。

(七)臭氧

臭氧主要来源于光化学烟雾,室内一些设备有高压放电或紫外灯也会产生臭氧。室内空气质量标准中规定臭氧浓度为0.16mg/m³,公共场所标准中无规定。

1. 紫外线气体吸收臭氧分析仪法

臭氧对254nm紫外光有选择性吸收,在一定浓度范围内,吸光度与光路通过空间的气体质量成正比,由吸光度可定量测定臭氧含量。

2. 靛蓝二磺酸钠分光光度法

空气中臭氧在磷酸盐缓冲液存在下,与吸收液中蓝色靛蓝二磺酸钠反应,生成靛红二磺酸钠而褪色,根据蓝色减退程度比色定量。用硅橡胶管连接两个内装9.00mL吸收液的多孔玻板吸收管,配有黑色避光套,以0.3L/min流量,采气5~20L。当第一支管中的吸收液颜色明显减退时立即停止采样。如不褪色,采气量最少应不小于20L。当第一支管中的吸收液颜色明显减退时立即停止采样。采样后的样品20℃以下暗处存放至少可稳定一周。记录采样时的温度及大气压。分析步骤:取10mL具塞比色管6支,分别加入IDS标准溶液0mL、2.00mL、4.00mL、6.00mL、8.00mL、10.0mL,各加磷酸盐缓冲溶液至10.00mL,配制成标准系列。各管摇匀,用20mm比色皿,以水作参比,在波长610nm下测定吸光度。以标准系列中零浓度与各标准管吸光度之差为纵坐标,臭氧含量为横坐标,绘制标准曲线,并计算回归线的斜率,以斜率的倒数作为样品测定的计算因子B_s。采样后,将前后两支吸收管中的样品分别移入比色管中,用少量水洗吸收管,使总体积分别为10mL。再按绘制标准曲线的操作步骤测定样品的吸光度。同时另取,未采样的吸收液作试剂空白测定。

(八)甲醛

甲醛是室内空气主要污染物之一,来源于装潢材料人工板材、黏合剂等,接触甲醛首先感觉是眼睛、喉咙等部位黏膜有强刺激感。室内空气质量标准中规定臭氧浓度为0.10mg/m³,公共场所标准中多数场所是0.12mg/m³。

1. 酚试剂分光光度法

甲醛与酚试剂反应生成嗪,在酸性溶液中被高铁离子氧化成蓝绿色化合物,比色定量。显色反应的pH范围3~7,最佳pH范围4~5,室温低于15℃显色不完全,20~35℃15min显色完全,放置4h稳定不变,最好在25℃水浴中操作。硫酸铵用量不宜过多,否则空白管吸光度增高,用0.4mL10g/L硫酸铁铵为好。用一个内装5mL吸收液的大型气泡吸收管,以0.5L/min流量,采气10L,及时记录采样点的温度及大气压力。采样后,样品在室温下保存,于24h内分析。分析步骤:取10mL具塞比色管9支,分别加入标准工作液0mL、0.10mL、0.20mL、0.40mL、0.60mL、0.80mL、1.00mL、1.50mL、2.00mL,各加吸收液至5.00mL,配制成标准系列。在各管中加入0.4mL1%硫酸铁胺溶液,摇匀。放置15min。用1cm比色皿,在波长630nm下,以水作参比,测定各管溶液的吸光度。以甲醛含量为横坐标,吸光度为纵坐标,绘制标准曲线,并计算回归线的斜率,以斜率倒数作为样品测定的计算因子B_g。采样后,将样品溶液全部转入比色管中,用少量的吸收液洗吸收管,合并使总体积为5mL。再按绘制标准曲线的操作步骤测定样品的吸光度。在每批样品测定的同时,用5mL未采样的吸收液作试剂空白测定。

2. 气相色谱法

空气中甲醛在酸性条件下吸附在涂有2,4-二硝基苯肼(2,4-DNPH)6201担体上,生成稳定的甲醛腙。用二硫化碳洗脱后,经OV-色谱柱分离,用氢焰离子化检测器测定,以保留时间定性,峰高定量。取一支采样管,用前取下胶帽,拿掉一端的玻璃棉,加一滴盐酸溶液后,再用玻璃棉堵好。将加入盐酸溶液的一端垂直朝下,另一端与采样进气口相连,以0.5L/min的速度,抽气50L。采样后,用胶帽套好,并记录采样点的温度及大气压。分析步骤:分析时,应根据气相色谱仪的型号和性能,制定能分析甲醛的最佳测试条件。在作样品测定的同时,绘制标准曲线或测定校正因子。取5支采样管,各管取下一端玻璃棉,直接向吸附剂表面滴加一滴20mol/L盐酸溶液。然后,用微量注射器分别准确加入甲醛标准溶液,制成在采样管中的吸附剂上甲醛含量在0~20μg范围内有五个浓度点标准管,再填上玻璃棉,反应10分钟。再将各标准管内吸附剂分别移入五个5mL具塞比色管中,各加入1.0mL二硫化碳,稍加振摇,浸泡30分钟,即为甲醛洗脱溶液标准系列管。然后,取5.0μL各个浓度点的标准洗脱液,进色谱柱,得色谱峰和保留时间。每个浓度点重复做三次,测量峰高的平均值。以甲醛浓度为横坐标,平均峰高为纵坐标,绘制标准曲线,并计算回归线的斜率,以斜率的数作为样品测定的计算因子B_s。在测定范围内,可用单点校正法求校正因子,在样品测定同时,分别取试剂空白溶液与样品浓度相接近的标准管洗脱溶液,按气相色谱最佳测试条件进行测定,重复做三次,得峰高的平均值和保留时间,按公式计算校正因子。采样后,将采样管内吸附剂全部移入5mL具塞比色管中,加入1.0二硫化碳,稍加振摇,浸泡取液,按绘制标准曲线或测定校正因子的操作步骤进行测定。每个样品重复做三次,用保留时间确定甲醛的色谱峰,测量其峰高,得峰高的平均值。在每批样品测定的同时,取未采样的采样管,按相同步骤作试剂空白的测定。

四、空气中挥发性有机物的测定

(一)苯、甲苯、二甲苯

这三种化合物共存,在工业中作溶剂使用,室内空气中苯系物来自家用化学品中溶剂挥发,有机物燃烧产生。苯具有致癌作用。室内空气质量标准中规定苯浓度为0.11mg/m³,甲苯和二甲苯为0.2mg/m³。

溶剂解吸-气相色谱法:空气中苯、甲苯、二甲苯用活性炭管采样,二硫化碳解吸,解吸液用气相色谱-氢焰离子化检测器测定,保留时间定性,峰高或峰面积定量。色谱柱可用填充柱或石英毛细管柱,用色谱纯苯、甲苯、二甲苯配制标准溶液,液体进样,分别绘出校准曲线。用非极性色谱柱的出峰次序为:苯、甲苯、间、对二甲苯,邻二甲苯。将采过样的活性炭倒入溶剂解吸管内,加1.0mL二硫化碳,解吸1h,时常摇动,色谱测定,操作条件与标准曲线相同。

热解吸-气相色谱法:空气中苯、甲苯、二甲苯用TenaxTA管采样,然后在高温下解吸,用气相色谱-氢焰离子化检测器测定,保留时间定性,峰高或峰面积定量。色谱柱可用填充柱或石英毛细管柱,用色谱纯苯、甲苯、二甲苯配制标准溶液,将不同量标准液分别注入采样管,或将已知量标准气通入采样管,然后放在解吸仪上解析管内,色谱测定,绘出标准曲线。

(二)卤代烃(三氯乙烯、四氯乙烯)

三氯乙烯、四氯乙烯来源于干洗剂。其溶剂解吸-气相色谱法同苯、甲苯、二甲苯。

(三)挥发性有机化合物(VOCs)和总挥发性有机化合物(TVOC)

VOCs和TVOC不是一个化合物,是一类化合物。室内建筑材料和日用化学品会释放出多种有机化合物虽然浓度很低,但是种类很多,长期接触对健康有害。室内空气质量标准中规定TVOC浓度为0.6mg/m³。

二次热解吸-气相色谱法:用TenaxTA吸附剂管采集空气中TVOC,然后用热解吸仪经过二次热解吸,用毛细管柱气相色谱-氢焰离子化检测器测定,保留时间定性,峰高或峰面积定量。将采过样的采样管直接放在解吸仪上测定,用色谱工作站分析处理结果。

光离子化检测器-气相色谱法:光离子检测器可以直接测量空气中的挥发性有机物,对绝大数挥发性有机物都有响应,灵敏度很高,它可以用来直接抽取空气,测定空气中挥发性有机物总量;但是,由于光离子化检测器对挥发性有机物的响应机制与氢焰离子化检测器不同,所以两种检测器对各个挥发性有机物的响应系数是不同的。

五、总悬浮颗粒物和可吸入颗粒物测定

可吸入颗粒物易随人体呼吸进入呼吸道和肺部,对健康有影响,室内空气质量标准规定可吸入颗粒物浓度为

0.15mg/m³,公共场所卫生标准中分别是 0.15mg/m³、0.20mg/m³、0.25mg/m³。

称量法:利用二级撞击式采样器在规定的流量下,将可吸入颗粒物从总悬浮颗粒物中分离,采集在滤膜上,称量滤膜上颗粒物重量,根据采样体积计算空气中浓度。撞击式采样器必须严格按照采样器说明书规定的流量采样,采样量由采样时间调节。滤料在采样前须在灯光或阳光下检查有无针孔、皱褶。现场安装滤料要保证滤料边缘不漏气,采样后将滤料对折,采样面向内放回原袋内。样品放在原来恒重的环境条件下平衡 24 小时,称量至恒重。

六、多环芳烃测定

苯并(a)芘是多环芳烃类化合物中的一种,有强致癌性,常作为空气中多环芳烃的代表性化合物。室内空气中多环芳烃主要来源于有机物燃烧和香烟燃烧,室内空气质量标准中苯并(a)芘浓度为 1ng/m³。

高效液相色谱法:从玻璃纤维滤纸采到的颗粒物中萃取苯并[a]芘,用反相高效液相色谱 – 荧光检测器或紫外检测器检测。苯并(a)芘在颗粒物中含量极低,室外需选用大流量采样器,室内可延长采样时间,数天连续采样,每天更换滤膜。采样后,将多张滤膜合并一起处理。样品需低温避光保存。

七、金属元素的测定

(一)铅

铅及其化合物存在普遍,不同铅化合物毒性不同,氧化铅溶于水,毒性较大。环境空气质量标准规定铅浓度为 0.0015mg/m³。

二硫腙分光光度法:二硫腙分光光度法测定金属有单色和混色法,单色法是将混色法中过量的二硫腙试剂用氰化钾 – 氨水洗去,只显现二硫腙 – 金属络合物的颜色,提高分辨率。二硫腙是一种通用螯合剂,能与多种金属反应,反应是在不同酸度下进行的,控制反应时溶液的 pH,便可做到选择性测定的目的,铅与双硫腙反应在 pH 8.5 ~ 11,用氨水调节;镉与二硫腙反应应在强碱性,用氢氧化钠调节;锌与双硫腙反应在 pH4.0 ~ 5.5,用乙酸盐调节;二硫腙、柠檬酸铵试剂含铅,使空白升高,要提纯后使用。

原子吸收光度法:颗粒物样品中铅用稀硝酸加热溶解,以离子态存在样品液中,在高温下(或石墨炉)原子化,原子态铅对 283.3nm 波长有特征吸收。吸光度与火焰或石墨炉中铅含量成正比。

(二)汞

二氯化汞是有毒试剂,操作时要小心。

冷原子吸收光度法:空气中汞蒸气被酸性高锰酸钾吸收,氧化成汞离子,再用氯化亚锡还原成原子态汞,用测汞仪测定。金属汞在空气中以蒸气态存在,可用两只大型气泡吸收管串联采样;其他汞化合物都以气溶胶状态存在,用采集颗粒物的方法采样。用活性炭去除苯、丙酮等有机蒸气的干扰。盐酸羟胺还原高锰酸钾时产生氯气,必须充分摇匀,静止数分钟后,待氯气逸出后,再加氯化亚锡。汞蒸汽发生受载气流量、温度、溶液酸度和体积等因素的影响,必须使样品溶液的操作条件与标准溶液的条件完全一致,才能获得满意的精密度。

(周 瑞)

突发公共卫生事件与应急处置篇

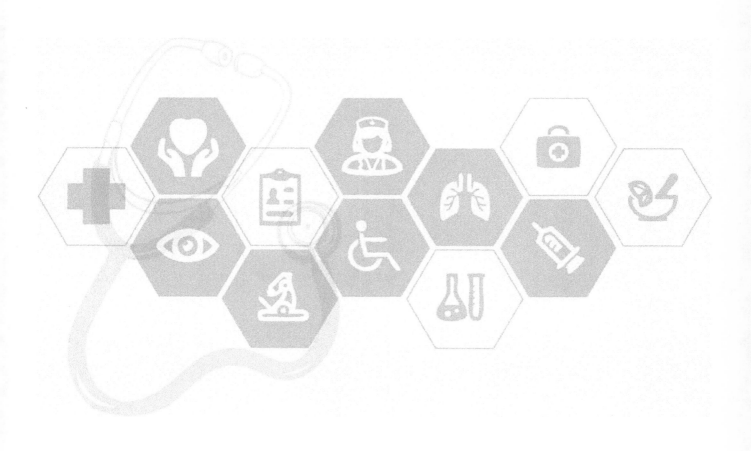

第一章　突发公共卫生事件与应急处置概述

自从 2002 年暴发传染性非典型肺炎（非典）以后，人们更深刻地认识到突发性公共卫生事件造成危害的严重性以及应急处置突发公共卫生事件的重要性和必要性。2003 年 5 月 9 日国务院第 376 号令，公布了《突发公共卫生事件应急条例》（以下简称《应急条例》），从而使突发公共卫生事件的应急处理更具有法制性，更能有力、快速、高效地及时消除突发公共卫生事件造成的危害，保障公众身体健康与生命安全，维护正常的社会秩序。因此，无论是本专业人员还是非本专业人员都应该重视《应急条例》的实施，为应急处理工作发挥各自的作用。

第一节　突发公共卫生事件的定义

《应急条例》中第二条指出："本条例所称突发公共卫生事件（以下简称突发事件），是指突然发生，造成或者可能造成社会公众健康严重损害的重大传染病疫情、群体性不明原因疾病、重大食物和职业中毒以及其他严重影响公众健康的事件。"

具体说来，突发公共卫生事件主要是指在人群中突然发生的直接影响到公众健康的重大事件。例如重大的传染病暴发和流行，大量危险品的泄漏，严重的食物中毒和职业中毒，生物、化学、物理等因素引起的恐怖袭击事件，重大的环境污染事件，群体原因不明的疾病或中毒事件等。

第二节　突发公共卫生事件的特点

1. 突发公共卫生事件多为突然发生，发病很急，甚至事先没有预兆，难以预测，没有防备，以致事先难以做出能完全避免此类事件发生的应对措施。例如"非典"的突然出现，事先没有先兆，未能预料，直到患者突然发病，病情又紧急又严重。由于病因不明，一时难以采取最有效的治疗措施。

2. 突发公共卫生事件往往病情严重，主要表现为发患者数多或病死率高。有些疾病甚至难以诊断或是没有特效药，给治疗带来很多困难。例如 1976 年美国发生的军团病，共有 221 人发病，病死率为 15.4%。当时使用青霉素、庆大霉素治疗都无效，后来才发现使用红霉素疗效很好。

3. 突发公共卫生事件并非仅仅影响少数几个人的健康，而是影响到相当人数的群体。而且这群受害者之间都存在着一种已知的或者尚未查明的共同受害原因。例如 20 世纪 50 年代，某大城市内有两口饮用水井，因受到附近农药仓库中三氧化二砷随雨水的渗漏而遭到污染，造成 119 人中毒，死亡 7 人。受害者中大部分是饮用该井水的附近居民，此外也有一些中毒者和死者并非附近居民，但都是前来奔丧的死者亲友，他们也是饮用了该井水而中毒的。

4. 突发公共卫生事件的传播速度很快。危害因素可以通过各种传播途径迅速扩大影响范围，造成更多人受害。例如 1984 年印度博帕尔事件，农药厂泄漏出来的异氰酸甲酯毒气在 4 小时内扩散到 40 平方公里的地区，波及 11 个居民区，受害者达 52 万人。

5. 突发公共卫生事件的发生和应急处理往往会涉及社会上诸多方面。因此，在采取应急措施方面不仅应由卫生部门来负责，而且需要各有关部门通力协作，如生产部门、交通部门、公安部门、城建部门、环保部门等。所以，重大的突发公共卫生事件的应急处理必须由上级政府统一指挥，统一调配，方能合理妥善处置。

6. 突发公共卫生事件都是有原因的。其中有些是已知的，另有一些是原因不明的，不过这些不明原因是暂时的。通过专业人员深入细致的调查研究是可以查明的。可见，突发公共卫生事件是可以预防和控制的。

第三节　突发公共卫生事件的有害因素

突发公共卫生事件与洪涝、地震、火山爆发、风暴等自然灾害不同,并非主要由于地质、水文、气象等自然因素造成的,而是由人类生态系统中的生物因素、化学因素、核辐射因素等诸多有害因素引起的。这些有害因素有些是由传染源、污染源直接传播给人群,还有些则是由于受到气象、自然灾害、大型工程建设、人群大规模迁移等因素的干扰,打破了原有的生态平衡,促使有害因素大量释放而进入人体。可见,有害因素的种类以及各自的影响因素是多种多样的,现介绍几种主要的有害因素。

一、生物性有害因素

引起突发公共卫生事件的生物性有害因素主要有以下几类:

1. 病原微生物

包括致病的病毒、细菌、螺旋体、真菌等。例如冠状病毒,流感病毒、肝炎病毒、葡萄球菌、军团杆菌、沙门杆菌、霍乱弧菌、钩端螺旋体等。这类病原微生物可以分别通过空气、飞沫、水或食物等环境渠道,进入人体,引起传染病的暴发或食物中毒。

2. 微生物产生的毒素

这些毒素是微生物体内的代谢产物,主要是由于食物在加工过程中受到污染或者是由于食物没有妥善保管而造成细菌大量繁殖,产生大量毒素污染了食物,引起食物中毒。例如葡萄球菌毒素、肉毒杆菌毒素等。

3. 病原生物

例如疟原虫引起疟疾,各种寄生虫引起寄生虫病等。

4. 病媒生物

例如蚊子、苍蝇、蟑螂、虱子、跳蚤、老鼠、某些野生动物等,身上都能携带多种病原微生物传播传染病。

这些生物性有害因素的传播途径除了通过空气、水、食物等通常的途径以外,洪涝灾害、天气过冷过热、居住环境的变迁、人口大规模迁移等因素,均能促使生物性有害因素的急剧扩散,更易引起传染病的暴发。尤其是生物武器造成的危害更大。

二、化学性有害因素

造成突发公共卫生事件的化学因素种类也非常多,它是造成食物中毒、职业中毒、环境污染等突发事件的主要原因。这些有害因素主要包括生产事故、操作故障、误食、谋害、化学武器、环境污染等。这些有害因素是通过空气、水、食物等环境渠道进入人体。进入的方式可以是吸入、食入、饮入,甚至是皮肤接触都可以使机体受到伤害。有些有害因素在气象条件恶劣时,造成的危害更严重。例如炎热、严寒、逆温、大风或是水流速度变化等环境因素的影响,都能加剧化学性有害因素的作用。例如印度博帕尔事件是在有风的气象条件下,将甲基异氰酸酯刮往下风侧,危害了更多的居民。又如1952年的伦敦烟雾事件则是在无风、低温、高湿的气象条件下,造成浓雾像锅盖一样笼罩在伦敦地区上空不易扩散,造成严重的烟雾事件,与往年同期相比,多死亡4000人。

这些化学性有害因素主要是直接来自污染源,即从污染源直接通过各种渠道进入人体。但另有一些化学性有害因素并不是直接来自污染源,而是由其他污染物在环境中经过物理、化学或生物学的作用转变而成的,称为二次污染物。如果饮水中硝酸盐含量很高,在温暖的水温条件下水中微生物可以将硝酸盐还原成亚硝酸盐,就会引起食用者亚硝酸盐中毒。曾有一案例,某农村幼儿园里,晚饭后未刷洗饭锅,直接加入含硝酸盐高的饮用水,利用灶内柴火的余热保温,次日直接在这温水中熬粥,造成很多孩子亚硝酸盐中毒。所以,化学物质在环境中转化成二次污染物造成的危害,也是不可忽视的。

三、物理性有害因素

引起突发公共卫生事件最常见的物理因素是酷暑热浪核泄漏,此外还有核战争等。由此可见,大多数突发公共卫生事件的原因是已知的,只要掌握了它们的特性、来源、传播途径、影响因素、受害症状等情况,是可以采取措施予以控制和预防的。另有一些暂时原因不明的突发事件,也可以根据症状、传播途径等情况,通过深入调查和研究、现场与实验室相结合,也是可以查明的。

第四节　突发公共卫生事件现场处理原则

突发公共卫生事件的情况总是非常紧急的,急需进行现场的紧急处理。一方面是急需及时抢救受害者的生命,使之尽快脱离危险期;另一方面急需采取应急措施最大限度地减少危险因素的扩散,尽可能多地保护未受害者避免其受到伤害。

处理的原则大致有以下几个方面:

1. 及时上报领导。突发公共卫生事件发生后,必须迅速及时上报有关行政领导单位。按照《应急条例》的要求,逐项报告。争取尽快协调组织好各有关方面的力量,及时果断地落实应急措施。

2. 立即抢救受害者。应立即将受害者脱离危险现场,尽快送往有关的医院,及早抢救,使之及早脱离危险。必要时应立即隔离,以免病原体的进一步扩散。

3. 迅速保护高危险人群。对疑似受害者、受害者的密切接触者以及其他有关高危险人群,应根据有关情况,采取相应的医学观察措施。

4. 尽快查明事故原因。查明原因是有效抢救、治疗、控制、预防的关键。原因查明了,各项措施的落实才更有针对性,目标才更明确。

查明事故原因主要从以下几方面进行:

(1)临床检查、化验和诊断。这是通过直接对受害者的检查来查明原因。根据受害者的症状进行初步判断以后,可以选择需要检查的项目,例如 X 光检查、B 超、CT、心电图等物理方法;或通过对血、尿样品化验,可以掌握很多生化指标、毒物指标、免疫指标以及病原微生物指标等多项信息。必要时也可以化验大便。急性中毒期的毒物指标测定,应测定血液和尿中的含量,而通常不测定头发等生物材料中的含量,因为能进入头发的毒物,一般都要在进入血液以后经过一定时间的循环才能进入头发。例如汞、砒霜等重金属和类金属虽然极易在头发中蓄积,但在急性中毒期,头发中的含量并不一定很高。一般说来,对于已知的病因通过在医院里的检查,是可以诊断出来的。

(2)流行病学调查。流行病学调查是对一定数量的有关人群进行调查,调查的方式主要是询问,必要时也可进行一定的化验。

调查对象主要是受害者本人。在受害者的病情较稳定,医生认为患者可以说话的情况下,应该抓紧时机直接向受害者进行调查。如果受害者病情严重,应等其好转后再调查或由其他知情者代言,总之,尽可能在受害者出院前调查完毕,如果在住院期间未能调查到,则应在出院后追踪调查。

除调查受害者以外,必要时还可调查其他有关人群,例如受害者家属、密切接触者等。尤其对于原因不明的突发事件,调查的范围应该更扩大一些。

流行病学调查在查明突发事件的原因方面,具有很重要的作用。很多突发事件的原因都是通过流行病学调查而查明的,尤其对于原因不明的事件,流行病学调查就更显重要。例如 20 世纪 50 年代长沙水井砷污染事件,当时临床方面未能查出原因,而是通过现场流行病学调查才发现受害者与饮水井有关,终于查明了是由于井水受污染而引起的。

由于突发事件的种类不同,流行病学的调查方法和内容也有新的发展。除了调查传染病的经典流行病学以外,还有环境流行病学、职业流行病学等,分别适用于各种不同特点的突发事件。流行病学调查不仅可以查明事故原因,还可以查出密切接触者和传播途径,为切断传播途径和保护高危险人群提供确切可靠的重要线索。

(3)现场环境调查和环境检测。现场环境的调查和检测对于查明原因以及印证原因等都起着很重要的作用。现场是突发事件的发生地点,很多有价值的信息来自现场,所以现场的信息非常重要、非常宝贵,必须调查清楚。因此,必要时应该封锁现场,直至指定的专业人员到达现场,将调查和采样都进行完毕后方可解除。

环境检测的采样要求是很严格的,不是随便取一点样品就能反映出真实情况的,而是要使所采集的样品既有代表性又有准确性。尤其是采集空气和水的样品,由于水和气的流动性极大,质量很容易发生变动,所以在采样前应该注意尽量保持环境的原有状态,以保证对所测定的指标在采样时不受到干扰。尽量选择污染最严重的地点进行采样。总之,在现场环境调查和采样以前,要尽量保持原有状态的完整性,不要给予变动和破坏,要保证调查和采样结果能代表当时的严重情况。

(4)现场环境复原试验。有些突发事件在发生后,现场已经变动,已经不是原来的状态,很难调查原因。其中有些原因不明的事件在其他方法不能确定原因的情况下,在条件允许的情况下,可以进行现场环境复原试验。尽可能将现场的环境情况恢复到事件发生时的状态,例如环境的布局、室内物体的布置、人员的活动方式等都恢复如初,然后进行调查和测试。必要时可以将试验动物放置现场进行观察,追踪原因。这种方法只适用于受害人数很多,但现场环境规模不大、易于复原的案件。

随着生态环境的变动,生物物种的变异,人类社会活动和生活方式的改变等原因,使得影响人群健康的因素更加复杂,突发事件的原因也会出现新的情况。

(5)清理现场。突发事件发生后,现场往往受到污染,急需对现场进行清理,甚至消毒,以防有害因素继续扩散。因此,在现场调查和采样以后,应立即清理现场。由于突发事件的原因不同,扩散传播的方式不同,其清理措施也就各不相同。总的说来,清理现场更需要有关方面密切配合,协同解决。现场的清理大体上有以下几方面的重点。

① 杜绝污染源:职业中毒、饮水中毒等突发事件往往都是有污染源的,因此必须及时杜绝污染源,例如堵住泄漏、堵住井喷、堵住排污口等。必要时应立即停止生产,避免污染物继续污染,例如当大气污染严重而且气象条件又很恶劣,以致污染物短期内难以扩散时,应停止生产;食品加工进程中发生事故应立即停止生产。如果由于生活污水、粪便等造成病原微生物严重污染了水源,应立即堵住排污口,并对污染的水源水进行消毒。

② 切断传播途径:有害因素污染了特定的环境介质,该环境介质就会形成传播途径,将有害因素继续扩散,因此必须尽快切断传播途径。例如食物、野生动物等生物性媒介应及时高压灭菌后销毁;虫媒生物应消毒杀灭;化学污染物应焚烧或清扫,有的也可深埋。空气中有毒物质污染严重时,应禁止人员进入污染地区。呼吸道传染病暴发时,应尽量减少人员流动,避免交叉感染。公共场所等室内建筑应加强通风换气,也可进行室内空气消毒。如果污染范围较广或者污染很严重,则应对该地区进行戒严,禁止任何人出入。这对于化学性污染或生物性污染的地区都适用。地下水受到严重污染,应立即封井;地面水受到污染,则取水口应立即封锁,禁止取水。例如1986年11月,瑞典的桑多兹化学公司956号仓库突然起大火。消防队员每分钟要抽取1.4万升的水来灭火。同时,大量的化学物质和灭火剂都混在污水中流入下水道,造成下水道堵塞。于是污水四处溢流,流入了莱茵河,有18吨汞和30吨农药污染了莱茵河水,毒死了50万条鱼和大量野生动物。当时莱茵河沿岸的一些国家都采取了紧急措施:西德切断了供水系统,对沿岸的几个城镇采用消防车供水;荷兰关闭了所有与莱茵河相通的河口,向居民供给井水和储备水;法国禁止渔民捕鱼、禁止牧民沿河放牧。

③ 保护高危险人群:这些有可能受到影响的人群有的体弱易感,有的是生活居住在突发事件的地区。他们受到有害因素伤害的可能性比较大,必须采取预防措施加以保护。根据不同的有害因素和受害途径可采取不同的保护措施。有的传染病已经有了疫苗预防,则可以给易感者接种疫苗;水严重污染的地区应进行水质净化消毒或改用新的水源,总之应给当地居民提供清洁安全的饮用水。

另外还要给广大高危险人群开展宣传教育工作。一方面为他们解除顾虑,消除焦急不安和恐慌的情绪,另一方面应指导他们如何注意卫生,保护自己。例如在发生食物中毒时,可疑的食物就不能再食用;当呼吸道传染病暴发时,应出门戴口罩,尽量少去人员密集的地方;消化道传染病暴发时,应注意不喝生水,不吃不清洁的食物等。总之,应向他们及时传授一些有关的卫生知识,使他们能够自我保护。

当大气受到非常严重的污染,而且影响范围非常大,空气中的有害因素短期内难以清除时,就有必要将当地居民转移到安全地带,避免继续受害。居民转移是件大事,应得到有关领导部门的批准后方可进行,否则有可能引起混乱。

当突发事件突然发生且严重污染大气时,污染源周围和下风侧的居民应立即撤离,避免伤害。此时,不能慌乱,应保持镇静。首先认清风向,千万不能往下风侧逃避,因为有害因素是顺着风向往下风侧刮去,难以逃避,所以应该往风向的旁侧转移,再从旁风侧绕向上风侧地区,这样就比较安全。例如如果当时刮北风,就千万不能向南方逃避,而应向东方或西方逃避,然后再往北方转移。转移时可用湿毛巾或其他湿的代用品挡住口、鼻部位,以减少有害因素的吸入。此外,如果现场是低凹地区,则应往高处转移。

现场处理是非常紧急的任务,要求做到及时、准确、有效。以上这些内容都是处理的原则,在具体执行时可根据实际情况将若干项工作同时进行,并非必须逐项依次进行。

第五节　突发公共卫生事件预防工作要点

突发事件虽然总是突然发生,事先未能预料,但其中绝大多数事件的原因是已知的,也就是说,是可以采取措施加以预防的。这就需要将卫生管理工作与专业科技力量密切配合,才能做好严密的预防工作。预防的结果可以是完全杜绝事件的突然发生;也可以是减轻事件突发后的危害程度;也可能是由于有所防备,当事件突发后能及时、迅速、有效地遏止事件的发展,将危害控制在最低程度。

一、领导重视,措施落实

领导重视是搞好突发事件预防工作的关键。一般情况下,预防工作的效果在短期内的突出程度不如抢救工作明显,不大引起人们的重视。例如救活了某个霍乱暴发地区的患者,大家深感抢救工作的重要。但如果加强了饮水消毒管理,杀灭了水中的霍乱弧菌,使得更多的地区没有出现霍乱暴发,这样虽然保护了更多的人群,但人们往往对此感受不太深刻。尤其在预防突发事件方面,由于突发事件并不经常发作,就更不易引起人们的关注。而且预防工作涉及很多方面,要依靠领导来协调。所以,领导重视是搞好预防工作的关键。

二、加强组织建设和业务建设

1. 培养高质量的突发事件应急处理的专业队伍

新中国成立以来,无论在地方或是军队,都建立了相当规模的卫生防疫队伍,以及其他许多相关的专业队伍。他们经常深入第一线,有着丰富的现场工作经验,吃苦耐劳、认真负责、经受过考验。这是在"预防为主"卫生方针指引下建立起来的强大的专业队伍,反映了我国预防工作的特色,显示了我国防病战线上的优势,在突发事件应急处理方面,他们同样可以是精干的主力军。因此,要加强对他们的培养,不断提高他们的专业水平,使他们在从事日常公共卫生工作的同时,提高对突发公共卫生事件的应急处理能力,做到"平战结合",一旦出现突发事件,立即就能处置。

2. 提高识别突发事件的能力

识别事件是整个预防工作的中心,是最重要的一环。当一件突发事件发生后,首先就是要识别确认事件,判断该事件的性质,只有准确识别了事件,一切预防措施才能对症下药,有的放矢,才能收到应有的预防效果。如果识别错了,一切预防措施也就偏离了方向,盲目执行,前功尽弃,即使采用了国际上最先进的技术,也由于偏离了目标而徒劳无功。这样,不仅没有收到应有的预防效果,还由于延误了预防措施而造成事件的危害更加蔓延扩大,并且还浪费了大量的人力、物力和财力。可见,对事件的识别应放在预防工作的首位。

识别事件主要包括识别事件的性质,主要有害因素的种类、来源和理化、生物学性质、传播途径、产生危害的主要症状等。这些内容都准确掌握了以后,制定预防措施就目标明确、行之有效了。

提高识别事件的能力主要应采取以下几项措施:

(1)建立专家档案:除了专业队伍以外,可以聘请既有丰富的专业实践经验又有先进专业理论基础的专家参加识别工作。他们是一支兼职的专家队伍,平时都在各自的专业岗位上工作,一旦需要,即可邀请前来参加对突发事件性质的识别。由于各种突发事件的性质不同,所涉及的专业种类可能很广泛。因此,可以根据突发事件的案情不同来邀请不同专业的专家,甚至可以邀请更边缘专业的相关学科的专家前来参与,集思广益。这对于那些原因不明的疑难事件的识别尤为重要。

(2)加强信息的积累与储存:有关突发事件的信息是非常宝贵的,尤其关于既往事件的处理经验,极有参考借鉴价值。例如某地曾发生了多名工人食用了误把氯化钡当作明矾做成的油饼而发生急性中毒。当时信息比较闭塞,缺乏抢救氯化钡中毒的经验,幸而医务人员查阅了协和医院历年来积累保存的病历,查到两份关于氯化钡中毒的抢救方法的病历,终于挽救了这些工人的生命,可见积累和保存资料是何等重要。21世纪是信息时代,电脑的普及方便了信息的储存,有利于对突发事件的识别和处置。

(3)重视科学研究:对于已知原因的突发事件(病因、机制、快速诊断、更新的治疗措施、产生的原因、传播途径、预防、控制清除等)应继续深入研究,提高应急处置的专业水平。同时,还需不断探索新的技术,提高对新的突发事件快速识别的技术能力。

3. 提高实验室的检验技术和保证必需的物质配备

在识别有害因素等方面除了依靠专业人员判断以外,有必要对可疑物品进行检验作为确认和证实的科学依据。例如"9·11"事件后,美国不少政府部门收到了白色粉末,很快就鉴定出是炭疽粉末,这对于落实反恐怖主义的措施及时提供了明确的应对目标。可见,检测工作是非常重要的。实验室的人员、技术、设备、试验条件等都要相对稳定。虽然很多检验项目并不需要每天测定,但基本的检验条件仍要保留,以防一旦急需时措手不及。要为应急突发事件而常备不懈,做到"养兵千日,用兵一时"。

4. 定期检查监测,及时清除隐患

突发事件的发生也往往存在一些诱因和影响因素,例如季节和气候与传染病的关系、气象条件与大气污染的关系、安全管理与职业中毒的关系、卫生状况与食物中毒的关系等。所以,应定期进行必要的检测或检查,尽可能早发现隐患。一旦发现隐患,就应立即采取措施尽量减少隐患,或者采取一些相应措施以减轻或避免事故的突发。

5. 加强对群众的防病宣传,组织群众,发动群众来做预防工作

当群众掌握了相关知识以后,可以组织他们开展扩大宣传,搞好卫生防病工作,加强自我保健等活动。例如切尔诺贝利核电站爆炸后,当地居民很多都并不在意。由于放射性物质无色无味,人们感觉不到危害,所以很多人依然是上大街、逛商店、去咖啡馆,像平时那样从容,甚至工作人员向他们宣传讲解时,也未引起重视。这些人实际上已经受到了核辐射的伤害,可见,经常性的群众宣讲工作是何等重要。

总之,突发事件并非不能预防。只要我们真心依靠科学,扎扎实实做好预防工作,突发事件的发生率就会降低。即使发生,也能及时有效地予以控制,将危害减少到最低限度。

第二章 突发公共卫生事件的应急处置及评估

第一节 突发公共卫生事件的报告原则及程序

突发公共卫生事件的报告是保障突发公共卫生事件监测系统有效运行的主要手段，也是各级政府和卫生行政部门及时掌握突发公共卫生事件信息、提高处置速度和效能的保证，可以及时发现突发事件的苗头，保证事件报告工作的质量和资料的及时性、准确性、完整性，及时采取控制措施，防止事件危害扩散、蔓延，消除突发事件的危害；切实保障人民群众的身体健康与生命安全。

一、报告原则

突发公共卫生事件报告管理遵循依法报告、统一规范、属地管理、准确及时、分级分类的原则。突发公共卫生事件报告分为初次报告、进程报告和结案报告。

1. 责任报告单位

各级卫生行政部门指定的突发公共卫生事件监测机构，各级各类医疗卫生机构，各级疾病预防控制机构、卫生行政部门，县级以上地方人民政府，其他有关单位（主要包括突发公共卫生事件发生单位、与群众健康和卫生保健工作密切相关的机构，如出入境检验检疫机构、食品药品监督管理机构、环境保护监测机构、教育机构等）。

2. 责任报告人

执行职务的各级各类医疗卫生机构的医务人员、个体开业医生。

3. 初次报告

是指在事件发生后或到达现场对事件进行初步核实后，根据事件发生情况及初步调查结果所撰写的调查报告，其目的是及时汇报事件发生及相关情况，并为下一步调查提供依据。

4. 进程报告

主要用于动态反映某事件调查处理过程中的主要进展、预防控制效果及发展趋势，以及对前期工作的评价和对后期工作的建议。

5. 结案报告

是在事件调查处理结束后，对整个事件调查处理工作的全面回顾与总结，包括事件的发现、患者的救治、调查研究工作的开展及其结果、预防控制措施及其效果、事件发生及调查处理工作中暴露出的问题、值得总结的经验教训、做好类似工作或防止类似事件发生的建议等。

二、报告程序

通过各级各类监测点，尽可能地发现突发公共卫生事件的信息。一旦发现突发或疑似突发公共卫生事件，有关责任人员立即按规定程序报告。

1. 报告内容

（1）事件信息　信息报告主要内容包括：事件名称、事件类别、发生时间、地点、涉及的地域范围、人数、主要症状与体征、可能的原因、已经采取的措施、事件的发展趋势、下一步工作计划等。具体内容见《突发公共卫生事件相关信息报告卡》。

（2）事件发生、发展、控制过程信息　分为初次报告、进程报告、结案报告。

① 初次报告，报告内容包括事件名称、初步判定的事件类别和性质、发生地点、发生时间、发病人数、死亡人数、主

要的临床症状、可能原因、已采取的措施、报告单位、报告人员及通信方式等。

②进程报告，报告事件的发展与变化、处置进程、事件的诊断和原因或可能因素，势态评估、控制措施等内容。同时，对初次报告的《突发公共卫生事件相关信息报告卡》进行补充和修正。重大及特别重大突发公共卫生事件至少按日进行进程报告。

③结案报告，事件结束后，应进行结案信息报告。达到《国家突发公共卫生事件应急预案》分级标准的突发公共卫生事件结束后，由相应级别卫生行政部门组织评估，在确认事件终止后两周内，对事件的发生和处理情况进行总结，分析其原因和影响因素，并提出今后对类似事件的防范和处置建议。

2. 报告方式、时限和程序

获得突发公共卫生事件相关信息的责任报告单位和责任报告人，应当在两小时内以电话或传真等方式向属地卫生行政部门指定的专业机构报告，具备网络直报条件的同时进行网络直报，直报的信息由指定的专业机构审核后进入国家数据库。不具备网络直报条件的责任报告单位和责任报告人，应采用最快的通讯方式将《突发公共卫生事件相关信息报告卡》报送属地卫生行政部门指定的专业机构，接到《突发公共卫生事件相关信息报告卡》的专业机构，应对信息进行审核，确定真实性，两小时内进行网络直报，同时以电话或传真等方式报告同级卫生行政部门。接到突发公共卫生事件相关信息报告的卫生行政部门应当尽快组织有关专家进行现场调查，如确认为实际发生突发公共卫生事件，应根据不同的级别，及时组织采取相应的措施，并在两小时内向本级人民政府报告，同时向上一级人民政府卫生行政部门报告。如尚未达到突发公共卫生事件标准的，由专业防治机构密切跟踪事态发展，随时报告事态变化情况。

第二节　现场流行病学调查

现场流行病学调查指通过描述性调查、现况调查、病例对照调查、队列调查、生态学调查或相关性调查，验证突发公共卫生事件假设和修订假设，并对已经采取的控制措施进行评估调查。系统地收集整理突发公共卫生事件监测区内与突发公共卫生事件疫情监测和疫情分析有关的各项基本资料，迅速核实诊断，尽快明确病因（包括传染源或危害源、传播途径或危害途径、高危人群及主要危险因素），以便及时采取针对性的措施，控制事件危害的进一步发展。

一、调查准备

疾病预防控制机构到达现场后，尽快制订流行病学调查计划和方案，开展对突发公共卫生事件累及人群的发病情况、分布特点进行调查分析，提出并实施有针对性的预防控制措施；对传染病患者、疑似患者、病原携带者及其密切接触者进行追踪调查，查明传播链，并向相关地方疾病预防控制机构通报情况。

1. 调查内容

（1）对暴发与流行的传染病、新发传染病、不明原因的群体性疾病、重大食物和职业中毒事件、发生传染病菌种和毒种的丢失或放射性物质泄漏等影响公众健康的污染事故、自然灾害及意外伤害事件等进行流行病学调查。

（2）了解暴露、健康的情况。

（3）事件发生情况，时间、地点、范围、特点及危害程度。

（4）确定事件发生的原因。

（5）划分隔离污染区。

（6）危害因素的监测与检测。

（7）暴露人群的观察与保护。

（8）因果分析。

2. 调查收集的基础资料

（1）人口资料：人口数及其地区、年龄、性别、职业、文化、民族分布以及流动人口数；人口的出生率、病死率、自然增长率、平均期望寿命。

（2）死因资料：死亡人口的地区、年龄、性别、职业、民族等分布和死因分布。

（3）自然因素资料：地形、地貌、植被；气象、水文；病媒昆虫、动物的种群分布和季节性。

（4）社会因素资料：医疗、疾病预防控制机构的数量、分布与能力，卫生服务资源的分配；公共卫生设施、给排水和污物处理；经济生活；与疾病有关的生产活动、风俗文化，个人卫生条件与习惯。

（5）重要的传染病流行资料。

（6）病情资料：突发公共卫生事件的报告发病率、死亡率、病死率及其分布；漏报率、漏诊率和调查发病率；疫源地（包括散发、流行、暴发）调查处理的总结资料。

二、现场调查

1. 确定调查内容

（1）调查准备：接到突发事件报告，必须了解事件发生的单位、时间、地点；疫情和事故的性质、受威胁人数、发病人数、死亡人数；发病的可能原因、初步的分析、已采取的应急措施及应急小分队负责人的联系方式。组成应急小组，根据事件的性质带上相应的应急箱，30分钟内出发。

（2）深入现场访谈：召开当地有关行政领导、医疗保健人员、有关群众参加的座谈会，听取该社区或单位的基本情况介绍，了解发病情况。收集人口、自然、生态等基本资料。

（3）拟订或修订调查表：平时应设计好通用的个案调查表（如：非典型肺炎、人禽流感、接种事故、食物中毒等）和一览表，根据现场具体情况进行补充修订；个案调查表和一览表应包括一般情况、发病情况（临床表现、临床检查、检验）、流行病学史、免疫史、暴露危险因素、实验室检测结果、结论、调查人和调查日期等内容。

（4）确定调查内容：包括基础资料、生态环境、可疑因素、传播过程、传播途径、传染与污染来源，水源、食物、垃圾、厕所的管理；采集样品，检验检测等。

2. 核实病例诊断，建立病例定义

核实病例数，确定暴发或流行的存在，描述疾病的"三间分布"，建立并验证假设，推断可能的发病原因。

3. 界定突发公共卫生事件性质

查明波及范围和严重程度；提出控制方案，采取控制措施，追踪密切接触者；督导现场控制措施落实，完善现场调查，评估措施效果。

4. 做出初步结论，形成书面报告

根据全部调查材料及防治措施的效果观察，对发病原因、传播方式、流行特点、流行趋势、预防控制措施的评价及暴发流行的经验教训做出初步结论，并形成书面报告。

第三节　样本采集与检测

根据现场初步调查，立刻组织现场采样，开展现场快速检测和相关检测，如有必要可开展动物毒理实验。及时查明原因、确定性质、明确诊断。追溯病因物质的来源。为指导医疗救治、制订突发事件的预防控制措施提供科学依据。

一、采样准备

1. 做好应急事件微生物病原检验的各项准备工作，储备物质至少应满足每年处理20次以上突发公共卫生事件的需要。

2. 实验室负责人每月至少两次检查应急箱、各种采样液、培养基的准备情况，配制好的培养基按要求定期更换。

3. 每年举办突发公共卫生事件检验技术培训班不少于两次。

二、现场采样及检测

疾病预防控制机构负责辖区内突发疫情的病原微生物检测；重大化学性食物中毒、职业中毒、危险性化学物品的泄漏、化学恐怖、化学武器等严重影响公众宣传事件的理化检测工作；现场快速监测。

1. 应急物资准备

做好常规性应急物资的储备工作，按照食物中毒、肠道传染病、呼吸道传染病和其他突发公共卫生事件的不同性质分别准备好应急箱，并确保所准备的物品以及培养基处于可使用状态。应急箱应包含相应采样工具、盛装容器、运送培养基、快速检测试剂、工具书以及个人防护用品等。

2. 接报后处理

接到突发公共卫生事件报告后，经初步判断，根据事件的性质带上应急箱30分钟内出发。

3. 现场检测

包括现场快速检测。采用现场有害气体检测仪、毒物快速检测箱、患者排泄物的 pH 测试、金标试纸快速检测等。

4. 现场采样

按照及时、准确、代表性和安全的原则,分别采集样品。所有样品都应存样,以备复查和向上级送检。主要样品有血液、尿液、排泄物、肛拭子、眼结膜拭子、鼻咽拭子、咽漱液、呕吐物、痰液、病灶、可疑食品(原材料、剩余食品)、环境样品等。胃内容物是确定中毒的最好样本之一,血液是确诊中毒的最主要的样本,尿液是进行毒物检测重要的检体之一,头发、指甲、脱落的牙齿等样本可以用来指示患者接触毒物的情况。

5. 实验室检验

样品采集后要尽快送回实验室进行检测,实验室在接到样品后要立即进行检测,综合患者的临床症状及流行病学调查结果,以最快的速度出具检测报告。

第四节　现场处置

遵循突发公共卫生事件发生发展的客观规律,结合实际情况和预防控制工作的需要,坚持控制优先、实验室和流行病学调查相结合的原则,采取边调查、边处理、边抢救、边核实的方式,以有效控制事件,减少危害的影响,维护社会稳定。

现场控制措施是对现场采取应急控制和消除致病、中毒、污染因素的措施;对传染病应划分疫点、疫区;影响范围广的疫情或污染中毒事故应视情况及时向卫生行政部门提出疫区封锁、人员疏散方案,经批准后组织实施。根据初步调查结果,有针对性地开展消毒、杀虫、灭鼠和污染物清除等措施。

一、突发传染病疫情的现场控制措施

积极组织救治患者,隔离传染源;追踪密切接触者,根据需要分别进行隔离、留验、医学观察和健康随访;根据疫情规模和危害程度,确定疫点、划分疫区;采取消杀灭等卫生处理方法,切断传播途径;根据疾病的特点,采取预防接种或预防服药,宣传教育等方法保护易感人群。

二、食物中毒事故的现场控制措施

组织有关医疗机构紧急救治患者;调查可能暴露者,进行医学观察;进行现场卫生学处理;对导致或者可能导致食物中毒事故的食品应依法采取相应控制措施;调查被污染食物的流向,并向可能受影响地区的卫生行政部门通报。

三、职业中毒事件的现场控制措施

协助开展现场人员疏散;组织人员检伤分类;开展现场中毒患者急救和医学观察;进行人群健康危害的卫生学评价;提出控制毒物危害措施的建议;开展公众健康教育及心理干预。

四、核和辐射事件的现场医学救援措施

判定和救治伤员;初步估计人员受照剂量,对伤员进行分类处理;指导公众做好个人防护,必要时在专家指导下发放和服用稳定性碘;协助解决核和辐射事件造成的社会心理学问题;协助做好可能污染的食品、饮用水等的放射性监测的控制。

第五节　调查报告的撰写

现场调查报告是现场调查结果的集中展示,是与决策层、与事件相关公众、与同行沟通的主要工具和手段。面对现场,需要通过现场调查报告来反映事件的态势和控制的成效、进展;面对决策层,需要通过现场调查报告来阐述事件的原因和调查的发现,并由此提出决策建议,做好参谋;面对公众,需要通过现场调查报告来解释事件发生的原因,从而满足以此为基础的风险沟通工作的需要,满足公众的知情权。更重要的是,需要通过阐释调查结果,来提出公众应

该采取的预防控制措施,为整个卫生应急工作服务;面对同行,则需要通过现场调查报告来交流调查发现、共享调查经验,以便为现时的及未来的类似事件的预防、调查和控制服务;在卫生应急工作法制化建设的今天,现场调查报告同时还承担着为现场调查和事件处置留下可以溯源的真实记录和法律证据的重要作用。

现场调查报告的撰写,是现场流行病学调查工作的重要组成部分,也是促进现场流行病学调查工作不断完善,推动卫生应急工作不断向前发展的重要手段。

一、调查报告的基本要求

现场调查报告应遵循下列基本要求,即规范性、时效性、科学性、真实性、针对性、实用性。现场调查报告对规范性、时效性、实用性的要求较高,特别对于初次报告和进程报告的撰写,必须做到迅速、及时,并有较强的针对性,只有这样,才能为政府和卫生行政部门作出正确决策、事件的深入研究和及时、有效的反应提供重要依据。真实性、科学性是各类调查报告的基本要求,一般调查报告对创新性往往要求相对较低。

1. 规范性

现场调查报告应遵循一定的写作规范,包括其行文格式、报告内容、术语使用等,这样才能既避免撰写过程中的遗漏和谬误,也方便读者的阅读和使用。

2. 时效性

现场调查报告所要反映的内容,多为公共卫生事件控制中亟待解决的问题,是及时开展深入调查和做出决策的重要依据,所以调查报告特别是初次报告、进程报告等必须在调查后或获得最新信息后迅速完成,否则就会延误事件的控制,甚至造成疫情的蔓延。我国突发公共卫生事件相关信息报告管理规范中对现场流行病学调查报告的种类和时限做出了相应的规定。

3. 科学性

现场调查需要遵循科学的原理和方法,调查报告的撰写同样需要科学的分析和论述。在报告撰写中,一定要遵循科学原理,讲求理论依据和事实依据,符合客观实际。所用的调查方法必须符合科学要求,不能凭主观臆断或个人好恶随意地取舍素材和得出结论,必须根据足够的、可靠的调查数据作为立论的基础。对于暂时不明确的、甚至与现有知识相矛盾的调查结果,也应如实记录、客观描述,实事求是的反映现场调查结果。

4. 真实性

客观真实是调查报告的基础,真实性是调查报告的生命。调查报告的全部写作过程,实际上就是通过客观事实去认识和说明调查事件的过程。调查报告必须以科学事实、调查所得到的客观数据、资料信息等为依据,经过客观的分析研究,进行合理的推理,得出科学的结论。

5. 针对性

现场调查报告往往是要报告和解决现时的公共卫生事件控制问题,必须要具有针对性,既要全面客观的反映调查结果,也应避免对所有调查获知的信息全盘罗列,没有重点。

6. 实用性

实用性,是指所写的调查报告要具有实际应用价值,对现场处置、疾病防控有实用价值和推动作用,对当前工作具有参考价值,对全面或全局工作具有指导意义。另外,出于指导未来类似情形的考虑,调查报告应适时的转化为医学论文,以总结一般的规律乃至形成知识,以便被更多的人了解和掌握,带来更加广泛和深远的价值。

二、现场调查不同阶段的调查报告

为满足现场调查与控制的需要,在现场调查的不同阶段,对调查报告的内容要求也有所不同。按照《国家突发公共卫生事件相关信息报告管理工作规范》要求,根据突发公共卫生事件的发生发展过程,调查进展及相关调查报告的撰写时间,调查报告可以分为初次报告、进程报告、阶段小结和结案报告。

(一)初次报告

初次报告是对传染病突发事件进行初步核实后,根据事件发生情况及初步调查结果所撰写的调查报告,其目的是及时汇报事件发生及相关情况,提出初步控制措施建议,为下一步调查和控制提供依据。初次报告要求速度快、内容简明扼要。

报告内容应包括事件名称、初步判定的事件类别和性质、发生地点、发生时间、发病人数、死亡人数、主要的临床症状、可能原因、已采取的措施、报告单位、报告人员及通讯方式等。

一是对事件发生、发现过程进行简要描述;二是对已经掌握的事件特征如三间分布等进行扼要的描述,简要分析对事件性质、波及范围以及危害程度等的判断;三是报告基于目前的情况和趋势,现已开展的工作、采取的措施,并就需进一步采取的措施提出建议。

(二)进程报告

进程报告主要用于动态反映某起事件调查处置过程中的主要进展、控制效果及发展趋势,并对前期工作作出评价,在此基础上对后期工作提出建议。进程报告要求在获取最新信息后最短时间内完成,内容要新、速度要快。

报告内容主要是疫情的发展与变化、处置的进程、事件的诊断、可能的原因及其影响因素,对势态及已采取的控制措施的评价、下一步工作建议等内容。同时,对初次报告的《突发公共卫生事件相关信息报告卡》、初次调查报告的内容进行补充和修正。重大及特别重大突发公共卫生事件至少按日进行进程报告。

(三)阶段小结

阶段小结是针对调查处置持续较长时间的事件,每隔一段时间应对事件调查进行的阶段性总结报告,主要用以对前期调查研究工作进行全面的梳理、总结和回顾,对事件处置进行阶段性评价,并对事件发展趋势及后期工作进行展望,对重大的措施转变进行分析论证,提出建议。阶段小结一般应在事件处置告一段落、发生重大进展或转折、需要对控制措施实施重大转变等情况下进行,要求内容全面,报告迅速。

(四)结案报告

结案报告是在事件调查处理结束后,对整个事件调查处置工作的全面回顾与总结。结案报告要求内容全面、信息完整、数据准确。

报告内容包括事件的发现、患者的救治、调查研究工作采取的方法、获得的结果、采取的预防控制措施及其效果、事件发生及调查处理工作中暴露出的问题、值得总结的经验教训、做好类似工作或防止类似事件发生的建议等。

达到《国家突发公共卫生事件应急预案》分级标准的突发公共卫生事件结束后,应由相应级别的卫生行政部门组织开展评价,在确认事件终止后两周内,对事件的发生和处理情况进行总结,分析其原因和影响因素,并提出今后对类似事件的防范和处置建议。

三、调查报告的基本格式

现场调查报告在撰写格式上较为灵活,没有严格的字数上的规定,根据内容安排、使用目的和实际工作的需要,调查报告篇幅可长可短,内容可粗可细,叙述的侧重点也可各不相同。调查报告往往更侧重于描述事件的发生、发现、发展过程,重要问题的深入介绍,现场工作中存在问题的分析,事件发展趋势研究和分析,所采取的针对性预防控制措施和建议等。尽管如此,调查报告的撰写格式还是应遵循一定的基本格式。一般来讲,调查报告可分为标题、摘要、前言、正文、结尾、落款和参考文献等七个部分进行撰写。

(一)标题

指明现场调查的时间、地点及主要内容,根据需要时间、地点有时可省略。题目应简练、准确。例如"2014 年 7 月某县一起鼠疫疫情的调查报告"。

(二)摘要

摘要部分是在完成整个调查报告草案的基础上来撰写,将本次调查的事件概况、调查结果及主要结论、意义等用十分精练、准确的文字介绍。它能使读者在较短的时间里确切地了解报告的主要内容和结果。该部分可根据实际情况决定是否需要,如全面详尽的结案报告,则最好将该部分纳入。事件情况紧急,需要快速做出决策的情况下,也应将该部分纳入,以便决策者在时间紧迫的情况下快速掌握关键信息。

(三)前言

前言部分主要是交代本次现场调查的背景及基本情况,字数一般在 200 字左右。前言将主要阐述以下四个方面的问题:

1. 调查为何紧急

简述疫情发生和报告的经过,事件造成的发病、死亡数量及其波及面和影响。

2. 在抵达现场之前发生了什么

之前的调查结果、处置措施及其效果、尚待解决的问题等。

3. 谁要求开展调查

说明开展本次调查的性质(受基层邀请、上级委派、或事件本身需要),阐明本次现场调查的由来、背景、目的。

4. 迄今为止已经完成及得知了什么

简单描述现场工作的经过,调查时间和地点、参加人员、调查方法、调查工作经过、调查处理结论等。

（四）正文

这部分内容是调查报告的主体,包括五方面的内容:事件的背景、调查方法、调查结果、处理过程及效果评价、未来发展趋势及建议。

1. 事件的背景

简述事件发生地的背景资料,包括社会因素和自然因素,以反映事件产生的客观基础。重点强调与事件有关的信息,例如调查现场地理位置、环境、气候条件、人口构成状况、社会经济状况、卫生服务机构、平时疾病流行情况或历史上该疾病在该地区流行状况、该地区有关的预防接种情况等。重点说明与事件性质和原因有关的各种本底情况。如虫媒传染病应说明媒介虫种的种群、密度与变化情况。若是集体单位发生的传染病突发事件,还应描述该集体的人员、日常活动等基本情况。

2. 现场调查方法

简要说明开展此次现场调查所采用的方法,主要包括病例定义、病例的搜索、相关发病与暴露信息的收集方法、分析性研究的设计、实验室方法、现场卫生学调查的方法、统计学方法等。

3. 现场调查结果

现场调查结果部分是整个调查报告的核心,可分为临床、流行病学、现场卫生学、实验室、病因或流行因素推测验证五个部分。根据实际情况,可有适当增减。

（1）临床特点、临床辅助检查信息　描述患者的临床症状和体征、临床上的分型及其特点,各种临床辅助检查的结果。

（2）流行病学特征　描述疾病的流行强度,包括总发病数、罹患率、死亡数和病死率等,描述事件的波及范围和三间分布特征。尤其注意要使用率来进行描述,尽可能用图表来表示,以求简单明了。

（3）现场卫生学调查结果　描述现场环境卫生、食品卫生、加工使用环节、危险品溯源等卫生学调查的结果。

（4）实验室检测结果　描述标本的采集和检测结果,注明各类标本采集份数,分别开展的检测项目,检测份数,阳性份数和阳性率等。

（5）病因或流行因素推测、验证　综合临床信息、流行病学特点、现场卫生学调查和实验室检测结果,提出病因或流行因素假设、验证假设的方法（如病例对照研究、回顾性队列研究等）、调查结果,以及关联强度、剂量－反应关系等指标;对传染来源与相关因素调查结果、综合干预效应等进行分析,推断确定病因,对该事件做出可能的结论判断,及排除其他的理由。

4. 处理过程及效果评价

描述各种技术措施的落实过程情况,采取措施的时间、范围和对象等;选择过程性指标进行描述,如疫苗接种率、传染源的隔离率等;防治措施实施后,应对其效果做出评价,以进一步验证调查结果的正确性;如果效果不佳或发生续发病例,应说明原因,需要修正的控制措施。

注意要分开描述已采取的防治措施和即将采取的防治措施。

5. 问题与建议

综合各方面的情况,根据调查结果、流行因素分析及措施落实情况,事件的复杂程度,分析预测该事件的可能发展趋势;指出调查处置中值得重视的问题,包括传染病突发事件的发生发展及现场调查处置存在的问题和不足,提出针对性的建议,包括进一步调查研究的建议和尚需解决问题的对策与方法;同时,还需指出此次调查处置工作存在的局限性。

另外,还应根据该起突发事件的病因调查和控制实践经验,提出防止类似事件发生的建议。

（五）结论/结语

结论部分应综合整个调查的结果,对此次事件的性质及其原因做出判断,一般有 3 种形式:① 概括全文,综合说明调查报告的主要观点,深化报告的主题。② 在对资料进行深入细致分析的基础上根据正文形成结论。③ 针对发现的问题提出建议或可行性方案。

（六）署名和日期

调查报告通常是向政府、同级或上级卫生行政部门和上级疾病预防控制机构汇报,或向有关单位进行报告,因此它的署名通常为直接负责本次调查的单位如某个或某几个疾病预防控制机构的名称。在向派出机构进行工作汇报时,调查报告则应署单位(部门)及个人名字。另外,应该在调查报告的末尾署上调查报告撰写的日期。

（七）参考文献

鉴于时间及现场条件的局限性,对于初次报告及进程报告,可不必引用或明确注明参考文献。但对于阶段小结或结案报告,则一般应注明参考文献。

四、调查报告撰写的基本步骤

调查报告的撰写往往要经历四个过程:即资料收集整理准备、酝酿准备、实施写作和修改定稿。

（一）资料收集整理、统计分析、图表绘制

资料是调查报告撰写的基础,也是决定调查报告水平的主要因素。因而对资料需要进行认真的整理,去伪存真,加以提炼取舍,然后对资料分别进行归类,也可借图表推进思考,获得更好的启发。在这个阶段,还应完成相关数据的统计分析及有关图标的绘制工作,为报告撰写准备好原材料。

（二）酝酿准备

即写作的前期准备,在该阶段作者应收集、掌握丰富的调查材料和参考文献,根据资料的特点进行初步分析,经过构思,逐步形成写作的大体思路。

参阅文献非常重要,既可以掌握他人对于同类事件的调查处置情况及最新医学发现,以指导防控工作,也可以借鉴他人的经验或教训,避免在现场调查中走弯路、犯不必要的错误。因此,查阅大量文献十分重要。努力阅读同类的文献,可以避免重复,借鉴文献观点,可以启迪创新。同时参阅文献的数量与深度,常常是决定调查报告学术水平的重要因素。

（三）草稿写作

在进行酝酿的基础上,就可开始进行写作。可以先打腹稿或拟定调查报告的写作提纲。也可以思考成熟一段书写一段,然后再连贯成篇。拟定提纲的过程常常是调查报告写作的重要过程。可以对调查报告的总体框架进行设计,理顺结构、层次和逻辑关系,以避免在写作时出现内容重复、遗漏、层次模糊、逻辑关系不清楚等情况。

对于写作的顺序,应避免从前言开始直至结尾,而是先撰写调查研究的背景、调查方法和调查结果,然后再撰写前言和讨论。这样一来,在前面的写作过程中形成了描述和分析流行病学的思维,在写作讨论和前言时,就能很清楚地认识到研究结果的主次之分,写作起来就得心应手。

写作中要注意各种调查报告的格式或内在要求,并针对报告的用途、可能的阅读对象、调查事件的特点,对调查材料进行选择和加工,运用典型材料和逻辑分析,将调查结果和观点逐步展开,直至完成报告的写作。

（四）修改定稿

通篇调查报告的撰写应遵循"写全、写对、写短、写好"的原则,即首先要将调查报告各个部分所需的内容写全,避免遗漏和错失;其次要对每个部分使用的数据和信息进行认真的核对,避免错误的数据和信息使用,导致整篇调查报告的质量和可信度降低;再次要注意行文的简洁、精练,不要讲废话,能够去掉而不影响意思的词句都应该尽量精简、准确,少用模糊的形容词和副词;最后要对全文的措辞、修饰等进行最后的斟酌和推敲,做到行文流畅、可读性强。

调查报告初稿完成后,一方面,可以从全文通篇考虑,前后对照,反复默诵,认真地推敲;另一方面要注意对报告的主题、材料、结构、语言文字和标点符号进行检查。通过认真推敲,加以增、删、改、调,直至最终定稿报出。

五、调查报告撰写的注意事项

1. 不同类别报告有不同的格式要求和侧重点,应灵活应用格式、不拘泥于格式。

2. 题目与调查报告的内容要相一致,防止题目大、内容少或文不对题。

3. 要注意相关背景部分的描述,避免重点背景交待不清或无关背景夹杂其中。

4. 资料的分析与结果表述要与设计一致。

5. 要重视调查时间、调查方法等的介绍,如病例定义、调查对象的抽取方法、试验所用试剂等。

6. 列举材料要充分,要全面、客观地介绍流行病学调查研究结果,不要仅列举对结论有利的材料。

7. 讨论必须与调查结果紧密结合,并注意不要在讨论中重复结果部分的数据;建议要具体,要具有较强的针对性和可操作性。

8. 现场调查报告应注意审核和修改,做到文字精练、内容精确。

第六节　突发公共卫生事件控制后的评估

　　组织卫生管理和专业技术人员对突发公共卫生事件控制专业技术措施、控制效果及控制保障进行评估。评估内容主要包括事件概况、现场调查处理概况、病人救治情况、所采取措施的效果评价、应急处理过程中存在的问题和取得的经验及改进建议等。通过评估，发挥对各类突发事件处置的优势，完善薄弱环节，以达到不断加强和提高疾病预防控制机构对处理突发事件的能力，使各类突发事件得到有效控制。

一、制订评估计划及实施方案

　　包括评估目的、内容、方式及组织分工等内容。

二、评估培训

　　对相关人员作评估计划和方案的培训。

三、评估实施

　　根据计划要求对每项评估内容核实判断，做出评估意见和建议。

四、评估总结

　　写出评估报告，包括评估时间、评估人员组成、评估内容及结果、评估意见和建议。

第三章　突发公共卫生事件的日常管理

第一节　突发公共卫生事件界定与判定

突发公共卫生事件要根据不同地区的疾病特点、社会反应程度、预警和处置能力等实际情况及其危害程度等方面判定,主要包括常见传染病暴发控制;食物中毒及有害毒气、物质事故调查处理;群体不明原因疾病与死亡的调查控制;公众反响较大的公共卫生问题。根据现场流行病调查、现场检验检测和当地的历史资料,可以判定是否为突发公共卫生事件。通过对突发公共卫生事件判定可以明确其性质和级别,以做出正确的决策,对突发公共卫生事件开展科学、及时有效的处置。

主要包括以下几方面的工作:

1. 根据突发公共卫生事件性质、危害程度、涉及范围,突发公共卫生事件划分为特别重大(Ⅰ级)、重大(Ⅱ级)、较大(Ⅲ级)和一般(Ⅳ级)四级,依次用红色、橙色、黄色和蓝色进行预警。

2. 根据《国家突发公共卫生事件相关信息报告管理工作规范》(试行)规定,突发公共卫生事件相关信息报告范围包括传染病、食物中毒、职业中毒、其他中毒、环境因素事件、意外辐射照射事件、传染病菌、毒种丢失、预防接种和预防服药群体性不良反应、医源性感染事件、群体性不明原因疾病和各级人民政府卫生行政部门认定的其他突发共卫生事件等 11 种。

3. 当发现可能存在突发公共卫生事件时,疾病预防控制机构应立即组织专家对突发公共卫生事件进行现场流行病调查和标本采集与检测;结合当地的历史资料,判定突发公共卫生事件的类型和级别;按照不同的分级要求,科学、及时地提出预警和启动突发公共卫生事件应急预案的建议;报同级卫生行政部门确认、分级。

第二节　突发公共卫生事件应急准备原则与内容

一、应急准备的原则

突发公共卫生事件应急准备应当坚持预防为主,平战结合,建立功能完善、反应迅速、运转协调的应急机制,健全覆盖城乡、灵敏高效、快速畅通的疫情信息网络,加强疾病控制专业队伍建设,提高流行病学调查、现场处置和实验室检测检验能力。

二、应急准备的内容

突发公共卫生事件应急准备包括参与制订辖区内突发公共卫生事件应急预案;指导和参与突发公共卫生事件应急物资储备;组建突发公共卫生事件应急处置专业队伍,开展应急培训和应急演练。

1. 参与制订辖区内突发公共卫生事件应急预案

疾病预防控制机构应收集相关的法律法规、技术规范和辖区的本底资料,根据上级制订的应急预案要求,在单位应急协调部门的组织下,组织有关科室和专家,起草并修订应急预案,经反复讨论、认证、修改,形成应急预案草案报当地卫生行政部门。并按卫生系统突发公共卫生事件应急预案明确的疾病预防控制机构职责任务,制定相关的预案。

突发公共卫生事件应急预案要符合有关法律、法规、规章、技术规范和上级有关预案的要求,覆盖各级各类突发公共卫生事件。要根据突发公共卫生事件的形势变化和实施中发现的问题及时进行更新、修订和补充,一般每 3 年修订 1 次,每一次重大突发公共事件发生后,都要进行预案的重新评估和修订。

2. 指导和参与突发公共卫生事件应急物资储备

疾病预防控制机构指导和参与应急物资储备工作,专人负责应急物资储备管理。按应急预案储备物资,掌握物资储备情况,能满足应急工作需要的通信、办公、车辆、应急处置的药品、用品、消毒药械、个人防护品、实验室采样检测设备、试剂等物质;正常状态可由相关科室使用,必须储备的物资由职能科室管理。建立相关物资采购、储存、更新管理制度,保证药品、器械、实验设备等物资有效、运行正常。

3. 组建应急事件处置队伍,开展应急培训和演练

(1)疾病预防控制机构设立本单位突发公共卫生事件应急处置办公室:单位主要或分管领导为办公室主任,成员由专业技术人员和宣传、后勤保障人员组成。办公室在突发公共卫生事件发生期间为常设机构,其他组成人员仍在原办公室工作。负责制订相应的报告、处置、监测制度;设立专线电话,并实行 24 小时值班制度;成立专业技术防治队伍。提出有关突发公共卫生事件应急处置的策略与措施,起草有关业务技术性文件;制订培训和演练计划及实施方案;编制培训资料;多种形式举办演练和培训;以问卷的形式进行突发公共卫生事件应急处置相关知识的知晓情况调查。安排基层的师资培训和检查与技术指导,接受公众热线咨询,协助主要领导协调各业务组开展工作。

(2)培训内容:包括突发公共卫生事件的报告程序;常见突发公共卫生事件的种类,各种突发公共卫生事件的处置原则、方法;医疗卫生人员的个人防护;各类突发公共卫生事件现场监测、处置的任务、技能等。应急管理人员培训重点掌握应急法律法规知识、应急队伍组建、物资储备、人财物保障及对事件控制的管理程序和要求;了解重点传染病和中毒事件控制的重点环节和处置技术。疾病预防控制机构专业技术人员培训重点为应急法律法规知识、对事件控制的管理程序和要求以及常见传染病和中毒事件的现场流行病学调查、现场检测和事件控制的技术以及个人防护措施。医疗机构医务人员培训重点为掌握应急法律法规知识、常见传染病的诊断和疫情报告等技术。

(3)培训范围:包括各医疗单位、社区卫生服务站、企业职工医院、公共卫生监测点。

(4)培训人员:包括各单位医疗负责人、预防保健人员、监测点负责人等。

(5)组建 2~3 支应急处置队伍:每支应急处置队伍应包括传染病防治专业人员两名、消杀专业人员两名、职业病防制专业人员两名、微生物和理化检验人员各 1 名、宣传教育专业人员 1 名、后勤保障人员 1 名、司机 1 名,共 10 人组成。视突发事件性质、规模、人员数量、专业配置可以进行整合。每年 1 次对应急事件处置队伍成员进行调整充实,保证相对稳定;每年两次对应急事件处置人员进行常见主要突发公共卫生事件培训或现场演习、操练。

第三节　突发公共卫生事件的监测与预警

利用网络系统持续地、系统地收集、汇总、分析和解释资料,并将结果反馈给需要的人,进而指导公共卫生实践的活动。监测应贯穿于突发公共卫生事件应急管理和处置的全过程,预警是以监测为基础,以数据库为条件,采取综合评估手段,建立信息交换和发布机制,及时发现事件的苗头,只有科学、有效地对"苗头"突发公共卫生事件进行监测,为突发公共卫生事件的预测、预报及制定应急对策与控制措施提供信息保障及科学依据,才能做出及时有效的应对,达到控制突发公共卫生事件蔓延的目的。

一、突发公共卫生事件监测

1. 监测对象

(1)主要传染病病种:甲类与纳入甲类管理的传染病,如鼠疫、霍乱、肺炭疽、传染性非典型肺炎、人感染高致病性禽流感;乙类、丙类传染病暴发或多例死亡;发生罕见或已被消灭的传染病;新发或境外输入性传染病及其疑似病例。

(2)不明原因肺炎病例。

(3)群体性不明原因疾病:如发生多例不明原因死亡的病例;药品引起的群体性反应或死亡事件;预防接种引起的群体性反应或死亡事件;暴发性医源性感染病例。

(4)重大食物、职业中毒报告事件:如中毒人数超过 30 人或出现死亡 1 例以上的食物中毒事件及饮用水中毒事件;1 周内发生 3 人以上或出现死亡 1 例以上的职业中毒事件;有毒、有害化学物品、生物毒素等引起的集体性急性中毒事件;严重威胁或危害公共卫生的水、环境、食品污染和放射性、有毒有害化学性物质丢失、泄漏等事件。

(5)自然灾害所致人生命、健康的影响、伤害事件。

2. 监测内容

主要有以下几方面的监测：突发公共卫生事件相关信息监测、常规传染病疫情监测、相关症状监测、基本公共卫生监测、突发公共卫生事件的主动监测。

3. 监测资料来源

(1)监测点信息：根据突发公共卫生事件的不同性质，确定不同数量的监测点，一般情况下，应包括县级及县级以上综合医院、乡镇卫生院、学校、建筑工地、社区、商场、企业等；监测点信息的传送方式：电话、传真、网络直报、卡片报告等。

(2)媒体报道。

(3)主动搜索：由医疗单位有关人员和疾病预防控制机构人员分别承担，医疗单位搜索人员负责本单位疫情搜索，疾病预防控制机构搜索人员负责全县医疗卫生单位和其他单位的主动搜索。

(4)举报：对举报的线索要进行查证，以界定是否属于突发公共卫生事件。

(5)辖区内食品、职业、放射、环境卫生等有关信息，以及卫生资源与突发公共卫生事件应对能力分布的信息。

4. 监测方法

(1)利用网络开展监测：通过使用"国家疾病监测报告信息管理系统"和"突发公共卫生事件报告管理信息系统"，每日对网上报告的或收到的传染病报告卡进行审核，对网络信息系统进行动态监控，对系统发出的各种警示或比较异常的变化及时做出反应、核实、报告，并在必要时启动应急调查处理监测机制和现场监测。要建立对系统的警示或异常情况能及时做出反应的工作机制。

(2)开展主动监测：疾病预防控制机构定期组织力量到辖区医疗单位搜索疫情，开展漏报调查；到相关单位开展筛查，及时发现职业中毒患者等。对调查、分析结果定期以简报或专题报告等形式抄送上级疾病预防控制机构、同级卫生行政部门和有关医疗单位。

(3)现场或专题调查：按照有关要求制订现场或专题调查方案，对潜在的或已发生的突发公共卫生事件，通过现场流行病学调查，收集流行病学调查资料、临床资料、检验资料等，通过分析、解释对事件的性质、强度、发展趋势做出判断，确定导致突发公共卫生事件的社会、自然、行为等可能因素，并依此采取干预措施，评价措施效果。

(4)设立哨点监测

① 医疗机构哨点(门诊、住院)监测。发现传染患者及疑似患者、中毒线索及时报告。

② 流动人口哨点监测。流动人口较多的火车站、汽车站、港口码头、机场以及大型建筑工地的医疗网点(含医务室)作为流动人口监测点，加强对流动人口的监测工作，若发现可疑患者，应及时将其转入指定医院诊治，并按规定时限及时上报当地疾病预防控制机构。

③ 基层哨点监测。城镇以机关、学校、托幼机构、企事业单位、社区(居委会)，农村以行政村为单位设立监测哨点。基层监测哨点应由其所在单位主要负责人担任组长，具体监测工作分解落实到专门的"负责人、监督员、检查员"。

各类监测点根据突发公共卫生事件发生情况，监测工作分为应急状态监测和常规状态监测两种，并应依据事件进展适时进行转换或调整、撤销。应急状态各监测点应以最快通讯方式随时向当地疾病预防控制机构报告疫情、事件监测信息，坚持每天零病例报告制度。常规状态实行常规疫情、事件监测报告。按照法定要求和规定时限进行疫情报告，并对其他项目任务监测实行"属地规定"的旬报制度。监测报表可通过网络、传真、发送电子邮件或其他认可方式上报。

二、突发公共卫生事件预警

1. 预警内容

按照突发公共卫生事件的发生、发展规律和特点，分析其对公众身心健康的危害程度、可能的发展趋势，及时做出相应级别的预警。

2. 预警方法

对收集的监测资料、历史有关资料进行综合描述分析，依次用红色、橙色、黄色和蓝色表示特别重大、重大、较大和一般四个级别的预警。

三、质量控制

1. 网络直报的质量控制

网络直报率要求 100%，网络设备完好率要求 100%；传染病报告卡的完整率、准确率、报告及时率、审卡及时率均要求100%;传染病诊断符合率95%以上。网络维护、监测、反馈、分析记录完整,有专门记录凭据可查。

2. 应急值班的质量控制

值班记录、活动记录完整,无缺项,无漏项。实行24小时值班制,无缺岗。值班设备(网络、电话、传真、车辆)完好。

3. 主动监测的质量控制

常态监测每月召开突发公共卫生事件信息及疫情预测预警分析会议,必要时,可每旬或临时召开分析会议,并向上级报告分析预测情况;重、特大事件和重要疫情以及应急状态,每天分析一次,形成情况分析、预测预警报告。每年开展4次医疗卫生机构传染病疫情漏报调查和一次居民传染病疫情漏报调查,有调查记录、调查报告;医疗机构调查率为100%;重要地区,每年开展一次以上职业危害筛查,及时发现职业中毒患者等,主动调查监测率为100%;对下级医疗卫生机构督导检查的督查率为100%。

4. 哨点监测的质量控制

登记、报告的及时、完整、准确率为100%;哨点监测人员培训率为100%;哨点监测任务、指标知晓率为100%;哨点监测基本条件基本符合规定(标准)要求;监测岗位人员、经费有保障。

四、工作流程

1. 监测工作流程

制订监测计划;建立完善监测网络;组织培训、统一监测方法;实施监测与监测质量控制(建立与完善规范运行机制);定期检查与督导;及时总结、分析、上报和反馈各类突发公共卫生事件监测信息。

2. 预警工作流程

制订预警指标;资料收集与分类汇总;选择分析与预警的公共卫生事件类别、病种;论证、评估、分析、总结;向卫生行政部门上报预警信息。

(王晓琴)

慢性非传染性疾病防控篇

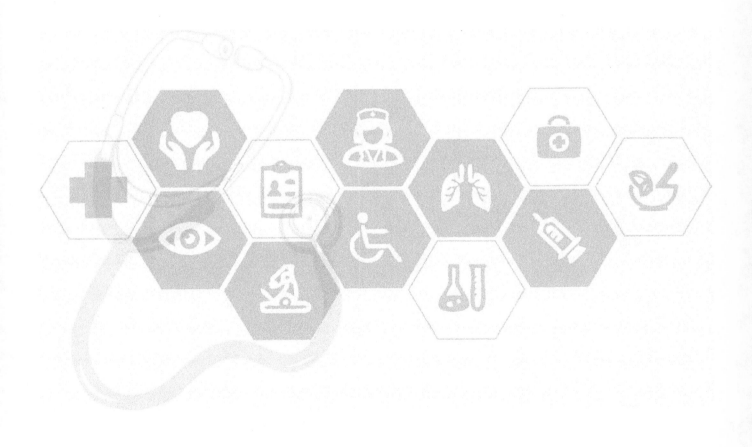

第一章　慢性非传染性疾病

慢性非传染性疾病(简称慢病)预防控制是一项新兴的卫生事业,理论体系目前尚不完善。随着我国慢病社区卫生综合防治工作的发展,需要建立一套完整的符合实际的理论和方法来支持。慢病预防控制是在预防医学基础上相对于传染病防治工作,建立起来的一项卫生事业。随着人类社会的发展,疾病谱的变化和疾病防治战略的转变,此项工作将彰显出越来越重要的地位。

第一节　慢性非传染性疾病的基本概念

20 世纪,人类与传染病进行了艰苦的斗争,传染病控制工作取得了显著的成效。相比之下,非传染疾病迅速的增加,对于人类生命和健康造成了极大的威胁,将严重影响社会经济的发展,成为 21 世纪全球卫生领域的重要挑战之一。

这里所讲的非传染性疾病,主要是心脑血管病、恶性肿瘤、慢性阻塞性肺部疾病和糖尿病等。这些疾病与长期的生活方式有密切相关,有相似的危险因素,人们统称为慢病。

慢病,世界卫生组织确定的名称是:Non - co Municable Disease(NCD)。在医学范畴中,慢病防治确定的是人群的健康问题,不是单纯的个人疾病防治问题。

一、广义慢病概念

慢病概念至今尚无确切的定义。我国慢病防治的历史由单病种防治开始,如高血压防治、肝癌防治、胃癌防治、鼻咽癌防治、糖尿病防治等。随着病种增加,学者和医学工作者逐步认同和应用"慢病"这一名词。慢病是相对传染性疾病和急性疾病而提出的一组疾病的总称,范围极其广泛。医学工作者在现实工作中主要是致力于与生活方式和环境因素有关疾病的防治,大部分的慢病属于此类疾病;许多人认为具有防治意义的慢病就是生活方式疾病,主要是长期紧张疲劳、不良生活习惯、有害的饮食习惯、环境污染物的暴露、忽视自我保健和心理应变平衡逐渐积累而发生的疾病。慢病包括一切因生活方式和环境因素造成的,并通过生活方式和环境因素的改善进行外因调控的慢性非传染性疾病。

这类疾病具有以下几个方面的特点:

1. 它是一种常见病、多发病

从流行病学的角度来看,现在是农村增长幅度大于城市。1997 年北京市城区和郊县的脑血管病死亡占总死因的百分比分别为 25% 和 32%。江苏省苏州市居民死亡统计资料显示:1987 年和 2001 年比较,恶性肿瘤病死率城市上升了 11.77%、农村上升了 16.57%;1987 年和 1998 年比较,心脑血管病病死率城市上升了 9.98%、农村上升了 10.14%。我国卫生服务总调查显示:1998 年糖尿病和高血压患病率与 1993 年相比,城市分别上升 53% 和 32%、农村分别上升 128% 和 36%。这种状况与两个方面因素有关:一是农村经济迅速发展,农民生活水平大幅度提高,造成农民生活方式的改变,慢病危险因素的暴露明显增加;二是农民缺乏医学知识、保健知识淡漠、卫生服务提供与利用不足的问题没有得到解决。

2. 发病隐匿,潜伏期长

慢病是致病因子长期作用,器官损伤逐步积累而成的。慢病的起始症状轻微而被忽视了具体发病时间,大部分患者在急性发作或者症状较为严重时才被检出疾病。因此,人们的印象是慢病好发于老年人。事实上慢病潜伏期比较长,发病年龄不仅限于老年人,劳动力人口也十分常见。

3. 多因素致病,一果多因,个人生活方式原因占主要地位

慢病的病因学研究尽管已经发展到细胞水平,甚至分子水平,从流行病学的角度,普遍认为大部分疾病的发生与

诸多因素相关,就是多因素致病。以北京为例,城市居民不良行为者:不能参加体育锻炼率33.43%、吸烟率28.64%、高脂饮食率33%、酗酒率14.43%、口味偏咸率66%、超重率25.97%。

4. 一体多病,一因多果,相互关联,共同依存,骨牌效应

一个慢病患者起初只是一种疾病,但不加以控制,往往会发生多种疾病。这有两种原因:一是从大量的资料显示,一种致病因素可以与多种疾病相关;二是一种疾病往往会造成另一个疾病的发生。例如,高血压本身就是冠心病、脑卒中的病因,糖尿病可以造成高血压,精神障碍性疾病与肿瘤具有密切的关系等。

5. 增长幅度加快,发病年龄呈年轻化趋势

我国慢病的流行出现增长速度逐渐加快,发病年龄提前的特点。20世纪50~70年代,我国高血压每年新发患者100多万,80~90年代每年新发300多万。根据全国24个慢病社区综合防治示范点资料显示,绝大部分地区发病年龄提前,尤其是农村地区。

伤害虽不属慢病,但是现代社会的重大公共卫生问题,且与慢病存在同样的内因与外因交互的影响,在防治工作中具有相似的方法与效果,可以作为广义的慢病范畴来认识。

二、狭义慢病概念

从慢病的发病时间、病程和愈后来看,慢病发病隐匿,潜伏期长。有人认为大部分慢病是"年轻得病,老年发病",这很有道理。例如,2型糖尿病发现时,病程可能已在5~10年以上;肿瘤由第一个异常细胞存在体内,至可在影像学下发现为10~20年时间;肺气肿由慢性支气管炎到肺气肿约在10年以上;酗酒蓄积造成脂肪肝亦在5~10年。

美国疾病预防控制中心对慢病的定义是:慢病是一组发病潜伏期长,一旦得病,不能自愈的,且也很难治愈的非传染性疾病。

第二节 慢性非传染性疾病的分类

学术界对慢病还没有系统的分类。根据目前慢病防治工作的需要,提出下列三种慢病分类方法。

一、国际疾病系统分类法(ICD-10)标准分类

按此方法,常见的慢病可归纳为:

(1)精神和行为障碍:老年性痴呆、精神分裂症、神经衰弱、神经症(焦虑、强迫、抑郁)。

(2)呼吸系统:慢性支气管炎、肺气肿、慢性阻塞性肺部疾病。

(3)循环系统:高血压、动脉粥样硬化、冠心病、心肌梗死、心律紊乱、肺心病、脑血管病。

(4)消化系统:慢性胃炎、出血性胃炎、消化性胃溃疡、胰腺炎、胆石症、胆囊炎、酒精性肝硬化、脂肪肝。

(5)内分泌、营养代谢疾病:血脂紊乱、糖尿病、痛风、肥胖、营养缺乏、维生素缺乏。

(6)肌肉骨骼系统和结缔组织疾病:骨关节病、骨质疏松症。

(7)恶性肿瘤:肺癌、肝癌、胃癌、食管癌、结肠癌、乳腺癌、胰腺癌、子宫癌、前列腺癌、舌癌、白血病。

此种分类方法主要是按照系统进行的分类,取得国际统一的编号,适合于疾病统计工作。

二、防治机构的职能分类

1. 心脑疾病类,包括:高血压、血脂失常、心脏病和脑血管病等。

2. 肿瘤疾病类,包括:肺癌、肝癌、胃癌、食管癌、结肠癌、乳腺癌、胰腺癌等。

3. 代谢疾病类,包括:糖尿病、肥胖等。

4. 精神疾病类,包括:精神分裂症、神经症(焦虑、强迫、抑郁)、老年性痴呆等。

5. 牙齿疾病类,包括:龋齿和牙周炎等。

此种分类方法主要是按照目前我国各地所建立的专业防治机构进行分类的,如心防办、肿瘤防办、精防办和牙防办等。此种分类方法的优点是便于专项工作的开展和信息收集,缺点是不利于社区综合防治,还有大量的疾病无法归类。

三、疾病影响与进展的程度分类

A 类：由于生活习惯、遗传及环境改变，在人体较早出现的一类疾病，如高血压、肥胖、血脂紊乱、营养缺乏、维生素缺乏、慢性支气管炎等。

B 类：由 A 类疾病长期得不到控制而逐步发展或者遗传形成，但通过专项防治能够控制疾病的进一步发展而影响生命的一类疾病，如糖尿病、心血管病、动脉粥样硬化、肺气肿、神经症（焦虑、强迫、抑郁）等。

C 类：由 A、B 类疾病长期得不到控制而逐步发展形成，严重危及，生命或者无法减轻症状的一类疾病，如脑血管病、白血病、恶性肿瘤、骨关节病、骨质疏松症、老年性痴呆、精神分裂症、神经衰弱、肺心病等。

此种分类方法是按照疾病发生发展的大致过程进行的分类，优点是有利于社区综合防治，缺点是病种归类不太规则，不利于疾病的系统管理。

慢病还可以结合当地的具体情况进行分类，如根据危险因素进行分类、根据可干预场所进行分类、根据地理或地形进行分类等。

第三节　慢性非传染性疾病的现状

一、慢病发病率和病死率

1998 年我国城市居民传染病病死率已由 1957 年的 127.8/10 万下降到 4.6/10 万，但恶性肿瘤、心脏病和脑血管病病死率分别由 37.2/10 万、47.6/10 万和 39.3/10 万上升到 147.2/10 万、114.8/10 万、149.5/10 万，当前心血管疾病和慢性阻塞性肺部疾病（COPD）死亡分别为我国城市和农村居民的第一位死因，恶性肿瘤第二。心血管死亡已高于日本、法国、瑞士、比利时等发达地区。1999 年肿瘤、心血管疾病、COPD 死亡占我国城市居民死因的 76%，农村居民的 71%。我国现有高血压患者 1 亿以上；糖尿病和 COPD 各 2000 多万；每年新发肿瘤 160 万、脑卒中 150 万、冠心病 75 万。20 世纪 50～90 年代高血压患者增加了 132%；70～90 年代恶性肿瘤上升了 29%；90 年代糖尿病患者数量是 80 年代的 4.8 倍。

二、疾病负担

影响劳动力人口健康。美国高血压的疾病年损失为 2900 万个劳动日及 20 亿美元收入。根据 1999 年全国疾病监测点资料，心脑血管疾病、肿瘤、COPD 等慢病患病年龄构成以 15～44 岁组最高，占总构成的 46%，其次 45～64 岁组，占总构成的 40%。全死因分病种 WPLL（潜在工作损失）排序第一位是慢病。

昂贵的医疗费用。慢病通常为终身性疾病，病痛、伤残和昂贵的医疗费用不仅影响病人的生活质量，而且带来不堪重负的社会经济负担。1998 年全世界约有 60% 的死亡和 43% 的疾病负担由慢病造成。美国 1997 年糖尿病的直接医疗费用为 441 亿美元，因其致残和死亡造成的间接费用为 540 亿美元。1998 年用于肥胖及相关问题的直、间接费用为 992 亿美元。卫生部卫生研究所报道，我国慢病医疗费用上升的主要原因中与慢病治疗费用的增加和患病率上升有关的费用占 92.7%，人口数量增加等其他原因仅占 7.33%。1994 年全国慢病治疗的费用为 419 亿元；1998 年我国县以上医院住院费用中肿瘤为 128 亿元、循环系统疾病为 97 亿元、糖尿病为 24 亿元。慢病高额治疗费用，直接拉动了我国卫生总费用的迅速攀升，上升速度超过国民经济和居民收入的增长。

三、危险因素水平

人口老龄化、生活方式、环境和遗传等是慢病的危险因素。世界卫生组织预计，至 2020 年发展中国家约 3/4 的死亡与老年病有关，主要是循环系统疾病、肿瘤和糖尿病，当前我国 60 岁以上人口已达 1.3 亿，占总人口的 10%，预计 2050 年达到 4 亿，22 世纪，中国将迎来老年人口高负担期，对卫生服务和保健策略提出了严重挑战。

除老龄化外，我国城市居民和城市化了的农民正暴露在强度不断上涨的危险因素环境之中。2000 年人口普查发现，我国城镇人口为 45594 万，占总人口的 36.09%，乡村人口 80739 万，占总人口的 63.91%，与 90 年相比，城镇人口比重上升了 9.86 个百分点。我国大、中城市糖尿病患病率比富裕农村分别高出 73% 和 30%；1996 年我国男性吸烟率比 1984 年增加了 3.4%；1992 年我国城乡居民谷类和薯类消费分别比 1982 年下降了 10.9% 和 49.4%，肉、蛋、奶和水产品消费分别增加了 81.1%、200%、323% 和 97.4%,同期城乡人群超重率分别增加 40% 和 54%。随着社会经济的发展,现代化、城市化的人们倾向于选择精细食物,久坐的生活方式和承受更多的心理压力,成为慢病持续上升的重要原因,我国学者分析中国 10 位死因,生活行为因素占 44.7%。

第四节　慢性非传染性疾病的病因

一、概念

疾病发生的原因简称病因,又称为致病因素。病因是导致疾病发生的始动因素,它引起疾病的发生并赋予疾病特征性的表现。健康人在这些致病因素的暴露条件下,经过一系列复杂致病机制的作用,经过一定时间(潜伏期)之后就可能引起具有特异性的疾病。病因研究即疾病病因学总是与疾病发病学联系在一起,前者涉及寻找特异性的致病因素,后者研究这些致病因素作用下的发病机制与发病条件。

疾病病因与发病机制的研究涉及病原生物学、遗传学、营养学、病理学、病理生理学、分子生物学、流行病学、心理学、社会医学等多门学科。现代医学科技的进步与基础医学研究的深入,随着细胞生物学、分子生物学、环境医学、现代遗传学、免疫学与现代流行病学等学科的兴起与发展,许多新技术、新方法应用于病因与发病机制的研究领域,从不同学科的角度以及从宏观与微观等不同层次水平认识病因与发病机制。现代遗传病理学认为,几乎所有疾病都或多或少受到遗传因素影响,部分疾病给予遗传度确定、遗传学诊断及基因损伤定位等。现代流行病学从人群的角度去探索疾病及其影响因素,通过描述和分析疾病及其影响因素的关系,揭示疾病发生的危险因素,为研究预防和控制疾病的发生与防治措施提供依据,制定慢病防治对策。现代分子生物学的快速发展也使人们对肿瘤病因与发病机制的认识深入到分子与基因水平。

目前,大多数慢病的病因与发病机制尚未阐明,成熟的运用流行病学从宏观角度研究慢病发病人群的危险因素,运用遗传学、分子生物学、病理学、病理生理学等从微观角度研究慢病在诸多致病因素作用下的致病机制。

二、慢病的病因

由于致病因素复杂,多数慢病的病因与发病机制尚不明确,流行病学研究发现慢病的发病与许多危险因素相关。危险因素仅仅是一个流行病学的概念,与病因含义有联系又有区别。在流行病学研究确定为危险因素的基础上,进行一系列实验、临床和干预研究,证明慢病与危险因素的因果联系。美国约翰·霍普金斯(John Hopkins)大学流行病学教授 Lilienfeld 认为:"那些能使人群发病概率升高的因素,就可以认为是病因,当某个或多个因素不存在时,人群疾病频率就会下降。"病因流行病学中一般被称为疾病的危险因素,其含义就是使疾病发生的概率即危险性升高的因素。

慢病不同于一般的传染性疾病,它是多因素长期影响所致,多病因、多基因、多阶段、长期潜隐,致病因素不是单纯的生物病原,还包括许多社会因素、个人行为、生活方式等。传统生物医学模式已不能很好地解释这些疾病的发生和发展,用生物—心理—社会医学模式从生物的、心理的、社会的三维角度去探究慢病的危险因素。慢病的危险因素包括生活方式和行为习惯、生物遗传因素、卫生保健因素等许多方面。

(一)生活方式和行为习惯

人们很早认识到生活方式和行为习惯和慢病之间的关系,与慢病发病有关的行为、生活方式方面的危险因素主要包括:不合理饮食习惯与不平衡的营养,如高盐、高脂肪、高热量食物摄入,低膳食纤维饮食;食用霉变食物;吸烟、酗酒、滥用药物等不良嗜好,久坐的生活方式、缺乏体育锻炼;精神和情绪紧张且应变能力差、心情孤僻和心理适应能力差等。

1. 不合理膳食与不平衡营养

高盐与低钾、低钙膳食已被证实与高血压密切相关。膳食钠的摄入量与血压水平有显著相关性,在控制总热量后,膳食钠与收缩压和舒张压的相关系数分别是 0.63 及 0.58。天津的研究和我国三组人群的研究均显示,人体每日钠摄入量或 24 小时尿钠排出量均与其血压呈显著正相关。我国高血压北高南低的分布与南北居民食盐摄入量地区差异有关。血压与钾、钙的摄入量呈负相关。膳食高盐是高血压发病的重要危险因素,而低钾、低钙的膳食结构加重钠对血压的不良影响。高血压是心血管系统疾病的独立危险因素,高盐膳食也是心血管系统疾病的间接危险因素。食盐与胃癌的发病也有密切关系,可能有促进作用。

高脂肪、高胆固醇、低膳食纤维饮食是多种慢病的危险因素。膳食纤维是食物中不能被人体消化吸收的多糖类，包括纤维素、半纤维素、木质素和果胶等主要存在于蔬菜、水果等食物中。虽不能被人体吸收，但膳食纤维有其重要的生理作用，如促进肠道蠕动，防止便秘、排除有害物质；减少胆酸和中性固醇的肝肠循环，降低胆固醇；影响肠道菌群，抗肠癌发生等。每天食用一定量的膳食纤维，对预防慢病有着积极作用，相反，高动物脂肪、低纤维饮食可增加胃癌、乳腺癌、结、直肠癌和前列腺癌的患病危险。欧美人肠癌发病率较高，与其膳食中的高脂肪有关。高脂肪、高胆固醇膳食引起的血清总胆固醇和低密度脂蛋白胆固醇升高是动脉粥样硬化、冠心病和缺血性脑卒中的危险因素，一般以成人空腹 12 ~ 14 小时血中三酰甘油≥160mg/dl(1.81mol/L)，胆固醇≥260mg/dl(6.76mol/L)为高脂血症。流行病学调查证明，血清低密度脂蛋白(LDL)、极低密度脂蛋白(VLDL)水平持续升高与动脉粥样硬化的发病率呈正相关，而高密度脂蛋白(HDL)对其有保护作用。我国对首钢男工的前瞻性研究表明，血清总胆固醇水平 200 ~ 239mg/dl 与超过 240mg/dl 者，冠心病发病危险分别是低于 200mg/dl 者的 2 倍和 3 倍。脂肪可以引起胰岛素抵抗，影响胰岛功能和抑制胰岛素的释放。膳食中高脂肪摄入增加 2 型糖尿病(NIDDM)发病的危险性。长期高能量饮食可以增加 NIDDM 发病危险。食物中长期缺乏微量元素(如硒等)和维生素 C，是食管癌和胃癌的危险因素。霉变食物及真菌发酵食品中的黄曲霉毒素，是确认的致癌物，它可以使多种实验动物致癌。流行病研究证实，经常食用霉变食物者发生肝癌、食管癌的危险性增加。腌制和烟熏制食物中的亚硝胺类化合物，也是强致癌物，可导致多种肿瘤，如肝癌、膀胱癌和食管癌等。

2. 超重、肥胖

超重或肥胖及其类型一般用体质指数[BMI = 体重(kg)/身高(m²)]及腰围/臀围比值(WHR)表示：成年人正常体质指数为 18.5 ~ 23.9kg/m²；24 ~ 27.9kg/m² 为超重；BMI≥28kg/m² 为肥胖。成年人正常腰围 <90/85cm(男/女)，如腰围≥95/90cm(男/女)，称为腹性肥胖，又称为向心性肥胖。研究表明，肥胖是高血压发病的危险因素，也是冠心病和脑卒中发病的独立危险因素，体重与血压变化呈正相关，肥胖使患高血压的危险增加 2 ~ 6 倍。10 组人群前瞻性研究显示，BMI 增加 lkg/m²，冠心病发病的相对危险增高 12%，缺血性脑卒中发病的危险增高 6%。BMI 还与 NIDDM 发生的危险呈正相关，随着 BMI 水平的升高，NIDDM 患病率明显升高。我国 l4 省市调查发现，在调查人群中男、女超重组(RMI >24)糖尿病患病率分别为 23.20% 和 18.50%，非超重组为 4.08% 和 3.66%，腹型肥胖和糖尿病的相关性更为密切，是 NIDDM 的重要危险因素之一。

3. 体力活动减少

体力活动减少是造成超重肥胖的重要原因，也是多种慢病的危险因素。许多流行病研究表明，缺乏体力活动组人群中高血压、冠心病、脑卒中、糖尿病患病率明显高于经常体育锻炼组，同时增加高血压病人发生心血管病的危险。从事脑力劳动的职业人群(如干部、知识分子、职员等)体力活动较少，也是该组人群慢病患病显著高于其他职业的重要原因。

据 WHO 报道，有规律的体育锻炼对健康有许多好处。每天至少 30 分钟适度的体育锻炼可以减少心脏病和直肠癌发病危险性 50%，减少 2 型糖尿病发病危险性 50%，减少妇女骨质疏松症发病危险性 50%，还可以降低心脑血管疾病、恶性肿瘤的死亡危险等。

4. 吸烟、酗酒

许多研究证实，吸烟、酗酒是恶性肿瘤、高血压、冠心病、脑卒中、COPD 等慢病发病的重要危险因素。吸烟可以导致肺癌、膀胱癌、口腔癌、胰腺癌、胃癌、食管癌等多种恶性肿瘤。吸烟造成死亡的疾病主要有肺癌等恶性肿瘤及 COPD、冠心病、脑卒中等呼吸系统与心血管系统疾病。吸烟对肺癌、COPD 等呼吸系统疾病的影响远远高于其他因素，吸烟与肺癌的病死率明显相关，吸烟者肺癌的病死率较不吸烟者高 7 ~ 14 倍，开始吸烟年龄越早，吸烟时间越长，日吸烟量越大，吸入部位越深，患肺癌的危险也越大，有较明显的剂量关系；吸烟者较不吸烟者患 COPD 高 2 ~ 8 倍，严重吸烟者死于 COPD 的危险性可达 30 倍以上，且吸烟时间越久、日吸烟量越大，COPD 患病率与病死率危险性越高。吸烟者慢性咳嗽、咳痰率是不吸烟者的 4 ~ 5 倍。已经证明，烟草对机体的损害主要来自烟草中的尼古丁和烟草燃烧产生的一氧化碳。尼古丁暂时增加心率和血压，增加心肌对氧的需求；一氧化碳阻碍血液氧气的运输和利用；吸烟还可增加血小板黏滞性，损伤动脉内皮，抑制高密度脂蛋白固醇，是动脉粥样硬化的危险因素，有长期致动脉粥样硬化的作用。我国 10 组队列人群前瞻性研究表明，吸烟者发生冠心病的相对危险比不吸烟者增高约 2 倍，缺血性脑卒中发病的相对危险增高约 1 倍。长期吸烟还与急性心肌梗死、猝死的关联较强，呈剂量反应关系，吸烟总量每增加 1 倍危害增加 4 倍。研究证明重度被动吸烟者吸入尼古丁的量相当于每天吸入 0.5 ~ 3 支香烟，同样是多种慢病的危险因素。

长期酗酒和脂肪肝、肝硬化、肝癌及口腔癌、咽癌、喉癌、直肠癌等恶性肿瘤有关。乙醇可使血液中血小板数量增加,脑血流调节不良,可导致高血压、心律失常与高血脂,无论是一次醉酒或长期酗酒,都会增加出血性脑卒中(包括蛛网膜下腔出血与脑内出血的危险)。中美心血管病流行病学合作研究表明,男性持续饮酒比不饮酒者4年内发生高血压的危险增高40%。

5. 社会心理因素

情绪与生活事件也是慢病发病的危险因素,心理、社会因素在慢病病因学中的作用日益受到重视。情绪与生活事件直接是慢病的致病因素,也是诱发或促发因素。如社会、家庭生活引起的精神紧张、人际关系不协调、亲密亲属死亡、挫折等导致的长期消极情绪会引发抑郁症,也是癌症、心血管疾病发病的重要心理因素;急性的情绪变化与生活事件是急性心肌梗死、脑溢血发作的重要诱发因素。个体的性格特征也与慢病的发病有一定的关联,如A型性格者(性格特征为雄心壮志,喜欢竞争,出人头地;性情急躁,缺乏耐心,容易激动;有时间紧迫感,行动匆忙;对人有敌意、愤怒等)冠心病发病率、复发率与病死率均较高;C型性格(性格特征为压抑自己的情绪、过分忍让、回避矛盾、抑郁、易怒、怒而不发、好生闷气、内向孤僻等)与恶性肿瘤明显相关。

(二)生物遗传因素

包括病毒、细菌长期感染,家族遗传史,个体体质等。COPD的起病与感冒有着密切联系,呼吸道反复病毒感染和继发性细菌感染是导致COPD病变发展和加重的原因。人类肝细胞肝癌发病与感染HBV及HCV密切相关。

某些家族中的人具有易患某种疾病的素质,这种现象称为遗传易感性,又称家族聚集性,一级亲属成员中有慢病史的即为有家族遗传史。遗传是多种慢病(如恶性肿瘤、心脑血管疾病、糖尿病等)的重要危险因素,在其发病过程中起着一定的作用。现代遗传学研究表明,恶性肿瘤、心血管疾病、糖尿病、躁狂症、抑郁症等疾病属多基因遗传病范畴,即由两对以上微效基因共同作用而发病,每对基因作用较小,但有累积效应,这些疾病的发病过程受遗传基因和环境因素双重影响。由于环境条件影响,多基因遗传性疾病多表现为晚发,即致病因素作用在个体发育到一定年龄后才表现出来。疾病的家族聚集性,同一家族成员具有相同的某一致病基因,也可能是处在相同的生活环境条件,具有相似的环境致病条件所引起,或者二者并存。事实上,对于多基因遗传性疾病而言,这两种因素都起作用,致病基因也可能经过长期不断地与正常个体婚配而消减甚至消失,表现为在同一家族中不同成员间存在家族遗传性大小的差异。不同病种之间生物遗传因素存在较大差异,有些慢病受生物遗传影响比重较大,如心、脑血管疾病、糖尿病等,而恶性肿瘤受生物遗传因素影响较小。遗传因素所起作用程度的大小用遗传度(%)表示,环境因素影响越大,则遗传度越小。研究表明,高血压的遗传度约为60%,2型糖尿病的遗传度在60%以上,有阳性家族史的糖尿病患病率显著高于阴性家族史者,前者是后者的3~40倍。对恶性肿瘤而言,除少数为单基因遗传较早地发病外,大多数表现为多基因遗传,遗传因素和环境因素对肿瘤发生起着协同作用,遗传因素对肿瘤发生作用是对致癌因子的易感性或倾向性,而环境因素更为重要,如乳腺癌、胃肠癌、食管癌、鼻咽癌、肝癌等。

现代医学对部分慢病的遗传性进行基因定位。同一家族的不同成员,生活在相同的环境,具有近似相同的遗传背景,接受同样危险因素的刺激,但只有个别成员发病,这与个体差异有关。

(三)生态环境因素

生态环境因素包括生物以外的物理、化学、社会、经济、文化等因素,包括自然环境、社会环境和心理环境等环境因素。社会环境包括社会经济发展水平、城市化、工业化、人口老龄化、居民社会地位、居住条件、文化水平等。

城市化与工业化使人们的生活环境和生活方式发生了巨大的变化,导致各种慢病的危险因素在人群中的暴露比例增加。社会老年人口的增加、人口老龄化,也使慢病患病人群迅速增加。水、空气、食物等污染、职业性粉尘、化学及物理致癌物等有害气体长期接触等,也是慢病的危险因素。环境中三废(废气、废液、废渣)含有多种致癌物,是引起肺癌等癌症的原因之一。

(四)慢病之间互为危险因素

大量前瞻性调查结果表明,多种慢病之间互为危险因素,这与它们具有共同的危险因素有关。如高血压与心血管疾病和糖尿病、肥胖与胰岛素抵抗,胰岛素抵抗与糖尿病和心血管疾病等互为危险因素。临床上也常发现肥胖、高脂血症、高血压、冠心病、脑卒中与DIDDM等慢病同时存在。

高血压是多种慢病的危险因素。高血压多伴有脂质代谢异常,血压较高有促进动脉粥样硬化发生的作用。据统计,在调整了年龄、性别后高血压患者与对照组相比,其动脉粥样硬化、冠心病发病较早,病情也较重。血压水平和心血管病发病率呈指数曲线关系,如我国首都钢铁公司男工冠心病危险因素的前瞻性研究显示,收缩压120~139mmHg,冠心病发病的危险比<120mmHg者增高40%;在140~159mmHg者增高1.3倍;我国10组人群前瞻性研究表明,血压水平和脑卒中发病的相对危险性呈对数线性关系,在控制了其他危险因素之后,收缩压每升高10mmHg,脑卒中发病的

相对危险增高 49%,舒张压每升高 10mmHg,脑卒中发病的相对危险增高 46%。高血压患者发展为糖尿病的危险性也比血压正常者高得多,高血压患者多伴有胰岛素代谢异常,有高胰岛素血症及胰岛素抗性,糖尿病病人多因伴发高血压而加重病情。

糖尿病是冠心病的危险因素。与非糖尿病患者相比,糖尿病或糖耐量异常患者发生动脉粥样硬化早且较严重,发生冠心病的危险也增高。研究表明,糖尿病或糖耐量异常患者血液 HDL 水平较低,且促进血液单核细胞进入动脉内膜并转变为泡沫细胞,促进动脉粥样硬化的发生。胰岛素血症与动脉粥样硬化的发生密切相关,血液胰岛素水平与冠心病的发生率和病死率呈正相关。

综上所述,导致慢病的主要危险因素包括不合理膳食,脂肪摄入增加,蔬菜水果摄入减少;长期吸烟、酗酒;久坐的生活方式,缺少体育锻炼;超重、肥胖;高血压、高血脂;家族遗传史;精神紧张,心理适应不良;环境污染职业危害等。

第五节　慢性非传染性疾病的影响因素

慢病属多因素长期影响所致,从一定意义上讲,除目前已经明确的慢病人群危险因素外,其他影响慢病发生发展的因素均可成为慢病的影响因素。如年龄、性别、职业、种族、地区、气候、社会因素、个体遗传、内分泌因素等。

一、年龄

是慢病发病的重要影响因素。多数慢病发病与死亡,随着年龄的增加而升高,多发于 40～60 岁。少数慢病年少起病,如恶性淋巴瘤在儿童和青少年中所占比例较高,是青少年常见的恶性肿瘤之一;1 型糖尿病患者多为青少年,发病年龄多在 20 岁以下。晚年起病,显示了慢病发病过程中环境与遗传作用的累积效应;而青少年发病则多与先天性遗传缺陷关系密切。

二、性别

多数慢病存在性别差异,除少数女性专有恶性肿瘤如生殖器官肿瘤和乳腺癌等及胆囊癌、甲状腺癌、膀胱癌等在女性明显较多见外,其他慢病男性均多于女性。慢病的性别差异,主要与男女之间性激素差异、性染色体不同以及接触慢病危险因素的不同有关。女性乳腺癌的发生与体内雌激素水平过高或雌激素受体的异常有关;女性在绝经期前动脉粥样硬化发病率低于同年龄组男性,在绝经期后这种差异随即消失,这与女性雌激素能影响脂类代谢,降低血浆胆固醇有关,女性绝经期前血浆 HDL 水平高于男性,LDL 水平却低于男性;男性吸烟、酗酒明显多于女性;男性社会生活压力较大,而女性肥胖较多见。

三、职业

恶性肿瘤的职业差别与职业接触有关,工人在劳动过程中被动地接触各种物理及化学性的致癌物而导致某些肿瘤高发,如染料厂、橡胶厂工人经常接触苯及芳香胺,是白血病、膀胱癌等恶性肿瘤的高危人群。经常从事脑力劳动的职业人群如干部、知识分子、职员等缺乏适当的体育锻炼,是高血压、冠心病、脑卒中、糖尿病等疾病明显发生高于经常从事体力劳动者的职业人群。

四、婚育状况

早婚、多育的妇女宫颈癌多发,未婚及犹太妇女中少见。乳腺癌的发生发展可能与患者体内雌激素水平过高或雌激素受体异常有关,有哺乳史妇女明显少于无哺乳史者。

五、种族、地区与气候因素

移民流行病学及地理流行病学证实,慢病发病的种族及地区差异与人群的遗传特征、生活方式、饮食习惯、社会、地理环境等因素相关。如鼻咽癌多见于中国的广东方言人群,且发病年龄较轻,这些人群即使是移居海外仍有很高的发病率,说明慢病与种族遗传有一定关系;日本人移居美国后,胃癌的病死率下降,在美国出生的第二代日本人下降更为明显,提示饮食习惯、社会地理环境在日本人胃癌发病过程中起着主要作用。在我国高血压、冠心病等有北高于南的地区差异,多与南北居民的饮食差异有关。气候也是一个影响因素,如 COPD 在寒冷、气候多变地区多发。

六、社会因素

社会因素也是影响慢病发生发展的因素之一。高血压、糖尿病、恶性肿瘤等慢病多属多与许多社会环境因素长期影响所致,其致病因素与发病机制复杂,与社会环境因素、个人行为、生活方式等有密切关系。

第六节 慢性非传染性疾病的流行特征

一、地区分布特点

（一）慢病在世界范围内的分布

慢病在世界各国分布广泛,不同国家、不同地区存在明显差异。在工业发达国家,慢病患病率与病死率持续升高且维持在一个较高水平;发展中国家慢病发病呈迅速上升的趋势,增幅显著。许多国家和地区是肺癌的高发区,如欧洲、北美、澳大利亚等,亚洲,非洲相对较低,如 1990~1992 年美国肺癌调整病死率男女分别是 57.2/10 万~25.4/10 万,我国是 29.7/10 万和 11.7/10 万。肝癌高发区主要是非洲东南部、东南亚和西太平洋地区,低发区主要是澳大利亚、欧洲及北美洲的大部分地区。心血管病也存在地区差别。1989~1991 年世界卫生统计年报资料,男性 45~47 岁组（经年龄调整）心血管病病死率最高的原捷克斯洛伐克共和国与最低的日本相差 4.0 倍,女性最高（罗马尼亚）与最低（法国）相差 5.4 倍。无论男女死亡率最高的都在东欧,最低的是日本和法国。在亚太地区,男性心血管病死亡率最高的新加坡与最低的日本相差 2.3 倍,女性最高的是中国城市居民,最低的仍然日本,相差 2.9 倍。糖尿病在发达国家患病率高于发展中国家,西欧和美国等发达国家的 IDDM 发病率在 10/10 万~40/10 万,芬兰是世界 IDDM 发病率最高的国家,其 20 岁以上人口发病率超过 30/10 万;朝鲜、墨西哥等国不足 2/10 万;IDDM 在北美及西太平洋区最高,成年有 1/3~1/2 患有糖尿病。

（二）慢病在国内的分布

慢病在我国的分布存在明显的地区差异;部分大、中、城市和沿海经济发达地区,疾病谱和死亡谱类似发达国家,心脑血管疾病、恶性肿瘤、糖尿病等慢病成为最主要的死因;一些中、小城市和大部分农村地区人群的疾病谱与死亡谱以传染性疾病与寄生虫病为主向慢病为主转变;一些经济欠发达地区农村、边远地区、少数民族聚居区,仍然以传染病、寄生虫病、感染性呼吸系统疾病,营养不良等疾病为主。

我国肺癌病死率北方高于南方、东部高于西部。肝癌分布存在沿海高于内地,东南和东北高于西北、华北和西南,沿江河海口或岛屿高于沿海其他地区,如江苏启东、海门等地肝癌病死率高达 30/10 万以上。我国高血压发病率和患病率北方高于南方,这与地区环境及生活方式等有关,如 1991 年全国 30 个省、市、自治区高血压流调标化患病率海南省最低（6.75%）,西藏和北京最高（19.54% 和 16.93%）。随着经济发展与生活方式改变,南方沿海省份有升高的趋势。冠心病和脑卒中发病率也呈现同样的南北差别。1993 年我国 MONICA 研究组报告的 16 省急性冠心病事件流行病学研究表明,发病率最高的山东青岛和最低的安徽滁县之间相差近 l0 倍。1995~1997 年,我国 11 省市 20 岁以上人口糖尿病流调标化患病率最高是北京（4.56%）,最低是浙江（1.99%）。

（三）慢病分布的城乡差别

城市和工业发达地区慢病发病率明短高于农村（呼吸系统疾病除外）,城乡差别明显。我国城市脑血管疾病死亡率 134.59/10 万,是城市第一位死因,农村为 110.92/10 万,是第二位死因;农村呼吸系统疾病病死率为 161.11/10 万,是农村的第一位死因,城市为 92.29/10 万,是城市第四位死因;城市恶性肿瘤病死率高达 130.87/10 万,农村为 101.61/10 万。

1990~1992 年,我国城市肺癌调整病死率男女分别为 43.42/10 万和 16.35/10 万,占恶性肿瘤死因第一位;农村为 4.30/10 万和 9.94/10 万,占恶性肿瘤死因第四位。1991 年全国 30 个省、市、自治区高血压流调城乡粗患病率分别为 16.30% 和 11.12%,差别明显。1995~1997 年我国 11 省市 20 岁以上人口糖尿病流调标化患病率最高的是省会城市（4.528%）,依次为中小城市（3.37%）、富裕县镇（3.29%）和贫困农村（1.71%）。

二、人群分布特点

(一)年龄

随行年龄的增长,大多数慢病的发病率、患病率与病死率明显上升。年龄是恶性肿瘤的重要危险因素,老年人易患多种恶性肿瘤,但各年龄组有其特有的高发癌症,如儿童时期发病和死亡最多的是白血病、脑瘤和恶性淋巴瘤;青壮年最常见的是肝癌、白血病和胃癌等;肺癌、食管癌及胃癌等多见于壮年和老年;乳腺癌多发于女性青春期及更年期。心血管病的发病随年龄而升高,每增加 10 岁,冠心病发病率增高 1~3 倍,脑卒中发病率增高 1~4 倍。儿童时期心血管病以先天性心脏病为主,青壮年主要为风湿性心脏病,高血压病、冠心病、脑卒中等多在中、老年高发。

(二)性别

多数慢病存在性别差异,除少数女性有恶性肿瘤如生殖器官肿瘤和乳腺癌等及胆囊癌、甲状腺癌、膀胱癌等在女性明显较多见外,其他慢病均为男性多发于女性。恶性肿瘤发病率通常男性高于女性,尤其以消化道癌症与肺癌、膀胱癌明显,如 1994 年我国城市地区肺癌的男女性标化病死率分别为 47.0/10 万和 20.5/10 万,农村地区为 25.0/10 万和 9.6/10 万,男性病死率明显高于女性。心血管病、慢阻肺等发病男性明显高于女性。

(三)种族

不同国家、地区与民族之间慢病的发病率、患病率和病死率存在明显差异,提示种族遗传与地理环境在慢病发病中起到一定作用。如鼻咽癌多见于广东方言人群,原发性肝癌多见于非洲班图人,日本人胃癌高发,美国人肠癌高发等。据报道不同种族人群间慢病分布不同,由于遗传特征及环境的改变对某种慢病易患性增加。现代移民流行病学通过研究移民在脱离原生活环境后疾病的变化,也证明了疾病与种族、遗传和地理环境之间的关系。

(四)职业

慢病的分布存在职业差异,这与职业性有害因素接触、工作强度及工作方式等有关。如煤矿工及其他矿工、金属制造工、橡胶厂工人等,经常接触工业刺激性粉尘和有害气体,其职业性恶性肿瘤与 COPD 患病率明显高于不接触者。脑力劳动者及从事高度精神紧张的职业人群心血管病发病率高于其他职业人群。

三、时间

(一)世界趋势

20 世纪中叶以来,随着世界经济的发展,人口老龄化进程加快、人口病死率下降、人类期望寿命显著延长及行为生活方式发生了深刻变化,导致疾病谱和死因谱发生了明显的改变,以生物病原体为主要病因的急、慢性传染病、寄生虫病逐渐减少,而心、脑血管疾病、恶性肿瘤、慢性呼吸系统疾病、糖尿病、心理疾患、意外伤害等与社会、心理、行为生活方式等危险因素密切相关的慢性非传染性疾病逐渐增加,成为危害人类健康的主要原因。在发达国家,由于传染病得到了较好的控制,慢病的患病率和病死率升高,慢病已成为社会主要的公共卫生问题及主要致死的原因;而发展中国家则面临疾病的"双重负担",即要面临地方性传染性疾病与营养缺乏等威胁,同时还受到慢病的挑战。

1985~1997 年,发达国家传染病、寄生虫病死亡所占比重由 5% 下降至 1%,发展中国家由 45% 降至 43%;发达国家循环系统疾病造成死亡所占比重由 51% 下降到 46%;发展中国家却由 16% 上升到 24%;发达国家恶性肿瘤所占比重基本上没变,发展中国家则由 6% 上升到 9%;发达国家由心血管疾病、恶性肿瘤及慢性阻塞性疾病三种慢病造成死亡所占比重由 76% 下降到 75%,发展中国家则由 28% 上升到 38%,十余年间上升 10%。发达国家慢病造成死亡比重的下降主要原因是心血管疾病造成死亡病例减少的缘故,尽管如此,慢病致死超过所有死因的 3/4,成为社会致死的主要疾病。

1997 年 WHO 报告指出,1996 年全球 5200 多万死亡病例中,传染病和寄生虫病为 1700 多万(约占总死亡数的 33%),循环系统疾病为 1500 多万(约占 29%,其中 700 万人以上死于缺血性心脏病),癌症为 600 多万(约占 12%),慢性肺部疾病为 300 多万(约占 6%),伤害为 500 万(约占 10%),其中 4000 多万例发生在发展中国家。1996 年全球慢病引起死亡 2400 多万,接近死亡总数的一半;在慢病导致的死亡中,主要是循环系统疾病、恶性肿瘤、慢性肺部疾病、糖尿病等病种,慢病已成为全球性的公共卫生问题,不论发达国家,还是发展中国家,随着经济发展与生活水平提升、卫生条件改善、人均期望寿命增加,尽管传染病与寄生虫病仍然是主要的健康威胁,慢病危害有逐步加大的趋势。世界绝大多数的人口集中在发展中国家,这将造成全球更多的人死于慢病且多数集中在发展中国家。

(二)中国趋势

与世界流行趋势一样,中国的疾病谱与死亡谱已经发生了明显的改变,存在明显的城乡差别及地区差异。从总体来看,我国在传染病、寄生虫病尚未得到有效控制的同时,主要死因与疾病负担已经逐渐由传染病、寄生虫病等转变为以心脑血管疾病、恶性肿瘤、糖尿病、慢性呼吸系统疾患等为主的慢病,还出现新的问题,如损伤、中毒。

1957~1997年,我国每年前五位死因都在发生变化,1957年以前主要以感染性及传染性疾病为主,呼吸系统疾病及传染病死亡占全部死亡总数的32.30%,心、脑血管疾病死亡仅占12.1%;感染性及传染性疾病死亡所占比重呈下降趋势,心、脑血管疾病、恶性肿瘤、COPD等慢病死亡则呈明显上升趋势,1997年占全部死亡总数的76.2%;值得关注的是损伤和中毒所致死亡上升,1997年达到36.84/10万,升到我国城市死因的第五位。1996年我国城乡前五位死因均为脑血管系统疾病、恶性肿瘤、心脏病、呼吸系统疾病、损伤和中毒,只是城乡死因顺位有所不同,城乡五种死因合计占所有死亡比重分别为82.11%和80.44%。

据文献报道,20世纪80年代以来,我国城乡人口总死亡率下降了20.05%(标化死亡率下降了31.39%),恶性肿瘤、心脑血管疾病、COPD和糖尿病等慢病患病率、病死率与发病率呈上升趋势。1993年国家卫生服务总调查中,城市慢病现患率为28.6%,比1985年增加了13.9%;农村13%,比1985年增加了44.44%。1998年我国城乡居民传染病死亡率由1957年的127.8/10万下降到4.6/10万,恶性肿瘤、心脏病和脑血管病死亡分别由37.2/10万、47.6/10万和39.3/10万上升到147.2/10 71、114.8/10万和149.5/10万。当前心血管病和COPD、糖尿病患者患病死亡,分别为我国城市和农村居民的第一位死因,恶性肿瘤第二,心血管病死亡率已超过日本、法国、瑞士、比利时等发达国家。据全国疾病病因监测数据,1993年恶性肿瘤死亡占21.75%,脑血管病死亡占21.35%,心血管病死亡占14.72%,以恶性肿瘤、心脑血管疾病、糖尿病等为主的慢性病死亡,约占死亡总数的70%以上。1998年恶性肿瘤、心脑血管疾病、COPD等慢性病死亡占我国城市居民死因77%,农村居民71%。慢性病已经成为我国的主要死因。

我国三次高血压流调患病率1959年5.11%,1979年为7.73%,1991年11.88%。根据1995~1996年全国省市糖尿病患者情况基线调查,全国糖尿病平均患病率达到3.2%。我国每年新发癌症160万至200万、高血压300万、脑卒中150万、冠心病75万。我国现有癌症患者300多万人,并以每年3%的速度递增且呈年轻化趋势;高血压患者超过1亿;脑卒中患者约600万;糖尿病患者3000万;估计到2025年将达到5000万;COPD患者3000万以上;50~90年代我国高血压患者增加了132%;70~90年代恶性肿瘤上升了29%;90年代糖尿病患病率是80年代的4.8倍。

第二章 慢性非传染性疾病主要
危险因素的干预

第一节 控 烟

吸烟危害人类健康,是导致恶性肿瘤、心脑血管病、慢性阻塞性肺部疾病、消化性溃疡等多种慢病的主要危险因素,这是依据大量事实做出的科学论断。据不完全统计,全世界至少已有六万多项科研结果证实,吸烟可引起多种疾病,导致早死。英国皇家癌症研究基金会、美国癌症协会、世界卫生组织合作研究,经过100万人的调查报告指出:发达国家12.5亿人口中,到2025年将有2.5亿人因吸烟而死亡。为保护民众的身体健康,减少吸烟的危害,为此,各国政府十分重视控烟工作,采取一系列措施控制吸烟,减少吸烟造成的危害。

一、吸烟现状

(一)国外吸烟现状

据WHO估计,目前全世界约有11亿吸烟者,占15岁以上人口的1/3,其中,8亿在发展中国家。世界上使用烟草最早的历史追溯到1492年10月,哥伦布发现新大陆印第安人有吸烟习惯,人们使用烟草已有500百多年历史。从16世纪中叶开始,先后有法国、巴西、葡萄牙、西班牙、英国、意大利、德国、俄国、日本、中国和美国等国家种植烟草。美国统计资料:男、女吸烟率最高分别为82%(1948年)和45%(1966年)。20世纪70年代,男、女吸烟率下降到39%和29%。据美国CDC 1991年8月7日宣布,美国吸烟人得到一定的控制,中年人吸烟率下降到28.1%;戒烟人数增多,自1964年以来戒烟已有4200万人。美、英、法等国20世纪70年代统计资料显示,男子吸烟率分别39%、62%和54%;女子吸烟率分别为28.9%、43%和14.1%。年龄分布上,美国男子和女子均为35~44岁年龄组吸烟率最高;英国男子50~59岁年龄组最高,女子25岁以下年龄组最高;法国男子35~44岁年龄组最高,女子25岁以下年龄组吸烟率最高。

(二)国内吸烟现状

1996年,在卫生部、中国吸烟和健康协会及全国爱委会领导下,中国预防医学科学院组织的中国人群吸烟率和相关流行病学研究表明,15岁以上人群的总吸烟率为37.6%,男、女吸烟率分别为66.9%和4.2%,据此估计,我国15岁以上人群中烟民有3.2亿,男性3亿,女性2000万。与1984年相比,总吸烟率提高了3.7%,平均开始吸烟年龄从22岁提前到19岁,平均每人每日吸烟量从13支增加到15支,90%以上的人都在公共场所吸烟。被动吸烟比例在不吸烟人群中高达53.5%,估计15岁以上人群中有近3亿人受被动吸烟的危害,其中71.3%的人在家中受到被动吸烟的危害,尤其是妇女和儿童。烟民中愿意戒烟的比例很低,打算戒烟、正在戒烟或曾经戒烟而又失败的三种人仅占吸烟者的1/3,而且戒烟率和复吸率几乎相等,戒烟成功比例很低。人群对烟草危害健康的认识很低,有70%的人认为吸烟仅有轻度危害、没有危害或根本不知道有危害,40%的人了解吸烟者较非吸烟更容易患肺癌,4%的人了解吸烟者较非吸烟者更易患冠心病。令人吃惊的是,40%~50%的医生和教师认为吸烟仅有轻度危害或没有危害,有80%的医生和90%的教师不知道吸烟者较非吸烟者更易患冠心病。

二、烟草及其烟雾的主要成分

烟草成分非常复杂,含有上千种物质,主要为含氮化合物、有机酸、芳香物质、糖类、苷类和多酚类物质及灰分。人体吸烟时,烟草在不完全燃烧过程中发生一系列热分解与热化合的化学反应,释放的烟雾含有大量有害的化学物质:烟焦油、尼古丁(烟碱)、胺、腈、醇、酚、醛类、烃类、氮氧化物、二氧化碳、一氧化碳、重金属和放射性元素等,具有多种生物学作用,包括对呼吸道黏膜的刺激作用、细胞毒性作用、成瘾作用、致癌作用及使红细胞失去荷氧能力等。

（一）烟焦油

烟焦油是一种棕黄色具有黏性的树脂，含有致癌物苯并芘类和促癌物酚类化合物。从烟焦油中已鉴定出500种以上的多环芳烃，主要是苯并芘等10多种，具有极强的致癌作用。烟焦油中的酚类化合物本身无致癌性，但有明显的促癌作用。

（二）尼古丁

尼古丁又称烟碱，是一种无色透明的中毒性兴奋麻醉物质，能使人成瘾，通过吸烟进入呼吸道后，大多被肺吸收，少部分只需7.5秒进入大脑，使大脑皮层产生兴奋作用。肾上腺对烟碱极其敏感，少量烟碱便会促使肾上腺素分泌增加，心血管系统负荷增大，代谢水平提高，机体需氧量增加。据研究烟碱对人的一次致死剂量为40～60mg，相当于约20香烟的烟碱含量。

（三）一氧化碳

一氧化碳（CO）在香烟烟雾中浓度很高，占3%～6%。CO进入呼吸道，通过肺泡进入血液循环，与红蛋白结合形成稳定的碳氧血红蛋白，血液输氧能力降低或丧失，形成缺氧血症，导致组织细胞缺氧。血中CO浓度高达0.08%时，可发生昏迷，甚至引起心肌供血不足，诱发心肌梗死，甚至死亡。

（四）二氧化碳

香烟烟雾中二氧化碳（CO_2）含量约占5%左右。由于血红蛋白与大量CO_2相结合，影响血红蛋白对氧的载荷，使血液中氧含量减少，造成了供氧不足的现象。1%的CO_2进入人体，即表现为兴奋作用，CO_2也是人体有害物质之一。

（五）氰化氢

氰化氢为香烟烟雾中最毒的物质，属纤毛毒性，是一种活动高、毒性大、作用快的毒物。一支烟约含氰化氢160～550μg，过滤嘴香烟的含量可低于100μg。氰化氢能抑制纤毛运动，减弱呼吸道的防御功能，可导致细胞增生和变异，引起炎性病变甚至发生癌变。氰化氢进入体内迅速与细胞色素氧化酶中的三价铁结合，抑制细胞呼吸，引起细胞缺氧。中枢神经系统对缺氧特别敏感，氰化氢在类脂中溶解度较大，所以中枢神经系统首先受损，表现为先兴奋，后转入抑制，严重时可导致细胞麻痹死亡。

（六）镉

镉是一种重金属元素，对人体有剧毒作用，可引起蓄积中毒和痛痛病，有一定的致癌作用。除职业镉接触外，烟草烟雾中的镉是人体吸收的主要来源。吸烟者脂肪组织中镉的平均含量是不吸烟者4倍，人体吸收的镉约50%蓄积在肝和肾。镉中毒的主要特征是骨质疏松、骨骼变形、关节疼痛、行走困难。镉蓄积在肺内可引起哮喘、肺气肿和肺癌。

三、吸烟与慢病的关系

大量流行病学调查资料表明，慢病与吸烟关系密切，吸烟是严重威胁人类健康的"现代瘟疫"，人体吸烟时，香烟烟雾大部分经咽喉、气管、支气管到达肺部，小部分经吞咽动作进入消化道。烟雾中有害物质进入血液循环，引起各系统、组织、器官发生病变，如癌症、高血压、冠心病、脑中风、消化性溃疡、慢性支气管炎、肺气肿等多种疾病。病变的严重程度取决于开始吸烟年龄、吸烟量及持续吸烟时间。开始吸烟年龄越小，吸烟量越多，吸烟时间越长，即吸烟指数越大，对人体的危害程度越深。

（一）吸烟与癌

香烟烟雾中含有多种致癌物和促癌物，尼古丁、笨并芘、亚硝酸、烟焦油、砷是公认的强致癌物。烟雾中的放射性元素氡、铋、钋也是强致癌物。尼古丁使支气管纤毛受到麻痹，清除烟毒的功能降低，致癌物乘虚而入。吸烟还消耗维生素C、硒等抗癌物质，这也是吸烟致癌的一个原因。与吸烟关系最密切的恶性肿瘤是肺癌，在肺癌患者中吸烟者占90%以上。研究证实，吸烟是引起肺癌发病的主要原因。据统计，吸烟者患肺癌的病死率，每日吸烟不足25支者比不吸烟者高10倍左右；大于25支者比不吸烟者高30多倍。据WHO专家委员会估计，世界上每年有100万人因吸烟死亡，患肺癌死亡人数约占90%。据英国统计资料，英国平均每4例吸烟者中就有1例死于肺癌。美国每年约有8万人死于肺癌，且与吸烟有关。我国1988年一项研究成果报道，我国20岁以上居民与吸烟有关死亡的116.7万人中，死于肺癌约8.3万人。据我国疾病监测点吸烟归因死亡及潜在寿命损失的分析发现，吸烟已给我国造成了极大的疾病负担，1987年城市男性共有40557人死于吸烟引起的肺癌。上海人均吸烟量为全国平均数的3倍，上海过去恶性肿瘤以胃癌居首位，近年来肺癌上升很快，1986年已超过胃癌居各种癌症之榜首，男性肺癌死亡占全部恶性肿瘤的1/4，男性肺癌的80%，女性肺癌的19.3%归因于吸烟。除肺癌外，吸烟还可引起咽喉癌、口腔癌、食管癌、胃癌、肾癌、膀胱癌、子宫颈癌等。

（二）吸烟与呼吸系统疾病

吸烟除引起肺癌外,还引起其他肺病。据报道,80% ~90% 的慢性阻塞性肺部疾病(慢性支气管炎、肺气肿和支气管哮喘)是吸烟引起的。吸烟引起中央气道纤毛消失,黏液腺肥大,杯状细胞数量增多和支气管上皮的组织学改变(鳞状上皮化生、原位癌)。在吸烟者的末梢气道中,可见到炎症和萎缩、杯状细胞化生、鳞状上皮化生、黏液栓、平滑肌肥大、细支气管周围纤维化等改变。动物试验发现,香烟烟雾提取物能显著增强急性肺泡缺氧,诱发的肺微血管收缩反应,加重缺氧性肺动脉高压。流行病学调查发现,吸烟后引起气道阻力、血中碳氧血红蛋白和尿中柯的宁等明显升高。吸烟对支气管和肺的损害,早期反映在小气道阻塞型通气功能障碍,其异常率和阻塞程度明显高于不吸烟组;吸烟使呼吸道免疫功能和抗感染能力下降,吸烟者慢性支气管炎的发病率和病死率比不吸烟者高。吸烟是造成慢性支气管炎和肺气肿的主要原因之一。英国调查 35 ~69 岁的 9975 名吸烟者,也得出上述一致的结论。美国和加拿大的吸烟与慢性支气管炎死亡率关系调查的结果表明,吸烟者患慢性支气管炎的病死率较不吸烟者分别高 4.5 倍和 11.3 倍,据我国 1988 年一项科研成果报道,我国 20 岁以上居民因吸烟死亡的慢性阻塞性肺病患者 40.9 万人,占 20 岁以上居民慢性阻塞性肺病死亡人数的 52%。

（三）吸烟与心血管系统疾病

吸烟是高血压、冠心病、卒中、动脉硬化等心血管系统疾病的重要危险因素。引起高血压的原因很多,但吸烟是一个重要因素。长期吸烟,烟雾中烟碱刺激机体释放儿茶酚胺等收缩血管物质,使心率加快,血管收缩,管腔变细,血压升高。烟碱还刺激自主神经,引起肾上腺素分泌增加,使体内小动脉痉挛,导致血液外周循环阻力加大,加重血管壁缺氧,如此恶性循环的结果是血压升高,形成高血压。烟雾中 CO 与血液中血红蛋白结合形成碳氧血红蛋白,引起组织供氧减少,造成血管壁缺氧和营养障碍,引起血管内膜增生,管壁增厚,管腔狭窄,影响了血液循环,为脂质的沉积创造了条件,引起动脉硬化。根据实验及流行病学调查研究认为,吸烟是缺血性心血管病的主要危险因素。烟雾中烟碱、CO、超氧阴离子等影响全身反应、脂质代谢、心肌细胞、以冠状动脉为主的全身血管内皮细胞和中膜平滑肌及血凝纤溶等作用,在这些复杂效应的相互作用下引起缺血性心脏病,严重时引发心力衰竭和猝死。近年来西方国家开展了 10 项大规模的群组调查研究,根据 2000 多万观察人年的数据,揭示吸烟者心肌梗死发病率和冠心病病死率均高于不吸烟组近 70%。据美国统计,大量吸烟者和不吸烟者相比,死于冠心病的危险性高出 5 ~10 倍,如果一支接一支地吸烟,使血中 CO 含量不断增高,当 CO 含量超过 5% 时,冠心病发病率比不吸烟者高 20 倍以上。日本片山的前瞻性研究表明,到 80 岁为止,每日吸烟人群中,男性和女性分别有 6% 和 5% 死于缺血性心脏病,而非吸烟者相应值分别为 3.5% 和 3%,均较吸烟者低 40%。我国学者在 1988 年的调查报告指出,吸烟导致冠心病死亡人数增加,我国 20 岁以上居民因吸烟引起冠心病死亡人数为 9.7 万人,占 20 岁以上冠心病死亡人数的 35%。长期吸烟不但会促进动脉粥样硬化,还使脑血管内壁上的沉积物增加,当血压突然升高时,脑血管壁经不起压力的冲击而破裂;有时由于粥样斑块脱落,堵塞脑血管,引起卒中。国内外学者大量研究结果也证实吸烟者发生脑血管病的危险性及死亡率均高于非吸烟者。马温良等人研究发现吸烟促使血清 Apo – B 增高和 HDL – C 下降,而 Apo – B 是血浆低密度脂蛋白的主要载脂蛋白,具有较强刺激巨噬细胞内胆固醇酯化作用,促进泡沫细胞形成而导致脑梗死。美国心脏病学会专家报告,吸烟妇女患蛛网膜下腔出血的发病率比不吸烟者高 l0 倍。我国 1988 年研究结果中,证实我国 20 岁以上居民因吸烟导致脑血管病死亡 35.9 万人,占 20 岁以上居民脑血管病死亡人数的 39.8%。吸烟还导致血栓闭塞性脉管炎,可能是吸烟使周围小血管慢性、持续性炎症变化的结果。

（四）吸烟与消化系统疾病

吸烟时,烟雾最先接触口腔。长期刺激容易患牙龈炎、牙周炎、口腔溃疡、口腔炎、舌炎、舌癌以及口臭、牙体变黄等。吞咽动作使烟气吞入食管,继而进入胃及小肠,引起食管炎、胃炎、胃及十二指肠溃疡,甚至发生癌变。Doll 于 1958 年报道吸烟与消化性溃疡有关,吸烟者比不吸烟者更易患消化性溃疡,对十二指肠溃疡的相对危险度约为 2 倍,对胃溃疡还要稍高,而且吸烟者的消化性溃疡需要更长时间才能治愈?在临床上吸烟对胃酸和胃蛋白酶分泌的影响尚未得到一致的结论,在离体实验中,低浓度尼古丁使壁细胞的胃酸分泌亢进;高浓度有抑制胃酸分泌作用,使主细胞胃蛋白酶分泌亢进。胃黏膜血流量低下,与胃黏膜和碳酸氢盐产生的减少、胃黏膜和胃壁构成组织脆化与发生胃黏膜损伤和溃疡有重要关系。许国祺等调查 18719 人的结果表明,吸烟人群口腔白斑患病率为 29%,不吸烟人群为 0.73%。吸烟者患胃溃疡的相对危险度(OR) 为不吸烟者的 12.87 倍(P <0.01),OR 值与每日吸烟量及吸烟深度存在显著的剂量 – 效应关系;戒烟 1 年以上者,OR 值下降。有研究表明以吸烟为危险因子的消化系统癌症有食道癌、胃癌、胰癌和肝癌,美国和西欧的资料表明食道癌的患者 80% ~90% 有吸烟习惯,患食道癌的危险性随吸烟量增加和时间延长而增高。每日吸烟 1 ~9 支时患食道癌的危险性为 2.33,每日吸 10 ~ 20 支时为 4.13,每日吸 35 支以上时

为 4.59。

（五）吸烟与内分泌系统疾病

吸烟可使非胰岛素依赖型糖尿病的危险性大幅度上升,即使戒烟后仍无法再消除此危险。据 Eric Rirmm 报告,从 1986 年开始,对 41810 名 40~75 岁的男性医务人员进行了为期 10 年的膳食同慢病关系的大规模调查,每 2 年发送问卷调查追踪,从收回的有关吸烟与慢病关系的资料显示,每天吸烟 25 支以上者的非胰岛素依赖型糖尿病的发病危险比不吸烟者增加 1 倍。本次调查包括不少戒烟者,尽管已戒烟 10 年以上,但 NIDDM 的发病危险仍比不吸烟者高出 30%。吸烟诱发糖尿病的机制目前仍然不明,可能是吸烟直接损伤胰脏,导致胰岛素分泌异常。许多研究报告表明,吸烟者为降低血糖值,必须分泌大量胰岛素,使吸烟者的胰脏经受比常人更大的负担,不久就使胰腺功能衰竭,从而导致糖尿病的发生。

四、控烟策略与措施

吸烟有害健康,是多种慢病的重要危险因素,是 21 世纪的"白色瘟疫"。如何做好控烟工作是人类面临的一个重大公共卫生问题。世界各国对控烟非常重视,从 1967 年起召开了 11 届烟草或健康大会,每一届大会都对控烟工作提出新的建议或方法。控烟是一个长期、艰巨、复杂而又紧迫的系统工程,不能仅仅依靠政府某个部门,更要依靠立法保障、政府支持、统一领导、多部门合作、全社会参与、充分发挥个人技能,才能最终达到控烟目的。

（一）控烟策略

1. 加强控烟立法

世界上控烟立法工作历史源远流长。1590 年奥地利颁布法律禁止烟草,1605 年土耳其给予吸烟者处罚,1634 年俄国皇帝颁布了最严厉的惩罚令,对吸烟初犯者鞭挞,再犯者处死。我国从 1979 年以来先后颁布了《关于宣传吸烟有害与控制吸烟的通知》《烟草专卖法》《未成年人保护法》《广告法》《公共场所卫生管理条例》等控烟的法规不下十几部,但至今仍没有制定一部专门的控烟法规。三十多年来,虽然控烟工作取得了一些效果,但我国目前人群吸烟率仍以每年 2% 的速度递增,照此下去,将会付出沉重的代价。制定一个专门的控烟法规来约束人们的吸烟行为,对控烟工作是制度上和法律上的保证。

2. 改革控烟管理体制

目前,我国控烟工作存在多方管理的现象,政府、部门、社团都参与控烟管理工作,没有统一的领导,谁都参与管理,谁都没有管好,导致主管不明,职责不清,造成管理上的混乱。改革控烟管理体制,成立一个专职的控烟管理机构,行使控烟管理和监督职能,协调有关控烟组织共同开展控烟工作。

3. 改革烟草税收政策

我国烟草税收是政府财政收入的支柱之一,在国民经济发展中起着重要作用。但有关统计资料的事实表明:世界烟草税收与因吸烟造成的疾病治疗支出之比为 1:1.5,这还不包括因吸烟而造成的各种间接损失。改革现有的烟草税收政策,适当提高烟草的税率,降低烟草生产、销售部门的利润率,逐年调低烟草税的预期收入,并把部分烟草税收用于控烟管理经费和因吸烟和被动吸烟所致的健康问题的相应补偿。

4. 加强对重点人群的控烟工作

对重点人群的控烟,主要抓好青少年、教师、医生和家长的控烟工作,是控烟工作成败的关键。对于广大青少年,在小学高年级开设吸烟有害健康的教育课程,让学生从小认识到吸烟的危害,不要染上吸烟习惯。充分发挥学校行政的作用,将不吸烟列入学校精神文明的内容,树立不吸烟模范学校、班级。有关部门采取措施限制影视中领袖、名人、英雄、好汉吸烟的镜头,减少示范作用对青少年的影响。医生、教师给病人和广大青少年学生树立不吸烟的榜样,改变社会风气和降低吸烟率极为重要。患者最爱听医生的话,医生不吸烟,并在就诊时劝说病人戒烟,产生的宣传作用效果最好。对于模仿力极强的中小学生来说,老师为人师表,又是青少年极力模仿的对象。如果老师不吸烟,并坚决制止学生吸烟,就抓住了控制吸烟的重要环节。医生和老师的榜样力量,对我们这个吸烟率极高的国家尤为重要和值得发扬。

（二）控烟措施

1. 拒吸第一支烟

拒吸第一支烟对控制吸烟率极为重要,重点目标人群是广大的青少年。研究发现,诱发青少年吸烟的主要原因是受环境的影响。如烟草的易获得性;成人吸烟的模仿性;社交需求的社会认可性;广告或文艺作品名人的诱惑性,以及青少年对不良因素的抵御能力。拒绝第一支烟策略的重点是严格执行烟草销售环节中的法律法规,减低青少年烟草的可获得性,减少环境不良因素对青少年的诱惑,对在校学生开展吸烟有害健康和拒绝烟草技能等知识的教育。

2. 限制吸烟和劝阻别人吸烟

吸烟者对烟草产生一定的依赖性,而这些人对烟草成瘾性的危害以及吸烟有害于健康的认识不足,甚至有所怀疑。这部分人群干预重点在于烟草法制化管理的基础上,强化宣传烟草依赖性的危害和吸烟与疾病的关系,让吸烟者认识到吸烟不仅危害本人,也对被动吸烟者造成危害。提高烟草危害健康知识的知晓率,促进行为改变,教育他们自觉遵守国家有关控烟的法律法规,不在家庭、学校及公共场所吸烟,逐步减少吸烟量,最终实现戒烟。未吸烟者有责任、有义务劝阻吸烟者不在公共场所吸烟,规劝他们的亲人、朋友、同事戒烟。

3. 营造控烟支持环境

建议政府部门制定限制香烟公款消费政策,取消香烟在单位招待费中列支,并作为单位领导的考核指标之一,落到实处,以表明政府反对吸烟的坚定立场和态度。在全社会创建以"无烟社区、无烟单位、无烟家庭"为主题的活动,把不吸烟作为公务员、医生、教师、职工、学生"评优"的条件之一,在招工、招干中优先招收不吸烟者。通过全民吸烟有害健康知识竞赛、知识讲座活动,推动控烟工作的顺利进行,逐步在工作场所、社区、学校、医院和家庭营造拒绝烟草和倡导戒烟的环境氛围。

4. 限制烟草的生产和销售

由于我国烟草种植、卷烟生产主要集中在几个地区,当地政府出于财政收入或地方利益的考虑,忽略了全民族健康的整体利益,不愿减少烟草种植面积和卷烟产量。建议中央政府制定限制烟草生产指令性计划,逐步减少烟草种植面积,压缩烟厂生产规模,通过科技攻关和技术改造降低烟草中有害成分的含量,在烟盒上标明:"吸烟易致肺癌"和"禁止向未成年人出售"。工商管理部门限制烟草流通部门的发展,减少烟草批发、零售部门的数量。严格限制直至禁止香烟进口。

5. 实行多部门合作,动员全社会参与

在成立控烟专职管理机构,强化控烟工作统一领导,加强部门、团体、组织等控烟兼职管理机构在控烟工作过程中的合作,特别是卫生、教育、宣传、工商、税务、妇联等部门要加强沟通,动员全社会参与,让每个公民意识到控烟是义不容辞的社会责任,建立一个立体的、多方位的、多渠道的控烟管理网络,形成一个良好的社会禁烟环境。

6. 加强健康教育,普及烟草危害知识

利用广播、电视、报刊、杂志、黑板报、画廊、咨询等宣传媒体,在不同场合、以不同形式、对不同人群,开展吸烟和被动吸烟对健康危害的知识普及教育,摒弃"吸烟是开展社交的润滑剂""吸烟能显示男子汉的风度""吸烟能提高工作效率""敬烟是对别人的尊重"等错误观点。特别是让青少年了解到吸烟对人体生长发育的不良影响,烟草的成瘾作用对吸烟者造成一系列严重后果。给吸烟者宣传烟草危害健康的同时,还要介绍各种戒烟方法和有效的产品。

7. 建立完善的控烟监督体系,加强控烟执法力度

控烟工作要法制化管理,必须建立一个素质过硬,纪律严明,执法严格的控烟监督队伍,是贯彻禁烟法规重要手段。为确保禁烟法律、法规和制度落到实处,各公共场所配备一定数量的专(兼)职控烟检查员。人大、政协、工会、共青团、妇联等社会团体及个人对控烟工作的社会监督是控烟监督体系的重要组成部分。

8. 全面禁止烟草广告和促销活动

烟草生产、销售商应严格遵守《广告法》,禁止利用广播、电影、电视、报刊、杂志等新闻媒体发布任何形式的烟草广告,禁止在各类候车室、影剧院、会议室、体育馆等公共场所设置烟草广告,禁止烟草公司对体育、文艺等活动的赞助和误导,不制造、不销售印有香烟标志的日用品。

9. 研究和推广有效的戒烟方法和戒烟产品

开展对医务人员戒烟技能的培训,让他们通过戒烟门诊和咨询等途径,把有效的戒烟方法传授给患者和其他服务对象。有关科研部门加强戒烟产品的研究,生产出快速简便、行之有效的戒烟新品。目前我国市场上销售的戒烟产品主要有戒烟糖、戒烟贴、戒烟茶、戒烟膏等,国外的戒烟产品有戒烟香烟、戒烟火柴、戒烟灰缸、戒烟音乐、戒烟打火机、戒烟漱口水、戒烟香水和戒烟电话等。

10. 建立行为危险因素监测系统

建立居民行为危险因素监测系统,及时了解居民对吸烟有害健康的知识、态度和行为情况,并在采取相应的干预措施后进行效果评价,为决策部门制定相关政策提供依据。

(三)个人戒烟技能

要想达到戒烟的目的,除了政策、社会和环境因素外,戒烟成功与否最终取决于个人的戒烟认知、态度、意志和行

为,并有一个比较系统、可行的个人戒烟技能或方法指导个人戒烟。1959年内科医生McFarlad和牧师Folkenberg共同发明了"五日戒烟法",1984年Proctor及同事进行了修改,改称"自由呼吸法"。1987~1991年,Loma Linda大学评估并肯定了该方法,通过目标人群知、信、行改变及心理指导全面科学的戒烟方法,以后的戒烟法如"自我戒烟法"等是在此基础上改进和发展而来的。

1. 五日戒烟法

以健康知识、健康信念、行为改变为基础,结合心理治疗及社会支持的实践性极强的科学的生活方式改变方法,针对戒烟者在戒烟过程中可能出现的各种心理及戒断症状,采取有效的干预,提高了戒烟成功率,成为世界各国戒烟方法的鼻祖。但是存在干预时间短、对香烟的成瘾性干预不足,不能有效控制复吸率的增加。

第一日:做好心理、生理、社会环境准备,强调全部参加是成功的关键。技能:学会记吸烟日记、深呼吸。

第二日:医学知识、心理支持(制定口号、小组讨论)、采取行动。技能:替代疗法,行为指导、吸烟日记、心理支持。

第三日:医学知识,心理支持、社会支持、运动指导、小组讨论。技能:克服心理和生理成隐的技能、经验交流、吸烟日记。

第四日:医学知识,心理支持、膳食指导。技能:膳食、运动技能、小组讨论、经验交流、吸烟日记。

第五日:医学知识、心理支持、环境支持、生活方式指导。技能:克服复吸烟的技巧。

2. 自我戒烟法的四个阶段

(1)准备阶段:① 做出戒烟决定;② 了解有关吸烟的医学知识,如吸烟和被动吸烟有害人体健康,吸烟有成瘾性,戒烟成功率很高等;③ 了解戒烟过程是考验一个人的毅力、信念、品质的过程,所以必须树立自己戒烟必定成功的信心;④ 保持愉快的心情和良好的精神状态,才能更好地投入到戒烟行动中去;⑤ 寻求家人、朋友和同事的支持和鼓励,增大戒烟的成功率;⑥ 制订详细的戒烟计划(通常可设为1~3月)。

(2)开始戒烟阶段:① 弃掉所有的香烟、打火机和烟具,清洗牙齿和带有烟味的衣服;② 记好吸(戒)烟日记;③ 按计划逐步减少吸烟量。不要奢望一天就能戒掉烟,而应该用逐步下台阶的办法,有计划地减少吸烟数量,延长吸烟间隔时间,淡化戒断症状,减轻不适感觉。假如您原来一天吸一包卷烟,戒烟的第一周每天不超过15支,第二周每天不超过10支,第三周每天不超过7支,第五周每天不超过3支,第六周每天1支,第七周完全不吸烟。

(3)停止吸烟和持续期阶段

1)认真对待戒断反应。停止吸烟后会出现身体和心理戒断反应(如坐立不安、晚上难于入眠、注意力不集中、精神萎靡、易发脾气等),准备一些适于自己的替代方法,例如食用口香糖、薄荷糖、戒烟糖、戒烟茶等,或口含醋酸银同时吸烟,此时会尝到不愉快的苦涩味道,对香烟产生厌恶感。躯体戒断症状一般一周或两周即可消退,但心理戒断比较困难,许多戒烟者就是在心理戒断期间戒烟失败。此时需要亲属和朋友的充分支持帮助,并请他们予以监督。

2)尽量避免和吸烟者在一起。遇到吸烟的朋友、同事敬烟时婉言谢绝,告知自己已戒烟,以寻求他们的支持和理解。

3)减少自己的空闲时间。经常保持忙碌状态,多做一些不能吸烟的活动,如打扫卫生、种花、各种娱乐活动等。

4)积极参加体育锻炼。体育锻炼一方面增强体质,提高人体对戒断反应的抵御力,另一面消磨空余时间,分散注意力,忘记戒烟带来的不适感。

5)多做放松技术。遇到强烈的吸烟欲望时,做放松技术,如深呼吸、饮水、做保健操或进行按摩,也可嘴里嚼些诸如口香糖、瓜子之类的东西。

6)多想自己戒烟的原因。戒烟的原因多种多样,如疾病、浪费金钱、家庭成员反对、防止吸烟导致严重疾病等,多想戒烟的原因能够坚定自己戒烟的决心和增强毅力。

7)调整膳食,适当多吃碱性食品。戒烟科研人员发现,烟瘾的产生与体液的酸碱度有关。如果体液偏酸性,口腔、肾脏会加速尼古丁的排泄,导致吸烟者产生吸烟的欲望,动摇戒烟的决心。吸烟的人多吃些碱性食物,如蔬菜、水果,使体液偏碱性,逐步减低吸烟的欲望,增加戒烟成功的可能性。

8)多向心理医生和戒烟门诊咨询。减轻戒断反应造成的压力感,舒缓紧张的情绪,宣泄自己的不适感。

9)参加健康的公益活动。一方面能为社会多做贡献,另一方面减少自己想吸烟的机会。

(4)戒烟完成阶段:① 对自己戒烟过程作一总结;② 可和家人和朋友做一次庆祝活动,介绍戒烟成功的经验;③ 防止复吸,戒烟成功后要经得起任何诱惑,不再吸一支烟,以免前功尽弃。

第二节　限　酒

酒的主要成分是乙醇。乙醇在医学、工业、国防等领域都有广泛的用途。酒在社交、烹调、正常生活中也占有重要的地位。随着社会工业化的进程，酿造工业也得到了进一步的发展，极大地促进了酒精的生产和广泛的应用。

随着科技和文明的进步，人们对酒引起的破坏逐渐有了全面和深刻的认识。随着预防保健工作的不断深入，结核、乙型肝炎等传染病逐渐得到有效的控制，但一些与酒相关疾病发病率却逐渐上升。随着酿酒工业的发展、媒体的渲染、人们生活水平提高和消费能力的增强，有些人对酒的认识偏激，狂饮无度，久饮成瘾，不但害了自己，还导致一系列的社会问题。酗酒造成粮食的大量浪费，其损失与酒业带来的利润和税收相比，得不偿失。

改革开放以来，酿酒业空前发展，以北京造酒业为例，10 年内生产的啤酒是触目惊心。1982 年生产 9 万吨，1993 年生产超过 60 万吨，增加近 7 倍。当前我国的饮酒现状不容乐观。1992 年对我国 9 个城市 4 种职业人群中进行的酒依赖调查发现酒依赖患病率为 3.727%，其中重体力劳动者患病率为 6.889%。在这些患者中，饮酒引起的精神障碍占 46.30%，躯体疾病患病率为 23.7%，对家庭和社会有构成影响的占 30.8%，令人担忧的是 97.2% 未接受过任何治疗。据不完全统计，我国酒民约有 3 个亿，1990 年我国饮料酒生产 1385 万吨，消耗的粮食达 1700 万吨，相当于 1988 年进口粮食的总和。1986 年因酒中毒死亡 9830 人，比 1976 年增长 10 倍，1987 年因纵酒导致的心血管病死亡高达 57 万人，且近年呈上升趋势，控制饮酒已经迫在眉睫。

一、酒的药理性质

酒的主要成分是乙醇，市售白酒乙醇含量大多为 50% 左右，黄酒为 16% ~ 20%，果酒为 16% ~ 48%、啤酒为 3% ~ 5%。约 90% 的乙醇在体内代谢形成二氧化碳和水，每克乙醇产生热量 7.1kcal（2.97×10^4J），所以酒是一种高热量但无营养成分的化合物。酒由胃壁和小肠吸收，胃中食物也可影响其吸收。饮酒后约 2 小时，乙醇全部吸收，酒在人体器官组织中分布不均，如血中酒浓度为 100%，脑、脑脊液、肝分别为 175%、150%、148%。酒对人体的作用与浓度和吸收速度呈正相关，即浓度越高，吸收速度越快，作用愈显著。酒主要在肝脏中代谢。酒的代谢酶有两种，乙醇脱氢酶（ADH）和乙醛脱氢酶（ALDH），ADH 将乙醇氧化为乙醛，ALDH 将乙醛氧化为醋酸。酒后面红是人体的一种敏感反应，与肝脏内线粒体活性减低有关。肝脏内线粒体的活性与遗传有关，如活性降低则体内乙醛不能氧化，乙醛浓度上升而出现上述不适症状。据了解在中国、日本、越南、印度尼西亚等国 40% ~ 50% 的人肝脏内线粒体的活性低，从而降低对酒的耐受力，对出现酒依赖具有一定的保护作用。

二、饮酒与慢病

（一）神经性功能障碍和损害

人体中枢神经系统对乙醇极为敏感，当人体血液乙醇浓度在 2 小时内升到 30mg/dl 时，大脑的抑制过程减弱，兴奋过程相对加强，饮酒者出现约束能力差、情绪不稳定、易激动、健谈等。达到 50 ~ 100mg/dl 时，出现共济失调，肌肉活动不协调等，走路不稳，说话含糊不清。达到 300 ~ 400mg/dl 时，饮酒者会陷入重度中毒状态，出现昏睡，昏迷，甚至呼吸衰竭而导致死亡。慢性酗酒对神经性机能可能造成更为严重的损害。慢性酒精中毒能引起脑萎缩屡见于文献报道，饮酒史越长脑萎缩越严重，临床上出现人格改变和智能障碍，少数患者可出现精神症状，也有震颤，甚至癫痫发作。许多慢性乙醇中毒者脑体积缩小，CT 显示脑室扩大、脑沟增宽，饮酒史在 10 年以上的脑萎缩更明显。长期饮酒还可引起小脑变性。有报道认为，饮烈性酒 0.25L/d。1 ~ 2 年内出现走路不稳、说话变慢、头昏等小脑受损害体征，头颅 CT 显示小脑萎缩，这与长期大量饮酒造成营养缺乏以及乙醇对神经的直接毒性作用有关。慢性乙醇中毒病例中 3% ~ 20% 有严重的神经炎，发生原因与硫胺、吡哆醇缺乏有关，病理研究发现主要是神经远端轴索变性。临床早期以感觉障碍为主，对称性肢体麻木、疼痛、针刺感等。后期出现肢体无力、下肢重于上肢，以肢体远端症状较为明显，有感觉性共济失调，腱反射减弱或消失，肢体皮肤干燥、发红或水肿、多汗等自主神经受损症状。慢性乙醇中毒还引起脑桥中央髓鞘溶解症或胼胝体病变，临床上为人格改变、表情淡漠、道德败坏、智能减退、言语障碍等。

（二）肝硬化

乙醇与肝硬化关联性，已有大量的流行病学论据。在不同地区，不同时间的肝硬化死亡研究及病例一对照与队列研究，均证实饮酒量与肝硬化死亡之间的紧密相关。有关肝硬化病例一对照研究表明发现，男、女性饮酒量分别超过

40d/日和20g/d,连续饮酒多年,患肝硬化的危险性增加,有关死亡队列研究得到了相同结论。3个国家开展的饮酒与肝硬化相关性研究,结果显示71%的肝硬化死亡与饮酒有关,5%的与乙型肝炎病毒(HBV)有关,同时饮酒和乙型肝炎病毒存在着交互作用,如乙型肝炎病毒感染严重的国家,随着个人饮酒量的增加,肝硬化病死率增长程度超过HBV低水平感染的国家。日本两次调查结果显示,1955年以前的67年中,尸检3296例肝硬化中,仅有5例为脂肪肝和乙醇性肝硬化。随着生活方式的改变,乙醇消耗量的增加,酒精性肝硬化也逐渐上升,1968~1976年为8.2%;1976~1985年为14.1%;其中酒精性肝炎和乙醇性肝硬化的患病率在后10年中从15.3%和37.1%提高到17.4%和43.7%,1985年原发性肝癌中近1/4的病理系乙醇性肝硬化发展所致。

(三)心脑血管疾病

酒依赖和重度饮酒与IHD的相关性尚未确认。许多流行病学研究认为,酒依赖和重度饮酒者是引起心肌梗死和猝死的主要原因。乙醇直接作用于心肌、心肌动脉,增加患IHD的危险。重度饮酒者,酒精通过与高血压的联系以及干扰矿物质代谢间接地增加上述危险。

世界各国对饮酒与脑卒中的关系进行了大量的研究。19世纪有人发现多次醉酒能增加脑出血的危险性,并推测中等量饮酒与脑卒中有关系,但没有引起人们重视。Mustacchi认为饮酒与脑卒中有正相关联,这种危险随着饮酒量的增加而增加。日本久山12年随访研究发现,大量饮酒者脑卒中的发病率高,特别是脑出血。国内有报道饮酒能增加脑卒中的危险性。徐卫厉研究发现饮酒能增加脑出血的危险性,饮酒与脑出血的OR之间有明显的剂量-反应关系。

(四)肿瘤

酗酒者患肝癌、喉癌、食管癌和口腔癌的几率增加,是不饮酒者的3倍,但机制尚不清楚,原因可能是乙醇通过多个环节影响免疫功能有一定关系。Rothman指出,酒和烟是口腔、咽部癌的高度危险因素。队列研究表明嗜酒者患口腔癌、咽部癌和死于口腔癌、咽部癌的危险大于不嗜酒者,在因果关联上呈剂量-反应关系。Pollack等人分析了居住在夏威夷男性日本人饮酒与癌的联系,显示饮酒与直肠癌之间存在着正关联,每月饮啤酒≥15L者与不饮酒比较,相对危险系数为3.05。如按每月饮酒量,并校正年龄和吸烟的作用后,可见胃、结肠、前列腺等部位癌与饮酒无关。就直肠癌与肺癌而言,随着饮酒量增多,发病率随之增加,这种趋势比较明显,提示饮酒与直肠癌、肺癌之间存在正相关。饮酒导致肺癌的机制目前尚未确认,饮酒使肺部脂类如表面活化剂以及某些致癌原和诱变原趋于活跃的酶水平产生明显变化。长期饮酒能耗尽肺中维生素A的贮存以及营养缺乏是发生癌变,特别是肺癌的危险因素。饮酒与乳腺癌的联系还不清楚。但有病例对照研究的结论支持饮酒或饮酒有关的膳食成分是乳腺癌的危险因素。例如,将曾经喝醉与未曾喝醉的妇女加以比较,患乳腺癌的相对危险在1.5~2.0。在患乳腺癌相对危险与饮酒量的关系上,有人指出每天饮酒3次的妇女和不饮酒者比较,相对危险为1.56(P=0.003),控制混杂变量后相对危险依然存在,相对危险为1.38(P=0.035),饮酒导致乳腺癌的机制目前尚不是很明确。

三、酒依赖形成的有关因素

酒依赖的原因比较复杂,多数情况是许多因素共同作用的结果。主要包括:

(一)遗传因素

有研究表明,遗传因素对酒依赖的发生有很重要的作用。如酒依赖的儿童,从小生长在没有酒依赖的环境中,但是在成年以后,酒依赖的患病率依然显著高于正常群体。德国科学家对208例酒依赖者的染色体进行研究,发现酒依赖者的染色体畸变率是非酒依赖者的3倍,而染色体畸变是可以遗传的。

(二)个体因素

在相同文化背景下,不同的饮酒者产生的结局不同。有些人对酒过敏或者酒后很难受,这些人很难形成酒依赖;有些人自控能力较强,能够做到适可而止,也很难形成酒依赖;有些人比较极端,一旦饮酒就不能自控,很容易形成酒依赖。这主要和人格因素和心理因素有关。酒依赖的人存在性格缺陷,常常表现为依赖性强,缺乏进取心,责任感和纪律性欠缺,有时常有反社会倾向,这种性格不能很好地适应社会,也不懂得如何调节自己,成为生活的失败者或失意者,通过饮酒来解脱自己。另外一些人容易忧愁、焦虑或者苦闷,这种负性情绪如未及时疏导,很容易用饮酒来解脱,养成习惯性饮酒而成为酒依赖患者。

(三)家庭环境

有些酒依赖者是滥饮者。他们年幼时即背着父母学着品尝;有的家庭要子女陪饮,久之染上饮酒习惯,有的家庭因业余文化生活单调、枯燥或者夫妻两地分居,下班后,倍感无聊,聚饮消遣娱乐。一些家庭夫妻关系不和谐,导致一方(一般为男方)或双方借酒消愁,长期大量饮酒增加了家庭负担,产生酒依赖后降低了家庭责任感及性功能减退,进一步加剧了家庭不和,形成恶性循环。

(四)社会文化因素

有些人相信酒能祛风除湿,舒筋活血,疗伤止痛,镇静催眠,形成心理上的依赖性。有些青少年自我意识增强,经济的独立,促使他们自我价值观改变,错误地认为抽烟饮酒是男子汉应有的气概和风度。亚文化群体的影响,如信念、价值观和个性特点相似的社会群体,对人们社交活动影响颇大,若群体的"领袖"嗜酒,饮酒则成为群体活动主要内容,即使有人想戒酒,其他成员的嘲笑、讽刺使其畏而却步。还有一些从事特殊作业的不安全感,如从事井下、矿井、林业、野外等特殊作业,虽然安全措施和劳动保护条件不断改进,但有些工人仍存在不安全感,抱有及时行乐今朝有酒今朝醉的思想而滥饮无度。错误的舆论导向,如"饮酒无害论"的影响,一些嗜酒者标榜自己,长期饮酒并未生病,有些人轻信这种论点,并存在着侥幸心理,结果贻害自己。

总之,酒依赖的形成原因比较复杂,在不同的患者中,侧重点不同,在个体治疗的过程中,应该认真分析,做到"对症下药"。

四、限酒策略与措施

在西方国家饮酒引起的有关问题受到公众和政府的重视。近年来,我国哈尔滨、湖南、吉林等地陆续报道了酒依赖引起的精神障碍。为避免重蹈其他国家的覆辙,应及早制定预防策略和措施,但预防与饮酒有关问题的发生相当困难。由于酒作为一种饮料在许多国家处于一种特殊地位。很多人认为酒与鸦片、海洛因等毒品是完全不同的。整个社会反对吸毒,拥护政府采取强制性戒毒、缉毒措施,但对待饮酒者、酒依赖者则是另一种态度。20世纪50年代在WHO的一份报告中就表明了国际社会对酒依赖和酒中毒作为一种疾病和社会问题的关注。1975年和1979年世界卫生大会通过决议强调饮酒有关问题对人类的危害。根据上述决议WHO成立了酒问题专家委员会,建议各成员国政府"收集酒饮料生产,销售和有关酒问题的统计资料。要求上述问题性质和程度的准确数字,作为制定国家的酒政策和规划的基础。"国家的酒政策包括预防、教育、生产、管理和治疗。任何生产、制作、销售部门都应考虑人民的健康问题,并采取措施减少酒的供应,提高法定饮酒年龄,缩短售销时间等。教育人民群众认识酒的危害性以及建立有关资料的国际标准。目前,我国有关酒的政策从稳定我国的饮酒量和减少饮酒损害两大策略加以研究。

(一)限定饮酒量

整体饮酒量与饮酒所致的损害直接相关,我国在20世纪80年代以前,由于整体饮酒量低,饮酒问题轻微,随着生活水平的提高,饮酒量逐步提高,所导致的问题明显增多。目前我国人均饮酒量和欧美国家相比,差距很远,但不能等到问题严重时再采取措施,应该未雨绸缪,希望我国的饮酒量不要继续增加或者过快增加。

(二)宣传教育

开展广泛的宣传教育,把饮酒的危害介绍给大众,普及正确饮酒知识,唤起公众意识,改变饮酒态度,特别注意高危人群如青少年、重体力劳动者、基层干部以及孕妇等的宣传。改变饮酒的不良习惯,如逼人喝酒,以酒为乐等。我国传统文化反对空腹饮酒,以酒浇愁,提倡适量饮酒,应该继承发扬。传统文化虽然有限制女性的一面,但是保护女性少受吸烟、饮酒的危害;我们提倡妇女解放,但不能把妇女解放同妇女吸烟、饮酒联系起来。如果占一半人口的妇女加入饮酒队伍,必然加重我国的饮酒问题。

(三)限制酒广告

在世界范围里,制酒商通过酒的广告向消费者发动了攻势,使酒的销售量增加,美好的广告词,把饮酒与富有、成功、健康的生活方式相联,强化了饮酒态度,使饮酒队伍扩大,鼓励大量饮酒,使戒酒者重蹈覆辙。国外研究表明,酒广告与个体及整体的饮酒水平有关。目前我国的经济情况似乎难以禁止酒广告,但可以通过逐步减少或者限制的方法,如减少广告的播出时间,限制烈性酒广告,限制某些酒的广告词,如"喝某某酒,做天下文章"等。

(四)增加酒税

研究证明,在其他因素不变的条件下,提高酒的价格,会使酒的消费下降,大量饮酒者的酒消耗也不例外。决定酒价格的重要因素是酒税的高低。与国外相比,我国的酒税、烟税较重,继续提高酒税能否行得通,有些问题需要分析,如增酒税是否会导致私自酿酒增加,是否会使一部分饮酒者转向高度劣质酒。从公共卫生的角度看,增加酒税有利健康。权宜的办法是增加烈性酒的税率,使消费者转向消费对健康损害较少的低度酒。

(五)限制儿童、青少年饮酒

由于儿童、青少年心理及中枢神经系统发育尚不完善,与成人相比,饮酒所致的后果较为严重。国外制定法律,确定最小饮酒年龄(一般为21岁),起到了良好的作用,如美国实施这一制度后,减少青少年交通事故5%~28%。

（六）减少危害

1. 禁止酒后开车

根据公安部报道，我国每年约有 6 万人死于交通事故，其中 1/3 与酒后驾车有关。随着经济的发展和生活水平的提高，我国汽车拥有量将进一步提高，交通事故已经是危及我国人民生命和健康的问题，公安部虽严禁酒后驾车，但现实生活中仍有不少酒后驾车者。国外自 20 世纪 80 年代以来，随机对汽车驾驶者进行呼吸气体中酒精含量检测，以判断是否饮酒。各国对法律允许的血浓度规定不一，从 0～200mg/dl 不等，多数国家将血浓度限定在 50mg/dl 以内，我国血浓度限定在 80mg/dl 以内。澳大利亚是第一个实行大规模的呼吸气体的酒精含量检查的国家，对检查阳性者进行血浓度测定。对血浓度超过 50mg/dl 者，做吊销执照、罚款、甚至监禁处理，使得致死性汽车相撞事故减少 22%，与饮酒相关的交通事故减少 36%。当然酒后开船、酒后做危险工作也应该在禁止之列。

2. 强化治疗与康复

据统计，美国有 16% 以上的人是酒瘾者，而 16% 酒瘾者消耗了 80% 以上的酒类产品。可见，治疗这些患者，是减少饮酒危害的重要途径之一。我国公众对乙醇中毒认识不一，很多人认为乙醇中毒不是疾病，而是意志薄弱、人格不良的表现；由于治疗后复发问题，临床医师产生负性情绪，让很多酒精中毒患者不能得到及时、正确的治疗。我国的康复工作基本上是空白，治疗后没有及时的康复措施，复发率较高。目前，黑龙江等地开展了这方面工作，取得了初步成绩，促进康复工作的开展，建立了像酒精匿名组织、断酒会等自助组织。

五、酒依赖的控制措施

由于酒依赖危害严重性，对酒依赖患者必须采取干预措施，干预目的是为了酒导致的各种躯体病变，防止酒滥对身心和社会产生不良影响，并能坚持以后不再过度饮酒。酒依赖不仅是一个医学问题，更是一个社会问题，治疗不仅要依靠医生，还要全社会的支持，尤其是酒依赖者的家人、朋友更应该介入对酒依赖者的治疗。酒依赖的治疗应该进行多方位、多层次的全面治疗。

（一）心理干预

心理干预将病人作为一个有机体，强调以人为本。近几十年来，人们在治疗酒依赖患者的过程中，发现心理治疗有非常好的效果，尤其是在对脱瘾后的康复过程中，作用更加明显。

在早期心理治疗过程中，人们把酒依赖看作是心理障碍的表现，认为只要改变了患者有关饮酒的一些错误认识、思维和情感，酗酒就会停止，这种观点忽视了酒依赖受多种因素促成，如生物和遗传等因素，治疗效果受到一定影响。一种新的认知疗法得到了发展，治疗方法要求对患者的基本情况和心理需求全面掌握，分成两个阶段进行干预，即干预初期和巩固阶段。

干预初期，有些患者无强烈的戒酒动机，直到身体出现疾病或不适应而去就诊，此时患者比较焦虑、怀疑或害怕，首先帮助患者解除心理障碍。给患者讲解酒的成分和作用，包括我国的酒文化，最后阐述酗酒对健康的危害，帮助他们认识饮酒不仅是一种不良行为，也是一种病态。这样，患者会重视问题的严重性。有些患者长期酗酒，导致婚姻、家庭或者工作不如意，在社会上被人唾弃，就用酗酒来忘却这些不快，待到酒醒后，他又有一种负罪感，帮助患者延长清醒期，防止出现严重的抑郁和悲观情绪。这期间，患者常处于不稳定状态，很容易又会酗酒，医生作好心理疏导，辅助患者处理好生活中的矛盾，帮助患者渡过难关。

如果患者戒酒后的清醒状态得到维持，心理治疗的任务就是如何帮助患者适应新的环境。这个时期，帮助患者开发有益的兴趣活动，让患者认识到生活中可以没有乙醇，还有很多更有意义的活动。一段时间后，患者自然会有抵制饮酒诱惑的能力。

在个体心理干预中，应该认识到戒酒的艰巨性，整个过程应该循序渐进，不能操之过急，否则效果就不会很好。

（二）临床干预

临床治疗主要对酒依赖患者进行康复治疗，临床治疗可以很好地缓解和控制戒断症状，有助于改善酒依赖的并发症。

1. 急性醉酒的处理

一般情况下，无须特殊治疗，只要加强监护，防止意外，使其安睡，并注意保暖。对于酒依赖者的急性酒中毒，先要检查躯体情况和营养状况，根据不同的情况进行对症处理，特别要注重补充维生素，尤其是 B 族维生素。如果出现酒中毒昏迷，密切观察生命指征，保持呼吸道通畅，注意水电解质的平衡，积极抗感染治疗，控制并发感染，同时使用纳洛酮 0.4mg 静脉注射，以缓解酒中毒昏迷的症状。

2. 戒酒综合征的治疗

震颤谵妄是戒酒综合征的主要临床表现,一旦出现这种现象,必须及时处理,处理过程中注意患者保持较好的心理状态,注意防止水、电解质紊乱和及时补充大量维生素 B_1。控制戒断症状的药物在临床上主要是苯二氮䓬类药物,如地西泮、利眠宁等,选择口服给药。在用药剂量上应该注意患者的病史,了解真实的酒量后,酌情确定用药剂量。注意戒酒后患者体质虚弱、乏力,并伴随情绪的低落,必须加强心理行为支持疗法,尽快恢复病情。

3. 戒酒巩固治疗

在急性期过后,许多患者可以解除对酒的依赖,但要注意患者复发,加强用增敏药物进行巩固治疗,增敏药物与乙醇发生反应,延缓乙醇及代谢产物的代谢,使患者非常难受,反复刺激后,患者便对酒产生不舒服甚至痛苦的感觉,直至最后拒绝饮酒。目前常用药物是戒酒硫、柠檬酸氰氮化钙以及呋喃唑酮等。在使用过程中,应该选择配合较好的患者,同时建立和健全监督体系。

(三)家庭干预

在个人心理干预和临床干预之后,加强家庭干预工作,因为酒依赖者往往家庭关系不融洽,由于长期酗酒导致家庭矛盾,如果家庭问题不解决,戒酒的效果不会很理想,即使患者能够暂时戒酒,但很容易复发,因此,家庭干预在酒依赖的治疗过程中显得尤为重要。

在家庭干预过程中,处理好酒依赖者和家庭成员之间的关系。排除他与家庭成员之间的互相猜忌、互相埋怨等。家庭成员要注意容忍对方,认识到酒依赖是一种疾病,积极支持治疗,加强沟通,并经常给予关怀,让酒依赖者感受到家庭的温暖。激发患者的自信心,相信自己的价值,充分认识到自己仍然是家庭中不可缺少的一分子,放弃自暴自弃、懒散、退缩等想法。必要时,对家庭其他成员进行心理疏导,因为酒依赖者家属也有一定的心理问题,通过培训和治疗,让部分家庭成员建立治疗酒依赖的信心,把整个家庭作为一个干预整体,效果相当不错。家庭干预也是一个长期的渐进过程。

第三节　体育锻炼

生命在于运动,如果不经常参加体育锻炼或体力活动,人的器官和组织得不到很好的运转,长期不使用的器官和组织系统功能就会萎缩、退化,最终导致整个功能的早衰,适应能力减退、抵抗力下降,各种疾病就接踵而来,我国和世界各地的资料统计表明,高血压、冠心病以及糖尿病等一些疾病与运动不足有关。加强体育锻炼,提高人群健康素质,也是当前慢病防治的重要内容之一。

一、体育锻炼和各系统的生理反应

循环和呼吸系统最基本的功能就是给人体组织提供 O_2 和营养,排出 CO_2 和代谢排泄物,保持体温和酸碱平衡,并把内分泌腺体分泌的激素运送到靶器官。在体育锻炼或体力活动中,为了适应骨骼和肌肉的运动,循环系统(心脏、血管和血液)必须变得高效运转,很快对增加的运动需求作出反应,心排出量几乎是随着运动量的增加而直线上升,直到达到它的最大容量为止。在体育锻炼过程中,收缩压随着运动迅速升高,峰值最高可达到 $200\sim240$mmHg、舒张压基本保持不变,但总的动脉血压升高,这是人体正常的适应性反应。

呼吸系统随着锻炼强度的变化做出相应的反应,通过大脑脑干呼吸中枢以及肌肉和运动关节的本体感受,肺活量马上会升高。在持续或者快速的运动中,CO_2、H^+ 的增加及体温和血液温度升高进一步刺激肺活量的增加。在正常成年人中,肺活量的速率变化范围从休息时的 10L/min 到最大运动量时的100L/min。经过高度锻炼的成年男性,肺活量的速率在最大运动量时可超过 200L/min。

在体育锻炼过程中,其他系统也会作出适当的反应。肌肉必须调整适应需求,提供有效的力量,在体育锻炼期间,肌肉摄氧和排除代谢产物的能力显著增强;内分泌系统也产生一致的生理反应,这个系统控制着整个身体内部特殊腺体的释放,许多激素如儿茶酚胺分泌速度会增加,但是胰岛素分泌速度却下降。

二、缺乏锻炼和慢病的关系

目前,大多数研究是有氧运动和健康的关系。在锻炼和健康的流行病学研究中,对已经得病和没有得病的人进行了对照;一些前瞻性研究观察体育锻炼是如何影响健康的;在病例对照研究中,分别调查病例组和对照组以前的锻炼情况,而队列研究是评估在一定时期内体育锻炼和疾病的关联,通过改变体力活动方式,研究疾病的发生是否会改变。流行病学研究的结果常用来评估锻炼和疾病的关联强度。

（一）糖尿病

大量证据支持缺乏体育锻炼和 2 型糖尿病的关系。早期研究认为,假设社会人群都普遍缺乏体育锻炼,2 型糖尿病有可能引起大流行。有病例对照研究发现,经常性体力活动的人群从一个民族迁移到另外一个发达的工业化地区,他们中间糖尿病的现患率比原来的同胞高许多;许多队列研究也已经证实,缺乏体力活动和 2 型糖尿病显著相关。美国对男大学毕业生进行了前瞻性研究,结果显示体力活动能够保护糖尿病的发生。Helmrich 等认为体育锻炼和糖尿病的发病率呈负相关,在 BMI 较高和高血压人群中更为显著,他们认为每 500kcal 的每周能量消耗,使 2 型糖尿病的发生率下降6%。瑞典马尔默市的一次可行性研究,把体育锻炼作为糖耐量异常干预策略的一部分。5 年以后,对照组糖尿病的患病率是干预组的 2 倍。

（二）肥胖

肥胖是当前一个重要的公共卫生问题,它对糖尿病的发病起到重要作用,同时增加了冠心病、高血压、各种肿瘤等慢病的危险性。肥胖指人体脂肪组织过多,以体重指数（BMI）来区分,中国成人正常体重指数 BMI（体重/身高^2）在18.5 ~ 23.9,超过 24 是超重,超过 28 是肥胖。喜爱体育锻炼的人,不易获得更多的体重,体内脂肪组织增加的原因主要是人体摄入能量长时期超过消耗量。人体总消耗量分为三部分:① 基础代谢（60%）;② 饮食以及消化、吸收以及运输（10%）;③ 体力活动（30%）。在能量平衡中,体力活动起着很重要的作用。

（三）冠心病

目前缺乏严格的试验来研究体力活动对 CHD 危险性的影响。对业余时间进行剧烈活动的研究发现中等强度的活动,如步行、骑自行车、园艺活动和上楼梯,可降低 CHD 的危险性。一些研究表明,积极参加活动者 CHD 的危险性和死亡率分别为不活动者的 1/2 和 1/3;有研究证实,CHD 危险性与缺乏体力活动之间的联系似乎与年龄、吸烟、血压、体重指数以及父母的心脏病发作史无关,但运动量应该是中等程度,体力活动必须是长期的,持之以恒的。体力活动降低 CHD 危险性的机制可能与下列因素有关:体力活动多的人较久坐的人肥胖者少,患高血压者少,且发生高血压也晚。运动可以提高 HDL 水平和降低 LDL 水平,经常运动者还可改变不良习惯,包括吸烟和大量饮酒。

（四）肿瘤

许多研究认为,人在运动时,呼吸频率随之增快,吸氧量比安静时增加 18 倍以上。通过体内细胞之间的气体交换,将一些致癌毒素排出体外。运动可以调节和改善人的情绪,给人带来愉快和舒畅,精神压抑或过度紧张忧虑的人易患癌症。国外研究证实,一致的观点是体力活动能够降低直肠癌的危险性。美国的 Shephard 等研究认为,体育锻炼使局部组织合成的改变,适量的体力活动能够增加 F_2 因子的合成,同时又能限制 F_2 因子的产生,从而抑制肿瘤细胞的生长。体力活动减少,使十二指肠的蠕动减少,增加了肠道细胞和潜在致癌物的接触时间。

三、缺乏锻炼的干预策略

（一）个体干预

个体干预的内容包括自我监督机制、反馈机制、强化机制、激励机制、竞赛机制、技术培训机制等等自我监督机制是目前应用最频繁的个体干预管理技术。通常包括在体力活动中经常做好记录,诸如每周的锻炼量,每次锻炼的时间和锻炼时的感受。

（二）卫生机构的干预

卫生保健机构可以提供一个很好的机会,告诫成年人或年轻人加强体育锻炼。大部分成年人每年要去一次医院,临床内科医生在给患者看病时,利用几分钟时间,给患者面对面的宣传和教育,给患者灌输体育锻炼的良好信念。美国的研究结果表明,经过医生的教育,短时期人群的体育锻炼率从 7% 上升到 10%。美国心脏病协会、医学会等推荐把劝告患者体育锻炼作为常规临床保健服务的内容之一,所以医生劝告病人作为体育锻炼干预策略是非常有效的方法。

（三）社区干预

社区是指人群共同生活的一定区域,它是从事经济、政治、文化和社会生活的基本单位,社区干预着重点是一种群体概念,健康行为和良好生活方式的选择会受环境和文化的影响。在社区内建立慢跑锻炼俱乐部或锻炼培训班等改变居民的运动理念,通过集体运动,保持他们较高的锻炼积极性和依从性。在社区中进行体育锻炼促进,充分发挥各种组织（社区医疗机构、居委会、俱乐部、协会等）的作用,为实行干预措施创造有利条件。

（四）单位干预

单位的体育锻炼项目是很有潜力的一种干预方法。随着单位锻炼设备的增加，职工更容易获得体育锻炼便利条件。单位的体育锻炼项目对久坐的人、蓝领及教育程度高的人有一定吸引力，通过因人而异的干预满足他们的需求或提高他们的兴趣是一种很好的方法。

（五）媒体干预

媒体策略包括电子媒体和报刊媒体，媒体干预与其他策略相比有自身优势，快捷简便，这种策略对个人和社区都有非常大的潜力，它能帮助人们提高认识，把体育锻炼作为一种健康理念，提供科学的体育锻炼模式和有关知识信息。

（六）学校干预

学校是青少年集中的场所，抓好学生体育锻炼是促进青少年体质强健的关键。我国所有学校每周都安排了体育课，对提高学生的身体素质大有裨益，但有的学校片面强调升学率，减少甚至取消毕业班的体育课，造成部分学生体质下降。学校既要重视学生文化知识课，也不能忽视学生的体育锻炼，使学生能德、智、体全面发展。

（七）特殊人群干预

包括某些慢病患者、残疾者、吸烟者和缺乏体育锻炼的高危人群如中年人、知识分子、农民等。对于高血压、糖尿病、冠心病、肥胖病等慢病患者，既要劝导他们进行体育锻炼，又要为他们制定个体性、针对性、适度性、有效性和安全性的运动处方。对残疾人，不仅让他们树立战胜困难的信心，又为他们提供必要条件、活动设施及研究锻炼的方式方法。参加体育锻炼的吸烟者，希望通过体育锻炼强身健体，又期望能帮助他们戒烟。广大的中年人、知识分子和农民迫于工作压力、观念和意识上的错误认识，不参加或难于坚持体育锻炼，必须纠正他们的不良习惯，提高他们参加体育锻炼的积极性。

（八）宣传合理的体育锻炼的方式

主要包括以下几种：① 力量性运动，如举重、拳击等，适宜于运动员和某些爱好者；② 伸展运动，如各种广播操、健美操等，适宜于普通大众；③ 耐力性有氧运动，如慢跑、登山、爬楼梯、骑自行车等，这类轻、中等强度、能提高心肺功能的运动项目，适宜于各种人群，对提高人的身体素质是最常用的锻炼方式。

四、个人运动技能指导

1992 年《维多利亚宣言》指出，"适量运动"是人类健康的四大基石之一。科学运动能够增加食欲，促进消化能力，提高身体素质，改善心肺功能，运动还提高胰岛素受体的功能，增强机体对胰岛素的敏感性，因此运动具有降低体重、降血糖的作用；运动使患者保持健康心理，促进皮肤血液循环，增强结缔组织的弹性，减少皱纹形成，推迟皮肤衰老。运动是指合理的运动，它必须是科学的，如果运动量太少，则无作用，运动量过大，则会增加心脑血管的负担，同样不利于健康。美国军医 Kenneth. H. Cooper 首创了"有氧训练法"来抵抗现代文明病，他提倡的运动处方实现了运动在医疗模式下的转变，针对有氧运动开展个人技能指导。

（一）运动方法的选择

就体育锻炼方法而言，有氧运动被广泛推荐。有氧运动是指持续时间较长、有节奏、不剧烈、大肌肉的运动都是有氧运动，例如步行、慢跑、游泳、骑车、健美体操、划船等。有氧运动对技巧的要求不高，适于人群中推广，这里介绍几种运动方式：

1. 步行

步行是一项极好的有氧运动，也是保持健康最简洁的方法。步行动作柔和，不易受伤，非常适合老年人和超重肥胖的人，一般没有禁忌证，速度控制在 80～100m/min。

2. 骑自行车

选择在早上或者在体育场内，结合上下班，进行骑自行车锻炼也是很好的一种有氧运动方式。比较适宜的运动强度为每小时 8.5～15km，使用功率自行车进行室内锻炼，合适的运动强度为 450～700kg/min。

3. 爬楼梯

以正常的速度爬楼梯，其热量消耗是静坐的 10 多倍，比散步多 3 倍，因此，爬楼梯也是值得推荐的运动方式。

4. 慢跑

有运动基础者，参加慢跑锻炼。慢跑和步行一样，是最简单的运动方式，一般的跑步速度为每分钟 100m 比较适宜，锻炼时步幅要小，要放松，尽量采用使全身肌肉以及皮下组织放松和抖动的方式跑步，不要做迅速紧张式的快跑。运动时间也要 30 分钟以上，可以跑步和走路交替进行。

其他有氧运动的方式还有游泳、打太极拳、跳交谊舞以及扭秧歌等。

（二）运动时间

一般情况下，运动频率为每周 3~5 天，每天 30 分钟以上，如果有困难，建议分为 3 个 10 分钟来进行，每次注意持续 10 分钟才能见效。

（三）运动强度

自我估算合理的运动强度非常重要，一般用最大心率法来进行估算。最大心率的计算，男子：(250 − 年龄)/2，女子：(220 − 年龄)/2。如果运动后的心率为最大心率 50%~80%，是理想的运动强度。建议开始运动时把标准降低一些，对于体能差的人，建议运动后心率是最大心率的 40%~60% 为宜；如果按照这种标准运动后，你还觉得气喘，讲不出话，还可以再放慢速度，降低标准。

（四）运动禁忌证

生命在于运动，但不是所有的人适合运动，有下列情况的人不宜运动：

① 心绞痛、心律失常或心力衰竭的患者。② 高血压患者血压严重升高以及血糖很高的患者。③ 体温升高者。④ 有化脓性疾病者。⑤ 有出血倾向的患者。⑥ 骨折或者损伤未愈者。⑦ 恶性肿瘤晚期患者。⑧ 脏器衰竭患者。

（五）几种特殊情况下的运动

1. 老年人的运动

对于老年人的运动应该特别注意，原来从未进行体育锻炼的人在开始运动或者准备增加运动量前，必须有近 3 个月的体检资料，以便及时发现危险因素或者潜在疾病。在运动锻炼前，老年人应该做好充分的准备活动，一般可以进行 10min 左右的伸展运动或者慢跑。在跑步运动后，不宜突然停止运动，并且注意异常气候条件下出现运动损伤，如冬天保暖，雨天防滑。

2. 高血压患者的运动

运动疗法是高血压比较有效的辅助治疗方法，科学运动具有降压、改善自觉症状、减少降压药用量、巩固降压疗效等。高血压病人应该重视体育运动，运动方式以有氧运动为主，配合力量性运动。运动次数以每周 3 次即隔日一次为好，有氧运动每次 30 分钟以上。运动强度采用中等强度最为适宜，运动中的心率以最大心率的 60%~90% 为宜。但是应该注意，血压严重升高时暂时不宜运动。

3. 糖尿病患者的运动

运动治疗是糖尿病患者治疗的"五驾马车"之一，已经得到充分肯定。糖尿病患者运动强度的控制非常重要，如果运动量过小，达不到降低血糖的作用，运动量太大，导致体内葡萄糖消耗过多，容易引起低血糖，当血糖消耗超过 75% 以上时，通过神经调节，导致血糖应激性升高，引起血糖大幅波动，对病情非常不利。糖尿病病人的运动要适量，原则上采用中等强度最为适宜，用心率来衡量，运动中心率是最大心率的 60%~90% 为宜。运动不能疲劳，不能剧烈。如果为了降低血糖而运动，最佳时机选择在下午，运动锻炼配合饮食和药物治疗。糖尿病患者合并各种急性感染，肝肾功能衰竭、心力衰竭、未控制的高血压以及视网膜病变眼底出血时应该禁忌体育运动。

4. 肥胖患者的运动

肥胖患者容易患高血压、糖尿病、心肌梗死、脂肪肝、胆结石等，肥胖患者特别是向心性肥胖患者及超重和肥胖的人，应该积极采取减肥措施，科学地降低体重。减重的有效方法就是控制饮食，同时积极参加体育运动。运动方式以有氧运动为主，辅助以力量性运动以及球类运动等。短期减重目标，以每周减轻体重 0.5kg 为宜；长期减重目标是达到理想体重。注意运动量不可盲目增加，因为 0.5kg 的脂肪，相当于 3500kcal 的热量，按照每周锻炼 5 次，每天的消耗达到 700kcal 即可。运动不可避免引起食欲增加，因此还必须加以饮食控制。

第四节　心理健康

医学的发展经历了心身合一，心身分离，心身合一的曲折过程，意味着对人类疾病与健康认识的变化和进步。在两千多年前，我国古代医学中已经有心理因素在疾病发生中的作用及生理与心理相互作用的论述。先秦《吕氏春秋》中有"百病怒起"的记述。《内经》提出"天人相应"和"形神合一"等心身一元论的人体生命观和外感六淫、内伤七情等的病因学说。随着工业革命的兴起，自然科学的发展，先进医学技术的突飞猛进，医学趋向专科化，人类战胜许多疾病。医学高度专科化，忽视了心理、社会因素与疾病的关系，产生了一些偏激的影响。20 世纪以来，由于系统论、控制论、信息论的影响,医学家们越来越清楚地认识到生物医学模式的缺陷与弊病,提出了全面、综合、整体地看待人类健康和疾病的心身医学理论,生物－心理－社会医学模式,这是人类自身疾病和健康问题认识上的一个质的飞跃。

一、心理健康的标准

心理健康是指没有心理障碍,有良好的社会适应能力。包括六个部分。

(一)智力正常

正常智力是人们生活、工作、学习和劳动最基本的心理条件。人的智力主要包括观察能力、记忆能力、思维能力、想象能力和操作能力等,核心是抽象思维能力。这五种能力应该平衡发展,防止智力的畸形发展。

(二)情绪健康

情绪健康主要表现为情绪稳定和情绪愉悦。情绪稳定表明人的中枢神经系统处于平衡状态,意味着整体功能的协调。喜怒无常是情绪不稳定的表现。情绪愉悦表示人的身心活动和谐。情绪愉悦会使整个身心处于积极向上的状态,面对生活充满希望。如果一个人经常灰心丧气、闷闷不乐,那是不健康的标志。一个情绪健康的人,即使在生活或工作中遭遇不幸,他也会很快能够适应环境,摆脱不良情绪的困扰。

(三)意志健康

一个人行动的直觉性和垄断性是意志健康的表现,直觉性是指在行动中有明确的目标,他能意识到行动效果的社会意义,相反就是意志的动摇性和盲目性。意志的垄断性是指善于明辨是非,适时做出决定并执行决定,相反就是优柔寡断和草率决定。此外,意志的坚持性也是意志健康的表现,意志的坚持性包括充沛的精力和坚韧的毅力。

(四)统一协调的行为

一个心理健康的人,他的思想和行为是一致的、统一的;心理不健康的人他的思想和行动是分离的、矛盾的,表现为思想混乱,注意力极不集中。

(五)人际关系的适应

有交际能力,也是心理健康的标志。

(六)反应适度

人的反应适度也是心理健康的标志,反应过激或者反应过低都不是心理健康的表现。

二、心理卫生与慢病

现在人们对疾病的认识已经从社会、生物和心理三个方面加以阐述,心理健康被提到一个新的高度。心理因素对躯体内脏器官的影响以情绪活动为媒介。情绪活动有积极情绪和消极情绪,前者提高劳动效率,对生命活动起着积极作用,后者如悲伤、痛苦、恐惧、愤怒、抑郁等,这是人体不适应环境的种种反映,它可以动员机体的潜能以适应不断变化的环境。值得注意的是,消极情绪对心身健康有着十分不利的影响,容易导致心理失衡,强烈而持续的心理失衡引起心理和生理的改变,以致发展成多种心身疾病。

(一)心血管疾病

大量研究资料表明,心理因素是心身疾病的重要致病因素。对 23 例原发性高血压进行调查发现,74% 的患者病前存在不良的心理因素。根据国内外医院统计,68% 的心肌梗死患者病前有情绪因素的影响。几项前瞻性研究和大量的病例对照衡量了焦虑、抑郁和精神过敏等与和心绞痛、CHD 死亡以及动脉硬化的血管造影证据的联系,结果有阳性关联。在以色利、瑞典和美国进行的前瞻性研究指出,情绪紊乱发生在冠脉疾病临床急症症状出现之前,长期情绪紊乱和人际关系不和是 CHD 的危险因素,不良的心理状态对心血管疾病是有一定影响的。

(二)肿瘤

心理因素和肿瘤的发生是有一定联系的。我国的胃癌危险因素的调查分析中,胃癌与多次发现生闷气、生气吃饭以及精神受刺激等因素有关。有关心理因素和食管癌的关系,我国医家在《景岳全书》中提出,忧愁、思虑、七情伤脾易生痰、痰与气搏引起食管癌,国内食管癌病例对照研究指出,精神创伤是一个显著的危险因素。Green1975 年经过病例对照研究,发现过度压抑情者以及过分冲动的妇女乳腺癌比对照组均多。不良的心理因素和子宫癌有一定的关系,我国龚惠馨等关于子宫癌病例对照研究结果表明,有精神创伤史者不论是单因素还是多因素分析,精神创伤均有非常显著的意义。关于心理因素是肿瘤的危险因素的原因,有可能与不良的精神因素改变机体的免疫状态,降低了机体的免疫保护功能有关。

（三）糖尿病

国外大量糖尿病流行病学调查显示,应激对糖尿病的影响非常重要。应激是机体在各种内外环境因素及社会、心理因素刺激时所出现的全身性非特异性适应反应,又称为应激反应。如果情绪活动和躯体反应的强度和持续时间达到损害机体功能的程度,就会出现机体功能甚至组织结构的病变。情绪活动影响胰岛素分泌,如果人处于焦虑状态,血中胰岛素的量就会下降。人在感到孤独、绝望和抑郁时,有时可伴发血糖升高,或者出现尿糖;当人的情绪冲突消退以后,血糖就会下降,对胰岛素的需求量也就减少了。

三、加强心理卫生工作的策略

由于医学模式的改变,对心理卫生的理解,不能局限在狭窄的范围,应从更广泛的角度来探讨。开展心理卫生工作,从围产期到晚年,从学校到工作单位以及社会环境都应有心理卫生需求。为增进心理健康,需要卫生、教育、福利等有关部门的协调合作,单靠卫生保健部门的力量是难以做好的。

（一）准确诊断,早期干预

准确和客观的诊断是制订个人保健计划和选择正确治疗方案的基础,在开展干预前,诊断的正确性非常重要。早期干预在整个心理卫生保健工作中非常关键,干预越早,越能很好地控制症状和改善预后。Mcgorry 和 Tharaet 等研究认为,精神分裂症持续时间的长短与治疗时间的早晚关系甚为密切,如果治疗延期,可能导致治疗效果差。1997 年 Wilk 等研究认为,早期的初筛和信念干预对那些有酒依赖倾向的高危人群有着非常重要的意义。因此,提倡在准确诊断的基础上早期干预。

（二）长期保健,持续监测

心理行为障碍是一个长期的过程,就管理而言,应该和一些慢性疾病相类似,在制订计划时应充分考虑这一特点。在心理障碍患者治疗的过程中,患者及家属的需求是复杂的,在不同时期,随着疾病的变化需要调整不同的干预措施,必须强调患者监测的连续性。保健计划的连续性措施包括对相同心理障碍和疾病的人设立专门诊所,加强医务保健人员的技术培训,定期组织患者及其家属开展健康教育等。

（三）列入初保,全面普及

初级卫生保健是一个基本的卫生保健,应用技术上适宜、学术上可靠又能被社会接受的方法,通过个人、家庭和社区的充分参与达到普及,费用由国家、社会和个人共同承担。初级卫生保健工作重点在基层,特别是农村地区。心理卫生是初保工作的重要内容之一。当今人们的心理障碍和心理疾病非常普遍,这些患者中大部分在初级卫生保健中得到很好的治疗。因此加强基层社区医务人员心理卫生知识培训,提高发现、治疗常见心理行为障碍和心理疾病是非常重要的公共健康措施。

（四）社区参与,家庭合作

社区是指人们共同生活的一个相对固定的区域。同一社区内有相同的经济文化背景、共同的利益需求,凭借一定的社会组织和系统,从事经济、政治、文化和社会生活的社会基本单位。社区信仰和态度决定了心理健康的许多方面;有心理疾病的人也是社会成员,社会环境对他们来说非常重要,如果社会环境对他们是积极的,就有助于他们的康复,鼓励他们积极参与社区的各种活动,充分利用社区资源,将健康保健从专门机构转移到社区之中,提高社区参与性。

四、防治措施

增进心理健康,应该注重个人心理素质训练,开展以下几个方面的工作。

（一）培养健康人格

保持心理卫生,注重心态平衡,提高处理社会各种心理危险因素的能力。当今社会竞争激烈,在工作中难免出现挫折和失败,生活中也有许多不如意的事情,这些都能导致心态失衡。如果这种心态长期存在,就会导致心身疾病。当消极情绪产生时,积极调整情绪:做一些自己喜欢的事;积极参加娱乐活动;外出旅游,适度宣泄;向知心朋友诉说诉说心中的烦恼,一吐为快;避免喜怒无常,力图愉快开朗,是明智之举。

（二）适应环境,改造环境

人类生活在环境之中,必须适应不断变化的环境,主动地改造环境。在改造环境的过程中,首先正确认知自身,要有自知之明,认知自己的气质特性、智能结构及潜在能力,形成一个客观、正确的评价。在此基础上,以积极的心态投入生活和工作,对未来充满信心;实事求是着眼现实,分清主次,做好每一件工作;有事业心和勤奋实干精神;谦虚谨慎,不狂妄自大或者自暴自弃;坦诚待人,礼貌可亲;不虚伪浮夸或者自命清高;富有创新意识,勇于负责;不消极懈怠,墨守陈规。其次正确认识他人,多看别人长处,多想自己不足,取人之长,补己之短,为人际关系的发展打下良好基础。在认知过程中不断提高自己,锻炼敏捷思维、良好记忆、丰富的想象力和语言表达能力等。

(三)融洽家庭关系和人际关系

有一个幸福家庭是心理健康的重要因素。与家人和睦相处,相依为命,能够得到生命中的温暖、体贴的亲情和爱情,从家庭生活中得到无限的人生乐趣;在生活中良好的人际关系有益于心理健康和事业成功,现代人乐于交际,接触别人时持积极态度,能够理解和接受别人的思想,乐于表达自己的思想,在交际过程中要悦纳他人,也要悦纳自己,既有广泛的朋友,又有一两位知己,而不是平庸之辈泛泛之交。

五、主要心理障碍的调节

(一)常见异常心理活动的调节

1. 消除嫉妒心理

嫉妒心态和行为到处可见,嫉妒的人不能正视自己,后果是严重的。消除嫉妒心理的办法包括:

(1)正视自己与别人的差距,正确看待人生价值。切莫患得患失,把宝贵时间都花在工作或学习上,而不是花在嫉妒别人的成功上。

(2)承认事实,变不服气为立志气。面对别人的成功,应该承认别人的长处,虚心向别人学习,吸取别人的长处,促使自己不断进步。

(3)培养豁达的人生态度。人生本是一个大舞台,人人都在扮演着不同的角色,不可能十全十美。从病态的自卑中解脱出来,学会承认他人,重新认识自己。

(4)学会发挥自己的优势。扬长避短,不断提高自己,力求改善现状,才能比别人做得更好。

(5)克服性格上的弱点。虚荣心强,好出风头的人嫉妒心重。加强自己性格塑造,逐渐形成只求成功、不图虚名、心胸开阔、豁达乐观等性格特征是防治嫉妒心理的重要一环。

(6)允许别人超过自己。要知道自己是没有理由不允许别人超过自己的,压制、贬低别人,与别人过去,只会两败俱伤,别无任何益处。

2. 克服灰色心理

灰色心理影响一个人工作和生活的热情,一旦有这种心态出现,必须尽快解除,主要防治原则包括以下几种。

(1)变换环境:到一个新的环境可以调节人的情绪,产生新的活力,调动人的潜能。

(2)建立科学的生活方式;避免生活过于单调,及时调整自己的业余生活,培养多种兴趣与爱好,做到起居正常,睡眠充足,劳逸结合。

(3)善于解脱自己:在人生的道路上成功和失败、欢乐与苦恼并存,凡事要看得开,放得下。

(4)对他人、对现实要宽容和理解:宽容和理解是搞好人际关系的法宝。

(5)发挥余热:为社会做出贡献的时候,又丰富自己的生活。

(6)加强营养、适度锻炼,也是克服灰色心理的有效方法。

3. 消除贪婪心理

贪婪心理是生活中常见的心理障碍,它具有满足性、侥幸性、公开性及意志薄弱四个特征,贪婪心理的调节手段有以下几种。

(1)认清贪婪心理的根源、实质、危害,让人们明白,贪婪是个人在后天环境中,受不良的影响而形成的自私心理。

(2)抄录古今名人讽喻贪婪的名言警句,每日朗诵以自警,明白"手莫伸,伸手必被捉"的道理。

(3)调整对金钱的认识,摈弃"金钱万能"的错误观念,虽然人的生活离不开钱,但钱必须来得正。

(4)学会知足者常乐。多和家人共享天伦之乐,并多与不如自己富裕的人比较,以求心理的安适。

4. 消除愤怒情绪

人遭受挫折后最容易出现的是愤怒,愤怒会导致攻击行为,其后果往往非常严重,一旦出现愤怒情绪,应该从以下几个方面加以控制。

(1)保持冷静:分析愤怒的根源是从哪里来的,这样就能控制愤怒。

(2)合理宣泄:找人诉说心中的烦恼。

(3)改变环境:遇到不愉快的事情,立即改变环境,离开原处,可以解除胸中的郁闷,摆脱应激心理。

(4)回避:假如激怒你的是同一个人,那你不妨回避他。

（5）学会放松：遇到激怒源时，马上进行深呼吸，或做体育运动。

（6）调节饮食：人的心理状态和情绪的好坏，与饮食有关。当出现无名火，情绪不稳定时，应吃些富含钙质的食物，如牛奶、鱼虾等，以改善心情。

（二）常见神经症的调治

1. 抑郁性神经症的调治

抑郁性神经症患者丧失了所有的乐趣，生活质量不高，不同患者根据自己的实际情况加以调治，具体措施有以下几种。

（1）药物治疗：常用的抑郁性神经症的药物包括百忧解、阿米替林、多虑平、地西泮等。药物治疗应遵医嘱，注意禁忌证和副作用，切莫胡乱服用。

（2）心理治疗：主要包括心理疏导、行为疗法、家庭疗法以及生物反馈疗法。

（3）饮食疗法：抑郁性神经症患者可以在食物中添加氨基酸，一般多食用动植物蛋白，如瘦肉、鱼类以及蛋类；多食富含 B 族维生素的食品，包括粗粮、蔬菜水果等。

（4）音乐疗法：根据自己的爱好，选择音乐，原则是在听后感觉身心愉悦，注意听音乐时间不要太长，一般以每次 60 分钟，同时选择的曲子应该适时更换，以免产生厌烦心理。

2. 焦虑性神经症的调治

焦虑神经症的主要特征是突如其来和反复发作的莫名其妙的心理恐惧，伴有紧张不安，注意力不集中，记忆困难，有时伴血压升高，心跳加快，胸闷气急等症状。焦虑性神经症主要通过心理调节，具体措施包括以下几种。

（1）认清此病的性质：相信身体器官没有实质性病变，不必为这些症状而紧张不安，减轻心理压力，树立战胜疾病的信心，切断恶性循环。

（2）学会自己调节情绪和自我控制法：最常用的是松弛法，坐在一个最舒适的位置上，做深呼吸将全身放松，并体验放松后的舒适感，反复练习，到很自然地放松全身时，可使焦虑症不起作用，渐渐地淡化直至最终消除焦虑症。

（3）培养广泛的兴趣与爱好：参加体育锻炼，既可以增强体质，又转移注意力，改善大脑的调节功能，使心情豁达开朗；加强个人修养，学会处理生活中的各种应急事件，提高心理素质，增强心理防御能力。

（三）常见人格障碍的调治

1. 偏执型人格障碍的调治

偏执型人格障碍又称妄想型人格障碍，男性多于女性，纠正偏执心理的措施有：

(1)认识自身人格障碍的性质，了解其中的特点和极可能出现的更多危害，如产生要改变自身人格缺陷的愿望。

(2)积极主动交友，在交友中学会信任别人，逐渐消除不安和多疑。

(3)学会原谅别人，不要在没有辨清自己是否受到攻击时，就贸然肯定自己受到了攻击。

(4)经常提醒自己不要陷于"敌对心理"的旋涡中，事先自我提醒，处世待人时注意纠正，减轻敌意心理和强烈的情绪反应。

(5)懂得"只有尊重别人，才能得到别人尊重"的基本道理，学会对帮助你的人说感谢，而不能不理不睬。

(6)学会对你认识的人微笑。

2. 自恋型人格障碍

自恋型人格障碍主要表现为过分地爱恋自己，其本质是童年幼稚行为的翻版，具体调治措施有以下两种。

（1）自我暗示疗法，就是告诫自己，必须通过努力工作来获得别人的尊重，每个人都有各自的特点，美好的东西要靠自己努力获得而不是嫉妒，嫉妒只会失去更多而无任何益处。

（2）学会尊重别人，让他们知道，要让别人尊重自己，必须学会尊重别人，因为尊重和爱是相互的，只让别人爱自己，而自己不去爱别人是一种不成熟的爱。

3. 强迫型人格障碍

强迫型人格障碍是生活中常见的人格障碍，常表现为墨守成规，循规蹈矩，做每件事情都要十全十美，但自己有时又缺乏信心，对于强迫型人格障碍主要是通过减轻和放松精神压力。轻型患者可以采用听其自然法，并注意加强意志锻炼，消除行为给他们带来的情绪反应。对于重型患者，可以采用认知疗法、领悟疗法以及合理情绪疗法，必要时在心理医生的指导下配合服用药物。

第五节　合理营养

一、合理营养的概念

食物指能够满足机体正常生理和生化能量需求,并能延续正常寿命的物质。合理的营养能维持机体的正常生理功能,保证和促进胎儿、婴幼儿与青少年的生长发育,并提高机体免疫力,以及对各种致病因素的防御能力。

合理营养通过平衡膳食来体现。平衡膳食是一种科学、合理的膳食。这种膳食提供的热能和各种营养素不仅全面,而且膳食营养的供给与人体需求之间达到平衡,既不过剩也不欠缺;各种营养素之间保持适当比例,相互配合而不失调;并照顾不同年龄、性别、生理状态及特殊条件下供需之间达到营养平衡,是利于生长发育、维护身体健康的合理膳食,它是一切正常膳食与治疗膳食的基础。达到膳食平衡首先了解各种营养素的生理功能与主要来源以及正常人、各类特殊人群的营养需要;再根据机体对营养素的需要量,讨论和提出膳食中营养素的供给量;由于某些营养素过多或过少,可能与某些疾病的发生有关,合理营养要充分考虑营养因子在疾病防治中的作用。在实际工作中,我们通过营养调查的方法检查机体营养状况和评价膳食组成,提出改善措施,达到以下目的。

(一)满足人体的热能要求

供给足够热能维持体内外一切活动,保持正常的体温。人体每天消耗的热能包括维持基础代谢、食物特殊动力作用和各种活动三个方面。各种活动引起的热能消耗,随劳动强度、工作性质、工作条件和工作熟练程度不同,其消耗量也不同。

(二)获得人体所需要的各种营养素

1. 蛋白质

氨基酸是合成蛋白质的基本结构单位,组成蛋白质的氨基酸有 20 多种,有些氨基酸在人体内不能合成或合成量不足,必须由食物供应,是蛋白质生物合成所必需的,称为必需氨基酸,有色氨酸、苯丙氨酸、赖氨酸、苏氨酸、蛋氨酸、亮氨酸、异亮氨酸和缬氨酸 8 种。婴儿的必需氨基酸,上述 8 种外加组氨酸。另一些氨基酸在体内蛋白质生物合成也是需要的,但能在体内合成,不一定由食物供给,称非必需氨基酸。

2. 脂类

脂类包括脂肪和类脂。脂肪是一种富含热能的营养素,也是人体重要成分之一,特别是磷脂和固醇,食物中含有一定量脂肪有助于脂溶性维生素的吸收,还能增进饱腹感和改善食物感官性质的作用,还可提供亚油酸、亚麻酸和花生四烯酸等必需脂肪酸,其中以亚油酸为最重要。必需脂肪酸是合成磷脂和前列腺素的原料,有降低血胆固醇和甘油三酯及对 X 线所致的皮肤损害有保护作用等。婴儿对必需脂肪酸的需要较成人更为迫切。

3. 糖类

食物中糖类主要有葡萄糖、果糖、蔗糖、乳糖、淀粉以及纤维素和果胶等。

糖类是人体最主要的热能来源,是细胞组织不可缺少的成分,脂肪在体内的正常代谢必须有糖类参与,还有节约蛋白质的作用。纤维素和果胶虽不被人体消化吸收,但能刺激胃肠蠕动,有帮助消化和排便功能。

4. 无机盐

无机盐亦称矿物质。主要有 Ca、Mg、K、Na、P、Cl 和 S 等,占身体成分总量的 60% ~70% 。含量少于 0.01% 的元素称微量元素,目前已知 Fe、F、Se、Zn、Cu、Co、Ge、Mn、I、Ni、Sn、Si 等是人体必需的微量元素。人体较易缺乏和不足的是 Ca、Fe、Zn、I、Se 等元素。

5. 维生素

维生素是存在食物中低分子有机化合物,它们对调节物质代谢过程有重要作用,是维持人体健康所不可缺少的因素。多数维生素在体内不能合成或合成量不足,必须由食物供给,膳食中某种维生素长期缺乏或不足引起代谢紊乱而产生维生素缺乏病,初期无临床表现称为维生素不足症。

6. 膳食纤维

供给适量的膳食纤维,以促进正常排泄,防止便秘,减少有害物质在肠道滞留,防止多种肠道疾病与肠癌,有利于如糖尿病、心血管疾病、胆结石等其他疾病的防治。一般膳食中膳食纤维的含量为 10 ~20g。

7. 水分

充足的水分,是维持体内各种生理功能及生化反应的基础。人体组织每个部分都有水分的存在,在每个生理过程中发挥其应有的作用。保持水分摄入与排出平衡是必要的。成年人每日生理需水量为 2500～3000mL(包括各种饮料及食物所含水分)。

二、合理营养的基本原则

(一)平衡膳食

平衡膳食是一种热能和营养素含量充足和各营养素间配比适宜的膳食。各种营养素在食物中的分布不平衡,各类食物所含营养素的种类、数量和性质等的差别也较大,为达到平衡膳食的要求,在计划和调配膳食时,要求膳食构成合理。

目前,我国国民膳食构成是粮食吃得多,副食品少,粮食供给的热能占总热能的比例极大。膳食中存在糖类偏多;蛋白质的质量差数量偏少;钙量偏低吸收利用差,铁量充足但吸收利用差;核黄素普遍明显偏低,动物来源的维生素 A 少;膳食中脂肪比例低等问题。

构成一种营养平衡膳食,每天必须包括下列四类食品。

1. 谷类食品

常用的谷类(粮食)有大米、小麦、小米、玉米、高粱、荞麦等,另外还有薯类如红薯、马铃薯等。谷类都含有丰富的淀粉(复杂碳水化合物),易于消化,利用率高,是供给热能经济的主要的来源。每天食用粮食种类,最好是粗细搭配,多样混食。

2. 优质蛋白质食品

瘦肉类、内脏、鱼、虾、蛋、乳、大豆及大豆制品等是供给优质蛋白质食品的重要来源,同时含有矿物质、微量元素和某些维生素等。

3. 新鲜蔬菜

营养平衡绝对不可缺少新鲜蔬菜。新鲜蔬菜是矿物质(如钙、磷、钾、镁及微量元素如铁、铜、碘、钼、锰、氟、钴等)、维生素(如胡萝卜素、抗坏血酸、核黄素、叶酸等)、膳食纤维的重要来源。膳食如果缺少新鲜蔬菜,不能满足人体对矿物质、微量元素和多种维生素以及膳食纤维的需要,也不易维持体液的酸碱平衡,对维护身体健康极为不利。

一个成年人每天最好吃到 400～500g 新鲜蔬菜,多用营养丰富的绿叶蔬菜。蔬菜之间营养素的种类和数量存有差异,每天多用几个品种,条件允许时,每天补充 1～2 个水果,水果可以代替部分蔬菜。

4. 烹调油

一般动物来源的油脂如猪油、羊油、牛油、奶油、黄油等含饱和脂肪酸较多,且含有胆固醇;植物油如花生油、豆油、芝麻油、菜籽油等则含多不饱和脂肪酸较多。为了预防动脉粥样硬化和冠心病,中老年人的膳食不宜多用动物油脂,烹调以植物油为好。一个人每天的烹调油量可在 25g 左右。膳食脂肪中脂肪酸以单不饱和脂肪酸、多不饱和脂肪酸与饱和脂肪酸的比例 1:1:1 为适宜。膳食中脂肪提供的能量以占膳食总能量的 20%～25% 为宜。

(二)改进膳食构成

1. 提倡混合膳食

几种食物混食,通过互补作用,提高植物蛋白质的营养价值。

2. 食物的营养强化

营养强化是向食物中补充缺乏或特需的营养素。对孕妇、乳母、婴幼儿和儿童的食品进行营养强化可以满足其对各种营养素的特殊需要。食品强化营养素、范围和剂量,参照我国食品营养强化剂使用卫生标准(GB14880)。

3. 合理选种

改变种子蛋白质中氨基酸的组成,采用遗传学方法提高营养价值。

4. 提高油脂摄入的质量

逐步提高膳食中油脂消耗量的同时,适当控制动物油脂的摄入量,增加单不饱和脂肪酸含量高的植物脂肪的摄入。

5. 减少糖类摄入

膳食中糖类主要由淀粉类食品来供给,尽量控制饮酒、食糖及其制品。在增加蛋白质和食用油脂的基础上适当减少膳食中糖类。

6. 改进烹调方法

科学的烹调方法可以提高食物中营养素的利用率和保存率,不合理的烹调过程,可能会引起一些营养素的破坏和损失,通过宣传教育和技术培训改进烹调方法。

7. 适当控制食品的加工精度,减少 B 族维生素和无机盐的损失

这些营养素的存留程度与加工精度有关,粮食加工程度愈精,营养素损失愈多。

8. 合理搭配食物

膳食中要常有一定量的绿色和黄色等有色蔬菜,以保证维生素和无机盐有足够的摄入量。

建议国民膳食构成争取短期内达到下列指标:(平均每人每月)谷类 15kg,薯类 3kg,蔬菜 15kg,大豆 1kg,肉类 1kg,鱼类 0.5kg、蛋品 0.5kg、食油 0.3kg。在此基础上,供应少量的乳、禽、食糖和水果等。估计平均每人每日摄入热能 2300kcal,蛋白质 70g,其中大豆和动物性蛋白质占总蛋白质的 30%,基本满足达到平衡膳食的要求。

(三)膳食指南

1. 膳食指南的内容

(1)食物多样,谷类为主:人类的食物多种多样,各种食物所含的营养成分也不相同。除母乳外,没有哪种食物能提供人体所需的全部营养素。合理的膳食必须由多种食物组成,才能满足人体正常的生理需要,达到合理营养、促进健康的目的,所以要提倡人们广泛食用多种食物。

(2)多吃蔬菜、水果和薯类:蔬菜与水果含有丰富的维生素、矿物质和膳食纤维。蔬菜的种类繁多,包括植物的叶茎、花苔、茄果、鲜豆、食用蕈藻等,不同品种的食物所含营养成分不尽相同,甚至相差悬殊。红、黄,绿等深色蔬菜中维生素含量超过浅色蔬菜和一般水果,这些营养素是胡萝卜素、维生素 B_2、维生素 C 和叶酸,矿物质(钙、磷、钾、镁、铁),膳食纤维和天然抗氧化物的主要或重要来源。

薯类含有丰富的淀粉,膳食纤维,以及多种维生素和矿物质。我国居民近 10 年来吃薯类较少,应当鼓励多吃些薯类。

(3)常吃奶类、豆类或其制品:奶类除含丰富的优质蛋白质和维生素外,含钙量较高,且利用率也很高,是天然钙质的极好来源。

豆类是我国的传统食品,含丰富的优质蛋白质,不饱和脂肪酸,钙及维生素 B_1,维生素 B_2,烟酸等。为提高农村人口的蛋白质摄入量及防止城市中过多消费肉类带来的不利影响。应大力提倡豆类,特别是大豆及其制品的生产和消费。

(4)经常吃适量鱼、禽、蛋、瘦肉,少吃肥肉和荤油:鱼、禽、蛋、瘦肉等动物性食物是优质蛋白质,脂溶性维生素和矿物质的良好来源。动物性蛋白质的氨基酸组成更适合人体需要,且赖氨酸含量较高,有利于补充植物性蛋白质中赖氨酸的不足。

肥肉和荤油为高能量食物,摄入过多会引起肥胖,并是某些慢病的危险因素,应当少吃。

(5)食量与体力活动要平衡,以保持适宜体重:进食量与体力活动是控制体重的两个主要因素。食物提供人体能量,体力活动消耗能量。如果进食量过大而活动量不足,多余的能量就会在体内以脂肪的形式积存即增加体重,久之发胖;相反食量不足,劳动或运动量过大,也会因为能量不足引起消瘦,造成劳动能力下降。所以人们需要保持食量与能量消耗之间的平衡。

体重过高或过低都是不健康的表现,可造成抵抗力下降,易患某些疾病,如老年人的慢病或儿童的传染病等。经常运动会增强心血管和呼吸系统的功能,保持良好的生理状态,提高工作效率,调节食欲,强壮骨骼,预防骨质疏松。

(6)吃清淡少盐的膳食:清淡的膳食最有利于健康。所谓"清淡"即不要太油腻,不要太咸,不要过多的动物性食物及油炸、烟熏食物。

目前,我国居民食盐摄入量过多,平均值已超出世界卫生组织建议值的两倍以上。流行病学调查表明,钠的摄入量与高血压发病呈正相关,因而含钠食盐不宜摄入过多。

(7)如饮酒,应限量:酒液含能量高,且不含其他营养素,长期无节制地饮酒,会使食欲下降,食物摄入减少,导致多种营养素缺乏症,严重时会造成酒精性肝硬化。过量饮酒会增加高血压、脑卒中等危险。青少年正处在身心的成长发育期,故不应饮酒。

(8)吃清洁卫生、不变质的食物:在选购食物时应当选择外观好,没有泥污杂质,没有变色变味并符合卫生标准的食物,严把病从口入关。集体用餐要提倡分餐制,减少疾病传染的机会。

2. 特定人群的膳食指南

(1)婴儿:鼓励母乳喂养;4个月后逐步添加辅助食品。

(2)幼儿与学龄前儿童:每日饮奶;养成不挑食、不偏食的良好习惯。

(3)学龄前儿童:保证吃好早餐,少吃零食,饮用清淡饮料,控制食糖的摄入;重视户外活动。

(4)青少年:多吃谷类,供给充足的能量;保证鱼、肉、蛋、奶、豆类和蔬菜的摄入;参加体力活动,避免盲目节食。

(5)孕妇:自妊娠第4个月起保证充足的能量;妊娠后保持体重正常增长;增加鱼、肉、蛋、奶和海产品的摄入。

(6)乳母:保证供给充足的能量;增加鱼、肉、蛋、奶和海产品的摄入。

(7)老年人:食物要粗细搭配,易于消化;积极参加适当的体力活动,保持能量平衡。

三、营养与疾病

营养对慢性疾病的影响,可概括为三个方面。

在长期缺乏某种营养素时,会引起相应的营养缺乏病。如缺乏热量与蛋白质,可致浮肿病与干瘦病;缺乏各种维生素,可致夜盲症、脚气病、癞皮病和坏血病等;缺乏维生素D与钙,可致佝偻病;缺乏碘,可致甲状腺肿甚或呆小病;缺乏铁,可致缺铁性贫血等。

某种营养素的摄取不适量或不平衡,会引起机体代谢紊乱导致某种疾病,如糖尿病;或成为罹患某种疾病的危害因子,如膳食脂肪过多易致心血管疾病及结肠癌等;某种保护因子的营养素缺乏,会降低机体的防御能力,如维生素A和维生素C,对预防感染及减少有关癌症发病是不利的。

合理调配营养,增加患者的机体抵抗力,提高疗效,利于转归;对某些疾病,采取针对性的营养措施,将起到更明显和直接的作用,因为营养本身将也是一种治疗手段。

食物消费的变化,必然影响居民营养水平和健康状况,我国居民人均寿命由新中国成立初期35岁增加到现在70岁,急性传染病、地方病、营养缺乏病等疾病发病率明显下降。疾病模式也发生了改变,某些城市疾病死亡原因前三位均为慢性退行性疾病即心脑血管疾病、恶性肿瘤,而这些疾病与膳食构成关系密切。国外许多研究认为,膳食不平衡将与慢性退行性疾病有着明显的关系,三高膳食(高热量、高脂肪、高蛋白)是慢性疾病增加的危险因素。营养与慢性退行性疾病的关系,包括高血压、冠心病、肿瘤和糖尿病,日益受到人们的关注。

(一)营养与心血管疾病

近年来,心血管疾病已成为很多国家的多发病和重要死因。我国近年来在各地也广泛开展了冠心病的普查工作,发现患病率(40~60岁年龄组)平均为6.4%,一般为5%~7%,在死因中位于前五位。

1. 高血压

(1)体重过重或肥胖　许多流行病学调查证明体重与血压呈正相关。标准体重以体质指数20~24为宜。体质指数(BMI)=体重(kg)/身高的平方(m^2);BMI<20为过轻,BMI=20~23.9为正常范围,即标准体重,BMI=24~27.9为超重,BMI>28则视为肥胖。

(2)食盐摄入量　国内外流行病学调查说明食盐摄入量与血压呈正相关,尿钠排出量与血压也呈正相关。我国营养学会建议每人每天食盐摄入量不应超过10g。世界卫生组织提出每人每天食盐不超过6g。

(3)钙摄入水平　流行病学数据分析结果指出饮食中钙摄入量与血压呈负相关。临床实验也观察到高血压患者钙摄入量比正常人低,补充钙有利于血压下降。

(4)膳食蛋白质水平及质量　近年来的探讨认为,膳食中色氨酸、酪氨酸量和蛋白质总量影响血压水平。牛磺酸在动物实验和人体试验中都证明有降血压作用。

(5)膳食中脂肪水平与类型　据研究,高血压患者吃低脂肪低钠膳食能使收缩压和舒张压都下降。报道称,摄入单不饱和脂肪酸可使血压下降。鱼油中富含ω-3系列多不饱和脂肪酸,补充后能使血压显著下降,所以膳食中脂肪水平和性质都可能与血压有一定关系。

饮食上防治高血压的原则:少吃多动,少荤多素,少肉多鱼,少果多蔬,少炸多蒸,少盐多醋,少酒多茶,少量多餐。预防高血压,膳食是主要因素,不使体重超重,不吃高热量、高脂肪膳食,限制膳食中钠盐,并注意膳食中各种营养素的平衡和合理。

2. 高血脂

血脂是血浆中脂类的总称:主要包括胆固醇、三酰甘油、磷脂等。正常人空腹12~14小时后,血浆脂质有一个相对稳定的范围,如果血浆中一种或多种脂质浓度超过了正常的高限,即为高脂血症(HP)。高脂血症按脂质不同分为高胆固醇血症、高三酰甘油血症及混合型高脂血症。高脂血症是心血管疾病的危险因素之一。

饮食防治高脂血症的原则:限制高热量摄入,维持理想体重,限制过多胆固醇摄入,限制饱和脂肪酸及脂肪总量少于全天热量的30%;限制简单糖类的摄入,限制含乙醇饮料的摄入,适量增加蛋白质的摄入量,尤其是大豆类蛋白质;增加维生素的摄入量,尤其是维生素 C 和维生素 B 族;增加膳食纤维的摄入量等。结合各型的特点,灵活调整饮食成分。

3. 冠心病

冠心病是冠状动脉粥样硬化性心脏病的简称,是冠状动脉粥样硬化造成管腔狭窄、闭塞,引起心肌缺血、坏死的一种心脏病。它以极高的发病率和病死率而"闻名于世",威胁着人类的健康,被称为人类健康的"头号杀手"。冠心病实际上是动脉粥样硬化的一种具体表现,预防冠心病从预防动脉粥样硬化开始,脂质代谢紊乱又是动脉粥样硬化的重要原因,因此预防冠心病从根本上说要控制脂质代谢紊乱。大量研究证明,高脂血症、高胆固醇血症、高血压是冠心病主要的危险因素。一般来说膳食中脂肪总量愈多,则血中胆固醇水平就愈高。此外,动脉粥样硬化与膳食中脂肪种类也有密切关系。脂肪中的饱和脂肪酸占总热量百分比愈高,冠心病发病率也愈高。

预防冠心病的原则:避免摄取过多的脂肪,特别是饱和脂肪酸,减少脂肪总量及其占总热量的百分比。控制胆固醇和甘油三酯的摄入量,控制高热量的膳食,维持理想体重,保证充分的蛋白质,无机盐与维生素。

同时还要注意:食物多样化,合理搭配;注意烹调方法,避免油煎、炸等;常吃大豆及其制品;多食鱼类水产品;多吃新鲜蔬菜和水果;少量多餐;少吃刺激性食物;戒烟戒酒。

(二)脑血管疾病

脑血管疾病概括为脑血管出血、脑血管血栓与脑血管痉挛三种。大脑和心脏在生命中的位置不言而喻。如果它们的血管有了障碍,后果非常严重,可能随时危及生命。脑血管与心血管位置不同,发病的流行病学规律也有不同。40 岁以后,每增加 10 岁,冠心病发病率约递增 1 倍。

脑出血(卒中),主要原因是动脉粥样硬化与高血压,其次为脑部动脉瘤、血液病。在营养与心血管疾病讨论中,高脂血症是导致动脉粥样硬化的重要危险因素,而动脉粥样硬化也是脑出血的主要原因。脑血栓是由于脑血管硬化,血流缓慢,血液黏稠度增加,导致血栓形成,阻塞脑动脉管腔,引起脑缺血。膳食影响动脉粥样硬化,膳食控制在脑血管疾病预防中有一定作用,饮食中注意:多食鱼类,多食蔬菜和水果。

(三)糖尿病

正常人进食后,血糖会升高,体内胰岛素分泌量也随之增加,所以血糖始终保持在正常范围。糖尿病患者,体内胰岛素绝对或相对不足,若像正常人一样随意进食,餐后血糖就会升得很高,增加胰岛的负担,加重病情,加速各种并发症的出现,严重者甚至危及生命。

糖尿病临床治疗原则:① 饮食治疗;② 饮食治疗与口服降糖药(或胰岛素)相结合;③ 饮食治疗与口服降糖药、胰岛素同时运用;④ 运动疗法。这些治疗措施都离不开饮食治疗。对年长体胖无症状或少症状的轻型患者,血浆胰岛素空腹及餐后偏高者,单纯的饮食治疗,就能很好地控制病情。对重型或轻型患者,为了稳定病情,推迟并发症的发生和发展,在药物治疗的同时,强调饮食合理控制,既防止血糖升高,又照顾代谢需要,使患者体重接近理想体重为宜。

不论患者用药与否以及病情的轻重,饮食治疗是糖尿病最基本的治疗措施,要求每个糖尿病患者终身坚持。糖尿病人的饮食原则:

1. 合理控制总热能

热能摄入以能维持标准体重为宜。肥胖者体内脂肪细胞增大、增多,致使胰岛素的敏感性下降,不利于治疗,故应减少热能摄入,以降低体重。消瘦者对疾病的抵抗力降低,影响健康,故应提高热能摄入,以增加体重。热能供给量度根据年龄、体型(胖或瘦或正常)及劳动强度而确定,可参看表1。

2. 糖类不宜控制过严

据资料显示,在合理控制热量的基础上,适当提高糖摄入,对提高胰岛素敏感性和改善葡萄糖耐量均有一定的作用,尤其对有内生或外源胰岛素的患者更是如此,多数人主张,糖类供给量应占总热能的50% ~ 60%,甚至更高些,即每日进量为200 ~ 350g,折合主食为250 ~ 400g。

表1　成人糖尿病每日热能供给(kcal/kg 标准体重)

体型	卧床	劳动强度	轻体力	中体力	重体力
消瘦	20 ~ 25	35	40	40 ~ 45	
正常	15 ~ 20	30	35	40	
肥胖	13	20 ~ 25	30	35	

注:年龄超过 50 岁者,每增加 10 岁,比规定值酌情减少 10% 左右。

3. 控制脂肪和胆固醇的摄入

为了防止动脉粥样硬化的发生与发展,主张脂肪供给量低于 30%,其中饱和脂肪酸(S)、单不饱和脂肪酸(M)和多不饱和脂肪酸的比值为 1∶1∶1,或各占摄入总热能的 10%。胆固醇限制在 300mg/d 以下。

4. 蛋白质的供给量近似正常人标准,为每公斤体重 1g,其所占热能比值为 12% ~ 20%,其中至少有 1/3 的蛋白质来自优质蛋白质,如肉、蛋、乳、豆制品等。

5. 无机盐、维生素的供给量应满足机体需要。

6. 膳食纤维要充足

膳食纤维有降血糖、血脂和改善葡萄糖耐量的作用,尤其是可溶性纤维,主张每日供给量约为 40g,但不超过 50g 或每 1000kcal 热能摄入供给 25g。来源以天然食物为好。

7. 合理安排餐饮

一日至少三餐,定时、定量。主食量按早、午、晚餐各 1/3,或早餐 1/5,午、晚餐各占 2/5。三餐主、副食搭配,食量多样化,多吃粗杂粮、大豆及豆制品、蔬菜等,既符合营养配餐要求,又有益于胰岛素的分泌。

(四)肥胖

肥胖是指由于热能摄入超过热能消耗而导致体内脂肪储存过多所引起的体重增加。一般规定凡体重超过正常 20% 或 20% 以上者为肥胖。肥胖有单纯性肥胖和继发性肥胖两大类。单纯性肥胖又分:① 体质性肥胖:多发生于幼儿期和青春发育期;② 获得性肥胖:多发生于 20 岁之后。继发性肥胖系继发于其他疾病,如肾上腺皮质功能亢进,甲状腺功能过低等引起的肥胖。引起单纯性肥胖的原因十分复杂,内因如遗传、神经精神因素、物质代谢的个体差异等,外因则以多食少动为主。

肥胖有损于健康,是高血压、冠心病、动脉粥样硬化、高脂血症、糖尿病、胆石症、痛风、骨性关节炎等疾病的诱发因素。因此减轻体重,控制肥胖也是预防保健中的一个重要内容。

采用低热能营养平衡膳食,适当控制进食量,自觉避免高糖类、高脂肪饮食,经常进行体力活动,持之以恒,是防治单纯性肥胖的基本措施。

预防肥胖的原则:① 控制热能的摄入;② 限制碳水化合物的摄入;③ 保证蛋白质的摄入;④ 严格控制脂肪摄入;⑤ 补充 B 族、C 族维生素;⑥ 戒烟酒。

(五)骨质疏松症

骨质疏松症是由各种原因引起的生理性或病理性骨矿物质丢失,导致机械性骨功能不全或骨折危险性增加的疼痛综合征。临床分原发性和继发性骨质疏松症两种。主要症状是骨痛、易骨折、生长停止或身高下降。临床常见有绝经后骨质疏松症、特发性骨质疏松症、成年人骨质疏松症和继发性骨质疏松症。

含钙食物摄入不足是骨质疏松症的原因之一。预防骨质疏松症:增加饮食中的钙的含量,促进钙吸收是调节饮食的两个原则。首先要有良好的饮食习惯,定量饮食(多吃骨头、软骨之类),不偏食,多吃牛奶、豆奶、豆类及蔬菜,低盐饮食,不酗酒。特别是指出的是牛奶含钙最大,而且吸收率也比豆类及豆制品高。促进钙的吸收方法有:减少可能与钙结合的饮食(如草酸盐易形成草酸钙,增加钙的流失)、改善胃肠功能,增加摄入维生素 D 和光照(促进体内维生素 D 合成),适当运动(改善身体对骨骼的作用力)等。

(六)肿瘤

营养与肿瘤关系密切,营养不恰当是恶性肿瘤发病的原因之一。营养过量的不平衡膳食,比营养缺少的不平衡膳食,对罹患癌症的相对危险性较大。许多研究资料证明:

① 能量密集的膳食、能量摄入过多和缺乏体力活动三者联合作用所导致身体质量过大,可增加子宫内膜癌的危险性,肥胖很可能增加绝经后女性乳腺癌和肾癌危险性,肥胖可能增加结肠癌和胆囊癌危险性。

② 膳食纤维含量高的膳食可能减少胰腺、结肠、直肠和乳腺等部位的癌危险性,高淀粉的膳食可能减少结肠、直肠癌的危险性,精制淀粉含量高的膳食可能增加胃癌的危险性,精制糖含量高的膳食可能增加结肠、直肠癌的危险性。

③ 总脂肪水平高的膳食可能增加肺、结肠、盲肠、乳腺、前列腺管等部位癌的危险性,动物性脂肪和饱和脂肪水平高的膳食可能增加肺、结肠,直肠、乳腺、子宫内膜、前列腺管等部位癌的危险性。胆固醇水平高的膳食可能增加肺癌和胰腺癌的危险性。

④ 酒精可增加口、咽、食管癌、原发性肝癌的危险性,饮酒量越多,危险性增加越明显。

⑤ 缺乏碘的膳食很可能增加甲状腺癌的危险性,富含硒的膳食有可能降低肺癌的危险性。

⑥ 蔬菜和水果多的膳食能减少许多癌症的危险性,能减少口腔、咽、食管、肺和胃癌危险性。膳食中蔬菜多和水果

多能减少结肠和直肠癌危险性的证据也非常充分。维生素 A、维生素 C 对预防上消化道癌有保护作用。

为了预防癌症,在膳食结构上建议:① 膳食应符合营养平衡要求,适当增加蛋白质摄入量,应包括一定数量的动物蛋白质和较为充沛的豆类食品;② 保证一定量的新鲜蔬菜,尤其是富含胡萝卜和维生素 C 的黄、绿色蔬菜;③ 改进饮食习惯和烹调方法,提倡快炒或生食新鲜蔬菜,以减少维生素 C 等的损失;④ 不吃真菌污染过的或烧焦的食物,少吃腌制或烟熏炸的食物;⑤ 提倡摄入全谷类食物,保持有足够量的营养素、微量元素、膳食纤维等。

四、营养状况的评价

我们一般通过营养调查和营养监测判断人们的营养状况。

体格测量是营养监测的重要部分。体格测量数据,是评价一个人群或个人营养状况的指标,特别是学龄前儿童的体格测量结果,常用来评价一个地区人群整个营养状况。这是因为测量方法比较规范,反映整个营养状况比较灵敏,测量项目身高(身长)、体重、上臂围和皮褶厚度。

营养调查包括膳食调查、体格营养状况检查和实验室检查三个部分。

(一)膳食调查

结果的评定将膳食调查的计算结果与每日膳食中营养素供给量进行比较,并进一步计算热能和蛋白质的来源分布和三餐热能分配等来评定膳食的营养状况。

(二)体格营养状况检查

体格营养状况检查,主要是用临床检查法来确定进食者生长发育是否正常和有无缺乏病的体征。

1. 体检内容

(1)一般营养状况检查　常用指标是身高、体重、坐高、胸围、血压和脉搏等;

(2)营养缺乏病临床检查　包括一般症状、眼、唇、口腔、皮肤、毛发、肌肉、神经和骨骼等方面。

2. 营养状况的评定包括

(1)身体发育状况的评定:身高和体重是最常用来反映生长和发育状况的客观指标,亦常作为评定营养状况的指标。

(2)营养缺乏病症状的评定,儿童:根据体重、皮下脂肪、皮下黏膜与肌肉的状态等方面来衡量营养不良。出生~3 岁的小儿营养不良分度:一度体重比正常体重平均数低 10%~25%,腹部皮下脂肪 0.8~0.4cm;二度体重比正常体重平均数低 25%~40%,腹部皮下脂肪 0.4cm 以下,臀部及面部皮下脂肪亦减少;三度体重比平均数低 40% 以上,腹部皮下脂肪消失,臀部及面部皮下脂肪明显减少或消失。3 岁以上小儿的营养不良仅分为轻度和重度。轻度:体重比平均数低 15%~30%,皮下脂肪减少;重度:体重比平均数低 30% 以上,皮下脂肪明显减少或消失。成人:主要根据有否显著消瘦、苍白及精神萎靡,血清蛋白在 6% 以下。

③ 用营养素进行治疗试验,如补充维生素 B_1 10mg 和维生素 B_2 10mg,每日 3 次连服 1 周,维生素 A 每日 25000IU 连服一周等,通过观察治疗效果来做出诊断。

(三)实验室检查

主要测定进食者体液或排泄物中所含的各种营养素,营养素分解物或其他有关成分,评定营养水平。检查时采用样品主要是血和尿或头发。

第三章　高血压的预防与控制

第一节　概　述

　　高血压是以体循环动脉压增高为主要表现的临床综合征,分为原发性和继发性高血压。在绝大多数患者中,病因不明称之为原发性高血压,占高血压患者总数的95%以上。在不足5%的患者中,血压升高是某些疾病的一种临床表现,本身有明确而独立的病因,称之为继发性高血压。

　　原发性高血压通常起病缓慢,病程长达10余年至数十年,症状轻微,早期常无症状,常在体检时发现血压偏高,少数患者则在发生心、脑、肾并发症后才被发现。高血压患者有头痛、眩晕、气急、疲劳、心悸、耳鸣等症状,但不一定与血压水平相关。体检时可听到主动脉瓣第二心音亢进、主动脉瓣区收缩期杂音或收缩早期喀喇音。长期持续高血压可有左心室肥厚并可闻及第四心音。高血压初期在精神紧张、情绪波动后血压暂时升高,随后可恢复正常,以后血压升高逐渐趋于明显而持久,一天之中昼夜血压水平仍有明显差异。高血压后期临床表现常与心、脑、肾功能不全或器官并发症有关。

　　原发性高血压大多起病及进展缓慢,逐渐导致靶器官损害,少数患者表现急进重危,或具不同表现而构成不同临床类型。如恶性高血压、高血压危重症、老年性高血压。高血压初起时,症状隐匿,不典型,如果没有定期测量血压的习惯,可能延误病情,导致合并其他致命的心脑血管疾病。高血压是脑卒中和冠心病的主要危险因素。

　　高血压定义指体循环动脉收缩压和(或)舒张压的持续升高,流行病学调查证明,人群中血压水平呈正态连续性分布,正常血压和高血压的划分并无明确界线,高血压水平是根据临床及流行病学资料人为界定的。目前采用《1999 WHO/ISH高血压治疗指南》的分类标准。将18岁以上成人的血压,按不同水平分类见表2。

表2　血压水平的定义和分类(WHO/ISH)

类　别	收缩压(mmHg)	舒张压(mmHg)
理想血压	<120	<80
正常血压	<130	<85
正常高值	130~139	85~89
1级高血压("轻度")	140~159	90~99
亚组:临界高血压	140~149	90~94
2级高血压("中度")	160~179	100~109
3级高血压("重度")	≥180	≥110
单纯收缩期高血压	≥140	<90
亚组:临界收缩期高血压	140~149	<90

　　注:当收缩压和舒张压分属于不同分级时,以较高的级别作为标准。

　　在未服用降压药的情况下,不同日期相对固定时间连续三次测量血压,收缩压≥140mmHg和/或舒张压≥90mmHg,或近两周内正在服用降压药者,排除其他继发因素,诊断为原发性高血压。如果过去有高血压史,长期未经治疗(指3个月以上),此次检查血压正常者,不列为高血压;或一直服药治疗而此次检查血压正常者,仍应列为高血压。以上定义分类与以往不同,不再按靶器官的受累情况将高血压分为几期,而按血压水平分为1级、2级、3级,并界定了理想血压和正常高值血压。在具体的治疗和随访中,应按心血管危险因素分层。

第二节　病因学

原发性高血压的病因尚未阐明,目前认为在一定遗传背景下,多种后天因素作用,使正常血压的调节失代偿所致。病因涉及环境和遗传两大因素,是环境作用遗传"易感素质"的结果。

一、致病因素

(一)遗传

高血压有较明显的遗传性,如果父母或兄弟姐妹中有一人是高血压患者,家族成员就成为高血压的高发人群。在有基因关系的家族人群中,如父母和子女间、亲兄弟姐妹间,研究发现父母均为高血压者,子女高血压的发生率(约45%),远大于父母均正常的子女(约3%)。孪生子的研究双卵孪生子女之间与一般亲兄弟姐妹相同,彼此间血压的相关系数为0.25;单卵孪生者遗传性状同血压的相关系数为0.55。从孪生子研究中得出结果:舒张压及收缩压的变异分别约有64%及82%由遗传确定。领养子女的研究,父母与亲生子女或亲兄弟姐妹间,收缩压及舒张压均有显著相关;父母与领养子女之间,领养子女与亲生子女之间,虽然环境相同,但血压均无相关性。上述几方面的研究均说明遗传在原发性高血压发病中的作用。我国流行病学调查中也发现有家族性高血压及明显的遗传倾向。

(二)食盐

钠与高血压密切相关,人群平均血压水平与食盐摄入量有关。在摄盐量较高的人群中,减少每日摄入食盐量能使血压下降。钠盐摄入过多,食盐中的钠离子是促使血压升高的因素。从生理需要讲,每天食盐摄入量不超过6g,研究表明,人群的食盐摄入量越多,高血压的发病危险也越高。中国人群膳食食盐摄入量高于西方国家,北方为12~18g,南方为7~8g。膳食钠的摄入量与血压水平有显著相关性,在控制总热量后,膳食钠与收缩压及舒张压的相关系数分别为0.63及0.58。14组人群研究表明,人群膳食中平均每人每日摄入食盐增加2g,收缩压和舒张压均值分别增高2.0及1.2。天津居民的研究和我国三组人群研究显示,个体每日钠摄入量或24小时尿钠排泄量与血压呈显著正相关。高钠促使高血压可能是通过提高交感神经张力,增加外周血管阻力所致。必须指出,高血压人群中有盐敏感型和非敏感型,研究表明有30%的盐敏感人群,目前我国也有盐敏感性检测,但通过高新技术进行大面积的盐敏感人群的筛查,实际上是不可行的,故强调全人群的限盐来控制血压是有效的。

(三)体重

有研究证明,超重人群患高血压的危险比正常人群高3~5倍,如果能控制超重,将使高血压的发病人数减少30%。人群体重指数的差别对人群血压水平和高血压患病率有显著影响。我国10组人群的前瞻性研究表明,BMI每增加1,5年内发生高血压的危险性增高9%。中美心血管病流行病学合作研究显示,BMI每增加3,4年内发生高血压的危险性增加57%,男性增加50%。这表明中国人群的体重指数虽然低于西方人群,但超重和肥胖仍是高血压发病的危险因素,近10年来人群的BMI均值及超重率有增高趋势。保持体重正常是防治高血压、冠心病和脑卒中的重要措施之一。

(四)饮酒

大量研究表明,过量饮酒使高血压发病危险升高,这可能与饮酒促使皮质激素、儿茶酚胺水平升高有关。如果每天饮白酒在100g或100g以上属于过量饮酒。以每周至少饮酒一次为饮酒,我国中年男性的饮酒率为30%~66%,女性饮酒率为2%~7%。中美心血管病流行病学合作研究显示男性持续饮酒与不饮酒者比较,4年内发生高血压的危险增高40%。

(五)血糖

许多研究结果表明,血压水平与血糖水平呈正相关。在人群中肥胖、高血压、葡萄糖耐受异常和高胰岛素血症、高血糖血症和低高密度脂蛋白血症之间明显相关,许多学者提出这些现象均起源于共同的代谢调节紊乱假说,即"抗胰岛素综合征"。有糖尿病或糖代谢异常的高血压患者,发生心血管病的危险大大增高。在一般人群和有高血压家族史的人群内,血清胰岛素升高及其有关的代谢异常,常发生在超重和肥胖与血压升高之前,提示胰岛素抵抗在中国人群内对心血管病的危险因素的聚集性起着重要作用。研究显示胰岛素抵抗与超重和肥胖,尤其是腹部肥胖有密切关系。

(六)血脂

在临床上,高血压和高血脂密切相关。但以血压为因变量的多元回归分析中,血脂水平往往是很弱的自变量。

"抗胰岛素综合征"也说明高血压和高血脂可能是相关关系,而不是因果关系。但高血压和高血脂都是冠心病等心血管疾病的重要危险因素,因而加强高血压病人的血脂水平控制和加强高血脂病人的血压水平控制显得十分重要。

(七)无机盐和微量元素

我国三组人群研究均显示,在膳食钙摄入量低于中位数的人群中,膳食钠、钾比值对血压呈显著正关联;在膳食钙摄入量高于中位数的人群中,此种关联不显著,说明我国膳食低钙可能促进钠的升血压作用。14 组人群研究表明人群平均每人每天摄入的动物蛋白质热量百分比增加一个百分点,收缩压和舒张压均值分别降低 0.9 及 0.7。膳食高盐是中国人群高血压发病的重要危险因素,低钾、低钙、低动物蛋白质的膳食结构加重钠对血压的不良影响。饮食中钾、钙摄入不足,Na^+/K^+ 比例升高时易患高血压。

(八)心理因素

心理应急导致的血压升高是人体的基本反应之一,长期持续的心理刺激是否导致原发性高血压还有很多争议。临床观察证明,人格特征如焦虑、攻击性、敌意等影响高血压的发病率,但这种影响是人格特征本身,还是通过其他环境变量起作用尚需进一步的研究。

(九)体育锻炼

生命在于运动,如果不经常参加体育锻炼或体力活动,人的器官和组织功能不能得到很好的锻炼,长久不使用的器官系统就会萎缩、退化,最终导致整个机体早衰,适应能力减退,抵抗力下降,各种疾病接踵而来。有关统计资料表明:高血压、冠心病的发病与体力活动不足有关,坐位工作的人冠心病的患病率约为工作活动较多者 3 倍;缺少体育锻炼的脑力工作者,其心血管疾病的患病率明显高于体力劳动者。

(十)其他

脂肪酸和氨基酸与高血压也有关系,降低脂肪摄入总量,增加不饱和脂肪酸的成分,降低饱和脂肪酸比例可使人群平均血压下降。动物实验发现,摄入含硫氨基酸的鱼类蛋白质可预防血压升高。我国膳食中胆固醇含量明显低于欧美国家,但存在着高钠、低钾、低钙和蛋白质质量差的问题。值得注意是,"吃得好动得少"的现象日益增多,这些生活方式的改变是我国高血压发病呈上升趋势的重要原因。流行病资料显示,从事高度集中注意力工作、长期精神紧张、长期受环境噪声及不良视觉刺激者易患高血压病。吸烟与高血压的关系尚不一致,许多调查资料说明吸烟者高血压患病率较不吸烟者高。高血压与种族有一定关系,如黑人比白人更易患高血压。

高血压病因及一些危险因素通过影响血压正常调节导致高血压。影响动脉血压的主要因素是左心排出量、外周阻力等血流动力学因素。凡能直接或间接影响心排出量或增加外周阻力的因素,都能导致动脉血压升高。高血压实质上是心排出量和外周阻力等血流动力学的异常。血压的急性调节主要通过压力感受器及交感神经活动来实现,慢性调节主要通过肾素血管紧张素-醛固酮系统及肾脏对体液容量的调节来完成,如上述调节失去平衡即导致高血压。

二、高血压的发病机制

(一)遗传学说

原发性高血压有群聚于某些家族的倾向,提示其有遗传学基础或伴有遗传生化异常。双亲均有高血压的正常子女,以后发生高血压的比例增高。至今尚未发现有特殊的血压调节基因组合,也未发现有早期发现高血压致病的遗传标志。

(二)肾素-血管紧张素系统(RAS 系统)

肾小球小动脉的球旁细胞分泌肾素,形成血管紧张素Ⅱ。血管紧张素Ⅱ通过效应受体使小动脉平滑肌收缩,外周阻力增加刺激肾上腺皮质球状带分泌醛固酮,使水钠潴留,继而引起血容量增加;通过交感神经末梢突触前膜的正反馈使去甲肾上腺素分泌增加。以上作用均使血压增高,是参与高血压发病并使之持续的重要机制。然而,在高血压患者中,血浆肾素水平测定显示增高的仅为少数,组织中 RAS 自成系统,在高血压形成中可能具有更大作用。

(三)钠与高血压

钠引起高血压的机制尚不清楚,钠潴留使细胞外液增加,心排出血量增加。血管平滑肌细胞内钠水平增高导致细胞内钙离子浓度增高,并使血管收缩反应增强,外周血管阻力增高,促进高血压的形成。改变钠盐摄入并不影响所有患者的血压水平。高钠盐摄入导致血压升高常与遗传因素有关,即仅对那些体内有遗传性钠运转缺陷的患者才有作用。某些影响钠排出的因素如肾脏利钠作用被干扰、心房钠尿肽(又称心钠素)等也能参与高血压形成。

(四)精神神经说

动物实验证明,条件反射法能形成狗的神经精神源性高血压。在长期精神紧张、压力、焦虑或长期环境噪音、视觉刺激下也引起高血压,这与大脑皮层的兴奋、抑制平衡失调,以致交感神经活动增加,儿茶酚胺类介质的释放使小动脉收缩,并继发引起血管平滑肌增生性肥大有关。交感神经的兴奋,促使肾素释放增多,是高血压发病机制的重要环节。

(五)血管内皮功能异常

血管内皮通过代谢、生成、激活和释放各种血管活性物质在血液循环、心血管功能的调节中起着极为重要的作用。内皮细胞生成血管舒张及收缩物质。高血压时,血管平滑肌细胞对舒张因子的反应减弱,对收缩因子反应增强。

(六)胰岛素抵抗

据观察大多数高血压患者空腹胰岛素水平增高,糖耐量不同程度减低,提示有胰岛素抵抗现象。胰岛素抵抗在高血压发病机制中的具体意义尚不清楚,胰岛素可能与血压升高有关的作用:① 使肾小管对钠的重吸收增加;② 增强交感神的活动;③ 使细胞内钠、钙浓度增加;④ 刺激血管壁增生肥厚。

第三节　流行病学

高血压的发病率和病死率存在人群和地区差异,最明显的特征集中在老年人口。在发达国家中,高血压发病率和现患率随年龄升高而升高;资料证明高血压发病率和平均血压水平存在明显的地区性差异,高血压发病率与工业化程度呈明显正相关。人群血压分布接近正态连续的分布。

高血压普遍存在"三高、三低、三不"现象,"三高"即高患病率、高危害性、高增长趋势;三低,即知晓率低、治疗率低、控制率低;"三不"即患者普遍存在不长期规律服药、不坚持测量血压、不重视非药物治疗。1991 年全国普查显示,高血压知晓率:城市 36.3%,农村 13.7%;治疗率:城市 17.4%,农村 5.4%;控制率(经治疗收缩压小于 140mmHg、舒张压小于 90mmHg),仅 2.9%(城市 4.2%.农村 0.9%)。

卫生部和中国医学科学院自 1959、1979 和 1991 年三次组织全国性血压普查,我国 15 岁以上人群高血压患病率 1959 年为 5.11%,1979 年为 7.73%,20 年间患病率上升了 51%;1991 年为 11.88%,12 年间患病率上升了 54%,平均年新增患者 300 万,这种升高的趋势仍在持续。

一、地区分布

(一)世界分布

世界各地高血压患病率不尽相同,欧美等国家比亚非国家高,工业化国家比发展中国家高,据世界卫生组织 MONICA 方案调查材料,欧美国家成人(35~64 岁)高血压患病率在 20% 以上,同一国家不同种族间患病率也存差别,如黑人高血压患病率约为白人的两倍。

(二)国内分布

我国高血压病发病率较西方国家低,却呈升高趋势。全国 MONICA 方案 1988~1989 年调查 35~64 人群确诊高血压的患病率,男性最高是吉林省为 25.8%,最低是四川绵阳市为 4.9%;女性最高是沈阳市为 24.3%,最低是福州市为 6.3%。上述资料显示,我国各省市高血压患病率相差较大。东北、华北地区高于西南、东南地区,东部地区高于西部地区,总的高血压患病率呈北高南低趋势。差异的原因与人群盐摄入量、肥胖者的比例不同及气候等因素有关。

(三)城乡分布

城市高血压患病率高于农村。但近年来农村的患病率也在上升,如北京郊区农村确诊的高血压患病率从 1979 年的 8.7% 升至 1991 年的 9.6%。

二、人群分布

(一)年龄性别分布

在工业化国家中,高血压的发病率随年龄增长而升高,女性发病率高于男性。在更年期,女性高血压的发病率升高较男性明显。美国 Framingham 的群组研究资料代表血压随年龄变化的"一般"规律,即血压随年龄增长而升高,但血压与年龄的变化情况存在明显的地区差异。

我国 1991 年全国高血压抽样普查结果显示,自 40 岁以后高血压患病率一直呈直线不等比例的增长,女性患病高峰较男性提前 10~20 年,特别是 65 岁以前每隔 5 岁增长 1 倍,65~69 岁以后增长趋势逐渐减弱,女性较男性更为显著,至 80 岁以后女性增长幅度又高于男性。两性高血压患病率差别不大,青年期男性略高于女性,中年后女性的发病率高于男性。

（二）职业分布

不同职业高血压的患病率不同，差异显著，高血压患病率最高是家庭妇女，最低是工人。

（三）文化程度

不同文化程度高血压的患病率不同，差异显著。随着文化程度的提高，高血压患病率明显下降，这可能与健康意识有关。

（四）民族分布

在美国，黑人高血压发病率最高，白人次之。在我国朝鲜族、藏族、蒙古族最高，彝族、哈萨克族最低，患病率最高的朝鲜族比最低的彝族高4.5倍，原因不很清楚，可能与饮食和生活习惯不同有关，北方患病率较高，但吃盐量和肥胖的比例也高于南方。

三、时间分布

（一）有明显的时间和季节差异

正常人血压呈明显的昼夜波动，动态血压曲线呈双峰一谷，即夜间血压最低，清晨起床后直压迅速升高，在上午6～10时及下午4～8时各有一个高峰，继之缓慢下降。中、轻度高血压患者血压昼夜波动曲线与正常类似，但血压水平较高。早晨血压升高伴有血儿茶酚胺浓度升高，血小板集聚增加及纤溶活性增高等变化，可能与早晨较多发生心血管急性事件有关。血压也随季节变化而改变，通常夏季血压水平较低，冬季血压水平较高，可能与冬季气候寒冷，使血管收缩有关。

（二）高血压患病率在我国呈上升趋势

我国高血压患病率逐年上升，以血压高于140/90mmHg为标准统计15岁以上人群高血压的患病率，1959年全国平均患病率为5.11%，上海为7.89%。1991年全国平均患病率为11.88%，上海为12.69%，较1979～1990年10年间增高25%，15岁以上人口临界以上高血压患者达9000万，近几年，高血压增长幅度明显加快，我国高血压患者已突破3.3亿，每年200万人的死亡与高血压有关，然而知晓率仅为42.6%。高血压被称为"无声杀手"，是心脑血管等发病的重要因素。如今生活压力大，高血压呈现年轻化趋势。血压变化的时间趋势不是社会发展的必然结果，环境和生活习惯改变是血压时间分布改变的内在原因。受社会经济医疗水平的影响，我国人均寿命延长，生活水平的提高，一些影响高血压发病的危险因素随着生活条件和习惯的改变而变化，高血压患病率在我国仍然呈上升趋势。

第四节　预防与控制措施

一、防治策略

（一）全人群策略

流行病学资料表明，似乎没有任何种族的人群对高血压有"免疫力"。人群血压的连续性分析，高血压发病率在相当大程度上是人群整体血压水平的反映。高血压全人群预防是减轻疾病负担的根本途径，健康促进为全人群策略提供了有效途径和方法保证，目的是达到人群血压分布曲线的下移。如果人群平均血压水平降低2mmHg，冠心病病死率将降低4%，脑卒中病死率将降低6%，人群全死因死亡率将降低3%。因此只有进行全人群预防，高血压及其相关慢病的发病率才有可能显著降低。这需要社会的广泛参与和持久努力，需要政策性引导和提高知识水平多方面的努力。

（二）高危人群策略

高危人群预防是指确认的高血压发病危险性高的个体，给予特殊的预防保健服务，属于预防医学的范畴，目标单位是个体。高危人群能够意识到发病的危险性，预防的积极性较高，更容易接受健康指导。高血压高危人群预防，首先进行人群血压及其影响因素的筛查，确认或"标定"高危个体，然后针对不同个体的需要，给予相应的咨询和保健服务。高血压高危人群：① 血压值在正常上限，SBP为130～139mmHg和或DBP为85～89mmHg；② 高血压家族史；③ 存在一种或多种危险因素，如超重、高盐摄入、乙醇摄入过量、缺少活动。以上3项中具有1项者，视为"高血压高危人群"。

（三）病人防治策略

对发现的高血压病人进行积极的随访治疗,对高血压患者而言属于三级预防的范畴,但对脑卒中、冠心病等属于一级预防。故对高血压病人进行系统的疾病管理是非常重要的。

二、防治措施

（一）一级预防

高血压一级预防,即病因预防,目标是防止高血压的发生。任务是研究各种高血压病因和危险因素,并针对各种病因和危险因素,采取预防措施;针对健康机体,采取加强环境保护、适宜饮食、适宜体育锻炼,增进身心健康。对全人群一级预防是必须的和可行的。从客观上讲,高血压作为常见病、多发病是我国心血管病的主要原因。高血压一旦形成,治愈是不可能的,长期药物治疗的副作用不可避免,从正常人群的预防入手,早发现、早诊断病例,通过降低高血压发病率,进而减少诊断、治疗和控制方面的高额费用。血压水平与心血管病发病率呈连续性相关,与高血压有关的疾病不仅取决于血压水平,还取决于其危险因素的数量和程度,所以危险因素的识别和干预也属于一级预防。具体包括:

1. 减轻食盐摄入量

食盐摄入量中位数如果降低到70mol/d,血压水平的期望下降值为2.2mmHg,且在年龄较大或老年人及基线血压较高的人下降值更多。高血压预防试验(POHP)I期结果显示:钠摄入低于80mol/d,则收缩压能够下降2.1(0.8~3.3)mmHg,舒张压下降1.2(0.3~2.0)mmHg,女性的收缩压下降最为明显(女性下降4.44mmHg,男性下降1.23mmHg),且钠摄入量与血压存在剂量反应关系。JNC认为人均摄入钠低于6g/d对人体无害,而采取改良食品加工工艺和加强公共卫生措施,人均摄入钠盐低于6g/d的社会目标是合理可行的。盐敏感人群的检出及强化盐的干预,是最有效的预防手段,但不符合成本效益原则。

2. 控制体重

有研究显示随着平均体重下降,相应收缩压、舒张压降低,建议BMI控制在24以下。减重对健康非常有益,人群平均体重下降5kg,高血压患者体重减少10%,使胰岛素抵抗、糖尿病、血脂紊乱和左心室肥厚得到改善。减重的方法一方面是减少总热量的摄入,强调减少脂肪并限制碳水化合物摄入,另一方面需增加体育锻炼,如跑步、太极拳、健美操等。减重时积极控制其他因素,如戒酒,限盐等。降压和减重的程度相关,适当减重对高血压有益。减重的速度因人而异,但首次减重最好达到5kg,以增强减重信心,根据症状和有关指标决定进一步的速度和指标。

国外学者提出,预防高血压要从儿童期开始,主要依据是儿童血压可能存在轨迹现象,我国陈会波等学者研究发现,血压偏高儿童有成为持续血压偏高者的趋势。BMI与收缩压、舒张压之间存在较为密切的相关关系,肥胖儿童有成为血压偏高者的趋势,因此减重从青少年入手,防止超重,成年期继续努力。

3. 增加体力活动

高血压病人中,参加体育运动的人比久坐的人病死率低。根据体力活动和高血压关系的研究,经过体力活动,临界高血压者收缩压和舒张压均分别下降6mmHg和7mmHg;确定高血压患者收缩压和舒张压均分别下降10mmHg和8mmHg。持续低强度运动比高强度运动使血压下降更有好处。空闲时间的体力活动和降低血压明显相关。家务活动和体力工作不能替代锻炼。每个参加运动的人,特别是老年人和高血压患者在运动前最好了解一下自己的身体状况,以帮助确定自己的运动种类、强度、频率和持续时间。老年人包括有氧、伸展及增强肌力练习,具体选择步行、慢跑、太极拳等。运动强度因人而异,按科学锻炼的要求,常用的运动强度指标,用运动时最大心率达到180次/分或170次/分减去平时心率,如要求精确则采用最大心率的60%~85%作为运动适宜心率,需在医师的指导下进行,运动频率每周3~5次,每次持续20~60分钟。也可根据运动者的身体状况、选择的运动种类以及气候条件而定。

4. 减少乙醇摄入

尽管有证据表明非常少量饮酒可能减少冠心病发病的危险,但饮酒和血压及高血压患病率之间呈线性关系,不提倡少量饮酒预防冠心病,提倡高血压患者戒酒,饮酒增加抗压药物的抗性。建议男性如饮酒,每日酒精摄入量少于30g,女性摄入量则少于15g。

5. 补钾和钙

MRFTT资料表明钾与血压呈明显负相关,这一相关研究被证实,中国膳食低钾低钙,应增加含钾多含钙高的食物,如绿叶菜、鲜奶、豆制品等。

6. 多吃蔬菜和水果

研究证实增加蔬菜和水果摄入,减少脂肪摄入能使收缩压和舒张压下降。素食者比肉食者有血压低,其降压机理可能是水果、蔬菜、食物纤维和低脂肪的综合作用。

7. 膳食脂肪,补充适量蛋白质

有流行病学资料显示,即使不减少膳食中的钠和不减重,将膳食脂肪控制在总热量的 25% 以下,40 天可使男性收缩压和舒张压下降 12%,女性下降 5%。一组北京广州流行病学资料对比,广州男女工人血压均值、患病率、发病率明显低于北京,除北京膳食高钠、高脂肪外,可能与广州膳食蛋白质特别是鱼类蛋白质较高有关,建议改善动物性食物结构,减少含脂肪高的猪肉,增加含蛋白质较高而脂肪较少的鱼类及禽类。蛋白质占总热量 15% 左右,动物蛋白占总蛋白质 20%。

8. 减轻精神压力,保持心理平衡

长期精神压力和心情抑郁是高血压和其他一些慢病的重要原因之一,对于高血压患者,这种精神状态使他们较少采用健康的生活方式,如酗酒、吸烟等,并降低对高血压治疗的顺应性。对有精神压力和心理不平衡的人,改善他们的精神面貌是长期细致的工作,一方面靠政府力量改善大环境,另一方面靠社区医生和家属作耐心劝导,帮助这些人参与社交活动,如参加体育锻炼、绘画等,在社团活动中倾诉心中的困惑,得到同龄人的劝导和理解。

9. 戒烟

对高血压患者来说戒烟也是重要的,虽然尼古丁只使血压一过性的升高,但它降低服药的顺应性并增加降压药物的剂量。

(二)二级预防

高血压二级预防就是高血压患者的早发现、早诊断、早治疗,即"三早"预防、临床前预防。目标是防止初发疾病的发展。任务包括针对高血压症状出现前的潜在或隐匿的因素,采取"三早"措施。尤其对高危人群阻止或减缓疾病的发展,尽早逆转,恢复健康,打断向高血压发展的趋势,制止高危人群或高血压患者病情的发生和发展。可见加强二级预防,具有防微杜渐的意义,值得认真提倡。三早预防的关键就是对人群进行三种方法的筛选:定期健康体检;"35 周岁以上人群就诊测量血压"等制度的建立;全人群普查。对筛选出的高血压病人及高血压高危人群进行早期的治疗,包括一些积极的非药物治疗和宣传教育。

(三)三级预防

高血压三级预防又称临床(期)预防或康复性预防。目标是防止病情恶化,防止残疾。任务是采取多学科综合诊断和治疗,正确选择合理诊疗方案,尽力恢复功能,促进康复,延年益寿,提高生活质量。

高血压患者普遍存在"不长期规律服药、不坚持测量血压、不重视非药物治疗"现象。对高血压人群进行系统管理是控制高血压的关键。

三、高血压社区综合防治

高血压的流行是一个群体现象,群体疾病应该用群体的方法来防治。国内外经验表明控制高血压最有效的方法是社区防治。社区防治应采用全人群策略和高危人群策略相结合的方法。社区高血压防治计划是在社区人群中实施以健康教育和健康促进为主导,以高血压防治为重点的干预措施,提高整个人群的健康水平和生活质量。主要目的是在一般人群中预防高血压的发生;在高危人群中降低血压水平,提高高血压病人的管理率、服药率和控制率,最后减少并发症的发生。通过对人群的健康促进和对高危人群的强化干预(一级预防),对高血压患者进行药物和非药物干预(二级预防),以及在社区建立家庭病床,促进有并发症的患者功能恢复,改善其预后(三级预防),在社区实现高血压的三级预防的综合。在积极治疗高血压病人的同时,大力开展一级预防,因地制宜地进行群众宣教,提高群众的自我保健意识和能力,自觉改变行为危险因素,努力提高高血压的知晓率、治疗率及控制率,降低全人群的血压水平。我国慢病防治已明确指出:以公共卫生为指导,社区卫生服务为平台的综合防治策略。高血压的三级防治措施只有融入社区卫生服务中,才能发挥其应有的效应。

根据国情和经济发展特点及过去的经验,高血压社区防治的组织形式是由政府(区、县、乡政府)领导、主管部门(卫生局、医疗卫生机构等)领导和专业人员及基层组织(街道、村)和卫生人员组成的三级防治网。把社区防治计划融入本社区生活中,使各种防治活动成为常规工作。全社区和个人的参与是计划成功的关键。

社区控制计划成功的三个要素是:公众教育、专业人员教育和高血压病人教育。

高血压社区人群综合防治没有统一模式,在实施中可按 6 个步骤进行。

（一）准备工作

1. 确定防治社区

建立社区防治网和分级管理系统,确定中心医院转诊目标及各级种类人员的职责。

2. 社区动员

在社区内进行官方宣传与动员,让高血压社区人群综合防治工作家喻户晓,制作"告诉居民书"等。同时争取各级领导的支持和帮助,各阶层人士的理解和参与。创造良好的社会、政策支持系统。

3. 了解社区的基本情况

如社区类型、地理位置、面积、常驻单位、居民人口总数及人口构成;社区卫生服务机构、人力、设备、防治地点、居委会分布、人员构成等级。

（二）制订防治工作计划,落实实施方案

包括综合防治工作内容、工作进度、预期将要达到的目标,具体落实工作计划的实际操作方法、有关单位的协调、人员的安排配置。以及与此有关的财务收支等问题。

（三）各级种类防治人员的业务培训和考核

专业人员的培训主要通过高血压防治最新进展班和研讨会,不断更新专业人员的知识结构,及时掌握最新研究成果和治疗方法。社区防治组织领导人应全面掌握防治技能,包括对社区基本情况和人口、疾病以及危险因素的了解,制定防治计划,宣传材料的设计和制作,调查统计方法,计划效果评价等。对非专业人员讲述防治计划的目的和意义,教他们血压测量的标准方法。

（四）以系统管理高血压患者为中心的综合防治

高血压患者系统管理要求对社区中筛检出的高血压患者,根据其血压水平进行日常分级管理、确定随访间隔时间、根据病情和受累情况及时调整个体治疗方案。这应与筛查高血压同时进行并贯彻于防治工作的全过程。

患者血压增高决定是否给予治疗时,根据其血压水平、心血管危险因素的数量和程度。高血压按心血管危险因素绝对水平分层,分为低危组、中危组、高危组、很高危组,便于量化估计预后并制订治疗方案。

影响预后的因素包括:心血管疾病的危险因素;靶器官害;并存临床情况。（危险因素包括:① 收缩压和舒张压水平（1~3级）;② 男性>55 岁;③ 女性>65 岁;④ 吸烟;⑤ 总胆固醇>5.72mol/L（220mg/L）;⑥ 糖尿病;⑦ 早发心血管疾病家族史,发病年龄男<55 岁,女<65 岁）。心血管危险因素分层见表3。

表3　心血管危险因素分层

其他危险因素和病史	血压（MHg）		
	1 级	2 级	3 级
	SBP140~159 或 DBP90~99	SBP160~179 或 DBP100~109	SBP≥180 或 DBP≥110
Ⅰ 无其他危险因素	低危	中危	高危
Ⅱ 1~2 个危险因素	中危	中危	很高危
Ⅲ ≥3 个危险因素或靶器官损害或糖尿病	高危	高危	很高危
Ⅳ 并存临床表现	很高危	很高危	很高危

低危组:10 年随访中患者发生主要心血管事件危险<15%。

中危组:10 年随访中患者发生主要心血管事件危险15%~20%。

高危组:10 年随访中患者发生主要心血管事件危险20%~30%。

很高危组:10 年随访中患者发生主要心血管事件危险≥30%。

高血压患者进行危险因素分层决定治疗策略及随访间隔。低危组,监测血压及其他危险因素 6~12 个月,收缩压≥150mmHg 或舒张压≥95mmHg 开始药物治疗;收缩压<150mmHg 或舒张压<95mmHg 可继续监测。中危组,监测血压及其他危险因素 3~6 个月,收缩压≥140mmHg 或舒张压≥90mmHg 开始药物治疗;收缩压<140mmHg 或舒张压<90mmHg 可继续监测。高危和很高危组,开始药物治疗。

（五）社区高血压干预方法

高危对象的健康教育，高危干预方法培训如高危干预挂历的使用，3g标准盐勺的发放等。高危人群干预是重点和难点，高危人群的干预效果直接影响全人群的血压水平，是高血压一级干预成败的主要体现，也是干预最敏感人群。高危人群多为中青年人，工作繁忙，保健意识相对较差，缺乏简便有效、容易被接受的干预方法。因此开发和研究高危人群干预措施是高血压防治工作的重点。

全社区人群的健康促进项目，包括卫生宣传和健康教育。首先营造支持性环境，如免费测量血压，公益性广告与宣传，大众传媒的利用。寻求政策支持，如"35岁以上人群首诊测量血压"的规定，社区心脑血管防治中心医生的待遇的规定等。高血压一级预防技能培训，包括社区健康教育课堂，如何正确使用盐勺和控制食盐的培训，如何科学减肥与合理膳食的讲座等社区动员、组织与发动，社区领导讲话或给居民公开信，动员社区居民的积极参与，组织健康家庭评比，患者高血压防治知识竞赛活动等。全社区人群的干预集中体现在一级预防，关键在于社区动员，居民的积极参与和多部门的合作是干预成败的所在。

（六）社区人群综合防治效果的评价

工作步骤包括确定评价目标和评价问题，在开展人群综合防治一段时间（3~5年）后通过下列方式进行评价。

人群方式：高血压筛检率、管理率、控制率等是否达到预期目标；在社区人群中随机抽样，进行综合防治后有关高血压知识的认知情况调查；通过比较人群高血压知晓率、治疗率、控制率在综合防治前后的变化情况评价；根据抽样调查表中对各类问题的应答情况在实施干预前后的变化情况评价。根据综合防治前后人群高血压均值、患病率；高血压相关疾病脑卒中、心肌梗死和心源性猝死发病率的变化评价。

患者方式：高血压治疗质量、顺应性、满意度以及药物疗效评价和其他有关目标的评价。

医务人员方式：开展防治工作前后，社区基层防治人员有关高血压防治知识和态度评价。

经济效益评价：日常各类信息资料的搜集、整理并要有可比性。日常工作中认真关表格和病历，阶段性调查应注意资料的连续性和可比性。根据各地实际情况，数据管理尽量实现计算机化。资料整理分析、写出评价报告。

第五节　治疗原则

治疗高血压的目的不仅要降低血压，而且要降低心血管病的发病率和病死率。高血压患者患心血管病的危险是多因素的，因此高血压的治疗还包括影响高血压患者的其他危险因素的治疗。尽管严重高血压造成的病死率最高，但人群中轻、中度高血压的影响面最广，后者是防治的重点。

治疗目的：最大限度地降低心血管病死亡和致残的危险，中青年人降至理想或正常血压（<130/85mmHg），老年人至少降至正常高值（140/90mmHg）为妥。

治疗策略：评估危险因素全貌，按心血管危险因素分层，决定治疗策略。高危及很高危患者，立即进行高血压及其危险因素和临床情况的药物治疗；中危患者，先观察血压及其危险因素数周，进一步了解情况，然后决定是否开始药物治疗；低危患者，观察较长一段时间，然后决定是否药物治疗。

治疗方法：监测患者血压和各种危险因素；非药物治疗，以改善生活方式为主；药物治疗，掌握"低剂量起始、联合用药、长效制剂为妥"的用药原则来降低血压，并控制其他危险因素和临床情况。对难治性高血压应及时转到专科医疗机构诊治。

药物治疗：降低血压能够有效地降低心血管并发症的发病率和病死率，防治脑卒中、冠心病、心力衰竭、肾病的发生和发展。目前治疗高血压的药物品种繁多，作用各异，目的相同。高血压药物治疗的原则：采用最小有效剂量获得可能的疗效，使不良反应减至最小。如有效，根据年龄和反应逐步递增剂量获得最佳疗效；为有效防止靶器官损害，要求一天内稳定降压，并防止从夜间较低血压突然升高而导致脑卒中和心脏病发生。最好一天一次给药，且24小时持续降压的药物。其标志是降压谷峰比值>50%，即给药后24h内保持50%以上的最大降压效应，此类药物还可增加治疗的依从性；为使降压效果增大而不增加不良反应，用低剂量单药治疗疗效不够时，可采用两种或两种以上药物联合治疗。常见药物有：利尿剂、交感神经阻滞剂、血管扩张药、钙拮抗剂、血管紧张素转换酶抑制剂、血管紧张素Ⅱ受体拮抗剂。

高血压的非药物治疗:适用于各级高血压患者。1 级高血压如无糖尿病、靶器官损害,则以此为主要治疗方法。非药物方法可通过干预高血压发病机制中的不同环节,使血压有一定程度的降低,并对减少心脑血管并发症有利详见表4。

表4　防治高血压的非药物措施

措施	目　标
减重	减少热量,膳食平衡,增加运动,体重指数保持 20 ~ 24
膳食限盐	北方首先将每人每天平均食盐量降至 8g,以后再降至 6g;南方可控制在 6g 以下
减少膳食脂肪	总脂肪 < 总热量的 30%. 饱和脂肪 <10%. 增加新鲜蔬菜每日 400 ~ 500g,水果 100g,肉类 50 ~ 100g,鱼虾类 50g,蛋类每周 3 ~ 4 个,奶类每周 250g. 每日食油 20 ~ 25g,少吃糖类和甜食
增加及保持适当体力活动	如运动后自我表现感觉良好,且保持理想体重,则表明运动量和运动方式合适。
保持乐观心态提高应激能力	通过宣教和咨询,提高人群自我防病能力。提倡选择适合个体的体育、绘画等文化活动,增加老年人社交机会,提高生活质量。
戒烟、限酒	不吸烟。男性每日饮酒 <30g,女性 <20g,孕妇不饮酒

第四章　冠心病

第一节　概　述

冠状动脉粥样硬化性心脏病是指冠状动脉粥样硬化使血管腔阻塞导致心肌缺血、缺氧而引起的心脏病,简称冠状动脉性心脏病或冠心病(CHD)或缺血性心脏病。冠状动脉粥样硬化性心脏病是动脉粥样硬化导致器官病变的最常见类型,也是严重威胁人民健康的常见病。

根据冠状动脉病变的部位、范围、血管阻塞程度和心肌供血不足的发展速度、范围和程度的不同,本病一般分为五种临床类型。

1. 隐匿型或无症状冠心病

无临床症状,但有心肌缺血的心电图改变。心肌无组织形态改变。

2. 心绞痛

有发作性胸骨后疼痛,是由一时性心肌供血不足引起的。心肌多无组织形态改变。

3. 心肌梗死

症状严重,冠状动脉闭塞导致心肌急性缺血性坏死所致。

4. 缺血性心肌病

由于长期心肌缺血导致心肌逐渐纤维化,也称心肌硬化或心肌纤维化。表现为心脏增大、心力衰竭和心律失常。

5. 猝死

突发心脏骤停而死亡,多为心脏局部发生电生理紊乱引起严重心律失常所致。

冠状动脉不论有无病变,都可发生严重痉挛,引起心绞痛、心肌梗死甚至猝死,但有粥样硬化病变的冠心病更易发生痉挛。

导致心肌缺血缺氧的冠状动脉病,除冠状动脉粥样硬化外,还有炎症(风湿性、梅毒性和血管闭塞性脉管炎等)、痉挛、栓塞、结缔组织病、创伤、先天性畸形等多种,冠状动脉性心脏病实际上包含了上述原因引起的心脏病变。但绝大多数(95%~99%)病变是冠状动脉粥样硬化所引起,尽管用冠状动脉性心脏病或冠心病概述以上原因引起的心脏病变并不确切,但临床上仍然行得通。

尽管西欧、北美和澳大利亚冠心病发病率在下降,但世界范围内冠心病发病率呈上升趋势。预计到2020年,冠心病将成为世界排名第一的最重要疾病。

第二节　病因学

冠心病预防研究已经取得重大进展。降脂和降压的随机对照临床实验的结果以及大规模流行病学研究结论,认为冠心病危险因素整体危险概念的形成,即个体罹患冠心病的危险或发生冠心病的概率取决于多个危险因素的协同作用。危险因素数目越多,患冠心病的危险性越高。冠心病的危险因素之间的联合作用,效应至少是相加的,甚至是相乘的。

一、遗传因素

许多研究证实冠心病有明显的家族聚集现象,甚至在儿童时期就发现这种聚集现象。多数学者研究结果支持冠心病的遗传方式为多基因遗传,但也不能排除单基因或少数主基因的决定作用。遗传流行病学研究表明,冠心病的遗传度,即遗传作用在其发生中所起作用的比重为40%～60%。

二、环境因素

（一）物理化学因素

主要包括以下几种因素。

1. 气温

李水泉对1247例冠心病发作时当天天气变化资料进行分析,表明冠心病发作与天气变化有明显相关性。当气压≥3.1mb、气温差≥12.1℃、相对湿度差≥31%时极易出现冠心病发作。时景璞等对约8.5万70岁以上人群进行监测的结果表明,各种冠心病死亡多集中在冬季。

2. 微量元素

英国、加拿大等报道过饮用软水的人群冠心病病死率高于饮用硬水的人群。冠心病发病日益增多的原因可能与机体缺乏人体必需的微量元素有关。

铁离子可间接造成内皮细胞损伤,形成泡沫细胞,加速动脉粥样硬化斑块的形成;并通过提高脂质氧化酶的活性,促进脂质过氧化,促使血管内皮细胞和心肌细胞膜的损害,形成动脉粥样硬化。铁在冠心病发病中具有多方面的作用,它直接参与心肌缺血-再灌注损伤过程,影响心脏传导系统,损害心功能。有研究表明,随着铁的积蓄,冠心病的危险性也增加。

目前报道硒、锗、锌、钴、铜、锰、铬、钼、钒等微量元素与冠心病有密切关系。

（二）生物学因素

高脂血症、高血压、糖尿病是冠心病的主要危险因素,在人群中普遍存在。

1. 血脂

中国MONICA方案10年心血管疾病监测资料显示,血清胆固醇水平是冠心病事件发病率的显著预测因素,但对冠心病病死率无明显预测作用。近20年芬兰冠心病病死率大幅度下降,其中饮食的变化导致血清胆固醇的降低是最为重要的一个因素。

血清总胆固醇致动脉粥样硬化作用的强弱取决于高密度脂蛋白胆固醇和低密度脂蛋白胆固醇之比。高密度脂蛋白胆固醇能降低冠心病的危险,低密度脂蛋白胆固醇有增加冠心病危险的作用。三酰甘油、低密度脂蛋白胆固醇和高密度脂蛋白胆固醇有协同作用,不同水平的低密度脂蛋白胆固醇和高密度脂蛋白胆固醇的危险性,取决于三酰甘油的水平。处于150～400mg/dl的高三酰甘油水平与增加的冠心病危险性有关,特别是伴有高密度脂蛋白胆固醇降低时。哥本哈根研究发现男性三酰甘油水平升高是冠心病独立的危险因素。高三酰甘油血症经常与低密度脂蛋白胆固醇的一种致动脉粥样硬化的亚型——小密度的低密度脂蛋白胆固醇相关。

临床上动脉粥样硬化常见于血脂增高者,尤其是胆固醇、三酰甘油,皆可用来估计冠心病。红细胞脆性增加,全血黏度增高,因而使血液凝固性增强,这种因素增加了对血管壁的破坏性,再加之高脂血症,脂质在动脉内膜沉积和浸润,逐步造成动脉硬化。

脂质研究结果表明低密度脂蛋白胆固醇与冠心病呈因果相关。目前普遍认为,低密度脂蛋白胆固醇本身并不引起动脉粥样硬化,当其浓度升高,在血管中停留时间延长时,被氧化成低密度脂蛋白而致内皮细胞损害,进而导致动脉粥样硬化;高密度脂蛋白胆固醇水平与之呈负相关。

2. 血压

高血压是冠心病等心脑血管疾病的独立危险因素。高血压患者动脉粥样硬化程度较血压正常者明显,且血压水平越高动脉硬化越重。第四军医大学对103例经造影确诊的冠心病患者进行的病例对照研究,有高血压病史患冠心病的相对危险度为4.636,高血压水平及年限与患冠心病的危险和冠状动脉病变程度间有剂量-反应关系。高血压是引发冠心病的因素之一。

高血压促使动脉粥样硬化加速发展,高血压和血脂升高两项联合,决定着动脉粥样硬化的速度。血压升高对动脉壁侧压的改变,使血脂易于进入动脉壁。高血压造成长期的血流动力学紊乱,使动脉管壁内皮细胞损伤,弹性纤维破裂,诱发血管壁细胞反应性增生和血小板聚集,促进脂质在血管内浸润和沉积,动脉壁局部血栓形成。高血压是形成动脉硬化的一项重要因素。

单纯收缩期高血压也可增加冠心病危险,在老年高血压患者中占有一定比例。Person等研究发现单纯收缩期高血压患者发生左室肥厚较血压正常者有明显不同,Fraingham研究提示,左室肥厚带来相当程度的冠心病危险。大量流行病学研究的结果提示,老年单纯收缩期高血压的病死率明显高于经典高血压。在高血压普查和随访的研究中,有人提出其病死率为 17.6%,不仅易发生并发症,也是高血压患者致死的主要临床类型。20 世纪 80 年代以来进行的一些前瞻性研究表明,收缩压升高对靶器官的损害并不亚于舒张压升高,治疗收缩期高血压可减少脑卒中和冠心病的发病和死亡危险,美国老年收缩期高血压规划的随访结果表明,治疗组冠心病的发病率下降 25%,总病死率下降 25%,并且对 80 岁以上的患者同样受益。

尽管 140/90mmHg 通常是定义高血压和抗高血压治疗的目标,但我们注意到血压升高对增加冠心病的危险性并无界值。降压治疗的目标是以最小的不良反应降低心血管病的发病率和病死率。HOT 研究显示收缩压 139mmHg,舒张压 83mmHg 为最佳血压水平,能够最大限度地降低心血管病发病危险性,舒张压降到 83mmHg 以下同样安全。该研究还显示,对有冠心病病史的高危患者,大胆的降压治疗安全有效,未发现舒张压水平与主要心血管事件发生率之间存在 U 形曲线关系。

3. 糖尿病

糖尿病或糖耐量异常与冠心病有关。糖尿病不仅有糖代谢异常,还有脂代谢紊乱如血清胆固醇升高,引起心脏营养障碍,左室舒张期顺应性降低,收缩功能异常,是导致心脏功能衰竭。由于这类患者的冠状动脉病变广泛,使心肌梗死发生率明显增加。同时伴有血压升高、肥胖、左室肥厚等,但糖尿病本身仍是一个重要的危险因素。Reaven(1988年)提出 X 综合征,包括高胰岛素血症、胰岛素抵抗、糖耐量异常(高血糖)、高三酰甘油血症、低高密度脂蛋白胆固醇血症和高血压,它在冠心病发生中相当重要。人群研究表明血糖、血浆胰岛素水平与高血压、血脂代谢异常和冠心病存在关联。

Stamler 等报道美国疾病预防控制中心对 347978 名 35～57 岁男性进行 1～3 年随诊结果,糖尿病患者死于冠心病者 5 倍于非糖尿病者。说明糖尿病作为冠心病和心肌梗死绝对独立的危险因素的重要性,且超过其他(年龄、高血压和高脂血症)危险因素。

大量流行病学资料显示,糖尿病患者冠心病发生率较一般人高,动脉粥样硬化程度与高血糖呈明显正相关。发病机制为脂类代谢紊乱,血小板异常和高凝状态、动脉管壁功能障碍、内皮受损、通透性增高等,动脉内膜由于粥样硬化病变的侵蚀变得隆凸粗糙不平,使管腔变窄,以致堵塞或病变血管发生痉挛收缩,使所供应的器官组织出现缺血、坏死、功能障碍而产生冠心病。

高血糖是冠心病危险因素的原因,可能与高血糖伴有一些蛋白包括载脂蛋白的非酶化性糖化,载脂蛋白的改变促使动脉硬化,动脉壁上蛋白糖化也可使动脉更易发生硬化。

(三)生活方式

人们早就认识生活方式与冠心病的关系。不同国家冠心病发病率及趋势不同,在很大程度上反映了生活方式对冠心病发病的影响。与心血管疾病发生有关的生活方式方面的危险因素主要包括吸烟、营养和体力活动等。

1. 吸烟

吸烟是动脉粥样硬化的一个独立的危险因素,由吸烟引起大动脉的扩展性和顺应性降低可能在动脉粥样硬化发生中起一定作用。实验表明,吸烟时,可使动脉壁在短时间内僵直性增加,可能增加斑块破裂的危险,可损坏动脉。除心率增快外,血流动力学及动脉僵硬度方面无明显长期作用,心血管急性事件主要是因斑块破裂引起,上述短期作用比长期作用更为重要。

吸烟与急性心肌梗死、猝死的关联较强,呈剂量－反应关系,与心绞痛的关联较弱。女性吸烟与冠心病联系较弱,可能与女性冠心病最常见类型是心绞痛有关。高血压患者戒烟可使心血管疾病危险下降 50%。吸烟对心血管疾病的影响主要是尼古丁和一氧化碳对心脏、冠状动脉和血液的作用。吸烟增加血小板的黏滞性,损害动脉内皮,降低高密度脂蛋白胆固醇,还有长期致动脉粥样硬化的作用。吸烟能导致高密度脂蛋白胆固醇降低,不利于消除胆固醇,从而加速动脉硬化。

流行病学研究表明,吸烟导致冠心病的危险与吸烟量成正比;吸纸烟比其他种类的烟危险性更大;尸检研究结果发现吸烟者动脉硬化的程度比不吸烟者严重得多;吸烟不但影响冠心病的发生,还对心肌梗死的预后有影响;被动吸烟者受到同样的危害;戒烟可使冠心病的危险度降低。

2. 营养

对营养因素与冠心病关系的研究由来已久。人群中广泛存在的不良饮食方式通过影响某些危险因素水平如血脂、血压和超重发挥作用。流行病学调查、动物实验和干预研究发现,人群饱和脂肪酸和反式脂肪酸摄入通过作用于血浆脂蛋白和改变血小板聚集性以及凝血因子的促凝活性与冠心病危险正相关。谷类纤维中可溶性纤维能够显著降低血浆胆固醇水平,与冠心病危险呈负相关。营养对血压的调节也有显著作用,如限制饮食中钠摄入量或增加钾摄入量可降低血压。饮食中能量过剩导致超重和肥胖,后者是所有与代谢相关的危险因素的根源,是冠心病独立的危险因素。中心性肥胖(腰臀比值男性 > 1.0,女性 > 0.85)危害最大,控制体重、治疗肥胖也与血压水平密切相关。

流行病学研究显示,冠心病危险与饮食中抗氧化物摄入量有明显的相关性。爱荷华州妇女健康研究发现,冠心病的发病率和通过食品摄入的维生素 E 之间存在负相关,但在补充维生素组没有发现这种关联。补充摄入维生素 E 与冠心病发病危险度降低之间有关联。剑桥心脏抗氧化剂研究以血管造影判定冠状动脉粥样硬化的情况,结果发现在维生素 E 治疗组(400 ~ 800IU),非致命性心肌梗死发病明显减少(14 对 41,P < 0.0001)。临床干预研究初步证明,无论作为膳食成分的抗氧化剂还是补充的抗氧化剂,均有助于预防冠状动脉疾病。这些营养对脂质及冠心病其他危险因素的作用不仅对心血管病病因研究极为重要,也显著影响冠心病危险因素的作用。

近年来芬兰饮食的变化,即总脂肪组分能量下降,饱和脂肪酸及胆固醇摄入下降、水果与蔬菜消耗量上升,与男性吸烟率下降以及较好的血压控制一起,有助于芬兰近 20 年冠心病病死率的急剧下降。

绝大多数超重、肥胖的人,主要是通过影响血压和血清胆固醇水平,导致冠心病的发生。

高饱和脂肪酸、高胆固醇膳食可导致高胆固醇血症。

人群调查资料说明高血脂症、动脉粥样硬化以及冠心病的发生与饮食有密切关系,长期食用大量饱和脂肪酸或动物脂肪是致动脉粥样硬化的主要因素。富含胆固醇及饱和脂肪酸的饮食可使血浆高密度脂蛋白胆固醇增高;反之,胆固醇和饱和脂肪酸含量低,不饱和脂肪酸含量高的膳食,可使血浆低密度脂蛋白胆固醇降低。

3. 运动

一个中等运动量的人,每周通过锻炼消耗 2000 ~ 3000kcal 的热能,与每周锻炼消耗低于 500kcal 的人相比,发生冠心病的危险少 2 ~ 3 倍。

1987 年的一篇综述报告总结了 43 项流行病学研究结果得出结论,中等或剧烈体力运动可以减少冠心病危险。不经常进行体力活动的人患冠心病危险增加近 2 倍(RR = 1.9,95% CI = 1.4 ~ 2.5),其危险与收缩压升高(2.1)、吸烟(2.5)及血浆胆固醇升高(2.4)近似。CDC 的评价认为,流行病学、临床和实验室的论据肯定了体力活动可能触发一小部分患者的急性心肌梗死发作。在一段较长时间内经常活动,每次间隔时间不长,可以保护人们不发生冠心病或冠心病危险的人,用大力气可能给患者带来危险。日常生活中常有体力活动可以保护患者不发生或不因体力强活动而致心肌梗死。

(四)社会经济地位和心理因素

越来越多的文献证实某些心理因素和冠心病发病率增加有关。其中应激、缺乏社会支持、抑郁和社会经济地位的作用最为显著。心理状态诊断后各种治疗内容部分重叠。例如,治疗抑郁症或精神紧张同时也为患者提供了一种社会支持环境,从而难以将观察到的疾病改善归因于一个特定心理因素。但综合考虑,这些研究支持对心理因素提供治疗的观点,这种治疗有助于患者坚持药物治疗和改善生活质量。现在已有充足证据可用于判断心理社会因素是否应进入预测冠心病初发和再发的数学公式。

Haynes 等人 1980 年发现男性 A 型行为者患心绞痛、心肌梗死的危险比 B 型行为者高 2 倍。在女性中也有同样的关联。有学者推测,在 A 型行为中,可能只有其中某些方面具有致病性。人们认为 A 型行为与心脏病之间的病理作用机制是生理性的,即 A 型行为的人面对精神上的难题或人际关系上的烦恼反应最为强烈,血压升高、心率增快、儿茶酚胺和皮质素升高,睾酮增多、副交感神经张力降低,在动脉粥样硬化形成过程中亦起功能性作用。研究结果提示,行为治疗方式与标准的心脏康复方式相结合有望明显降低心肌梗死复发和病死率。行为和心理因子与冠心病有关。冠心病易患者的概念不再是竭力争取成就、工作癖、负荷过重,而是包括承受压力的生理和情绪上的反应性(包括愤怒、愤世嫉俗,疑惑、表现出来的和压制的仇视),这些行为特征被视为冠心病的重要社会心理危险因子?

有不少间接资料说明精神应激增加冠心病的发病和死亡,多数只表明两者有关联,并未直接说明其因果关联及机制。

(五)其他因素

有资料显示,颈动脉狭窄患者发生心肌梗死的危险是正常人的 6 倍;存在斑块使危险性增加 4 倍,内膜和中层增厚而无斑块和狭窄者,危险性增加 2 倍。外周动脉粥样硬化也可增加冠心病危险。一项研究显示,仅 10% 有外周血管病的患者具有正常冠状动脉,而有冠状动脉粥样硬化者达 30%。多达 50% 的间歇性跛行患者有颈动脉粥样硬化。外周血管病患者,死亡率较年龄和性别匹配的人群增加 2 ~ 3 倍,其中 10% ~ 20% 死于脑卒中,40% ~ 60% 死于冠心病。

第三节　流行病学

一、地区分布

北美、澳大利亚、新西兰等地区的心血管疾病以冠心病为主,脑卒中与冠心病病死率之比值为 0.3~0.4;中国和日本等国以脑卒中为主,脑卒中与冠心病病死率之比值为 5.0。

WHO 组织的 MONICA 研究报告,1985~1987 年冠心病年龄标化发病率芬兰和英国最高(>800/10 万),北美、北欧和东欧次之(>400/10 万),南欧较低(<300/10 万),日本和我国最低(<100/10 万)。1991~1993 年世界冠心病标化死亡率排序为:东欧国家较高,北美、西欧居中,少数西欧国家(意大利、西班牙和法国)和发展中国家较低,日本最低。

我国也较低,但仍接近日本的 2 倍(1992 年),并呈逐年上升趋势。1976 年我国 12 个城市的统计,冠心病病死率为 29.6/10 万,其中北京、天津最高。20 世纪 70 年代中期北京、上海、广州三市冠心病人口死亡率分别为 21.7/10 万、15.7/10 万和 4.1/10 万,80 年代中期分别增至 62.0/10 万、37.4/10 万和 19.8/10 万,趋势是北方高于南方。1987~1993 年我国多省市(中国 MONICA)研究表明,急性冠心病事件发病率和病死率低于国际平均水平,北方省市普遍高于南方省市(广东除外),城市高于农村,总趋势是逐年上升。1993 年我国 MONICA 研究组所报告的包括 16 省急性冠心病事件流行病概况表明,发病率山东的青岛最高,男性为 203.3/10 万,最低为安徽滁县,男女分别为 12.0/10 万、5.1/10 万。40 岁以上人群中,北方冠心病患病率为 4%~7%,南方较低,为 1%~2%,同样也显示出地区之间的差别。

二、时间分布

不同国家和地区,冠心病的时间趋势表现出不同态势。一些国家冠心病的发病率和病死率在上升,另一些国家却在下降。

第二次世界大战后,冠心病逐渐增多而成为死亡的主要原因。20 世纪 60 年代后期达到最高峰。当时在芬兰、美国、荷兰、意大利、南斯拉夫、日本、希腊 7 国,35~64 岁人群 10 万人口中死于冠心病的人数,男性分别是 544 人、461 人、243 人、187 人、116 人、79 人、78 人,女性分别是 109 人、134 人、55 人、67 人、78 人、46 人、30 人。病死率以芬兰和美国最高,均占人口总死亡率的 1/3 以上。经过防治,世界卫生组织(WHO)报告 1968~1977 年 40~69 岁人群冠心病病死率在美国、日本、澳大利亚、芬兰、丹麦、比利时、加拿大、新西兰、挪威、意大利等 11 国有所下降,但在芬兰、南斯拉夫、保加利亚、罗马尼亚等 15 国则有所增加。80 年代上述冠心病病死率下降的国家下降趋势仍在继续。1988 年美国约有 608 万人患冠心病,约 54 万人因此而死亡。东欧国家却呈上升趋势并处于高病死率水平。

据 70 年代在国内人群中调查,冠心病患病率为 2%~10%。1991 年全国高血压抽样调查结果,我国男性心肌梗死患病率为 215.63/10 万,女性为 151.07/10 万,合计患病率为 181.60/10 万。另有 14 组人群中调查,25~74 岁冠心病事件标化发病率男性为 1~183/10 万,女性为 0~113/10 万。据阜外心血管病医院对北京首钢一组 40~59 岁男性工人冠心病调查,心肌梗死加心绞痛的年龄调整患病率 1974 年为 2.3%,1978 年为 3.9%,1982 年为 4.3%。

目前,我国尚无较大系列资料证实冠心病发病率已升高,一些前瞻性队列研究报道,人群中致冠心病发病的危险因素在增加。这些危险因素的升高,如不采取积极干预的措施,5~10 年后我国冠心病发病将会有明显增加。

三、人群分布

(一)性别

冠心病的发病率和病死率男性明显高于女性,如 1991 年我国进行的问卷调查结果显示,男性心肌梗死患病率为 215.63/10 万,女性为 151.07/10 万,合计 181.60/10 万。1995 年我国 MONICA 研究组报告 1985~1992 年北京地区 70 万人群中 8 年急性冠心病标化病死率城市男性为 84.7/10 万~109.1/10 万,女性为 39.6/10 万~62.8/10 万;农村男女分别为 29.6/10 万~103.6/10 万,36.7/10 万~93.5/10 万。

(二)年龄

冠心病多发于中老年人,一般认为男性年龄超过 40 岁冠心病的患病率随年龄的增长而升高,大约每增长 10 岁患病率上升 1 倍。女性的发病起始年龄比男性平均晚 10 年,大约在 50 岁,绝经期后患病率也随年龄上升。

美国 Framingham 研究 36 年随访首发冠心病的类型构成比资料表明,严重的冠心病如猝死和心肌梗死在绝经前少女较少见,绝经(自然或手术)后严重类型比例上升。严重类型比例在男、女性均随着年龄增长而上升,男性高于女性。

我国老年人群冠心病的分布情况与国外大致相同,也呈现出男性高于女性、随年龄上升而发病增加的趋势。MONICA 方案的资料显示,我国男性平均发病年龄为 61 岁,女性平均发病年龄为 63 岁。1984 年 55~61 岁组男性冠心病患病率 186/10 万,女性 79/10 万;1993 年同年龄组男性患病率升至 262/10 万,女性 425/10 万。65~74 岁组患病率明显升高,1984 年该组男性 411/10 万,女性 223/10 万;1993 年男性 536/10 万,女性 425/10 万。将 1984 年与 1993 年资料相比较,各年龄组均男性高于女性,并且随年龄上升。提示在 10 年间,男性 45~54 岁组患病率上升最快,女性 65~74 岁组上升最快。两性之间的差别随年龄升高而减少,45~54 岁组男性与女性比值为 2.83:1,65~74 岁组为 1.60:1。这种分布情况与国外大致相似。

（三）民族

不同地区冠心病发病率、患病率和病死率的不同也反映了民族或种族的差异。20 世纪 70 年代国内在人群中进行调查表明,患病率最高的为内蒙古蒙古族(15.6%),其次为新疆维吾尔族(11.74%~14.78%)。新疆维吾尔自治区哈萨克族冠心病患病率高于当地汉族。

（四）职业

从国外的调查材料来看,脑力劳动者冠心病患病率高于体力劳动者。

第四节　预防与控制措施

虽然冠心病的病因复杂,但理论上是可以预防的,除年龄、性别和某些遗传因素外,其余危险因素都是可以改变的。20 世纪 70 年代以来,由于美国、加拿大、澳大利亚、芬兰等国采取了预防控制措施,出现了冠心病病死率的下降。据国际疾病分类(ICD)标化,美国心肌梗死病死率从 1950 年的 226.4/10 万降至 1988 年的 120.1/10 万。不少学者认为主要原因在于近年医学技术的进步和冠心病防治工作开展,如美国的有关吸烟的健康教育和促进防治高血压的工作等。

美国第 32 届心血管病流行病学年会上,有研究观察到芬兰男子冠心病病死率降低 40%,妇女降低 45%。用 1972~1987 年研究的样本进行危险因素改变的评价,总胆固醇、收缩压和吸烟率降低分别预告了男子 28% 和女子 26% 的病死率降低,能够解释所观察到的病死率降低的大部分。

预防策略

预防冠心病的策略包括一般人群预防(社区预防)和高危人群的预防。冠心病防治工作的根本策略在于把工作重点放在人群防治措施上,并且从低年龄人群抓起,即儿童也不宜进食高胆固醇、高动物性脂肪的饮食,宜避免饮食过量,防止发胖,并持之以恒。

一、一级预防

就是在人群中开展的病因预防,通过采取综合措施,如一般的健康促进,适量运动,合理膳食等使人群中的已存在的危险因素水平不超过正常上限,或疾病处于亚临床阶段而未发生明显症状时,减缓病变进展过程,推迟或防止临床症状的发生。近年有学者提出在一级预防以前采取措施使危险因素水平不在体内或环境中存在,如在青少年中禁止吸烟、保持血压和血脂正常等。

目前,国内外冠心病防治的途径分为两类:一种是世界卫生组织提出的“人群策略”,主要以健康教育、健康促进为主要手段,适合于改变人群中的危险因素,例如吸烟和不合理饮食。另一种是“高危策略”,即通过某种手段查出具有高危因素的人群,对高危人群不仅给予宣传教育等健康指导,还必须配合治疗工作。美国人群防治的经验表明,每次要求人们改变不利于健康的行为的内容越细越好,也就是说,不要希望一次改变太多的不健康行为,对于老年人群来说尤为重要。

1. 降低血压

降压的目标是以最小的不良反应降低心血管的发病率和病死率。按照 WHO/ISH 和 JNC Ⅵ 的推荐标准,收缩压和舒张压分别保持在 140mmHg 和 90mmHg 以下。高血压最优治疗研究(HOT)是在 26 个国家的 19000 名患者中进行的一个多中心前瞻性随机试验,平均随访 3.8 年。结果发现,收缩压为 139mmHg,舒张压为 83mmHg 是最佳血压水平,能够最大限度地降低心血管病危险。把舒张压降到 83mmHg 以下也同样安全。该研究还显示,对于有冠心病史者,大胆的抗高血压治疗安全有效,发现舒张压水平与主要心血管病事件发生率之间未存在 U 型曲线关系。

预防血压升高的措施:

(1)减重:建议体重指数(kg/m²)控制在 24 以下,减重对健康有巨大益处,如在人群中体重平均下降 5kg,高血压患者减少 10%,则可使胰岛素抵抗、糖尿病、高脂血症和左心室肥厚改善。减重的办法一方面是减少总热能的摄入,另一方面是增加体育锻炼。

(2)采用合理膳食:减少钠盐、脂肪的摄入,注意补充适量优质蛋白质、钾和钙。WHO 建议每人每天食盐不超过 6g,膳食脂肪控制在总热量的 25% 以下,减少动物性食物结构,增加含蛋白质较高而脂肪较少的禽类种鱼类,增加含钾多含钙高的食物,如绿叶菜、奶、豆类制品。多吃蔬菜和水果。几项研究都表明,限制钠盐摄入还能减少利尿剂引起的钾损耗,通过减少尿钙分泌预防尿结石,减轻左室肥厚等。

(3)限制饮酒:尽管有证据表明非常少量饮酒可能减少冠心病发病的危险,但饮酒和血压水平以及高血压患病率之间呈线性相关,因此不提倡少量饮酒预防冠心病。建议男性如饮酒每日乙醇量应少于 30g,女性则应少于 15g。

(4)增加体力活动:运动频度一般每周 3~5 天,每次持续 20~60 分钟,强度适中,能减轻体重,降低血压,降低心血管病的危险及全死因死亡率。

(5)减轻精神压力:保持平衡心理,对有精神压力和心理不平衡的人,开展长期细致的工作,改变他们的精神面貌,多参加体育锻炼等。

(6)戒烟:吸烟是心血管病的一个强危险因素,高血压患者应避免任何形式的烟草。

2. 降低血脂

近年来进行的降血脂试验均证实,在一级预防中,通过药物和饮食调节方法降低低密度脂蛋白胆固醇,能够降低心肌梗死的发生率,总病死率也随之下降,在冠心病患者中表现明显,而且治疗前低密度脂蛋白胆固醇水平越高,疗效越好。

降脂的目标根据个体的整体危险情况确定,现有的研究显示,血脂轻度增高者降至 ≤160mg/dl(≤4.0mol/L),中度者降至 ≤135mg/dl(≤3.5mol/L),高度增高降至 ≤100mg/dl(≤2.6mol/L)。对于有冠心病或冠心病发病危险高的个体,该目标水平较为合适;对于危险低的个体来说,目标水平偏高,但通过保守措施或利用小剂最药物治疗能够达到。

甘油三酯(TG)的治疗目标还需进一步确定。但高密度脂蛋白胆固醇 <40mg/dl(1mol/L),和甘油三酯 >180mg/dl(2mol/L)或(TG/HDL - C >5)视为高危险水平的标志,应予以纠正。临床和血管造影试验证明,随着 LDL - C 的水平达到 150mg/dl(4mol/L)时,治疗效果最好。

降低胆固醇饮食原则,第一通过限制热能摄入,防止体重超重;第二改变饮食习惯。具体措施:① 通过减少饱和脂肪的摄入,减少总脂肪的摄入。饱和脂肪应少于总能量的 7%~10%,总脂肪少于总能量的 30%;② 适当增加对单不饱和和多不饱和脂肪酸及其产品的摄入。单不饱和脂肪酸应少于总能量的 7%~8%;③ 增加复合碳水化合物和膳食纤维,特别是可溶性纤维的摄入。碳水化合物大于总能量的 50%,膳食纤维量大于 25%;④ 降低膳食胆固醇,每天低于 300mg。

食物选择可分为:适用食物、限量食物、控制食物三大类。适用食物是指脂肪含量低和/或纤维含量高的食品,作为每日膳食的主要成分。限量食物是指含有不饱和脂肪或少量饱和脂肪的食品,应控制含有较多饱和或还原性脂肪和胆固醇的食品;同时应尽量避免富含糖类的食品。低胆固醇食品,如全成分谷物;蔬菜(卷心菜、芹菜、菜花等)、水果和豆类、非氢化蔬菜油应作为脂肪的主要来源,尤其是富含单不饱和脂肪酸的油类,如橄榄油、低脂或脱脂奶制品、鱼和低脂肪的禽类(如去掉表皮)。少量的精瘦肉和蛋类,烹调方法对食物成分有很大影响,为了降低脂肪含量,蒸、煮或微波烹饪比油煎和熏烤更好。目前建议最好多吃新鲜蔬菜、全成分谷物、中等量植物油、水果等。

限制热能的低脂膳食是在低脂饮食的基础上,严格限制脂肪类食品,避免富含糖类的食物,戒酒和加强锻炼。

3. 控制血糖

对糖尿病患者在使用药物前,首先进行 2~4 个月的饮食和运动治疗。合理控制总热能,以热能摄入量达到或维持理想体重为宜;平衡膳食,选择多样化、营养合理的食物;限制脂肪摄入量,适量选择优质蛋白质;放宽对主食类食物的限制,减少或禁忌单糖及双糖食物;补充合理充足的无机盐、维生素、膳食纤维;合理安排餐次;保证糖化血红蛋白值低于 7.0%,空腹血糖 3.5~5.5mol,餐后血糖 5.5~7.0mol/L。

主要措施:① 通过限制热能和适当的有氧锻炼,纠正超重和肥胖,尤其是对于肥胖的 2 型糖尿病患者。有氧锻炼还能提高肌肉对胰岛素的敏感性,降低循环甘油三酯的水平,增加 HDL - C;② 低脂饮食,摄入的碳水化合物应占总热量的55%,主要是复合碳水化合物、蔬菜、水果和可溶性纤维,严格限制精制单不饱和脂肪酸(橄榄油),总胆固醇摄入限制在每天小于300mg;③ 降低糖尿病患者的其他危险因素,戒烟戒酒。血压、血脂的目标水平均低于非糖尿病患者的控制水平,如血压 <130/80mmHg,LDL - C <115mg/dl。

4. 改善生活方式

倡导体育锻炼和日常饮食调节相结合,强调一些生活方式的改进并终生保持。关键是限制热能摄入,严格限制酒精、油脂类和糖类的摄入。在开始阶段医生和病人就应对体重降低的实际目标达成一致的意见,并坚持按预定计划每周降低0.5g~1kg,直到达到预期的目标体重。

充足的体力活动能增强或改善机体各系统的功能,使低密度脂蛋白胆固醇(LDL - C)和甘油三酯降低,高密度脂蛋白胆固醇(HDL - C)升高,血压和血糖降低,对胰岛素的敏感性增高,增加冠状动脉储备和缓解应急状态等。体力活动的目标是把体力活动融进日常生活中。最生活化最容易坚持的运动是步行,步行是一种很好的有氧锻炼形式,它不仅非常有效,而且特别适合于人体解剖进化结构,其他有慢跑、骑车、游泳和划船等。运动持续时间、强度和锻炼次数决定运动量的大小,一般以达到平均最大心率的60%~75%作为目标心率衡量锻炼强度,持续时间为30~40min,频率为4~5次/周。对于急性心肌梗死恢复期或心脏病介入治疗术后的患者,实施康复计划,逐渐增加体育锻炼,这种干预可减少相关心血管病死亡率25%。有规律的锻炼,减少身体脂肪。

1997年中国营养学会提出"中国居民膳食指南"强调:饱和脂肪摄入不超过300mg/d;进食量与体力活动要平衡,以保持适宜体重;避免过度饮酒;少吃盐(6g/d)。我国人群防治实践证明:营养 - 卫生干预是预防心血管疾病的基本对策,能够降低心管疾病的病死率。

5. 戒烟

戒烟是一项长期复杂的健康促进活动,进行戒烟教育,逐步减少吸烟量或使用尼古丁替代品,解决尼古丁依赖问题。禁止在公共场所吸烟,为戒烟者提供一个良好的环境,减少外在诱因的干扰。

二、二级预防

是指针对冠心病个体的"三早"预防,即早发现,早诊断,早治疗。及时采取药物和非药物的治疗,以防止发病加重并争取其逆转。

1. 积极配合治疗

已有证据表明,冠心病经防治病情可以控制,病变可能部分消退,病人可维持一定的生活和工作能力,病变本身又可以促使动脉侧支循环的形成,使病情得到改善。因此说服病人耐心接受长期的治疗措施至关重要。

2. 合理膳食

膳食总热量勿过高,以维持正常体重为宜,40岁以上预防发胖。正常体重的简便算法为:身高(cm) - 105 = 体重(kg)。

超重者,减少每日进食的总热量,食用低脂(脂肪摄入量不超过总热量的30%,其中动物性脂肪不超过10%)、低胆固醇(每日不超过300mg)膳食,限制蔗糖和含糖食物的摄入。

年龄超过40岁,即使血脂不增高,也应避免经常食用过多的动物性脂肪和含饱和脂肪酸的植物油,如肥肉、猪油、骨髓、奶油及其制品、椰子油、可可油等;避免多食含胆固醇较高的食物,如肝、脑、肾、肺等内脏、鱿鱼、牡蛎、墨鱼子、虾、蟹黄、蛋黄等。若血脂持续增高,应食用低胆固醇、低动物性脂肪食物,如各种瘦肉、鸡、鸭、鱼肉,蛋白,豆制品等。

冠状动脉粥样硬化者,严禁暴饮暴食,以免诱发心绞痛或心肌梗死。合并高血压或心力衰竭者,同时限制食盐和含钠食物,提倡饮食清淡,多食富含维生素C(如新鲜蔬菜、瓜果)和植物蛋白(如豆类及其制品)的食物。在可能条件下,尽量以豆油、菜油、麻油、玉米油、茶油等为食用油。

3. 体力活动

参加一定的体力劳动和体育锻炼,对预防肥胖、锻炼循环系统的功能和调整血脂代谢非常有益,是预防冠心病的一项积极措施。体力活动应根据身体情况、体力活动习惯和心脏功能状态决定,以不增加心脏负担和不引起不适感觉为原则。体育运动要循序渐进,不宜勉强做剧烈活动,对老年人提倡散步(每日1小时,分次进行)、保健体操、打太极拳、木兰扇等。

4. 合理安排工作和生活

生活要有规律,保持乐观、愉快的情绪,避免过度劳累和情绪激动,注意劳逸结合,保证充足的睡眠。

5. 戒烟,不饮烈性酒或大量饮酒。

三、三级预防

是指对已发生并发病的患者,及时治疗,防止其恶化,延长患者的寿命。主要指对患者急性心肌梗死或严重心率失常的病人进行抢救和治疗。

冠心病三级预防时,病变多数已经比较严重,防治不仅难度大,而且费用昂贵,是一种被动的措施。鉴于我国尚处在冠心病发病的上升时期,重点放在一级预防措施,提高二级和三级预防水平的防治策略上,以减少冠心病的发病率。分级预防的划分是相对的,防治工作应当是综合与协同的。

第五节　治疗原则

由于冠心病临床类型不同,所采取的治疗原则不尽相同。现分述如下。

一、隐匿型或无症状冠心病

通过合理膳食,适当体力活动和良好的卫生习惯,再辅以扩张血管、调整血脂、抗血小板药物的治疗,以防止粥样斑块加重,争取粥样斑消退和促进冠状动脉侧支循环的建立。

二、心绞痛

改善冠状动脉的供血和减轻心肌的氧耗,同时,治疗动脉粥样硬化。

三、心肌梗死

病人长期口服小剂量的阿司匹林或双嘧达莫,以预防心肌梗死复发;并及时积极地治疗先兆症状。急性期应保护和维持心脏功能,挽救濒死的心肌,防止梗死扩大,缩小心肌缺血范围,及时处理各种并发症。

四、缺血性心肌病

改善冠状动脉供血和心肌的营养,控制心力衰竭和心律失常。

第五章　脑卒中

第一节　概　述

　　脑血管病是指供应脑部血液的血管疾患所致的一种神经疾病,主要指缺血、堵塞或破裂出血的脑卒中。脑卒中俗称"中风",是指那些急性起病、迅速出现的局灶性或弥漫性脑功能缺失征象的脑血管性临床事件,表现为猝然发生的局灶性神经功能缺失,如偏瘫、失语、视觉缺损乃至神经障碍,为当今严重威胁人类生命的疾病之一,具有发病率高、死亡率高、致残率高和复发高的特点,给社会和家庭专来沉重的负担。它在各个年龄组均有发病,但中年以后急剧增多,尤其是高血压患者。依据病理性质可分为缺血性卒中和出血性卒中。前者又称为脑梗死,包括脑血栓形成和脑栓塞,后者包括脑出血和蛛网膜下隙出血(SAH),临床上以脑血栓形成和脑出血较为常见。

　　脑卒中临床表现在各个亚型中也不尽相同,脑血栓形成发病较慢,常在安静状态发病,发病前多有短暂性脑缺血发作(TLA)史,症状随病变的血管部位而定,最常见的病变部位是大脑中动脉、前动脉和劲内动脉,主要表现为一侧肢体瘫痪和另一侧肢体的感觉异常,呈逐渐进展或阶段性进展,1～3天达最高峰,大多无昏迷、头痛、呕吐症状,有些患者在睡眠中发病,早晨醒来后才发觉半身瘫痪。脑栓塞起病较急,一般无先兆,症状在数秒钟内到达顶峰,常突然出现抽搐,短暂的意识丧失,摔倒数分钟后清醒,但已不能讲话,手脚不能动,有视物模糊等感觉异常,患者多有明确的心脏病史(多伴有房颤)或外伤骨折史。脑出血发病前常有情绪激动、兴奋、饱餐、饮酒过度、过度劳累等诱因,多见于高血压患者,大部分是突然起病,剧烈的头痛伴频繁的呕吐,意识逐渐模糊,常在数分钟内转为昏迷。蛛网膜下隙出血起病常见症状:突然剧烈的头痛伴恶心、呕吐,半数以上出现意识障碍,主要体征是脑部刺激征,一般无脑部局灶性体征。另有一种称为短暂性脑缺血发作(TIA)的疾病(俗称小中风),这种卒中所引起的症状持续很短,从数秒钟到数十分钟,在24小时内恢复正常,有反复发作的倾向,是大中风的前奏。常见症状:突然一个肢体无力、麻木或感觉异常,有单眼失明和视物模糊,也可表现为短暂眩晕、复视、发音和吞咽困难或手脚活动不协调等。

　　脑卒中预后不佳,死亡率很高,发病后第一天,有10%～20%的患者死亡,第三周有1/4～1/3的患者死亡,第三周后死亡速度减慢,5年存活率为15%～40%,脑出血存活率低于脑梗死,伴有高血压、心脏病、糖尿病等并发症的患者病死率更高。脑卒中复发率很高,根据WHO的MONICA方案规定:脑卒中事件以28d为界,28内症状加剧者不作为一次新的发作,超过28天的症状加剧作为一次新的发作,需要再次进行登记。脑卒中首次发病后,20%～40%的患者在5年内复发,并与脑卒中的危险因素和并发症呈正相关。

　　据20世纪80年代的流行病学调查,我国脑卒中的发病率为120～180/10万,病死率为60/10万～120/10万,由此推算,每年新发完全性脑卒中120万～150万,死亡80万～100万。目前脑卒中病人有500～600万人,3/4的存活者有不同程度的残疾,重度残疾者占40%以上。以残疾调整生存年(DALY)估算,脑卒中将从1990年全球疾病负担第六位上长到2020年的第四位。我国脑卒中的病死率近年来逐渐上升,1999年脑卒中在我国死因顺位城市、农村均占第二位。我国处于经济快速增长期,也是脑卒中防治的最佳时期和关键阶段,若政策落实、方法得当,就能不失时机地控制脑卒中上升趋势,否则将会重蹈发达国家覆辙,付出昂贵的代价,因此,预防和控制脑卒中的研究是当今卫生工作中重要和紧迫的课题之一。

第二节　病因学

　　脑卒中的病因较多,主要病理过程是在血管壁病变的基础上,加上血液成分和/或血流动力学改变所致的缺血性和出血性病变,大多数是与全身性血管病变和血液系统疾病有关,仅少数是脑血管的局部病损如先天畸形、肿瘤或创伤所致。

一、脑卒中的常见病因

（一）管壁病变

最常见的是脑动脉的粥样硬化（约70%的脑血管患者有之）和透明性变、纤维素样坏死，还有动脉炎（包括感染性的：如风湿、结核、梅毒、寄生虫等，非感染性的：脉管炎、巨细胞动脉炎症等）、血管的先天性异常（如动脉瘤、脑血管畸形等）、外伤、肿瘤等。

（二）血流动力学或灌流压的异常

各种疾病所造成的心脏功能障碍如心力衰竭、心房纤颤、冠心病、传导阻滞、长期的高血压、低血压等都可造成脑卒中的发生。

（三）血液成分

① 血液黏稠度增高，如高血脂、高血糖、高蛋白、脱水、红细胞增多症、血小板增多症等；② 凝血机制异常，如血小板减少性紫癜、血友病、应用抗凝剂等，妊娠、产后、术后、服用避孕药及恶性肿瘤等都可引起高凝状态。

（四）其他

① 血管外因素主要是颈椎病、肿瘤等大血管附近病变压迫引起的脑供血不足；② 颅外形成的各种栓子（如脂肪、空气栓子等）引起血管阻塞等。

上述病理过程导致局部血流量不足以维持脑功能和脑细胞存活时，即发生缺血性卒中（脑梗死）；导致脑内或蛛网膜下腔内血管破裂，即发生血性卒中（脑出血或蛛网膜下腔出血）。

二、脑卒中的危险因素

根据流行病学的调查研究结果，脑卒中的危险因素可分为三大类：① 与生俱来不可改变和控制的因素，如性别、年龄、种族等；② 与个体生活方式有关，可以控制和改变的因素，如吸烟、酗酒、不良的饮食习惯等；③ 机体因素和环境因素相结合，可以调节和预防的，如高血压、高血糖等。现将脑卒中主要危险因素概述如下。

（一）高血压

高血压是公认的脑卒中最重要的危险因素。高血压与脑卒中的相关性有以下特点：① 无论是收缩压还是舒张压的升高，对脑卒中的危险均呈直线上升；② 血压的升高与不同性别、年龄组的危险性呈正相关；③ 脑卒中的发病率、死亡率的地理分布与高血压的患病率基本相一致；④ 国内外大量研究证实，有计划的控制高血压与脑卒中发病率、死亡率的下降存在着一定程度上的关联。有统计表明，收缩压 >150mmHg 者，脑卒中发生的相对危险性是 ≤150mmHg 者的28.8 倍；舒张压 >90mmHg 为 ≤90mmHg 者的 19 倍；临界高血压者是正常者的 8.7 倍；确诊高血压者是正常者的 31.9 倍。

高血压引起脑卒中的原因：① 长期高血压易造成脑动脉内皮损伤而引起脑动脉硬化；② 长期高血压血流的冲击，动脉管壁扩张受损，容易发生破裂出血；③ 高血压病时小动脉扩张，动脉壁弹性降低，使薄弱部分向外膨出形成微小动脉瘤，当血压骤升时，易造成微小动脉瘤破裂出血；④ 高血压可引起心脏病，如心肌梗死、心力衰竭、心房颤动等，这些情况下心脏内部易形成脱落性血栓堵塞脑血管。

（二）心脏病

心脏病也是公认的脑卒中危险因素，心脏损害如冠心病、风心病、心功能衰竭、左心室肥厚、心脏扩大、房室传导阻滞及心房纤颤等，均可增加脑卒中的危险性。有人统计，冠心病患者发生脑梗死的概率比正常人高 5 倍，冠心病引起的心肌缺血、心肌梗死、心功能不全均可导致左心排血量减少，成为缺血性脑卒中的诱发因素。近年人们对好发于老年人的非瓣膜性心房颤动作为脑卒中的危险因素愈来愈重视，Framingham 研究证实，在排除血压等因素后认为心房颤动为脑卒中一个独立的危险因素，有心房颤动患者脑卒中的危险性增加 5 倍，且随年龄的增加而增加，并极易复发，可能与心脏栓子易脱落有关。

（三）短暂性脑缺血发作（TIA）

TIA 是由于微小栓子随血流进入较小的动脉，加上血压的变化、动脉痉挛、血液黏稠度增高等其他因素引起的局部脑缺血症状，这种症状可持续数分钟至数小时，在 24h 完全恢复不留后遗症，可反复发作。大约 30% 的完全性脑卒中患者以前有过 TIA 病史，约 30% 的 TIA 患者日后迟早会发展成完全性脑卒中。第一次发生 TIA 后 5 年内，发生脑梗死的概率为 25% ～40%。频繁发作的 TIA，在以后两周内发生脑梗死者达半数左右。所以 TIA 可认为是脑卒中的前期表现，是缺血性脑卒中的危险因素，如能及时发现、治疗，可有效地降低脑卒中的发生。

（四）糖尿病

目前大多数学者认为糖尿病是缺血性脑卒中的独立危险因素。近年来，日本 Hisaymar 的一项研究也证实了这一观点。根据一项随访 22 年的前瞻性研究，缺血性脑卒中校正年龄的相对危险度在血糖正常高值、无症状高血糖（≥225mg/dl）、已知糖尿病 3 组分别为 1.32、1.86 和 2.72。我国上海 1987～1989 年的队列研究也证实，糖尿病患者引起缺血性脑卒中的相对危险度为 6.88；丹麦 Boysen 的队列研究结果为 12。但糖尿病与出血性脑卒中的关系尚不能肯定。

糖尿病易造成缺血性脑卒中的原因是：① 糖尿病患者由于胰岛素分泌的相对或绝对不足，引起糖、脂肪、蛋白质的代谢紊乱，致使胆固醇合成旺盛，促使动脉粥样硬化；② 糖尿病患者的血液常呈高凝状态，易形成血栓。

（五）血胆固醇水平

研究证实，当胆固醇水平超出正常范围时，胆固醇水平与脑卒中有关。美国 MRFTT、美日合作的 Honolulu 移民研究及日本 Shimamoto 等对社区 20 年危险因素监测研究均表明，血清总胆固醇（TC）和低密度

脂蛋白（LDLP）水平与脑卒中发生的危险性呈 U 型关系。

1990 年美国对 35 万人群的前瞻性研究表明，在血胆固醇 <4.13mol/L（160mg/dl）者中，脑卒中的死亡危险随胆固醇水平的下降而增加，在胆固醇 ≥5.17mol/L（200mg/dl）者中，脑卒中的死亡危险随胆固醇水平的上升而增加，呈 U 形关系。又有文献报道，血胆固醇水平的不同引起脑卒中的类型也不同。Blackhurm 研究后指出，血胆固醇 <4.13mol/L（160mg/dl）时可增加出血性脑卒中的危险性，而当血胆固醇 >5.68mol/L（220mg/dl）时又与缺血性脑卒中的发生呈正相关。国内李天霖等发现低胆固醇水平是脑出血的危险因素；方向华等研究表明，血清胆固醇水平升高可增加脑梗死的发生率。

（六）超重与肥胖

超重与肥胖尚未肯定是脑卒中的独立危险因素，但它们却是高血压和冠心病的独立危险因素，后者又是脑卒中最重要的危险因素，因此超重与肥胖是脑卒中间接的危险因素。临床观察认为，肥胖者与一般人相比，发生脑卒中的概率高 40%。肥胖是体内热量不平衡，能量以脂肪的形式积存的结果，肥胖者的内分泌与代谢紊乱，血液中胆固醇、甘油三酯增高，高密度脂蛋白降低。另有研究认为，高的腰围与臀围比对脑卒中的危险高过体质指数（BMI）增高的危险，可以认为中年肥胖对脑卒中有更严重的危险性。

（七）吸烟

一般认为，吸烟是缺血脑卒中的危险因素。有人观察 397 名吸烟者达 16 年之久，发现男性缺血性脑卒中的发病率是非吸烟者的 3 倍。Framingham 研究发现，每日吸烟量大于 20 支的男性，脑梗死的相对危险度为 3。Whisnant 等研究，对颈内动脉颅内段动脉粥样硬化程度影响最有意义的是烟龄。长期吸烟可使脑局部缺氧，使血清胆固醇含量增加，加重动脉硬化，并可提高血小板的凝聚力，促进血栓形成。

（八）重度饮酒

少量饮酒对身体有益，而长期大量饮酒是脑卒中肯定的危险因素，饮酒与脑卒中呈 U 形相关。Gill 等研究指出，轻度饮酒（10～90 克/周）是脑卒中的保护因素，重度饮酒（≥300 克/周）者发生脑卒中相对危险性是不饮酒者的 4 倍。有研究报道，每日摄入酒精量超过 30g（相当于 710mL 啤酒）者，经校正年龄、性别后，发生脑卒中对不饮酒者的比值比（OR）达 3.8，每日摄入酒精量超过 75g 且每周多于一次者，发生蛛网膜下腔出血对不饮酒者的 OR 达 4.3。

（九）膳食因素

高钠盐摄入是公认的高血压危险因素，高血压与脑卒中的关系已经很清楚。研究证实，膳食中高钠低钾低钙可引发脑卒中的发生，人群中钠摄入相差 100mol 时，血压相差 10mmHg，脑卒中的危险相差 34%。目前已证实微量元素铬和硒含量低，锰含量高可增加脑卒中。

（十）缺少体育运动

体育锻炼可改善脂肪代谢，使血液中的高密度脂蛋白含量增加，降低甘油三酯和胆固醇的含量；激发中枢神经活动，使大脑血流量增加；可增强心脏泵血功能；能增进食欲，促进胃肠道的分泌和蠕动功能，预防和治疗便秘等等。缺少体育运动和/体力活动可增加脑卒中的危险，Gullum 等的研究支持了这一观点。

（十一）口服避孕药

雌激素能增加血液凝固性，故高雌激素避孕药可增加缺血性脑卒中的危险性，特别是 40 岁以下的妇女，在有吸烟习惯者中更为明显。Hannaford 等 22 年的观察，用过避孕药的妇女首次卒中和卒中死亡的危险大于从未用过避孕药的妇女，经校正后的 OR 分别为 1.5 和 2.3；吸烟妇女用过避孕药和正在用避孕药患首次卒中和卒中死亡的较正 OR 分别是吸

烟但从来未用避孕药妇女的 1.8 ~ 2.9 倍和 5.0 ~ 7.1 倍,是不吸烟又从来不用避孕药妇女的 2.9 ~ 4.7 倍和 5.9 ~ 8.4 倍。

（十二）其他因素

除年龄、性别、时间季节、遗传因素等这些不可改变因素与脑卒中的发生有关外,对脑卒中的诱发因素也不能忽视。例如,过度紧张、激动、兴奋、愤怒及疲劳均可导致脑卒中的发生。美国密执安大学医学院对 2000 名男子进行了长达 7 年的跟踪研究,发现对待烦恼事情易怒型的人患脑卒中的可能性是平和化解型的 2 倍。另有文献报道具有好胜心强的 A 型性格也较多发生脑卒中。长期居于噪声、烟雾环境中,可使血压升高、血小板聚积性增强、血黏度升高,易导致脑血拴形成。

第三节 流行病学

我国心脑血管流行病学的研究起步较晚,从 20 世纪 80 年代开始进行了几次大规模的调查研究。(1)北京神经外科研究所和上海医科大学神经病学研究所组织的 1982 ~ 1985 年全国六城市和 21 个农村以脑卒中、癫痫为主的神经系统流行病学调查;(2)中国人民解放军总后勤部卫生部组织的全国 29 个省、市、自治区的"中国脑血管病流行病学调查",共调查了 5814851 人,总结了 1986 年我国脑血管病的发病率、患病率、病死率及其分布规律;(3)中国医学科学院心血管病研究所组织的我国 10 组人群心血管病危险因素的对比研究,"七·五"期间列入国家科技攻关项目;(4)由北京市心肺血管中心参加的世界卫生组织的 MONICA 合作研究,该项目从 1984 ~ 1993 年进行,并组织了国内 16 个省市的协作。以上这些大型调查研究为我国脑卒中的流行病学研究提供了宝贵的资料。

一、地区分布

1. 多数学者认为脑卒中的地理分布存在明显差别,WHO 1971 ~ 1974 年对 17 个国家和地区的调查结果显示,脑卒中的发病率波动为 15/10 万 ~ 287/10 万,其中日本秋田县最高,尼日利亚的伊巴丹最低,相差 19 倍。

Thorvadsen 等发表了 WHO – MONICA 方案监测结果:① 自 20 世纪 80 年代后期至 90 年代初,脑卒中的发病率仍存在着差异,最高为俄罗斯、芬兰和立陶宛,最低为意大利和瑞典,男性相差 3 倍,女性相差 5 倍;② 病死率同样存在差异,最高与最低男性相差近 4 倍,女性近 4.7,最高仍为俄罗斯和东欧国家,最低为斯堪的纳维亚国家和西欧,中国男性居中,而女性居第二位,与发病率的分布基本相符。

另据 WHO 的一份卫生统计报告(1982 ~ 1994 年),脑卒中病死率的顺位依次为俄罗斯(300/10 万)、保加利亚、葡萄牙、匈牙利、捷克、希腊、新加坡、苏格兰、意大利、德国、芬兰、西班牙、日本、波兰、英格兰、挪威、爱尔兰、丹麦、比利时、荷兰、瑞典、澳大利亚、瑞士和美国(60/10 万),最高与最低相差约 5 倍,与 1971 ~ 1974 年的情况有所变化。据 1982 ~ 1985 年我国六城市和 21 个农村调查结果显示,脑卒中年发病率分别为 219/10 万和 185/10 万,在全世界范围内发病率居中等水平。

2. 不仅世界各国之间存在这种差别,一个国家的不同地区也有差别。英国脑卒中的病死率北方比南方高 3 倍,美国有"卒中带"(东南)与"非卒中带"之别,中国和日本也存在着东北高于西南的特点。我国 19 个监测点中,新疆男、女性脑卒中的发病率最高,分别为 423/10 万和 346/10 万,江苏省海门县发病率最低,两地相差近 5 倍。城市脑卒中的发病率和病死率高于农村也是我国地区分布的特征,薛广波等报道,大城市居民的标化发病率为 104.7/10 万,农村为 70.6/10 万,且有随纬度升高而上升的趋势,每北移 5 度,脑卒中的年龄标化发病率上升 14.48/10 万。上海虹口区脑卒中病死率为 114.6/10 万,郊区农村为 80.8/10 万,与城市的医疗条件好,检测率高有关。

二、时间变动趋势

脑卒中的发病率和病死率随着时间推移而不断发生变化。

发病率的变化情况:在 Thorvadsen 报告中,10 个国家 176 个地区人群中脑卒中发病率大多在下降,其中男女两性都下降的有 13 个地区,占 76.47%,而立陶宛和波兰却都上升;中国北京和瑞典哥登堡两组人群女降男不降。我国 1986 ~ 1990 年七城市脑卒中危险因素干预试验,对照组人群脑卒中的发病率也呈现缓慢下降趋势,1984 ~ 1989 年我国 19 个农村地区的观察结果同样显示了下降趋势。脑卒中发病率长期变化趋势研究较有代表性是美国 Minnesota Rochester研究院 Mayo Clinic 从 1950 ~ 1979 年 6 个 5 年期间进行的观察,脑卒中的发病率比前一阶段分别下降 5.6%、14.4%、15.1%、14.4% 和 8%,在 1980 ~ 1984 年却上升了 17%,但仍低于 1950 ~ 1959 年 37%。

死亡率的变化情况:据 Uemura 报道,1970~1985 年,除东欧外,西欧、北欧、北美和大洋洲的大多数国家脑卒中的标化病死率下降了 40%~60%。又有 Bonit 等报道,27 个工业化国家中也除了东欧少数国家外脑卒中的死亡率都有不同程度的下降,尤以日本下降速度最快,每年下降约 7%。瑞典 25~89 岁人群中脑卒中的病死率男性从 1969 年的 203/10 万下降到 1993 年的 143/10 万,女性从 185/10 万下降到 113/10 万,年平均下降差分别为 1.3% 和 1.9%。

经许多资料分析脑卒中发病率和病死率的下降趋势,总结有以下特点:① 脑出血比脑梗死下降更为明显;② 高发地区比其他地区下降明显。③ 70 岁以下者比 70 岁以上者下降明显。据全国部分省、市的死因报告统计,1983~1993 年脑卒中的病死率呈上下波动,而在 1994 年以后呈现上升趋势(图 3-1)。

与此同时,另有一种现象值得注意,即在脑卒中死亡率不断下降的同时,发病率并未再下降,有的甚至略有回升。例如,美国全国疾病监测统计中心报告,脑卒中的调整病死率从 1968 年的 128.1/10 万下降至 1988 年的 54.6/10 万,发病率并未与之平行下降,1970 年脑卒中的发病率为 284.7/10 万,1988 年仍达 289.7/10 万。另据一项美国 Minnesca Stroke 调查,脑卒中发病率于 1980~1984 年下降了 5%~20%,1985~1990 年停止下降,可能是 CT 和 MRI 技术的广泛应用,提高了一些轻型脑卒中的检测率,使脑卒中的治疗措施更为及时,治疗方法更为先进有效,从而表现出病死率下降,发病率却未能减少的现象。这一现象也存在于我国的某些地区,吴桂贤等报道,北京部分地区 15 年题(1984~1998 年)脑卒中标化发病率呈显著上升趋势(+9.0%/年),人群脑卒中标化病死率呈显著下降趋势(-6.6%/年)。

脑卒中发病率还有明显的季节性和双峰样日节奏。国内外大量资料报道了脑卒中有冬季发病率高于夏季的特点,且天气骤冷更易发作;发病率还存在着与高血压波动相符的双峰样日节奏,这些特点在出血性脑卒中中表现更为明显。Capona 等人进一步研究脑出血与气象因素的关系时发现,脑出血发病率与环境、湿度和日照时间有高度相关性。我国学者调查脑血管死亡率时发现冬季死亡高与高压低温有关。

三、人群分布

1. 性别

脑卒中的发病率在性别上差异不很明显,国外大多报道男女性别比率为 1.38~1.72。上海卢湾区 37 年的数据为 1.27(1.06~1.99):1。1983~1985 年 WHO 的 MONHCA 北京监测结果显示,60~74 岁的脑卒中的发病率男女性别比为 1.15~1.44:1,但在 75 岁以后,女性的发病率明显上升,甚至于超过男性。

2. 年龄

无论是缺血性还是出血性脑卒中,其发生的病理基础都经过一个漫长演变而成,故脑卒中好发于老年人,且发病率与死亡率随年龄的增长而迅速上升。1986 年我国 580 余万人的脑卒中发病率流行病学调查研究显示从 35 岁开始,脑卒中的发病率明显上升,到 50 岁进入了高峰。据统计,93% 的脑卒中发生在 50 岁以上,老年期的发病率呈对数直线上升,60 岁、70 岁、80 岁年龄组发病率分别是 50 岁组的 3 倍、6 倍和 7 倍。中国六城市的调查资料显示,年龄每增加 5 岁,脑卒中死亡率增加接近一倍。几乎所有资料均将脑卒中归于老年性疾病,但是近年来年轻人发生脑卒中的报道越来越多,应该引起大家的注意。

有研究报道,社会经济地位、职业及种族可能与脑卒中的分布有一定关系。Champna 等报道脑梗死较多发于富裕的上层社会人群,但脑出血并无此差别。上海资料显示,经济文化层次较高地区脑卒中的死亡率高于工人居住区,可能是这些人群多从事脑力工作,由于工作环境和工作性质,缺少体力活动和体育锻炼,高血压发病率高于一般人群,脑卒中的发病率自然也高。当然,强体力劳动者的血压变化较大,也容易发生脑血管破裂。Chiba 报道,重体力劳动者、夜间工作者中的脑卒中发病率较高。从种族分布上看,美国有文献报道脑卒中发病率、病死率黑人高于白人,认为美国东南地区脑卒中高于西部地区,可能与黑人移民多于其他地区有关,但近年来的研究并不支持上述观点。

四、类型分布

脑卒中的两种类型所占比例不同,分布在东西方也有差异。据报道,西方人缺血性脑卒中的发病率高于东方人,东方人出血性脑卒中的发病率则高于西方人。西方人脑梗死占 70%~85%,出血性脑卒中占 10%~25%;东方人出血性脑卒中占 25%~45%,缺血性脑卒中占 55%~70%。我国杨期东等报告七城市居民在 1986~1990 年自发 1089 例脑卒中,经 CT 诊断为脑梗死占 60.2%,脑内出血占 38.2%,蛛网膜下腔出血占 0.6%,未确定型占 1.0%。

脑卒中亚型的分类诊断对流行病学的研究很重要,不同类型的脑卒中有不同的流行病学特点,还可能有不同的危险因素,它们的发病机制、临床表现和预后都有很大不同,近年来,由于 CT、MRI 在临床上的应用,使两种类型的脑卒中的鉴别诊断达到了较高的水平,为开展脑卒中的预防和控制提供了更客观的依据。

第四节　预防与控制措施

脑卒中的大多数危险因素可以通过各种有效的措施进行预防和控制,随着脑血管病发病率的不断上升,患者治不胜治,因此,"预防为主"将是降低发病率、病死率的唯一出路。WHO专家认为,卫生服务必须贯彻"社会化"原则,即运用社会医学的理论和方法,从社区的角度研究卫生服务和预防疾病的需求和措施,是搞好卫生工作的一条切实可行的途径。

我国的脑卒中发病率、病死率近期仍呈较高水平。据资料统计,全国每年因脑卒中造成的直接经济损失在百亿元以上,它的高致残率不但给病人本身带来巨大的痛苦,也给家庭成员带来沉重的经济负担和精神压力。充分利用有限的卫生资源,将防治目标从个体治疗转向社区全人群综合干预,即采取全人群和高危人群相结合的策略,以一级预防为主,二、三级预防并重的原则,成为降低脑卒中发病率和死亡率的根本措施。自20世纪60年代末WHO即开始组织国际间合作,开展心脑血管病的流行病学和社区人群综合防治的研究,近二三十年来,世界各国很多社区人群干预取得了成功经验,如美国开展以戒烟限酒、平衡饮食、适量运动、心理健康为主要内容的人群干预,10年间脑血管病病死率下降了48%;芬兰北卡勒利亚地区在中年男性中开展针对吸烟、高胆固醇血症和高血压病等危险因素的加强干预,至1989年,中年男性的心脑血管病的病死率下降了约50%。我国在1986~1990年的7个城市社区综合干预结果,脑卒中发病率下降了50%,病死率下降了45%,首钢70年代以来干预结果脑卒中发病率下降了34.9%,病死率下降了73.4%。1992~2000年在北京、上海、长沙三个城市社区人群中开展经常化的健康教育和健康促进活动,采用积极控制高血压为主的干预措施,使脑卒中调整病死率下降了53.6%。

一、全人群策略(一级预防)

脑卒中一级预防是防止并减少各种危险因素的发生,增加自身抵抗力、降低感受性,以健康教育和健康促进为主要手段,以降低发病率为目的,以改变不良的生活方式为主要方法。

(一)积极预防高血压的发生

高血压是导致脑卒中发生的一项最重要的独立危险因素,将血压长期控制在140/90mmHg以下,将大大减少脑卒中的发生。Qollins回顾多个国家14项抗高血压临床药物试验,观察高血压患者36908人,舒张压平均为99mmHg,当舒张压下降5~6mmHg,脑卒中的发生率可减少35%~40%,治疗组与对照组相比,脑卒中发病人数比为289:484,前者减少40.2%,脑卒中死亡人数比为87:160,前者减少45.6%。国内外大量研究证实,有效预防和治疗高血压可使脑卒中的发病率下降25%~30%。大量资料表明高血压在35岁以后开始有大幅度的上升,预防高血压应从青壮年开始抓起。目前,在我国许多地区开展了"35岁以上人群首(就)诊测量血压"的制度,是预防和控制高血压的一个非常有效的措施。

(二)合理饮食

合理的饮食结构,保持血胆固醇在正常范围内,是预防脑卒中、防止病从口入的首要措施。专家们建议,限制热量,食量应根据年龄和劳动强度的不同而变化,其中碳水化合物占总热量55%,脂肪不应超过30%,胆固醇不超过300mg/d。多食高纤维食物,如水果、蔬菜和粗粮;避免过多摄入盐及高脂肪、高胆固醇食物;改变烹饪方式,多用蒸、炖、煮、拌,避免油炸、烟熏;适量补充钙、钾。

(三)戒烟限酒

吸烟可引起小动脉痉挛,减少血流量,损伤血管内皮细胞,促进和加重动脉粥样硬化。已有资料表明,吸烟者恶性高血压和蛛网膜下腔出血的发生率较高。如不能戒烟,则每日的吸烟量应控制在5支以内。近期研究表明,过量饮酒容易引起脑卒中,因为大量饮酒能促使血压上升、情绪激动,还可造成心肌收缩力降低、肝功能障碍等危害,所以提倡少饮酒或不饮酒,但每50g红葡萄酒可以达到调脂的作用。若不能戒酒,每日不超过1瓶啤酒或200g葡萄酒或50g白酒或250g黄酒。

(四)坚持适量的有氧运动

坚持长期适度的有氧运动,可以提高血中有益健康的高密度脂蛋白(HDL)水平,它是血栓的清道夫,可以清除血管壁沉积的胆固醇,防止血管狭窄、堵塞,并能增强心肺功能,减少疾病的发生。有氧运动包括步行、慢跑游泳、骑车、太极拳、爬山等。

运动时掌握的原则:① 量力而行:特别是中老年人运动量不宜过大,运动时间不宜过长;② 循序渐进:运动应由易到难,时间由短到长,不能操之过急;③ 持之以恒:锻炼要有耐心和恒心,不能三天打鱼,两天晒网;④ 方法得当:锻炼时应避免突然用力及用力过猛。

（五）平衡心理,规律生活

心理的健康可以促使身体的健康,养成良好的生活习惯,保持精神愉快、生活规律、劳逸结合,是远离疾病,促进健康的秘诀。特别是老年人应做到身莫累、心莫烦,遇到事情心平气静,胸襟开阔。WHO 建议老年人夜间多饮水,并提出"三个半分钟",即醒后静卧半分钟,之后坐起半分钟,两腿再下垂半分钟,防止直立性低血压、脑缺血的发生。

二、高危人群策略（二级预防）

没有症状或者被认为临床疾病的初期阶段。及时发现存在的危险因素,并采取有效措施加以控制,将疾病的进展控制在最小范围内。高危人群包括有高血压、高血脂、糖尿病、心脏病、肥胖症患者,对这些患者统一管理,进行饮食调节、运动疗法和药物干预。

（一）对高危人群的筛查

在人群中进行大规模筛查,是早期发现疾病的重要方法,但必须有严格的标准和适宜的手段,检测方法简便、安全、快速及准确,对检测出的患者,要进行有效的治疗方法,同时还需要考虑成本效益。

（二）定期接受健康检查

定期健康检查,能够及时了解自身机体的健康状况,及早发现引发脑卒中的危险因素,并采取措施加以控制。特别是高血压患者,尤其对正在调整降压方案、血压波动较大的患者,或合并了冠心病、糖尿病、肾病等的患者更应该定期测量血压,至少每个月测 1 次,有条件的可自备血压计,每日监测 1~2 次。若出现头晕头痛、恶心呕吐、心悸胸闷、心前区疼痛、视物模糊、四肢发木应及时去医院就诊。

（三）采取有效的治疗措施,控制病情

包括针对病因和症状的各种治疗方法,如降低血压、降低胆固醇、抗血小板治疗、抗凝治疗等,必要时可进行手术治疗。对发生过轻型卒中在短时间内(3 周)完全恢复者尤为重要,有效地防止完全性脑卒中的发生。

（四）TLA 及时发现和就诊

TLA 发生后 1 年内,发生完全性卒中的危险是无 TLA 史同类人群的 12 倍。但由于 TLA 是短暂的且无后遗症状,而容易被忽略。因此人们应对日常生活中发生的一过性脑缺血症状,如一侧肢体运动、感觉障碍等引起警觉,及时就医,及时治疗。

三、患者策略（三级预防）

脑卒中是人类最常见的三大致死性疾病之一,且幸存者中多有不同程度的残疾。有报道称,第一次脑卒中后 1 年内,再发脑卒中的危险是普通人群发生脑卒中危险的 16 倍,且20% ~40% 的病例在 5 年内复发。针对脑卒中病程长、致残率高且易复发的特点,必须加强对患者的规范化治疗和康复指导,尽可能防止复发及并发症发生。除药物治疗和改变不健康的生活方式外,对那些病情较重,肢体障碍的患者还应采取康复治疗,提高病人的生活质量。

康复治疗是在功能障碍存在的情况下,为预防且减轻能力下降及其对社会产生的不利因素。尽早给予瘫痪肢体被动运动如按摩、针灸与理疗,坚持长期进行肢体锻炼及言语训练,防止关节挛缩、肌力下降、反应迟钝等,达到最大程度上的独立性。

中山医科大学 WHO 康复合作中心参与的国家"九·五"科技攻关课题"脑卒中早期康复"的研究,经过 5 年的工作,证实急性脑卒中患者在发病 14d 内进行康复治疗,运动能力能恢复到 3 级以上,采用中医针灸法和西医常规康复手段相结合,对促进脑卒中患者的功能改善非常有利。

根据世界各国多年工作经验及取得的成绩,总结以下几点经验:

1. 要有政府领导的支持和多部门的合作,只有这样,才能组成一支社区防病的强大联合体,保证防治工作的顺利开展。

2. 要以社区为基础,脑卒中及其并发症的病程长,需要长期甚至终身的随访治疗,而且脑卒中好发于老年人,随着年龄的增长和行动不便,患者存在就医困难问题,而在社区就医很方便,也能减少家属因陪伴带来的误工费时的苦恼,在社区、医生与患者及其家属容易建立相互熟悉信任的关系,便于患者的长期管理,提高随访率,有利于病情控制和预后改善,降低医疗费用,减轻患者、家庭及国家的经济负担。

3. 健康教育和健康促进是社区综合防治最重要和最有效的手段,健康促进策略强调政策和环境支持,促使个人、集体乃至整个社会积极参与,更大程度上修正不健康行为,优化生活方式,促使改善环境,以社区为基础的健康教育活动与社区日常生活、文化相融合,能更有效地影响人们的观念和行为,改变旧观念、旧习俗,使新观念和健康的生活方式扎根于社区。近三十多年来,一种"发病自我管理"的慢病预防与管理的新方法逐渐成熟起来,已被世界各国广泛接受,上海市已经开展。它是指用自我管理方法来控制慢病进展,实质为患者教育项目,它通过系列健康教育课程教给患者自我管理所需的知识、技能、信心以及与医生交流的技巧,帮助病人在医生支持下,主要依靠病人自己解决慢病在日常生活带来的各种躯体和情绪方面问题,即强调把患者看作自身卫生保健服务的首要提供者,而不是卫生保健服务的消费者,将一些卫生保健活动转交给病人去完成。因为病人所处的特殊位置——长期与疾病做斗争、熟悉疾病的全过程,决定了他们自己才是疾病控制与管理的最佳人选。

4. 控制好高血压是社区防治脑血管病的关键措施,通过采取社区人群综合防治策略,提高高血压的人群知晓率、治疗率和控制率,对预防脑卒中的发生率可起到事半功倍的效果。

第五节　治疗原则

一、急性期的治疗原则

(一)脑出血

防治进一步出血、降低颅内压、控制脑水肿、维持生命机能和防治并发症。

处理要点:① 保持安静,绝对卧床,头位抬高 15°~30°,尽量减少搬动;② 保持呼吸道的通畅,随时吸取口腔分泌物和呕吐物;③ 适当给氧;④ 控制脑水肿,降低颅内压,立即使用脱水剂,同时保持营养和水、电解质平衡,脑水肿期每日液体入量<2500mL;⑤ 控高血压,但不宜降压过快,以防供血不足,一般维持在 180/100mmHg 以下;⑥ 急性重症脑出血患者在发病 72 小时内原则上禁食,3d 后病情稳定后放置胃管给予低脂高蛋白的流质,可给一定量水分。

(二)蛛网膜下隙出血

制止继续出血,防治继发性血管痉挛,去除引起出血的病因和预防复发。

处理要点:① 一般处理同脑出血;② 绝对卧床休息 4~6 周,避免各种形式的用力,包括排便、喷嚏、情绪激动等等;③ SAH 后 3~5 天可发生脑血管痉挛,于 5~14 天达最高峰,可引起脑梗死和死亡,使用钙通道阻滞剂尼莫地平或尼卡地平防治,至少 3 周;④ 用脱水剂防治脑水肿、颅内压增高;⑤ 在保证脑灌注压的前提下控制血压可减少脑出血;⑥ 颅内动脉瘤或血管畸形造成的出血,一般应手术治疗。

(三)脑血栓形成

扩血扩容,活血化瘀,对症支持,神经营养。

处理要点:① 卧床休息,保持呼吸道通畅,注意水、电解质平衡;② 控制血压,使其维持在病前血压或患者年龄应有的稍高水平;③ 利用抗凝、抗栓、抗血小板凝集和血液稀释疗法等及时改善血供,终止脑梗死进展;④ 用甘露醇等脱水剂防治脑水肿的出现;⑤ 必要时可给予手术治疗。

(四)脑栓塞

同时治疗脑部病变(改善脑循环,减少脑梗死的范围)以及引起栓塞的原发病(根除栓子来源,防止栓塞复发)。

处理要点:① 急性期适当采用血液稀释疗法,防治脑水肿等;② 抗凝治疗,降低复发率和病死率;③ 心源性脑梗死患者应安静卧床,控制心率心律,避免活动,以免诱发栓子的脱落;④ 患者如有心律失常和心功能不全者禁用甘露醇;⑤ 静滴药物时注意速度,以免影响心功能。

(五)短暂性脑缺血发作

积极治疗引起卒中的危险因素,防止复发。

处理要点:① 积极治疗引起卒中的危险因素,包括控制血压,戒烟限酒,减少盐和脂肪的摄入,控制体重,控制血糖,稳定心脏功能等;② 避免颈部活动过甚等诱因;③ 使用钙离子拮抗剂等解除脑动脉痉挛,扩张脑血管;④ 降低血液粘度;⑤ 抗血小板凝集,可口服阿司匹林;⑥ 颈动脉狭窄>20% 者可行颈内动脉内膜切除术。

二、脑卒中偏瘫的康复治疗原则

临床上根据患者肌力、肌张力和运动模式的不同,把偏瘫恢复过程分为五期:早期 - 软瘫期 - 痉挛期 - 相对恢复期－后遗症期,每期康复治疗原则及目标均不同。

（一）早期康复

此期注意卧床时的体位摆放,避免将来抗重力肌(上肢屈肌和下肢伸肌)的痉挛发生;进行肢体(含健侧肢体)各关节的被动和主动活动,防止肌肉萎缩、关节痉挛或疼痛所致的二次致残,并使用针灸、按摩及其他刺激感觉的方法促使有感觉障碍者的感觉恢复。

（二）软瘫期康复

脑卒中软瘫期(床上训练期),是指发病后的2～3周,患侧肢体肌肉呈迟缓性瘫痪状态,无自主活动。此期训练重点是在生命体征稳定后,尽快开始床上主动性躯干肌康复运动,最大程度地保持和恢复躯干肌的控制能力,并及时进行坐位下的早期平衡训练。

（三）痉挛期康复

脑卒中痉挛期是指在软瘫期后抗重力肌、肌张力超过正常并迅速增加甚至持续的痉挛状态。此期的康复重点是抗痉挛治疗,同时进行站位的平衡训练。

（四）恢复期康复

此期患者的随意运动和一些的功能性活动逐步恢复,但仍达不到完全随意。此期的训练重点是进行各关节的活动范围的主动训练,并进行步行训练和手的功能训练。

（五）后遗症期康复

如果进行了2～3个月的正规训练而躯体功能未有明显的进步,则患者进入后遗症期,此期主要是通过其他方法减轻残疾的影响,提高生活自理能力和生活质量。

第六章　糖尿病

第一节　概　述

糖尿病(Diabetes mellitus,DM)是一种慢性非传染性的终生性疾病,以血葡萄糖水平增高为基本特征。基本病理为绝对或相对胰岛素分泌不足和胰升糖素活性增高引起的糖、蛋白质、脂肪、水及电解质等代谢紊乱,严重时导致酸碱平衡失常。临床上早期无症状,症状期有多食、多饮、多尿、烦渴、消瘦、疲乏无力等症群。糖尿病长期血糖增高可导致多器官组织损害,久病者常伴有心脑血管、肾、视网膜及神经等病变。严重的并发症为酮症酸中毒、非酮症高渗综合征,糖尿病患者常并发化脓性感染、尿路感染、肺结核等病症。

糖尿病是一种古老的疾病,世界文明古国中国、印度、埃及、希腊和罗马等均有历史记载,尤以中国记载最为丰富。数千年来,中国一直将糖尿病称为"消渴病",在公元前2世纪《黄帝内经》中就有"消渴病"的记载。

作为一种常见病和多发病,糖尿病随着社会的发展、生活水平的提高、生活模式的改变、人口老龄化以及诊断技术的进步而迅速增加,并对人类生命和健康构成的威胁越来越严重,其患病率、致残率、病死率及对健康的危害程度仅次于恶性肿瘤、心脑血管疾病,居慢性非传染性疾病的第三位。据1997年召开的世界第十六届糖尿病联合会报告的数据,全世界有糖尿病患者达1.35亿,预测2025年将猛增至3亿。新增病例将主要集中在中国、印支次大陆及非洲等发展中国家。

1980年我国糖尿病协作组调查研究组按当时我国的诊断标准对14省市30万人口进行了调查,结果发现患病率为0.67%,40岁以上人口患病率为2.53%。1994年按WHO标准,对全国l9省市年龄在25～64岁的213515人进行调查,发现糖尿病患病率为2.51%,糖耐量减低(IGT)患病率为3.20%。1996年对全国11个省市20～75岁的42751人进行流行病学调查,结果发现糖尿病患病率为3.21%,即我国有糖尿病患者约3000万人,而且糖尿病患病率呈继续迅猛上升趋势。由此可见,糖尿病已成为全球性重大公共卫生问题。治疗糖尿病及其并发症需要高额的直接和间接费用,因此预防和控制糖尿病就成为世界各国亟待完成的任务。

第二节　病因学

1型糖尿病主要因为胰岛 β 细胞破坏,胰岛素分泌绝对不足甚至缺失,2型糖尿病主要因为胰岛素分泌相对不足,靶器官对胰岛素敏感性降低,导致血糖升高。糖尿病的病因和发病机制较为复杂,至今未完全明了。不同类型糖尿病病因不尽相同,遗传因素及环境因素共同参与发病过程。

一、1型糖尿病

目前,普遍认为1型糖尿病的发生与遗传,环境因素有关。

(一)遗传因素

遗传因素不论1型或2型糖尿病均较肯定。据近代孪生儿研究,1型中显性约50%。位于人类染色体第6对染色体短臂上白细胞配伍定型(HLA)中某些易感基因与1型糖尿病密切相关。HLA系统呈高度多态性,共有A、B、C、DR、DQ、DP等6个基因位点。大多数文献认为1型糖尿病与HLA－DQ基因关系最为密切,HLA－DQβ$_1$链57位非天门冬氨酸和HLA－DQα$_1$链52位精氨酸可明显增加1型糖尿病的易感性,80%～90%的1型糖尿病患者中DQα$_1$,链52位为精氨酸,DQβ$_1$,链57位为非门冬氨酸。易感基因的研究发现只能解释部分1型糖尿病的家族聚集性。有地理上和种族间的差异,在不同种族或不同研究人群中,1型糖尿病易感基因相关位点间的相互作用不尽相同。作为多基因病,易感基因只能赋予个体对该病的易感性,但其发病常依赖于多个易感基因的共同参与及环境因素的影响。

(二)环境因素

目前认为某些环境因素可启动胰岛 β 细胞的自身免疫反应,破坏胰岛 β 细胞,随着 β 细胞群减少,胰岛分泌功能下降,血糖逐渐升高,最终发展为临床糖尿病。

1 型糖尿病发病后数年,多数患者胰岛 β 细胞完全破坏,胰岛素水平极低,失去对刺激物的反应,糖尿病临床表现明显。在自身免疫反应活动期中,患者循环中会出现一些自身抗体,如胰岛细胞自身抗体(ICA),首次诊断 1 型糖尿病患者中 80% ICA 阳性;胰岛素自身抗体(LAA),首次诊断 1 型糖尿病患者在胰岛素治疗前,LAA 阳性率 40% ~ 50%;谷氨酸脱羧酶自身抗体(CAD – Ab),首次诊断 1 型号糖尿病患者,CAD – Ab 阳性率 60% ~ 96%,且更具敏感性、特异性强、持续时间长,有助于区分 1 型和 2 型患者,并提示及早应用胰岛素治疗。

1. 病毒感染

病毒感染是最重要的环境因素之一,已知与 1 型糖尿病有关的病毒有柯萨奇病毒、腮腺炎病毒、风疹病毒、巨细胞病毒和脑炎心肌炎病毒等。人类对病毒诱发糖尿病的易感性受遗传控制。病毒感染可可直接损伤胰岛 β 细胞,也可损伤胰岛组织后,诱发自身免疫反应,进一步损伤胰岛组织引起糖尿病。

2. 牛奶

有报告新生儿出生后用牛奶或牛奶的配方制品喂养,有些儿童以后发生 1 型号糖尿病的危险性增加。研究表明牛奶中的牛白蛋白与胰岛细胞中的一种成分有同源性,能使胰岛细胞失去免疫耐受。

二、2 型糖尿病

2 型糖尿病有更强的遗传基础,大部分由所携带的遗传基因决定。

(一)遗传易感性

多年来的研究已经确定 2 型糖尿病的遗传倾向,现一致认为 2 型糖尿病不是一个单基因疾病,而是多基因疾病,具有广泛的遗传异质性,临床表现差别也很大。

(二)环境因素

除遗传易感性外,2 型糖尿病的发病与人口老龄化、营养因素、肥胖、体力活动不足等环境因素有关。

1. 人口老龄化

糖尿病的患病率在 40 岁以上随年龄增长而明显上升,每增加 10 岁患病率上升 10‰,60 ~ 70 岁到达高峰,这与老年人活动减少、胰岛分泌功能减退有关。

2. 肥胖

肥胖者尤其是腹型肥胖者的 2 型糖尿病患病率明显高于非肥胖者,主要由于:胰岛素调节外周组织对葡萄糖的利用率降低,周围组织对葡萄糖的氧化、利用发生障碍;肝糖生成的抑制作用降低;血浆胰岛素水平和胰岛释放面积均高于正常人,胰岛素原和前胰岛素原含量较正常人高;胰岛素与其受体的亲和力降低;胰岛 β 细胞的功能降低。

3. 营养因素

膳食结构不合理:饮食西方化,精细、高脂、高热量食物摄入过多,饮食的成分和结构失去平衡。

4. 体力活动不足

体力活动增加组织对胰岛素的敏感性,降低体重,改善糖、脂代谢、减少胰岛素抵抗,降低心血管并发症。

(三)胰岛素

胰岛素抵抗是指机体对一定量胰岛素的生物学反应低于正常水平的一种现象。在疾病早期存在,不同种族、年龄、体力活动程度的个体中差异很大,肥胖患者更为明显。血胰岛素水平可正常或高于正常,但它与胰岛素受体的结合能力以及受体结合后的效应均减弱,胰岛素介导下肌肉和脂肪组织摄取葡萄糖的能力降低,同时肝脏葡萄糖生成增加。为了克服这种情况,胰岛素分泌率增高,但仍然不能使血糖恢复正常的基础水平,最终会导致高血糖。

胰岛素抵抗具有明显的阶段性,初期,胰岛 β 细胞代偿性分泌较多的胰岛素,以维持血糖的稳定,此期血糖水平可正常;随着胰岛素抵抗的加重,可出现糖耐量低减、空腹、餐后血糖升高;后期。虽然胰岛 β 细胞分泌胰岛素功能增大,但仍然不能维持正常的血糖水平,糖原合成降低、肝糖生成增加,形成糖尿病,然后胰岛 β 细胞分泌功能降低,胰岛素分泌减少,血糖持续升高。

第三节　流行病学

一、糖尿病的三间分布

糖尿病在世界各地都有,分布极广。随着经济发展和生活方式的改变以及人口老龄化,糖尿病患者(主要是 2 型糖尿病)的数量迅速增加,发病率在全球范围内呈逐渐增高趋势,在发展中国家,增加速度更快。中国糖尿病患者 90% ~ 95% 属于 2 型糖尿病,1 型糖尿病不超过 5% 。

现代糖尿病的流行特点。

(一)地区分布

1. 国家间或地区间的分布

(1)1 型糖尿病的发病率在世界范围内相差甚大　高发与低发国之间相差 20 ~ 60 倍。西欧和美国等发达国家的 1 型糖尿病发病率在 10/10 万 ~ 40/10 万,而朝鲜、墨西哥、古巴等不发达国家的发病率不到 5/10 万。我国 0 ~ 14 岁儿童 1 型糖尿病发病率较低,上海、北京和天津的调查结果表明,儿童 1 型糖尿病年发病率低于 1/10 万。

在欧洲 1 型糖尿病的发病率相差近 10 倍,最低的希腊为 4.6/10 万,最高的芬兰为 42.9/10 万。现有资料表明 1 型糖尿病发病有南北差异:芬兰最高,其次是位于中东地区的撒丁岛,越远离赤道,发病率越高,这一现象与环境因素尤其是病毒感染有关。

(2)2 型糖尿病发病率在不同国家及同一国家不同地区间亦不同　这与生活方式改变和社会经济的发展密切相关,非洲农村成人为 1% ~ 2% ,巴布亚新几内亚的高原地带一次调查中未发现糖尿患者。在由贫穷向富裕转变的群体中增加明显,印度南部地区 1993 年成人 1 型糖尿病和 IGT 的患病率分别为 11.6% 和 9.1% ,巴基斯坦 25 岁以上男性人群糖尿病的患病率达 16.2% ,女性 11.70% ,埃及 20 岁以上人群糖尿病患病率约 9.3% 。欧洲成年人群患病率 5% 。

2. 我国糖尿病患病情况

1995 ~ 1997 年我国采用分层整群抽样方法,调查了 11 个省市常住人口 42751 人,标化患病率最高的北京是 4.56% ,最低的浙江是 1.99% 。

3. 城乡分布

城市和乡村糖尿病患病率有明显差别,城市糖尿病患病率远高于农村,尤其在发展中国家。我国 11 省市的调查亦发现糖尿病标化患病率省会城市最高(4.58%)、依次为中小城市(3.37%)、富裕县镇(3.29%)和贫困县农村(1.71%)。

(二)时间分布

1. 季节性

青少年 1 型糖尿病的发病有一定季节性,北半球的病例多发生在 12 月至 2 月,而南半球多发生在 6 月至 8 月。这种秋冬季节性升高的现象主要由于感染因素所致,与饮食、运动、激素水平也可能有关。

2. 长期趋势

(1) I 型糖尿病:欧洲一些国家 1 型糖尿病发病率呈上升趋势。芬兰的发病率由 1966 年的 20.4/10 万上升到 1983 年的 38.0/10 万,1992 年上升至 40/10 万,预计 2025 年将达到 60/10 万。欧洲地区其他国家瑞典、英国、匈牙利从 50 年代到 80 年代也呈上升趋势。

(2)2 型糖尿病:在发展中国家,2 型糖尿病患病率近 20 年来持续升高,如我国糖尿病(主要 2 型糖尿病)的患病率从 1980 年的 0.9% 升至 1994 年的 2.5% ,到 1997 年已高达 3.2% ,20 年间糖尿病患病率上升了 3 倍多。发展中国家这种急剧上升趋势主要与生活方式的改变,体力活动减少,肥胖增多有关。

(三)人群分布

1. 1 型糖尿病

(1)年龄:1 型糖尿病发病率在 10 ~ 14 岁年龄组最高,青春期后急剧下降,女性发病率高峰比男性早 1 ~ 2 岁。

(2)性别:在非白种人群中,女性 1 型糖尿病发病率略高于男性,原因尚不清楚,可能与内在因素如性激素、发病起始的身高、快速生长期有关。白人男女发病率近似,或男性略高于女性。

(3)种族:美国白种人发病率显著高于黑种人。科罗拉多登记表明非西班牙语种人的 1 型糖尿病的危险性是西班牙语种人群的 2.5 倍。

2. 2 型糖尿病

(1)年龄:2 型糖尿病的发病率随着年龄的增长而增加,40 岁以下较低,40 岁以后急剧上升。美国健康询问调查的资料显示,糖尿病的发病率 25 岁以后随年龄增长而增高,男性 64 岁,女性 74 岁开始下降。我国 11 省市的调查结果亦显示,40 岁以上人群糖尿病和糖耐量低减的患病率分别是 20 ~ 39 岁人群的 6. 25 倍和 2. 91 倍。此外糖耐量低减与糖尿病患病率之比随着年龄上升而下降,说明我国糖尿病的发病似有年轻化的趋势。

(2)性别:西欧与美国,女性患病率高。曼彻斯特与美国的年轻妇女患病率略高于年轻男性,40 ~ 69 岁组,女性患病率是男性的 2 倍,随后,女性的患病率减小,几乎和男性相同或稍高。这可能与中年妇女容易肥胖,女性发病年龄比男性早 10 年及男性肾糖阈略低于女性所致。韩国及日本男性患病率高于女性。我国 1997 年 11 省市糖尿病患病率调查表明,女性患病率(3. 79%)高于男性(3. 40%),差异有统计学显著意义。不同国家糖尿病患病率性别比例的差异主要与环境及行为因素有关,而与种族因素无关。

(3)职业:职业的劳动性质与劳动强度与糖尿病的发生关系密切。一般说来,体力劳动者的患病率低于脑力劳动者。印度的调查发现不同职业的糖尿病患病率有很大差别,专业人员的患病率超过 10%,而未受过训练的工人不到 1%。成都调查的 11046 人中,脑力劳动者患病率显著高于体力劳动者,患病率顺次为干部、知识分子、职员、工人、渔民、农民及牧民。前三者主要是脑力劳动者,后四者主要为体力劳动者。

(4)民族:世界上不同民族,2 型糖尿病患病率不同,患病率最高的是美国亚利桑那州的比马印第安人高达 50%,其他印第安人部落,瑙鲁人及太平洋岛国如斐济、萨摩亚(南太平洋)、汤加(西太平洋)的患病率较高。患病率最低的是阿拉斯加的因纽特人及 Athabansca 印第安人,患病率为 2%。流行病学资料表明,相同环境条件下,不同种族 2 型糖尿病的患病率不同。比较我国同一省区不同民族的糖尿病患病率,发现贵州、青海、广西三省中,苗汉、藏汉及壮汉之间无显著差异;新疆维吾尔族的患病率高于汉族和其他民族。不同民族间糖尿病的差别,提示种族间遗传和生活方式等因素可能与糖尿病的发生有关。

(5)家族史:糖尿病存在家族聚集性。我国现况调查资料表明,有阳性家族史的糖尿病患病率显著高于阴性家族史者,前者是后者的 3 ~ 40 倍。糖尿病一级亲属的患病率较一般人群高 5. 21 倍。其患病率为 2. 1% ~ 5. 2%。

(6)移民研究:印度人移居新加坡后,患病率达 6. 1%,移居马来西亚后患病率为 4. 2%,移居到南非后,患病率为 4% ~ 6%,高于印度本土居民(2%),同时也高于移居地的其他民族。马来西亚华人患病率 7. 4%,毛里求斯华人患病率高达 16%,均比国内居民高。肥胖可以部分解释这种差异,但调整体质指数后,仍比本土居民高。

(7)社会经济地位:2 型糖尿病在社会经济地位低的人群中更常见,至少发达国家如此,可能与文化和卫生知识及保健水平有关。发展中国家,社会经济地位高或生活富裕的阶层更常见,可能与他们摄取更多的能量及饮食西化有关。

二、糖尿病流行的危险因素

(一)1 型糖尿病

1. 病毒感染

1 型糖尿病的发病随纬度增加而增高,与年平均气温呈负相关,提示 1 型糖尿病的发病与传染因素有关,特别是与病毒感染有关,如柯萨奇病毒、腮腺炎病毒、巨细胞病毒及风疹病毒等,病毒感染后主要造成自身免疫性胰岛 β 细胞的损害。

2. 遗传因素

1 型糖尿病具有遗传易感性。双生子研究表明,单卵双生子发生 1 型糖尿病的一致率为 25% ~ 30%,明显高于二卵双生子(5% ~ 10%)。家系调查亦显示先证者的一级亲属患 1 型糖尿病的危险性增加。

1 型糖尿病的遗传易感性与人类白细胞抗原系统(HLA)有关。HLA 基因出现频率与种族、民族有关,这也是导致 IDDm 发病存在种族差别的原因之一。

3. 自身免疫

90% 的 1 型糖尿病新发病例血浆中有胰岛细胞自身抗体(ICA),包括胰岛细胞胞质抗体(ICCA),胰岛细胞表面抗体(KSA),细胞毒性的胰岛细胞抗体及胰岛素自身抗体(IAA)。20 世纪 90 年代证实,迟发 IDDM 患者血内谷氨酸脱羧酶抗体(DCA)阳性。这些抗体与特定补体结合从而激发自身免疫。

4. 其他环境因素

如牛乳、一些化学品和药物对胰岛 β 细胞也可造成损害。

（二）2 型糖尿病

1. 糖尿病家族史

糖尿病尤其是占 90% 以上的 2 型糖尿病，是遗传倾向性疾病，常表现为家庭聚集性。美国卫生和营养调查发现，约 35% 2 型糖尿病患者报告其双亲之一或双方都患糖尿病；先前无糖尿病症状，但葡萄糖耐量试验符合糖尿病和糖耐量低减（IGT）诊断标准的患者分别有 28% 和 27% 报告其双亲之一或双方患糖尿病。

2. 肥胖

是发生 2 型糖尿病的一个重要危险因素。糖尿病的发生与肥胖的持续时间和最高肥胖程度密切相关。中心性肥胖或称腹型肥胖患者发生糖尿病的危险性最高。肥胖与糖尿病家族史结合起来进一步协同增加 2 型糖尿病的危险性。

3. 能量摄入增加和体力活动减少

二者同时存在常导致肥胖，促使 2 型糖尿病发生。体力活动减少本身可导致组织（主要是肌肉）对胰岛素的敏感性下降。

4. 人口老龄化

糖尿病的发病率随年龄的增加而增高。由于经济的发展和医疗条件的改善，人均寿命明显延长，不少国家逐步进入老年社会，这也是糖尿病患病率显著增高的另一重要因素。

5. 除上述危险因素之外，临床研究和流行病学调查显示，原发性高血压、高血脂、妊娠糖尿病患者及子宫内和生命早期营养不良的人群是发生 2 型糖尿病的高危人群。

第四节　预防与控制措施

一、糖尿病的三级预防

糖尿病是一种终身病，又是一种可防可治的疾病。糖尿病的有效控制应该执行"预防为主"的卫生战略方针，以一级预防为主，三级预防并重。

糖尿病一级预防：旨在减少糖尿病发病率，通过以下的双向策略实现。

人群策略：改变现在已知是糖尿病危险因素的生活方式与环境因素。

高危策略：只对那些将来可能发展成糖尿病的特殊高危个体或人群采取针对性预防。

糖尿病二级和三级预防：及早对糖尿病患者进行干预，改变疾病过程、延长部分恢复期；防止糖尿病的并发症和残疾（心血管疾病、肾病、视网膜病变、神经病变）的发生。

（一）一级预防

1. 健康教育

糖尿病的人群预防是病因预防，主要措施是对公众开展健康教育，教育对象不仅是糖尿病患者和家属，而应该是全体公众，使全社会提高对糖尿病危害的认识，改变不良的生活方式。

2. 控制体重肥胖和超重

肥胖和超重是糖尿病肯定的危险因素。肥胖者，尤其是高血压肥胖者，减轻体重就能减少糖尿病的发生。肥胖者应严格限制高糖和高脂肪的食物，多食用富含纤维素和维生素的蔬菜和水果，防止能量的过分摄取。

3. 适当的体育锻炼和体力活动

经常参加适当的体育活动可以减轻体重，增强心血管功能，从而预防糖尿病及其并发症。

4. 合理膳食

提倡合理的膳食首先要调节饮食，避免能量的过多摄入。可用复杂的碳水化合物取代容易吸收的碳水化合物。膳食纤维有益于控制血糖，改善脂蛋白构成，因此首选富含纤维素的天然食品如谷类、水果、蔬菜。其次减少饱和脂肪酸的摄入。血清胆固醇是饱和脂肪酸高水平摄入的标志。糖尿病阳性家族史且血清胆固醇高的人，尤应注意避免饱和脂肪酸的过多摄入。提倡低脂肪高碳水化合物的膳食结构，碳水化合物占总热量的 50% ~60%，脂肪摄入限制到总热量的 30% 以下，其中饱和脂肪酸，多不饱和脂肪酸和不饱和脂肪酸的比例为 1∶1∶1。

5. 避免或谨慎使用有致糖尿病作用的药物

2 型糖尿病阳性家族史的高血压患者应注意降压药物选用。非药物治疗（控制体重、限制钠盐、饱和脂肪酸、酒精的摄入、增加钾、镁和膳食纤维的摄入、戒烟等）的降压效果已经明确，同时这些措施不仅能控制血压，而且对糖代谢也有益。

6. 戒烟、限酒。

7. 预防病毒感染

是 1 型糖尿病一级预防的重点。

（二）二级预防

1. 识别出无症状的个体，及早进行干预

治疗主要措施是在高危人群中筛查糖尿病和糖耐量低减者。糖尿病的筛检不仅要查出隐性糖尿病人，并注意的显性糖尿病人，而且要查出 IGT 者。IGT 是正常和糖尿病之间的过渡状态，其转归具有双向性，既可转为糖尿病（1% ~ 5%），又可转为正常。因此，在此阶段采取措施具有重要的公共卫生学意义和临床意义。

高危人群是指年龄在 40 岁以上；有糖尿病阳性家族史；肥胖者；曾患妊娠糖尿病的妇女；娩出过巨大儿的妇女；高血压者；高血脂者。

可以采用分阶段筛检，先测定空腹血糖，阳性者再进行口服葡萄糖耐量实验（OGTT）。对筛检的糖尿病患者和 IGT，应该进行积极的治疗，控制血糖，预防并发症的发生。

2. 糖尿病的诊断

糖尿病的诊断主要根据血糖浓度测定，尿糖测定结果仅供诊断参考，目前 WHO 认可被中国采用的诊断新标准如下。

（1）有典型的糖尿病症状，任何时间血糖≥11.1mol/L（200mg/dl）。

（2）空腹膜血糖≥7.0mol/L（1260mg/dl）。

（3）葡萄糖耐量试验（OGTT），2 小时血糖值≥11.1mol/L（200mg/dl）。

新标准中糖尿病症状指多饮、多食、多尿及无法用其他理由解释的体重减轻，即"三多一少"；空腹指至少 8h 未进食；OGTT 指成人空腹口腹 75g 葡萄糖，儿童每公斤体重 1.75g，最大量不超过 75g。测定血糖的方法有三种：静脉血浆葡萄糖（VPG），毛细血管全血葡萄糖（CBG）和静脉全血葡萄糖（VBG），最常用的 VPG，不同方法测的结果略有差异，本标准推荐 VPG。

对无急性代谢紊乱情况下诊断糖尿病时，不能以一次血糖测定值确定，必须在另一日按标准的三个指标之一复测核实。

（三）三级预防

对已发生并发症的患者主要采取对症治疗、预防病情恶化、防止伤伤残和加强康复等措施，以降低糖尿病的死亡率、病死率，提高患者的生活质量。

糖尿病的分型对糖尿病进行恰当的疾病分类是流行病学和临床研究所必需的，有关糖尿病分类的论述和规定，是随糖尿病研究的进展不断在进行修改。

1997 年美国糖尿病协会（ADA）提出了关于修改糖尿病诊断和分类标准的建议。要点是：取消胰岛素依赖型糖尿病（IDDM）和非胰岛素依赖型糖尿病（NIDDM）的称法；保留 1 型、2 型糖尿病的名称，用阿拉伯数字，避免罗马数字 Ⅱ 与阿拉伯数字 11 相混淆；保留妊娠期糖尿病（GDM），但包含了以往分类中的妊娠糖尿病和妊娠糖耐量低减两部分；糖耐量低减（IGT）不作为一个亚型，而是糖尿病发展过程中的一个阶段；取消营养不良相关糖尿病（MRDM）。新的分类法将糖尿病分成四大类型，即 1 型糖尿病、2 型糖尿病、其他特殊类型糖尿病和妊娠期糖尿病。

二、管理模式

能量平衡量化管理是依据 1992 年 WHO 在维多利亚宣言中倡导的人类健康四大基石，即"合理膳食、适量运动、戒烟限酒、心理平衡"的原则，运用饮食与运动平衡促进健康的原理，通过健康教育和内容量化的个体指导，使患者和亚健康者逐步掌握能量平衡自我管理的方法与技术。

1. 目的

通过健康促进与量化管理，使糖尿病诊疗简便、具体、易行，有效控制血糖水平，延缓并发症发生，提高生活质量，延长健康寿命，降低医药费用开支。

2. 内容

① 量化教育和心理治疗;② 量化饮食治疗;③ 量化运动治疗;④ 合理用药;⑤ 量化监测。

3. 个体指导方法

(1)量化教育和心理治疗

1)课堂教育:讲授 4 次共 4 小时,内容包括:糖尿病概况及综合防治管理,参加健康促进量化管理的重要性;糖尿病并发症与防治;合理用药;糖尿病饮食、运动疗法。

2)诊室一对一指导:第一个月每周 1 次,第二个月以后每两周 1 次,每次 20~30 分钟。内容包括病情监测、使用"知己"能量监测仪进行能量监测、饮食、运动、心理、生活行为指导。

3)阅读有关健康手册、健康展板,参加有关健康讲座。

(2)量化饮食治疗

1)总量确定的原则:因人而异,量出为入—能量平衡。标准体重者:摄入 ≈ 总消耗量;超重肥胖者:摄入 < 总消耗量;消瘦体型者:摄入 > 总消耗量。

2)应用计算机软件制订具体食谱:特点是能量平衡、营养素平衡、维持血液酸碱度平衡。

调整原则,包括:① 总量调整,由多列少,最大不超过 500kcal;② 主食调整,由细粮到粗细搭配;③ 蛋白质的调整:由粗蛋白到精蛋白;④ 脂肪调整:避免油炸、减少炒菜,增加凉拌、蒸煮菜;⑤ 餐次调整:由少到多;饥饿时加餐选用粗杂粮代替细粮,如绿豆粥、赤豆粥、玉米粥、燕麦片、荞麦面、白米绿豆海带饭等;还可以选择低热量、高容积的蔬菜,如南瓜、黄瓜、番茄、芹菜等;⑥ 烹饪技术:洗、切、蒸、煮、炒、炸的指导(详见饮食疗法)。

(3)量化运动治疗

1)确定运动量:70 岁以上 250kcal,70 岁以下 300kcal 为有效运动量。

2)确定运动方法:包括运动方式选择;时间选择;运动注意事项;运动禁忌证。

3)运动调整原则:运动量以 250kcal、300kcal 为基数,最大不超过 600kcal,不断分析运动方法是否正确以便调整。

4)或按阶梯式运动处方执行。

(4)合理用药

1)严格执行用药原则。

2)减药指征:根据病情或化验指标连续三次为正常者开始减药。

3)减药原则:小剂量(1/2 片开始)逐渐减药,密切观察,如有反弹,经综合分析适当调回前次用药量;

4)减药顺序:中午、晚上、早晨,每次减药应遵守减药指征。

5)减药时间:因人因病情而异,长短不等。

(5)量化监测包括

1)饮食、运动治疗监测记录,每日 1 次。

2)症状、体重、血压、腰围/臀围、腹围、血糖(末梢血)每 1~2 周 1 次。

3)血糖、尿常规尿酸每半月~1 个月 1 次。

4)糖化血红蛋白。血脂每 2~3 个月 1 次。

5)根据不同病情做其他检查。

4. 个体指导结果小结

包括:症状检测指标的动态;饮食、运动监测结果的评估;认知水平及行为改变、心理状态调整状况;用药剂量、费用的情况。

效果与评价

1)总结期初、期末病人数。

2)中断管理病人数及原因分析。

3)进行群体效果评估。

疗效:血糖控制、血压控嗣、体重控制、腰围/臀围、血脂控制、糖化血红蛋白控制。

费用:直接费用包括;药费、诊疗费;间接费用包括:交通、误工、陪护费。

糖尿病综合防治的认知水平。

第五节　治疗原则

一、目的

1. 消除糖尿病高血糖症状。
2. 控制血糖浓度,使之降到正常或接近正常。
3. 纠正代谢紊乱及其他代谢异常。
4. 防治各种急、慢性并发症的发生和发展。
5. 提高患者的生命质量和生活质量。
6. 保证儿童和青少年糖尿病患者正常生长发育,身心健康。
7. 努力确保育龄期糖尿病妇女正常妊娠和分娩。

二、治疗原则

各型糖尿病的治疗均应强调早期治疗、长期治疗、综合治疗、治疗措施个体化的原则。具体措施为治疗的"五驾马车":饮食疗法、运动疗法、合理用药、健康教育及心理治疗、病情监测。

三、口服降糖药

(一)磺脲类药物

磺脲类药物通过与 β 细胞表面特异受体的相互作用,刺激胰岛素分泌,降血糖作用肯定,被广泛接受为中度非肥胖 2 型糖尿病患者一线降血糖药物。

1. 磺脲类药物的降糖机制

磺脲类药物可与胰岛 β 细胞膜上特异性受体结合,使钾通道关闭,钾离子流动停止,钙通道打开,钙离子进入细胞内,从而促进胰岛素分泌。但磺脲类药物不刺激 β 细胞合成胰岛素。磺脲类药物还可通过活化蛋白激酶 C,增强胰岛素介导的肌肉组织摄取葡萄糖,从而改善外周组织和肝脏对胰岛素的敏感性。

2. 磺脲类药物特点

目前临床常用的磺脲类药物有第一代的甲苯磺丁脲(D860),氯磺丙脲因其对肝脏的不良反应和长效,容易发生低血糖而不宜选用,醋磺己脲和安拉磺脲等在国内也少用;第二代的格列本脲、格列齐特、美吡哒、格列波脲和糖适平等;第三代的格列苯脲。第一代药物 D-860 目前常采用。上述磺脲类药物各有特点:作用最强,且半衰期长,降糖作用约为 D-860 的 500~1000 倍,刺激胰岛素分泌作用较持续,临床上较易引致低血糖反应,虽停药后仍可断续出现,应引起注意,尤其在老年患者,对 ≥70 岁的老年糖尿病患者应慎用,以免发生严重低血糖。

D-860,格列齐特,格列吡嗪和糖适平均适用于老年患者。格列齐特因同时具有抑制血小板聚集,可用于防治糖尿病引起的血管并发症。

美吡哒的作用强度仅次于优降糖,但半衰期较短,系一种较强效且安全的降糖药。

糖适平 95% 经胆道排泄,故轻度肾功能不会的糖尿病患者可以选用糖适平。

格列本脲对继发性磺脲类药物失效的 2 型糖尿病患者仍然有效,尤其是与胰岛素合用者,可减少胰岛素用量。

磺脲类药物应从小剂量开始,尤其在老年患者中,早餐前半小时服用,同时密切监测血糖,有条件者治疗开始每天监测血糖,5~7 天调整一次剂量。磺脲类药物的每日用量不应超过其最大用量(格列本脲 15mg/d;格列齐特 240mg/d;美吡哒 30mg/d;糖适平 320mg/d。同一患者一般不同时联合应用两个磺脲类药物,但可与双胍类或 α-葡萄糖苷酶抑制剂合用。在高血糖纠正后,胰岛 β 细胞可能恢复对葡萄糖刺激的反应性,应及时调整磺脲类药物的剂量,以尽量避免低血糖发生。

原来已取得满意结果,数年后又逐渐失效而又无其他原因可解释者,称为继发治疗失效。可在原来用药的基础上联合其他类型的口服药,如二甲双胍或(和)拜糖平,或联合小剂量胰岛素治疗,以扬长补短,再次取得疗效。

(二)双胍类药物

主要有苯乙双胍(Phenformin)及二甲双胍(Mefformin)。苯乙双胍因常有导致乳酸酸中毒的危险尤其在肝、肾和心、肺功能减退的患者中,已较少使用甚至在某些国家被禁用。二甲双胍因其水溶性增加,不易在体内蓄积,致乳酸酸中毒的发生率及危险性大为减低。二甲双胍现已广泛接受为轻中度 2 型糖尿病患者特别是肥胖患者的首先抗高血糖药物。甚至对于 2 型糖尿病的中间阶段——IGT(葡萄糖耐量降低)亦有干预作用,可阻止或延缓由 IGT 状态进入糖尿病阶段。二甲双胍因国内或进口厂家不同药名不同,常用的有盐酸二甲双胍(北京天安联合制药公司)、美迪康(深圳产)、迪化糖锭(澳大利亚进口)和格华止(法国进口)。

1. 双胍类药物的降糖机制

对正常人并无降血糖作用,故单独应用不会引起低血糖反应;双胍类对胰岛素分泌并无刺激作用,故不引起高胰岛素血症;促进外周组织摄取葡萄糖,加速无氧糖酵解;有促进受体后效应和葡萄糖运载体的作用;有抑制葡萄糖异生作用和延缓糖在肠道的吸收;有减轻体重的作用。

2. 二甲双胍的副作用

主要副作用为腹部不适、腹胀、腹泻,金属味及厌食,可在进食时或进食后服用减少上述不良反应;但肝肾功能不全、心衰、严重贫血、缺氧状态时则禁用双胍类药物。

(三)α - 葡萄糖苷酶抑制剂

α - 葡萄糖苷酶抑制剂可竞争性和可逆性地抑制肠系膜刷状缘 α - 葡萄糖苷酶,阻断淀淀粉和低聚糖 1,4 - 糖苷键的裂解,单糖和形成速度减慢,从而明显延缓碳水化合物在消化道的吸收速度,降低餐后血糖升高幅度。目前临床应用较多的该类药物有拜糖平(又称阿卡波糖)、倍欣、米格列醇。该类药物特点:在降低血糖时,不刺激胰岛素分泌,尚可降低血胰岛素、甘油三酯和胆固醇水平。常用的是拜糖平,适用于轻、中度 2 型糖尿病,可单独应用;在较重度者中可与其他口服药或胰岛素联合使用;在糖耐量异常对象中也可用拜糖平干预处理。本类药物主要副作用是胀气和轻度腹泻,小剂量开始用药可减轻,用药中可逐步适应,故原来已有胃肠道疾病和合并妊娠的糖尿病患者不宜应用本药。

(四)噻唑烷二酮衍生物类

降糖机制　与细胞核特异性受体结合从而在基因和分子水平调控与葡萄糖和脂肪代谢有关的酶和蛋白质的表达;抑制肿瘤坏死因子 - α 的表达;增加脂肪细胞的偶联蛋白 1 和解偶联蛋白 2 基因的表达;增加葡萄糖转运子 mRNA 的半衰期。噻唑烷二酮类药物是一种新型的改善胰岛素抵抗类药物,美国 FDA 已于 1989 年和 1999 年分别批准罗格列酮和吡格列酮用于临床。根据其化学结构有下述几个品名:罗可知列酮、吡格列酮、曲格列酮、英格列酮等。该类药物主要副作用是水肿和血容量增加,但一般较小。

(五)其他

1. 瑞格列奈

该药是一种新型恢复胰岛素分泌的降糖药。特点是起效快,为餐时血糖调节剂,不会引起低血糖,无肝肾功能损伤。该药不同于磺脲类药物,不引起高胰岛素血症,是一种很有前景的降糖药。

2. 胰升糖素样肽 - 1(GIP - 1)

它是一种结构上具有高度种属保守性的重要生理活性肽,能促进葡萄糖诱发和胰岛素释放,故称为小肠促胰岛素性胃肠肽。该药可改善胰岛素敏感性,促进胰岛素分泌。此外,尚有游离脂肪酸抑制剂,磷酸二酯酶抑制剂等降糖等正在研究之中。

四、胰岛素

胰岛素可防治急性并发症、纠正代谢紊乱,提高抵抗力、防止各种感染、改善营养、促进小儿生长等;如采用胰岛素强化治疗,严格控制高血糖症,对在微血管和大血管基础上发生的多种慢性并发症也有肯定的防治效果

(一)胰岛素制剂分类

根据胰岛素作用快慢及长短可分为三类。

1. 快效型(短效型)

包括正规胰岛素或普通胰岛素(RI)、锌结晶胰岛素(CZI)、半慢胰岛素锌悬液。可经皮下、肌肉或静脉注射,具有吸收快、作用时间短、便于剂量控制等特点。皮下注射后 30 分钟开始起作用,高峰浓度在 2 ~ 4 小时,持续时间为 6 ~ 8 小时。

2. 中效型

主要指中性鱼精蛋白锌胰岛素(NPH),它是一种白色混悬的液体,这种胰岛素只能用于皮下注射。该药皮下注射

后 3~4 小时开始起作用,8~12 小时作用最强,作用可维持 18~24 小时。不可静脉注射。

3. 慢效型(长效型)

主要指鱼精蛋白锌胰岛素(PZI),它也是一种白色的混悬液,和中性胰岛素一样,只能供皮下注射,不能用于静脉注射。该药皮下注射后 3~4 小时开始起作用,14~20 小时作用最强,可维持 24~30 小时。

为了适应病情需要,可将各种短效制剂如长效或中效制剂配合成各种联合制剂,如将 RI 或 CZI 与 PZI 混合后,由于 PZI 中多余的鱼精蛋白可吸附一部分 RI 或 CZI,转化为长效或中效类,故 RI 与 PZI 之比为 1:1 时则其作用近似 PZI;如 PI 与 PZI 之比为 2:1,则其作用为 NPH;如超过 2:1,则其作用类似 CZI + NPH。CZI 与 PZI 的混合剂可成任何比例,视病情需要而灵活掌握。CZI 可与任何慢或中效胰岛素混合成各种不同比例,但混合后不可久留。此种混合剂仅可给皮下或肌注,不可静脉注射。

(二)适应证

1. 所有 1 型糖尿病

凡 1 型病者尤其是青少年、儿童、消瘦或营养不良者依赖胰岛素为生,一旦停用或中断,势必发生酮症威胁生命,故必须长期终身替补充。

2. 2 型糖尿病经饮食及口服降糖药治疗未获得良好控制者,经体力锻炼和饮食治疗效果不佳者亦可直接加用胰岛素治疗。2 型患者待 β 细胞贮备功能渐恢复数月后可逐渐减量甚而恢复口服药与饮食治疗。

3. 糖尿病急性代谢紊乱

酮症酸中毒,高渗性昏迷和乳酸性酸中毒等。

4. 糖尿病患者合并重症感染和消耗性疾病,出现各种并发症,如视网膜病变、神经病变、肾小球硬化症,或并发急性心肌梗死、脑血管意外等都是胰岛素治疗的适应证。

5. 糖尿病患者伴有外科病手术期。

6. 糖尿病患者包括妊娠糖尿病患者妊娠和分娩时以采用适量胰岛素为妥,不宜用降血糖药物。

7. 继发性糖尿病,特别是垂体性糖尿病、胰源性糖尿病;糖尿病患者伴严重肝病(肝硬化、肝炎)、肾脏病伴肾功能衰竭。

(三)胰岛素使用原则

选择合适的胰岛素制剂时必须密切结合病情考虑,使能迅速而持久地消除血糖过高、糖尿、酮尿等代谢紊乱,避免低血糖反应,促进机体利用糖类,保证营养;使血糖、血浆胰岛素浓度波动于接近生理范围内,即除维持血糖与胰岛素于基础水平外,尚有餐后的高峰值,也不宜有高血糖而过度刺激 β 细胞而造成高胰岛素血症。一般原则如下:

1. 急需胰岛素治疗者用短效类,如糖尿病中酮症等各种急性并发症、急性感染、大手术前后、分娩前期及分娩期等。1 型或 2 型重症初治阶段剂量未明时为了摸索剂量和治疗方案,应采用短效类于餐前 1/2h 注射,每日 3~4 次,剂量视病情轻重、尿糖、血糖而定,一般用皮下或肌肉注射法,以模仿餐后胰岛素释放所致的血浆峰值。

2. 可采用长效制剂于早餐前注射或中效剂于晚 10 时睡前注射(同时进宵夜)以维持血浆胰岛素基础水平并使次晨血糖(黎明现象)较好控制。

3. 为了减少注射次数可改用 PZI 及 RI 或 NPH 与 CZI 混合剂,每日早晚餐前两次,此种混合剂中短效与长(中)效者的比值可灵活掌握,视血糖、尿糖控制需要而定。在制备混合剂时为了避免鱼精蛋白锌进入 RI 瓶内,应先抽取 RI,然后 PZI。

4. 如病情严重伴循环衰竭,皮下吸收不良者或有抗药性需极大剂量时,常使用正规胰岛素或 CZI 静脉滴注。

5. 采用高纯度新制剂时剂量应稍减小 30%~40%。

6. 1 型中血糖波动大不易控制者或 2 型中伴胰岛素抵抗性者有时可试用与口服药联合治疗。

强化胰岛素治疗或在 2 型中应用胰岛素时,均要注意低血糖反应和低血糖后的反应性高血糖(Somogyi 现象)。夜间以血糖仪多次监测血糖有助于发现无症状的低血糖反应和高血糖的原因。采用强化治疗须有自我血糖监测及密切观察,以便及时调整饮食和胰岛素剂量,严格控制高血糖,防止发生低血糖,以免因剂量过大发生肥胖。

胰岛素泵的应用可调程序微型电子计算机控制速效胰岛素皮下输注,模拟胰岛素持续基础分泌和进食时的脉冲式释放,均可通过设置计算机程序来控制,使血糖较强化治疗更接近生理水平,对某些 1 型患者可以使用。胰岛素注射笔匹配专用的胰岛素制剂,定量正确,注射方便,对老年患者和视力差的患者尤为方便。

第七章 慢性阻塞性肺部疾病

第一节 概 述

慢性阻塞性肺部疾患(chronic obstructive pulmonary disease. COPD),简称慢阻肺,是世界范围的一组常见多发病,近年来该病患病人数增多,且病死率较高,日益受到重视。估计我国目前 COPD 患者 3000 万以上,患病率 3% ~5%。1996 年全球死于慢性肺部疾患者高达 300 多万例,约占总死亡数的 10%。1996 年我国呼吸系统疾病城市病死率为92.2/10 万,占所有城市死因的 15.28%,城市死因顺位的第四位;农村为 161.11/10 万,占所有农村死因的 25.20%,农村死因顺位的第一位,据此估计我国每年因呼吸系统疾病死亡在人数在 120 万以上。各种呼吸疾病引起死亡最常见的直接原因是呼吸衰竭,在引起死亡的呼吸衰竭中以慢性呼吸衰竭为主,在临床上以 COPD 最为常见。

COPD 是一组疾病的统称,但各个国家在 COPD 概念及某些关键问题上有很大分歧,至今仍未得到解决,目前就COPD 具体包括哪几种疾病尚无定论。1963 年,William 等首先提出慢阻肺疾病的概念,把临床表现有明显的持续性呼吸困难,在生理学方面有持续阻塞性通气障碍的一组慢性肺病取名为 COPD。1964 年 Fletcher 与 Burrows 合作,经过研究主张把慢支和肺气肿统称 COLD(Chronic Obstructive Lung Disease)。1965 年美国胸部疾病学会(ATS)把可经临床和病理证实的、有慢性弥漫性不可逆性气道阻塞特征的慢支、肺气肿和哮喘命名为 COLD;1987 年 ATS 又对其进行修订,修订后 COPD 的定义为肺气肿、小气道病变、慢支的三者之一或其全部。日本学者提出"慢性闭塞性肺疾患"(慢阻肺),则多指慢支、哮喘、肺气肿三者而言。我国中华医学会呼吸系病学会制订的《慢性阻塞性肺疾病(COPD)诊疗规范(草案)》中把 COPD 定义为具有气流阻塞特征的慢性支气管炎和(或)肺气肿,即把存在气道慢性不可逆性阻塞和(或)合并阻塞性肺气肿统称为慢阻肺(COPD)。而且,依据定义认为 COPD 应该只包括那些有慢性不可逆性气道阻塞的肺病者,如慢性支气管炎和阻塞性肺气肿,及部分气道阻塞不能完全缓解的哮喘,而其他包括有气道阻塞但可完全恢复正常的哮喘、无气道阻塞的某些类型的慢支和肺气肿等都不属于 COPD。

慢性支气管炎(简称慢支)指气管、支气管黏膜及其周围组织的慢性非特异性炎症。此病突出的表现是临床上长期、反复、逐渐加重的咳嗽、咳痰或伴有喘息,急性发病每年持续 3 个月以上,连续发病两年以上。慢支病程多呈慢性,病情缓慢进展,后期常并发阻塞性肺气肿,甚至肺动脉高压、肺心病。慢支的流行病学特征多为 30 岁以后发病,以45 ~65 岁年龄组多见,随着年龄增长,患病率明显增加;男性多于女性;吸烟者患病概率大于不吸烟者;发病有明显的季节性,寒冷季节多发。慢性阻塞性肺气肿多由慢性支气管炎及其他原因缓慢发展而来,引起细支气管狭窄、终末细支气管远端气腔过度充气,伴有气腔壁膨胀、破裂,临床表现为多年咳嗽、咳痰、气喘,逐渐发展为渐进性的呼吸困难,最终导致肺心病及引发呼吸衰竭而死亡。

总体上,COPD 的病因和发病机制尚未完全清楚,可能和多种因素的联合作用有关。如城乡环境污染、吸烟、职业性接触、幼儿时期呼吸道感染、气候因素等是 COPD 发病主要危险因素。COPD 的预防包括三级预防,主要是一级预防及二级预防,如戒烟、环境治理及"三早"预防等。

第二节 病因学

COPD 的病因和发病机制还不是很清楚,可能与多种因素联合协同作用有关,目前已确定或具有证据支持的危险因素有吸烟与被动吸烟、职业性粉尘、烟雾和有害气体接触、空气污染、儿童时期呼吸道感染、肺功能降低等,还有其他如寒冷多变气候、营养状况、社会经济状况等有待进一步证实。

一、吸烟

国内外研究均证明吸烟与慢支、肺气肿的发生有密切关系，是 COPD 最重要的危险因素。WHO 宣布，在 65 岁以下的男性中，吸烟是 75% 的慢性支气管炎、肺气肿病人的死亡原因。我国预防医学科学院主持的"1988 年吸烟归因死亡与经济损失评价"课题研究结果表明，1988 年我国由于吸烟导致的死亡人数已达 116.7 万人，其中吸烟归因死亡又以 COPD 患者为最高，占全部归因死亡人数的 35.1%。吸烟对 COPD 的发病率和死亡率的影响远远高于其他因素。Holland 综合分析大量慢性气管炎、肺气肿流行病学研究资料，发现在所有慢性支气管炎和肺气肿的病因中吸烟是最主要因素之一。据报道，1984 年美国死于慢性呼吸道阻塞者多于 6 万人，其中可将 80%～90% 患者的死亡归因于吸烟。Brown 等人的调查结果表明，吸烟者慢性咳嗽、慢性咳痰率是从不吸烟者的 4～5 倍。Bang 等发现吸烟者比不吸烟者的慢支患病率至少高 2～6 倍。Fletcher 对 792 例男性慢性气管炎和肺气肿病例进行 8 年的随访观察，结果慢性气管炎的死亡率吸烟者比不吸烟者高 3.6%～21.2%。严重吸烟者死于 COPD 的危险性是非吸烟者的 30 倍以上。

吸烟引起 COPD 的机制很复杂。据文献报道，卷烟及其烟雾中含有超过 3000 种有害物质，包括烟碱、CO、氯化镉、丙烯醛、氰化物和烟焦油等。吸烟对机体的损害主要是尼古丁和烟草燃烧产生的一氧化碳。动物实验证明，吸烟后烟雾刺激及直接毒害作用，使机体副交感神经兴奋性增加，支气管收缩痉挛；呼吸道黏膜上皮细胞纤毛系统结构和功能异常，纤毛运动受到抑制；支气管黏膜杯状细胞增生，黏液分泌增多，肺内炎性细胞增多（包括巨噬细胞和中性粒细胞等），释放大量弹性蛋白酶，支气管黏膜充血、水肿、黏液积聚；肺内巨噬细胞分泌过氧化氢，破坏 α_1－抗胰蛋白酶，导致蛋白酶抗胰蛋白失衡，使肺泡壁受到破坏；免疫机制损害，肺泡中吞噬细胞功能减弱，气道净化能力减弱，以上作用机制容易引起气道感染及 COPD 的发生。长期吸烟者还可引起支气管鳞状上皮细胞化生，黏膜腺增生、肥大，支气管痉挛，从而易于感染和发病。吸烟还能使肺泡表面活性物质生成缺陷，也是阻塞性肺气肿形成的一个因素。

与不吸烟者相比，吸烟者中慢支、阻塞性肺气肿死亡率较高，呼吸道症状和肺功能异常的频率较高，并且吸烟时间越长，吸烟量越大，患病率与病死率也越高，戒烟后可使症状减轻或消失，病情缓解。吸烟斗和雪茄烟者 COPD 的发病率和病死率较不吸烟者高，但低于吸烟卷者。吸带过滤嘴烟卷的危害也较不带过滤嘴的弱。

被动吸烟也在 COPD 的发病有一定关系。据报道，重度被动吸烟者吸入尼古丁的量相当于每天吸入 0.5～3 支香烟，因此，被动吸烟也是 COPD 的重要危险因素。妇女和儿童等被动吸烟也可使机体肺功能下降，呼吸道症状和疾病的发生率明显比无被动吸烟者高。被动吸烟对儿童的影响更为突出，不仅使儿童易发呼吸道感染，更重要的是还会使儿童在青春期染上吸烟的习惯。

二、环境污染

环境污染造成的大气污染，如二氧化硫、二氧化氮、氯气、臭氧等刺激性烟雾及工业刺激性粉尘，对人体有慢性或长期作用，是 COPD 的诱发因素之一。空气中的刺激性烟雾对呼吸道有刺激和细胞毒作用；刺激性粉尘能刺激支气管黏膜，引起肺纤维组织增生，使肺清除功能受到破坏。19 世纪末、20 世纪初的著名的伦敦烟雾事件使当时慢支发病率升高，空气中的二氧化氮、氯和臭氧等有毒气体的慢性刺激被认为是慢支的发病原因。1952 年及 1962 年伦敦发生的二次大烟雾，也使慢支的死亡率增加，而自从建立了"清洁空气法"之后，英国的大气污染有很大的改进，是慢支的患病率和死亡率较以前有明显的降低。Jedrychowski 等进行 13 年随访调查发现，生活在高硫酸盐和硫转化比（SO_2 转化为 SO_3）地区的男性、FEV_1 水平较低，女性也大致如此。Euler 等研究发现，大气 SO_2 和总的悬浮尘量（TSP）与慢性呼吸道症状有关，经多元回归分析，暴露于 SO_2 大于 1040ug/m³（P = 0.03），暴露 500h/年相对危险度为 1.18；TSP 大于 2000ug/m³（P < 0.00001），暴露 750h/年相对危险度为 1.22。我国据报道上海某硫酸厂由于生产污染空气，距离该厂 250m 以内二氧化硫污染区患病率高达 15.9%，250m 以外区域患病率仅为 9.5%，有明显的差别。

公共场所的环境污染主要是烟草污染，引起人们被动接触烟草烟雾刺激。家庭内小环境空气污染主要是吸烟、被动吸烟及家用炉灶造成的居室空气污染。一般生活炉灶内燃料燃烧可产生烟尘、二氧化硫、氮氧化物等污染物在室内通气不良的情况下，可长时间滞留室内，对人体造成危害。家庭、饭店烹饪产生的烟雾也可对人体造成一定的危害。近年来室内装修也是室内空气污染的原因，一些建筑材料中含有挥发性有机物、醛、氡、石棉等，可对人体呼吸道造成损害。

三、职业暴露

职业性也是 COPD 的危险因素。调查表明，煤矿工及其他矿工、金属制造工、生产石器、玻璃和粘土制品的工人等，经常接触工业刺激性粉尘和有害气体，其 COPD 患病率明显高于不接触者；接触植物粉尘如暴露于棉花、亚麻、石棉尘等的农民呼吸道发病率高且肺功能较低。吸烟加重这种职业暴露的危害,也可能直到混杂作用。

四、感染因素

感染是慢支发生发展的重要因素,有些研究证实儿童时期呼吸道反复感染可能是成年期 COPD 的危险因素,有呼吸道感染病史的人中气道阻塞性疾病和慢支气管炎的发病率高。并就医科大学附属人民医院曾对 1957 年 7 月至 1965 年 12 月间因急性下呼吸道感染在该院儿科住院治疗痊愈或好转,出院时诊断为支气管炎、毛细支气管炎、大叶性肺炎和支气管肺炎的 1200 份病例进行追访,共追访 90 人,其慢支发病率为 12.2%,显著高于对照组。

感染也是慢支的继发感染和加剧病变发展的重要因素,慢支病人多长期、反复发生呼吸道感染,感染又加重其症状,肺通气功能进一步损害,更易发生感染,从而形成恶性循环,不断加重病情。营养不良、居住拥挤、吸烟及被动吸烟及其他室内污染等因素也是反复发生呼吸道感染的因素。

五、肺功能降低

肺功能降低到一定水平是 COPD 的诊断根据,指与同年龄、性别的人群平均水平相比显示有肺功能降低,同时,持续性的肺功能降低也是 COPD 的重要危险因素。蒂肯西人群 10 年和 15 年随访研究结果表明 FEV_1、FEC、FEF_{50} 基线水平和 COPD 发病呈负相关。美国六个城市中 8427 名 25~74 岁男性白人 9~12 年死亡随访资料显示在调整年龄、呼吸道症状及吸烟后,FEV_1 水平仍然是 COPD 和 CVD 死亡以及全死因的强预测因子。

六、气候因素

寒冷及气候多变常为 COPD 的重要原因和诱因。COPD 的发病具有季节性的特点,冬季寒冷季节及气候突变时慢支发病及急性加重明显增加。寒冷空气刺激呼吸道,使呼吸道通气功能减低,减弱上呼吸道黏膜的防御功能,还能通过反射引起支气管平滑肌收缩、黏膜血液循环障碍和分泌物排出困难等,有利于继发感染。冬季寒冷季节 COPD 的病死率也明显高于其他季节。

七、个体易感性

正常人呼吸道具有完善的防御功能,气管、支气管黏膜具有黏液纤毛运动及咳嗽反射,能净化及排除呼吸道异物和有毒有害物质;细支气管和肺泡中还存在分泌免疫球蛋白 A(SIGA)的功能,有抗病毒和抗菌作用。个体由于遗传或患病导致全身或呼吸道局部的防御及免疫功能减弱,则为 COPD 发病提供内在因素。

据报道,COPD 有家族聚集性,可能是遗传或环境条件造成的,包括单纯的孟德尔遗传特征(如蛋白酶抑制因子 Pi 型)、多基因和多因素性状和属性(如肺功能和过敏状态)、个人行为(如吸烟)及相似的环境暴露等。增加机体对环境危害作用的抵抗力或易感性方面的作用可能对 COPD 的发生有重要影响,但尚未能充分肯定。

老年人因呼吸道的防御及免疫功能减退,COPD 发病明显高于其他年龄组。

八、其他

如有过敏史、饮食因素、家庭经济状况、营养状况与卫生状况等,也是 COPD 发病的影响因素。

第三节　流行病学

一、地区分布

(一)世界

根据 WHO 与美国国立卫生统计中心有关欧、美、日等 31 国 COPD 与同类疾病(ICD-9,490~496)作为主要死因的死亡资料,此病引起 45 岁以上人口死亡占该年龄组人群总死亡的 10% 以下。在最高病死率国家,男性 45~54 岁组占该年龄组的 4%,75 岁以上为 10%;女性分别占各年龄组人口的 2% 和 8%。比较 65~74 岁组人群 COPD,病死率最高的国家依次为罗马尼亚、爱尔兰、英格兰、前东德、威尔士、波兰、匈牙利(男性病死率 300/10 万以上),最低的国家为日本和希腊(男性<100/10 万),其次为法国和以色列(男性<130/10 万)。

（二）中国

我国寒冷的东北、西北、华北、西南以及中南的河南等地区 COPD 及肺心病患病率较高,明显高于华东、华南等地。新疆、青海、西藏等地区因寒冷、日气温变化大在,其 COPD 及肺心病患病率较高,如新疆阿勒泰地区富蕴县是新疆最冷的地区,绝对最低气温 −58℃,温差 16℃,气温变化剧烈,其肺心病患病率高达 2.61%。

（三）城乡差别

我国农村 COPD 的发病率与病死率明显高于城市。1996 年我国呼吸系统疾病病死率农村则为 161.11/10 万,占所有农村死因的 25.20%;而城市为 92.29/10 万,占所有城市死因的 15.28%。1986 年中日合作研究"北京慢性阻塞性肺病与慢性支气管炎症状的危险因素",该研究随机选择代表农村、郊区和工业居民区的三个区,调查 40 岁以上样本人群 3423 人以第一秒用力呼气量（FEV_1）小于肺活量（FVC）的 68% 定为阻塞性肺病。调查结果农村的阻塞性肺病率最高,郊区最低;慢性支气管炎症状标化率在农村、工业区和郊区分别为 14.72%、16.40% 和 9.08%。

二、人群分布

随着年龄的增长,COPD 的患病率与病死率逐渐升高,除少数死于儿童期,95% 以上的 COPD 死亡在 55 岁以后。COPD 患病率高峰在 65～74 岁,该年龄组人群男性患病率为 13.6%,女性 11.8%。55 岁以前男、女病死率相似,70 岁是男、女之比为 2:1,85 岁以后为 3.5:1。上海市对 200 万以上人群普查中,发现慢支的患病率在 50 岁以下是 1.46%,而 50 岁以上则达到 12.3%,两组人群有着显著差异;1986 年中日合作研究"北京慢性阻塞性肺病与慢性支气管炎症状的危险因素",该研究随机选择代表农村、郊区和工业居民区的三个区,调查 40 岁以上样本人群 3423 人以第一秒用力呼气量（FEV_1）小于肺活量（FVC）的 68% 定为阻塞性肺病。在 60 岁以上人群中阻塞性肺病（22.58%）,显著高于 60 岁以下年龄人群（40～49 岁 10.53%,50～59 岁 12.24%）;吸烟者（17.84%～17.70%）显著高于非吸烟者（9.74%）。

北京房山区于 1991～1992 年对 5 个平原乡镇 23 个自然村的 29616 名 15 岁以上常住人口进行普查,也发现随着年龄增长,慢支、肺气肿患病率呈上升趋势,35～55 岁年龄阶段上升明显,55～65 岁达到高峰。

三、时间分布

（一）世界

全球 COPD 的患病率与死亡率呈不断上升趋势,1980～1985 年间大多数国家主要死因的病死率有明显下降,但是 COPD 和肺癌的病死率并不下降。根据美国国立卫生统计中心 1950～1985 年的标化死亡率资料,美国该时期全死因、肺结核和流感等有逐渐下降趋势,但 COPD 与呼吸道癌症则逐渐升高。1981 年美国因 COPD 及同类疾病死亡的约 60000 人,而 1991 年上升到 85544 人,病死率为 18.6/10 万;从 1979～1991 年病死率上升了 32.9%。70 年代末 COPD 为美国的第五位死因,至 1991 年上升至第四位。

（二）中国

我国曾在 20 世纪 70 年代在全国范围内开展过慢支、肺气肿和肺心病的患病率普查普治工作,调查人数高达 78920000 人,结果显示成人慢支的平均患病率为 4%（1.97%～14.04%）慢性肺心病的平均患病率为 0.48%。但从此后再无开展过全国性的 COPD 患病率普查,现有资料多为各地自行组织的调查资料。北京房山区第一医院 1991 年对该区 5 个平原乡镇 23 个自然村的 50740 名农民进行本病患病率情况调查,根据有慢支、哮喘、肺气肿史和吸烟指数 ≥300 四项之一者筛选为高危人群,对高危人群中做肺功能测定,FEV_1＜70% 预计值作为 COPD 的诊断标准,共检查高危人群 29616 人,其中检出 COPD 患者 1016 例,患病率 3.43%。其中男性 4.99%,女性 2.03%。按照 1964 年全国人口构成标化后,COPD 患病率为 3.17%,男性 4.38%,女性 1.94%;还通过问卷、体检、肺功能、心电图、X 线胸片等结果综合分析,查出肺心病患者 290 例,肺心病标化患病率 0.86%,其中男性 1.19%,女性 0.61%。尽管两次调查的诊断标准和调查对象不同,不好比较,但总体来看,近 20 年来我国的 COPD 患病率呈上升趋势。1987～1994 年我国城乡 COPD 的病死率都呈上升趋势。

第四节　预防与控制措施

慢支、肺气肿是肺心病的主要原发疾病,肺心病引起呼吸衰竭是呼吸系统疾病的主要死因,因此积极预防控制 COPD 是减少我国因呼吸系统疾病死亡的主要措施。尽管 COPD 的病因与发病机制尚未完全阐明,但根据发病危险因素采取针对性干预措施,可收到一定的效果。根据现代医学理论,COPD 的预防工作为三级预防:一级预防是病因预防,主要是针对 COPD 发病的病因及危险因素采取措施,如针对吸烟是 COPD 的重要危险因素开展禁烟和戒烟活动,针对大气污染情况进行环境综合治理等;二级预防是"三早预防",即早发现、早诊断、早治疗,主要任务是防止及延缓 COPD 的进展,如 COPD 患者在出现症状之前相当长一段时间内处于无症状期,患者如能在此期间早期检出和处理,则有可能使其病情逆转;三级预防为临床预防,主要任务是对症治疗,预防并发症发生与伤残,开展康复工作等,即对确诊为有症状的 COPD,应及早采取有效治疗及护理措施,可以延缓患者病情进展及并发症发生,减轻症状,提高患者的生活质量。

一、一级预防

(一)健康宣教

采取全人群与高危人群的策略开展多种形式的健康宣教,使群众了解 COPD 的发病原因、主要危险因素、急性发作的诱因、常用药物的作用与副作用、家庭氧疗知识等,让其认识到预防 COPD 的重要性以及防治 COPD 的基本理论与方法,这是做好 COPD 三级预防的基础和前提。

(二)控烟

如前所述,吸烟是 COPD 发病的最主要危险因素之一,开展全人群及高危人群的控烟运动能有效降低 COPD 发病率,提倡不吸烟,鼓励戒烟是 COPD 防治工作,尤其是早期阶段防治的主要干预措施。具体可采取以下控烟措施:

1. 积极向广大群众宣传吸烟的危害,并同时说明吸烟产生的危害具有渐进性、累积性、隐蔽性、依赖性和选择性等特点。

2. 预防青少年吸烟,通过宣传教育,努力减少青少年吸烟。

3. 国家应该立法严格限制人们在公共场所吸烟,保证不吸烟者不受被动吸烟危害。

4. 医务人员指导和帮助患者戒烟。

(三)环境综合治理

已有证据表明空气污染是引起 COPD 的重要环境因素。目前国内大城市中汽车尾气排放量剧增、燃煤量增加、工业污染等使空气污染程度有增无减,必须引起高度重视,有关部门必须根据当地空气污染存在问题及可能利用的经济和技术资源,采取针对性的有效措施。如进行城乡建设规划,合理安排工业区和生活区;改良炉灶、加强通风、实行集中供热、推行煤气化;重点整治严重污染工厂等。

(四)控制、减少职业性危害

多种职业性的接触也是 COPD 的危险因素,如煤矿工及其他矿工、金属制造工、生产石器、玻璃和粘土制品的工人、经常接触工业刺激性粉尘和有害气体的工人、谷物运输工、棉纺工人等呼吸道疾病发病率高且肺功能较低。针对这些易感人群,应该采取相应的劳动卫生措施,并每年开展预防性健康体检,有呼吸功能损害者调离原岗位,力求控制、减少职业性危害。

二、二级预防

二级预防是"三早"预防,即早发现、早诊断和早治疗。本病发生、发展的时间较长,实践证明做好"三早"预防是可行的,主要措施是采取最简单、实用的方法在无症状的 COPD 高危人群中定期进行普查、筛检,以期尽早检出有早期病变者并给予早期治疗。目前比较适用的方法是用肺活量计测定 FEV_1,具体指标为 $FEV_1 <$ 预测值的 80%,或 $FFV_1/FVC < 70\%$,FEV_1/FVC 对早期轻度 COPD 来说是个相对敏感参数。对初筛阳性者需做进一步检查及鉴别诊断予以确诊,确诊后要予以早期治疗。

对筛检出的高危人群开展健康宣教,并针对危险因素进行干预,如鼓励戒烟等。

三、三级预防

(一)继续做好健康宣教工作

可针对 COPD 患者及其家庭进行系统健康宣教,使其了解 COPD 病程的长期性、危害性,以及进行长期防治的必要性、可行性,争取患者及其家庭对我们工作的理解、配合和支持。进行健康教育还可以有效解除患者常伴有的精神焦虑和抑郁。

（二）规范化管理与治疗

对确诊的 CPOD 患者进行规范化管理和治疗,制定详细的管理及诊疗方案。对 COPD 患者要进行长期系统的管理,包括登记确诊的患者,为患者建立完整的病例及随访记录本长期监测患者肺功能进展情况。

（三）戒烟

戒烟减少吸烟者气道痰液分泌量,病史 FEV1 获得改善,有利于改善患者症状及延缓并发症的发生,对此应当反复向患者进行健康宣传并鼓励采用多种戒烟措施,增强其戒烟和康复的信心。

（四）康复锻炼

制定康复计划,组织缓解期 COPD 患者进行康复锻炼,尤其是早期阶段进行锻炼效果会更好。内容全身运动（慢速步行、气功、太极拳、呼吸操等）、呼吸肌训练、缩唇呼吸等。进行腹式呼吸训练,缩唇深慢呼吸,可加强患者呼吸肌的功能,增强膈肌的活动能力。

（五）家庭氧疗

对于严重低氧者可进行长期家庭氧疗,每天保证 12 ~ 15h 的给氧能延长患者的寿命,若能达到每天 24h 的持续氧疗,效果更好。

（六）避免呼吸道感染

嘱咐患者应注意个人卫生,注意保暖、预防感冒;避免接受香烟烟雾及环境污染刺激,减少气道痰液分泌量;为预防感染,可每年秋季接种一次肺炎疫苗及流感疫苗。

第五节　治疗原则

一、治疗目的

1. 防止症状发展和疾病反复加重。
2. 保持最适当的肺功能。
3. 改善活动能力,提高生活质量。

二、主要治疗方法

（一）一般治疗和处理

教育患者及其家属,让他们学会一些基本的 COPD 防治知识,动员患者参加规范化管理,进行规范化治疗。鼓励患者增强康复信心,减少焦虑和抑郁等心理负担。反复向患者进行宣传吸烟的危害,鼓励患者采取各种办法戒烟。

（二）药物治疗

1. 控制感染

感染常常是慢阻肺患者及肺心病患者急性加重的主要原因,特别是下呼吸道感染（如慢支急性发作和肺炎）,占诱因的 80% ~ 85%。下呼吸道感染使下呼吸道黏膜纤毛运动减弱、黏膜水肿,痰液分泌增多变稠,加重气管阻塞,是通气功能进一步恶化,加重缺氧和二氧化碳的潴留。抗感染治疗可控制下呼吸道感染,畅通气道,改善患者症状,因此应用抗生素基于抗感染治疗是对于慢阻肺及其并发肺心病急性加重期的主要措施。治疗时可根据感染的主要致病菌、感染严重程度、病原菌药敏以及临床经验选用合适抗生素。轻症急性加重期患者可采用口服或肌内注射,常用药物有青霉素 G,每日肌内注射 2 次,每次 80 万 ~ 160 万 U;羟氨苄青霉素（阿莫西林）,口服,每日 1.5 ~ 4.0g,分 3 ~ 4 次口服;麦迪霉素,每日 0.8 ~ 1.2g,分 3 ~ 4 次口服,乙酰螺旋霉素,每日 0.8 ~ 1.2g,分 4 次口服类口服制剂,如头孢氨苄,每日 1 ~ 2g,分 4 次口服。较重的急性加重患者多采用肌注或静脉

滴注抗生素,以较大剂量两种或两种以上联合用药。常用的有青霉素 G,静脉滴注,400 万 ~ 1200 万 U,分 2 ~ 4 次给予;甲氧西林,每日量为肌内注射 4 ~ 6g,分 4 次注射,静脉滴注 6.12g,分 2 ~ 4 次给予;头孢唑啉,静脉点滴,每日 4g,分 2 ~ 4 次给予;头孢呋辛。每日静脉滴注 3 ~ 6g,分 2 ~ 4 次给予;头孢噻肟,静脉滴注 2 ~ 8g,分 2 ~ 4 次给予;丁胺卡那,肌内注射或静脉滴注,每日用量 0.4 ~ 0.8g,分两次给予;环丙沙星,静脉滴注每日两次,每次 100 ~ 200mg 等。能单独用窄谱抗生素应尽量避免使用广谱抗生素,以免二重感染或产生耐药。

2. 使用支气管扩张剂

应用支气管扩张剂可松弛气道平滑肌,使支气管扩张、中心气道的阻力减低,减轻肺充气过度,增强黏膜纤毛清除

力,从而明显改善患者气道阻塞症状。用于治疗慢阻肺的支气管扩张剂有抗胆碱药物、β_2 受体激动剂、茶碱类药物以及肾上腺糖皮质激素等,可采用口服(普通剂型与缓释、控释剂型)、静脉滴注及吸入(定量吸入器吸入、经贮纳器吸入、干粉定量吸入、水溶液的雾化吸入)等途径给药。抗胆碱药物、β_2 受体激动剂以雾化吸入法优于口服法,发生不良反应明显减少。抗胆碱药物主要是异丙托品,可 40~80ug(每喷 20 μg)吸入,每天 3~4 次,30~90 分钟达到最大效果,持续 4~6 小时。抗胆碱药物可以和 β_2 受体激动剂联合应用产生相加作用。β_2 受体激动剂有沙丁胺醇、间羟舒喘宁等,可短期雾化吸入,可 100~200μg(每喷 100μg)吸入,每 24 小时不超过 8~12 喷,15~30 分钟达到最大效果,持续 4~5小时。茶碱类和皮质激素在一般情况下首选口服或雾化吸入途径给药,在急性加重期严重时可静脉滴注或肌内注射,氨茶碱静脉滴注或静脉推注不良反应较多,口服也会出现胃部不适、恶心、腹泻等症状,雾化吸入较佳,不良反应较少;对使用皮质激素应持谨慎态度,长期大剂量使用皮质激素会有较明显的不良反应,特别是老年人可能引起免疫力降低、骨质疏松、高血压等,因此应尽量避免,可短期雾化吸入,疗效比较明显,不良反应也明显减少。

3. 祛痰、止咳

COPD 患者容易产生大量的粘液分泌物,痰液潴留影响气道通畅,并可能引起继发感染。在控制感染的同时,使用祛痰剂与黏液促动剂可以减少气道黏液的产生并加强其排出,有利于气道通畅,减低气管内气流阻力,明显改善患者症状。常用药物有氯化铵合剂、碘化钾饱和溶液、愈创木酚甘油、乙醚半胱氨酸(又名痰易净)、脱氧核糖核酸酶、溴己新、维静宁等,中成药也有一定效果,通常采用口服或雾化吸入。但应避免应用强的镇咳剂,如可待因等,以免抑制中枢及加重呼吸道阻塞和炎症,导致病情恶化。

4. 呼吸兴奋剂的应用

当慢阻肺病情发展到呼吸功能不全时,会出现低氧血症、二氧化碳潴留、高碳酸血症,最后并发 II 型呼吸衰竭,这时为了增强肺泡通气,排出二氧化碳,可试用呼吸兴奋剂,如尼克刹米 0.75g,静脉注射,1~2h 1 次,或 0.75%~1% 溶液静脉滴注,对维持呼吸和苏醒状态有一定效果。但呼吸兴奋剂需与抗感染、扩张支气管和排痰等措施配合应用,方能发挥作用,如气道不畅,则效果差反而增加耗氧量,且只能短期应用,无效时应及时停用。

5. 氧气治疗

(1)医院内氧疗 在医院内急骤发生的严重缺氧时,可通过鼻导管、Venturi 面罩或通过机械通气给氧,目的是使氧饱和度(SaO_2)上升至 >0.90 及或 $PaO_2 \geqslant 8.0kPa(60mmHg)$ 而不使 PaO_2 上升超过 $1.3 kPa(10mmHg)$ 或 $pH<7.25$. 给氧应从剂量开始(鼻导管氧流量为 1~2L/min)。但对严重低氧血症、CO_2 潴留不是很严重者,可逐步增大吸氧浓度。

(2)长期家庭氧疗(LTOT) 对有条件的病人可开展长期家庭氧疗,可以改善 COPD 伴慢性呼吸衰竭患者的生存率。当病人呼吸衰竭稳定 3~4 周,$PaO_2 \leqslant 7.3kPa(55mmHg)$ 时不论是否有高碳酸血症都可以进行长期家庭氧疗。通常可经鼻导管吸入氧气,流量 1.5~2.5L/min,氧疗后患者 PaO_2 一般可达到 8.0kPa (60mmHg)以上,吸氧持续时间不应少于 15 小时/日,包括睡眠时间,尽管目前我国由于条件限制,尚不能广泛开展家庭长期氧疗,但随着条件得到改进,将来长期家庭氧疗将起到一定作用。

6. 康复治疗

康复治疗是缓解期改善患者活动与耐受能力,提高患者生活质量的主要措施,包括呼吸道护理与理疗、呼吸肌功能锻炼、营养治疗与精神心理支持等多方面措施。如采用体位引流、用手或机械装置拍打患者胸部及帮助患者训练有效咳嗽等措施帮助患者排出气道内分泌物,促使呼吸道通畅;进行呼吸肌放松锻炼,使患者学会放松及自我控制,帮助消除患者由于长期患病形成的全身肌肉特别是呼吸肌群紧张状态,进行缩唇呼吸训练帮助患者逐渐克服呼吸困难;根据患者的营养状况给予营养治疗,补充必要的能量与营养成分;给予心理支持,解除患者精神焦虑和忧郁情绪。

三、急性发作期的治疗和处理原则

(一)确定 COPD 急性加重的原因

引起 COPD 急性加重原因首先为气管支气管病毒或细菌感染,其次为肺炎、肺梗死、自发性气胸、不适当给氧、心力衰竭、不适当使用安眠药、利尿药、呼吸肌疲劳以及合并其他疾病(糖尿病、电解质紊乱、胃肠道出血、营养不良)等。找出主要原因并给予积极防治是急性发作期治疗和处理的基本措施。

(二)未发生生命威胁时给予非侵入性治疗

包括抗感染治疗;祛痰、止咳剂治疗;使用支气管扩张剂治疗,解痉、平喘;氧气治疗等。根据病情程度选择药物进行口服、吸入或静脉滴注给药。注意液体和电解质平衡和补充营养。治疗合并存在的并发症。

（三）出现威胁生命情况时的处理

当患者发生意识模糊或昏迷，或有呼吸肌疲劳、出现矛盾膈肌运动，或发生呼吸心跳停止，呼吸空气时血气分析 $PaO_2 < 6.7kPa(50mmHg)$，$PaCO_2 \geqslant 9.3kPa(70mmHg)$，$pH < 7.3$ 等情况应给予加强保护治疗，有条件者进入呼吸重症监护室（ICU）治疗。处理方法除给予上述非侵入性治疗外，必要时给予鼻罩间断正压通气，甚至气管内插管进行正压机械通气。对出现心力衰竭者，应给予抗心力衰竭治疗。

四、缓解期（稳定期）的治疗与处理原则

本期治疗主要目的在于通过管理与适当治疗，防止与延缓 COPD 的进行性发展、并发症发生以及预防引起急性加重期症状；通过各种治疗途径改善患者呼吸功能，减轻患者症状，提高其生活质量。预防应该以戒烟为主要防治手段，另外宜加强锻炼、增强体质、提高机体抵抗力，预防感染，加强个人卫生，避免各种诱发因素的接触和吸入，防止引起急性加重症状。治疗时应注意，适当应用支气管扩张药及激素类药物解除气道阻塞中的可逆因素，进行康复理疗与呼吸肌功能锻炼、家庭氧疗、营养治疗等改善患者的症状，提高生活质量。

（一）预防感染，增强机体抵抗力

预防感染的主要手段是戒烟，临床实践表明减少吸烟或戒烟后可减少患者上呼吸道感染机会，以及减轻患者症状。提倡患者加强锻炼、增强体质，提高机体抵抗力，进行耐寒锻炼，如冷水洗脸，逐渐提高机体的抗寒能力。积极防治上呼吸道感染和消除对呼吸道的刺激因素。COPD 稳定期多不需要抗菌药物长期治疗，但可根据病原菌药敏或临床经验选用抗生素预防感染，如青霉素、庆大霉素、头孢菌素等。应努力改善患者生活和工作的环境卫生，加强劳动保护，消除家庭室内空气及工作场所烟雾、粉尘和刺激性气体对患者呼吸道的刺激，必要时让其调离原工作岗位。对老年人、体质较弱的患者及容易感染的高危人群，为预防起见，可以在有关传染性疾病发作季节前接种疫苗，如气管炎菌苗、卡介苗制剂、流感疫苗等。

（二）适当应用支气管扩张药及激素类药物

当病人有呼吸困难症状时，主要应用抗胆碱药物和（或）β_2 受体激动剂、茶碱类药物以及肾上腺糖皮质激素等进行小剂量长期治疗。轻度 COPD 可使用 β_2 受体激动剂定量气雾吸入，症状较重、呼吸困难为持续存在者主要应用异丙托品定量吸入治疗，必要时加用 β_2 受体激动剂，可迅速缓解症状，或加用缓释制剂，如茶碱、沙丁胺醇等。重度 COPD 患者在应用各种支气管扩张剂不能缓解呼吸困难时，考虑使用口服或气雾吸入糖皮质激素，但注意不可长期应用，无论症状得到改善或无效，使用一段时间都必须立即停药观察。在使用激素时要防止并发感染。

（三）康复理疗与呼吸肌功能锻炼

康复理疗与呼吸肌功能锻炼也是缓解期患者的基本治疗措施。采用体位引流、用手或机械装置拍打病人胸部及帮助病人训练有效咳嗽等措施，帮助病人排出气管、支气管内分泌物，促使呼吸道通畅。应用超短波配合中药进行物理治疗，也有一定的疗效。进行骨骼肌与呼吸肌放松锻炼，使患者学会放松及自我控制，可消除患者由于长期患病形成的全身骨骼肌特别是呼吸群紧张状态及因此产生的紧张情绪。在条件允许的情况下，还可开展适量的全身锻炼，配合呼吸肌训练，改善患者的日常活动能力，提高生活质量。

（四）家庭氧疗

长期家庭氧疗是影响慢阻肺患者预后的主要因素，可纠正长期低氧血症的不良影响，减缓肺功能恶化、降低肺动脉压和延缓肺心病进展，有利于提高 COPD 患者生存率，改善其生活质量与神经精神状态。对经过戒烟、理疗及药物治疗等措施后处于稳定状态的重度或中、重度患者，结合血气分析结果，如休息状态下存在动脉低氧血症，即呼吸空气时 $PaO_2 < 7.3kPa(55mmHg)$ 或 $SaO_2 < 0.88$，或存在肺动脉高压或肺心病的临床表现者，在条件允许情况下可考虑给予长期家庭氧疗。

（五）营养治疗

慢阻肺者多因营养物质摄入减少、胃肠道消化吸收不良、机体能量消耗增加及机体分解代谢增加等原因发生营养不良，表现为体重下降或消瘦及免疫功能低下，并且病情越严重营养不良的表现越为突出，因此，治疗营养不良也是 COPD 缓解期的重要措施，影响预后的重要因素。根据情况制定合理、有效的营养治疗方案，通过胃肠道及静脉等途径补充必要的能量与营养成分。

（六）其他

包括心理治疗等，解除患者精神焦虑和忧郁情绪。

（任孟新　崔俊霞）

卫生防病工作用法律、法规及规范篇

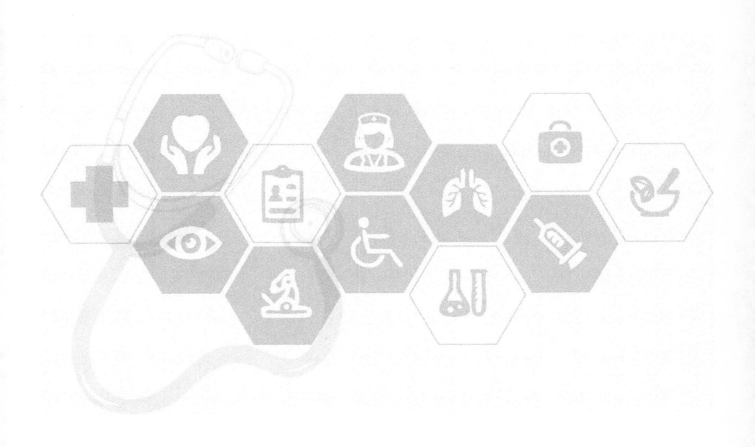

第一部分 卫生防病常用法律、法规及规范

中华人民共和国食品安全法

第一章 总 则

第一条 为了保证食品安全,保障公众身体健康和生命安全,制定本法。

第二条 在中华人民共和国境内从事下列活动,应当遵守本法。

(一)食品生产和加工(以下称食品生产),食品销售和餐饮服务(以下称食品经营);

(二)食品添加剂的生产经营;

(三)用于食品的包装材料、容器、洗涤剂、消毒剂和用于食品生产经营的工具、设备(以下称食品相关产品)的生产经营;

(四)食品生产经营者使用食品添加剂、食品相关产品;

(五)食品的贮存和运输;

(六)对食品、食品添加剂、食品相关产品的安全管理。

供食用的源于农业的初级产品(以下称食用农产品)的质量安全管理,遵守《中华人民共和国农产品质量安全法》的规定。但是,食用农产品的市场销售、有关质量安全标准的制定、有关安全信息的公布和本法对农业投入品作出规定的,应当遵守本法的规定。

第三条 食品安全工作实行预防为主、风险管理、全程控制、社会共治,建立科学、严格的监督管理制度。

第四条 食品生产经营者对其生产经营食品的安全负责。

食品生产经营者应当依照法律、法规和食品安全标准从事生产经营活动,保证食品安全,诚信自律,对社会和公众负责,接受社会监督,承担社会责任。

第五条 国务院设立食品安全委员会,其职责由国务院规定。

国务院食品药品监督管理部门依照本法和国务院规定的职责,对食品生产经营活动实施监督管理。

国务院卫生行政部门依照本法和国务院规定的职责,组织开展食品安全风险监测和风险评估,会同国务院食品药品监督管理部门制定并公布食品安全国家标准。

国务院其他有关部门依照本法和国务院规定的职责,承担有关食品安全工作。

第六条 县级以上地方人民政府对本行政区域的食品安全监督管理工作负责,统一领导、组织、协调本行政区域的食品安全监督管理工作以及食品安全突发事件应对工作,建立健全食品安全全程监督管理工作机制和信息共享机制。

县级以上地方人民政府依照本法和国务院的规定,确定本级食品药品监督管理、卫生行政部门和其他有关部门的职责。有关部门在各自职责范围内负责本行政区域的食品安全监督管理工作。

县级人民政府食品药品监督管理部门可以在乡镇或者特定区域设立派出机构。

第七条 县级以上地方人民政府实行食品安全监督管理责任制。上级人民政府负责对下一级人民政府的食品安全监督管理工作进行评议、考核。县级以上地方人民政府负责对本级食品药品监督管理部门和其他有关部门的食品安全监督管理工作进行评议、考核。

第八条 县级以上人民政府应当将食品安全工作纳入本级国民经济和社会发展规划,将食品安全工作经费列入本级政府财政预算,加强食品安全监督管理能力建设,为食品安全工作提供保障。

县级以上人民政府食品药品监督管理部门和其他有关部门应当加强沟通、密切配合,按照各自职责分工,依法行使职权,承担责任。

第九条 食品行业协会应当加强行业自律,按照章程建立健全行业规范和奖惩机制,提供食品安全信息、技术等服务,引导和督促食品生产经营者依法生产经营,推动行业诚信建设,宣传、普及食品安全知识。

消费者协会和其他消费者组织对违反本法规定,损害消费者合法权益的行为,依法进行社会监督。

第十条 各级人民政府应当加强食品安全的宣传教育,普及食品安全知识,鼓励社会组织、基层群众性自治组织、食品生产经营者开展食品安全法律、法规以及食品安全标准和知识的普及工作,倡导健康的饮食方式,增强消费者食品安全意识和自我保护能力。

新闻媒体应当开展食品安全法律、法规以及食品安全标准和知识的公益宣传,并对食品安全违法行为进行舆论监督。有关食品安全的宣传报道应当真实、公正。

第十一条 国家鼓励和支持开展与食品安全有关的基础研究、应用研究,鼓励和支持食品生产经营者为提高食品安全水平采用先进技术和先进管理规范。

国家对农药的使用实行严格的管理制度,加快淘汰剧毒、高毒、高残留农药,推动替代产品的研发和应用,鼓励使用高效低毒低残留农药。

第十二条 任何组织或者个人有权举报食品安全违法行为,依法向有关部门了解食品安全信息,对食品安全监督管理工作提出意见和建议。

第十三条 对在食品安全工作中做出突出贡献的单位和个人,按照国家有关规定给予表彰、奖励。

第二章　食品安全风险监测和评估

第十四条 国家建立食品安全风险监测制度,对食源性疾病、食品污染以及食品中的有害因素进行监测。

国务院卫生行政部门会同国务院食品药品监督管理、质量监督等部门,制定、实施国家食品安全风险监测计划。

国务院食品药品监督管理部门和其他有关部门获知有关食品安全风险信息后,应当立即核实并向国务院卫生行政部门通报。对有关部门通报的食品安全风险信息以及医疗机构报告的食源性疾病等有关疾病信息,国务院卫生行政部门应当会同国务院有关部门分析研究,认为必要的,及时调整国家食品安全风险监测计划。

省、自治区、直辖市人民政府卫生行政部门会同同级食品药品监督管理、质量监督等部门,根据国家食品安全风险监测计划,结合本行政区域的具体情况,制定、调整本行政区域的食品安全风险监测方案,报国务院卫生行政部门备案并实施。

第十五条 承担食品安全风险监测工作的技术机构应当根据食品安全风险监测计划和监测方案开展监测工作,保证监测数据真实、准确,并按照食品安全风险监测计划和监测方案的要求报送监测数据和分析结果。

食品安全风险监测工作人员有权进入相关食用农产品种植养殖、食品生产经营场所采集样品、收集相关数据。采集样品应当按照市场价格支付费用。

第十六条 食品安全风险监测结果表明可能存在食品安全隐患的,县级以上人民政府卫生行政部门应当及时将相关信息通报同级食品药品监督管理等部门,并报告本级人民政府和上级人民政府卫生行政部门。食品药品监督管理等部门应当组织开展进一步调查。

第十七条 国家建立食品安全风险评估制度,运用科学方法,根据食品安全风险监测信息、科学数据以及有关信息,对食品、食品添加剂、食品相关产品中生物性、化学性和物理性危害因素进行风险评估。

国务院卫生行政部门负责组织食品安全风险评估工作,成立由医学、农业、食品、营养、生物、环境等方面的专家组成的食品安全风险评估专家委员会进行食品安全风险评估。食品安全风险评估结果由国务院卫生行政部门公布。

对农药、肥料、兽药、饲料和饲料添加剂等的安全性评估,应当有食品安全风险评估专家委员会的专家参加。

食品安全风险评估不得向生产经营者收取费用,采集样品应当按照市场价格支付费用。

第十八条 有下列情形之一的,应当进行食品安全风险评估:

(一)通过食品安全风险监测或者接到举报发现食品、食品添加剂、食品相关产品可能存在安全隐患的;

(二)为制定或者修订食品安全国家标准提供科学依据需要进行风险评估的;

(三)为确定监督管理的重点领域、重点品种需要进行风险评估的;

（四）发现新的可能危害食品安全因素的；

（五）需要判断某一因素是否构成食品安全隐患的；

（六）国务院卫生行政部门认为需要进行风险评估的其他情形。

第十九条 国务院食品药品监督管理、质量监督、农业行政等部门在监督管理工作中发现需要进行食品安全风险评估的，应当向国务院卫生行政部门提出食品安全风险评估的建议，并提供风险来源、相关检验数据和结论等信息、资料。属于本法第十八条规定情形的，国务院卫生行政部门应当及时进行食品安全风险评估，并向国务院有关部门通报评估结果。

第二十条 省级以上人民政府卫生行政、农业行政部门应当及时相互通报食品、食用农产品安全风险监测信息。

国务院卫生行政、农业行政部门应当及时相互通报食品、食用农产品安全风险评估结果等信息。

第二十一条 食品安全风险评估结果是制定、修订食品安全标准和实施食品安全监督管理的科学依据。

经食品安全风险评估，得出食品、食品添加剂、食品相关产品不安全结论的，国务院食品药品监督管理、质量监督等部门应当依据各自职责立即向社会公告，告知消费者停止食用或者使用，并采取相应措施，确保该食品、食品添加剂、食品相关产品停止生产经营；需要制定、修订相关食品安全国家标准的，国务院卫生行政部门应当会同国务院食品药品监督管理部门立即制定、修订。

第二十二条 国务院食品药品监督管理部门应当会同国务院有关部门，根据食品安全风险评估结果、食品安全监督管理信息，对食品安全状况进行综合分析。对经综合分析表明可能具有较高程度安全风险的食品，国务院食品药品监督管理部门应当及时提出食品安全风险警示，并向社会公布。

第二十三条 县级以上人民政府食品药品监督管理部门和其他有关部门、食品安全风险评估专家委员会及其技术机构，应当按照科学、客观、及时、公开的原则，组织食品生产经营者、食品检验机构、认证机构、食品行业协会、消费者协会以及新闻媒体等，就食品安全风险评估信息和食品安全监督管理信息进行交流沟通。

第三章 食品安全标准

第二十四条 制定食品安全标准，应当以保障公众身体健康为宗旨，做到科学合理、安全可靠。

第二十五条 食品安全标准是强制执行的标准。除食品安全标准外，不得制定其他食品强制性标准。

第二十六条 食品安全标准应当包括下列内容：

（一）食品、食品添加剂、食品相关产品中的致病性微生物，农药残留、兽药残留、生物毒素、重金属等污染物质以及其他危害人体健康物质的限量规定；

（二）食品添加剂的品种、使用范围、用量；

（三）专供婴幼儿和其他特定人群的主辅食品的营养成分要求；

（四）对与卫生、营养等食品安全要求有关的标签、标志、说明书的要求；

（五）食品生产经营过程的卫生要求；

（六）与食品安全有关的质量要求；

（七）与食品安全有关的食品检验方法与规程；

（八）其他需要制定为食品安全标准的内容。

第二十七条 食品安全国家标准由国务院卫生行政部门会同国务院食品药品监督管理部门制定、公布，国务院标准化行政部门提供国家标准编号。

食品中农药残留、兽药残留的限量规定及其检验方法与规程由国务院卫生行政部门、国务院农业行政部门会同国务院食品药品监督管理部门制定。

屠宰畜、禽的检验规程由国务院农业行政部门会同国务院卫生行政部门制定。

第二十八条 制定食品安全国家标准，应当依据食品安全风险评估结果并充分考虑食用农产品安全风险评估结果，参照相关的国际标准和国际食品安全风险评估结果，并将食品安全国家标准草案向社会公布，广泛听取食品生产经营者、消费者、有关部门等方面的意见。

食品安全国家标准应当经国务院卫生行政部门组织的食品安全国家标准审评委员会审查通过。食品安全国家标准审评委员会由医学、农业、食品、营养、生物、环境等方面的专家以及国务院有关部门、食品行业协会、消费者协会的代表组成,对食品安全国家标准草案的科学性和实用性等进行审查。

第二十九条 对地方特色食品,没有食品安全国家标准的,省、自治区、直辖市人民政府卫生行政部门可以制定并公布食品安全地方标准,报国务院卫生行政部门备案。食品安全国家标准制定后,该地方标准即行废止。

第三十条 国家鼓励食品生产企业制定严于食品安全国家标准或者地方标准的企业标准,在本企业适用,并报省、自治区、直辖市人民政府卫生行政部门备案。

第三十一条 省级以上人民政府卫生行政部门应当在其网站上公布制定和备案的食品安全国家标准、地方标准和企业标准,供公众免费查阅、下载。

对食品安全标准执行过程中的问题,县级以上人民政府卫生行政部门应当会同有关部门及时给予指导、解答。

第三十二条 省级以上人民政府卫生行政部门应当会同同级食品药品监督管理、质量监督、农业行政等部门,分别对食品安全国家标准和地方标准的执行情况进行跟踪评价,并根据评价结果及时修订食品安全标准。

省级以上人民政府食品药品监督管理、质量监督、农业行政等部门应当对食品安全标准执行中存在的问题进行收集、汇总,并及时向同级卫生行政部门通报。

食品生产经营者、食品行业协会发现食品安全标准在执行中存在问题的,应当立即向卫生行政部门报告。

第四章　食品生产经营

第一节　一般规定

第三十三条 食品生产经营应当符合食品安全标准,并符合下列要求:

(一)具有与生产经营的食品品种、数量相适应的食品原料处理和食品加工、包装、贮存等场所,保持该场所环境整洁,并与有毒、有害场所以及其他污染源保持规定的距离;

(二)具有与生产经营的食品品种、数量相适应的生产经营设备或者设施,有相应的消毒、更衣、盥洗、采光、照明、通风、防腐、防尘、防蝇、防鼠、防虫、洗涤以及处理废水、存放垃圾和废弃物的设备或者设施;

(三)有专职或者兼职的食品安全专业技术人员、食品安全管理人员和保证食品安全的规章制度;

(四)具有合理的设备布局和工艺流程,防止待加工食品与直接入口食品、原料与成品交叉污染,避免食品接触有毒物、不洁物;

(五)餐具、饮具和盛放直接入口食品的容器,使用前应当洗净、消毒,炊具、用具用后应当洗净,保持清洁;

(六)贮存、运输和装卸食品的容器、工具和设备应当安全、无害,保持清洁,防止食品污染,并符合保证食品安全所需的温度、湿度等特殊要求,不得将食品与有毒、有害物品一同贮存、运输;

(七)直接入口的食品应当使用无毒、清洁的包装材料、餐具、饮具和容器;

(八)食品生产经营人员应当保持个人卫生,生产经营食品时,应当将手洗净,穿戴清洁的工作衣、帽等;销售无包装的直接入口食品时,应当使用无毒、清洁的容器、售货工具和设备;

(九)用水应当符合国家规定的生活饮用水卫生标准;

(十)使用的洗涤剂、消毒剂应当对人体安全、无害;

(十一)法律、法规规定的其他要求。

非食品生产经营者从事食品贮存、运输和装卸的,应当符合前款第六项的规定。

第三十四条 禁止生产经营下列食品、食品添加剂、食品相关产品:

(一)用非食品原料生产的食品或者添加食品添加剂以外的化学物质和其他可能危害人体健康物质的食品,或者用回收食品作为原料生产的食品;

(二)致病性微生物,农药残留、兽药残留、生物毒素、重金属等污染物质以及其他危害人体健康的物质含量超过食品安全标准限量的食品、食品添加剂、食品相关产品;

(三)用超过保质期的食品原料、食品添加剂生产的食品、食品添加剂;

(四)超范围、超限量使用食品添加剂的食品;

(五)营养成分不符合食品安全标准的专供婴幼儿和其他特定人群的主辅食品;

(六)腐败变质、油脂酸败、霉变生虫、污秽不洁、混有异物、掺假掺杂或者感官性状异常的食品、食品添加剂;

(七)病死、毒死或者死因不明的禽、畜、兽、水产动物肉类及其制品;

（八）未按规定进行检疫或者检疫不合格的肉类，或者未经检验或者检验不合格的肉类制品；

（九）被包装材料、容器、运输工具等污染的食品、食品添加剂；

（十）标注虚假生产日期、保质期或者超过保质期的食品、食品添加剂；

（十一）无标签的预包装食品、食品添加剂；

（十二）国家为防病等特殊需要明令禁止生产经营的食品；

（十三）其他不符合法律、法规或者食品安全标准的食品、食品添加剂、食品相关产品。

第三十五条　国家对食品生产经营实行许可制度。从事食品生产、食品销售、餐饮服务，应当依法取得许可。但是，销售食用农产品，不需要取得许可。

县级以上地方人民政府食品药品监督管理部门应当依照《中华人民共和国行政许可法》的规定，审核申请人提交的本法第三十三条第一款第一项至第四项规定要求的相关资料，必要时对申请人的生产经营场所进行现场核查；对符合规定条件的，准予许可；对不符合规定条件的，不予许可并书面说明理由。

第三十六条　食品生产加工小作坊和食品摊贩等从事食品生产经营活动，应当符合本法规定的与其生产经营规模、条件相适应的食品安全要求，保证所生产经营的食品卫生、无毒、无害，食品药品监督管理部门应当对其加强监督管理。

县级以上地方人民政府应当对食品生产加工小作坊、食品摊贩等进行综合治理，加强服务和统一规划，改善其生产经营环境，鼓励和支持其改进生产经营条件，进入集中交易市场、店铺等固定场所经营，或者在指定的临时经营区域、时段经营。

食品生产加工小作坊和食品摊贩等的具体管理办法由省、自治区、直辖市制定。

第三十七条　利用新的食品原料生产食品，或者生产食品添加剂新品种、食品相关产品新品种，应当向国务院卫生行政部门提交相关产品的安全性评估材料。国务院卫生行政部门应当自收到申请之日起六十日内组织审查；对符合食品安全要求的，准予许可并公布；对不符合食品安全要求的，不予许可并书面说明理由。

第三十八条　生产经营的食品中不得添加药品，但是可以添加按照传统既是食品又是中药材的物质。按照传统既是食品又是中药材的物质目录由国务院卫生行政部门会同国务院食品药品监督管理部门制定、公布。

第三十九条　国家对食品添加剂生产实行许可制度。从事食品添加剂生产，应当具有与所生产食品添加剂品种相适应的场所、生产设备或者设施、专业技术人员和管理制度，并依照本法第三十五条第二款规定的程序，取得食品添加剂生产许可。

生产食品添加剂应当符合法律、法规和食品安全国家标准。

第四十条　食品添加剂应当在技术上确有必要且经过风险评估证明安全可靠，方可列入允许使用的范围；有关食品安全国家标准应当根据技术必要性和食品安全风险评估结果及时修订。

食品生产经营者应当按照食品安全国家标准使用食品添加剂。

第四十一条　生产食品相关产品应当符合法律、法规和食品安全国家标准。对直接接触食品的包装材料等具有较高风险的食品相关产品，按照国家有关工业产品生产许可证管理的规定实施生产许可。质量监督部门应当加强对食品相关产品生产活动的监督管理。

第四十二条　国家建立食品安全全程追溯制度。

食品生产经营者应当依照本法的规定，建立食品安全追溯体系，保证食品可追溯。国家鼓励食品生产经营者采用信息化手段采集、留存生产经营信息，建立食品安全追溯体系。

国务院食品药品监督管理部门会同国务院农业行政等有关部门建立食品安全全程追溯协作机制。

第四十三条　地方各级人民政府应当采取措施鼓励食品规模化生产和连锁经营、配送。

国家鼓励食品生产经营企业参加食品安全责任保险。

第二节　生产经营过程控制

第四十四条　食品生产经营企业应当建立健全食品安全管理制度，对职工进行食品安全知识培训，加强食品检验工作，依法从事生产经营活动。

食品生产经营企业的主要负责人应当落实企业食品安全管理制度，对本企业的食品安全工作全面负责。

食品生产经营企业应当配备食品安全管理人员,加强对其培训和考核。经考核不具备食品安全管理能力的,不得上岗。食品药品监督管理部门应当对企业食品安全管理人员随机进行监督抽查考核并公布考核情况。监督抽查考核不得收取费用。

第四十五条 食品生产经营者应当建立并执行从业人员健康管理制度。患有国务院卫生行政部门规定的有碍食品安全疾病的人员,不得从事接触直接入口食品的工作。

从事接触直接入口食品工作的食品生产经营人员应当每年进行健康检查,取得健康证明后方可上岗工作。

第四十六条 食品生产企业应当就下列事项制定并实施控制要求,保证所生产的食品符合食品安全标准:

(一)原料采购、原料验收、投料等原料控制;

(二)生产工序、设备、贮存、包装等生产关键环节控制;

(三)原料检验、半成品检验、成品出厂检验等检验控制;

(四)运输和交付控制。

第四十七条 食品生产经营者应当建立食品安全自查制度,定期对食品安全状况进行检查评价。生产经营条件发生变化,不再符合食品安全要求的,食品生产经营者应当立即采取整改措施;有发生食品安全事故潜在风险的,应当立即停止食品生产经营活动,并向所在地县级人民政府食品药品监督管理部门报告。

第四十八条 国家鼓励食品生产经营企业符合良好生产规范要求,实施危害分析与关键控制点体系,提高食品安全管理水平。

对通过良好生产规范、危害分析与关键控制点体系认证的食品生产经营企业,认证机构应当依法实施跟踪调查;对不再符合认证要求的企业,应当依法撤销认证,及时向县级以上人民政府食品药品监督管理部门通报,并向社会公布。认证机构实施跟踪调查不得收取费用。

第四十九条 食用农产品生产者应当按照食品安全标准和国家有关规定使用农药、肥料、兽药、饲料和饲料添加剂等农业投入品,严格执行农业投入品使用安全间隔期或者休药期的规定,不得使用国家明令禁止的农业投入品。禁止将剧毒、高毒农药用于蔬菜、瓜果、茶叶和中草药材等国家规定的农作物。

食用农产品的生产企业和农民专业合作经济组织应当建立农业投入品使用记录制度。

县级以上人民政府农业行政部门应当加强对农业投入品使用的监督管理和指导,建立健全农业投入品安全使用制度。

第五十条 食品生产者采购食品原料、食品添加剂、食品相关产品,应当查验供货者的许可证和产品合格证明;对无法提供合格证明的食品原料,应当按照食品安全标准进行检验;不得采购或者使用不符合食品安全标准的食品原料、食品添加剂、食品相关产品。

食品生产企业应当建立食品原料、食品添加剂、食品相关产品进货查验记录制度,如实记录食品原料、食品添加剂、食品相关产品的名称、规格、数量、生产日期或者生产批号、保质期、进货日期以及供货者名称、地址、联系方式等内容,并保存相关凭证。记录和凭证保存期限不得少于产品保质期满后六个月;没有明确保质期的,保存期限不得少于二年。

第五十一条 食品生产企业应当建立食品出厂检验记录制度,查验出厂食品的检验合格证和安全状况,如实记录食品的名称、规格、数量、生产日期或者生产批号、保质期、检验合格证号、销售日期以及购货者名称、地址、联系方式等内容,并保存相关凭证。记录和凭证保存期限应当符合本法第五十条第二款的规定。

第五十二条 食品、食品添加剂、食品相关产品的生产者,应当按照食品安全标准对所生产的食品、食品添加剂、食品相关产品进行检验,检验合格后方可出厂或者销售。

第五十三条 食品经营者采购食品,应当查验供货者的许可证和食品出厂检验合格证或者其他合格证明(以下称合格证明文件)。

食品经营企业应当建立食品进货查验记录制度,如实记录食品的名称、规格、数量、生产日期或者生产批号、保质期、进货日期以及供货者名称、地址、联系方式等内容,并保存相关凭证。记录和凭证保存期限应当符合本法第五十条第二款的规定。

实行统一配送经营方式的食品经营企业,可以由企业总部统一查验供货者的许可证和食品合格证明文件,进行食品进货查验记录。

从事食品批发业务的经营企业应当建立食品销售记录制度,如实记录批发食品的名称、规格、数量、生产日期或者生产批号、保质期、销售日期以及购货者名称、地址、联系方式等内容,并保存相关凭证。记录和凭证保存期限应当符合本法第五十条第二款的规定。

第五十四条 食品经营者应当按照保证食品安全的要求贮存食品,定期检查库存食品,及时清理变质或者超过保质期的食品。

食品经营者贮存散装食品,应当在贮存位置标明食品的名称、生产日期或者生产批号、保质期、生产者名称及联系方式等内容。

第五十五条 餐饮服务提供者应当制定并实施原料控制要求,不得采购不符合食品安全标准的食品原料。倡导餐饮服务提供者公开加工过程,公示食品原料及其来源等信息。

餐饮服务提供者在加工过程中应当检查待加工的食品及原料,发现有本法第三十四条第六项规定情形的,不得加工或者使用。

第五十六条 餐饮服务提供者应当定期维护食品加工、贮存、陈列等设施、设备;定期清洗、校验保温设施及冷藏、冷冻设施。

餐饮服务提供者应当按照要求对餐具、饮具进行清洗消毒,不得使用未经清洗消毒的餐具、饮具;餐饮服务提供者委托清洗消毒餐具、饮具的,应当委托符合本法规定条件的餐具、饮具集中消毒服务单位。

第五十七条 学校、托幼机构、养老机构、建筑工地等集中用餐单位的食堂应当严格遵守法律、法规和食品安全标准;从供餐单位订餐的,应当从取得食品生产经营许可的企业订购,并按照要求对订购的食品进行查验。供餐单位应当严格遵守法律、法规和食品安全标准,当餐加工,确保食品安全。

学校、托幼机构、养老机构、建筑工地等集中用餐单位的主管部门应当加强对集中用餐单位的食品安全教育和日常管理,降低食品安全风险,及时消除食品安全隐患。

第五十八条 餐具、饮具集中消毒服务单位应当具备相应的作业场所、清洗消毒设备或者设施,用水和使用的洗涤剂、消毒剂应当符合相关食品安全国家标准和其他国家标准、卫生规范。

餐具、饮具集中消毒服务单位应当对消毒餐具、饮具进行逐批检验,检验合格后方可出厂,并应当随附消毒合格证明。消毒后的餐具、饮具应当在独立包装上标注单位名称、地址、联系方式、消毒日期以及使用期限等内容。

第五十九条 食品添加剂生产者应当建立食品添加剂出厂检验记录制度,查验出厂产品的检验合格证和安全状况,如实记录食品添加剂的名称、规格、数量、生产日期或者生产批号、保质期、检验合格证号、销售日期以及购货者名称、地址、联系方式等相关内容,并保存相关凭证。记录和凭证保存期限应当符合本法第五十条第二款的规定。

第六十条 食品添加剂经营者采购食品添加剂,应当依法查验供货者的许可证和产品合格证明文件,如实记录食品添加剂的名称、规格、数量、生产日期或者生产批号、保质期、进货日期以及供货者名称、地址、联系方式等内容,并保存相关凭证。记录和凭证保存期限应当符合本法第五十条第二款的规定。

第六十一条 集中交易市场的开办者、柜台出租者和展销会举办者,应当依法审查入场食品经营者的许可证,明确其食品安全管理责任,定期对其经营环境和条件进行检查,发现其有违反本法规定行为的,应当及时制止并立即报告所在地县级人民政府食品药品监督管理部门。

第六十二条 网络食品交易第三方平台提供者应当对入网食品经营者进行实名登记,明确其食品安全管理责任;依法应当取得许可证的,还应当审查其许可证。

网络食品交易第三方平台提供者发现入网食品经营者有违反本法规定行为的,应当及时制止并立即报告所在地县级人民政府食品药品监督管理部门;发现严重违法行为的,应当立即停止提供网络交易平台服务。

第六十三条 国家建立食品召回制度。食品生产者发现其生产的食品不符合食品安全标准或者有证据证明可能危害人体健康的,应当立即停止生产,召回已经上市销售的食品,通知相关生产经营者和消费者,并记录召回和通知情况。

食品经营者发现其经营的食品有前款规定情形的,应当立即停止经营,通知相关生产经营者和消费者,并记录停止经营和通知情况。食品生产者认为应当召回的,应当立即召回。由于食品经营者的原因造成其经营的食品有前款规定情形的,食品经营者应当召回。

食品生产经营者应当对召回的食品采取无害化处理、销毁等措施,防止其再次流入市场。但是,对因标签、标志或者说明书不符合食品安全标准而被召回的食品,食品生产者在采取补救措施且能保证食品安全的情况下可以继续销售;销售时应当向消费者明示补救措施。

食品生产经营者应当将食品召回和处理情况向所在地县级人民政府食品药品监督管理部门报告;需要对召回的食品进行无害化处理、销毁的,应当提前报告时间、地点。食品药品监督管理部门认为必要的,可以实施现场监督。

食品生产经营者未依照本条规定召回或者停止经营的,县级以上人民政府食品药品监督管理部门可以责令其召回或者停止经营。

第六十四条 食用农产品批发市场应当配备检验设备和检验人员或者委托符合本法规定的食品检验机构,对进入该批发市场销售的食用农产品进行抽样检验;发现不符合食品安全标准的,应当要求销售者立即停止销售,并向食品药品监督管理部门报告。

第六十五条 食用农产品销售者应当建立食用农产品进货查验记录制度,如实记录食用农产品的名称、数量、进货日期以及供货者名称、地址、联系方式等内容,并保存相关凭证。记录和凭证保存期限不得少于六个月。

第六十六条 进入市场销售的食用农产品在包装、保鲜、贮存、运输中使用保鲜剂、防腐剂等食品添加剂和包装材料等食品相关产品,应当符合食品安全国家标准。

第三节 标签、说明书和广告

第六十七条 预包装食品的包装上应当有标签。标签应当标明下列事项:

(一)名称、规格、净含量、生产日期;

(二)成分或者配料表;

(三)生产者的名称、地址、联系方式;

(四)保质期;

(五)产品标准代号;

(六)贮存条件;

(七)所使用的食品添加剂在国家标准中的通用名称;

(八)生产许可证编号;

(九)法律、法规或者食品安全标准规定应当标明的其他事项。

专供婴幼儿和其他特定人群的主辅食品,其标签还应当标明主要营养成分及其含量。

食品安全国家标准对标签标注事项另有规定的,从其规定。

第六十八条 食品经营者销售散装食品,应当在散装食品的容器、外包装上标明食品的名称、生产日期或者生产批号、保质期以及生产经营者名称、地址、联系方式等内容。

第六十九条 生产经营转基因食品应当按照规定显著标示。

第七十条 食品添加剂应当有标签、说明书和包装。标签、说明书应当载明本法第六十七条第一款第一项至第六项、第八项、第九项规定的事项,以及食品添加剂的使用范围、用量、使用方法,并在标签上载明"食品添加剂"字样。

第七十一条 食品和食品添加剂的标签、说明书,不得含有虚假内容,不得涉及疾病预防、治疗功能。生产经营者对其提供的标签、说明书的内容负责。

食品和食品添加剂的标签、说明书应当清楚、明显,生产日期、保质期等事项应当显著标注,容易辨识。

食品和食品添加剂与其标签、说明书的内容不符的,不得上市销售。

第七十二条 食品经营者应当按照食品标签标示的警示标志、警示说明或者注意事项的要求销售食品。

第七十三条 食品广告的内容应当真实合法,不得含有虚假内容,不得涉及疾病预防、治疗功能。食品生产经营者对食品广告内容的真实性、合法性负责。

县级以上人民政府食品药品监督管理部门和其他有关部门以及食品检验机构、食品行业协会不得以广告或者其他形式向消费者推荐食品。消费者组织不得以收取费用或者其他牟取利益的方式向消费者推荐食品。

第四节 特殊食品

第七十四条 国家对保健食品、特殊医学用途配方食品和婴幼儿配方食品等特殊食品实行严格监督管理。

第七十五条 保健食品声称保健功能,应当具有科学依据,不得对人体产生急性、亚急性或者慢性危害。

保健食品原料目录和允许保健食品声称的保健功能目录,由国务院食品药品监督管理部门会同国务院卫生行政部门、国家中医药管理部门制定、调整并公布。

保健食品原料目录应当包括原料名称、用量及其对应的功效;列入保健食品原料目录的原料只能用于保健食品生产,不得用于其他食品生产。

第七十六条 使用保健食品原料目录以外原料的保健食品和首次进口的保健食品应当经国务院食品药品监督管理部门注册。但是,首次进口的保健食品中属于补充维生素、矿物质等营养物质的,应当报国务院食品药品监督管理部门备案。其他保健食品应当报省、自治区、直辖市人民政府食品药品监督管理部门备案。

进口的保健食品应当是出口国(地区)主管部门准许上市销售的产品。

第七十七条 依法应当注册的保健食品,注册时应当提交保健食品的研发报告、产品配方、生产工艺、安全性和保健功能评价、标签、说明书等材料及样品,并提供相关证明文件。国务院食品药品监督管理部门经组织技术审评,对符合安全和功能声称要求的,准予注册;对不符合要求的,不予注册并书面说明理由。对使用保健食品原料目录以外原料的保健食品作出准予注册决定的,应当及时将该原料纳入保健食品原料目录。

依法应当备案的保健食品,备案时应当提交产品配方、生产工艺、标签、说明书以及表明产品安全性和保健功能的材料。

第七十八条 保健食品的标签、说明书不得涉及疾病预防、治疗功能,内容应当真实,与注册或者备案的内容相一致,载明适宜人群、不适宜人群、功效成分或者标志性成分及其含量等,并声明"本品不能代替药物"。保健食品的功能和成分应当与标签、说明书相一致。

第七十九条 保健食品广告除应当符合本法第七十三条第一款的规定外,还应当声明"本品不能代替药物";其内容应当经生产企业所在地省、自治区、直辖市人民政府食品药品监督管理部门审查批准,取得保健食品广告批准文件。省、自治区、直辖市人民政府食品药品监督管理部门应当公布并及时更新已经批准的保健食品广告目录以及批准的广告内容。

第八十条 特殊医学用途配方食品应当经国务院食品药品监督管理部门注册。注册时,应当提交产品配方、生产工艺、标签、说明书以及表明产品安全性、营养充足性和特殊医学用途临床效果的材料。

特殊医学用途配方食品广告适用《中华人民共和国广告法》和其他法律、行政法规关于药品广告管理的规定。

第八十一条 婴幼儿配方食品生产企业应当实施从原料进厂到成品出厂的全过程质量控制,对出厂的婴幼儿配方食品实施逐批检验,保证食品安全。

生产婴幼儿配方食品使用的生鲜乳、辅料等食品原料、食品添加剂等,应当符合法律、行政法规的规定和食品安全国家标准,保证婴幼儿生长发育所需的营养成分。

婴幼儿配方食品生产企业应当将食品原料、食品添加剂、产品配方及标签等事项向省、自治区、直辖市人民政府食品药品监督管理部门备案。

婴幼儿配方乳粉的产品配方应当经国务院食品药品监督管理部门注册。注册时,应当提交配方研发报告和其他表明配方科学性、安全性的材料。

不得以分装方式生产婴幼儿配方乳粉,同一企业不得用同一配方生产不同品牌的婴幼儿配方乳粉。

第八十二条 保健食品、特殊医学用途配方食品、婴幼儿配方乳粉的注册人或者备案人应当对其提交材料的真实性负责。

省级以上人民政府食品药品监督管理部门应当及时公布注册或者备案的保健食品、特殊医学用途配方食品、婴幼儿配方乳粉目录,并对注册或者备案中获知的企业商业秘密予以保密。

保健食品、特殊医学用途配方食品、婴幼儿配方乳粉生产企业应当按照注册或者备案的产品配方、生产工艺等技术要求组织生产。

第八十三条 生产保健食品,特殊医学用途配方食品、婴幼儿配方食品和其他专供特定人群的主辅食品的企业,应当按照良好生产规范的要求建立与所生产食品相适应的生产质量管理体系,定期对该体系的运行情况进行自查,保证其有效运行,并向所在地县级人民政府食品药品监督管理部门提交自查报告。

第五章 食品检验

第八十四条 食品检验机构按照国家有关认证认可的规定取得资质认定后,方可从事食品检验活动。但是,法律另有规定的除外。

食品检验机构的资质认定条件和检验规范,由国务院食品药品监督管理部门规定。

符合本法规定的食品检验机构出具的检验报告具有同等效力。

县级以上人民政府应当整合食品检验资源,实现资源共享。

第八十五条 食品检验由食品检验机构指定的检验人独立进行。

检验人应当依照有关法律、法规的规定,并按照食品安全标准和检验规范对食品进行检验,尊重科学,恪守职业道德,保证出具的检验数据和结论客观、公正,不得出具虚假检验报告。

第八十六条 食品检验实行食品检验机构与检验人负责制。食品检验报告应当加盖食品检验机构公章,并有检验人的签名或者盖章。食品检验机构和检验人对出具的食品检验报告负责。

第八十七条 县级以上人民政府食品药品监督管理部门应当对食品进行定期或者不定期的抽样检验,并依据有关规定公布检验结果,不得免检。进行抽样检验,应当购买抽取的样品,委托符合本法规定的食品检验机构进行检验,并支付相关费用;不得向食品生产经营者收取检验费和其他费用。

第八十八条 对依照本法规定实施的检验结论有异议的,食品生产经营者可以自收到检验结论之日起七个工作日内向实施抽样检验的食品药品监督管理部门或者其上一级食品药品监督管理部门提出复检申请,由受理复检申请的食品药品监督管理部门在公布的复检机构名录中随机确定复检机构进行复检。复检机构出具的复检结论为最终检验结论。复检机构与初检机构不得为同一机构。复检机构名录由国务院认证认可监督管理、食品药品监督管理、卫生行政、农业行政等部门共同公布。

采用国家规定的快速检测方法对食用农产品进行抽查检测,被抽查人对检测结果有异议的,可以自收到检测结果时起四小时内申请复检。复检不得采用快速检测方法。

第八十九条 食品生产企业可以自行对所生产的食品进行检验,也可以委托符合本法规定的食品检验机构进行检验。

食品行业协会和消费者协会等组织、消费者需要委托食品检验机构对食品进行检验的,应当委托符合本法规定的食品检验机构进行。

第九十条 食品添加剂的检验,适用本法有关食品检验的规定。

第六章　食品进出口

第九十一条 国家出入境检验检疫部门对进出口食品安全实施监督管理。

第九十二条 进口的食品、食品添加剂、食品相关产品应当符合我国食品安全国家标准。

进口的食品、食品添加剂应当经出入境检验检疫机构依照进出口商品检验相关法律、行政法规的规定检验合格。

进口的食品、食品添加剂应当按照国家出入境检验检疫部门的要求随附合格证明材料。

第九十三条 进口尚无食品安全国家标准的食品,由境外出口商、境外生产企业或者其委托的进口商向国务院卫生行政部门提交所执行的相关国家(地区)标准或者国际标准。国务院卫生行政部门对相关标准进行审查,认为符合食品安全要求的,决定暂予适用,并及时制定相应的食品安全国家标准。进口利用新的食品原料生产的食品或者进口食品添加剂新品种、食品相关产品新品种,依照本法第三十七条的规定办理。

出入境检验检疫机构按照国务院卫生行政部门的要求,对前款规定的食品、食品添加剂、食品相关产品进行检验。检验结果应当公开。

第九十四条 境外出口商、境外生产企业应当保证向我国出口的食品、食品添加剂、食品相关产品符合本法以及我国其他有关法律、行政法规的规定和食品安全国家标准的要求,并对标签、说明书的内容负责。

进口商应当建立境外出口商、境外生产企业审核制度,重点审核前款规定的内容;审核不合格的,不得进口。

发现进口食品不符合我国食品安全国家标准或者有证据证明可能危害人体健康的,进口商应当立即停止进口,并依照本法第六十三条的规定召回。

第九十五条 境外发生的食品安全事件可能对我国境内造成影响,或者在进口食品、食品添加剂、食品相关产品中发现严重食品安全问题的,国家出入境检验检疫部门应当及时采取风险预警或者控制措施,并向国务院食品药品监督管理、卫生行政、农业行政部门通报。接到通报的部门应当及时采取相应措施。

县级以上人民政府食品药品监督管理部门对国内市场上销售的进口食品、食品添加剂实施监督管理。发现存在严重食品安全问题的,国务院食品药品监督管理部门应当及时向国家出入境检验检疫部门通报。国家出入境检验检疫部门应当及时采取相应措施。

第九十六条 向我国境内出口食品的境外出口商或者代理商、进口食品的进口商应当向国家出入境检验检疫部门备案。向我国境内出口食品的境外食品生产企业应当经国家出入境检验检疫部门注册。已经注册的境外食品生产企业提供虚假材料,或者因其自身的原因致使进口食品发生重大食品安全事故的,国家出入境检验检疫部门应当撤销注册并公告。

国家出入境检验检疫部门应当定期公布已经备案的境外出口商、代理商、进口商和已经注册的境外食品生产企业名单。

第九十七条 进口的预包装食品、食品添加剂应当有中文标签;依法应当有说明书的,还应当有中文说明书。标签、说明书应当符合本法以及我国其他有关法律、行政法规的规定和食品安全国家标准的要求,并载明食品的原产地以及境内代理商的名称、地址、联系方式。预包装食品没有中文标签、中文说明书或者标签、说明书不符合本条规定的,不得进口。

第九十八条 进口商应当建立食品、食品添加剂进口和销售记录制度,如实记录食品、食品添加剂的名称、规格、数量、生产日期、生产或者进口批号、保质期、境外出口商和购货者名称、地址及联系方式、交货日期等内容,并保存相关凭证。记录和凭证保存期限应当符合本法第五十条第二款的规定。

第九十九条 出口食品生产企业应当保证其出口食品符合进口国(地区)的标准或者合同要求。

出口食品生产企业和出口食品原料种植、养殖场应当向国家出入境检验检疫部门备案。

第一百条 国家出入境检验检疫部门应当收集、汇总下列进出口食品安全信息,并及时通报相关部门、机构和企业:

(一)出入境检验检疫机构对进出口食品实施检验检疫发现的食品安全信息;

(二)食品行业协会和消费者协会等组织、消费者反映的进口食品安全信息;

(三)国际组织、境外政府机构发布的风险预警信息及其他食品安全信息,以及境外食品行业协会等组织、消费者反映的食品安全信息;

(四)其他食品安全信息。

国家出入境检验检疫部门应当对进出口食品的进口商、出口商和出口食品生产企业实施信用管理,建立信用记录,并依法向社会公布。对有不良记录的进口商、出口商和出口食品生产企业,应当加强对其进出口食品的检验检疫。

第一百〇一条 国家出入境检验检疫部门可以对向我国境内出口食品的国家(地区)的食品安全管理体系和食品安全状况进行评估和审查,并根据评估和审查结果,确定相应检验检疫要求。

第七章　食品安全事故处置

第一百〇二条 国务院组织制定国家食品安全事故应急预案。

县级以上地方人民政府应当根据有关法律、法规的规定和上级人民政府的食品安全事故应急预案以及本行政区域的实际情况,制定本行政区域的食品安全事故应急预案,并报上一级人民政府备案。

食品安全事故应急预案应当对食品安全事故分级、事故处置组织指挥体系与职责、预防预警机制、处置程序、应急保障措施等作出规定。

食品生产经营企业应当制定食品安全事故处置方案,定期检查本企业各项食品安全防范措施的落实情况,及时消除事故隐患。

第一百〇三条 发生食品安全事故的单位应当立即采取措施,防止事故扩大。事故单位和接收病人进行治疗的单位应当及时向事故发生地县级人民政府食品药品监督管理、卫生行政部门报告。

县级以上人民政府质量监督、农业行政等部门在日常监督管理中发现食品安全事故或者接到事故举报,应当立即向同级食品药品监督管理部门通报。

发生食品安全事故,接到报告的县级人民政府食品药品监督管理部门应当按照应急预案的规定向本级人民政府和上级人民政府食品药品监督管理部门报告。县级人民政府和上级人民政府食品药品监督管理部门应当按照应急预案的规定上报。

任何单位和个人不得对食品安全事故隐瞒、谎报、缓报,不得隐匿、伪造、毁灭有关证据。

第一百〇四条 医疗机构发现其接收的患者属于食源性疾病患者或者疑似患者的,应当按照规定及时将相关信息向所在地县级人民政府卫生行政部门报告。县级人民政府卫生行政部门认为与食品安全有关的,应当及时通报同级食品药品监督管理部门。

县级以上人民政府卫生行政部门在调查处理传染病或者其他突发公共卫生事件中发现与食品安全相关的信息,应当及时通报同级食品药品监督管理部门。

第一百〇五条 县级以上人民政府食品药品监督管理部门接到食品安全事故的报告后,应当立即会同同级卫生行政、质量监督、农业行政等部门进行调查处理,并采取下列措施,防止或者减轻社会危害:

(一)开展应急救援工作,组织救治因食品安全事故导致人身伤害的人员;

(二)封存可能导致食品安全事故的食品及其原料,并立即进行检验;对确认属于被污染的食品及其原料,责令食品生产经营者依照本法第六十三条的规定召回或者停止经营;

(三)封存被污染的食品相关产品,并责令进行清洗消毒;

(四)做好信息发布工作,依法对食品安全事故及其处理情况进行发布,并对可能产生的危害加以解释、说明。

发生食品安全事故需要启动应急预案的,县级以上人民政府应当立即成立事故处置指挥机构,启动应急预案,依照前款和应急预案的规定进行处置。

发生食品安全事故,县级以上疾病预防控制机构应当对事故现场进行卫生处理,并对与事故有关的因素开展流行病学调查,有关部门应当予以协助。县级以上疾病预防控制机构应当向同级食品药品监督管理、卫生行政部门提交流行病学调查报告。

第一百〇六条 发生食品安全事故,设区的市级以上人民政府食品药品监督管理部门应当立即会同有关部门进行事故责任调查,督促有关部门履行职责,向本级人民政府和上一级人民政府食品药品监督管理部门提出事故责任调查处理报告。

涉及两个以上省、自治区、直辖市的重大食品安全事故由国务院食品药品监督管理部门依照前款规定组织事故责任调查。

第一百〇七条 调查食品安全事故,应当坚持实事求是、尊重科学的原则,及时、准确查清事故性质和原因,认定事故责任,提出整改措施。

调查食品安全事故,除了查明事故单位的责任,还应当查明有关监督管理部门、食品检验机构、认证机构及其工作人员的责任。

第一百〇八条 食品安全事故调查部门有权向有关单位和个人了解与事故有关的情况,并要求提供相关资料和样品。有关单位和个人应当予以配合,按照要求提供相关资料和样品,不得拒绝。

任何单位和个人不得阻挠、干涉食品安全事故的调查处理。

第八章 监督管理

第一百〇九条 县级以上人民政府食品药品监督管理、质量监督部门根据食品安全风险监测、风险评估结果和食品安全状况等,确定监督管理的重点、方式和频次,实施风险分级管理。

县级以上地方人民政府组织本级食品药品监督管理、质量监督、农业行政等部门制定本行政区域的食品安全年度监督管理计划,向社会公布并组织实施。

食品安全年度监督管理计划应当将下列事项作为监督管理的重点:

(一)专供婴幼儿和其他特定人群的主辅食品;

(二)保健食品生产过程中的添加行为和按照注册或者备案的技术要求组织生产的情况,保健食品标签、说明书以及宣传材料中有关功能宣传的情况;

(三)发生食品安全事故风险较高的食品生产经营者;

(四)食品安全风险监测结果表明可能存在食品安全隐患的事项。

第一百一十条 县级以上人民政府食品药品监督管理、质量监督部门履行各自食品安全监督管理职责,有权采取

下列措施,对生产经营者遵守本法的情况进行监督检查:

(一)进入生产经营场所实施现场检查;

(二)对生产经营的食品、食品添加剂、食品相关产品进行抽样检验;

(三)查阅、复制有关合同、票据、账簿以及其他有关资料;

(四)查封、扣押有证据证明不符合食品安全标准或者有证据证明存在安全隐患以及用于违法生产经营的食品、食品添加剂、食品相关产品;

(五)查封违法从事生产经营活动的场所。

第一百一十一条 对食品安全风险评估结果证明食品存在安全隐患,需要制定、修订食品安全标准的,在制定、修订食品安全标准前,国务院卫生行政部门应当及时会同国务院有关部门规定食品中有害物质的临时限量值和临时检验方法,作为生产经营和监督管理的依据。

第一百一十二条 县级以上人民政府食品药品监督管理部门在食品安全监督管理工作中可以采用国家规定的快速检测方法对食品进行抽查检测。

对抽查检测结果表明可能不符合食品安全标准的食品,应当依照本法第八十七条的规定进行检验。抽查检测结果确定有关食品不符合食品安全标准的,可以作为行政处罚的依据。

第一百一十三条 县级以上人民政府食品药品监督管理部门应当建立食品生产经营者食品安全信用档案,记录许可颁发、日常监督检查结果、违法行为查处等情况,依法向社会公布并实时更新;对有不良信用记录的食品生产经营者增加监督检查频次,对违法行为情节严重的食品生产经营者,可以通报投资主管部门、证券监督管理机构和有关的金融机构。

第一百一十四条 食品生产经营过程中存在食品安全隐患,未及时采取措施消除的,县级以上人民政府食品药品监督管理部门可以对食品生产经营者的法定代表人或者主要负责人进行责任约谈。食品生产经营者应当立即采取措施,进行整改,消除隐患。责任约谈情况和整改情况应当纳入食品生产经营者食品安全信用档案。

第一百一十五条 县级以上人民政府食品药品监督管理、质量监督等部门应当公布本部门的电子邮件地址或者电话,接受咨询、投诉、举报。接到咨询、投诉、举报,对属于本部门职责的,应当受理并在法定期限内及时答复、核实、处理;对不属于本部门职责的,应当移交有权处理的部门并书面通知咨询、投诉、举报人。有权处理的部门应当在法定期限内及时处理,不得推诿。对查证属实的举报,给予举报人奖励。

有关部门应当对举报人的信息予以保密,保护举报人的合法权益。举报人举报所在企业的,该企业不得以解除、变更劳动合同或者其他方式对举报人进行打击报复。

第一百一十六条 县级以上人民政府食品药品监督管理、质量监督等部门应当加强对执法人员食品安全法律、法规、标准和专业知识与执法能力等的培训,并组织考核。不具备相应知识和能力的,不得从事食品安全执法工作。

食品生产经营者、食品行业协会、消费者协会等发现食品安全执法人员在执法过程中有违反法律、法规规定的行为以及不规范执法行为的,可以向本级或者上级人民政府食品药品监督管理、质量监督等部门或者监察机关投诉、举报。接到投诉、举报的部门或者机关应当进行核实,并将经核实的情况向食品安全执法人员所在部门通报;涉嫌违法违纪的,按照本法和有关规定处理。

第一百一十七条 县级以上人民政府食品药品监督管理等部门未及时发现食品安全系统性风险,未及时消除监督管理区域内的食品安全隐患的,本级人民政府可以对其主要负责人进行责任约谈。

地方人民政府未履行食品安全职责,未及时消除区域性重大食品安全隐患的,上级人民政府可以对其主要负责人进行责任约谈。

被约谈的食品药品监督管理等部门、地方人民政府应当立即采取措施,对食品安全监督管理工作进行整改。

责任约谈情况和整改情况应当纳入地方人民政府和有关部门食品安全监督管理工作评议、考核记录。

第一百一十八条 国家建立统一的食品安全信息平台,实行食品安全信息统一公布制度。国家食品安全总体情况、食品安全风险警示信息、重大食品安全事故及其调查处理信息和国务院确定需要统一公布的其他信息由国务院食品药品监督管理部门统一公布。食品安全风险警示信息和重大食品安全事故及其调查处理信息的影响限于特定区域的,也可以由有关省、自治区、直辖市人民政府食品药品监督管理部门公布。未经授权不得发布上述信息。

县级以上人民政府食品药品监督管理、质量监督、农业行政部门依据各自职责公布食品安全日常监督管理信息。

公布食品安全信息,应当做到准确、及时,并进行必要的解释说明,避免误导消费者和社会舆论。

第一百一十九条 县级以上地方人民政府食品药品监督管理、卫生行政、质量监督、农业行政部门获知本法规定需要统一公布的信息,应当向上级主管部门报告,由上级主管部门立即报告国务院食品药品监督管理部门;必要时,可以直接向国务院食品药品监督管理部门报告。

县级以上人民政府食品药品监督管理、卫生行政、质量监督、农业行政部门应当相互通报获知的食品安全信息。

第一百二十条 任何单位和个人不得编造、散布虚假食品安全信息。

县级以上人民政府食品药品监督管理部门发现可能误导消费者和社会舆论的食品安全信息,应当立即组织有关部门、专业机构、相关食品生产经营者等进行核实、分析,并及时公布结果。

第一百二十一条 县级以上人民政府食品药品监督管理、质量监督等部门发现涉嫌食品安全犯罪的,应当按照有关规定及时将案件移送公安机关。对移送的案件,公安机关应当及时审查;认为有犯罪事实需要追究刑事责任的,应当立案侦查。

公安机关在食品安全犯罪案件侦查过程中认为没有犯罪事实,或者犯罪事实显著轻微,不需要追究刑事责任,但依法应当追究行政责任的,应当及时将案件移送食品药品监督管理、质量监督等部门和监察机关,有关部门应当依法处理。

公安机关商请食品药品监督管理、质量监督、环境保护等部门提供检验结论、认定意见以及对涉案物品进行无害化处理等协助的,有关部门应当及时提供,予以协助。

第九章　法律责任

第一百二十二条 违反本法规定,未取得食品生产经营许可从事食品生产经营活动,或者未取得食品添加剂生产许可从事食品添加剂生产活动的,由县级以上人民政府食品药品监督管理部门没收违法所得和违法生产经营的食品、食品添加剂以及用于违法生产经营的工具、设备、原料等物品;违法生产经营的食品、食品添加剂货值金额不足一万元的,并处五万元以上十万元以下罚款;货值金额一万元以上的,并处货值金额十倍以上二十倍以下罚款。

明知从事前款规定的违法行为,仍为其提供生产经营场所或者其他条件的,由县级以上人民政府食品药品监督管理部门责令停止违法行为,没收违法所得,并处五万元以上十万元以下罚款;使消费者的合法权益受到损害的,应当与食品、食品添加剂生产经营者承担连带责任。

第一百二十三条 违反本法规定,有下列情形之一,尚不构成犯罪的,由县级以上人民政府食品药品监督管理部门没收违法所得和违法生产经营的食品,并可以没收用于违法生产经营的工具、设备、原料等物品;违法生产经营的食品货值金额不足一万元的,并处十万元以上十五万元以下罚款;货值金额一万元以上的,并处货值金额十五倍以上三十倍以下罚款;情节严重的,吊销许可证,并可以由公安机关对其直接负责的主管人员和其他直接责任人员处五日以上十五日以下拘留:

(一)用非食品原料生产食品、在食品中添加食品添加剂以外的化学物质和其他可能危害人体健康的物质,或者用回收食品作为原料生产食品,或者经营上述食品;

(二)生产经营营养成分不符合食品安全标准的专供婴幼儿和其他特定人群的主辅食品;

(三)经营病死、毒死或者死因不明的禽、畜、兽、水产动物肉类,或者生产经营其制品;

(四)经营未按规定进行检疫或者检疫不合格的肉类,或者生产经营未经检验或者检验不合格的肉类制品;

(五)生产经营国家为防病等特殊需要明令禁止生产经营的食品;

(六)生产经营添加药品的食品。

明知从事前款规定的违法行为,仍为其提供生产经营场所或者其他条件的,由县级以上人民政府食品药品监督管理部门责令停止违法行为,没收违法所得,并处十万元以上二十万元以下罚款;使消费者的合法权益受到损害的,应当与食品生产经营者承担连带责任。

违法使用剧毒、高毒农药的,除依照有关法律、法规规定给予处罚外,可以由公安机关依照第一款规定给予拘留。

第一百二十四条 违反本法规定,有下列情形之一,尚不构成犯罪的,由县级以上人民政府食品药品监督管理部门没收违法所得和违法生产经营的食品、食品添加剂,并可以没收用于违法生产经营的工具、设备、原料等物品;违法生产经营的食品、食品添加剂货值金额不足一万元的,并处五万元以上十万元以下罚款;货值金额一万元以上的,并处货值金额十倍以上二十倍以下罚款;情节严重的,吊销许可证:

(一)生产经营致病性微生物,农药残留、兽药残留、生物毒素、重金属等污染物质以及其他危害人体健康的物质含

量超过食品安全标准限量的食品、食品添加剂;

（二）用超过保质期的食品原料、食品添加剂生产食品、食品添加剂，或者经营上述食品、食品添加剂;

（三）生产经营超范围、超限量使用食品添加剂的食品;

（四）生产经营腐败变质、油脂酸败、霉变生虫、污秽不洁、混有异物、掺假掺杂或者感官性状异常的食品、食品添加剂;

（五）生产经营标注虚假生产日期、保质期或者超过保质期的食品、食品添加剂;

（六）生产经营未按规定注册的保健食品、特殊医学用途配方食品、婴幼儿配方乳粉，或者未按注册的产品配方、生产工艺等技术要求组织生产;

（七）以分装方式生产婴幼儿配方乳粉，或者同一企业以同一配方生产不同品牌的婴幼儿配方乳粉;

（八）利用新的食品原料生产食品，或者生产食品添加剂新品种，未通过安全性评估;

（九）食品生产经营者在食品药品监督管理部门责令其召回或者停止经营后，仍拒不召回或者停止经营。

除前款和本法第一百二十三条、第一百二十五条规定的情形外，生产经营不符合法律、法规或者食品安全标准的食品、食品添加剂的，依照前款规定给予处罚。

生产食品相关产品新品种，未通过安全性评估，或者生产不符合食品安全标准的食品相关产品的，由县级以上人民政府质量监督部门依照第一款规定给予处罚。

第一百二十五条 违反本法规定，有下列情形之一的，由县级以上人民政府食品药品监督管理部门没收违法所得和违法生产经营的食品、食品添加剂，并可以没收用于违法生产经营的工具、设备、原料等物品;违法生产经营的食品、食品添加剂货值金额不足一万元的，并处 5000 元以上五万元以下罚款;货值金额一万元以上的，并处货值金额五倍以上十倍以下罚款;情节严重的，责令停产停业，直至吊销许可证:

（一）生产经营被包装材料、容器、运输工具等污染的食品、食品添加剂;

（二）生产经营无标签的预包装食品、食品添加剂或者标签、说明书不符合本法规定的食品、食品添加剂;

（三）生产经营转基因食品未按规定进行标示;

（四）食品生产经营者采购或者使用不符合食品安全标准的食品原料、食品添加剂、食品相关产品。

生产经营的食品、食品添加剂的标签、说明书存在瑕疵但不影响食品安全且不会对消费者造成误导的，由县级以上人民政府食品药品监督管理部门责令改正;拒不改正的，处二千元以下罚款。

第一百二十六条 违反本法规定，有下列情形之一的，由县级以上人民政府食品药品监督管理部门责令改正，给予警告;拒不改正的，处五千元以上五万元以下罚款;情节严重的，责令停产停业，直至吊销许可证:

（一）食品、食品添加剂生产者未按规定对采购的食品原料和生产的食品、食品添加剂进行检验;

（二）食品生产经营企业未按规定建立食品安全管理制度，或者未按规定配备或者培训、考核食品安全管理人员;

（三）食品、食品添加剂生产经营者进货时未查验许可证和相关证明文件，或者未按规定建立并遵守进货查验记录、出厂检验记录和销售记录制度;

（四）食品生产经营企业未制定食品安全事故处置方案;

（五）餐具、饮具和盛放直接入口食品的容器，使用前未经洗净、消毒或者清洗消毒不合格，或者餐饮服务设施、设备未按规定定期维护、清洗、校验;

（六）食品生产经营者安排未取得健康证明或者患有国务院卫生行政部门规定的有碍食品安全疾病的人员从事接触直接入口食品的工作;

（七）食品经营者未按规定要求销售食品;

（八）保健食品生产企业未按规定向食品药品监督管理部门备案，或者未按备案的产品配方、生产工艺等技术要求组织生产;

（九）婴幼儿配方食品生产企业未将食品原料、食品添加剂、产品配方、标签等向食品药品监督管理部门备案;

（十）特殊食品生产企业未按规定建立生产质量管理体系并有效运行，或者未定期提交自查报告;

（十一）食品生产经营者未定期对食品安全状况进行检查评价，或者生产经营条件发生变化，未按规定处理;

（十二）学校、托幼机构、养老机构、建筑工地等集中用餐单位未按规定履行食品安全管理责任;

（十三）食品生产企业、餐饮服务提供者未按规定制定、实施生产经营过程控制要求。

餐具、饮具集中消毒服务单位违反本法规定用水，使用洗涤剂、消毒剂，或者出厂的餐具、饮具未按规定检验合格并随附消毒合格证明，或者未按规定在独立包装上标注相关内容的，由县级以上人民政府卫生行政部门依照前款规定给予处罚。

食品相关产品生产者未按规定对生产的食品相关产品进行检验的,由县级以上人民政府质量监督部门依照第一款规定给予处罚。

食用农产品销售者违反本法第六十五条规定的,由县级以上人民政府食品药品监督管理部门依照第一款规定给予处罚。

第一百二十七条 对食品生产加工小作坊、食品摊贩等的违法行为的处罚,依照省、自治区、直辖市制定的具体管理办法执行。

第一百二十八条 违反本法规定,事故单位在发生食品安全事故后未进行处置、报告的,由有关主管部门按照各自职责分工责令改正,给予警告;隐匿、伪造、毁灭有关证据的,责令停产停业,没收违法所得,并处十万元以上五十万元以下罚款;造成严重后果的,吊销许可证。

第一百二十九条 违反本法规定,有下列情形之一的,由出入境检验检疫机构依照本法第一百二十四条的规定给予处罚:

(一)提供虚假材料,进口不符合我国食品安全国家标准的食品、食品添加剂、食品相关产品;

(二)进口尚无食品安全国家标准的食品,未提交所执行的标准并经国务院卫生行政部门审查,或者进口利用新的食品原料生产的食品或者进口食品添加剂新品种、食品相关产品新品种,未通过安全性评估;

(三)未遵守本法的规定出口食品;

(四)进口商在有关主管部门责令其依照本法规定召回进口的食品后,仍拒不召回。

违反本法规定,进口商未建立并遵守食品、食品添加剂进口和销售记录制度、境外出口商或者生产企业审核制度的,由出入境检验检疫机构依照本法第一百二十六条的规定给予处罚。

第一百三十条 违反本法规定,集中交易市场的开办者、柜台出租者、展销会的举办者允许未依法取得许可的食品经营者进入市场销售食品,或者未履行检查、报告等义务的,由县级以上人民政府食品药品监督管理部门责令改正,没收违法所得,并处五万元以上二十万元以下罚款;造成严重后果的,责令停业,直至由原发证部门吊销许可证;使消费者的合法权益受到损害的,应当与食品经营者承担连带责任。

食用农产品批发市场违反本法第六十四条规定的,依照前款规定承担责任。

第一百三十一条 违反本法规定,网络食品交易第三方平台提供者未对入网食品经营者进行实名登记、审查许可证,或者未履行报告、停止提供网络交易平台服务等义务的,由县级以上人民政府食品药品监督管理部门责令改正,没收违法所得,并处五万元以上二十万元以下罚款;造成严重后果的,责令停业,直至由原发证部门吊销许可证;使消费者的合法权益受到损害的,应当与食品经营者承担连带责任。

消费者通过网络食品交易第三方平台购买食品,其合法权益受到损害的,可以向入网食品经营者或者食品生产者要求赔偿。网络食品交易第三方平台提供者不能提供入网食品经营者的真实名称、地址和有效联系方式的,由网络食品交易第三方平台提供者赔偿。网络食品交易第三方平台提供者赔偿后,有权向入网食品经营者或者食品生产者追偿。网络食品交易第三方平台提供者作出更有利于消费者承诺的,应当履行其承诺。

第一百三十二条 违反本法规定,未按要求进行食品贮存、运输和装卸的,由县级以上人民政府食品药品监督管理等部门按照各自职责分工责令改正,给予警告;拒不改正的,责令停产停业,并处一万元以上五万元以下罚款;情节严重的,吊销许可证。

第一百三十三条 违反本法规定,拒绝、阻挠、干涉有关部门、机构及其工作人员依法开展食品安全监督检查、事故调查处理、风险监测和风险评估的,由有关主管部门按照各自职责分工责令停产停业,并处二千元以上五万元以下罚款;情节严重的,吊销许可证;构成违反治安管理行为的,由公安机关依法给予治安管理处罚。

违反本法规定,对举报人以解除、变更劳动合同或者其他方式打击报复的,应当依照有关法律的规定承担责任。

第一百三十四条 食品生产经营者在一年内累计三次因违反本法规定受到责令停产停业、吊销许可证以外处罚的,由食品药品监督管理部门责令停产停业,直至吊销许可证。

第一百三十五条 被吊销许可证的食品生产经营者及其法定代表人、直接负责的主管人员和其他直接责任人员自处罚决定作出之日起五年内不得申请食品生产经营许可,或者从事食品生产经营管理工作、担任食品生产经营企业食品安全管理人员。

因食品安全犯罪被判处有期徒刑以上刑罚的,终身不得从事食品生产经营管理工作,也不得担任食品生产经营企业食品安全管理人员。

食品生产经营者聘用人员违反前两款规定的,由县级以上人民政府食品药品监督管理部门吊销许可证。

第一百三十六条 食品经营者履行了本法规定的进货查验等义务,有充分证据证明其不知道所采购的食品不符合食品安全标准,并能如实说明其进货来源的,可以免予处罚,但应当依法没收其不符合食品安全标准的食品;造成人身、财产或者其他损害的,依法承担赔偿责任。

第一百三十七条 违反本法规定,承担食品安全风险监测、风险评估工作的技术机构、技术人员提供虚假监测、评估信息的,依法对技术机构直接负责的主管人员和技术人员给予撤职、开除处分;有执业资格的,由授予其资格的主管部门吊销执业证书。

第一百三十八条 违反本法规定,食品检验机构、食品检验人员出具虚假检验报告的,由授予其资质的主管部门或者机构撤销该食品检验机构的检验资质,没收所收取的检验费用,并处检验费用五倍以上十倍以下罚款,检验费用不足一万元的,并处五万元以上十万元以下罚款;依法对食品检验机构直接负责的主管人员和食品检验人员给予撤职或者开除处分;导致发生重大食品安全事故的,对直接负责的主管人员和食品检验人员给予开除处分。

违反本法规定,受到开除处分的食品检验机构人员,自处分决定作出之日起十年内不得从事食品检验工作;因食品安全违法行为受到刑事处罚或者因出具虚假检验报告导致发生重大食品安全事故受到开除处分的食品检验机构人员,终身不得从事食品检验工作。食品检验机构聘用不得从事食品检验工作的人员的,由授予其资质的主管部门或者机构撤销该食品检验机构的检验资质。

食品检验机构出具虚假检验报告,使消费者的合法权益受到损害的,应当与食品生产经营者承担连带责任。

第一百三十九条 违反本法规定,认证机构出具虚假认证结论,由认证认可监督管理部门没收所收取的认证费用,并处认证费用五倍以上十倍以下罚款,认证费用不足一万元的,并处五万元以上十万元以下罚款;情节严重的,责令停业,直至撤销认证机构批准文件,并向社会公布;对直接负责的主管人员和负有直接责任的认证人员,撤销其执业资格。

认证机构出具虚假认证结论,使消费者的合法权益受到损害的,应当与食品生产经营者承担连带责任。

第一百四十条 违反本法规定,在广告中对食品作虚假宣传,欺骗消费者,或者发布未取得批准文件、广告内容与批准文件不一致的保健食品广告的,依照《中华人民共和国广告法》的规定给予处罚。

广告经营者、发布者设计、制作、发布虚假食品广告,使消费者的合法权益受到损害的,应当与食品生产经营者承担连带责任。

社会团体或者其他组织、个人在虚假广告或者其他虚假宣传中向消费者推荐食品,使消费者的合法权益受到损害的,应当与食品生产经营者承担连带责任。

违反本法规定,食品药品监督管理等部门、食品检验机构、食品行业协会以广告或者其他形式向消费者推荐食品,消费者组织以收取费用或者其他牟取利益的方式向消费者推荐食品的,由有关主管部门没收违法所得,依法对直接负责的主管人员和其他直接责任人员给予记大过、降级或者撤职处分;情节严重的,给予开除处分。

对食品作虚假宣传且情节严重的,由省级以上人民政府食品药品监督管理部门决定暂停销售该食品,并向社会公布;仍然销售该食品的,由县级以上人民政府食品药品监督管理部门没收违法所得和违法销售的食品,并处二万元以上五万元以下罚款。

第一百四十一条 违反本法规定,编造、散布虚假食品安全信息,构成违反治安管理行为的,由公安机关依法给予治安管理处罚。

媒体编造、散布虚假食品安全信息的,由有关主管部门依法给予处罚,并对直接负责的主管人员和其他直接责任人员给予处分;使公民、法人或者其他组织的合法权益受到损害的,依法承担消除影响、恢复名誉、赔偿损失、赔礼道歉等民事责任。

第一百四十二条 违反本法规定,县级以上地方人民政府有下列行为之一的,对直接负责的主管人员和其他直接责任人员给予记大过处分;情节较重的,给予降级或者撤职处分;情节严重的,给予开除处分;造成严重后果的,其主要负责人还应当引咎辞职:

(一)对发生在本行政区域内的食品安全事故,未及时组织协调有关部门开展有效处置,造成不良影响或者损失;

(二)对本行政区域内涉及多环节的区域性食品安全问题,未及时组织整治,造成不良影响或者损失;

(三)隐瞒、谎报、缓报食品安全事故;

(四)本行政区域内发生特别重大食品安全事故,或者连续发生重大食品安全事故。

第一百四十三条 违反本法规定,县级以上地方人民政府有下列行为之一的,对直接负责的主管人员和其他直接

责任人员给予警告、记过或者记大过处分;造成严重后果的,给予降级或者撤职处分:

(一)未确定有关部门的食品安全监督管理职责,未建立健全食品安全全程监督管理工作机制和信息共享机制,未落实食品安全监督管理责任制;

(二)未制定本行政区域的食品安全事故应急预案,或者发生食品安全事故后未按规定立即成立事故处置指挥机构、启动应急预案。

第一百四十四条 违反本法规定,县级以上人民政府食品药品监督管理、卫生行政、质量监督、农业行政等部门有下列行为之一的,对直接负责的主管人员和其他直接责任人员给予记大过处分;情节较重的,给予降级或者撤职处分;情节严重的,给予开除处分;造成严重后果的,其主要负责人还应当引咎辞职:

(一)隐瞒、谎报、缓报食品安全事故;

(二)未按规定查处食品安全事故,或者接到食品安全事故报告未及时处理,造成事故扩大或者蔓延;

(三)经食品安全风险评估得出食品、食品添加剂、食品相关产品不安全结论后,未及时采取相应措施,造成食品安全事故或者不良社会影响;

(四)对不符合条件的申请人准予许可,或者超越法定职权准予许可;

(五)不履行食品安全监督管理职责,导致发生食品安全事故。

第一百四十五条 违反本法规定,县级以上人民政府食品药品监督管理、卫生行政、质量监督、农业行政等部门有下列行为之一,造成不良后果的,对直接负责的主管人员和其他直接责任人员给予警告、记过或者记大过处分;情节较重的,给予降级或者撤职处分;情节严重的,给予开除处分:

(一)在获知有关食品安全信息后,未按规定向上级主管部门和本级人民政府报告,或者未按规定相互通报;

(二)未按规定公布食品安全信息;

(三)不履行法定职责,对查处食品安全违法行为不配合,或者滥用职权、玩忽职守、徇私舞弊。

第一百四十六条 食品药品监督管理、质量监督等部门在履行食品安全监督管理职责过程中,违法实施检查、强制等执法措施,给生产经营者造成损失的,应当依法予以赔偿,对直接负责的主管人员和其他直接责任人员依法给予处分。

第一百四十七条 违反本法规定,造成人身、财产或者其他损害的,依法承担赔偿责任。生产经营者财产不足以同时承担民事赔偿责任和缴纳罚款、罚金时,先承担民事赔偿责任。

第一百四十八条 消费者因不符合食品安全标准的食品受到损害的,可以向经营者要求赔偿损失,也可以向生产者要求赔偿损失。接到消费者赔偿要求的生产经营者,应当实行首负责任制,先行赔付,不得推诿;属于生产者责任的,经营者赔偿后有权向生产者追偿;属于经营者责任的,生产者赔偿后有权向经营者追偿。

生产不符合食品安全标准的食品或者经营明知是不符合食品安全标准的食品,消费者除要求赔偿损失外,还可以向生产者或者经营者要求支付价款十倍或者损失三倍的赔偿金;增加赔偿的金额不足一千元的,为一千元。但是,食品的标签、说明书存在不影响食品安全且不会对消费者造成误导的瑕疵的除外。

第一百四十九条 违反本法规定,构成犯罪的,依法追究刑事责任。

第十章　附则

第一百五十条 本法下列用语的含义:

食品,指各种供人食用或者饮用的成品和原料以及按照传统既是食品又是中药材的物品,但是不包括以治疗为目的的物品。

食品安全,指食品无毒、无害,符合应当有的营养要求,对人体健康不造成任何急性、亚急性或者慢性危害。

预包装食品,指预先定量包装或者制作在包装材料、容器中的食品。

食品添加剂,指为改善食品品质和色、香、味以及为防腐、保鲜和加工工艺的需要而加入食品中的人工合成或者天然物质,包括营养强化剂。

用于食品的包装材料和容器,指包装、盛放食品或者食品添加剂用的纸、竹、木、金属、搪瓷、陶瓷、塑料、橡胶、天然纤维、化学纤维、玻璃等制品和直接接触食品或者食品添加剂的涂料。

用于食品生产经营的工具、设备,指在食品或者食品添加剂生产、销售、使用过程中直接接触食品或者食品添加剂的机械、管道、传送带、容器、用具、餐具等。

用于食品的洗涤剂、消毒剂,指直接用于洗涤或者消毒食品、餐具、饮具以及直接接触食品的工具、设备或者食品包装材料和容器的物质。

食品保质期,指食品在标明的贮存条件下保持品质的期限。

食源性疾病,指食品中致病因素进入人体引起的感染性、中毒性等疾病,包括食物中毒。

食品安全事故,指食源性疾病、食品污染等源于食品,对人体健康有危害或者可能有危害的事故。

第一百五十一条 转基因食品和食盐的食品安全管理,本法未作规定的,适用其他法律、行政法规的规定。

第一百五十二条 铁路、民航运营中食品安全的管理办法由国务院食品药品监督管理部门会同国务院有关部门依照本法制定。

保健食品的具体管理办法由国务院食品药品监督管理部门依照本法制定。

食品相关产品生产活动的具体管理办法由国务院质量监督部门依照本法制定。

国境口岸食品的监督管理由出入境检验检疫机构依照本法以及有关法律、行政法规的规定实施。

军队专用食品和自供食品的食品安全管理办法由中央军事委员会依照本法制定。

第一百五十三条 国务院根据实际需要,可以对食品安全监督管理体制作出调整。

第一百五十四条 本法自 2015 年 10 月 1 日起施行。

食物中毒事故处理办法

第一章 总则

第一条 为了及时处理和控制食物中毒事故,保障人民身体健康,根据《中华人民共和国食品卫生法》(以下称《食品卫生法》)的规定,制定本办法。

第二条 本办法所指的食物中毒,是指食用了被生物性、化学性有毒有害物质污染的食品或者食用了含有毒有害物质的食品后出现的急性、亚急性食源性疾患。

上款规定的食源性疾患已列入《中华人民共和国传染病防治法》管理的,按照该法执行。

第三条 县级以上地方人民政府卫生行政部门主管管辖范围内食物中毒事故的监督管理工作。

跨辖区的食物中毒事故由食物中毒发生地的人民政府卫生行政部门进行调查处理,由食物中毒肇事者所在地的人民政府卫生行政部门协助调查处理。对管辖有争议的,由共同上级人民政府卫生行政部门管辖或者指定管辖。

第四条 凡在中华人民共和国领域内从事食品生产经营活动的,以及涉及食物中毒事故调查与处理的单位和个人均应遵守本办法。

第二章 报告

第五条 发生食物中毒或者疑似食物中毒事故的单位和接收食物中毒或者疑似食物中毒病人进行治疗的单位应当及时向所在地人民政府卫生行政部门报告发生食物中毒事故的单位、地址、时间、中毒人数、可疑食物等有关内容。

第六条 县级以上地方人民政府卫生行政部门接到食物中毒或者疑似食物中毒事故的报告,应当及时填写《食物中毒报告登记表》,并报告同级人民政府和上级卫生行政部门。

第七条 县级以上地方人民政府卫生行政部门对发生在管辖范围内的下列食物中毒或者疑似食物中毒事故,实施紧急报告制度:

(一)中毒人数超过 30 人的,当于 6 小时内报告同级人民政府和上级人民政府卫生行政部门;

(二)中毒人数超过 100 人或者死亡 1 人以上的,应当于 6 小时内上报卫生部,并同时报告同级人民政府和上级人民政府卫生行政部门;

(三)中毒事故发生在学校、地区性或者全国性重要活动期间的应当于 6 小时内上报卫生部,并同时报告同级人民政府和上级人民政府卫生行政部门；

（四）其他需要实施紧急报告制度的食物中毒事故。

任何单位和个人不得干涉食物中毒或者疑似食物中毒事故的报告。

第八条 县级以上地方各级人民政府卫生行政部门接到跨辖区的食物中毒事故报告，应当通知有关辖区的卫生行政部门，并同时向共同的上级人民政府卫生行政部门报告。

第九条 县级以上地方人民政府卫生行政部门应当在每季度末，汇总和分析本地区食物中毒事故发生情况和处理结果，并及时向社会公布。

省级人民政府卫生行政部门负责汇总分析本地区全年度食物中毒事故发生情况，并于每年 11 月 10 日前上报卫生部及其指定的机构。

第十条 地方各级人民政府卫生行政部门应当定期向有关部门通报食物中毒事故发生的情况。

第三章　调查与控制

第十一条 县级以上地方人民政府卫生行政部门在接到食物中毒或者疑似食物中毒事故报告后，应当采取下列措施：

（一）组织卫生机构对中毒人员进行救治；

（二）对可疑中毒食物及其有关工具、设备和现场采取临时控制措施；

（三）组织调查小组进行现场卫生学和流行病学调查，填写《食物中毒个案调查登记表》和《食物中毒调查报告表》，撰写调查报告，并按规定报告有关部门。

第十二条 县级以上地方人民政府卫生行政部门对造成食物中毒事故的食品或者有证据证明可能导致食物中毒事故的食品可以采取下列临时控制措施：

（一）封存造成食物中毒或者可能导致食物中毒的食品及其原料；

（二）封存被污染的食品用工具及用具，并责令进行清洗消毒。

为控制食物中毒事故扩散，责令食品生产经营者收回已售出的造成食物中毒的食品或者有证据证明可能导致食物中毒的食品。

经检验，属于被污染的食品，予以销毁或监督销毁；未被污染的食品，予以解封。

第十三条 造成食物中毒或者有证据证明可能导致食物中毒的食品生产经营单位、发生食物中毒或者疑似食物中毒事故的单位应当采取下列相应措施：

（一）立即停止其生产经营活动，并向所在地人民政府卫生行政告：

（二）协助卫生机构救治病人；

（三）保留造成食物中毒或者可能导致食物中毒的食品及其原料、工具、设备和现场；

（四）配合卫生行政部门进行调查，按卫生行政部门的要求如实提供有关材料和样品；

（五）落实卫生行政部门要求采取的其他措施。

第十四条 县级以上地方人民政府卫生行政部门应当按照《食品卫生监督程序》的有关规定对食物中毒事故进行调查处理。调查工作应当由卫生行政部门两名以上卫生监督员依法进行。

第十五条 食物中毒确认的内容、程序及有关技术要求，应当执行《食物中毒诊断标准及技术处理总则》（GB14938）的规定。

第四章　罚则

第十六条 对食物中毒或者疑似食物中毒事故隐瞒、谎报、拖延、阻挠报告的单位和个人，由县级以上人民政府卫生行政部门责令改正，并可以通报批评。对直接负责的主管人员和其他直接责任人员由卫生行政部门和其他有关部门依法给予行政处分。

第十七条 对造成食物中毒事故的单位和个人，由县级以上地方人民政府卫生行政部门按照《食品卫生法》和

《食品卫生行政处罚办法》的有关规定,予以行政处罚。

第十八条 县级以上地方人民政府卫生行政部门在调查处理食物中毒事故时,对造成严重食物中毒事故构成犯罪的或者有投毒等犯罪嫌疑的,移送司法机关处理。

第五章 附则

第十九条 《食物中毒事故报告登记表》、《食物中毒事故个案调查登记表》和《食物中毒事故调查报告表》由卫生部另行制定。

第二十条 铁道、交通行政主管部门设立的食品卫生监督机构,在其管辖范围内对食物中毒事故的监督管理,依照本办法执行。

第二十一条 本办法由卫生部解释。

第二十二条 本办法自2000年1月1日起施行。1981年12月1日发布的《食物中毒调查报告办法》同时废止。以往卫生部其他有关规定与本办法不一致的,以本办法为准。

食物中毒诊断标准及技术处理总则

第一条 根据《中华人民共和国传染病防治法》、《中华人民共和国固体废物污染环境防治法》和《医疗废物管理条例》(以下简称《条例》),县级以上人民政府卫生行政主管部门和环境保护行政主管部门按照各自职责,对违反医疗废物管理规定的行为实施的行政处罚,适用本办法。

第二条 医疗卫生机构有《条例》第四十五条规定的下列情形之一的,由县级以上地方人民政府卫生行政主管部门责令限期改正,给予警告;逾期不改正的,处2000元以上5000元以下的罚款:

(一)未建立、健全医疗废物管理制度,或者未设置监控部门或者专(兼)职人员的;

(二)未对有关人员进行相关法律和专业技术、安全防护以及紧急处理等知识培训的;

(三)未对医疗废物进行登记或者未保存登记资料的;

(四)对使用后的医疗废物运送工具或者运送车辆未在指定地点及时进行消毒和清洁的;

(五)依照《条例》自行建有医疗废物处置设施的医疗卫生机构未定期对医疗废物处置设施的污染防治和卫生学效果进行检测、评价,或者未将检测、评价效果存档、报告的。

第三条 医疗废物集中处置单位有《条例》第四十五条规定的下列情形之一的,由县级以上地方人民政府环境保护行政主管部门责令限期改正,给予警告;逾期不改正的,处2000元以上5000元以下的罚款:

(一)未建立、健全医疗废物管理制度,或者未设置监控部门或者专(兼)职人员的;

(二)未对有关人员进行相关法律和专业技术、安全防护以及紧急处理等知识培训的;

(三)未对医疗废物进行登记或者未保存登记资料的;

(四)对使用后的医疗废物运送车辆未在指定地点及时进行消毒和清洁的;

(五)未及时收集、运送医疗废物的;

(六)未定期对医疗废物处置设施的污染防治和卫生学效果进行检测、评价,或者未将检测、评价效果存档、报告的。

第四条 医疗卫生机构、医疗废物集中处置单位有《条例》第四十五条规定的情形,未对从事医疗废物收集、运送、贮存、处置等工作的人员和管理人员采取职业卫生防护措施的,由县级以上地方人民政府卫生行政主管部门责令限期改正,给予警告;逾期不改正的,处2000元以上5000元以下的罚款。

第五条 医疗卫生机构有《条例》第四十六条规定的下列情形之一的,由县级以上地方人民政府卫生行政主管部门责令限期改正,给予警告,可以并处5000元以下的罚款,逾期不改正的,处5000元以上3万元以下的罚款。

(一)贮存设施或者设备不符合环境保护、卫生要求的;

(二)未将医疗废物按照类别分置于专用包装物或者容器的;

（三）未使用符合标准的运送工具运送医疗废物的。

第六条 医疗废物集中处置单位有《条例》第四十六条规定的下列情形之一的,由县级以上地方人民政府环境保护行政主管部门责令限期改正,给予警告,可以并处 5000 元以下的罚款,逾期不改正的,处 5000 元以上 3 万元以下的罚款:

（一）贮存设施或者设备不符合环境保护、卫生要求的;

（二）未将医疗废物按照类别分置于专用包装物或者容器的;

（三）未使用符合标准的专用车辆运送医疗废物的;

（四）未安装污染物排放在线监控装置或者监控装置未经常处于正常运行状态的。

第七条 医疗卫生机构有《条例》第四十七条规定的下列情形之一的,由县级以上地方人民政府卫生行政主管部门责令限期改正,给予警告,并处 5000 元以上 1 万元以下的罚款;逾期不改正的,处 1 万元以上 3 万元以下的罚款。

（一）在医疗卫生机构内运送过程中丢弃医疗废物,在非贮存地点倾倒、堆放医疗废物或者将医疗废物混入其他废物和生活垃圾的;

（二）未按照《条例》的规定对污水、传染病病人或者疑似传染病病人的排泄物,进行严格消毒的,或者未达到国家规定的排放标准,排入医疗卫生机构内的污水处理系统的;

（三）对收治的传染病病人或者疑似传染病病人产生的生活垃圾,未按照医疗废物进行管理和处置的。

医疗卫生机构在医疗卫生机构外运送过程中丢弃医疗废物,在非贮存地点倾倒、堆放医疗废物或者将医疗废物混入其他废物和生活垃圾的,由县级以上地方人民政府环境保护行政主管部门责令限期改正,给予警告,并处 5000 元以上 1 万元以下的罚款;逾期不改正的,处 1 万元以上 3 万元以下的罚款。

第八条 医疗废物集中处置单位有《条例》第四十七条规定的情形,在运送过程中丢弃医疗废物,在非贮存地点倾倒、堆放医疗废物或者将医疗废物混入其他废物和生活垃圾的,由县级以上地方人民政府环境保护行政主管部门责令限期改正,给予警告,并处 5000 元以上 1 万元以下的罚款;逾期不改正的,处 1 万元以上 3 万元以下的罚款。

第九条 医疗废物集中处置单位和依照《条例》自行建有医疗废物处置设施的医疗卫生机构,有《条例》第四十七条规定的情形,对医疗废物的处置不符合国家规定的环境保护、卫生标准、规范的,由县级以上地方人民政府环境保护行政主管部门责令限期改正,给予警告,并处 5000 元以上 1 万元以下的罚款;逾期不改正的,处 1 万元以上 3 万元以下的罚款。

第十条 医疗卫生机构、医疗废物集中处置单位有《条例》第四十七条规定的下列情形之一的,由县级以上人民政府环境保护行政主管部门责令停止违法行为,限期改正,并处 5 万元以下的罚款。

（一）未执行危险废物转移联单管理制度的;

（二）将医疗废物交给或委托给未取得经营许可证的单位或者个人收集、运送、贮存、处置的。

第十一条 有《条例》第四十九条规定的情形,医疗卫生机构发生医疗废物流失、泄露、扩散时,未采取紧急处理措施,或者未及时向卫生行政主管部门报告的,由县级以上地方人民政府卫生行政主管部门责令改正,给予警告,并处 1 万元以上 3 万元以下的罚款。

医疗废物集中处置单位发生医疗废物流失、泄露、扩散时,未采取紧急处理措施,或者未及时向环境保护行政主管部门报告的,由县级以上地方人民政府环境保护行政主管部门责令改正,给予警告,并处 1 万元以上 3 万元以下的罚款。

第十二条 有《条例》第五十条规定的情形,医疗卫生机构、医疗废物集中处置单位阻碍卫生行政主管部门执法人员执行职务,拒绝执法人员进入现场,或者不配合执法部门的检查、监测、调查取证的,由县级以上地方人民政府卫生行政主管部门责令改正,给予警告;拒不改正的,由原发证的卫生行政主管部门暂扣或者吊销医疗卫生机构的执业许可证件。

医疗卫生机构、医疗废物集中处置单位阻碍环境保护行政主管部门执法人员执行职务,拒绝执法人员进入现场,或者不配合执法部门的检查、监测、调查取证的,由县级以上地方人民政府环境保护行政主管部门责令限期改正,并处 1 万元以下的罚款;拒不改正的,由原发证的环境保护行政主管部门暂扣或者吊销医疗废物集中处置单位经营许可证件。

第十三条 有《条例》第五十一条规定的情形,不具备集中处置医疗废物条件的农村,医疗卫生机构未按照卫生行政主管部门有关疾病防治的要求处置医疗废物的,由县级人民政府卫生行政主管部门责令限期改正,给予警告;逾期不改正的,处 1000 元以上 5000 元以下的罚款;未按照环境保护行政主管部门有关环境污染防治的要求处置医疗废物的,由县级人民政府环境保护行政主管部门责令限期改正,给予警告;逾期不改正的,处 1000 元以上 5000 元以下的罚款。

第十四条 有《条例》第五十二条规定的情形,未取得经营许可证从事医疗废物的收集、运送、贮存、处置等活动的,由县级以上地方人民政府环境保护行政主管部门责令停止违法行为,没收违法所得,可以并处违法所得 1 倍以下的罚款。

第十五条 有《条例》第四十七条、第四十八条、第四十九条、第五十一条规定的情形,医疗卫生机构造成传染病传播的,由县级以上地方人民政府卫生行政主管部门依法处罚,并由原发证的卫生行政主管部门暂扣或者吊销执业许可证件;造成环境污染事故的,由县级以上地方人民政府环境保护行政主管部门依照《中华人民共和国固体废物污染环境防治法》有关规定予以处罚,并由原发证的卫生行政主管部门暂扣或者吊销执业许可证件。

医疗废物集中处置单位造成传染病传播的,由县级以上地方人民政府卫生行政主管部门依法处罚,并由原发证的环境保护行政主管部门暂扣或者吊销经营许可证件;造成环境污染事故的,由县级以上地方人民政府环境保护行政主管部门依照《中华人民共和国固体废物污染环境防治法》有关规定予以处罚,并由原发证的环境保护行政主管部门暂扣或者吊销经营许可证件。

第十六条 有《条例》第五十三条规定的情形,转让、买卖医疗废物,邮寄或者通过铁路、航空运输医疗废物,或者违反《条例》规定通过水路运输医疗废物的,由县级以上地方人民政府环境保护行政主管部门责令转让、买卖双方、邮寄人、托运人立即停止违法行为,给予警告,没收违法所得;违法所得 5000 元以上的,并处违法所得 2 倍以上 5 倍以下的罚款;没有违法所得或者违法所得不足 5000 元的,并处 5000 元以上 2 万元以下的罚款。

承运人明知托运人违反《条例》的规定运输医疗废物,仍予以运输的,或者承运人将医疗废物与旅客在同一工具上载运的,按照前款的规定予以处罚。

第十七条 本办法自 2004 年 6 月 1 日起施行。

食品安全事故流行病学调查工作规范

第一章 总则

第一条 为规范食品安全事故的流行病学调查工作,制定本规范。

第二条 本规范适用于承担食品安全事故流行病学调查职责的县级以上疾病预防控制机构及相关机构(以下简称调查机构)对发生或可能发生健康损害的食品安全事故(以下简称事故)开展流行病学调查工作。

第三条 事故流行病学调查的任务是利用流行病学方法调查事故有关因素,提出预防和控制事故的建议。

事故流行病学调查包括人群流行病学调查、危害因素调查和实验室检验,具体调查技术应当遵循流行病学调查相关技术指南。

第二章 调查机构管理

第四条 调查机构开展事故流行病学调查应当遵循属地管理、分级负责、依法有序、科学循证、多方协作的原则。

调查机构开展事故流行病学调查应当在同级卫生行政部门的组织下进行,与有关食品安全监管部门(以下简称监管部门)对事故的调查处理工作同步进行、相互配合。

第五条 事故流行病学调查实行调查机构负责制。调查机构应当按照国家有关事故调查处理的分级管辖原则承担事故流行病学调查任务。

调查机构应当做好事故流行病学调查的物资储备,并及时更新,保障调查工作的正常进行。

第六条 事故流行病学调查实行调查员制度。各级调查机构应当根据工作需要配备事故流行病学调查员。

调查员应当由具有 1 年以上流行病学调查工作经验的卫生相关专业人员担任。经专业培训考核合格后,由同级卫生行政部门聘任。

第七条 卫生行政部门应当为调查机构承担事故流行病学调查的能力建设提供保障。

上级调查机构负责对下级调查机构开展事故流行病学调查提供技术支持。卫生监督等相关机构应当在同级卫生行政部门的组织下,对事故流行病学调查给予支持和协助。

第三章 调查程序和内容

第八条 调查机构接到同级卫生行政部门开展事故流行病学调查的通知后,应当迅速启动调查工作。

第九条 事故流行病学调查由调查机构成立的事故流行病学调查组(以下简称调查组)具体实施。调查组应当由3名以上调查员组成,并指定1名负责人。

调查员与所调查事故有利害关系的,应当回避。

第十条 调查员根据流行病学调查工作的需要,有权进入医疗机构、事故发生现场、食品生产经营场所等相关场所,根据调查需要和相关规范采集标本和样品,了解有关情况和监管部门意见,有关事故发生单位、监管部门及相关机构应当为调查提供便利并如实提供有关情况。

被调查者应当在其提供的材料上签字确认,拒绝签字的,由调查员会同1名以上现场见证人员在相应材料上注明原因并签字。

第十一条 开展人群流行病学调查应当包括以下内容:

(一)制订病例定义,开展病例搜索;

(二)统一个案调查方法,开展个案调查;

(三)采集有关标本和样品;

(四)描述发病人群、发病时间和发病地区分布特征;

(五)初步判断事故可疑致病因素、可疑餐次和可疑食品;

(六)根据调查需要,开展病例对照研究或队列研究。

人群流行病学调查结果可以判定事故有关因素的,应当及时作出事故流行病学调查结论(以下简称调查结论)。

第十二条 开展危害因素调查应当包括以下内容:

(一)访谈相关人员,查阅有关资料,获取就餐环境、可疑食品、配方、加工工艺流程、生产经营过程危害因素控制、生产经营记录、从业人员健康状况等信息;

(二)现场调查可疑食品的原料、生产加工、储存、运输、销售、食用等过程中的相关危害因素;

(三)采集可疑食品、原料、半成品、环境样品等,以及相关从业人员生物标本。

第十三条 送检标本和样品应当由调查员提供检验项目和样品相关信息,由具备检验能力的技术机构检验。标本和样品应当尽可能在采集后24小时内进行检验。

实验室应当妥善保存标本和样品,并按照规定期限留样。

第十四条 承担事故标本和样品检验工作的技术机构应当按照相关检验工作规范的规定,及时完成检验,出具检验报告,对检验结果负责。

第十五条 调查组根据健康危害控制需要,应当向同级卫生行政部门提出卫生处理或向公众发出警示信息的建议。

未经同级卫生行政部门同意,任何人不得擅自发布事故流行病学调查信息。

第十六条 调查机构现有技术与资源不能满足事故调查有关要求时,应当报请同级卫生行政部门协调解决。

第十七条 调查组在调查过程中,应当根据同级卫生行政部门的要求,及时提交阶段性调查结果。

第四章 调查结论和报告

第十八条 调查组应当综合分析人群流行病学调查、危害因素调查和实验室检验三方面结果,依据相关诊断原则,作出事故调查结论。

事故调查结论应当包括事故范围、发病人数、致病因素、污染食品及污染原因,不能作出调查结论的事项应当说明原因。

第十九条 对符合病例定义的病人,调查组应当结合其诊疗资料、个案调查表和相关实验室检验结果作出是否与事故相关的判定。

第二十条 调查机构根据调查组调查结论,向同级卫生行政部门提交事故流行病学调查报告。

同级卫生行政部门对事故流行病学调查报告有异议的,可通知调查机构补充调查,或报请上一级卫生行政部门组织专家组对调查结论进行技术鉴定。

第五章　附则

第二十一条 本规范所称病例定义是确定被调查对象是否纳入病例的依据,在事故流行病学调查中用于统计发病人数,不适用临床治疗。可包括疑似病例、临床诊断病例和确诊病例定义。

第二十二条 事故流行病学调查涉及传染性疾病的,调查机构应当同时按照《中华人民共和国传染病防治法》的有关规定采取相应措施。

国境口岸内的事故流行病学调查依据有关法律法规实施。

第二十三条 本规范自2012年1月1日起施行。

公共场所卫生管理条例

第一章　总　则

第一条 为创造良好的公共场所卫生条件,预防疾病,保障人体健康,制定本条例。

第二条 本条例适用于下列公共场所:

(一)宾馆、饭馆、旅店、招待所、车马店、咖啡馆、酒吧、茶座;

(二)公共浴室、理发店、美容店;

(三)影剧院、录像厅(室)、游艺厅(室)、舞厅、音乐厅;

(四)体育场(馆)、游泳场(馆)、公园;

(五)展览馆、博物馆、美术馆、图书馆;

(六)商场(店)、书店;

(七)候诊室、候车(机、船)室、公共交通工具。

第三条 公共场所的下列项目应符合国家卫生标准和要求:

(一)空气、微小气候(湿度、温度、风速);

(二)水质;

(三)采光、照明;

(四)噪音;

(五)顾客用具和卫生设施。

公共场所的卫生标准和要求,由卫生部负责制定。

第四条 国家对公共场所以及新建、改建、扩建的公共场所的选址和设计实行"卫生许可证"制度。

"卫生许可证"由县以上卫生行政部门签发。

第二章　卫生管理

第五条 公共场所的主管部门应当建立卫生管理制度,配备专职或者兼职卫生管理人员,对所属经营单位(包括个体经营者,下同)的卫生状况进行经常性检查,并提供必要的条件。

第六条 经营单位应当负责所经营的公共场所的卫生管理,建立卫生责任制度,对本单位的从业人员进行卫生知识的培训和考核工作。

第七条 公共场所直接为顾客服务的人员,持有"健康合格证"方能从事本职工作。患有痢疾、伤寒、病毒性肝炎、活动期肺结核、化脓性或者渗出性皮肤病以及其他有碍公共卫生的疾病的,治愈前不得从事直接为顾客服务的工作。

第八条 经营单位须取得"卫生许可证"后,方可向工商行政管理部门申请登记,办理营业执照。在本条例实施前已开业的,须经卫生防疫机构验收合格后,补发"卫生许可证"。"卫生许可证"两年复核一次。

第九条 公共场所因不符合卫生标准和要求造成危害健康事故的,经营单位应妥善处理,并及时报告卫生防疫机构。

第三章 卫生监督

第十条 各级卫生防疫机构,负责管辖范围内的公共场所卫生监督工作。

民航、铁路、交通、厂(场)矿卫生防疫机构对管辖范围内的公共场所,施行卫生监督,并接受当地卫生防疫机构的业务指导。

第十一条 卫生防疫机构根据需要设立公共场所卫生监督员,执行卫生防疫机构交给的任务。公共场所卫生监督员由同级人民政府发给证书。

民航、铁路、交通、工矿企业卫生防疫机构的公共场所卫生监督员,由其上级主管部门发给证书。

第十二条 卫生防疫机构对公共场所的卫生监督职责:

(一)对公共场所进行卫生监测和卫生技术指导;

(二)监督从业人员健康检查,指导有关部门对从业人员进行卫生知识的教育和培训;

(三)对新建、扩建、改建的公共场所的选址和设计进行卫生审查,并参加竣工验收。

第十三条 卫生监督员有权对公共场所进行现场检查,索取有关资料,经营单位不得拒绝或隐瞒。卫生监督员对所提供的技术资料有保密的责任。

公共场所卫生监督员在执行任务时,应佩戴证章、出示证件。

第四章 罚 则

第十四条 凡有下列行为之一的单位或者个人,卫生防疫机构可以根据情节轻重,给予警告、罚款、停业整顿、吊销"卫生许可证"的行政处罚:

(一)卫生质量不符合国家卫生标准和要求,而继续营业的;

(二)未获得"健康合格证",而从事直接为顾客服务的;

(三)拒绝卫生监督的;

(四)未取得"卫生许可证",擅自营业的。

罚款一律上交国库。

第十五条 违反本条例的规定造成严重危害公民健康的事故或中毒事故的单位或者个人,应当对受害人赔偿损失。

违反本条例致人残疾或者死亡,构成犯罪的,应由司法机关依法追究直接责任人员的刑事责任。

第十六条 对罚款、停业整顿及吊销"卫生许可证"的行政处罚不服的,在接到处罚通知之日起十五天内,可以向当地人民法院起诉。但对公共场所卫生质量控制的决定应立即执行。对处罚的决定不履行又逾期不起诉的,由卫生防疫机构向人民法院申请强制执行。

第十七条 公共场所卫生监督机构和卫生监督员必须尽职尽责,依法办事。对玩忽职守,滥用职权,收取贿赂的,由上级主管部门给予直接责任人员行政处分。构成犯罪的,由司法机关依法追究直接责任人员的刑事责任。

第五章　附　则

第十八条　本条例的实施细则由卫生部负责制定。

第十九条　本条例自发布之日起施行。

生活饮用水卫生规范

第一章　总则

第一条　为加强生活饮用水集中式供水单位(以下简称集中式供水单位)的卫生监督管理,保饮用水符合有关卫生规范,根据《生活饮用水卫生监督管理办法》,制定本规范。

第二条　本规范规定了集中式供水单位的水源选择与卫生防护,生活饮用水生产和污染事件理、水质检验、从业人员等方面的卫生要求。

第三条　城市集中式供水单位(含自建集中式供水单位)必须遵守本规范。农村集中式供水参照本规范执行。

第四条　地方各级人民政府卫生行政部门在各自的职责范围内负责监督本规范的实施。

第二章　水源选择和卫生防护

第五条　集中式供水单位应选择水质良好、水量充沛、便于防护的水源。取水点应设在城市和工矿企业的上游。

第六条　新建、改建、扩建集中式供水工程的水源选择,应根据城市远期和近期规划、历年来的水质、水文、水文地质、环境影响评价资料、取水点及附近地区的卫生状况和地方病等因素,从卫生、环保、水资源、技术等多方面进行综合评价,并经当地卫生行政部门水源水质监测和卫生学评价合格后,方可作为供水水源。

第七条　供水水源水质应符合有关国家生活饮用水水源水质的规定。当水质不符合国家生活饮用水水源水质规定时,不宜作为生活饮用水水源。若限于条件需加以利用时,应采用相应的净化工艺进行处理,处理后的水质应符合规定,并取得当地卫生行政部门的批准。

第八条　生活饮用水水源的保护区应按国家环境保护局、卫生部、建设部、水利部和地质矿产部颁发的《生活饮用水水源保护区污染防治管理规定》的要求,由环保、卫生、公安、城建、水利、地矿等部门共同划定生活饮用水水源保护区,报当地人民政府批准公布,供水单位应在防护地带设置固定的告示牌、落实相应的水源保护工作。

第九条　经有关流域、区域、城市经济和社会发展规划所确定的跨地区的生活饮用水水源保护区和有关污染防治规划,各有关单位应严格执行,各负其责。

第十条　地表水水源卫生防护必须遵守下列规定:取水点周围半径100米的水域内,严禁捕捞、网箱养殖、停靠船只、游泳和从事其他可能污染水源的任何活动。

取水点上游1000米至下游100米的水域不得排入工业废水和生活污水;其沿岸防护范围内不得堆放废渣,不得设立有毒、有害化学物品仓库、堆栈,不得设立装卸垃圾、粪便和有毒有害化学物品的码头,不得使用工业废水或生活污水灌溉及施用难降解或剧毒的农药,不得排放有毒气体、放射性物质,不得从事放牧等有可能污染该段水域水质的活动。以河流为给水水源的集中式供水,由供水单位及其主管部门会同卫生、环保、水利等部门,根据实际需要,可把取水点上游1000米以外的一定范围河段划为水源保护区,严格控制上游污染物排放量。受潮汐影响的河流,其生活饮用范围由供水单位及其主管部门会同卫生水取水点上下游及其沿岸的水源保护区范围应相应扩大,由环保、水利等部门研究确定。

作为生活饮用水水源的水库和湖泊,应根据不同情况,将取水点周围部分水域或整个水域及其沿岸划为水源保护区,并按第一、二项的规定执行。

对生活饮用水水源的输水明渠、暗渠,应重点保护,严防污染和水量流失。

第十一条 地下水水源卫生防护必须遵守下列规定:

生活饮用水地下水水源保护区、构筑物的防护范围及影响半径的范围,应根据生活饮用水水源地所处的地理位置、水文地质条件、供水的数量、开采方式和污染源的分布,由供水单位及其主管部门会同卫生、环保及规划设计、水文地质等部门研究确定。在单井或井群的影响半径范围内,不得使用工业废水或生活污水灌溉和施用难降解或剧毒的农药,不得修建渗水厕所、渗水坑,不得堆放废渣或铺设污水渠道,并不得从事破坏深层土层的活动。

工业废水和生活污水严禁排入渗坑或渗井。

人工回灌的水质应符合生活饮用水水质要求。

第三章 生活饮用水生产的卫生要求和污染事件的报告处理

第十二条 集中式供水单位应备有并遵守有关生活饮用水卫生管理的法规、标准和规范。

第十三条 集中式供水单位应建立健全生活饮用水卫生管理规章制度。

第十四条 集中式供水单位应有分管领导和专职或兼职工作人员管理生活饮用水卫生工作。

第十五条 在新建、改建、扩建集中式供水工程时,集中式供水单位需向当地卫生行政部门申请进行预防性卫生监督。给水工程设计必须符合有关国家给水设计规范和标准。

第十六条 集中式供水单位配备的水净化处理设备、设施必须满足净水工艺要求,必须有消毒设施,并保证正常运转。

第十七条 生活饮用水的输水、蓄水和配水等设施应密封,严禁与排水设施及非生活饮用水的管网相连接。

第十八条 集中式供水单位使用的涉及饮用水卫生安全产品必须符合卫生安全和产品质量标准的有关规定,并持有省级以上人民政府卫生行政部门颁发的卫生许可批准文件,方可在集中式供水单位中使用。

第十九条 集中式供水单位在购入涉及饮用水卫生安全的产品时,应索取产品的卫生许可批准文件,并进行验收。经验收合格后方可入库待用,并按品种、批次分类贮存于原料库,避免混杂,防止污染。

第二十条 自建生活饮用水供水系统,未经当地卫生、建设行政部门批准不得与城市供水系统连接。

第二十一条 集中式供水单位应对取水、输水、净水、蓄水和配水等设施加强质量管理,建立放水、清洗、消毒和检修制度及操作规程,保证供水水质。

第二十二条 各类贮水设备要定期清洗和消毒;管网末梢应定期放水清洗,防止水质污染。

第二十三条 新建水处理设备、设施、管网投产前,及设备、设施、管网修复后,必须严格冲洗、消毒,经水质检验合格后方可正式通水。

第二十四条 水处理剂和消毒剂的投加和贮存间应通风良好,防腐蚀、防潮,备有安全防范和事故的应急处理设施,并有防止二次污染的措施。

第二十五条 集中式供水单位不得将未经处理的污泥水直接排入地表生活饮用水水源一级保护区水域。

第二十六条 集中式供水单位应划定生产区的范围。生产区外围30米范围内应保持良好的卫生状况,不得设置生活居住区,不得修建渗水厕所和渗水坑,不得堆放垃圾、粪便、废渣和铺设污水渠道。

第二十七条 单独设立的泵站、沉淀池和清水池的外围30米的范围内,其卫生要求与集中式供水单位生产区相同。

第二十八条 集中式供水单位应针对取水、输水、净水、蓄水和配水等可能发生污染的环节,制订和落实防范措施,加强检查,严防污染事件发生。

第二十九条 遇生活饮用水水质污染或不明原因水质突然恶化及水源性疾病暴发事件时,集中式供水单位须在发现上述情况后立即采取应急措施,以最快的方式报告当地卫生行政部门、建设行政部门。并及时进行水质检测,报送处理报告

第四章 水质检验

第三十条 集中式供水单位必须建立水质检验室,配备与供水规模和水质检验要求相适应的检验人员和仪器设备。负责检验水源水、净化构筑物出水、出厂水和管网水的水质。

第三十一条 水质检验应实行全过程的质量控制。水质检验方法应采用国家规定的生活饮用水检验法。

第三十二条 采样点的选择应符合下列要求:

采样点的设置应有代表性,应分别设在水源取水口、集中式供水单位出水口和居民经常用水点处。管网水的采样点数,一般按供水人口每两万人设一个点计算,供水人口在20万以下、100万以上时,可酌量增减。在全部采样点中,应有一定的点数选在水质易受污染的地点和管网系统陈旧部位。具体采样点的选择,应由供水单位和当地卫生行政部门根据本地区具体情况确定。

第三十三条 集中式供水单位应按上级主管部门有关规定进行生活饮用水检验,其测定项目及检验频率至少应符合下列要求。当检测结果超出《生活饮用水水质卫生规范》(2001)水质指标限值时,应予立即重复测定,并增加监测频率。水质检验结果连续超标时,应查明原因,采取有效措施,防止对人体健康造成危害。

在选择水源时或水源情况有变化时,应检测《生活饮用水水质卫生规范》中规定的全部常规检验项目及该水源可能受某种成分污染的有关项目。

第三十四条 不具备水质检验条件的自建集中式供水单位,应委托经计量认证合格的检验机构按上述要求进行检验。

第三十五条 水质检验记录应当完整清晰,档案资料保存完好。

第三十六条 集中式供水单位应建立水质检测资料的月报、年报、污染应急报告制度,水质检测资料应按有关规定报送当地卫生行政部门和建设行政部门。水质检测资料月报于次月10日前报送,年报于次年2月10日前报送。

第五章 从业人员的卫生要求

第三十七条 直接从事供、管水的人员必须每年进行一次健康检查。取得预防性健康体检合格证后方可上岗工作。凡患有痢疾、伤寒、病毒性肝炎、活动性肺结核、化脓性或渗出性皮肤病及其他有碍生活饮用水卫生的疾病或病源携带者,不得直接从事供、管水工作。

第三十八条 直接从事供、管水的人员,上岗前须进行卫生知识培训,上岗后每年进行一次卫生知识培训,未经卫生知识培训或培训不合格者不得上岗工作。

第三十九条 集中式供水单位从业人员应当保持良好的个人卫生习惯和行为。不得在生产场所吸烟,不得进行有碍生活饮用水卫生的活动。

第六章 附则

第四十条 本规范所使用的用语含义如下:

生活饮用水:由集中式供水单位直接供给居民作为饮水和生活用水,该水的水质必须确保居民终生饮用安全。

城市:国家按行政建制设立的直辖市、市、镇。

集中式供水:由水源集中取水,经统一净化处理和消毒后,由输水管网送到用户的供水方式。

自建集中式供水:除城建部门建设的各级自来水厂外,由各单位自建的集中式供水方式。

涉及饮用水卫生安全的产品:指凡在饮用水生产和供水过程中与饮用水接触的联接止水材料、塑料及有机合成管材、管件、防护涂料、水处理剂、除垢剂、水质处理器及其他新材料和化学物质。直接从事供、管水的人员:从事净水、取样、化验、二次供水卫生管理及水池、水箱清洗人员。

第四十一条 本规范由卫生部负责解释

第四十二条　本规范自二〇〇一年九月一日起施行。

生活饮用水集中式供水单位卫生规范

第一章　总则

第一条　为加强生活饮用水集中式供水单位(以下简称集中式供水单位)的卫生监督管理,保饮用水符合有关卫生规范,根据《生活饮用水卫生监督管理办法》,制定本规范。

第二条　本规范规定了集中式供水单位的水源选择与卫生防护,生活饮用水生产和污染事件理、水质检验、从业人员等方面的卫生要求。

第三条　城市集中式供水单位(含自建集中式供水单位)必须遵守本规范。农村集中式供水参照本规范执行。

第四条　地方各级人民政府卫生行政部门在各自的职责范围内负责监督本规范的实施。

第二章　水源选择和卫生防护

第五条　集中式供水单位应选择水质良好、水量充沛、便于防护的水源。取水点应设在城市和工矿企业的上游。

第六条　新建、改建、扩建集中式供水工程的水源选择,应根据城市远期和近期规划、历年来的水质、水文、水文地质、环境影响评价资料、取水点及附近地区的卫生状况和地方病等因素,从卫生、环保、水资源、技术等多方面进行综合评价,并经当地卫生行政部门水源水质监测和卫生学评价合格后,方可作为供水水源。

第七条　供水水源水质应符合有关国家生活饮用水水源水质的规定。当水质不符合国家生活饮用水水源水质规定时,不宜作为生活饮用水水源。若限于条件需加以利用时,应采用相应的净化工艺进行处理,处理后的水质应符合规定,并取得当地卫生行政部门的批准。

第八条　生活饮用水水源的保护区应按国家环境保护局、卫生部、建设部、水利部和地质矿产部颁发的《生活饮用水水源保护区污染防治管理规定》的要求,由环保、卫生、公安、城建、水利、地矿等部门共同划定生活饮用水水源保护区,报当地人民政府批准公布,供水单位应在防护地带设置固定的告示牌、落实相应的水源保护工作。

第九条　经有关流域、区域、城市经济和社会发展规划所确定的跨地区的生活饮用水水源保护区和有关污染防治规划,各有关单位应严格执行,各负其责。

第十条　地表水水源卫生防护必须遵守下列规定:

取水点周围半径100米的水域内,严禁捕捞、网箱养殖、停靠船只、游泳和从事其他可能污染水源的任何活动。

取水点上游1000米至下游100米的水域不得排入工业废水和生活污水;其沿岸防护范围内不得堆放废渣,不得设立有毒、有害化学物品仓库、堆栈,不得设立装卸垃圾、粪便和有毒有害化学物品的码头,不得使用工业废水或生活污水灌溉及施用难降解或剧毒的农药,不得排放有毒气体、放射性物质,不得从事放牧等有可能污染该段水域水质的活动。

以河流为给水水源的集中式供水,由供水单位及其主管部门会同卫生、环保、水利等部门,根据实际需要,可把取水点上游1000米以外的一定范围河段划为水源保护区,严格控制上游污染物排放量。

受潮汐影响的河流,其生活饮用范围由供水单位及其主管部门会同卫生水取水点上下游及其沿岸的水源保护区范围应相应扩大,由环保、水利等部门研究确定。

作为生活饮用水水源的水库和湖泊,应根据不同情况,将取水点周围部分水域或整个水域及其沿岸划为水源保护区,并按第一、二项的规定执行。

对生活饮用水水源的输水明渠、暗渠,应重点保护,严防污染和水量流失。

第十一条　地下水水源卫生防护必须遵守下列规定:

生活饮用水地下水水源保护区、构筑物的防护范围及影响半径的范围,应根据生活饮用水水源地所处的地理位置、水文地质条件、供水的数量、开采方式和污染源的分布,由供水单位及其主管部门会同卫生、环保及规划设计、水文地质等部门研究确定。

在单井或井群的影响半径范围内,不得使用工业废水或生活污水灌溉和施用难降解或剧毒的农药,不得修建渗水厕所、渗水坑,不得堆放废渣或铺设污水渠道,并不得从事破坏深层土层的活动。

工业废水和生活污水严禁排入渗坑或渗井。

人工回灌的水质应符合生活饮用水水质要求。

第三章 生活饮用水生产的卫生要求和污染事件的报告处理

第十二条 集中式供水单位应备有并遵守有关生活饮用水卫生管理的法规、标准和规范。

第十三条 集中式供水单位应建立健全生活饮用水卫生管理规章制度。

第十四条 集中式供水单位应有分管领导和专职或兼职工作人员管理生活饮用水卫生工作。

第十五条 在新建、改建、扩建集中式供水工程时,集中式供水单位需向当地卫生行政部门申请进行预防性卫生监督。给水工程设计必须符合有关国家给水设计规范和标准。

第十六条 集中式供水单位配备的水净化处理设备、设施必须满足净水工艺要求,必须有消毒设施,并保证正常运转。

第十七条 生活饮用水的输水、蓄水和配水等设施应密封,严禁与排水设施及非生活饮用水的管网相连接。

第十八条 集中式供水单位使用的涉及饮用水卫生安全产品必须符合卫生安全和产品质量标准的有关规定,并持有省级以上人民政府卫生行政部门颁发的卫生许可批准文件,方可在集中式供水单位中使用。

第十九条 集中式供水单位在购入涉及饮用水卫生安全的产品时,应索取产品的卫生许可批准文件,并进行验收。经验收合格后方可入库待用,并按品种、批次分类贮存于原料库,避免混杂,防止污染。

第二十条 自建生活饮用水供水系统,未经当地卫生、建设行政部门批准不得与城市供水系统连接。

第二十一条 集中式供水单位应对取水、输水、净水、蓄水和配水等设施加强质量管理,建立放水、清洗、消毒和检修制度及操作规程,保证供水水质。

第二十二条 各类贮水设备要定期清洗和消毒;管网末梢应定期放水清洗,防止水质污染。

第二十三条 新建水处理设备、设施、管网投产前,及设备、设施、管网修复后,必须严格冲洗、消毒,经水质检验合格后方可正式通水。

第二十四条 水处理剂和消毒剂的投加和贮存间应通风良好,防腐蚀、防潮,备有安全防范和事故的应急处理设施,并有防止二次污染的措施。

第二十五条 集中式供水单位不得将未经处理的污泥水直接排入地表生活饮用水水源一级保护区水域。

第二十六条 集中式供水单位应划定生产区的范围。生产区外围 30 米范围内应保持良好的卫生状况,不得设置生活居住区,不得修建渗水厕所和渗水坑,不得堆放垃圾、粪便、废渣和铺设污水渠道。

第二十七条 单独设立的泵站、沉淀池和清水池的外围 30 米的范围内,其卫生要求与集中式供水单位生产区相同。

第二十八条 集中式供水单位应针对取水、输水、净水、蓄水和配水等可能发生污染的环节,制订和落实防范措施,加强检查,严防污染事件发生。

第二十九条 遇生活饮用水水质污染或不明原因水质突然恶化及水源性疾病暴发事件时,集中式供水单位须在发现上述情况后立即采取应急措施,以最快的方式报告当地卫生行政部门、建设行政部门。并及时进行水质检测,报送处理报告。

第四章 水质检验

第三十条 集中式供水单位必须建立水质检验室,配备与供水规模和水质检验要求相适应的检验人员和仪器设备。负责检验水源水、净化构筑物出水、出厂水和管网水的水质。

第三十一条 水质检验应实行全过程的质量控制。水质检验方法应采用国家规定的生活饮用水检验法。

第三十二条 采样点的选择应符合下列要求：

采样点的设置应有代表性，应分别设在水源取水口、集中式供水单位出水口和居民经常用水点处。管网水的采样点数，一般按供水人口每两万人设一个点计算，供水人口在 20 万以下、100 万以上时，可酌量增减。在全部采样点中，应有一定的点数选在水质易受污染的地点和管网系统陈旧部位。具体采样点的选择，应由供水单位和当地卫生行政部门根据本地区具体情况确定。

第三十三条 集中式供水单位应按上级主管部门有关规定进行生活饮用水检验，其测定项目及检验频率至少应符合下列要求。当检测结果超出《生活饮用水水质卫生规范》(2001) 水质指标限值时，应予立即重复测定，并增加监测频率。水质检验结果连续超标时，应查明原因，采取有效措施，防止对人体健康造成危害。

在选择水源时或水源情况有变化时，应检测《生活饮用水水质卫生规范》中规定的全部常规检验项目及该水源可能受某种成分污染的有关项目。

第三十四条 不具备水质检验条件酌自建集中式供水单位，应委托经计量认证合格的检验机构按上述要求进行检验。

第三十五条 水质检验记录应当完整清晰，档案资料保存完好。

第三十六条 集中式供水单位应建立水质检测资料的月报、年报、污染应急报告制度，水质检测资料应按有关规定报送当地卫生行政部门和建设行政部门。水质检测资料月报于次月 10 日前报送，年报于次年 2 月 10 日前报送。

第五章　从业人员的卫生要求

第三十七条 直接从事供、管水的人员必须每年进行一次健康检查。取得预防性健康体检合格证后方可上岗工作。凡患有痢疾、伤寒、病毒性肝炎、活动性肺结核、化脓性或渗出性皮肤病及其他有碍生活饮用水卫生的疾病或病源携带者，不得直接从事供、管水工作。

第三十八条 直接从事供、管水的人员，上岗前须进行卫生知识培训，上岗后每年进行一次卫生知识培训，未经卫生知识培训或培训不合格者不得上岗工作。

第三十九条 集中式供水单位从业人员应当保持良好的个人卫生习惯和行为。不得在生产场所吸烟，不得进行有碍生活饮用水卫生的活动。

第六章　附则

第四十条 本规范所使用的用语含义如下

生活饮用水：由集中式供水单位直接供给居民作为饮水和生活用水，该水的水质必须确保居民终生饮用安全。

城市：国家按行政建制设立的直辖市、市、镇。

集中式供水：由水源集中取水，经统一净化处理和消毒后，由输水管网送到用户的供水方式。

自建集中式供水：除城建部门建设的各级自来水厂外，由各单位自建的集中式供水方式。

涉及饮用水卫生安全的产品：指凡在饮用水生产和供水过程中与饮用水接触的联接止水材料、塑料及有机合成管材、管件、防护涂料、水处理剂、除垢剂、水质处理器及其他新材料和化学物质。直接从事供、管水的人员：从事净水、取样、化验、二次供水卫生管理及水池、水箱清洗人员。

第四十一条 本规范由卫生部负责解释

第四十二条 本规范自二○○一年九月一日起施行。

中华人民共和国职业病防治法

第一章　总　则

第一条　为了预防、控制和消除职业病危害,防治职业病,保护劳动者健康及其相关权益,促进经济社会发展,根据宪法,制定本法。

第二条　本法适用于中华人民共和国领域内的职业病防治活动。

本法所称职业病,是指企业、事业单位和个体经济组织等用人单位的劳动者在职业活动中,因接触粉尘、放射性物质和其他有毒、有害因素而引起的疾病。

职业病的分类和目录由国务院卫生行政部门会同国务院安全生产监督管理部门、劳动保障行政部门制定、调整并公布。

第三条　职业病防治工作坚持预防为主、防治结合的方针,建立用人单位负责、行政机关监管、行业自律、职工参与和社会监督的机制,实行分类管理、综合治理。

第四条　劳动者依法享有职业卫生保护的权利。

用人单位应当为劳动者创造符合国家职业卫生标准和卫生要求的工作环境和条件,并采取措施保障劳动者获得职业卫生保护。

工会组织依法对职业病防治工作进行监督,维护劳动者的合法权益。用人单位制定或者修改有关职业病防治的规章制度,应当听取工会组织的意见。

第五条　用人单位应当建立、健全职业病防治责任制,加强对职业病防治的管理,提高职业病防治水平,对本单位产生的职业病危害承担责任。

第六条　用人单位的主要负责人对本单位的职业病防治工作全面负责。

第七条　用人单位必须依法参加工伤保险。

国务院和县级以上地方人民政府劳动保障行政部门应当加强对工伤保险的监督管理,确保劳动者依法享受工伤保险待遇。

第八条　国家鼓励和支持研制、开发、推广、应用有利于职业病防治和保护劳动者健康的新技术、新工艺、新设备、新材料,加强对职业病的机理和发生规律的基础研究,提高职业病防治科学技术水平;积极采用有效的职业病防治技术、工艺、设备、材料;限制使用或者淘汰职业病危害严重的技术、工艺、设备、材料。

国家鼓励和支持职业病医疗康复机构的建设。

第九条　国家实行职业卫生监督制度。

国务院安全生产监督管理部门、卫生行政部门、劳动保障行政部门依照本法和国务院确定的职责,负责全国职业病防治的监督管理工作。国务院有关部门在各自的职责范围内负责职业病防治的有关监督管理工作。

县级以上地方人民政府安全生产监督管理部门、卫生行政部门、劳动保障行政部门依据各自职责,负责本行政区域内职业病防治的监督管理工作。县级以上地方人民政府有关部门在各自的职责范围内负责职业病防治的有关监督管理工作。

县级以上人民政府安全生产监督管理部门、卫生行政部门、劳动保障行政部门(以下统称职业卫生监督管理部门)应当加强沟通,密切配合,按照各自职责分工,依法行使职权,承担责任。

第十条　国务院和县级以上地方人民政府应当制定职业病防治规划,将其纳入国民经济和社会发展计划,并组织实施。

县级以上地方人民政府统一负责、领导、组织、协调本行政区域的职业病防治工作,建立健全职业病防治工作体制、机制,统一领导、指挥职业卫生突发事件应对工作;加强职业病防治能力建设和服务体系建设,完善、落实职业病防治工作责任制。

乡、民族乡、镇的人民政府应当认真执行本法,支持职业卫生监督管理部门依法履行职责。

第十一条　县级以上人民政府职业卫生监督管理部门应当加强对职业病防治的宣传教育,普及职业病防治的知识,增强用人单位的职业病防治观念,提高劳动者的职业健康意识、自我保护意识和行使职业卫生保护权利的能力。

第十二条 有关防治职业病的国家职业卫生标准,由国务院卫生行政部门组织制定并公布。

国务院卫生行政部门应当组织开展重点职业病监测和专项调查,对职业健康风险进行评估,为制定职业卫生标准和职业病防治政策提供科学依据。

县级以上地方人民政府卫生行政部门应当定期对本行政区域的职业病防治情况进行统计和调查分析。

第十三条 任何单位和个人有权对违反本法的行为进行检举和控告。有关部门收到相关的检举和控告后,应当及时处理。

对防治职业病成绩显著的单位和个人,给予奖励。

第二章　前期预防

第十四条 用人单位应当依照法律、法规要求,严格遵守国家职业卫生标准,落实职业病预防措施,从源头上控制和消除职业病危害。

第十五条 产生职业病危害的用人单位的设立除应当符合法律、行政法规规定的设立条件外,其工作场所还应当符合下列职业卫生要求:

(一)职业病危害因素的强度或者浓度符合国家职业卫生标准;

(二)有与职业病危害防护相适应的设施;

(三)生产布局合理,符合有害与无害作业分开的原则;

(四)有配套的更衣间、洗浴间、孕妇休息间等卫生设施;

(五)设备、工具、用具等设施符合保护劳动者生理、心理健康的要求;

(六)法律、行政法规和国务院卫生行政部门、安全生产监督管理部门关于保护劳动者健康的其他要求。

第十六条 国家建立职业病危害项目申报制度。

用人单位工作场所存在职业病目录所列职业病的危害因素的,应当及时、如实向所在地安全生产监督管理部门申报危害项目,接受监督。

职业病危害因素分类目录由国务院卫生行政部门会同国务院安全生产监督管理部门制定、调整并公布。职业病危害项目申报的具体办法由国务院安全生产监督管理部门制定。

第十七条 新建、扩建、改建建设项目和技术改造、技术引进项目(以下统称建设项目)可能产生职业病危害的,建设单位在可行性论证阶段应当向安全生产监督管理部门提交职业病危害预评价报告。安全生产监督管理部门应当自收到职业病危害预评价报告之日起三十日内,作出审核决定并书面通知建设单位。未提交预评价报告或者预评价报告未经安全生产监督管理部门审核同意的,有关部门不得批准该建设项目。

职业病危害预评价报告应当对建设项目可能产生的职业病危害因素及其对工作场所和劳动者健康的影响作出评价,确定危害类别和职业病防护措施。

建设项目职业病危害分类管理办法由国务院安全生产监督管理部门制定。

第十八条 建设项目的职业病防护设施所需费用应当纳入建设项目工程预算,并与主体工程同时设计,同时施工,同时投入生产和使用。

职业病危害严重的建设项目的防护设施设计,应当经安全生产监督管理部门审查,符合国家职业卫生标准和卫生要求的,方可施工。

建设项目在竣工验收前,建设单位应当进行职业病危害控制效果评价。建设项目竣工验收时,其职业病防护设施经安全生产监督管理部门验收合格后,方可投入正式生产和使用。

第十九条 职业病危害预评价、职业病危害控制效果评价由依法设立的取得国务院安全生产监督管理部门或者设区的市级以上地方人民政府安全生产监督管理部门按照职责分工给予资质认可的职业卫生技术服务机构进行。职业卫生技术服务机构所作评价应当客观、真实。

第二十条 国家对从事放射性、高毒、高危粉尘等作业实行特殊管理。具体管理办法由国务院制定。

第三章　劳动过程中的防护与管理

第二十一条　用人单位应当采取下列职业病防治管理措施：

（一）设置或者指定职业卫生管理机构或者组织，配备专职或者兼职的职业卫生管理人员，负责本单位的职业病防治工作；

（二）制定职业病防治计划和实施方案；

（三）建立、健全职业卫生管理制度和操作规程；

（四）建立、健全职业卫生档案和劳动者健康监护档案；

（五）建立、健全工作场所职业病危害因素监测及评价制度；

（六）建立、健全职业病危害事故应急救援预案。

第二十二条　用人单位应当保障职业病防治所需的资金投入，不得挤占、挪用，并对因资金投入不足导致的后果承担责任。

第二十三条　用人单位必须采用有效的职业病防护设施，并为劳动者提供个人使用的职业病防护用品。

用人单位为劳动者个人提供的职业病防护用品必须符合防治职业病的要求；不符合要求的，不得使用。

第二十四条　用人单位应当优先采用有利于防治职业病和保护劳动者健康的新技术、新工艺、新设备、新材料，逐步替代职业病危害严重的技术、工艺、设备、材料。

第二十五条　产生职业病危害的用人单位，应当在醒目位置设置公告栏，公布有关职业病防治的规章制度、操作规程、职业病危害事故应急救援措施和工作场所职业病危害因素检测结果。

对产生严重职业病危害的作业岗位，应当在其醒目位置，设置警示标识和中文警示说明。警示说明应当载明产生职业病危害的种类、后果、预防以及应急救治措施等内容。

第二十六条　对可能发生急性职业损伤的有毒、有害工作场所，用人单位应当设置报警装置，配置现场急救用品、冲洗设备、应急撤离通道和必要的泄险区。

对放射工作场所和放射性同位素的运输、贮存，用人单位必须配置防护设备和报警装置，保证接触放射线的工作人员佩戴个人剂量计。

对职业病防护设备、应急救援设施和个人使用的职业病防护用品，用人单位应当进行经常性的维护、检修，定期检测其性能和效果，确保其处于正常状态，不得擅自拆除或者停止使用。

第二十七条　用人单位应当实施由专人负责的职业病危害因素日常监测，并确保监测系统处于正常运行状态。

用人单位应当按照国务院安全生产监督管理部门的规定，定期对工作场所进行职业病危害因素检测、评价。检测、评价结果存入用人单位职业卫生档案，定期向所在地安全生产监督管理部门报告并向劳动者公布。

职业病危害因素检测、评价由依法设立的取得国务院安全生产监督管理部门或者设区的市级以上地方人民政府安全生产监督管理部门按照职责分工给予资质认可的职业卫生技术服务机构进行。职业卫生技术服务机构所作检测、评价应当客观、真实。

发现工作场所职业病危害因素不符合国家职业卫生标准和卫生要求时，用人单位应当立即采取相应治理措施，仍然达不到国家职业卫生标准和卫生要求的，必须停止存在职业病危害因素的作业；职业病危害因素经治理后，符合国家职业卫生标准和卫生要求的，方可重新作业。

第二十八条　职业卫生技术服务机构依法从事职业病危害因素检测、评价工作，接受安全生产监督管理部门的监督检查。安全生产监督管理部门应当依法履行监督职责。

第二十九条　向用人单位提供可能产生职业病危害的设备的，应当提供中文说明书，并在设备的醒目位置设置警示标识和中文警示说明。警示说明应当载明设备性能、可能产生的职业病危害、安全操作和维护注意事项、职业病防护以及应急救治措施等内容。

第三十条　向用人单位提供可能产生职业病危害的化学品、放射性同位素和含有放射性物质的材料的，应当提供中文说明书。说明书应当载明产品特性、主要成分、存在的有害因素、可能产生的危害后果、安全使用注意事项、职业病防护以及应急救治措施等内容。产品包装应当有醒目的警示标识和中文警示说明。贮存上述材料的场所应当在规定的部位设置危险物品标识或者放射性警示标识。

国内首次使用或者首次进口与职业病危害有关的化学材料，使用单位或者进口单位按照国家规定经国务院有关部门批准后，应当向国务院卫生行政部门、安全生产监督管理部门报送该化学材料的毒性鉴定以及经有关部门登记注册或者批准进口的文件等资料。

进口放射性同位素、射线装置和含有放射性物质的物品的，按照国家有关规定办理。

第三十一条 任何单位和个人不得生产、经营、进口和使用国家明令禁止使用的可能产生职业病危害的设备或者材料。

第三十二条 任何单位和个人不得将产生职业病危害的作业转移给不具备职业病防护条件的单位和个人。不具备职业病防护条件的单位和个人不得接受产生职业病危害的作业。

第三十三条 用人单位对采用的技术、工艺、设备、材料，应当知悉其产生的职业病危害，对有职业病危害的技术、工艺、设备、材料隐瞒其危害而采用的，对所造成的职业病危害后果承担责任。

第三十四条 用人单位与劳动者订立劳动合同（含聘用合同，下同）时，应当将工作过程中可能产生的职业病危害及其后果、职业病防护措施和待遇等如实告知劳动者，并在劳动合同中写明，不得隐瞒或者欺骗。

劳动者在已订立劳动合同期间因工作岗位或者工作内容变更，从事与所订立劳动合同中未告知的存在职业病危害的作业时，用人单位应当依照前款规定，向劳动者履行如实告知的义务，并协商变更原劳动合同相关条款。

用人单位违反前两款规定的，劳动者有权拒绝从事存在职业病危害的作业，用人单位不得因此解除与劳动者所订立的劳动合同。

第三十五条 用人单位的主要负责人和职业卫生管理人员应当接受职业卫生培训，遵守职业病防治法律、法规，依法组织本单位的职业病防治工作。

用人单位应当对劳动者进行上岗前的职业卫生培训和在岗期间的定期职业卫生培训，普及职业卫生知识，督促劳动者遵守职业病防治法律、法规、规章和操作规程，指导劳动者正确使用职业病防护设备和个人使用的职业病防护用品。

劳动者应当学习和掌握相关的职业卫生知识，增强职业病防范意识，遵守职业病防治法律、法规、规章和操作规程，正确使用、维护职业病防护设备和个人使用的职业病防护用品，发现职业病危害事故隐患应当及时报告。

劳动者不履行前款规定义务的，用人单位应当对其进行教育。

第三十六条 对从事接触职业病危害的作业的劳动者，用人单位应当按照国务院安全生产监督管理部门、卫生行政部门的规定组织上岗前、在岗期间和离岗时的职业健康检查，并将检查结果书面告知劳动者。职业健康检查费用由用人单位承担。

用人单位不得安排未经上岗前职业健康检查的劳动者从事接触职业病危害的作业；不得安排有职业禁忌的劳动者从事其所禁忌的作业；对在职业健康检查中发现有与所从事的职业相关的健康损害的劳动者，应当调离原工作岗位，并妥善安置；对未进行离岗前职业健康检查的劳动者不得解除或者终止与其订立的劳动合同。

职业健康检查应当由省级以上人民政府卫生行政部门批准的医疗卫生机构承担。

第三十七条 用人单位应当为劳动者建立职业健康监护档案，并按照规定的期限妥善保存。

职业健康监护档案应当包括劳动者的职业史、职业病危害接触史、职业健康检查结果和职业病诊疗等有关个人健康资料。

劳动者离开用人单位时，有权索取本人职业健康监护档案复印件，用人单位应当如实、无偿提供，并在所提供的复印件上签章。

第三十八条 发生或者可能发生急性职业病危害事故时，用人单位应当立即采取应急救援和控制措施，并及时报告所在地安全生产监督管理部门和有关部门。安全生产监督管理部门接到报告后，应当及时会同有关部门组织调查处理；必要时，可以采取临时控制措施。卫生行政部门应当组织做好医疗救治工作。

对遭受或者可能遭受急性职业病危害的劳动者，用人单位应当及时组织救治、进行健康检查和医学观察，所需费用由用人单位承担。

第三十九条 用人单位不得安排未成年工从事接触职业病危害的作业；不得安排孕期、哺乳期的女职工从事对本人和胎儿、婴儿有危害的作业。

第四十条 劳动者享有下列职业卫生保护权利：

（一）获得职业卫生教育、培训；

（二）获得职业健康检查、职业病诊疗、康复等职业病防治服务；

（三）了解工作场所产生或者可能产生的职业病危害因素、危害后果和应当采取的职业病防护措施；

（四）要求用人单位提供符合防治职业病要求的职业病防护设施和个人使用的职业病防护用品，改善工作条件；

（五）对违反职业病防治法律、法规以及危及生命健康的行为提出批评、检举和控告；

（六）拒绝违章指挥和强令进行没有职业病防护措施的作业；

（七）参与用人单位职业卫生工作的民主管理，对职业病防治工作提出意见和建议。

用人单位应当保障劳动者行使前款所列权利。因劳动者依法行使正当权利而降低其工资、福利等待遇或者解除、终止与其订立的劳动合同的，其行为无效。

第四十一条 工会组织应当督促并协助用人单位开展职业卫生宣传教育和培训，有权对用人单位的职业病防治工作提出意见和建议，依法代表劳动者与用人单位签订劳动安全卫生专项集体合同，与用人单位就劳动者反映的有关职业病防治的问题进行协调并督促解决。

工会组织对用人单位违反职业病防治法律、法规，侵犯劳动者合法权益的行为，有权要求纠正；产生严重职业病危害时，有权要求采取防护措施，或者向政府有关部门建议采取强制性措施；发生职业病危害事故时，有权参与事故调查处理；发现危及劳动者生命健康的情形时，有权向用人单位建议组织劳动者撤离危险现场，用人单位应当立即作出处理。

第四十二条 用人单位按照职业病防治要求，用于预防和治理职业病危害、工作场所卫生检测、健康监护和职业卫生培训等费用，按照国家有关规定，在生产成本中据实列支。

第四十三条 职业卫生监督管理部门应当按照职责分工，加强对用人单位落实职业病防护管理措施情况的监督检查，依法行使职权，承担责任。

第四章　职业病诊断与职业病病人保障

第四十四条 医疗卫生机构承担职业病诊断，应当经省、自治区、直辖市人民政府卫生行政部门批准。省、自治区、直辖市人民政府卫生行政部门应当向社会公布本行政区域内承担职业病诊断的医疗卫生机构的名单。

承担职业病诊断的医疗卫生机构应当具备下列条件：

（一）持有《医疗机构执业许可证》；

（二）具有与开展职业病诊断相适应的医疗卫生技术人员；

（三）具有与开展职业病诊断相适应的仪器、设备；

（四）具有健全的职业病诊断质量管理制度。

承担职业病诊断的医疗卫生机构不得拒绝劳动者进行职业病诊断的要求。

第四十五条 劳动者可以在用人单位所在地、本人户籍所在地或者经常居住地依法承担职业病诊断的医疗卫生机构进行职业病诊断。

第四十六条 职业病诊断标准和职业病诊断、鉴定办法由国务院卫生行政部门制定。职业病伤残等级的鉴定办法由国务院劳动保障行政部门会同国务院卫生行政部门制定。

第四十七条 职业病诊断，应当综合分析下列因素：

（一）病人的职业史；

（二）职业病危害接触史和工作场所职业病危害因素情况；

（三）临床表现以及辅助检查结果等。

没有证据否定职业病危害因素与病人临床表现之间的必然联系的，应当诊断为职业病。

承担职业病诊断的医疗卫生机构在进行职业病诊断时，应当组织三名以上取得职业病诊断资格的执业医师集体诊断。

职业病诊断证明书应当由参与诊断的医师共同签署，并经承担职业病诊断的医疗卫生机构审核盖章。

第四十八条 用人单位应当如实提供职业病诊断、鉴定所需的劳动者职业史和职业病危害接触史、工作场所职业病危害因素检测结果等资料；安全生产监督管理部门应当监督检查和督促用人单位提供上述资料；劳动者和有关机构也应当提供与职业病诊断、鉴定有关的资料。

职业病诊断、鉴定机构需要了解工作场所职业病危害因素情况时，可以对工作场所进行现场调查，也可以向安全生产监督管理部门提出,安全生产监督管理部门应当在十日内组织现场调查。用人单位不得拒绝、阻挠。

第四十九条 职业病诊断、鉴定过程中,用人单位不提供工作场所职业病危害因素检测结果等资料的,诊断、鉴定机构应当结合劳动者的临床表现、辅助检查结果和劳动者的职业史、职业病危害接触史,并参考劳动者的自述、安全生产监督管理部门提供的日常监督检查信息等,作出职业病诊断、鉴定结论。

劳动者对用人单位提供的工作场所职业病危害因素检测结果等资料有异议,或者因劳动者的用人单位解散、破产,无用人单位提供上述资料的,诊断、鉴定机构应当提请安全生产监督管理部门进行调查,安全生产监督管理部门应当自接到申请之日起三十日内对存在异议的资料或者工作场所职业病危害因素情况作出判定;有关部门应当配合。

第五十条 职业病诊断、鉴定过程中,在确认劳动者职业史、职业病危害接触史时,当事人对劳动关系、工种、工作岗位或者在岗时间有争议的,可以向当地的劳动人事争议仲裁委员会申请仲裁;接到申请的劳动人事争议仲裁委员会应当受理,并在三十日内作出裁决。

当事人在仲裁过程中对自己提出的主张,有责任提供证据。劳动者无法提供由用人单位掌握管理的与仲裁主张有关的证据的,仲裁庭应当要求用人单位在指定期限内提供;用人单位在指定期限内不提供的,应当承担不利后果。

劳动者对仲裁裁决不服的,可以依法向人民法院提起诉讼。

用人单位对仲裁裁决不服的,可以在职业病诊断、鉴定程序结束之日起十五日内依法向人民法院提起诉讼;诉讼期间,劳动者的治疗费用按照职业病待遇规定的途径支付。

第五十一条 用人单位和医疗卫生机构发现职业病病人或者疑似职业病病人时,应当及时向所在地卫生行政部门和安全生产监督管理部门报告。确诊为职业病的,用人单位还应当向所在地劳动保障行政部门报告。接到报告的部门应当依法作出处理。

第五十二条 县级以上地方人民政府卫生行政部门负责本行政区域内的职业病统计报告的管理工作,并按照规定上报。

第五十三条 当事人对职业病诊断有异议的,可以向作出诊断的医疗卫生机构所在地地方人民政府卫生行政部门申请鉴定。

职业病诊断争议由设区的市级以上地方人民政府卫生行政部门根据当事人的申请,组织职业病诊断鉴定委员会进行鉴定。

当事人对设区的市级职业病诊断鉴定委员会的鉴定结论不服的,可以向省、自治区、直辖市人民政府卫生行政部门申请再鉴定。

第五十四条 职业病诊断鉴定委员会由相关专业的专家组成。

省、自治区、直辖市人民政府卫生行政部门应当设立相关的专家库,需要对职业病争议作出诊断鉴定时,由当事人或者当事人委托有关卫生行政部门从专家库中以随机抽取的方式确定参加诊断鉴定委员会的专家。

职业病诊断鉴定委员会应当按照国务院卫生行政部门颁布的职业病诊断标准和职业病诊断、鉴定办法进行职业病诊断鉴定,向当事人出具职业病诊断鉴定书。职业病诊断、鉴定费用由用人单位承担。

第五十五条 职业病诊断鉴定委员会组成人员应当遵守职业道德,客观、公正地进行诊断鉴定,并承担相应的责任。职业病诊断鉴定委员会组成人员不得私下接触当事人,不得收受当事人的财物或者其他好处,与当事人有利害关系的,应当回避。

人民法院受理有关案件需要进行职业病鉴定时,应当从省、自治区、直辖市人民政府卫生行政部门依法设立的相关的专家库中选取参加鉴定的专家。

第五十六条 医疗卫生机构发现疑似职业病患者时,应当告知劳动者本人并及时通知用人单位。

用人单位应当及时安排对疑似职业病患者进行诊断;在疑似职业病病人诊断或者医学观察期间,不得解除或者终止与其订立的劳动合同。

疑似职业病病人在诊断、医学观察期间的费用,由用人单位承担。

第五十七条 用人单位应当保障职业病病人依法享受国家规定的职业病待遇。

用人单位应当按照国家有关规定,安排职业病患者进行治疗、康复和定期检查。

用人单位对不适宜继续从事原工作的职业病患者,应当调离原岗位,并妥善安置。

用人单位对从事接触职业病危害的作业的劳动者,应当给予适当岗位津贴。

第五十八条 职业病病人的诊疗、康复费用,伤残以及丧失劳动能力的职业病患者的社会保障,按照国家有关工伤保险的规定执行。

第五十九条 职业病患者除依法享有工伤保险外,依照有关民事法律,尚有获得赔偿的权利的,有权向用人单位提出赔偿要求。

第六十条 劳动者被诊断患有职业病,但用人单位没有依法参加工伤保险的,其医疗和生活保障由该用人单位承担。

第六十一条 职业病病人变动工作单位,其依法享有的待遇不变。

用人单位在发生分立、合并、解散、破产等情形时,应当对从事接触职业病危害的作业的劳动者进行健康检查,并按照国家有关规定妥善安置职业病病人。

第六十二条 用人单位已经不存在或者无法确认劳动关系的职业病患者,可以向地方人民政府民政部门申请医疗救助和生活等方面的救助。

地方各级人民政府应当根据本地区的实际情况,采取其他措施,使前款规定的职业病患者获得医疗救治。

第五章　监督检查

第六十三条 县级以上人民政府职业卫生监督管理部门依照职业病防治法律、法规、国家职业卫生标准和卫生要求,依据职责划分,对职业病防治工作进行监督检查。

第六十四条 安全生产监督管理部门履行监督检查职责时,有权采取下列措施:

(一)进入被检查单位和职业病危害现场,了解情况,调查取证;

(二)查阅或者复制与违反职业病防治法律、法规的行为有关的资料和采集样品;

(三)责令违反职业病防治法律、法规的单位和个人停止违法行为。

第六十五条 发生职业病危害事故或者有证据证明危害状态可能导致职业病危害事故发生时,安全生产监督管理部门可以采取下列临时控制措施:

(一)责令暂停导致职业病危害事故的作业;

(二)封存造成职业病危害事故或者可能导致职业病危害事故发生的材料和设备;

(三)组织控制职业病危害事故现场。

在职业病危害事故或者危害状态得到有效控制后,安全生产监督管理部门应当及时解除控制措施。

第六十六条 职业卫生监督执法人员依法执行职务时,应当出示监督执法证件。

职业卫生监督执法人员应当忠于职守,秉公执法,严格遵守执法规范;涉及用人单位的秘密的,应当为其保密。

第六十七条 职业卫生监督执法人员依法执行职务时,被检查单位应当接受检查并予以支持配合,不得拒绝和阻碍。

第六十八条 安全生产监督管理部门及其职业卫生监督执法人员履行职责时,不得有下列行为:

(一)对不符合法定条件的,发给建设项目有关证明文件、资质证明文件或者予以批准;

(二)对已经取得有关证明文件的,不履行监督检查职责;

(三)发现用人单位存在职业病危害的,可能造成职业病危害事故,不及时依法采取控制措施;

(四)其他违反本法的行为。

第六十九条 职业卫生监督执法人员应当依法经过资格认定。

职业卫生监督管理部门应当加强队伍建设,提高职业卫生监督执法人员的政治、业务素质,依照本法和其他有关法律、法规的规定,建立、健全内部监督制度,对其工作人员执行法律、法规和遵守纪律的情况,进行监督检查。

第六章　法律责任

第七十条 建设单位违反本法规定,有下列行为之一的,由安全生产监督管理部门给予警告,责令限期改正;逾期不改正的,处十万元以上五十万元以下的罚款;情节严重的,责令停止产生职业病危害的作业,或者提请有关人民政府按照国务院规定的权限责令停建、关闭:

(一)未按照规定进行职业病危害预评价或者未提交职业病危害预评价报告,或者职业病危害预评价报告未经安

全生产监督管理部门审核同意,开工建设的;

(二)建设项目的职业病防护设施未按照规定与主体工程同时投入生产和使用的;

(三)职业病危害严重的建设项目,其职业病防护设施设计未经安全生产监督管理部门审查,或者不符合国家职业卫生标准和卫生要求施工的;

(四)未按照规定对职业病防护设施进行职业病危害控制效果评价、未经安全生产监督管理部门验收或者验收不合格,擅自投入使用的。

第七十一条 违反本法规定,有下列行为之一的,由安全生产监督管理部门给予警告,责令限期改正;逾期不改正的,处十万元以下的罚款:

(一)工作场所职业病危害因素检测、评价结果没有存档、上报、公布的;

(二)未采取本法第二十一条规定的职业病防治管理措施的;

(三)未按照规定公布有关职业病防治的规章制度、操作规程、职业病危害事故应急救援措施的;

(四)未按照规定组织劳动者进行职业卫生培训,或者未对劳动者个人职业病防护采取指导、督促措施的;

(五)国内首次使用或者首次进口与职业病危害有关的化学材料,未按照规定报送毒性鉴定资料以及经有关部门登记注册或者批准进口的文件的。

第七十二条 用人单位违反本法规定,有下列行为之一的,由安全生产监督管理部门责令限期改正,给予警告,可以并处五万元以上十万元以下的罚款

(一)未按照规定及时、如实向安全生产监督管理部门申报产生职业病危害的项目的

(二)未实施由专人负责的职业病危害因素日常监测,或者监测系统不能正常监测的;

(三)订立或者变更劳动合同时,未告知劳动者职业病危害真实情况的;

(四)未按照规定组织职业健康检查、建立职业健康监护档案或者未将检查结果书面告知劳动者的;

(五)未依照本法规定在劳动者离开用人单位时提供职业健康监护档案复印件的。

第七十三条 用人单位违反本法规定,有下列行为之一的,由安全生产监督管理部门给予警告,责令限期改正,逾期不改正的,处五万元以上二十万元以下的罚款;情节严重的,责令停止产生职业病危害的作业,或者提请有关人民政府按照国务院规定的权限责令关闭

(一)工作场所职业病危害因素的强度或者浓度超过国家职业卫生标准的;

(二)未提供职业病防护设施和个人使用的职业病防护用品,或者提供的职业病防护设施和个人使用的职业病防护用品不符合国家职业卫生标准和卫生要求的;

(三)对职业病防护设备、应急救援设施和个人使用的职业病防护用品未按照规定进行维护、检修、检测,或者不能保持正常运行、使用状态的;

(四)未按照规定对工作场所职业病危害因素进行检测、评价的;

(五)工作场所职业病危害因素经治理仍然达不到国家职业卫生标准和卫生要求时,未停止存在职业病危害因素的作业的;

(六)未按照规定安排职业病病人、疑似职业病患者进行诊治的;

(七)发生或者可能发生急性职业病危害事故时,未立即采取应急救援和控制措施或者未按照规定及时报告的;

(八)未按照规定在产生严重职业病危害的作业岗位醒目位置设置警示标识和中文警示说明的;

(九)拒绝职业卫生监督管理部门监督检查的

(十)隐瞒、伪造、篡改、毁损职业健康监护档案、工作场所职业病危害因素检测评价结果等相关资料,或者拒不提供职业病诊断、鉴定所需资料的;

(十一)未按照规定承担职业病诊断、鉴定费用和职业病病人的医疗、生活保障费用的。

第七十四条 向用人单位提供可能产生职业病危害的设备、材料,未按照规定提供中文说明书或者设置警示标识和中文警示说明的,由安全生产监督管理部门责令限期改正,给予警告,并处五万元以上二十万元以下的罚款。

第七十五条 用人单位和医疗卫生机构未按照规定报告职业病、疑似职业病的,由有关主管部门依据职责分工责令限期改正,给予警告,可以并处一万元以下的罚款;弄虚作假的,并处二万元以上五万元以下的罚款;对直接负责的主管人员和其他直接责任人员,可以依法给予降级或者撤职的处分。

第七十六条 违反本法规定,有下列情形之一的,由安全生产监督管理部门责令限期治理,并处五万元以上三十万元以下的罚款;情节严重的,责令停止产生职业病危害的作业,或者提请有关人民政府按照国务院规定的权限责令

关闭：

（一）隐瞒技术、工艺、设备、材料所产生的职业病危害而采用的；

（二）隐瞒本单位职业卫生真实情况的；

（三）可能发生急性职业损伤的有毒、有害工作场所、放射工作场所或者放射性同位素的运输、贮存不符合本法第二十六条规定的；

（四）使用国家明令禁止使用的可能产生职业病危害的设备或者材料的；

（五）将产生职业病危害的作业转移给没有职业病防护条件的单位和个人，或者没有职业病防护条件的单位和个人接受产生职业病危害的作业的；

（六）擅自拆除、停止使用职业病防护设备或者应急救援设施的；

（七）安排未经职业健康检查的劳动者、有职业禁忌的劳动者、未成年工或者孕期、哺乳期女职工从事接触职业病危害的作业或者禁忌作业的；

（八）违章指挥和强令劳动者进行没有职业病防护措施的作业的

第七十七条 生产、经营或者进口国家明令禁止使用的可能产生职业病危害的设备或者材料的，依照有关法律、行政法规的规定给予处罚。

第七十八条 用人单位违反本法规定，已经对劳动者生命健康造成严重损害的，由安全生产监督管理部门责令停止产生职业病危害的作业，或者提请有关人民政府按照国务院规定的权限责令关闭，并处十万元以上五十万元以下的罚款。

第七十九条 用人单位违反本法规定，造成重大职业病危害事故或者其他严重后果，构成犯罪的，对直接负责的主管人员和其他直接责任人员，依法追究刑事责任。

第八十条 未取得职业卫生技术服务资质认可擅自从事职业卫生技术服务的，或者医疗卫生机构未经批准擅自从事职业健康检查、职业病诊断的，由安全生产监督管理部门和卫生行政部门依据职责分工责令立即停止违法行为，没收违法所得；违法所得五千元以上的，并处违法所得二倍以上十倍以下的罚款；没有违法所得或者违法所得不足五千元的，并处五千元以上五万元以下的罚款；情节严重的，对直接负责的主管人员和其他直接责任人员，依法给予降级、撤职或者开除的处分。

第八十一条 从事职业卫生技术服务的机构和承担职业健康检查、职业病诊断的医疗卫生机构违反本法规定，有下列行为之一的，由安全生产监督管理部门和卫生行政部门依据职责分工责令立即停止违法行为，给予警告，没收违法所得；违法所得五千元以上的，并处违法所得二倍以上五倍以下的罚款；没有违法所得或者违法所得不足五千元的，并处五千元以上二万元以下的罚款；情节严重的，由原认可或者批准机关取消其相应的资格；对直接负责的主管人员和其他直接责任人员，依法给予降级、撤职或者开除的处分；构成犯罪的，依法追究刑事责任：

（一）超出资质认可或者批准范围从事职业卫生技术服务或者职业健康检查、职业病诊断的；

（二）不按照本法规定履行法定职责的；

（三）出具虚假证明文件的。

第八十二条 职业病诊断鉴定委员会组成人员收受职业病诊断争议当事人的财物或者其他好处的，给予警告，没收收受的财物，可以并处三千元以上五万元以下的罚款，取消其担任职业病诊断鉴定委员会组成人员的资格，并从省、自治区、直辖市人民政府卫生行政部门设立的专家库中予以除名

第八十三条 卫生行政部门、安全生产监督管理部门不按照规定报告职业病和职业病危害事故的，由上一级行政部门责令改正，通报批评，给予警告；虚报、瞒报的，对单位负责人、直接负责的主管人员和其他直接责任人员依法给予降级、撤职或者开除的处分。

第八十四条 违反本法第十七条、第十八条规定，有关部门擅自批准建设项目或者发放施工许可的，对该部门直接负责的主管人员和其他直接责任人员，由监察机关或者上级机关依法给予记过直至开除的处分。

第八十五条 县级以上地方人民政府在职业病防治工作中未依照本法履行职责，本行政区域出现重大职业病危害事故、造成严重社会影响的，依法对直接负责的主管人员和其他直接责任人员给予记大过直至开除的处分。

县级以上人民政府职业卫生监督管理部门不履行本法规定的职责，滥用职权、玩忽职守、徇私舞弊，依法对直接负责的主管人员和其他直接责任人员给予记大过或者降级的处分；造成职业病危害事故或者其他严重后果的，依法给予撤职或者开除的处分。

第八十六条 违反本法规定，构成犯罪的，依法追究刑事责任。

第七章　附　则

第八十七条　本法下列用语的含义：

职业病危害，是指对从事职业活动的劳动者可能导致职业病的各种危害。职业病危害因素包括：职业活动中存在的各种有害的化学、物理、生物因素以及在作业过程中产生的其他职业有害因素。

职业禁忌，是指劳动者从事特定职业或者接触特定职业病危害因素时，比一般职业人群更易于遭受职业病危害和罹患职业病或者可能导致原有自身疾病病情加重，或者在从事作业过程中诱发可能导致对他人生命健康构成危险的疾病的个人特殊生理或者病理状态。

第八十八条　本法第二条规定的用人单位以外的单位，产生职业病危害的，其职业病防治活动可以参照本法执行。

劳务派遣用工单位应当履行本法规定的用人单位的义务。

中国人民解放军参照执行本法的办法，由国务院、中央军事委员会制定。

第八十九条　对医疗机构放射性职业病危害控制的监督管理，由卫生行政部门依照本法的规定实施。

第九十条　本法自 2002 年 5 月 1 日起施行。

中华人民共和国尘肺病防治条例

第一章　总则

第一条　为保护职工健康，消除粉尘危害，防止发生尘肺病，促进生产发展、制定本条例。

第二条　本条例适用于所有有粉尘作业的企业，事业单位。

第三条　尘肺病系指在生产活动中吸入粉尘而发生的肺组织纤维化为主的疾病。

第四条　地方各级人民政府要加强对尘肺病防治工作的领导。在制定本地区国民经济和社会发展计划时，要统筹安排尘肺病防治工作。

第五条　企业、事业单位的主管部门应当根据国家卫生等有关标准，结合实际情况，制定所属企业的尘肺病防治规划，并督促其施行。

乡镇企业主管部门，必须指定专人负责乡镇企业尘肺病的防治工作，建立监督检查制度，并指导乡镇企业对尘肺病的防治工作。

第六条　企业、事业单位的负责人，对本单位的尘肺病防治工作负有直接责任，应采取有效措施使本单位的粉尘作业场所达到国家卫生标准。

第二章　防尘

第七条　凡有粉尘作业的企业、事业单位应采取综合防尘措施和无尘或低尘的新技术、新工艺、新设备，使作业场所的粉尘浓度不超过国家卫生标准。

第八条　尘肺病诊断标准由卫生行政部门制定，粉尘浓度卫生标准由卫生行政部门会同劳动等有关部门联合制定。

第九条　防尘设施的鉴定和定型制度，由劳动部门会同卫生行政部门制定。任何企业、事业单位除特殊情况外，未经上级主管部门批准，不得停止运行或者拆除防尘设施。

第十条　防尘经费应当纳入基本建设和技术改造经费计划，专款专用，不得挪用。

第十一条　严禁任何企业、事业单位将粉尘作业转嫁、外包或以联营的形式给没有防尘设施的乡镇、街道企业或个体工商户。

中、小学校各类校办的实习工厂或车间,禁止从事有粉尘的作业。

第十二条 职工使用的防止粉尘危害的防护用品,必须符合国家的有关标准。企业、事业单位应当建立严格的管理制度,并教育职工按规定和要求使用。

对初次从事粉尘作业的职工,由其所在单位进行防尘知识教育和考核,考试合格后方可从事粉尘作业。

不满十八周岁的未成年人,禁止从事粉尘作业。

第十三条 新建、改建、扩建、续建有粉尘作业的工程项目,防尘设施必须与主体工程同时设计、同时施工、同时投产。设计任务书,必须经当地卫生行政部门、劳动部门和工会组织审查同意后,方可施工。竣工验收,应由当地卫生行政部门、劳动部门和工会组织参加,凡不符合要求的,不得投产。

第十四条 作业场所的粉尘浓度超过国家卫生标准,又未积极治理,严重影响职工安全健康时,职工有权拒绝操作。

第三章 监督和监测

第十五条 卫生行政部门、劳动部门和工会组织分工协作,互相配合,对企业、事业单位的尘肺病防治工作进行监督。

第十六条 卫生行政部门负责卫生标准的监测;劳动部门负责劳动卫生工程技术标准的监测。

工会组织负责组织职工群众对本单位的尘肺病防治工作进行监督,并教育职工遵守操作规程与防尘制度。

第十七条 凡有粉尘作业的企业、事业单位,必须定期测定作业场所的粉尘浓度,测尘结果必须向主管部门和当地卫生行政部门、劳动部门和工会组织报告,并定期向职工公布。

从事粉尘作业的单位必须建立测尘资料档案。

第十八条 卫生行政部门和劳动部门,要对从事粉尘作业的企业、事业单位的测尘机构加强业务指导,并对测尘人员加强业务指导和技术培训。

第四章 健康管理

第十九条 各企业、事业单位对新从事粉尘作业的职工,必须进行健康检查。对在职和离职的从事粉尘作业的职工,必须定期进行健康检查。检查的内容、期限和尘肺病诊断标准,按卫生行政部门有关职业病管理的规定执行。

第二十条 各企业、事业单位必须贯彻执行职业病报告制度,按期向当地卫生行政部门、劳动部门、工会组织和本单位的主管部门报告职工尘肺病发生和死亡情况。

第二十一条 各企业、事业单位对已确诊为尘肺病的职工,必须调离粉尘作业岗位,并给予治疗或疗养。尘肺病患者的社会保险待遇,按国家有关规定办理。

第五章 奖励和处罚

第二十二条 对在尘肺病防治工作中做出显著成绩的单位和个人,由其上级主管部门给予奖励。

第二十三条 凡违反本条例规定,有下列行为之一的,卫生行政部门和劳动部门,可视其情节轻重,给予警告、限期治理、罚款和停业整顿的处罚。但停业整顿的处罚,需经当地人民政府同意。

(一)作业场所粉尘浓度超过国家卫生标准,逾期不采取措施的;

(二)任意拆除防尘设施,致使粉尘危害严重的;

(三)挪用防尘措施经费的;

(四)工程设计和竣工验收未经卫生行政部门、劳动部门和工会组织审查同意,擅自施工、投产的;

(五)将粉尘作业转嫁、外包或以联营的形式给没有防尘设施的乡镇、街道企业或个体工商户的;

(六)不执行健康检查制度和测尘制度的;

(七)强令尘肺病患者继续从事粉尘作业的;

(八)假报测尘结果或尘肺病诊断结果的;

(九)安排未成年人从事粉尘作业的。

第二十四条 当事人对处罚不服的,可在接到处罚通知之日起15日内,向作出处理的部门的上级机关申请复议。但是,对停业整顿的决定应当立即执行。上级机关应当在接到申请之日30日内作出答复。对答复不服的,可以在接到答复之日起15日内,向人民法院起诉。

第二十五条 企业、事业单位负责人和监督、监测人员玩忽职守,致使公共财产、国家和人民利益遭受损失,情节轻微的,由其主管部门给予行政处分;造成重大损失,构成犯罪的,由司法机关依法追究直接责任人员的刑事责任。

第六章 附则

第二十六条 本条例由国务院卫生行政部门和劳动部门联合进行解释。

第二十七条 各省、自治区、直辖市人民政府应当结合当地实际情况,制定本条例的实施办法。

第二十八条 本条例自发布之日起施行。

职业健康监护管理办法

第一条 为了规范职业健康监护工作,加强职业健康监护管理,保护劳动者健康,根据《中华人民共和国职业病防治法》(以下简称《职业病防治法》),制定本办法。

第二条 本办法所称职业健康监护主要包括职业健康检查、职业健康监护档案管理等内容。职业健康检查包括上岗前、在岗期间、离岗时和应急的健康检查。

第三条 用人单位应当建立健全职业健康监护制度,保证职业健康监护工作的落实。

第四条 用人单位应当组织从事接触职业病危害作业的劳动者进行职业健康检查。劳动者接受职业健康检查应当视同正常出勤。

第五条 职业健康检查由省级卫生行政部门批准从事职业健康检查的医疗卫生机构(以下简称体检机构)承担。职业健康检查结果应当客观、真实,体检机构对健康检查结果承担责任。

第六条 用人单位应当组织接触职业病危害因素的劳动者进行上岗前职业健康检查。用人单位不得安排未经上岗前职业健康检查的劳动者从事接触职业病危害因素的作业;不得安排有职业禁忌的劳动者从事其所禁忌的作业。

第七条 用人单位不得安排未成年工从事接触职业病危害的作业;不得安排孕期、哺乳期的女职工从事对本人和胎儿、婴儿有危害的作业。

第八条 用人单位应当组织接触职业病危害因素的劳动者进行定期职业健康检查。发现职业禁忌或者有与所从事职业相关的健康损害的劳动者,应及时调离原工作岗位,并妥善安置。对需要复查和医学观察的劳动者,应当按照体检机构要求的时间,安排其复查和医学观察。

第九条 用人单位应当组织接触职业病危害因素的劳动者进行离岗时的职业健康检查。用人单位对未进行离岗时职业健康检查的劳动者,不得解除或终止与其订立的劳动合同。用人单位发生分立、合并、解散、破产等情形的,应当对从事接触职业病危害作业的劳动者进行健康检查,并按照国家有关规定妥善安置职业病病人。

第十条 用人单位对遭受或者可能遭受急性职业病危害的劳动者,应当及时组织进行健康检查和医学观察。

第十一条 体检机构发现疑似职业病病人应当按规定向所在地卫生行政部门报告,并通知用人单位和劳动者。

用人单位对疑似职业病病人应当按规定向所在地卫生行政部门报告,并按照体检机构的要求安排其进行职业病诊断或者医学观察。

第十二条 劳动者职业健康检查和医学观察的费用,应当由用人单位承担。

第十三条 职业健康检查应当根据所接触的职业危害因素类别,按《职业健康检查项目及周期》的规定确定检查项目和检查周期。需复查时可根据复查要求相应增加检查项目。

第十四条　职业健康检查应当填写《职业健康检查表》，从事放射性作业劳动者的健康检查应当填写《放射工作人员健康检查表》。

第十五条　体检机构应当自体检工作结束之日起 30 日内,将体检结果书面告知用人单位,有特殊情况需要延长的,应当说明理由,并告知用人单用人单位应当及时将职业健康检查结果如实告知劳动者。发现健康损害或者需要复查的,体检机构除及时通知用人单位外,还应当及时告知劳动者本人。

第十六条　体检机构应当按统计年度汇总职业健康检查结果,并将汇总材料和患有职业禁忌证的劳动者名单,报告用人单位及其所在地县级卫生行政部门。

第十七条　用人单位应当建立职业健康监护档案。职业健康监护档案应包括以下内容:

(一)劳动者职业史、既往史和职业病危害接触史;

(二)相应作业场所职业病危害因素监测结果;

(三)职业健康检查结果及处理情况;

(四)职业病诊疗等劳动者健康资料。

第十八条　用人单位应当按规定妥善保存职业健康监护档案。

第十九条　劳动者有权查阅、复印其本人职业健康监护档案。劳动者离开用人单位时,有权索取本人健康监护档案复印件;用人单位应当如实、无偿提供,并在所提供的复印件上签章。

第二十条　用人单位违反《职业病防治法》及本办法的规定,未组织职业健康检查、建立职业健康监护档案或者未将检查结果如实告知劳动者的,由卫生行政部门责令限期改正,给予警告,可以并处两万元以上 5 万元以下的罚款。

第二十一条　用人单位违反《职业病防治法》及本办法的规定,有下列行为之一者,由卫生行政部门责令限期治理,并处 5 万元以上 10 万元以下的罚款;情节严重或者造成健康损害后果的,可处 10 万元以上 30 万元以下的罚款:

(一)安排未经职业健康检查的劳动者从事接触职业病危害的作业的;

(二)安排未成年工从事接触职业病危害的作业的;

(三)安排孕期、哺乳期女职工从事对本人和胎儿、婴儿有危害作业的;

(四)安排有职业禁忌证的劳动者从事所禁忌的作业的。

第二十二条　违反《职业病防治法》及本办法的规定,医疗卫生机构未经批准擅自从事职业健康检查的,由卫生行政部门责令立即停止违法行为,没收违法所得;违法所得 5000 元以上的,并处违法所得两倍以上 10 倍以下的罚款;没有违法所得或者违法所得不足 5000 元的,并处 5000 元以上 5 万元以下的罚款;情节严重的,对直接负责的主管人员和其他直接责任人员,依法给予降级、撤职或者开除的处分。

第二十三条　承担职业健康检查的医疗卫生机构违反《职业病防治法》及本办法的规定,有下列行为之一的,由卫生行政部门责令立即停止违法行为,给予警告,没收违法所得;违法所得 5000 元以上的,并处违法所得两倍以上 5 倍以下的罚款;没有违法所得或者违法所得不足 5000 元的,并处 5000 元以上两万元以下的罚款;情节严重的,由原批准机关取消其相应的资格;对直接负责的主管人员和其他直接责任人员,依法给予降级、撤职或者开除的处分;构成犯罪的,依法追究刑事责任:

(一)超出批准范围从事职业健康检查的;

(二)不按规定履行法定职责的;

(三)出具虚假证明文件的。

第二十四条　用人单位和医疗卫生机构违反《职业病防治法》及本办法规定,未报告职业病、疑似职业病的,由卫生行政部门责令限期改正,给予警告,可以并处 10000 元以下的罚款;弄虚作假的,并处两万元以上 5 万元以下的罚款;对直接负责的主管人员和其他直接责任人员,可以依法给予降级或者撤职的处分。

第二十五条　本办法自 2002 年 5 月 1 日起施行。

职业病诊断与鉴定管理办法

第一章 总则

第一条 为了规范职业病诊断与鉴定工作,加强职业病诊断与鉴定管理,根据《中华人民共和国职业病防治法》(以下简称《职业病防治法》),制定本办法。

第二条 职业病诊断与鉴定工作应当按照《职业病防治法》、本办法的有关规定及国家职业病诊断标准进行,遵循科学、公正、及时、便民的原则。

第三条 职业病诊断机构的设置必须适应职业病防治工作实际需要,充分利用现有医疗卫生资源,实现区域覆盖。

第四条 各地要加强职业病诊断机构能力建设,提供必要的保障条件,配备相关的人员、设备和工作经费,以满足职业病诊断工作的需要。

第二章 诊断机构

第五条 省、自治区、直辖市人民政府卫生行政部门(以下简称省级卫生行政部门)应当结合本行政区域职业病防治工作制定职业病诊断机构设置规划,报省级人民政府批准后实施。

第六条 职业病诊断机构应当具备下列条件:

(一)持有《医疗机构执业许可证》;

(二)具有相应的诊疗科目及与开展职业病诊断相适应的职业病诊断医师等相关医疗卫生技术人员;

(三)具有与开展职业病诊断相适应的场所和仪器、设备;

(四)具有健全的职业病诊断质量管理制度。

第七条 医疗卫生机构申请开展职业病诊断,应当向省级卫生行政部门提交以下资料:

(一)职业病诊断机构申请表;

(二)《医疗机构执业许可证》及副本的复印件;

(三)与申请开展的职业病诊断项目相关的诊疗科目及相关资料;

(四)与申请项目相适应的职业病诊断医师等相关医疗卫生技术人员情况;

(五)与申请项目相适应的场所和仪器、设备清单;

(六)职业病诊断质量管理制度有关资料;

(七)省级卫生行政部门规定提交的其他资料。

第八条 省级卫生行政部门收到申请材料后,应当在五个工作日内作出是否受理的决定,不受理的应当说明理由并书面通知申请单位。

决定受理的,省级卫生行政部门应当及时组织专家组进行技术评审。专家组应当自卫生行政部门受理申请之日起六十日内完成和提交技术评审报告,并对提交的技术评审报告负责。

第九条 省级卫生行政部门应当自收到技术评审报告之日起20个工作日内,作出是否批准的决定。

对批准的申请单位颁发职业病诊断机构批准证书;不批准的应当说明理由并书面通知申请单位。

职业病诊断机构批准证书有效期为5年。

第十条 职业病诊断机构需要延续依法取得的职业病诊断机构批准证书有效期的,应当在批准证书有效期届满三十日前,向原批准机关申请延续。经原批准机关审核合格的,延续批准证书。

第十一条 符合本办法第六条规定的公立医疗卫生机构可以申请开展职业病诊断工作。

设区的市没有医疗卫生机构申请开展职业病诊断的,省级卫生行政部门应当根据职业病诊断工作的需要,指定公立医疗卫生机构承担职业病诊断工作,并使其在规定时间内达到本办法第六条规定的条件。

第十二条 职业病诊断机构的职责是:

（一）在批准的职业病诊断项目范围内开展职业病诊断；

（二）报告职业病；

（三）报告职业病诊断工作情况；

（四）承担《职业病防治法》中规定的其他职责。

第十三条 职业病诊断机构依法独立行使诊断权，并对其作出的职业病诊断结论负责。

第十四条 职业病诊断机构应当建立和健全职业病诊断管理制度，加强职业病诊断医师等有关医疗卫生人员技术培训和政策、法律培训，并采取措施改善职业病诊断工作条件，提高职业病诊断服务质量和水平。

第十五条 职业病诊断机构应当公开职业病诊断程序，方便劳动者进行职业病诊断。

职业病诊断机构及其相关工作人员应当尊重、关心、爱护劳动者，保护劳动者的隐私。

第十六条 从事职业病诊断的医师应当具备下列条件，并取得省级卫生行政部门颁发的职业病诊断资格证书：

（一）具有医师执业证书；

（二）具有中级以上卫生专业技术职务任职资格；

（三）熟悉职业病防治法律法规和职业病诊断标准；

（四）从事职业病诊断、鉴定相关工作3年以上；

（五）按规定参加职业病诊断医师相应专业的培训，并考核合格。

第十七条 职业病诊断医师应当依法在其资质范围内从事职业病诊断工作，不得从事超出其资质范围的职业病诊断工作。

第十八条 省级卫生行政部门应当向社会公布本行政区域内职业病诊断机构名单、地址、诊断项目等相关信息。

第三章 诊 断

第十九条 劳动者可以选择用人单位所在地、本人户籍所在地或者经常居住地的职业病诊断机构进行职业病诊断。

第二十条 职业病诊断机构应当按照《职业病防治法》、本办法的有关规定和国家职业病诊断标准，依据劳动者的职业史、职业病危害接触史和工作场所职业病危害因素情况、临床表现以及辅助检查结果等，进行综合分析，作出诊断结论。

第二十一条 职业病诊断需要以下资料：

（一）劳动者职业史和职业病危害接触史（包括在岗时间、工种、岗位、接触的职业病危害因素名称等）；

（二）劳动者职业健康检查结果；

（三）工作场所职业病危害因素检测结果；

（四）职业性放射性疾病诊断还需要个人剂量监测档案等资料；

（五）与诊断有关的其他资料。

第二十二条 劳动者依法要求进行职业病诊断的，职业病诊断机构应当接诊，并告知劳动者职业病诊断的程序和所需材料。劳动者应当填写《职业病诊断就诊登记表》，并提交其掌握的本办法第二十一条规定的职业病诊断资料。

第二十三条 在确认劳动者职业史、职业病危害接触史时，当事人对劳动关系、工种、工作岗位或者在岗时间有争议的，职业病诊断机构应当告知当事人依法向用人单位所在地的劳动人事争议仲裁委员会申请仲裁。

第二十四条 职业病诊断机构进行职业病诊断时，应当书面通知劳动者所在的用人单位提供其掌握的本办法第二十一条规定的职业病诊断资料，用人单位应当在接到通知后的10日内如实提供。

第二十五条 用人单位未在规定时间内提供职业病诊断所需要资料的，职业病诊断机构可以依法提请安全生产监督管理部门督促用人单位提供。

第二十六条 劳动者对用人单位提供的工作场所职业病危害因素检测结果等资料有异议，或者因劳动者的用人单位解散、破产，无用人单位提供上述资料的，职业病诊断机构应当依法提请用人单位所在地安全生产监督管理部门进行调查。

职业病诊断机构在安全生产监督管理部门作出调查结论或者判定前应当中止职业病诊断。

第二十七条 职业病诊断机构需要了解工作场所职业病危害因素情况时，可以对工作场所进行现场调查，也可以依法提请安全生产监督管理部门组织现场调查。

第二十八条 经安全生产监督管理部门督促,用人单位仍不提供工作场所职业病危害因素检测结果、职业健康监护档案等资料或者提供资料不全的,职业病诊断机构应当结合劳动者的临床表现、辅助检查结果和劳动者的职业史、职业病危害接触史,并参考劳动者自述、安全生产监督管理部门提供的日常监督检查信息等,作出职业病诊断结论。仍不能作出职业病诊断的,应当提出相关医学意见或者建议。

第二十九条 职业病诊断机构在进行职业病诊断时,应当组织3名以上单数职业病诊断医师进行集体诊断。

职业病诊断医师应当独立分析、判断、提出诊断意见,任何单位和个人无权干预。

第三十条 职业病诊断机构在进行职业病诊断时,诊断医师对诊断结论有意见分歧的,应当根据半数以上诊断医师的一致意见形成诊断结论,对不同意见应当如实记录。参加诊断的职业病诊断医师不得弃权。

第三十一条 职业病诊断机构可以根据诊断需要,聘请其他单位职业病诊断医师参加诊断。必要时,可以邀请相关专业专家提供咨询意见。

第三十二条 职业病诊断机构作出职业病诊断结论后,应当出具职业病诊断证明书。

职业病诊断证明书应当包括以下内容:

(一)劳动者、用人单位基本信息;

(二)诊断结论。确诊为职业病的,应当载明职业病的名称、程度(期别)、处理意见;

(三)诊断时间。

职业病诊断证明书应当由参加诊断的医师共同签署,并经职业病诊断机构审核盖章。

职业病诊断证明书一式3份,劳动者、用人单位各1份,诊断机构存档1份。

职业病诊断证明书的格式由卫生部统一规定。

第三十三条 职业病诊断机构应当建立职业病诊断档案并永久保存,档案应当包括:

(一)职业病诊断证明书;

(二)职业病诊断过程记录,包括参加诊断的人员、时间、地点、讨论内容及诊断结论;

(三)用人单位、劳动者和相关部门、机构提交的有关资料;

(四)临床检查与实验室检验等资料;

(五)与诊断有关的其他资料。

第三十四条 职业病诊断机构发现职业病病人或者疑似职业病病人时,应当及时向所在地卫生行政部门和安全生产监督管理部门报告。

确诊为职业病的,职业病诊断机构可以根据需要,向相关监管部门、用人单位提出专业建议。

第三十五条 未取得职业病诊断资质的医疗卫生机构,在诊疗活动中怀疑劳动者健康损害可能与其所从事的职业有关时,应当及时告知劳动者到职业病诊断机构进行职业病诊断。

第四章 鉴 定

第三十六条 当事人对职业病诊断机构作出的职业病诊断结论有异议的,可以在接到职业病诊断证明书之日起三十日内,向职业病诊断机构所在地设区的市级卫生行政部门申请鉴定。

设区的市级职业病诊断鉴定委员会负责职业病诊断争议的首次鉴定。

当事人对设区的市级职业病鉴定结论不服的,可以在接到鉴定书之日起15日内,向原鉴定组织所在地省级卫生行政部门申请再鉴定。

职业病鉴定实行两级鉴定制,省级职业病鉴定结论为最终鉴定。

第三十七条 卫生行政部门可以指定办事机构,具体承担职业病鉴定的组织和日常性工作。职业病鉴定办事机构的职责是:

(一)接受当事人申请;

(二)组织当事人或者接受当事人委托抽取职业病鉴定专家;

(三)组织职业病鉴定会议,负责会议记录、职业病鉴定相关文书的收发及其他事务性工作;

(四)建立并管理职业病鉴定档案;

（五）承担卫生行政部门委托的有关职业病鉴定的其他工作。

职业病诊断机构不能作为职业病鉴定办事机构。

第三十八条 设区的市级以上地方卫生行政部门应当向社会公布本行政区域内依法承担职业病鉴定工作的办事机构的名称、工作时间、地点和鉴定工作程序。

第三十九条 省级卫生行政部门应当设立职业病鉴定专家库（以下简称专家库），并根据实际工作需要及时调整其成员。专家库可以按照专业类别进行分组。

第四十条 专家库应当以取得各类职业病诊断资格的医师为主要成员，吸收临床相关学科、职业卫生、放射卫生等相关专业的专家组成。专家应当具备下列条件：

（一）具有良好的业务素质和职业道德；

（二）具有相关专业的高级专业技术职务任职资格；

（三）熟悉职业病防治法律法规和职业病诊断标准；

（四）身体健康，能够胜任职业病鉴定工作。

第四十一条 参加职业病鉴定的专家，应当由申请鉴定的当事人或者当事人委托的职业病鉴定办事机构从专家库中按照专业类别以随机抽取的方式确定。抽取的专家组成职业病鉴定专家组（以下简称专家组）。

经当事人同意，职业病鉴定办事机构可以根据鉴定需要聘请本省、自治区、直辖市以外的相关专业专家作为专家组成员，并有表决权。

第四十二条 专家组人数为五人以上单数，其中相关专业职业病诊断医师应当为本次专家人数的半数以上。疑难病例应当增加专家组人数，充分听取意见。专家组设组长1名，由专家组成员推举产生。

职业病鉴定会议由专家组组长主持。

第四十三条 参与职业病鉴定的专家有下列情形之一的，应当回避：

（一）是职业病鉴定当事人或者当事人近亲属的；

（二）已参加当事人职业病诊断或者首次鉴定的；

（三）与职业病鉴定当事人有利害关系的；

（四）与职业病鉴定当事人有其他关系，可能影响鉴定公正的。

第四十四条 当事人申请职业病鉴定时，应当提供以下资料：

（一）职业病鉴定申请书；

（二）职业病诊断证明书，申请省级鉴定的还应当提交市级职业病鉴定书；

（三）卫生行政部门要求提供的其他有关资料。

第四十五条 职业病鉴定办事机构应当自收到申请资料之日起5个工作日内完成资料审核，对资料齐全的发给受理通知书；资料不全的，应当书面通知当事人补充。资料补充齐全的，应当受理申请并组织鉴定。

职业病鉴定办事机构收到当事人鉴定申请之后，根据需要可以向原职业病诊断机构或者首次职业病鉴定的办事机构调阅有关的诊断、鉴定资料。原职业病诊断机构或者首次职业病鉴定办事机构应当在接到通知之日起15日内提交。

职业病鉴定办事机构应当在受理鉴定申请之日起60日内组织鉴定、形成鉴定结论，并在鉴定结论形成后15日内出具职业病鉴定书。

第四十六条 根据职业病鉴定工作需要，职业病鉴定办事机构可以向有关单位调取与职业病诊断、鉴定有关的资料，有关单位应当如实、及时提供。

专家组应当听取当事人的陈述和申辩，必要时可以组织进行医学检查。

需要了解被鉴定人的工作场所职业病危害因素情况时，职业病鉴定办事机构根据专家组的意见可以对工作场所进行现场调查，或者依法提请安全生产监督管理部门组织现场调查。依法提请安全生产监督管理部门组织现场调查的，在现场调查结论或者判定作出前，职业病鉴定应当中止。

职业病鉴定应当遵循客观、公正的原则，专家组进行职业病鉴定时，可以邀请有关单位人员旁听职业病鉴定会。所有参与职业病鉴定的人员应当依法保护被鉴定人的个人隐私。

第四十七条 专家组应当认真审阅鉴定资料，依照有关规定和职业病诊断标准，经充分合议后，根据专业知识独立进行鉴定。在事实清楚的基础上，进行综合分析，作出鉴定结论，并制作鉴定书。

鉴定结论应当经专家组三分之二以上成员通过。

第四十八条 职业病鉴定书应当包括以下内容:

(一)劳动者、用人单位的基本信息及鉴定事由;

(二)鉴定结论及其依据,如果为职业病,应当注明职业病名称、程度(期别);

(三)鉴定时间。

鉴定书加盖职业病诊断鉴定委员会印章。

首次鉴定的职业病鉴定书一式四份,劳动者、用人单位、原诊断机构各一份,职业病鉴定办事机构存档一份;再次鉴定的职业病鉴定书一式五份,劳动者、用人单位、原诊断机构、首次职业病鉴定办事机构各一份,再次职业病鉴定办事机构存档一份。

职业病鉴定书的格式由卫生部统一规定。

第四十九条 职业病鉴定书应当于鉴定结论作出之日起20日内由职业病鉴定办事机构送达当事人。

第五十条 鉴定结论与诊断结论或者首次鉴定结论不一致的,职业病鉴定办事机构应当及时向相关卫生行政部门和安全生产监督管理部门报告。

第五十一条 职业病鉴定办事机构应当如实记录职业病鉴定过程,内容应当包括:

(一)专家组的组成;

(二)鉴定时间;

(三)鉴定所用资料;

(四)鉴定专家的发言及其鉴定意见;

(五)表决情况;

(六)经鉴定专家签字的鉴定结论;

(七)与鉴定有关的其他资料。

有当事人陈述和申辩的,应当如实记录。

鉴定结束后,鉴定记录应当随同职业病鉴定书一并由职业病鉴定办事机构存档,永久保存。

第五章 监督管理

第五十二条 县级以上地方卫生行政部门应当制定职业病诊断机构年度监督检查计划,定期对职业病诊断机构进行监督检查,检查内容包括:

(一)法律法规、标准的执行情况;

(二)规章制度建立情况;

(三)人员、岗位职责落实和培训等情况;

(四)职业病报告情况等。

省级卫生行政部门每年应当至少组织一次监督检查;设区的市级卫生行政部门每年应当至少组织一次监督检查并不定期抽查;县级卫生行政部门负责日常监督检查。

第五十三条 设区的市级以上地方卫生行政部门应当加强对职业病鉴定办事机构的监督管理,对职业病鉴定工作程序、制度落实情况及职业病报告等相关工作情况进行监督检查。

第五十四条 省级卫生行政部门负责对职业病诊断机构进行定期考核。

第六章 法律责任

第五十五条 医疗卫生机构未经批准擅自从事职业病诊断的,由县级以上地方卫生行政部门按照《职业病防治法》第八十条的规定进行处罚。

第五十六条 职业病诊断机构有下列行为之一的,由县级以上地方卫生行政部门按照《职业病防治法》第八十一条的规定进行处罚:

(一)超出批准范围从事职业病诊断的;

（二）不按照《职业病防治法》规定履行法定职责的；

（三）出具虚假证明文件的。

第五十七条 职业病诊断机构未按照规定报告职业病、疑似职业病的，由县级以上地方卫生行政部门按照《职业病防治法》第七十五条的规定进行处罚。

第五十八条 职业病诊断机构违反本办法规定，有下列情形之一的，由县级以上地方卫生行政部门责令限期改正；逾期不改正的，给予警告，并可以根据情节轻重处以两万元以下的罚款：

（一）未建立职业病诊断管理制度；

（二）不按照规定向劳动者公开职业病诊断程序；

（三）泄露劳动者涉及个人隐私的有关信息、资料；

（四）其他违反本办法的行为。

第五十九条 职业病诊断鉴定委员会组成人员收受职业病诊断争议当事人的财物或者其他好处的，由省级卫生行政部门按照《职业病防治法》第八十二条的规定进行处罚。

第六十条 县级以上地方卫生行政部门及其工作人员未依法履行职责，按照《职业病防治法》第八十五条第二款的规定进行处理。

第七章　附　则

第六十一条 职业病诊断、鉴定的费用由用人单位承担。

第六十二条 本办法由卫生部解释。

第六十三条 本办法自 2013 年 4 月 10 日起施行。2002 年 3 月 28 日卫生部公布的《职业病诊断与鉴定管理办法》同时废止。

职业性健康检查管理规定

第一条 为加强职业性健康检查管理，保障劳动者健康，根据《预防性健康检查管理办法》（第 41 号部长令），制定本规定。

第二条 本规定适用于中华人民共和国境内存在职业性有害因素的单位（以下统称用人单位）和从事职业性健康检查的各类医疗卫生机构。

第三条 本办法所称的职业性健康检查系指对从事有职业危害或对健康有特殊要求的作业人员的健康状况所进行的医学检查。

第四条 职业性健康检查工作由卫生部领导，省级卫生行政部门实行统一管理，各级卫生行政部门主管本辖区的职业性健康检查工作。

第五条 用人单位必须建立健全职业性健康检查管理制度，对本单位的职业性健康检查工作负责。

第六条 用人单位凡安排人员从事或接触有职业危害因素或对健康有特殊要求的作业时，必须对其进行上岗前的职业性健康检查，经检查合格后方可安排从事上述有关作业。

第七条 用人单位必须对下列人员定期进行职业性健康检查：

（一）从事或接触有职业危害因素的作业者；

（二）从事对健康有特殊要求的作业者；

（三）曾从事过粉尘作业的离岗者或退休者。

对曾从事过有害作业的职工离岗前或退休前必须进行健康检查。

第八条 职业性健康检查的项目和检查的周期按本办法附表 1（本书略）的规定执行。未作规定的，由各省、自治区、直辖市政府卫生行政部门确定。

第九条 用人单位不得安排患有禁忌证的人员从事所禁忌的作业。对已发现受到职业性损害的人员，应及时安排治疗或将其调离原工作岗位。

第十条 职业性健康检查工作是一项政策、技术性很强的工作,凡从事职业性健康检查工作的医疗卫生机构必须经省级卫生行政部门审核批准。

从事职业性健康检查的人员必须熟悉国家有关职业病防治的法规、规章、技术规范和标准。

第十一条 省级以上卫生行政部门指定劳动卫生职业病防治机构负责本辖区内的:

(一)技术人员的考核培训与技术指导;

(二)质量控制和抽查、抽检;

(三)数据、资料的统计、分析、报告;

(四)卫生行政部门交办的其他事宜。

第十二条 从事职业性健康检查的单位必须执行国家有关职业性健康检查的统计报告制度,除向被检查单位发出体检结果和处理意见外,还必须按《卫生监督统计报告管理规定》的要求向卫生行政部门报告。

第十三条 对怀疑可能患有职业病的劳动者,按《职业病诊断管理办法》的有关规定对其进行确诊。

第十四条 用人单位要建立健全职工健康档案,妥善保存职工上岗前、离岗及退休前和定期职业性健康检查资料,并及时将检查结果通知本人。

放射工作人员职业健康管理办法

第一章　总则

第一条 为了保障放射工作人员的职业健康与安全,根据《中华人民共和国职业病防治法》(以下简称《职业病防治法》)和《放射性同位素与射线装置安全和防护条例》,制定本办法。

第二条 中华人民共和国境内的放射工作单位及其放射工作人员,应当遵守本办法。本办法所称放射工作单位,是指开展下列活动的企业、事业单位和个体经济组织:

(一)放射性同位素(非密封放射性物质和放射源)的生产、使用、运输、贮存和废弃处理;

(二)射线装置的生产、使用和维修;

(三)核燃料循环中的铀矿开采、铀矿水冶、铀的浓缩和转化、燃料制造、反应堆运行、燃料后处理和核燃料循环中的研究活动;

(四)放射性同位素、射线装置和放射工作场所的辐射监测;

(五)卫生部规定的与电离辐射有关的其他活动。

本办法所称放射工作人员,是指在放射工作单位从事放射职业活动中受到电离辐射照射的人员。

第三条 卫生部主管全国放射工作人员职业健康的监督管理工作。县级以上地方人民政府卫生行政部门负责本行政区域内放射工作人员职业健康的监督管理。

第四条 放射工作单位应当采取有效措施,使本单位放射工作人员职业健康的管理符合本办法和有关标准及规范的要求。

第二章　从业条件与培训

第五条 放射工作人员应当具备下列基本条件:

(一)年满 18 周岁;

(二)经职业健康检查,符合放射工作人员的职业健康要求;

(三)放射防护和有关法律知识培训考核合格;

(四)遵守放射防护法规和规章制度,接受职业健康监护和个人剂量监测管理;

(五)持有《放射工作人员证》。

第六条　放射工作人员上岗前,放射工作单位负责向所在地县级以上地方人民政府卫生行政部门为其申请办理《放射工作人员证》。

开展放射诊疗工作的医疗机构,向为其发放《放射诊疗许可证》的卫生行政部门申请办理《放射工作人员证》。

开展本办法第二条第二款第(三)项所列活动以及非医用加速器运行、辐照加工、射线探伤和油田测井等活动的放射工作单位,向所在地省级卫生行政部门申请办理《放射工作人员证》。

其他放射工作单位办理《放射工作人员证》的规定,由所在地省级卫生行政部门结合本地区实际情况确定。

《放射工作人员证》的格式由卫生部统一制定。

第七条　放射工作人员上岗前应当接受放射防护和有关法律知识培训,考核合格方可参加相应的工作。培训时间不少于4天。

第八条　放射工作单位应当定期组织本单位的放射工作人员接受放射防护和有关法律知识培训。放射工作人员两次培训的时间间隔不超过两年,每次培训时间不少于两天。

第九条　放射工作单位应当建立并按照规定的期限妥善保存培训档案。培训档案应当包括每次培训的课程名称、培训时间、考试或考核成绩等资料。

第十条　放射防护及有关法律知识培训应当由符合省级卫生行政部门规定条件的单位承担,培训单位可会同放射工作单位共同制定培训计划,并按照培训计划和有关规范、标准实施和考核。

放射工作单位应当将每次培训的情况及时记录在《放射工作人员证》中。

第三章　个人剂量监测管理

第十一条　放射工作单位应当按照本办法和国家有关标准、规范的要求,安排本单位的放射工作人员接受个人剂量监测,并遵守下列规定:

(一)外照射个人剂量监测周期一般为30天,最长不应超过90天;内照射个人剂量监测周期按照有关标准执行;

(二)建立并终生保存个人剂量监测档案;

(三)允许放射工作人员查阅、复印本人的个人剂量监测档案。

第十二条　个人剂量监测档案应当包括:

(一)常规监测的方法和结果等相关资料;

(二)应急或者事故中受到照射的剂量和调查报告等相关资料。

放射工作单位应当将个人剂量监测结果及时记录在《放射工作人员证》中。

第十三条　放射工作人员进入放射工作场所,应当遵守下列规定:

(一)正确佩戴个人剂量计;

(二)操作结束离开非密封放射性物质工作场所时,按要求进行个人体表、衣物及防护用品的放射性表面污染监测,发现污染要及时处理,做好记录并存档;

(三)进入辐照装置、工业探伤、放射治疗等强辐射工作场所时,除佩戴常规个人剂量计外,还应当携带报警式剂量计。

第十四条　个人剂量监测工作应当由具备资质的个人剂量监测技术服务机构承担。个人剂量监测技术服务机构的资质审定由中国疾病预防控制中心协助卫生部组织实施。

个人剂量监测技术服务机构的资质审定按照《职业病防治法》《职业卫生技术服务机构管理办法》和卫生部有关规定执行。

第十五条　个人剂量监测技术服务机构应当严格按照国家职业卫生标准、技术规范开展监测工作,参加质量控制和技术培训。

个人剂量监测报告应当在每个监测周期结束后1个月内送达放射工作单位,同时报告当地卫生行政部门。

第十六条　县级以上地方卫生行政部门按规定时间和格式,将本行政区域内的放射工作人员个人剂量监测数据逐级上报到卫生部。

第十七条　中国疾病预防控制中心协助卫生部拟定个人剂量监测技术服务机构的资质审定程序和标准,组织实施全国个人剂量监测的质量控制和技术培训,汇总分析全国个人剂量监测数据。

第四章　职业健康管理

第十八条　放射工作人员上岗前,应当进行上岗前的职业健康检查,符合放射工作人员健康标准的,方可参加相应的放射工作。

放射工作单位不得安排未经职业健康检查或者不符合放射工作人员职业健康标准的人员从事放射工作。

第十九条　放射工作单位应当组织上岗后的放射工作人员定期进行职业健康检查,两次检查的时间间隔不应超过2年,必要时可增加临时性检查。

第二十条　放射工作人员脱离放射工作岗位时,放射工作单位应当对其进行离岗前的职业健康检查。

第二十一条　对参加应急处理或者受到事故照射的放射工作人员,放射工作单位应当及时组织健康检查或者医疗救治,按照国家有关标准进行医学随访观察。

第二十二条　从事放射工作人员职业健康检查的医疗机构(以下简称职业健康检查机构)应当经省级卫生行政部门批准。

第二十三条　职业健康检查机构应当自体检工作结束之日起1个月内,将职业健康检查报告送达放射工作单位。

职业健康检查机构出具的职业健康检查报告应当客观、真实,并对职业健康检查报告负责。

第二十四条　职业健康检查机构发现有可能因放射性因素导致健康损害的,应当通知放射工作单位,并及时告知放射工作人员本人。

职业健康检查机构发现疑似职业性放射性疾病病人应当通知放射工作人员及其所在放射工作单位,并按规定向放射工作单位所在地卫生行政部门报告。

第二十五条　放射工作单位应当在收到职业健康检查报告的7日内,如实告知放射工作人员,并将检查结论记录在《放射工作人员证》中。

放射工作单位对职业健康检查中发现不宜继续从事放射工作的人员,应当及时调离放射工作岗位,并妥善安置;对需要复查和医学随访观察的放射工作人员,应当及时予以安排。

第二十六条　放射工作单位不得安排怀孕的妇女参与应急处理和有可能造成职业性内照射的工作。哺乳期妇女在其哺乳期间应当避免接受职业性内照射。

第二十七条　放射工作单位应当为放射工作人员建立并终生保存职业健康监护档案。职业健康监护档案应包括以下内容:

(一)职业史、既往病史和职业照射接触史;

(二)历次职业健康检查结果及评价处理意见;

(三)职业性放射性疾病诊疗、医学随访观察等健康资料。

第二十八条　放射工作人员有权查阅、复印本人的职业健康监护档案。放射工作单位应当如实、无偿提供。

第二十九条　放射工作人员职业健康检查、职业性放射性疾病的诊断、鉴定、医疗救治和医学随访观察的费用,由其所在单位承担。

第三十条　职业性放射性疾病的诊断鉴定工作按照《职业病诊断与鉴定管理办法》和国家有关标准执行。

第三十一条　放射工作人员的保健津贴按照国家有关规定执行。

第三十二条　在国家统一规定的休假外,放射工作人员每年可以享受保健休假2~4周。享受寒、暑假的放射工作人员不再享受保健休假。从事放射工作满20年的在岗放射工作人员,可以由所在单位利用休假时间安排健康疗养。

第五章　监督检查

第三十三条　县级以上地方人民政府卫生行政部门应当定期对本行政区域内放射工作单位的放射工作人员职业健康管理进行监督检查。检查内容包括:

(一)有关法规和标准执行情况;

（二）放射防护措施落实情况；

（三）人员培训、职业健康检查、个人剂量监测及其档案管理情况；

（四）《放射工作人员证》持证及相关信息记录情况；

（五）放射工作人员其他职业健康权益保障情况。

第三十四条 卫生行政执法人员依法进行监督检查时，应当出示证件。被检查的单位应当予以配合，如实反映情况，提供必要的资料，不得拒绝、阻碍、隐瞒。

第三十五条 卫生行政执法人员依法检查时，应当保守被检查单位的技术秘密和业务秘密。

第三十六条 卫生行政部门接到对违反本办法行为的举报后应当及时核实、处理。

第六章　法律责任

第三十七条 放射工作单位违反本办法，有下列行为之一的，按照《职业病防治法》第六十三条处罚：

（一）未按照规定组织放射工作人员培训的；

（二）未建立个人剂量监测档案的；

（三）拒绝放射工作人员查阅、复印其个人剂量监测档案和职业健康监护档案的。

第三十八条 放射工作单位违反本办法，未按照规定组织职业健康检查、未建立职业健康监护档案或者未将检查结果如实告知劳动者的，按照《职业病防治法》第六十四条处罚。

第三十九条 放射工作单位违反本办法，未给从事放射工作的人员办理《放射工作人员证》的，由卫生行政部门责令限期改正，给予警告，并可处3万元以下的罚款。

第四十条 放射工作单位违反本办法，有下列行为之一的，按照《职业病防治法》第六十五条处罚：

（一）未按照规定进行个人剂量监测的；

（二）个人剂量监测或者职业健康检查发现异常，未采取相应措施的。

第四十一条 放射工作单位违反本办法，有下列行为之一的，按照《职业病防治法》第六十八条处罚：

（一）安排未经职业健康检查的劳动者从事放射工作的；

（二）安排未满18周岁的人员从事放射工作的；

（三）安排怀孕的妇女参加应急处理或者有可能造成内照射工作的，或者安排哺乳期的妇女接受职业性内照射的；

（四）安排不符合职业健康标准要求的人员从事放射工作的。

第四十二条 技术服务机构未取得资质擅自从事个人剂量监测技术服务的，或者医疗机构未经批准擅自从事放射工作人员职业健康检查的，按照《职业病防治法》第七十二条处罚。

第四十三条 开展个人剂量监测的职业卫生技术服务机构和承担放射工作人员职业健康检查的医疗机构违反本办法，有下列行为之一的，按照《职业病防治法》第七十三条处罚：

（一）超出资质范围从事个人剂量监测技术服务的，或者超出批准范围从事放射工作人员职业健康检查的；

（二）未按《职业病防治法》和本办法规定履行法定职责的；

（三）出具虚假证明文件的。

第四十四条 卫生行政部门及其工作人员违反本办法，不履行法定职责，造成严重后果的，对直接负责的主管人员和其他直接责任人员，依法给予行政处分；情节严重，构成犯罪的，依法追究刑事责任。

第七章　附则

第四十五条 放射工作人员职业健康检查项目及职业健康检查表由卫生部制定。

第四十六条 本办法自2007年11月1日起施行。1997年6月5日卫生部发布的《放射工作人员健康管理规定》同时废止。

中华人民共和国传染病防治法

第一章　总则

第一条　为了预防、控制和消除传染病的发生与流行,保障人体健康和公共卫生,制定本法。

第二条　国家对传染病防治实行预防为主的方针,防治结合、分类管理、依靠科学、依靠群众。

第三条　本法规定的传染病分为甲类、乙类和丙类。

甲类传染病是指:鼠疫、霍乱。

乙类传染病是指:传染性非典型肺炎、艾滋病、病毒性肝炎、脊髓灰质炎、人感染高致病性禽流感、麻疹、流行性出血热、狂犬病、流行性乙型脑炎、登革热、炭疽、细菌性和阿米巴性痢疾、肺结核、伤寒和副伤寒、流行性脑脊髓膜炎、百日咳、白喉、新生儿破伤风、猩红热、布鲁氏菌病、淋病、梅毒、钩端螺旋体病、血吸虫病、疟疾。

丙类传染病是指:流行性感冒、流行性腮腺炎、风疹、急性出血性结膜炎、麻风病、流行性和地方性斑疹伤寒、黑热病、包虫病、丝虫病、除霍乱、细菌性和阿米巴性痢疾、伤寒和副伤寒以外的感染性腹泻病。上述规定以外的其他传染病,根据其暴发、流行情况和危害程度,需要列入乙类、丙类传染病的,由国务院卫生行政部门决定并予以公布。

第四条　对乙类传染病中传染性非典型肺炎、炭疽中的肺炭疽和人感染高致病性禽流感,采取本法所称甲类传染病的预防、控制措施。其他乙类传染病和突发原因不明的传染病需要采取本法所称甲类传染病的预防、控制措施的,由国务院卫生行政部门及时报经国务院批准后予以公布、实施。省、自治区、直辖市人民政府对本行政区域内常见、多发的其他地方性传染病,可以根据情况决定按照乙类或者丙类传染病管理并予以公布,报国务院卫生行政部门备案。

第五条　各级人民政府领导传染病防治工作。县级以上人民政府制定传染病防治规划并组织实施,建立健全传染病防治的疾病预防控制、医疗救治和监督管理体系。

第六条　国务院卫生行政部门主管全国传染病防治及其监督管理工作。县级以上地方人民政府卫生行政部门负责本行政区域内的传染病防治及其监督管理工作。县级以上人民政府其他部门在各自的职责范围内负责传染病防治工作。军队的传染病防治工作,依照本法和国家有关规定办理,由中国人民解放军卫生主管部门实施监督管理。

第七条　各级疾病预防控制机构承担传染病监测、预测、流行病学调查、疫情报告以及其他预防、控制工作。医疗机构承担与医疗救治有关的传染病防治工作和责任区域内的传染病预防工作。城市社区和农村基层医疗机构在疾病预防控制机构的指导下,承担城市社区、农村基层相应的传染病防治工作。

第八条　国家发展现代医学和中医药等传统医学,支持和鼓励开展传染病防治的科学研究,提高传染病防治的科学技术水平。国家支持和鼓励开展传染病防治的国际合作。

第九条　国家支持和鼓励单位和个人参与传染病防治工作。各级人民政府应当完善有关制度,方便单位和个人参与防治传染病的宣传教育、疫情报告、志愿服务和捐赠活动。居民委员会、村民委员会应当组织居民、村民参与社区、农村的传染病预防与控制活动。

第十条　国家开展预防传染病的健康教育。新闻媒体应当无偿开展传染病防治和公共卫生教育的公益宣传。各级各类学校应当对学生进行健康知识和传染病预防知识的教育。医学院校应当加强预防医学教育和科学研究,对在校学生以及其他与传染病防治相关人员进行预防医学教育和培训,为传染病防治工作提供技术支持。疾病预防控制机构、医疗机构应当定期对其工作人员进行传染病防治知识、技能的培训。

第十一条　对在传染病防治工作中做出显著成绩和贡献的单位和个人,给予表彰和奖励。对因参与传染病防治工作致病、致残、死亡的人员,按照有关规定给予补助、抚恤。

第十二条　在中华人民共和国领域内的一切单位和个人,必须接受疾病预防控制机构、医疗机构有关传染病的调查、检验、采集样本、隔离治疗等预防、控制措施,如实提供有关情况。疾病预防控制机构、医疗机构不得泄露涉及个人隐私的有关信息、资料。卫生行政部门以及其他有关部门、疾病预防控制机构和医疗机构因违法实施行政管理或者预防、控制措施,侵犯单位和个人合法权益的,有关单位和个人可以依法申请行政复议或者提起诉讼。

第二章　传染病预防

第十三条　各级人民政府组织开展群众性卫生活动,进行预防传染病的健康教育,倡导文明健康的生活方式,提高公众对传染病的防治意识和应对能力,加强环境卫生建设,消除鼠害和蚊、蝇等病媒生物的危害。各级人民政府农业、水利、林业行政部门按照职责分工负责指导和组织消除农田、湖区、河流、牧场、林区的鼠害与血吸虫危害,以及其他传播传染病的动物和病媒生物的危害。铁路、交通、民用航空行政部门负责组织消除交通工具以及相关场所的鼠害和蚊、蝇等病媒生物的危害。

第十四条　地方各级人民政府应当有计划地建设和改造公共卫生设施,改善饮用水卫生条件,对污水、污物、粪便进行无害化处置。

第十五条　国家实行有计划的预防接种制度。国务院卫生行政部门和省、自治区、直辖市人民政府卫生行政部门,根据传染病预防、控制的需要,制定传染病预防接种规划并组织实施。用于预防接种的疫苗必须符合国家质量标准。国家对儿童实行预防接种证制度。国家免疫规划项目的预防接种实行免费。医疗机构、疾病预防控制机构与儿童的监护人应当相互配合,保证儿童及时接受预防接种。具体办法由国务院制定。

第十六条　国家和社会应当关心、帮助传染病患者、病原携带者和疑似传染病患者,使其得到及时救治。任何单位和个人不得歧视传染病患者、病原携带者和疑似传染病患者。传染病患者、病原携带者和疑似传染病患者,在治愈前或者在排除传染病嫌疑前,不得从事法律、行政法规和国务院卫生行政部门规定禁止从事的易使该传染病扩散的工作。

第十七条　国家建立传染病监测制度。国务院卫生行政部门制定国家传染病监测规划和方案。省、自治区、直辖市人民政府卫生行政部门根据国家传染病监测规划和方案,制定本行政区域的传染病监测计划和工作方案。各级疾病预防控制机构对传染病的发生、流行以及影响其发生、流行的因素,进行监测;对国外发生、国内尚未发生的传染病或者国内新发生的传染病,进行监测。

第十八条　各级疾病预防控制机构在传染病预防控制中履行下列职责:

(一)实施传染病预防控制规划、计划和方案;

(二)收集、分析和报告传染病监测信息,预测传染病的发生、流行趋势;

(三)开展对传染病疫情和突发公共卫生事件的流行病学调查、现场处理及其效果评价;

(四)开展传染病实验室检测、诊断、病原学鉴定;

(五)实施免疫规划,负责预防性生物制品的使用管理;

(六)开展健康教育、咨询,普及传染病防治知识;

(七)指导、培训下级疾病预防控制机构及其工作人员开展传染病监测工作;

(八)开展传染病防治应用性研究和卫生评价,提供技术咨询。

国家、省级疾病预防控制机构负责对传染病发生、流行以及分布进行监测,对重大传染病流行趋势进行预测,提出预防控制对策,参与并指导对暴发的疫情进行调查处理,开展传染病病原学鉴定,建立检测质量控制体系,开展应用性研究和卫生评价。设区的市和县级疾病预防控制机构负责传染病预防控制规划、方案的落实,组织实施免疫、消毒、控制病媒生物的危害,普及传染病防治知识,负责本地区疫情和突发公共卫生事件监测、报告,开展流行病学调查和常见病原微生物检测。

第十九条　国家建立传染病预警制度。国务院卫生行政部门和省、自治区、直辖市人民政府根据传染病发生、流行趋势的预测,及时发出传染病预警,根据情况予以公布。

第二十条　县级以上地方人民政府应当制定传染病预防、控制预案,报上一级人民政府备案。

传染病预防、控制预案应当包括以下主要内容:

(一)传染病预防控制指挥部的组成和相关部门的职责;

(二)传染病的监测、信息收集、分析、报告、通报制度;

(三)疾病预防控制机构、医疗机构在发生传染病疫情时的任务与职责;

(四)传染病暴发、流行情况的分级以及相应的应急工作方案;

(五)传染病预防、疫点疫区现场控制,应急设施、设备、救治药品和医疗器械以及其他物资和技术的储备与调用。

地方人民政府和疾病预防控制机构接到国务院卫生行政部门或者省、自治区、直辖市人民政府发出的传染病预警后,应当按照传染病预防、控制预案,采取相应的预防、控制措施。

第二十一条 医疗机构必须严格执行国务院卫生行政部门规定的管理制度、操作规范,防止传染病的医源性感染和医院感染。医疗机构应当确定专门的部门或者人员,承担传染病疫情报告、本单位的传染病预防、控制以及责任区域内的传染病预防工作;承担医疗活动中与医院感染有关的危险因素监测、安全防护、消毒、隔离和医疗废物处置工作。疾病预防控制机构应当指定专门人员负责对医疗机构内传染病预防工作进行指导、考核,开展流行病学调查。

第二十二条 疾病预防控制机构、医疗机构的实验室和从事病原微生物实验的单位,应当符合国家规定的条件和技术标准,建立严格的监督管理制度,对传染病病原体样本按照规定的措施实行严格监督管理,严防传染病病原体的实验室感染和病原微生物的扩散。

第二十三条 采供血机构、生物制品生产单位必须严格执行国家有关规定,保证血液、血液制品的质量。禁止非法采集血液或者组织他人出卖血液。疾病预防控制机构、医疗机构使用血液和血液制品,必须遵守国家有关规定,防止因输入血液、使用血液制品引起经血液传播疾病的发生。

第二十四条 各级人民政府应当加强艾滋病的防治工作,采取预防、控制措施,防止艾滋病的传播。具体办法由国务院制定。

第二十五条 县级以上人民政府农业、林业行政部门以及其他有关部门,依据各自的职责负责与人畜共患传染病有关的动物传染病的防治管理工作。与人畜共患传染病有关的野生动物、家畜家禽,经检疫合格后,方可出售、运输。

第二十六条 国家建立传染病菌种、毒种库。对传染病菌种、毒种和传染病检测样本的采集、保藏、携带、运输和使用实行分类管理,建立健全严格的管理制度。对可能导致甲类传染病传播的以及国务院卫生行政部门规定的菌种、毒种和传染病检测样本,确需采集、保藏、携带、运输和使用的,须经省级以上人民政府卫生行政部门批准。具体办法由国务院制定。

第二十七条 对被传染病病原体污染的污水、污物、场所和物品,有关单位和个人必须在疾病预防控制机构的指导下或者按照其提出的卫生要求,进行严格消毒处理;拒绝消毒处理的,由当地卫生行政部门或者疾病预防控制机构进行强制消毒处理。

第二十八条 在国家确认的自然疫源地计划兴建水利、交通、旅游、能源等大型建设项目的,应当事先由省级以上疾病预防控制机构对施工环境进行卫生调查。建设单位应当根据疾病预防控制机构的意见,采取必要的传染病预防、控制措施。施工期间,建设单位应当设专人负责工地上的卫生防疫工作。工程竣工后,疾病预防控制机构应当对可能发生的传染病进行监测。

第二十九条 用于传染病防治的消毒产品、饮用水供水单位供应的饮用水和涉及饮用水卫生安全的产品,应当符合国家卫生标准和卫生规范。饮用水供水单位从事生产或者供应活动,应当依法取得卫生许可证。生产用于传染病防治的消毒产品的单位和生产用于传染病防治的消毒产品,应当经省级以上人民政府卫生行政部门审批。具体办法由国务院制定。

第三章 疫情报告、通报和公布

第三十条 疾病预防控制机构、医疗机构和采供血机构及其执行职务的人员发现本法规定的传染病疫情或者发现其他传染病暴发、流行以及突发原因不明的传染病时,应当遵循疫情报告属地管理原则,按照国务院规定的或者国务院卫生行政部门规定的内容、程序、方式和时限报告。军队医疗机构向社会公众提供医疗服务,发现前款规定的传染病疫情时,应当按照国务院卫生行政部门的规定报告。

第三十一条 任何单位和个人发现传染病病人或者疑似传染病病人时,应当及时向附近的疾病预防控制机构或者医疗机构报告。

第三十二条 港口、机场、铁路疾病预防控制机构以及国境卫生检疫机关发现甲类传染病病人、病原携带者、疑似传染病病人时,应当按照国家有关规定立即向国境口岸所在地的疾病预防控制机构或者所在地县级以上地方人民政府卫生行政部门报告并互相通报。

第三十三条 疾病预防控制机构应当主动收集、分析、调查、核实传染病疫情信息。接到甲类、乙类传染病疫情报告或者发现传染病暴发、流行时,应当立即报告当地卫生行政部门,由当地卫生行政部门立即报告当地人民政府,同时报告上级卫生行政部门和国务院卫生行政部门。疾病预防控制机构应当设立或者指定专门的部门、人员负责传染病疫情信息管理工作，及时对疫情报告进行核实、分析。

第三十四条 县级以上地方人民政府卫生行政部门应当及时向本行政区域内的疾病预防控制机构和医疗机构通报传染病疫情以及监测、预警的相关信息。接到通报的疾病预防控制机构和医疗机构应当及时告知本单位的有关人员。

第三十五条 国务院卫生行政部门应当及时向国务院其他有关部门和各省、自治区、直辖市人民政府卫生行政部门通报全国传染病疫情以及监测、预警的相关信息。毗邻的以及相关的地方人民政府卫生行政部门，应当及时互相通报本行政区域的传染病疫情以及监测、预警的相关信息。县级以上人民政府有关部门发现传染病疫情时，应当及时向同级人民政府卫生行政部门通报。中国人民解放军卫生主管部门发现传染病疫情时，应当向国务院卫生行政部门通报。

第三十六条 动物防疫机构和疾病预防控制机构，应当及时互相通报动物间和人间发生的人畜共患传染病疫情以及相关信息。

第三十七条 依照本法的规定负有传染病疫情报告职责的人民政府有关部门、疾病预防控制机构、医疗机构、采供血机构及其工作人员，不得隐瞒、谎报、缓报传染病疫情。

第三十八条 国家建立传染病疫情信息公布制度。国务院卫生行政部门定期公布全国传染病疫情信息。省、自治区、直辖市人民政府卫生行政部门定期公布本行政区域的传染病疫情信息。传染病暴发、流行时，国务院卫生行政部门负责向社会公布传染病疫情信息，并可以授权省、自治区、直辖市人民政府卫生行政部门向社会公布本行政区域的传染病疫情信息。公布传染病疫情信息应当及时、准确。

第四章　疫情控制

第三十九条 医疗机构发现甲类传染病时，应当及时采取下列措施：

（一）对病人、病原携带者，予以隔离治疗，隔离期限根据医学检查结果确定；

（二）对疑似病人，确诊前在指定场所单独隔离治疗；

（三）对医疗机构内的病人、病原携带者、疑似患者的密切接触者，在指定场所进行医学观察和取其他必要的预防措施。拒绝隔离治疗或者隔离期未满擅自脱离隔离治疗的，可以由公安机关协助疗机构采取强制隔离治疗措施。医疗机构发现乙类或者丙类传染病患者，应当根据病情采取必要的治疗和控制传播措施。医疗机构对本单位内被传染病病原体污染的场所、物品以及医疗废物，必须依照法律、法规的规定实施消毒和无害化处置。

第四十条 疾病预防控制机构发现传染病疫情或者接到传染病疫情报告时，应当及时采取下列措施：

（一）对传染病疫情进行流行病学调查，根据调查情况提出划定疫点、疫区的建议，对被污染的场所进行卫生处理，对密切接触者，在指定场所进行医学观察和采取其他必要的预防措施，并向卫生行政部门提出疫情控制方案；

（二）传染病暴发、流行时，对疫点、疫区进行卫生处理，向卫生行政部门提出疫情控制方案，并按照卫生行政部门的要求采取措施；

（三）指导下级疾病预防控制机构实施传染病预防、控制措施，组织、指导有关单位对传染病疫情的处理。

第四十一条 对已经发生甲类传染病病例的场所或者该场所内的特定区域的人员，所在地的县级以上地方人民政府可以实施隔离措施，并同时向上一级人民政府报告；接到报告的上级人民政府应当即时作出是否批准的决定。上级人民政府作出不予批准决定的，实施隔离措施的人民政府应当立即解除隔离措施。在隔离期间，实施隔离措施的人民政府应当对被隔离人员提供生活保障；被隔离人员有工作单位的，所在单位不得停止支付其隔离期间的工作报酬。隔离措施的解除，由原决定机关决定并宣布。

第四十二条 传染病暴发、流行时，县级以上地方人民政府应当立即组织力量，按照预防、控制预案进行防治，切断传染病的传播途径，必要时，报经上一级人民政府决定，可以采取下列紧急措施并予以公告：

（一）限制或者停止集市、影剧院演出或者其他人群聚集的活动；

（二）停工、停业、停课；

（三）封闭或者封存被传染病病原体污染的公共饮用水源、食品以及相关物品；

（四）控制或者扑杀染疫野生动物、家畜家禽；

（五）封闭可能造成传染病扩散的场所。

上级人民政府接到下级人民政府关于采取前款所列紧急措施的报告时，应当即时作出决定。紧急措施的解除，由原决定机关决定并宣布。

第四十三条 甲类、乙类传染病暴发、流行时，县级以上地方人民政府报经上一级人民政府决定，可以宣布本行政区域部分或者全部为疫区；国务院可以决定并宣布跨省、自治区、直辖市的疫区。县级以上地方人民政府可以在疫区内采取本法第四十二条规定的紧急措施，并可以对出入疫区的人员、物资和交通工具实施卫生检疫。省、自治区、直辖市人民政府可以决定对本行政区域内的甲类传染病疫区实施封锁；但是，封锁大、中城市的疫区或者封锁跨省、自治区、直辖市的疫区，以及封锁疫区导致中断干线交通或者封锁国境的，由国务院决定。疫区封锁的解除，由原决定机关决定并宣布。

第四十四条 发生甲类传染病时，为了防止该传染病通过交通工具及其乘运的人员、物资传播，可以实施交通卫生检疫。具体办法由国务院制定。

第四十五条 传染病暴发、流行时，根据传染病疫情控制的需要，国务院有权在全国范围或者跨省、自治区、直辖市范围内，县级以上地方人民政府有权在本行政区域内紧急调集人员或者调用储备物资，临时征用房屋、交通工具以及相关设施、设备。紧急调集人员的，应当按照规定给予合理报酬。临时征用房屋、交通工具以及相关设施、设备的，应当依法给予补偿；能返还的，应当及时返还。

第四十六条 患甲类传染病、炭疽死亡的，应当将尸体立即进行卫生处理，就近火化。患其他传染病死亡的，必要时，应当将尸体进行卫生处理后火化或者按照规定深埋。为了查找传染病病因，医疗机构在必要时可以按照国务院卫生行政部门的规定，对传染病患者尸体或者疑似传染病患者尸体进行解剖查验，并应当告知死者家属。

第四十七条 疫区中被传染病病原体污染或者可能被传染病病原体污染的物品，经消毒可以使用的，应当在当地疾病预防控制机构的指导下，进行消毒处理后，方可使用、出售和运输。

第四十八条 发生传染病疫情时，疾病预防控制机构和省级以上人民政府卫生行政部门指派的其他与传染病有关的专业技术机构，可以进入传染病疫点、疫区进行调查、采集样本、技术分析和检验。

第四十九条 传染病暴发、流行时，药品和医疗器械生产、供应单位应当及时生产、供应防治传染病的药品和医疗器械。铁路、交通、民用航空经营单位必须优先运送处理传染病疫情的人员以及防治传染病的药品和医疗器械。县级以上人民政府有关部门应当做好组织协调工作。

第五章　医疗救治

第五十条 县级以上人民政府应当加强和完善传染病医疗救治服务网络的建设，指定具备传染病救治条件和能力的医疗机构承担传染病救治任务，或者根据传染病救治需要设置传染病医院。

第五十一条 医疗机构的基本标准、建筑设计和服务流程，应当符合预防传染病医院感染的要求。医疗机构应当按照规定对使用的医疗器械进行消毒；对按照规定一次使用的医疗器具，应当在使用后予以销毁。医疗机构应当按照国务院卫生行政部门规定的传染病诊断标准和治疗要求，采取相应措施，提高传染病医疗救治能力。

第五十二条 医疗机构应当对传染病患者或者疑似传染病病人提供医疗救护、现场救援和接诊治疗，书写病历记录以及其他有关资料，并妥善保管。

医疗机构应当实行传染病预检、分诊制度；对传染病患者、疑似传染病患者，应当引导至相对隔离的分诊点进行初诊。医疗机构不具备相应救治能力的，应当将患者及其病历记录复印件一并转至具备相应救治能力的医疗机构。具体办法由国务院卫生行政部门规定。

第六章　监督管理

第五十三条 县级以上人民政府卫生行政部门对传染病防治工作履行下列监督检查职责：

（一）对下级人民政府卫生行政部门履行本法规定的传染病防治职责进行监督检查；

（二）对疾病预防控制机构、医疗机构的传染病防治工作进行监督检查；

（三）对采供血机构的采供血活动进行监督检查；

（四）对用于传染病防治的消毒产品及其生产单位进行监督检查，并对饮用水供水单位从事生产或者供应活动以及涉及饮用水卫生安全的产品进行监督检查；

（五）对传染病菌种、毒种和传染病检测样本的采集、保藏、携带、运输、使用进行监督检查；

（六）对公共场所和有关单位的卫生条件和传染病预防、控制措施进行监督检查。

省级以上人民政府卫生行政部门负责组织对传染病防治重大事项的处理。

第五十四条 县级以上人民政府卫生行政部门在履行监督检查职责时，有权进入被检查单位和传染病疫情发生现场调查取证，查阅或者复制有关的资料和采集样本。被检查单位应当予以配合，不得拒绝、阻挠。

第五十五条 县级以上地方人民政府卫生行政部门在履行监督检查职责时，发现被传染病病原体污染的公共饮用水源、食品以及相关物品，如不及时采取控制措施可能导致传染病传播、流行的，可以采取封闭公共饮用水源、封存食品以及相关物品或者暂停销售的临时控制措施，并予以检验或者进行消毒。经检验，属于被污染的食品，应当予以销毁；对未被污染的食品或者经消毒后可以使用的物品，应当解除控制措施。

第五十六条 卫生行政部门工作人员依法执行职务时，应当不少于两人，并出示执法证件，填写卫生执法文书。卫生执法文书经核对无误后，应当由卫生执法人员和当事人签名。当事人拒绝签名的，卫生执法人员应当注明情况。

第五十七条 卫生行政部门应当依法建立健全内部监督制度，对其工作人员依据法定职权和程序履行职责的情况进行监督。上级卫生行政部门发现下级卫生行政部门不及时处理职责范围内的事项或者不履行职责的，应当责令纠正或者直接予以处理。

第五十八条 卫生行政部门及其工作人员履行职责，应当自觉接受社会和公民的监督。单位和个人有权向上级人民政府及其卫生行政部门举报违反本法的行为。接到举报的有关人民政府或者其卫生行政部门，应当及时调查处理。

第七章 保障措施

第五十九条 国家将传染病防治工作纳入国民经济和社会发展计划，县级以上地方人民政府将传染病防治工作纳入本行政区域的国民经济和社会发展计划。

第六十条 县级以上地方人民政府按照本级政府职责负责本行政区域内传染病预防、控制、监督工作的日常经费。国务院卫生行政部门会同国务院有关部门，根据传染病流行趋势，确定全国传染病预防、控制、救治、监测、预测、预警、监督检查等项目。中央财政对困难地区实施重大传染病防治项目给予补助。省、自治区、直辖市人民政府根据本行政区域内传染病流行趋势，在国务院卫生行政部门确定的项目范围内，确定传染病预防、控制、监督等项目，并保障项目的实施经费。

第六十一条 国家加强基层传染病防治体系建设，扶持贫困地区和少数民族地区的传染病防治工作。地方各级人民政府应当保障城市社区、农村基层传染病预防工作的经费。

第六十二条 国家对患有特定传染病的困难人群实行医疗救助，减免医疗费用。具体办法由国务院卫生行政部门会同国务院财政部门等部门制定。

第六十三条 县级以上人民政府负责储备防治传染病的药品、医疗器械和其他物资，以备调用。

第六十四条 对从事传染病预防、医疗、科研、教学、现场处理疫情的人员，以及在生产、工作中接触传染病病原体的其他人员，有关单位应当按照国家规定，采取有效的卫生防护措施和医疗保健措施，并给予适当的津贴。

第八章 法律责任

第六十五条 地方各级人民政府未依照本法的规定履行报告职责，或者隐瞒、谎报、缓报传染病疫情，或者在传染病暴发、流行时，未及时组织救治、采取控制措施的，由上级人民政府责令改正，通报批评；造成传染病传播、流行或者其他严重后果的，对负有责任的主管人员，依法给予行政处分；构成犯罪的，依法追究刑事责任。

第六十六条 县级以上人民政府卫生行政部门违反本法规定，有下列情形之一的，由本级人民政府、上级人民政府卫生行政部门责令改正,通报批评;造成传染病传播、流行或者其他严重后果的,对负有责任的主管人员和其他直接责任人员,依法给予行政处分;构成犯罪的,依法追究刑事责任:

(一)未依法履行传染病疫情通报、报告或者公布职责,或者隐瞒、谎报、缓报传染病疫情的;

(二)发生或者可能发生传染病传播时未及时采取预防、控制措施的;

(三)未依法履行监督检查职责,或者发现违法行为不及时查处的;

(四)未及时调查、处理单位和个人对下级卫生行政部门不履行传染病防治职责的举报的;

(五)违反本法的其他失职、渎职行为。

第六十七条　县级以上人民政府有关部门未依照本法的规定履行传染病防治和保障职责的,由本级人民政府或者上级人民政府有关部门责令改正,通报批评;造成传染病传播、流行或者其他严重后果的,对负有责任的主管人员和其他直接责任人员,依法给予行政处分;构成犯罪的,依法追究刑事责任。

第六十八条　疾病预防控制机构违反本法规定,有下列情形之一的,由县级以上人民政府卫生行政部门责令限期改正,通报批评,给予警告;对负有责任的主管人员和其他直接责任人员,依法给予降级、撤职、开除的处分,并可以依法吊销有关责任人员的执业证书;构成犯罪的,依法追究刑事责任:

(一)未依法履行传染病监测职责的;

(二)未依法履行传染病疫情报告、通报职责,或者隐瞒、谎报、缓报传染病疫情的;

(三)未主动收集传染病疫情信息,或者对传染病疫情信息和疫情报告未及时进行分析、调查、核实的;

(四)发现传染病疫情时,未依据职责及时采取本法规定的措施的;

(五)故意泄露传染病病人、病原携带者、疑似传染病病人、密切接触者涉及个人隐私的有关信息、资料的。

第六十九条　医疗机构违反本法规定,有下列情形之一的,由县级以上人民政府卫生行政部门责令改正,通报批评,给予警告;造成传染病传播、流行或者其他严重后果的,对负有责任的主管人员和其他直接责任人员,依法给予降级、撤职、开除的处分,并可以依法吊销有关责任人员的执业证书;构成犯罪的,依法追究刑事责任:

(一)未按照规定承担本单位的传染病预防、控制工作、医院感染控制任务和责任区域内的传染病预防工作的;

(二)未按照规定报告传染病疫情,或者隐瞒、谎报、缓报传染病疫情的;

(三)发现传染病疫情时,未按照规定对传染病患者、疑似传染病患者提供医疗救护、现场救援、接诊、转诊的,或者拒绝接受转诊的;

(四)未按照规定对本单位内被传染病病原体污染的场所、物品以及医疗废物实施消毒或者无害化处置的;

(五)未按照规定对医疗器械进行消毒,或者对按照规定一次使用的医疗器具未予销毁,再次使用的;

(六)在医疗救治过程中未按照规定保管医学记录资料的;

(七)故意泄露传染病病人、病原携带者、疑似传染病病人、密切接触者涉及个人隐私的有关信息、资料的。

第七十条　采供血机构未按照规定报告传染病疫情,或者隐瞒、谎报、缓报传染病疫情,或者未执行国家有关规定,导致因输入血液引起经血液传播疾病发生的,由县级以上人民政府卫生行政部门责令改正,通报批评,给予警告;造成传染病传播、流行或者其他严重后果的,对负有责任的主管人员和其他直接责任人员,依法给予降级、撤职、开除的处分,并可以依法吊销采供血机构的执业许可证;构成犯罪的,依法追究刑事责任。

非法采集血液或者组织他人出卖血液的,由县级以上人民政府卫生行政部门予以取缔,没收违法所得,可以并处十万元以下的罚款;构成犯罪的,依法追究刑事责任。

第七十一条　国境卫生检疫机关、动物防疫机构未依法履行传染病疫情通报职责的,由有关部门在各自职责范围内责令改正,通报批评;造成传染病传播、流行或者其他严重后果的,对负有责任的主管人员和其他直接责任人员,依法给予降级、撤职、开除的处分;构成犯罪的,依法追究刑事责任。

第七十二条　铁路、交通、民用航空经营单位未依照本法的规定优先运送处理传染病疫情的人员以及防治传染病的药品和医疗器械的,由有关部门责令限期改正,给予警告;造成严重后果的,对负有责任的主管人员和其他直接责任人员,依法给予降级、撤职、开除的处分。

第七十三条　违反本法规定,有下列情形之一,导致或者可能导致传染病传播、流行的,由县级以上人民政府卫生行政部门责令限期改正,没收违法所得,可以并处五万元以下的罚款;已取得许可证的,原发证部门可以依法暂扣或者吊销许可证;构成犯罪的,依法追究刑事责任:

(一)饮用水供水单位供应的饮用水不符合国家卫生标准和卫生规范的;

(二)涉及饮用水卫生安全的产品不符合国家卫生标准和卫生规范的;

（三）用于传染病防治的消毒产品不符合国家卫生标准和卫生规范的；

（四）出售、运输疫区中被传染病病原体污染或者可能被传染病病原体污染的物品，未进行消毒处理的；

（五）生物制品生产单位生产的血液制品不符合国家质量标准的。

第七十四条 违反本法规定，有下列情形之一的，由县级以上地方人民政府卫生行政部门责令改正，通报批评，给予警告，已取得许可证的，可以依法暂扣或者吊销许可证；造成传染病传播、流行以及其他严重后果的，对负有责任的主管人员和其他直接责任人员，依法给予降级、撤职、开除的处分，并可以依法吊销有关责任人员的执业证书；构成犯罪的，依法追究刑事责任：

（一）疾病预防控制机构、医疗机构和从事病原微生物实验的单位，不符合国家规定的条件和技术标准，对传染病病原体样本未按照规定进行严格管理，造成实验室感染和病原微生物扩散的；

（二）违反国家有关规定，采集、保藏、携带、运输和使用传染病菌种、毒种和传染病检测样本的；

（三）疾病预防控制机构、医疗机构未执行国家有关规定，导致因输入血液、使用血液制品引起经血液传播疾病发生的。

第七十五条 未经检疫出售、运输与人畜共患传染病有关的野生动物、家畜家禽的，由县级以上地方人民政府畜牧兽医行政部门责令停止违法行为，并依法给予行政处罚。

第七十六条 在国家确认的自然疫源地兴建水利、交通、旅游、能源等大型建设项目，未经卫生调查进行施工的，或者未按照疾病预防控制机构的意见采取必要的传染病预防、控制措施的，由县级以上人民政府卫生行政部门责令限期改正，给予警告，处5000元以上3万元以下的罚款；逾期不改正的，处3万元以上10万元以下的罚款，并可以提请有关人民政府依据职责权限，责令停建、关闭。

第七十七条 单位和个人违反本法规定，导致传染病传播、流行，给他人人身、财产造成损害的，应当依法承担民事责任。

第九章　附则

第七十八条 本法中下列用语的含义：

（一）传染病患者、疑似传染病患者：指根据国务院卫生行政部门发布的《中华人民共和国传染病防治法规定管理的传染病诊断标准》，符合传染病患者和疑似传染病病人诊断标准的人。

（二）病原携带者：指感染病原体无临床症状但能排出病原体的人。

（三）流行病学调查：指对人群中疾病或者健康状况的分布及其决定因素进行调查研究，提出疾病预防控制措施及保健对策。

（四）疫点：指病原体从传染源向周围播散的范围较小或者单个疫源地。

（五）疫区：指传染病在人群中暴发、流行，其病原体向周围播散时所能波及的地区。

（六）人畜共患传染病：指人与脊椎动物共同罹患的传染病，如鼠疫、狂犬病、血吸虫病等。

（七）自然疫源地：指某些可引起人类传染病的病原体在自然界的野生动物中长期存在和循环的地区。

（八）病媒生物：指能够将病原体从人或者其他动物传播给人的生物，如蚊、蝇、蚤类等。

（九）医源性感染：指在医学服务中，因病原体传播引起的感染。

（十）医院感染：指住院患者在医院内获得的感染，包括在住院期间发生的感染和在医院内获得出院后发生的感染，但不包括入院前已开始或者入院时已处于潜伏期的感染。医院工作人员在医院内获得的感染也属医院感染。

（十一）实验室感染：指从事实验室工作时，因接触病原体所致的感染。

（十二）菌种、毒种：指可能引起本法规定的传染病发生的细菌菌种、病毒毒种。

（十三）消毒：指用化学、物理、生物的方法杀灭或者消除环境中的病原微生物。

（十四）疾病预防控制机构：指从事疾病预防控制活动的疾病预防控制中心以及与上述机构业务活动相同的单位。

（十五）医疗机构：指按照《医疗机构管理条例》取得医疗机构执业许可证，从事疾病诊断、治疗活动的机构。

第七十九条 传染病防治中有关食品、药品、血液、水、医疗废物和病原微生物的管理以及动物防疫和国境卫生检疫，本法未规定的，分别适用其他有关法律、行政法规的规定。

第八十条 本法自2004年12月1日起施行。

国内交通卫生检疫条例

第一条 为了控制检疫传染病通过交通工具及其乘运的人员、物资传播，防止检疫传染病流行，保障人体健康，依照《中华人民共和国传染病防治法》（以下简称传染病防治法）的规定，制定本条例。

第二条 列车、船舶、航空器和其他车辆（以下简称交通工具）出入检疫传染病疫区和在非检疫传染病疫区的交通工具上发现检疫传染病病疫情时，依照本条例对交通工具及其乘运的人员、物资实施交通卫生检疫。

在中华人民共和国国际通航的港口、机场以及陆地边境和国界江河口岸的国境卫生检疫，依照《中华人民共和国国境卫生检疫法》的规定执行。

第三条 本条例所称检疫传染病，是指鼠疫、霍乱以及国务院确定并公布的其他传染病。

检疫传染病的诊断标准，按照国家有关卫生标准和国务院卫生行政部门的规定执行。

第四条 国务院卫生行政部门主管全国国内交通卫生检疫监督管理工作。

县级以上地方人民政府卫生行政部门负责本行政区域内的国内交通卫生检疫监督管理工作。

铁路、交通、民用航空行政主管部门的卫生主管机构，根据有关法律、法规和国务院卫生行政部门分别会同国务院铁路、交通、民用航空行政主管部门规定的职责划分，负责各自职责范围内的国内交通卫生检疫工作。

第五条 省、自治区、直辖市人民政府依照传染病防治法的规定，确定检疫传染病疫区，并决定对出入疫区的交通工具及其乘运的人员、物资实施交通卫生检疫。

第六条 对出入检疫传染病疫区的交通工具及其乘运的人员、物资，县级以上地方人民政府卫生行政部门或者铁路、交通、民用航空行政主管部门的卫生主管机构根据各自的职责，有权采取下列相应的交通卫生检疫措施：

（一）对出入检疫传染病疫区的人员、交通工具及其承运的物资进行查验；

（二）对检疫传染病患者、病原携带者、疑似检疫传染病患者和与其密切接触者，实施临时隔离、医学检查及其他应急医学措施；

（三）对被检疫传染病病原体污染或者可能被污染的物品，实施控制和卫生处理；

（四）对通过该疫区的交通工具及其停靠场所，实施紧急卫生处理；

（五）需要采取的其他卫生检疫措施。

采取前款所列交通卫生检疫措施的期间自决定实施时起至决定解除时止。

第七条 非检疫传染病疫区的交通工具上发现下列情形之一时，县级以上地方人民政府卫生行政部门或者铁路、交通、民用航空行政主管部门的卫生主管机构根据各自的职责，有权对交通工具及其乘运的人员、物资实施交通卫生检疫：

（一）发现有感染鼠疫的啮齿类动物或者啮齿类动物反常死亡，并且死因不明；

（二）发现鼠疫、霍乱病人、病原携带者和疑似鼠疫、霍乱患者；

（三）发现国务院确定并公布的需要实施国内交通卫生检疫的其他传染病。

跨省、自治区、直辖市在非检疫传染病疫区运行的列车、船舶、航空器上发现前款所列情形之一时，国务院卫生行政部门分别会同国务院铁路、交通、民用航空行政主管部门，可以决定对该列车、船舶、航空器实施交通卫生检疫和指令列车、船舶、航空器不得停靠或者通过港口、机场、车站；但是，因实施交通卫生检疫导致中断干线交通或者封锁国境的，须由国务院决定。

第八条 在非检疫传染病疫区的交通工具上，发现检疫传染病患者、病原携带者、疑似检疫传染病患者时，交通工具负责人应当组织有关人员采取下列临时措施：

（一）以最快的方式通知前方停靠点，并向交通工具营运单位的主管部门报告；

（二）对检疫传染病患者、病原携带者、疑似检疫传染病患者和与其密切接触者实施隔离；

（三）封锁已经污染或者可能污染的区域，采取禁止向外排放污物等卫生处理措施；

（四）在指定的停靠点将检疫传染病患者、病原携带者、疑似检疫传染病患者和与其密切接触者以及其他需要跟踪观察的旅客名单，移交当地县级以上地方人民政府卫生行政部门；

（五）对承运过检疫传染病患者、病原携带者、疑似检疫传染病患者的交通工具和可能被污染的环境实施卫生处理。

交通工具停靠地的县级以上地方人民政府卫生行政部门或者铁路、交通、民用航空行政主管部门的卫生主管机构,应当根据各自的职责,依照传染病防治法的规定,采取控制措施。

第九条 县级以上地方人民政府卫生行政部门或者铁路、交通、民用航空行政主管部门的卫生主管机构,根据各自的职责,对出入检疫传染病疫区的或者在非检疫传染病疫区发现检疫传染病疫情的交通工具及其乘运的人员、物资,实施交通卫生检疫;经检疫合格的,签发检疫合格证明。交通工具及其乘运的人员、物资凭检疫合格证明,方可通行。

检疫合格证明的格式,由国务院卫生行政部门商国务院铁路、交通、民用航空行政主管部门制定。

第十条 对拒绝隔离、治疗、留验的检疫传染病病人、病原携带者、疑似检疫传染病病人和与其密切接触者,以及拒绝检查和卫生处理的可能传播检疫传染病的交通工具、停靠场所及物资,县级以上地方人民政府卫生行政部门或者铁路、交通、民用航空行政主管部门的卫生主管机构根据各自的职责,应当依照传染病防治法的规定,采取强制检疫措施;必要时,由当地县级以上人民政府组织公安部门予以协助。

第十一条 检疫传染病疫情发生后,疫区所在地的省、自治区、直辖市人民政府卫生行政部门应当向有关铁路、交通、民用航空行政主管部门的卫生主管机构通报疫情。铁路、交通、民用航空行政主管部门的卫生主管机构接到疫情通报后,应当及时通知有关交通工具的营运单位。

检疫传染病疫情的报告、通报和公布,依照传染病防治法及其实施办法的规定执行。

第十二条 国务院卫生行政部门应当依照传染病防治法的规定,加强对检疫传染病防治的监督管理,会同国务院铁路、交通、民用航空行政主管部门,依照本条例的规定,拟订国内交通卫生检疫实施方案。

第十三条 检疫传染病患者、病原携带者、疑似检疫传染病病人和与其密切接触者隐瞒真实情况、逃避交通卫生检疫的,由县级以上地方人民政府卫生行政部门或者铁路、交通、民用航空行政主管部门的卫生主管机构,根据各自的职责分工,责令限期改正,给予警告,可以并处1000元以下的罚款;拒绝接受查验和卫生处理的,给予警告,并处1000元以上5000元以下的罚款;情节严重,引起检疫传染病传播或者有传播严重危险,构成犯罪的,依法追究刑事责任。

第十四条 在非检疫传染病疫区的交通工具上发现检疫传染病病人、病原携带者、疑似检疫传染病患者时,交通工具负责人未依照本条例规定采取措施的,由县级以上地方人民政府卫生行政部门或者铁路、交通、民用航空行政主管部门的卫生主管机构,根据各自的职责,责令改正,给予警告,并处1000元以上5000元以下的罚款;情节严重,引起检疫传染病传播或者有传播严重危险,构成犯罪的,依法追究刑事责任。

第十五条 县级以上地方人民政府卫生行政部门或者铁路、交通、民用航空行政主管部门的卫生主管机构,对发现的检疫传染病病人、病原携带者、疑似检疫传染病病人和与其密切接触者,未依法实施临时隔离、医学检查和其他应急医学措施的,以及对被检疫传染病病原体污染或者可能被污染的物品、交通工具及其停靠场所未依法进行必要的控制和卫生处理的,由其上级行政主管部门责令限期改正,对直接负责的主管人员和其他直接责任人员依法给予行政处分;情节严重,引起检疫传染病传播或者有传播严重危险,构成犯罪的,依法追究刑事责任。

第十六条 本条例自1999年3月1日起施行。1985年9月19日国务院批准、1985年10月12日铁道部、卫生部公布的《铁路交通检疫管理办法》同时废止。

突发公共卫生事件应急条例

第一章 总则

第一条 为了有效预防、及时控制和消除突发公共卫生事件的危害,保障公众身体健康与生命安全,维护正常的社会秩序,制定本条例。

第二条 本条例所称突发公共卫生事件(以下简称突发事件),是指突然发生,造成或者可能造成社会公众健康严重损害的重大传染病疫情、群体性不明原因疾病、重大食物和职业中毒以及其他严重影响公众健康的事件。

第三条 突发事件发生后,国务院设立全国突发事件应急处理指挥部,由国务院有关部门和军队有关部门组成,国务院主管领导人担任总指挥,负责对全国突发事件应急处理的统一领导、统一指挥。

国务院卫生行政主管部门和其他有关部门,在各自的职责范围内做好突发事件应急处理的有关工作。

第四条 突发事件发生后,省、自治区、直辖市人民政府成立地方突发事件应急处理指挥部,省、自治区、直辖市人民政府主要领导人担任总指挥,负责领导、指挥本行政区域内突发事件应急处理工作。

县级以上地方人民政府卫生行政主管部门,具体负责组织突发事件的调查、控制和医疗救治工作。

县级以上地方人民政府有关部门,在各自的职责范围内做好突发事件应急处理的有关工作。

第五条 突发事件应急工作,应当遵循预防为主、常备不懈的方针,贯彻统一领导、分级负责、反应及时、措施果断、依靠科学、加强合作的原则。

第六条 县级以上各级人民政府应当组织开展防治突发事件相关科学研究,建立突发事件应急流行病学调查、传染源隔离、医疗救护、现场处置、监督检查、监测检验、卫生防护等有关物资、设备、设施、技术与人才资源储备,所需经费列入本级政府财政预算。

国家对边远贫困地区突发事件应急工作给予财政支持。

第七条 国家鼓励、支持开展突发事件监测、预警、反应处理有关技术的国际交流与合作。

第八条 国务院有关部门和县级以上地方人民政府及其有关部门,应当建立严格的突发事件防范和应急处理责任制,切实履行各自的职责,保证突发事件应急处理工作的正常进行。

第九条 县级以上各级人民政府及其卫生行政主管部门,应当对参加突发事件应急处理的医疗卫生人员,给予适当补助和保健津贴;对参加突发事件应急处理作出贡献的人员,给予表彰和奖励;对因参与应急处理工作致病、致残、死亡的人员,按照国家有关规定,给予相应的补助和抚恤。

第二章 预防与应急准备

第十条 国务院卫生行政主管部门按照分类指导、快速反应的要求,制定全国突发事件应急预案,报请国务院批准。

省、自治区、直辖市人民政府根据全国突发事件应急预案,结合本地实际情况,制定本行政区域的突发事件应急预案。

第十一条 全国突发事件应急预案应当包括以下主要内容:

(一)突发事件应急处理指挥部的组成和相关部门的职责;

(二)突发事件的监测与预警;

(三)突发事件信息的收集、分析、报告、通报制度;

(四)突发事件应急处理技术和监测机构及其任务;

(五)突发事件的分级和应急处理工作方案;

(六)突发事件预防、现场控制,应急设施、设备、救治药品和医疗器械以及其他物资和技术的储备与调度;

(七)突发事件应急处理专业队伍的建设和培训。

第十二条 突发事件应急预案应当根据突发事件的变化和实施中发现的问题及时进行修订、补充。

第十三条 地方各级人民政府应当依照法律、行政法规的规定,做好传染病预防和其他公共卫生工作,防范突发事件的发生。

县级以上各级人民政府卫生行政主管部门和其他有关部门,应当对公众开展突发事件应急知识的专门教育,增强全社会对突发事件的防范意识和应对能力。

第十四条 国家建立统一的突发事件预防控制体系。

县级以上地方人民政府应当建立和完善突发事件监测与预警系统。

县级以上各级人民政府卫生行政主管部门,应当指定机构负责开展突发事件的日常监测,并确保监测与预警系统的正常运行。

第十五条 监测与预警工作应当根据突发事件的类别,制定监测计划,科学分析、综合评价监测数据。对早期发现的潜在隐患以及可能发生的突发事件,应当依照本条例规定的报告程序和时限及时报告。

第十六条 国务院有关部门和县级以上地方人民政府及其有关部门,应当根据突发事件应急预案的要求,保证应急设施、设备、救治药品和医疗器械等物资储备。

第十七条 县级以上各级人民政府应当加强急救医疗服务网络的建设,配备相应的医疗救治药物、技术、设备和人员,提高医疗卫生机构应对各类突发事件的救治能力。

设区的市级以上地方人民政府应当设置与传染病防治工作需要相适应的传染病专科医院,或者指定具备传染病防治条件和能力的医疗机构承担传染病防治任务。

第十八条 县级以上地方人民政府卫生行政主管部门,应当定期对医疗卫生机构和人员开展突发事件应急处理相关知识、技能的培训,定期组织医疗卫生机构进行突发事件应急演练,推广最新知识和先进技术。

第三章 报告与信息发布

第十九条 国家建立突发事件应急报告制度。

国务院卫生行政主管部门制定突发事件应急报告规范,建立重大、紧急疫情信息报告系统。

有下列情形之一的,省、自治区、直辖市人民政府应当在接到报告1小时内,向国务院卫生行政主管部门报告:

(一)发生或者可能发生传染病暴发、流行的;

(二)发生或者发现不明原因的群体性疾病的;

(三)发生传染病菌种、毒种丢失的;

(四)发生或者可能发生重大食物和职业中毒事件的。

国务院卫生行政主管部门对可能造成重大社会影响的突发事件,应当立即向国务院报告。

第二十条 突发事件监测机构、医疗卫生机构和有关单位发现有本条例第十九条规定情形之一的,应当在2小时内向所在地县级人民政府卫生行政主管部门报告;接到报告的卫生行政主管部门应当在2小时内向本级人民政府报告,并同时向上级人民政府卫生行政主管部门和国务院卫生行政主管部门报告。

县级人民政府应当在接到报告后2小时内向设区的市级人民政府或者上一级人民政府报告;设区的市级人民政府应当在接到报告后2小时内向省、自治区、直辖市人民政府报告。

第二十一条 任何单位和个人对突发事件,不得隐瞒、缓报、谎报或者授意他人隐瞒、缓报、谎报。

第二十二条 接到报告的地方人民政府、卫生行政主管部门依照本条例规定报告的同时,应当立即组织力量对报告事项调查核实、确证,采取必要的控制措施,并及时报告调查情况。

第二十三条 国务院卫生行政主管部门应当根据发生突发事件的情况,及时向国务院有关部门和各省、自治区、直辖市人民政府卫生行政主管部门以及军队有关部门通报。

突发事件发生地的省、自治区、直辖市人民政府卫生行政主管部门,应当及时向毗邻省、自治区、直辖市人民政府卫生行政主管部门通报。

接到通报的省、自治区、直辖市人民政府卫生行政主管部门,必要时应当及时通知本行政区域内的医疗卫生机构。

县级以上地方人民政府有关部门,已经发生或者发现可能引起突发事件的情形时,应当及时向同级人民政府卫生行政主管部门通报。

第二十四条 国家建立突发事件举报制度,公布统一的突发事件报告、举报电话。

任何单位和个人有权向人民政府及其有关部门报告突发事件隐患,有权向上级人民政府及其有关部门举报地方人民政府及其有关部门不履行突发事件应急处理职责,或者不按照规定履行职责的情况。接到报告、举报的有关人民政府及其有关部门,应当立即组织对突发事件隐患、不履行或者不按照规定履行突发事件应急处理职责的情况进行调查处理。

对举报突发事件有功的单位和个人,县级以上各级人民政府及其有关部门应当予以奖励。

第二十五条 国家建立突发事件的信息发布制度。

国务院卫生行政主管部门负责向社会发布突发事件的信息。必要时,可以授权省、自治区、直辖市人民政府卫生行政主管部门向社会发布本行政区域内突发事件的信息。

信息发布应当及时、准确、全面。

第四章　应急处理

第二十六条　突发事件发生后,卫生行政主管部门应当组织专家对突发事件进行综合评估,初步判断突发事件的类型,提出是否启动突发事件应急预案的建议。

第二十七条　在全国范围内或者跨省、自治区、直辖市范围内启动全国突发事件应急预案,由国务院卫生行政主管部门报国务院批准后实施。省、自治区、直辖市启动突发事件应急预案,由省、自治区、直辖市人民政府决定,并向国务院报告。

第二十八条　全国突发事件应急处理指挥部对突发事件应急处理工作进行督察和指导,地方各级人民政府及其有关部门应当予以配合。

省、自治区、直辖市突发事件应急处理指挥部对本行政区域内突发事件应急处理工作进行督察和指导。

第二十九条　省级以上人民政府卫生行政主管部门或者其他有关部门指定的突发事件应急处理专业技术机构,负责突发事件的技术调查、确证、处置、控制和评价工作。

第三十条　国务院卫生行政主管部门对新发现的突发传染病,根据危害程度、流行强度,依照《中华人民共和国传染病防治法》的规定及时宣布为法定传染病;宣布为甲类传染病的,由国务院决定。

第三十一条　应急预案启动前,县级以上各级人民政府有关部门应当根据突发事件的实际情况,做好应急处理准备,采取必要的应急措施。

应急预案启动后,突发事件发生地的人民政府有关部门,应当根据预案规定的职责要求,服从突发事件应急处理指挥部的统一指挥,立即到达规定岗位,采取有关的控制措施。

医疗卫生机构、监测机构和科学研究机构,应当服从突发事件应急处理指挥部的统一指挥,相互配合、协作,集中力量开展相关的科学研究工作。

第三十二条　突发事件发生后,国务院有关部门和县级以上地方人民政府及其有关部门,应当保证突发事件应急处理所需的医疗救护设备、救治药品、医疗器械等物资的生产、供应;铁路、交通、民用航空行政主管部门应当保证及时运送。

第三十三条　根据突发事件应急处理的需要,突发事件应急处理指挥部有权紧急调集人员、储备的物资、交通工具以及相关设施、设备;必要时,对人员进行疏散或者隔离,并可以依法对传染病疫区实行封锁。

第三十四条　突发事件应急处理指挥部根据突发事件应急处理的需要,可以对食物和水源采取控制措施。

县级以上地方人民政府卫生行政主管部门应当对突发事件现场等采取控制措施,宣传突发事件防治知识,及时对易受感染的人群和其他易受损害的人群采取应急接种、预防性投药、群体防护等措施。

第三十五条　参加突发事件应急处理的工作人员,应当按照预案的规定,采取卫生防护措施,并在专业人员的指导下进行工作。

第三十六条　国务院卫生行政主管部门或者其他有关部门指定的专业技术机构,有权进入突发事件现场进行调查、采样、技术分析和检验,对地方突发事件的应急处理工作进行技术指导,有关单位和个人应当予以配合;任何单位和个人不得以任何理由予以拒绝。

第三十七条　对新发现的突发传染病、不明原因的群体性疾病、重大食物和职业中毒事件,国务院卫生行政主管部门应当尽快组织力量制定相关的技术标准、规范和控制措施。

第三十八条　交通工具上发现根据国务院卫生行政主管部门的规定需要采取应急控制措施的传染病患者、疑似传染病患者,其负责人应当以最快的方式通知前方停靠点,并向交通工具的营运单位报告。交通工具的前方停靠点和营运单位应当立即向交通工具营运单位行政主管部门和县级以上地方人民政府卫生行政主管部门报告。卫生行政主管部门接到报告后,应当立即组织有关人员采取相应的医学处置措施。

交通工具上的传染病病人密切接触者,由交通工具停靠点的县级以上各级人民政府卫生行政主管部门或者铁路、交通、民用航空行政主管部门,根据各自的职责,依照传染病防治法律、行政法规的规定,采取控制措施。

涉及国境口岸和入出境的人员、交通工具、货物、集装箱、行李、邮包等需要采取传染病应急控制措施的,依照国境卫生检疫法律、行政法规的规定办理。

第三十九条　医疗卫生机构应当对因突发事件致病的人员提供医疗救护和现场救援,对就诊病人必须接诊治疗,并书写详细、完整的病历记录;对需要转送的患者,应当按照规定将病人及其病历记录的复印件转送至接诊的或者指定的医疗机构。

医疗卫生机构内应当采取卫生防护措施,防止交叉感染和污染。

医疗卫生机构应当对传染病病人密切接触者采取医学观察措施,传染病患者密切接触者应当予以配合。

医疗机构收治传染病病人、疑似传染病患者,应当依法报告所在地的疾病预防控制机构。接到报告的疾病预防控制机构应当立即对可能受到危害的人员进行调查,根据需要采取必要的控制措施。

第四十条 传染病暴发、流行时,街道、乡镇以及居民委员会、村民委员会应当组织力量,团结协作,群防群治,协助卫生行政主管部门和其他有关部门、医疗卫生机构做好疫情信息的收集和报告、人员的分散隔离、公共卫生措施的落实工作,向居民、村民宣传传染病防治的相关知识。

第四十一条 对传染病暴发、流行区域内流动人口,突发事件发生地的县级以上地方人民政府应当做好预防工作,落实有关卫生控制措施;对传染病患者和疑似传染病患者,应当采取就地隔离、就地观察、就地治疗的措施。对需要治疗和转诊的,应当依照本条例第三十九条第一款的规定执行。

第四十二条 有关部门、医疗卫生机构应当对传染病做到早发现、早报告、早隔离、早治疗,切断传播途径,防止扩散。

第四十三条 县级以上各级人民政府应当提供必要资金,保障因突发事件致病、致残的人员得到及时、有效的救治。具体办法由国务院财政部门、卫生行政主管部门和劳动保障行政主管部门制定。

第四十四条 在突发事件中需要接受隔离治疗、医学观察措施的患者、疑似患者和传染病患者密切接触者在卫生行政主管部门或者有关机构采取医学措施时应当予以配合;拒绝配合的,由公安机关依法协助强制执行。

第五章 法律责任

第四十五条 县级以上地方人民政府及其卫生行政主管部门未依照本条例的规定履行报告职责,对突发事件隐瞒、缓报、谎报或者授意他人隐瞒、缓报、谎报的,对政府主要领导人及其卫生行政主管部门主要负责人,依法给予降级或者撤职的行政处分;造成传染病传播、流行或者对社会公众健康造成其他严重危害后果的,依法给予开除的行政处分;构成犯罪的,依法追究刑事责任。

第四十六条 国务院有关部门、县级以上地方人民政府及其有关部门未依照本条例的规定,完成突发事件应急处理所需要的设施、设备、药品和医疗器械等物资的生产、供应、运输和储备的,对政府主要领导人和政府部门主要负责人依法给予降级或者撤职的行政处分;造成传染病传播、流行或者对社会公众健康造成其他严重危害后果的,依法给予开除的行政处分;构成犯罪的,依法追究刑事责任。

第四十七条 突发事件发生后,县级以上地方人民政府及其有关部门对上级人民政府有关部门的调查不予配合,或者采取其他方式阻碍、干涉调查的,对政府主要领导人和政府部门主要负责人依法给予降级或者撤职的行政处分;构成犯罪的,依法追究刑事责任。

第四十八条 县级以上各级人民政府卫生行政主管部门和其他有关部门在突发事件调查、控制、医疗救治工作中玩忽职守、失职、渎职的,由本级人民政府或者上级人民政府有关部门责令改正、通报批评、给予警告;对主要负责人、负有责任的主管人员和其他责任人员依法给予降级、撤职的行政处分;造成传染病传播、流行或者对社会公众健康造成其他严重危害后果的,依法给予开除的行政处分;构成犯罪的,依法追究刑事责任。

第四十九条 县级以上各级人民政府有关部门拒不履行应急处理职责的,由同级人民政府或者上级人民政府有关部门责令改正、通报批评、给予警告;对主要负责人、负有责任的主管人员和其他责任人员依法给予降级、撤职的行政处分;造成传染病传播、流行或者对社会公众健康造成其他严重危害后果的,依法给予开除的行政处分;构成犯罪的,依法追究刑事责任。

第五十条 医疗卫生机构有下列行为之一的,由卫生行政主管部门责令改正、通报批评、给予警告;情节严重的,吊销《医疗机构执业许可证》;对主要负责人、负有责任的主管人员和其他直接责任人员依法给予降级或者撤职的纪律处分;造成传染病传播、流行或者对社会公众健康造成其他严重危害后果,构成犯罪的,依法追究刑事责任:

(一)未依照本条例的规定履行报告职责,隐瞒、缓报或者谎报的;

(二)未依照本条例的规定及时采取控制措施的;

(三)未依照本条例的规定履行突发事件监测职责的;

（四）拒绝接诊患者的；

（五）拒不服从突发事件应急处理指挥部调度的。

第五十一条 在突发事件应急处理工作中，有关单位和个人未依照本条例的规定履行报告职责，隐瞒、缓报或者谎报，阻碍突发事件应急处理工作人员执行职务，拒绝国务院卫生行政主管部门或者其他有关部门指定的专业技术机构进入突发事件现场，或者不配合调查、采样、技术分析和检验的，对有关责任人员依法给予行政处分或者纪律处分；触犯《中华人民共和国治安管理处罚条例》，构成违反治安管理行为的，由公安机关依法予以处罚；构成犯罪的，依法追究刑事责任。

第五十二条 在突发事件发生期间，散布谣言、哄抬物价、欺骗消费者，扰乱社会秩序、市场秩序的，由公安机关或者工商行政管理部门依法给予行政处罚；构成犯罪的，依法追究刑事责任。

第六章 附则

第五十三条 中国人民解放军、武装警察部队医疗卫生机构参与突发事件应急处理的，依照本条例的规定和军队的相关规定执行。

第五十四条 本条例自公布之日起施行

预防性健康检查管理办法

第一章 总则

第一条 为加强卫生监督管理，保证预防性健康检查的质量，依据国家现行有关卫生法律、法规的规定，特制定本办法。

第二条 预防性健康检查是指对食品、饮用水生产经营人员、直接从事化妆品生产的人员、公共场所直接为顾客服务的人员、有害作业人员、放射工作人员以及在校学生等按国家有关卫生法律、法规规定所进行的从业前、从业和就学期间的健康检查。

第三条 预防性健康检查工作由省级政府卫生行政部门统一管理，各级卫生行政部门主管本辖区的预防性健康检查工作。

第二章 单位管理

第四条 承担预防性健康检查工作的医疗卫生机构必须经政府卫生行政部门审查批准后，方可在指定范围内开展预防性健康检查工作。

第五条 健康检查单位应设置候诊室、化验室、档案室及卫生间等，并配备相应仪器设备；要有健全的临床检查、实验室检验、X光检查和档案管理等常规工作程序；严格执行消毒、隔离制度和各项医护技术操作规范。

第六条 健康检查单位应根据健康检查对象和内容确定相应的专业人员参加预防性健康检查工作。主检人员应由主治（管）医（技）师以上或相应职称的专业人员担任。

第七条 健康检查单位不得随意增减健康检查项目和频次。必须接受上级专业机构的业务指导和卫生监督机构质量控制、技术考核等全面监督管理。每年定期向卫生监督机构报告预防性健康检查工作情况，按规定做好疫情、职业病报告和统计工作。

第八条 预防性健康检查工作人员必须遵纪守法、恪守医德、秉公办事、廉洁自律。

第九条 各级政府行政部门每年要对本地区承担预防性健康检查单位的预防性健康检查工作进行一次全面检查。

第三章　工作程序和内容

第十条　各级卫生监督机构应制定预防性健康检查工作计划。

第十一条　受检单位应按规定向卫生监督机构提交受检人员名单,并由受检单位负责建立个人健康档案。

第十二条　承担健康检查的单位根据卫生监督机构确定的受检人员名单,按规定的应检项目安排健康检查。具体健康检查工作按国家有关技术规范进行。

第十三条　健康检查单位应将受检人员的检查、检验等原始记录及健康检查结果报送卫生监督机构。

第十四条　卫生监督机构根据健康检查结果,对预防性健康检查合格者签发健康合格证明。对不合格者提出处理意见并监督执行。原始材料同时交受检单位或规定的存档单位存档。

第十五条　卫生监督机构须按年度将管辖范围内的预防性健康检查情况统一汇总、分析并及时报送当地卫生行政部门和上级卫生监督机构。

第十六条　预防性健康检查的内容:

(一)对从事食品、饮用水生产经营人员、化妆品生产人员、公共场所直接为顾客服务人员,主要检查病毒性肝炎、痢疾、伤寒、活动性肺结核和皮肤病等疾病。

(二)对有害作业人员和放射工作人员主要检查职业禁忌证、职业病及与职业有关的疾病。

(三)对在校学生主要检查生长发育、健康状况以及常见病、传染病和地方病。

(四)有关卫生法律、法规对预防性健康检查内容另有规定的按有关法律、法规规定进行。

(五)根据实际情况,确需增减的预防性健康检查的具体项目,须报请省、自治区、直辖市政府卫生行政部门批准后,方可进行。

第十七条　预防性健康检查的频次依照相应的卫生法律、法规或规章的规定进行。

第十八条　健康检查单位根据国家和地方政府有关规定收取健康检查费,不得擅自提高收费标准,严禁乱收费。

第十九条　预防性健康检查工作使用由卫生部统一制定的预防性健康检查用表。

第四章　附　　则

第二十条　对未经政府卫生行政部门审查批准,擅自开展本管理办法第二条规定范围的预防性健康检查的单位,由政府卫生行政部门责令其停止体检活动,没收非法所得。

第二十一条　对玩忽职守、滥用职权、徇私舞弊、弄虚作假的工作人员,由主管部门给予行政处分。造成严重后果构成犯罪者,由司法机关依法追究刑事责任。

第二十二条　全国预防性健康检查统一使用中华人民共和国预防性健康检查用表,包括:

1. 从业人员健康检查表;

2. 有害作业人员健康检查表;

3. 放射工作人员健康检查表;

4. 学生健康检查表。

第二十三条　本办法由卫生部负责解释。

第二十四条　本办法自公布之日起实施。过去有关预防性健康检查的规定与本办法相抵触的,以本办法为准

消毒管理办法

第一章　总　则

第一条　为加强消毒工作及消毒药剂和消毒器械的管理,防止疾病传播,保障人体健康,根据《中华人民共和国传染病防治法》及《中华人民共和国传染病防治法实施办法》的有关规定制定本办法。

第二条　各级政府卫生行政部门对消毒工作实行统一监督管理。军队、铁路、交通、民航卫生主管机构依照《消毒管理办法》负责本系统的消毒监督管理工作。

第三条　各级卫生防疫机构根据国家有关卫生标准和消毒技术规范,对生产、经营和使用消毒药剂、消毒器械和一次性使用的医疗、卫生用品进行消毒效果的监测管理。军队、铁路、交通、民航的卫生防疫机构承担本系统内的消毒监测管理工作,并接受当地政府卫生行政部门指定的卫生防疫机构的业务指导。

第四条　国家对生产、经营、使用消毒药剂、消毒器械和一次性使用的医疗、卫生用品实行卫生许可证制度。

卫生许可证的审批和发放由各省、自治区、直辖市以上(简称省级以上)的卫生行政部门按照有关规定办理。

第五条　本办法适用于医疗、卫生、消毒服务和未列入中华人民共和国药典现行版的所有消毒药剂、消毒器械和一次性使用的医疗、卫生用品生产、经营、使用的单位和个人以及需要消毒的场所。

第二章　医疗保健卫生防疫机构的消毒

第六条　各级医疗保健机构预防医院内感染的管理组织,负责本单位消毒监测和技术指导工作,建立消毒、隔离制度,预防医院内感染。

第七条　各级各类医疗、卫生、保健人员,必须接受消毒灭菌技术培训,掌握消毒知识,按规定严格执行消毒了、隔离制度。

第八条　进入人体组织或无菌器官的医疗用品必须达到灭菌。各种注射、穿刺、采血器具必须一人一用一灭菌。凡接触皮肤、黏膜的器械和用品必须达到消毒。一次性使用的医疗用品,用后必须及时销毁处理,并记录备案。

第九条　医疗、卫生、保健机构和科研、教学等单位使用的消毒药剂、消毒器械和一次性使用的医疗、卫生用品,必须是获得省级以上卫生行政部门"卫生许可"的产品,并定期监测消毒效果。

第十条　各级医疗保健机构的手术室、产房、婴儿室、烧伤科等有关科室和实验室的空气、物体表面和医疗用品告示必须符合"国家有关卫生标准"。医院污水排放应符合"国家医院污水排放标准"。运送传染患者的车辆、工具和污染物品等必须随时进行消毒处理。

第十一条　发生医源性感染,导致传染病暴发或流行时,医院应当及时报告当地卫生防疫机构,并采取有效消毒措施。卫生防疫机构应当做好对医院消毒工作的技术指导。

第三章　疫源地消毒

第十二条　甲类传染病鼠疫、霍乱和乙类传染病中的肺炭疽、艾滋病疫源地,要在当地卫生防疫机构的监督指导下,由有关单位和个人及时进行消毒,或由当地卫生防疫机构负责进行终末消毒。

第十三条　乙类传染病中的病毒性肝炎、细菌性痢疾、伤寒和副伤寒、脊髓灰质炎、白喉等必须按照当地卫生防疫机构提出的卫生要求,由有关单位和个人进行消毒处理,或由当地卫生防疫机构组织消毒。

第四章　预防性消毒

第十四条　来自疫区可能被传染病病原体污染的皮毛、羽毛及其收购、运输、加工部门和可能导致人畜共患传染病传播蔓延的物品和场所，必须按照卫生防疫机构的要求进行消毒。

第十五条　托幼机构的室内空气、餐具、毛巾、玩具等必须按照有关规定进行定期消毒处理。

第十六条　食品生产经营单位和公共场所的消毒管理，按照《中华人民共和国食品卫生法（试行）》《公共场所卫生管理条例》的有关规定执行。

第十七条　生活饮用水的消毒，必须符合国家《生活饮用水卫生标准》。

第十八条　单位或个人经营国家允许经营的旧衣、旧物，必须按照卫生防疫机构的要求进行消毒处理。

第十九条　殡仪馆、火葬场和停放尸体的场所及车辆必须建立经常性消毒制度。

第五章　医疗卫生用品的消毒

第二十条　一次性使用的医疗、卫生用品根据其用途，应当达到灭菌或消毒，获得省级以上卫生行政部门审批的"卫生许可证"。卫生用品必须符合国家有关卫生标准方可出厂、销售。凡从事此类用品生产、销售的单位，必须接受当地卫生行政部门的监督和卫生防疫机构的监测管理。

第二十一条　生产一次性使用的医疗、卫生用品的原材料必须清洁、对人体无毒无害。凡经消毒灭菌后的一次性使用的医疗、卫生用品产品，要严格防止再污染。包装上应当注明批准文号、厂名、批号、消毒方法、消毒日期和有效期，并附详细使用说明，介绍产品保存条件和使用注意事项等。

第二十二条　经营一次性使用的医疗、卫生用品的部门，应当按照产品生产厂家提供的说明书和规定，保存、运输。不得销售无厂名、厂址、批号，消毒标签及无有效期限或过期产品。

第六章　监督管理

第二十三条　各级政府卫生行政部门对消毒工作行使下列监督管理职权：

（一）对消毒措施进行监督、检查。

（二）责令被检查单位或个人限期改进消毒工作。

（三）对违反《中华人民共和国传染病防治法》《中华人民共和国食品卫生法（试行）》和《中华人民共和国传染病防治法实施办法》《公共场所卫生管理条例》及本办法的行为给予行政处罚。

第二十四条　各级政府卫生行政部门和卫生防疫机构内设立负责消毒管理工作的卫生监督员，执行卫生行政部门交付的消毒卫生监督任务。

卫生监督员由合格的消毒卫生专业人员担任，并由省级以上政府卫生行政部门聘任发给证件。

军队、铁路、交通、民航的卫生主管机构，依照本办法可以在本系统内设立和聘任从事消毒卫生专业人员担任卫生监督员。

第二十五条　卫生监督员执行下列任务：

（一）监督检查消毒措施执行情况；

（二）进行现场调查（包括：采集必需的标本，查阅、索取、复制必要的文字、图片、声像资料等），并写出调查报告；

（三）对违法单位或个人提出处罚建议；

（四）执行卫生行政部门交付的任务，卫生监督员在执行任务时，任何单位或个人不得拒绝、隐瞒，卫生监督员应当对有关技术资料和所提供的情况保守秘密；

（五）及时提出消毒措施的建议。

第二十六条　生产、经营消毒药剂、消毒器械和一次性使用的医疗、卫生用品的单位必须按《消毒药械和医疗卫生用品审批程序》的规定,申请并获得卫生许可后,方可向当地工商行政管理部门申请登记办理生产营业执照,并接受当地政府卫生行政部门的监督和卫生防疫机构的监测管理。一次性使用的输液(血)器、注射器的研制、生产单位,必须经当在政府卫生行政部门登记,产品由卫生防疫机构或政府卫生行政部门指定的消毒实验室,进行消毒监测合格后,由所在省、自治区、直辖市的政府卫生行政部门审核、批准,发给"卫生许可证"。

第二十七条 国务院卫生行政部门设立消毒药剂和消毒器械审评委员会,负责消毒药剂和消毒器械的审评工作。国务院卫生行政部门根据需要,可以在全国认定消毒鉴定实验室,负责消毒、灭菌效果检测和有关技术鉴定工作。

第二十八条 从事消毒服务的单位应当接受当地政府卫生行政部门的监督和卫生防疫监测管理及业务指导。

第七章 罚 则

第二十九条 对违反本办法的单位或个人,各级政府卫生行政部门可根据《中华人民共和国传染病防治法实施办法》和《中华人民共和国食品卫生法(试行)》及《公共场所卫生管理条例》的有关规定给以处罚。

第三十条 经卫生防疫机构监测消毒产品卫生质量不符合国家有关卫生标准和产品使用超出审批限定范围的,各级政府卫生行政部门可以责令其限期改进。对限期改进后的产品,仍不符合国家有关卫生标准和要求的,由发证的政府卫生行政部门吊销其"卫生许可证"。

第八章 附 则

第三十一条 消毒药剂、消毒器械的审批和监测及疫情消毒处理,按国家有关规定收取费用。

第三十二条 本办法用语含义如下:

消毒:是指用化学、物理、生物的方法杀灭或消除环境中的致病微生物,达到无害化。

灭菌:是指用化学、物理方法达到杀灭一切微生物。

卫生用品:是指需要消毒的卫生用品,包括:棉签、口罩、避孕工具、妇女卫生纸、妇女卫生巾、妇女卫生栓(杯)、消毒纸巾、隐形眼镜保存液和直接用于患者的漱口杯、一次性卫生餐具等。

医疗用品:是指医疗保健、卫生防疫机构诊断、治疗用的需要消毒的医疗用品,包括一次性使用的注射器、输液(血)器、手术巾、手术衣、帽、口罩、一次性口腔镜、一次性手套、指套及其他需要消毒的医疗用品等。

消毒药剂:是指用于消毒、灭菌或洗涤消毒的制剂。

消毒器械:是指用于消毒、灭菌的各种器械或装置。

第三十三条 省、自治区、直辖市政府卫生行政部门可以根据《消毒管理办法》制定实施细则。

第三十四条 本办法由中华人民共和国卫生部负责解释。

第三十五条 本办法自发布之日起施行。卫生部(87)卫防字第49号文发布的《消毒管理办法》和卫生部(85)卫防字第58条文颁发的《食品工具、设备用洗涤剂、消毒剂、洗涤消毒剂卫生管理办法》同时废止。

第二部分　其他卫生所用法律、法规及规范

A. 1.《中华人民共和国行政诉讼法》,1989－4－4

   2.《中华人民共和国行政许可法》,2005－6－27

   3.《中华人民共和国行政复议法》,1999－4－29

   4.《中华人民共和国行政处罚法》,1996－3－17

   5.《卫生行政执法处罚文书规范》,1998－7－8

   6.《卫生行政处罚程序》,1997－6－19

   7.《中华人民共和国国家赔偿法》,1994－5－12

   8.《中华人民共和国刑法》,1997－3－14

   9.《中华人民共和国产品质量法》,2000－7－8

   10.《中华人民共和国标准化法》,1988－12－19

   11.《中华人民共和国消费者权益保护法》,1993－10－31

   12.《中华人民共和国劳动法》,1994－7－5

B. 1.《全国疾病预防控制机构工作规范》(2001 版)卫生部

   2.《全国卫生监督机构工作规范》(2001 版)卫生部

   3.《关于疾病预防控制体系建设的若干规定》,卫生部,2005

   4.《医疗机构管理条例》1994

   5.《医疗机构管理条例实施细则》,卫生部,1994

C. 1.《国家突发公共卫生事件应急预案》,卫生部,2006

   2.《国家突发公共事件医疗卫生救援应急预案》,卫生部,2006

   3.《传染病与突发公共卫生事件报告管理办法》2003

   4.《突发公共卫生事件与传染病疫情监测信息报告管理办法》,卫生部,2003

   5.《国内交通卫生检疫条例实施方案》,卫生部,1999

   6.《全国健康教育与健康促进工作规划纲要》(2005－2010)》

   7.《全国救灾防病预案》,卫生部,1998

   8.《灾害事故医疗救援工作管理办法》,卫生部,1995

   9.《救灾防病技术方案》,国家救灾防病领导小组办公室,1995

   10.《国家鼠疫控制应急预案》,卫生部,1995

   11.《霍乱防治方案》,卫生部,1995

   12.《2006—2010 年全国乙型病毒性肝炎防治规划》,卫生部,2006

   13.《结核病防治管理办法》,卫生部,1991

   14.《性病防治管理办法》,卫生部,1991

   15.《中国遏制与防治艾滋病行动计划》(2006－2010)

   16.《全国艾滋病检测技术规范》,卫生部,2009

   17.《全国临床检验操作规程》,卫生部,1997

   18.《艾滋病防治条例》,2005

   19.《艾滋病防治条例》

   20.《中华人民共和国传染病防治法实施细则》

D. 1.《预防接种后异常反应和事故处理办法》,卫生部,1988

　 2.《预防用生物制品生产供应管理办法》,卫生部,1994

　 3.《生物制品规程》,卫生部,1995

　 4.《预防接种工作规范》,卫生部,2005

　 5.《疫苗流通和预防接种管理条例》,2005

　 6.《疫苗储存和运输管理规范》,卫生部,2006

E. 1.《职业病危害事故调查处理办法》,卫生部,2002

　 2.《职业病危害项目申报管理办法》,卫生部,2002

　 3.《职业病危害因素分类目录》,卫生部,2002

　 4.《使用有毒物品作业场所劳动保护条例》,国务院,2002

　 5.《危险化学品安全管理条例》,国务院,2002

　 6.建设项目职业病危害分类管理办法》,卫生部,2006

　 7.《建设项目职业病危害评价规范》,卫生部,2002

　 8.《工业企业职工听力保护规范》,卫生部,1999

　 9.《高毒物品目录》卫生部 2003

　10.《工业企业设计卫生标准》GBZ 1 – 2002

　11.《生产过程安全卫生要求总则》GB12801 – 1991

　12.《建筑照明设计标准》GB50034 – 2004

　13.《建筑采光设计标准》GB/T50033 – 2001

　14.《工业企业噪声控制设计规范》GBJ87 – 85

　15.《工业企业总平面设计规范》GB50187 – 93

　16.《高温作业环境气象条件测定方法》GB/T934 – 1989

　17.《作业场所空气中粉尘测定方法》GB5748 – 85

　18.《手传振动测量规范》GB/T 11523 – 1989

　19.《体力劳动强度分级》GB3869 – 83

　20.《工业企业噪声测量规范》GBJ122 – 88

　21.《放射防护器材与含放射性产品卫生管理办法》,2001 – 10 – 23

　22.《作业场所局部振动卫生标准》GB10434 – 89

　23.《放射事故管理规定》,2001 – 8 – 26

　24.《放射工作卫生防护管理办法》,2001 – 10 – 23

　25.《放射工作人员健康管理规定》,卫生部,1997

　26.《X 射线行李包检查系统卫生防护标准》GBZ127 – 2002

　27.《职业病报告办法》,1988 – 8 – 20

　28.《人承受全身振动的评定》ISO 2631/1 – 85

　29.《核事故医学应急管理规定》,卫生部 – 1994

　30.《化学品毒物鉴定管理办法》,2000 – 11 – 27

F. 1.《食(饮具)消毒卫生标准》GB14934 – 94

　 2.《中华人民共和国标准化法》,1989 – 4 – 1

　 3.《餐饮业食品卫生管理办法》,1999 – 12 – 21

　 4.《食品卫生检验方法》(理化部分)GB/T5009

　 5.《中华人民共和国国家标准》食品卫生部分

　 6.《食品企业通用卫生规范》GB14881 – 1994

　 7.《HACCP 系统及其应用准则》CAC 1997

　 8.《食品卫生微生物检验方法》GB/T4789

　 9.《病原微生物实验室生物安全管理办法》,卫生部,2004

　10.《食品生产经营单位废弃食用油脂管理的规定》,2002 – 4 – 15

11.《食品企业通用卫生规范》,2013

12.《国家重大食品安全事故应急预案》,2006

13.《食品容器、包装材料助剂使用卫生标准》GB9685 - 94

14.《食品营养强化剂使用卫生标准》GB14880

15.《特殊营养食品标签》GB13432 - 1992

16.《转基因食品卫生管理办法》,2002 - 4 - 26

17.《辐照食品卫生管理办法》,1996 - 4 - 5

18.《调味品卫生管理办法》,1990 - 11 - 20

19.《水产品卫生管理办法》,1990 - 11 - 20

20.《豆制品、酱腌菜卫生管理办法》,1990 - 11 - 20

21.《酒类卫生管理办法》,1990 - 11 - 20

22.《粮食卫生管理办法》,1990 - 11 - 20

23.《冷饮食品卫生管理办法》,1990 - 11 - 20

24.《食用植物油卫生管理办法》,1990 - 11 - 20

25.《肉与肉制品卫生管理办法》,1990 - 11 - 20

26.《防止黄曲霉毒素污染食品卫生管理办法》,1990 - 11 - 26

27.《食品用塑料制品及原材料卫生管理办法》,1990 - 11 - 26

28.《食品容器内壁涂料卫生管理办法》,1990 - 11 - 26

29.《食品添加剂使用卫生标准》GB2760 - 2007

30.《保健食品管理办法》,1996 - 3 - 15

31.《新资源食品管理办法》,1990 - 7 - 28

32.《食品添加剂卫生管理办法》,2002 - 3 - 28

33.《食品标签通用标准》GB7718 - 1994

34.《食品营养强化剂使用卫生标准》GB14880

35.《食品生产许可管理办法》

36.《食品经营许可管理办法》

37.《餐饮服务单位食品安全管理人员培训管理办法》

38.《食品安全抽样检验管理办法》

39.《流通环节食品安全监督管理办法》

40.《餐饮服务食品安全监督管理办法》

41.《食品召回管理办法》

42.《食品生产许可审查通则》

43.《餐饮服务食品安全操作规范》

44.《重大活动餐饮服务食品安全监督管理规范》

45.《餐饮服务食品采购索证索票管理规定》

46.《餐饮具集中消毒单位卫生监督规范(试行)》

47.《餐饮服务许可审查规范》

48.《中央厨房许可审查规范》

49.《关于加强餐饮服务单位附设甜品站食品安全监管工作的通知》

50.《中华人民共和国食品安全法实施条例》

G. 1.《生活饮用水卫生标准》GB5749 - 8

2.《生活饮用水水质处理器卫生安全与功能评价规范》,卫生部,2003

3.《生活饮用水检验规范》,卫生部,2001

4.《生活饮用水输配水设备及防护材料卫生安全评价规范》,卫生部,2001

5.《生活饮用水化学处理卫生安全评价规范》,卫生部,2001

6.《涉及饮用水卫生安全产品检验规定》,卫生部,2001

7.《城市供水水质标准》CT/T206 - 2005

8.《地表水环境质量标准》GB3838 - 2002

9.《地下水水质标准》GB/T14848 - 93

H. 1.《公共场所集中空调通风系统卫生学评价规范》,卫生部,2006

2.《公共场所集中空调通风系统卫生规范》,卫生部,2006

3.《公共场所卫生监测技术规范》GB/T17220 - 1998

4.《公共场所卫生标准检验方法》GB/T18204

5.《室内空气质量标准》GB/T18883 - 2002

6.《室内空气质量卫生规范》,卫生部,2001

7.《公共场所卫生管理条例实施细则》

I. 1.《中华人民共和国环境保护法》,1989

2.《全国环境监测管理条例》,城乡建设环境保护部,1983

3.《环境监测人员合格证制度(暂行)》,国家环境保护局,1991

4.《工业污染源监测管理办法(暂行)》,国家环境保护局,1991

5.《环境监测质量保证管理规定(暂行)》,国家环境保护局,1991

6.《水和废水监测分析方法》(第四版),国家环境保护总局,2002

7.《空气和废气监测分析方法》,2002

8.《水和废水监测分析方法》(第四版),国家环境保护总局,2002

J. 1.《消毒技术规范》,卫生部,2003

2.《消毒服务机构卫生规范》,2002 - 6 - 7

3.《消毒产品生产企业卫生规范》,2000 - 6 - 30

(崔俊霞　尹　红　周　瑞)

图书购买或征订方式

关注官方微信和微博可有机会获得免费赠书

 淘宝店购买方式：

直接搜索淘宝店名：**科学技术文献出版社**

 微信购买方式：

直接搜索微信公众号：**科学技术文献出版社**

 重点书书讯可关注官方微博：

微博名称：**科学技术文献出版社**

 电话邮购方式：

联系人：王　静

电话：010-58882873，13811210803

邮箱：3081881659@qq.com

QQ：3081881659

汇款方式：

户　名：科学技术文献出版社

开户行：工行公主坟支行

帐　号：0200004609014463033